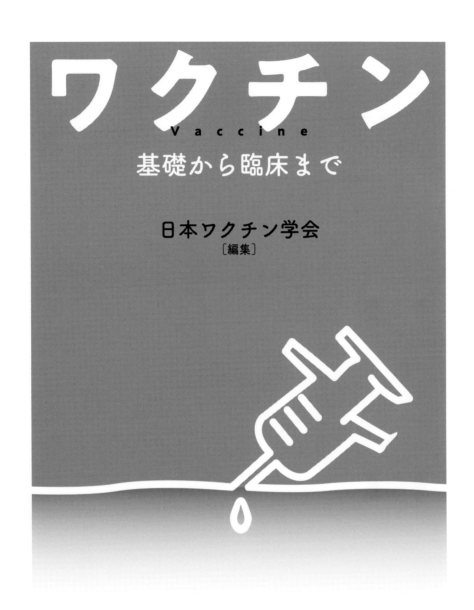

ワクチン

Vaccine

基礎から臨床まで

日本ワクチン学会
〔編集〕

朝倉書店

序

本書『ワクチン―基礎から臨床まで―』の前身である『ワクチンの事典』は，朝倉書店より日本ワクチン学会（以下ワクチン学会）に執筆の依頼をいただき，理事会においてワクチン学会の役割として大切であるとの結論に至り，当時の神谷 齊理事長を編集長として編集委員会が構成され，ワクチン学会編集の書として2004年9月に刊行されました．刊行の趣旨として「病気の解説を正確に記述したうえで，その疾病の予防に使うワクチンに関して，現時点における最新かつ妥当でスタンダードな考え方を公平な立場で整理し提供することにより，基礎・臨床の医師，関連する医療従事者，行政関係の方々にも予防接種の正確な理解を促し，明確な指針として利用できる本となることを目指しました」とあります．

『ワクチンの事典』は「ワクチン学会が編集したスタンダードな事典」として多くの方に利用されてきましたが，刊行後には日本脳炎ワクチン（マウス脳由来）の勧奨接種中止，麻しん風しん（MR）ワクチン2回接種導入，そして3期4期接種の5年間にわたる実施，2009年パンデミック発生に伴うパンデミック（新型）インフルエンザワクチンの議論，HPVワクチン・Hibワクチン・肺炎球菌ワクチン（PCV7）の導入から定期接種化，OPVからIPVへの変更，予防接種法の大幅な改正，そしてHPVワクチンの勧奨接種中止など，ワクチンをめぐって大きな動きがいくつも見られました．

そこで2014年，『ワクチンの事典』刊行から10年目にして，大幅に改訂したうえで現状に見合ったものにしようとの声がワクチン学会理事会で起こり，満場一致で了承されました．中山哲夫理事（当時）が中心となり，岡田賢司・齋藤昭彦・吉川哲史・長谷川秀樹・石井 健・多屋馨子各理事で編集委員会を構成し，岡部信彦が理事長（当時）として加わるというものでした．その後もPCV13の導入，水痘・HBワクチン・23価肺炎球菌ワクチン（高齢者対象）の定期接種化，麻疹の排除達成などが続き，2016年刊行という目標からは遅れてしまいましたが，このたび装いも新たに刊行の運びとなりました．

本書は前身である『ワクチンの事典』の趣旨を踏襲したうえで，ワクチンに関する新たな情報を十分に加えるということを大きな目標としました．この14年間でワクチンにかかわる環境は大きく変化し，ワクチン・予防接種に関する医学雑誌の特集，解説書なども多数見られるようになり，またさまざまな場でホームページが活用されるようになってきました．そのようななかで，本書では，病気の解説・ワクチン接種の実際などの解説の他に，それぞれのワクチン・予防接種の基礎的な事項にも記述の強化を図り，書名も『ワクチン―基礎から臨床まで―』としました．ワクチンに関する専門学会である「ワクチン学会」が責任をもって世に送り出すワクチンの教科書，と位置付けているところが大きな特徴です．本書が，ワクチンの理解，安全で安心できるワクチン接種の実施，感染症の予防，そして更なるワクチン学の発展に役立つことを心から願っています．

『ワクチンの事典』に次いで，本書についても終始ご支援をいただいた朝倉書店編集部の皆さまには，この場を借りて深謝いたします．

『ワクチンの事典』において編集そして執筆者として多大なご貢献をいただいた大谷 明先生，神谷 齊先生，橋爪 壮先生，庵原俊昭先生（本書の「ムンプス」は闘病中にご執筆いただき庵原先生の遺稿となりました），そして日本のワクチン学・ワクチン学会の発展に大きな足跡を残された高橋理明先生が，『ワクチンの事典』刊行からこれまでの間にご逝去されております．改めて心からご冥福をお祈りし，本書を捧げたいと思います．

2018 年 9 月

編者・執筆者を代表して
岡部信彦・中山哲夫

責任編集者・執筆者一覧

責任編集者

中山哲夫　北里生命科学研究所

執筆者［五十音順］，＊レビューアー兼務

池田俊也	国際医療福祉大学	髙崎智彦	神奈川県衛生研究所
石井　健＊	医薬基盤・健康・栄養研究所	髙橋元秀	医薬品医療機器総合機構
石和田稔彦	千葉大学	竹田　誠	国立感染症研究所
庵原俊昭	元 国立病院機構三重病院名誉院長	田辺哲朗	KMバイオロジクス株式会社
林　昌宏	国立感染症研究所	谷口清州	国立病院機構三重病院
岩城正昭	国立感染症研究所	谷口孝喜＊	藤田保健衛生大学名誉教授
上野哲郎	KMバイオロジクス株式会社	田村慎一	国立感染症研究所
大石和徳＊	国立感染症研究所	多屋馨子＊	国立感染症研究所
大西　真	国立感染症研究所	寺田喜平＊	川崎医療福祉大学・笠岡第一病院
岡田賢司＊	福岡看護大学	通山哲郎＊	阪大微生物病研究会
岡部信彦＊	川崎市健康安全研究所	中野貴司＊	川崎医科大学総合医療センター
岡本成史	金沢大学	中橋理佳	東京大学
尾崎隆男＊	江南厚生病院	中山哲夫＊	北里生命科学研究所
小田嘉明	KMバイオロジクス株式会社	成瀬毅志	KMバイオロジクス株式会社
小田切孝人＊	国立感染症研究所	長谷川秀樹	国立感染症研究所
片山和彦	北里生命科学研究所	濱田篤郎	東京医科大学病院
金川修造	国立国際医療研究センター	福島慎二	東京医科大学病院
蒲地一成	国立感染症研究所	古市宗弘	慶應義塾大学
神谷　元＊	国立感染症研究所	細矢光亮	福島県立医科大学
岸下奈津子	医薬基盤・健康・栄養研究所	堀井俊宏	大阪大学
木所　稔	国立感染症研究所	俣野哲朗	国立感染症研究所
城野洋一郎＊	Kino Consulting（前化学及血清療法研究所）	御手洗　聡	結核予防会結核研究所
来海和彦	KMバイオロジクス株式会社	宮入　烈	国立成育医療研究センター
清原知子	国立感染症研究所	宮崎千明＊	福岡市立心身障がい福祉センター
健康局健康課	厚生労働省	村上宏起	阪大微生物病研究会
小西英二	前 大阪大学	森　康子＊	神戸大学
駒瀬勝啓	国立感染症研究所	森　嘉生	国立感染症研究所
今野　良	自治医科大学附属さいたま医療センター	森田昌知	国立感染症研究所
齋藤昭彦＊	新潟大学	山中敦史	大阪大学
清水博之	国立感染症研究所	幸　義和	東京大学
新屋希子	KMバイオロジクス株式会社	吉川哲史＊	藤田保健衛生大学
菅　秀	国立病院機構三重病院	四柳　宏	東京大学
砂川富正	国立感染症研究所	脇田隆字	国立感染症研究所

レビューアー

喜田　宏	北海道大学	長井正昭	北里第一三共ワクチン株式会社
倉根一郎	国立感染症研究所	西村直子	江南厚生病院
西條政幸	国立感染症研究所		

目　　次

第Ⅰ部　総　　論

第Ⅱ部　細菌ワクチン

第Ⅲ部　ウイルスワクチン

第Ⅳ部　これからのワクチン

第Ⅴ部　予防接種

第 I 部

総論

1 ワクチンの歴史と概念

2 ワクチンと免疫，アジュバント

3 ワクチンの開発と許認可の仕組み

4 ワクチンの製造と品質管理

5 感染症法とサーベイランス

6 副反応報告システム

1 ワクチンの歴史と概念

1.1 予防接種・ワクチンの黎明 —種痘の発明と普及—

WHOがサーベイランスの強化とワクチンの徹底を両輪として根絶（eradication）した痘瘡（天然痘）は，死に至ることが多く，また，回復した場合でも顔面の発疹のあとが「あばた（痘痕）」として醜く残るところから，世界中で不治の病，悪魔の病気と恐れられてきた．しかし一方，一度罹患し回復した人は二度罹患することはないということは経験的に知られており，7世紀あたりよりインド，中国，アラビア等で，患児の肌着を未罹患児に着せる，痘の膿汁や痂皮を鼻腔に挿入する等の「人痘接種法」が行われていた．もちろん発症や流行源になってしまったことも多くあったと思われるが，病へのおそれから18世紀にはヨーロッパでも普及したといわれており，わが国でも江戸時代に福岡藩で人痘接種が行われたことがあるとの記録がある．

英国の医師 Edward Jenner は，1796年牛痘にかかった乳搾りの女性 Sarah Nelmes の手の痘疱から膿をとり，これを8歳の健康な少年 James Phipps（Jenner の息子という事実はない）の皮膚に植えつけた．少年は軽い発熱だけで元気に経過，その1か月半後天然痘患者からとった膿を両腕に植えつけたところ，アレルギー反応と思われる症状が現れたもののさしたる異常はなく，さらに数か月後に同様に天然痘患者膿を接種しても事なきを得た，ということが予防接種の始まりとされている．Jenner はこれを牛痘接種法として論文にまとめたものの，少数例の経験であったため“reject”された．しかし，さらに多数例（23例）の経験を加えて1798年に自費出版したところ，医学会から賛否両論の激しい議論が起こったものの，多くの人の支持が得られるようになったといわれている．Jenner の発表前には英国の畜産家 Benjamin Jesty がそれまでの伝聞や経験から家族に牛痘を接種し，天然痘の感染を防いだという記録もあるが，Jenner はそれらを科学的な実験と検証を行い論文として公表した[1] ことによって，種痘法の発明者すなわちワクチン開発の祖であるとされている．ワクチン（vaccine）とはもともとは牛痘による天然痘予防法である種痘を意味する言葉であったが（ラテン語の *Vacca*（雌牛）からきている），その後予防接種に用いる薬液全般を「ワクチン」と称するようになった．

日本に本格的に牛痘法がもたらされたのは，佐賀藩の医師・楢林宗健と長崎のオランダ人医師 Otto Gottlieb Johann Mohnike（モーニッケ）が1849（嘉永2）年に種痘を実施したのが初めてといわれている．その後日本各地に種痘は広まり，1858（安政5）年には私設種痘所としてお玉が池の種痘所（東京大学医学部発祥の地）が設けられる等している．

なお，Jenner が行った牛痘接種は，「牛痘（cow pox）ウイルス」であると信じられていたが，種痘の原材料として用いられているウイルス株（vaccinia virus）は，牛痘ウイルスとは似て非なるもので，牛痘ウイルスや天然痘ウイルスとは類似したDNA配列ではあるが，オルソポックスウイルスの中の異なるウイルス種であることが明らかにされている．vaccinia virus は天然痘ウイルスの変異したものではなく，牛痘ウイルスと他のオルソポックスとハイブリッドしたもの，あるいは重なる継代培養中に変化したもの等が可能性としてあげられているが，真相は不明である．

1.2 その後に続くワクチンの研究開発

牛痘接種による種痘は，生ワクチンの代表的なものといえるが，病原体を弱毒化してワクチンの原材料にするという考え方は，1870年代，フランスの Louis Pasteur から始まったと考えられている．Pasteur は鶏コレラの研究中に，病原体を培養することによって病原性の弱い株が得られ，種痘のように類似した病原体ではなく病原体そのものによって免疫反応が生じるということを見いだし，1880年に発表している[2]．その後 Pasteur は，中枢神経系が狂犬病の病原体の増殖の場であることを確立した後（1881年），狂犬病の病原体をウサギの髄腔内に継代し脊髄を乾燥させることによって病原性を著しく弱めることに成功した．1885年狂犬病のイヌに全身をかまれた9歳の少年 Joseph Meister が，このワクチンを受けた第1例で，彼は10日間の間に14回のワクチン接種を受け，発症から逃れている[3]．その後曝露後免疫の症例が集積され，パスツール研究所が設立され（1888年），狂犬病ワクチンは世界に供給されるようになった．なお，Joseph 少年はその後パスツール研究所の管理人となり64歳で自らその命を絶つまでパスツール研究所を守ったといわれている（第二次大戦時ナチスのパリ侵入に落胆し命を絶ったといわれている）．Pasteur による，病原体を自然感染とは異なった感染経路やさまざまな組織に継代培養を続けて弱毒化する方法は，その後弱毒化ワクチンを作成する標準的な方法となり，1938 年米国の Max Theiler による黄熱病原体をマウス脳内接種によって弱毒ウイルスワクチン（17D）に結びつけたことにつながっていく．また 1927 年には，L. C. A. Calmette と A. F. M. Guerin によるウシから得られた *Mycobacterium bovis*（当初はヒト結核の原因菌とも考えられた）を 230 代継代して得られた生ワクチンである BCG（Bacille de Calmette et Guérin，カルメット-ゲランの桿菌）が初めて人に接種されている．

細菌については，1876 年にドイツの Robert Koch が炭疽菌を発見し，1880 年 Toussaint が，そして 1881 年には Pasteur が炭疽ワクチンを開発している．炭疽菌の発見後細菌学は急速な進歩を遂げ，新たな病原体や毒素の発見が相次ぎ，1884 年 Loeffler がジフテリア菌の純培養に成功した後に Roux と Yersin がジフテリア菌の産生する毒素による麻痺が起きることを証明し，さらに 1890 年 Behring と北里柴三郎が破傷風菌あるいはジフテリア菌接種後の動物に抗毒素抗体が出現することを証明している[4,5]．そしてこれらがジフテリア，破傷風の治療に用いられるようになり，さらに毒素の化学的処理による無毒化の研究が進み，1923 年 Glenny と Hopkins によるジフテリア毒素をホルマリンで処理したトキソイドがワクチンとして利用されるようになり[6]，現在のコンポーネントワクチンに結びついている．1926 年には，Ramon, Zoeller らによって，破傷風トキソイドが開発されており，一方，菌体外毒素が発見されないコレラ菌や腸チフス菌等では，全菌体をホルマリン等で処理した死菌ワクチンが開発されるようになった．なお，最初の混合ワクチンが実用化されたのは 1948 年のジフテリア・百日せき・破傷風混合（DPT）ワクチンである．

一方ウイルスに関しては，ウイルスそのものを人工的に得ることが困難であったが，これを可能にしたのは John Enders らによるヒト胎児組織培養細胞を利用したポリオウイルスの分離であった[7]．その後さまざまな動物細胞を利用したガラス器内培養法の開発が進み，これによって大量のウイルスが生きた動物を使用することなく得られるようになった．培養されたウイルスはそのままホルマリン等で処理精製されてワクチンとして利用される不活化ワクチン，継代培養を重ねる間に弱毒化ウイルスが得られ，生ワクチンとして使用する方法等が進み，不活化ポリオワクチン（Salk ワクチン），生ポリオワクチン（Sabin ワクチン），日本脳炎，麻疹，ムンプス，風疹，B 型肝炎，水痘等のワクチンに発展した．

1.3 ワクチンに伴った歴史に残る大きな事故

ワクチンには痛ましい負の歴史のあることも忘れてはいけない．大きな事故として以下の 3 事件を述べておく．

（1）リューベック BCG 事件： ドイツのリューベック市で 1929 年 12 月 10 日から 1930 年 4 月 30 日にかけて，BCG 接種を受けた生後 10 日以内の新生児 251 人が結核に罹患し，72 人が死亡した．BCG ワクチンが製造されたリューベック市内の病院研究室で，ワクチン製造中にヒト型結核菌が混入したもので，ワクチン開発当初，製造に慣れていない研究室で生じた事故とされている[8]．

（2）京都ジフテリア事件： 1948 年 11 月，京都市においてジフテリアミョウバン沈降トキソイドの接種が生後数か月から 13 歳までの小児 1 万 5561 人に対して行われ，1 回目は問題なかったが 2 週間後の第 2 回接種の 1〜2 日後に，接種局所の浮腫，水疱，壊死等が生じ 150 人が入院，68 人が死亡した．発症例の約 80%，死亡例の 90%以上が生後 2 年以内の乳幼児で，死亡例中 9 人は急性ジフテリア麻痺症状がみられた．製品の抜き取り調査で半数以上のバイアルに無毒化不十分な製品があり，製品の不均一性が明らかとなった[8]．

（3）米国 Cutter 社ポリオワクチン事件： 1955 年 5 月，Cutter 社製造の不活化ポリオワクチンの接種を受けた 40 万人の小児の中から 79 人，家族から 105 人のポリオ患者が現れ，11 人が死亡した．ホルマリンによる不活化工程に誤りがあり，またそのチェック機構が十分ではなかったことが原因とされた[8]．

これらはワクチン製造に関する規格（Good Manufacturing Practice：GMP）の設定とその遵守，厳格な検定の実施によって防ぎうる事故であり，現在では起こりえない事故であるといえる．しかし，ワクチン製造に当たって忘れてはいけない重大な事故例である．

1.4 わが国における予防接種制度の歴史

わが国に天然痘の予防のための種痘がもたらされたのは，前述のようにいまから約 170 年前の 1849 年といわれている．Jenner の発表から約 50 年後になる．

1858（安政5）年には私設種痘所としてお玉が池の種痘所が設けられる等した後，1885（明治18）年に内務省告示として種痘施術心得書が出され，これが予防接種に関する具体的な指示が行われた最初のものであろうといわれている．その後1909（明治42）年に種痘法として改正され，第二次世界大戦後の予防接種法制定までに至った．その他の予防接種については実際に接種が行われたものもあったが，法律に規定された制度として行われたのは種痘のみであった．

わが国で制度としての予防接種が確立されたのは，1948（昭和23）年の予防接種法制定で，種痘，ジフテリア，腸チフス，パラチフス，発疹チフス，コレラ等の予防接種が国民の義務として行われるようになり，1950（昭和25）年には百日咳が加えられた．また1951（昭和26）年には結核予防法が制定され，BCGが行われるようになった．予防接種法制定当時（1948年）は，年間の痘瘡患者1万8千人・死者3千人，ジフテリア患者5万人・死者4千人という数字が示すように，各種伝染病（感染症）が日本全体に流行している状態であった．伝染病（感染症）対策としての予防接種は，疾病による社会的，国家的損失を防止する有効な手段としてとらえられ，高い予防接種率の確保が求められた．しかし，一方で当時の人々の健康意識や予防接種に関する関心が低く，かつ予防接種制度そのものが未熟であったこと等より，強力な社会防衛という観点から予防接種は国民への義務づけとなり，その結果として個人の費用負担はないが予防接種の会場を設定しての集団接種，違反者には罰則を課するという強制のもとでの接種（強制接種）として予防接種法はスタートしている．

ワクチンの品質管理についても国家的基準（生物学的製剤検定規則）が制定されるようになり，1949（昭和24）年に百日せきワクチンの基準が定められている．これらのワクチンに関する基準は研究の進歩によって逐次改正が行われ，今日に至っている．わが国のワクチンは，現在定期接種・任意接種にかかわらずすべてこの基準に従って製造され，薬事法による検定に合格したものでなければ広く使用することはできない．なお緊急に，ある疾病が増加したとき（あるいは増加しそうなとき）等ワクチンの緊急輸入の必要性等がある場合には，一定の条件に基づいた特別審査により，国家検定等を経ない場合もある．

1.5　わが国における近年の予防接種制度の流れ

予防接種法はワクチンの進歩，疾病構造の変遷，副反応の発生状況，社会情勢等によって，多くの見直しや改正がその都度行われてきたが，予防接種とは，学校や保健所等で，ある特定の日に，地域や学校等の集団を対象として，一斉に行われるもの，としての概念は長く続いた．

1976（昭和51）年に行われた予防接種法の改正では，①対象疾患から腸チフス・パラチフス・発疹チフス・ペスト等の削除，麻疹・風疹・日本脳炎の定期接種化，実質的な種痘の廃止（緊急的臨時接種のみとした）等の対象疾患の見直し，②義務規定は残したままではあるが罰則規定を削除（旧規定では建て前として接種を受けなかった者すべてが罰則の対象であったが，改正によって不測の事態が予測される緊急的臨時接種を除いて罰則はなくなった），③予防接種の実施者は市町村長または都道府県知事であり，医師・医師会の協力のもとに行われること，④費用負担は都道府県および国であること，⑤予防接種による健康被害について法による救済制度の法制化，等が実施された．

さらに1994（平成6）年に改正が行われた予防接種法では，①対象疾病の見直し（痘瘡・コレラ・インフルエンザ・ワイル病の削除，破傷風の定期接種化），②予防接種の努力義務化（勧奨接種：受けなければならない，という表現から受けるようにつとめなければならないという表現への変化．個人の意志の反映が可能で，接種に対してNOといえる権利の確保），③集団接種から個別接種，接種前の予診の徹底，国民・予防接種担当医師への適切な情報提供の推進等による，より有効かつ安全な予防接種体制の整備，④予防接種による健康被害に対する救済制度の充実，等が行われた．

2001（平成13）年の改正では，定期接種が一類疾病，二類疾病に分けられ，それまでの定期接種で行われていたものは一類疾病に，二類疾病として高齢者を対象としたインフルエンザが規定された．

2006（平成18）年の改正では感染症法の改正および結核予防法の廃止に伴い，それまで結核予防法に基づいて行われていたBCGは，予防接種法一類疾病として行われるようになった．

2013（平成25）年4月に行われた予防接種法改正も大きい変化であった．ここでは，「先進諸国と比べて公的に接種するワクチンの種類が少ない」いわゆるワクチンギャップ問題の解消や，予防接種施策を総合的かつ継続的に評価・検討する仕組みの構築等のため予防接種制度について幅広い見直しを行う必要があること，そしてこれらの議論から2012（平成24）年5月厚生科学審議会感染症分科会予防接種部会でとりまとめた「予防接種制度の見直しについて（第二次提言）」[9]を踏まえ，行われたものである．第二次提言の目的には，①子どもの予防接種は，次代を担う子どもたちを感染症から守り，健やかな育ちを支える役割を果たす，②ワクチンギャップに対応し，予防接種施策を中長期的な観点から総合的に評価・検討する仕組みを導入する，とある．主な改正点として，次の四つがあげられる．

1)　予防接種の総合的な推進を図るための計画（予防接種基本計画）を策定し，少なくとも5年に一度の見直しを行うこと．

2)　定期接種の対象疾病の追加すなわちHibワクチン・小児用肺炎球菌ワクチン・ヒトパピローマウイルスワクチンの定期接種化，一類・二類疾病という呼称からA類・B類疾病への呼称の変更，B類疾病については新たなワクチンの開発や感染症のまん延に柔軟に対応できるよう，政令で対象疾病を追加できるようにした．なお，2014（平成26）年10月より水痘ワクチンが定期接種A類に，成人用肺炎球菌ワクチンが定期接種B類となり，また2016（平成28）年10月よりB型肝炎ワクチンが定期接種となった．

3)　副反応報告制度の強化およびそれに伴う副反応報告を法定化し（医療機関・医師による報告の義務化），サーベイランスの強化をはかるとした．

4)　定期的・中長期的展望に立った予防接種に関する評価・検討組織を設立し，「厚生労働大臣は，予防接種施策の立案に当たり，専門的な知見を要する事項について，評価・検討組織（厚生科学審議会に予防接種・ワクチン分科会を設置）に意見を聴かなければならない」とした．なお分科会のもとに専門部会として「予防接種基本方針部会」「研究開発及び生産流通部会」「副反応検討部会」が設立されている．

また，これまでの予防接種行政はどちらかというと現状の改善に対応することが中心で，中長期的計画を立てて実現していく，あるいはその計画を見直していく，というものではなかった．その結果としてワクチンギャップといわれるものからの脱却がなかなか行われず，また新たなワクチンの研究開発が遅れたとの反省に立ち，今後の予防接種に関する中長期的なビジョンを示す，いわば予防接種・ワクチンのこれからについて旗印を掲げるという意味で平成26年4月「予防接種基本計画」の策定が行われた．その項目は，以下の八つとなっている．

①予防接種に関する施策の総合的かつ計画的な推進に関する基本的な方向
②国，地方公共団体その他関係者の予防接種に関する役割分担に関する事項
③予防接種に関する施策の総合的かつ計画的な推進に係る目標に関する事項
④予防接種の適正な実施に関する施策を推進するための基本的事項
⑤予防接種の研究開発の推進及びワクチンの供給の確保に関する施策を推進するための基本的事項
⑥予防接種の有効性及び安全性の向上に関する施策を推進するための基本的事項
⑦予防接種に関する国際的な連携に関する事項
⑧その他予防接種に関する施策の総合的かつ計画的な推進に関する重要事項

またここには，わが国の予防接種施策の基本的な理念は「予防接種・ワクチンで防げる疾病は予防すること」とある．予防接種施策の推進に当たっては，ワクチンの有効性，安全性および費用対効果に関するデータ等の科学的知見に基づき，厚生科学審議会予防接種・ワクチン分科会等の意見を聴いたうえで，予防接種施策に関する評価・検討を行うこと，とある．

最近の制度の状況は，第Ⅴ部40を参照．

〔岡部信彦〕

文　献

1)　Jenner E：An inquiry into the causes and effects of the Variole Vaccine. low：London, 1798
2)　Pasteur L：De l'atténuation du virus du choléra des poules. *C R Acad Sci Paris* **91**：673-680, 1880
3)　Pasteur L：Méthode pour prévenir la rage après morsure. *C R Acad Sci Paris* **101**：765-822, 1987
4)　von Behring E, Kitasato S：Ueber das Zustandekommen der Diphtherie-Immnität und der Tetanus-Immunität bei Thieren. *Dtsch Med Wochenschr* **16**：1113-1114, 1890
5)　von Behring E, Kitasato S：Untersuchungen uber das Zustandekommen der Diphtherie-Immnität bei Tieren. *Dtsch Med Wochenschr* **16**：1145-1148, 1890
6)　Glenny AT, Hopkins BE：Diphtheria toxoid as an immunising agent. *Br. J. Exp. Pathol* **4**：283-288, 1923
7)　Enders JF, Weller TH, *et al*：Cultivation of the Lansing strain of poliomyelitis virus in cultures of various human embryonic tissues. *Science* **109**：85-87, 1949
8)　大谷　明：ワクチンの歴史．ワクチンハンドブック，国立予防衛生研究所学友会編，pp. 5-7，丸善，1994
9)　厚生労働省ホームページ：予防接種制度の見直しについて（第二次提言）http://www.mhlw.go.jp/stf/shingi/2r9852000002b6r0-att/2r9852000002b6wl.pdf

その他参考図書

・Plotkin S, Orenstein W, *et al*：Vaccines, 6th ed., Saunders, Philadelphia, 2013
・神谷　齊編：新しい予防接種，日本小児医事出版，1996
・岡部信彦：わが国の予防接種法．小児科診療 **72**(12)：2233-2239，2009
・岡部信彦：予防接種・ワクチンの最近の変化と今後について．*JOHNS* **30**(11)：1553-1555，2014

＊なお本文は，岡部信彦：予防接種・ワクチンの歴史，*JOHNS* **31**(5)：545-548，2015，を原文として加筆修正した．

2 ワクチンと免疫，アジュバント

2.1 ワクチンと免疫系

ワクチン（vaccine）の基本要素はアジュバント（adjuvant）と抗原（antigen）である[1-3]．アジュバントは自然免疫系（innate immunity）を活性化して獲得免疫応答へと誘導するのに対し，抗原は獲得免疫系（adaptive/acquired immunity）が特異的に病原体を攻撃する際のターゲットを規定する．18 世紀終わりに Jennner（ジェンナー）が天然痘ワクチンを開発して以来多くのワクチンが作製されてきた．主に経験的なアプローチで開発された初期のワクチンは，弱毒化ワクチン（生ワクチン），不活化ワクチン，トキソイドに分類される．弱毒化ワクチンはヒトに対する病原性が大きく減少しているが増殖可能なため，実際の病原体感染を模倣しており強力な免疫応答を引き起こす．安全性の担保された弱毒化ワクチンは非常に優れた有効性を示す．一方，不活化ワクチンやトキソイドワクチンは病原体が感染して増殖することはないためより安全である．そして近年のワクチン開発では科学的なアプローチで合理的に，安全性および有効性に優れたワクチンの設計を目指している[4]（図 2.1）．安全性を高めるためにはワクチンの精製度を上げることが大切だが，現代は遺伝子工学や生物工学等の高度な技術を利用して抗原のみを大量合成して精製することが可能である．ただ，抗原のみでは強い免疫応答を誘導できないためアジュバントを混合する場合が多い．しかしここで，病原体によって求められる免疫応答が異なるため，抗原とアジュバント，さらにはデリバリーシステム（後述を参照）の組合せや配合をどのように決定すればよいのかが問題となる．それには，ワクチンの作用機序を十分に理解することが非常に重要となる．

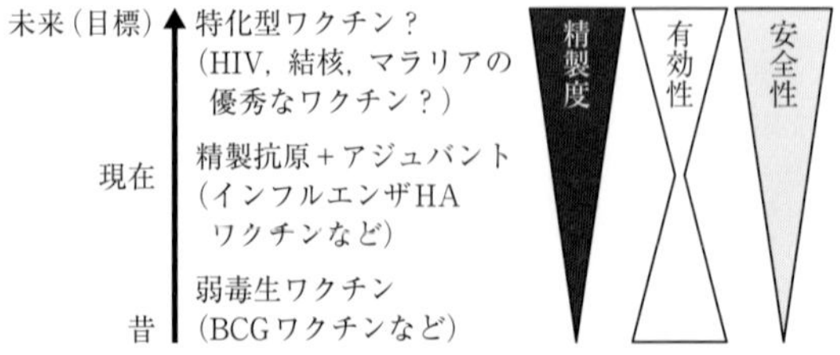

図 2.1　ワクチン開発の流れと展望

ヒトに病気を引き起こす病原体（pathogen）は五つのグループに分けることができる．ウイルス（virus），細菌（bacteria），菌類（fungi），（寄生）原虫（parasitic protozoa），（寄生）蠕虫（parasitic helminth）であり，それぞれさまざまな部位に感染して多様な疾患を引き起こす．ヒトの皮膚の表皮は病原体の感染を防ぐのに効果的なバリアであるため，病原体の侵入は多くの場合体内の上皮表面（粘膜上皮）で起こる．もし病原体が侵入したとしても自然免疫系によって速やかに排除されるが，無理な場合は獲得免疫系による防御機構が働く．免疫応答は，病原体が細胞の内側と外側のどちらで増殖するのかで異なる．多くの細菌は体内に侵入すると細胞の外側で増殖するので抗体や補体を介した食作用によって排除される（液性免疫，humoral immunity）．一方，ウイルスは細胞内に侵入して細胞質内か細胞内小器官内で増殖する．病原体が細胞内に潜伏した場合 T 細胞や NK 細胞による細胞性免疫（cellular immunity）が作動するものの，完全に排除することは困難なため体内で何十年も生き残り，時に病気を引き起こすことがある．

免疫系は非常に高度で複雑なシステムであり，生物学および医学の分野において最も盛んな研究領域の一つである．獲得免疫系の要である抗原受容体遺伝子の再編成機構を明らかにした業績によって，1987 年に利根川進氏にノーベル生理学・医学賞が贈られた[5]．また，2011 年には自然免疫系の仕組みを明らかにした業績で 3 名の科学者にノーベル生理学・医学賞が贈られた．利根川先生がノーベル賞を受賞されるずっと前から免疫学では非常に多くの日本人研究者が活躍しており，日本における免疫学研究のレベルは非常に高い．本章では自然免疫系は自然免疫応答の概要に絞って，獲得免疫系は免疫細胞の機能分化や抗原受容体の多様性の創出に絞って紹介したい．より深く学びたい人には Janeway's Immunobiology（Garland Science）や Vaccines（Saunders）といった教科書を薦める．

2.1.1 免疫系の基本的な構成

免疫系は病原体を始めとする有害な異物を排除する仕組みである．免疫系は非常に多くの細胞が相互作用することで高度な生体防御反応を実現しており，ここでは免疫系に関わる多様な細胞を紹介したい（図 2.2，2.3）．免疫系の細胞はすべて骨髄で作られるが，

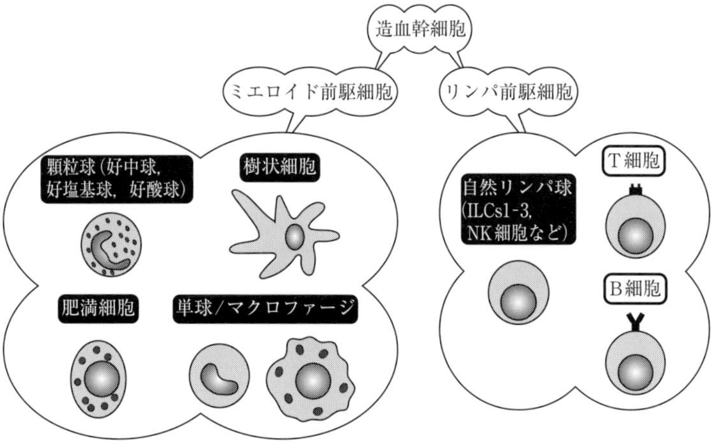

図 2.2　免疫系の主要細胞

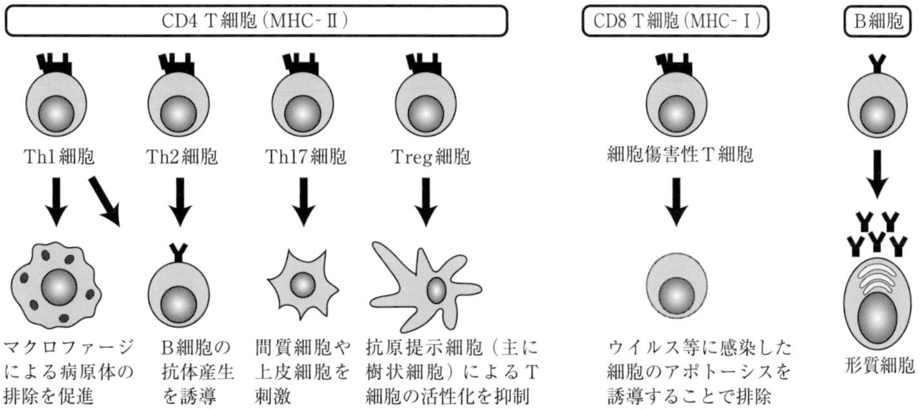

図 2.3　T細胞とB細胞の役割分担

その造血幹細胞（hematopoietic stem cell）はリンパ系（lymphoid lineage）とミエロイド系（myeloid lineage）へ分化する[6]．ミエロイド系には主に自然免疫応答に関わる細胞が含まれていて，マクロファージ（macrophage：MΦ），顆粒球（granulocyte），肥満細胞（mast cell），樹状細胞（dendritic cell：DC），さらには赤血球（erythrocyte）や血小板（platelet）が作られる．マクロファージはほぼすべての組織に局在していて，体内を循環する単球が組織へ移行するとマクロファージへ分化するが，局在する組織に合わせて異なる機能を示す[7]．単球およびマクロファージは免疫系に3種類存在する食細胞（phagocyte）の中で主要な役割を果たすと考えられており，病原体を内部に取り込んで分解する．

顆粒球は好中球（neutrophil），好塩基球（basophil），好酸球（eosinophil）の総称であり，その名のとおり細胞質内に顆粒（granule）を含み特徴的な形をした核を持つ．主に血液中に存在していて免疫応答の際に多量に作られるが，比較的短命であり数日で死んでしまう．顆粒球の中で好中球が最も数多く存在し，食作用（phagocytosis）によって病原体を飲み込んで分解酵素によって壊す[8]．好塩基球と好酸球の機能についてはそこまで理解が進んでいないが，食作用によって取り込めないような大きい寄生虫の排除に重要だと考えられている[9]．また，機能があまりよくわかっていない肥満細胞とともに，アレルギー反応にも関与していると考えられている[10]．一方，樹状細胞はその名が示すとおり樹状突起を出していて特徴的な形状をしており，食作用を示す．樹状細胞は物質や病原体を取り込んで分解するが，病原体の排除ではなく細胞表面に抗原を提示（antigen presentation）することが主な役割である．樹状細胞のほかにマクロファージも抗原提示をすることが可能で，そのためこれらの細胞は抗原提示細胞（antigen-presenting cell：APC）とも呼ばれ自然免疫系と獲得免疫系をつなぐ重要な役割を果たす．

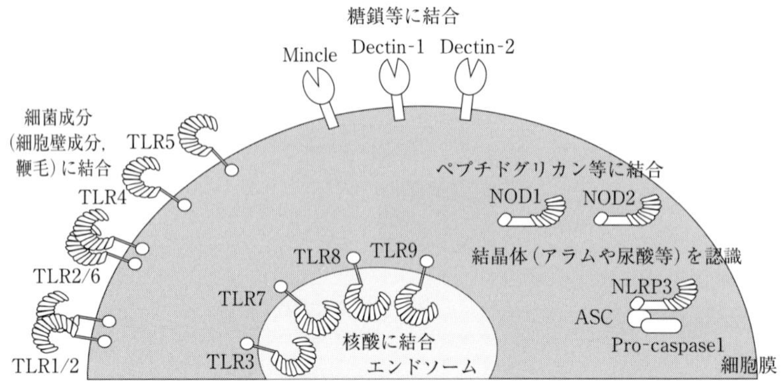

図 2.4　自然免疫系における主要な受容体とそのリガンド分子

リンパ系の免疫細胞には T 細胞，B 細胞，それにナチュラルキラー（natural killer：NK）細胞を含む自然リンパ球（innate lymphoid cell：ILC）が知られている[11]．NK 細胞は特異的な抗原を認識することはできないため自然免疫系の細胞だと考えられているが，病原体に感染した細胞や異常な性状を示す腫瘍細胞を認識して排除する．一方，抗原受容体（antigen receptor）を発現するリンパ球は，抗原に出会う前はナイーブリンパ球と呼ばれ，抗原に出会って分化すると機能的なエフェクターリンパ球となる．B 細胞は，ナイーブの状態では細胞表面に B 細胞受容体を発現しているが，抗原に結合すると分化して形質細胞（plasma cell）となる．形質細胞は分泌型の抗原受容体，イムノグロブリン抗体（immunoglobulin antibody：Ig Ab）を産生する．ちなみに，B 細胞という名前は，鳥類では B 細胞がファブリキウス嚢（bursa Fabricii, bursa of Fabricius）で分化成熟することに由来する．一方，T 細胞は胸腺（thymus）で成熟するためその名がついた．T 細胞は主要組織適合複合体（major histocompatibility complex：MHC）上に提示された抗原を認識した後，複数の種類のエフェクター細胞に分化してそれぞれ特有の機能を発揮するようになる．病原体に感染した細胞を殺す細胞傷害性 T 細胞（cytotoxic T lymphocyte：CTL），B 細胞やマクロファージの機能を促進するヘルパー T 細胞（helper T：Th），免疫系の制御に重要な制御性 T 細胞（regulatory T：Treg）が知られている．

2.1.2　自然免疫系の仕組み

表皮のバリアを破って病原体が体内に侵入すると，マクロファージが病原体を取り込みインターロイキン（interleukin：IL）に代表されるようなサイトカイン（cytokine），ケモカイン（chemokine），あるいは他の化学伝達物質（chemical mediator）を分泌するが，この炎症反応（inflammation/inflammatory response）がシグナルとなって好中球が呼び寄せられる．補体系（complement system）による病原体の認識によっても炎症反応が誘導されるが[12]，ここでは割愛する．炎症反応には重要な役割があり，①免疫細胞を感染箇所に集めて病原体を排除する，②局所で血液凝固を引き起こして感染の拡大を防ぐ，③組織傷害の修復を助ける作用がある．炎症反応は痛み，赤み，熱，腫れ等の症状を引き起こすが，これは血管における変化から生じる．サイトカイン等によって血管が拡張すると血流が遅くなり，血管上皮細胞は細胞接着分子（adhesion molecule）を発現するようになる．好中球や単球を始めとした免疫細胞は細胞接着分子を介して血管から組織内へ移行する．

自然免疫細胞は受容体を介して病原体関連分子パターン（pathogen-associated molecular patterns：PAMPs）と呼ばれる特定の構造を認識する（図 2.4）[13]．PAMPs としてさまざまな構造が知られており，それらを認識するパターン認識受容体（pattern recognition receptor）も多数知られている．細菌由来の PAMPs には，グラム陽性菌の細胞壁に含まれるリポタイコ酸，グラム陰性菌の細胞壁に含まれるリポ多糖体（lipopolysaccharide：LPS）が知られている．細菌の鞭毛も特定の繰り返し構造をとっていて PAMPs の一つである．また，細菌のゲノム DNA 中のメチル化していない CpG 配列や，ウイルスの増殖時に形成される二本鎖 RNA 構造も PAMPs である．パターン認識受容体には C 型レクチン受容体（C-type lectin receptor：CLR），トル様受容体（Toll-like receptor：TLR），NOD 様受容体（nucleotide binding oligomerization domain （NOD）-like receptor：NLR），核酸センサー等が知られている．CLR は細菌やいくつかのウイルスの表面上にある特定の糖に結合して食作用等を促進する．細胞質内には結晶体を認識する受容体複合体や多数の核酸センサー，さらに細菌の細胞壁の構成成分を認識する NLR の NOD1, NOD2 が存在する．最も研究が盛んな TLR は細菌の構成成分や核酸分子等多様な構造を認識する．

自然免疫系のシグナル伝達で重要な役割を果たすのがサイトカインである．サイトカインは 25 kilodalton（kDa/kD）ほどの小さな蛋白質であり，さまざまな細胞から分泌されておのおのの受容体を発現する細胞に認識される．サイトカインは，分泌した細胞自身や周りの細胞に働く場合，またもし安定であれば血液の流れにのって遠方の細胞に働く場合がある．一方，化学誘因性のサイトカインは特にケモカインと呼ばれ，間質細胞（stromal cell）を含むさまざまな細胞から分泌されて主に白血球を呼び寄せる．自然免疫応答によって産生されるもう一つの重要な分子はインターフェロン（interferon：IFN）である．IFN-αとIFN-βはⅠ型IFN，IFN-γはⅡ型IFNと呼ばれる．Ⅰ型IFNはTLR3や核酸センサーが二重鎖RNAを認識することで産生されることがよく知られている．分泌されたIFNが受容体に認識されると下流の多数の遺伝子の転写を誘導してウイルスの複製を妨げる．

2.1.3　獲得免疫系の機能

感染部位で抗原を取り込んだ樹状細胞はリンパ組織へと移動して，MHC分子上に結合させたペプチド抗原をT細胞に提示する．抗原提示を受けてT細胞は，抗原特異的な抗体を発現するB細胞を濾胞樹状細胞（follicular DC：fDC）へと誘導し胚中心（germinal center）が形成される[14]．B細胞は濾胞樹状細胞からのシグナルによってクローン性増殖（clonal expansion）を行う．抗原特異的な抗体を大量に分泌する形質細胞が出てくるが，この反応には2週間近く要する．これが，獲得免疫の誘導には時間がかかるといわれる理由である．

一方B細胞が提示された抗原に直接結合する場合は，B細胞が形質細胞へと分化して抗体を産生するようになるが親和性が低く血液中の濃度も低い．この反応は濾胞外で行われ，免疫刺激の数日後に血液中に抗体が出てくるが短期間でおさまり，ほとんどの細胞はアポトーシスによって死んでしまう．また細菌由来の多糖も抗原として認識される．多糖が投与部位からリンパ節や脾臓の辺縁帯（marginal zone）に到達するとB細胞に結合するが，多糖の繰返し配列によってB細胞受容体を架橋することができる．この刺激によってB細胞は形質細胞へと分化するが，産生される抗体は抗原に対する親和性があまり高くない．また免疫記憶も形成されないため，再度同じ多糖に曝露された際に初期応答を示す．

T細胞は胸腺内で負の選択（negative selection），正の選択（positive selection）という二段階を経て，自己抗原に反応しないが異物（非自己）は認識するようなT細胞が選ばれて生き残る[15]．この際，CD8分子あるいはCD4分子を発現するT細胞が作られる．CD8陽性T細胞はMHC Ⅰ上に提示された抗原を認識して活性化し，感染した細胞を直接攻撃して排除する．CD4陽性T細胞はMHC Ⅱ上に提示された抗原を認識するが，サイトカインの周辺環境によって異なるクラスに分化する（図2.3）．

T細胞が胸腺で分化する際に自己抗原を認識すると排除されずにTreg細胞へ分化する場合もあるが，この細胞は内在性Treg（natural Treg：nTreg）と呼ばれマスター制御因子FoxP3を定常的に発現する[16]．一方，末梢で抗原刺激により分化誘導される誘導性Treg（inducible Treg；iTregs）も知られており，どちらも免疫反応を負に制御して免疫寛容や恒常性維持に重要な役割を果たす．感染によって樹状細胞からIL-6が産生されると，TGF-βが共在する中でTh17細胞への分化が進む[17]．Th17細胞はIL-17を産生するのでその名前がついた．IL-17受容体はさまざまな細胞に発現していて，IL-17の刺激によりさまざまなサイトカインやケモカインを分泌して好中球を引き寄せる．Th17細胞やTreg細胞は多くの場合バリア表面に局在しているが，その中でも腸粘膜（intestinal mucosa）に特に多い[18]．一方，Th1細胞は細胞内部で増殖するウイルスや一部の細菌や寄生虫といった病原体によって誘導される．感染の際PAMPsを認識すると，樹状細胞からIL-12，NK細胞からIFN-γが産生されてナイーブCD4陽性T細胞はTh1細胞へと分化する．一方，Th2細胞への分化はいまだに詳細に説明されてない部分があるが，IL-4によって分化が促進されると考えられている．Th1細胞やTh2細胞が出てくると，サイトカイン環境が変化するためTh17細胞やTreg細胞の分化が抑制される．また，Th1細胞とTh2細胞はサイトカインを介して互いの細胞の分化を抑制する．

このようにして分化誘導されるT細胞はそれぞれ異なる働きをする．Th17細胞は感染初期において感染部位で炎症反応を促進する働きがある．Treg細胞は免疫寛容（immunological tolerance）を維持して過度な反応を抑える．Th1細胞は食作用を介した細胞性免疫に必須であり抗体産生も助ける．一方，Th2細胞は高レベルの中和抗体の産生に重要であり，さらにIgE抗体の産生や肥満細胞の活性化とも関連がある．ナイーブCD4陽性T細胞の完全な活性化には4〜5日ほどかかり，エフェクター細胞はリンパ器官を出て感染部位へ移動する．免疫系によって病原体が排除されるとエフェクター細胞の大部分はアポトーシスによって死滅するが，一部のT細胞，B細胞は免疫記憶（immune memory）として長期間生き残り二度目の感染に備える．

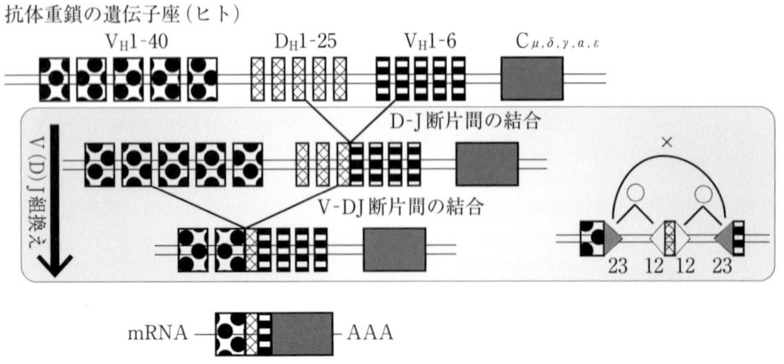

図2.5　V(D)J組換えの分子機構

2.1.4　獲得免疫系における多様性の創出

自然免疫系は非常に強力な生体防御機構であるが，病原体の決まったパターンを認識して病原体に対処する．一方，環境中に存在する無数の病原体に対処するためにはより強力な獲得免疫系が必要である．獲得免疫系の要は，病原体に曝露される前にあらかじめ用意される抗原受容体の多様性（antibody repertoire）である．獲得免疫系の主要な細胞はT細胞とB細胞であるが，どちらも厳密に制御された遺伝子再編成を経て，1細胞につき1種類の抗原受容体を発現するようになる．抗原受容体はゲノムDNAの遺伝子再編成によって一部（可変部位）のDNA配列が多様化される（図2.5）．抗原受容体は可変部位において抗原と結合するため，可変部位の配列の多様性によってさまざまな抗原を認識することが可能になる．この遺伝子再編成機構はV(D)J組換え（V(D)J recombination）と名づけられた．

ゲノム上では，抗原受容体の可変部位をコードする遺伝子配列は特定の遺伝子座に断片として散らばっている（図2.5，上段）．遺伝子座とは特定の蛋白質をコードする配列が集まったゲノム上の領域を指す．Ig抗体は軽鎖（light chain，L鎖）と重鎖（heavy chain，H鎖）から構成されるが，重鎖の遺伝子座には多数のV（variable）断片，D（diversity）断片，J（junction）断片が，軽鎖の遺伝子座にはV断片とJ断片が並んでいる[19]．そして，各断片の端には遺伝子再編成の目印としてシグナル配列（recombination signal sequence：RSS）がコードされている[20]．RSSにはヘプタマー，ナノマーと呼ばれる特定の保存された配列が含まれていて，それらの配列をランダムな12塩基長の配列か23塩基長の配列が介在している．遺伝子断片の結合は12塩基スペーサーのRSSと23塩基スペーサーのRSSの間のみで起こるということが知られており（12/23ルール），遺伝子再編成が正確に起こるように仕組まれている（図2.5，中段右）．V，(D，) J断片は，T細胞やB細胞のみで発現する2種類のRAG（recombination-activating gene）蛋白質と偏在的に発現するDNA修復酵素からなる複合体によって1か所に持ち寄られ，遺伝子再編成が起こる（図2.5，中段）[21]．まず2種類のRAG蛋白質を含む複合体がRSSを認識してDNAを切断する（double strand break）．断片間の配列がつながる際にDNA鎖の端が削られる一方，リンパ球に特異的に発現するTdT（terminal deoxynucleotidyl transferase）という酵素によってDNA鎖の端にヌクレオチド塩基がランダムに付け加えられる．よって，V断片，D断片，J断片間の組合せによる多様性と，断片間の接合点で配列が変化することによって膨大な多様性が生じる．

B細胞受容体の場合は体細胞超変異（somatic hypermutation）によって点変異が導入されてさらに配列が多様化する．B細胞特異的に発現するAID（activation-induced cytidine deaminase）分子によって非常に高頻度に，抗原受容体遺伝子の可変領域をコードする部分に変異が導入される[22]．変異が導入されて結合能がもとよりも上がる場合は親和性成熟（affinity maturation）が起きる．AID分子はさらに，抗原受容体のクラススイッチ組換え（class switch recombination）も引き起こす．成熟しているが抗原刺激を受けていないナイーブなB細胞はIgM型とIgD型のB細胞受容体を発現しているが，免疫応答の際にIgG，IgE，IgAのいずれかを産生するようになる．これはクラススイッチ組換えが起きるからである．

2.1.5　もう一つの抗原受容体からなる獲得免疫系

獲得免疫系は脊椎動物の進化の過程で突然出現したようにみえるため，その起源はこれまで大きな謎であった．獲得免疫系の進化は，脊椎動物の祖先においてIg様の遺伝子がトランスポゾン（transposon）によってゲノムに挿入されたことで，遺伝子再編成が可能な抗原受容体遺伝子が生じたことが起源だと考えられる．V(D)J組換えはIgドメインを有する抗原受容体を持つ脊椎動物で共通でありサメからヒトまで共通している（図2.6）．一方，現存する脊椎動物の中で最も原始的な，顎を有しない円口類のヌタウナギ（hagfish）およびヤツメウナギ（lamprey）では別の分子が抗原受容体として機能していることが近年報告された[23]．この抗原受容体はLRR（leucine-rich re-

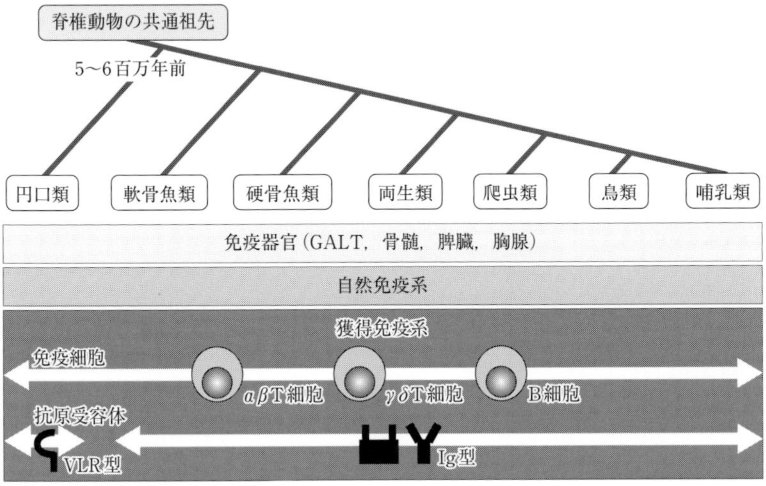

図 2.6　免疫系の進化における 2 種類の抗原受容体

peat）モチーフを有していて TLR 等と似た構造をしており，variable lymphocyte receptor（VLR）と名づけられた．*VLR* 遺伝子はイムノグロブリン型の抗原受容体遺伝子と同様に，遺伝子再編成により多様な抗原受容体が創出される[24]．ただ，遺伝子再編成のメカニズムは Ig 型の抗原受容体遺伝子とは大きく異なっており，RSS のようなシグナル配列ではなく短い相同配列を手掛かりに遺伝子断片が 1 か所に持ち寄られると考えられる[25]．*VLR* 遺伝子も，遺伝子断片の組合わせと接合部位のシフトによって膨大な多様性が生じる．

VLR には VLRA，VLRB，VLRC の 3 種類が知られている．これらは別のリンパ球サブセットで発現しており，それぞれ αβT 細胞，B 細胞，γδT 細胞に当たるような機能を示すため，円口類にも液性免疫のみならず細胞性免疫が存在すると考えられる[26]．VLR 分子の研究から，VLR タイプの獲得免疫系と Ig タイプの免疫系は，抗原受容体はまったく異なるものの全体の獲得免疫系はよく似ていることが明らかになった．よって，脊椎動物の祖先には獲得免疫系の土台となるシステムがすでに存在していたと考えられる[27]．

2.2　ワクチンの作用機序とアジュバントの役割

前述のように，複雑な過程を経て獲得免疫系は免疫記憶を形成する．そのため，一度経験した病原体や異物に対して次回以降は非常に素早く効果的に対処することができる．この免疫記憶を利用したのがワクチン接種であるが，ワクチン接種は病原体感染と同様に自然免疫系と獲得免疫系の両方を刺激することが重要である．弱毒化ワクチンや不活化ワクチンに内在する自然免疫系受容体のリガンド分子や精製抗原に人工的に加えられたアジュバント分子は，自然免疫応答を誘導して獲得免疫応答につなげる．また，病原体感染を防ぐには感染部位での侵入を防ぐことが効果的であるため，粘膜免疫の誘導も非常に重要である．

今日認可され接種されているワクチンの多くが弱毒化ワクチンや不活化ワクチンであるが，近年のワクチン研究開発はより安全な精製抗原を用いるようになってきている[28]（図 2.1）．弱毒化ワクチンや不活化ワクチンは病原体そのものを含んでいるため，有効性が高い一方安全性を担保するのが難しく予期しない副反応が懸念される．精製抗原を用いるとその分安全性が高まるが，免疫原性も弱まっているため免疫増強作用を持つアジュバントの添加が必要となる．非常に多様な物質がアジュバントとして機能すると報告されているが，その中でも TLR や NLR のリガンド分子は免疫応答を強く誘導することが知られている．ここでは，代表的なアジュバントをいくつか紹介する（表 2.1 も参照）．

2.2.1　アルミニウム塩

アルミニウム塩（アラム）は 80 年以上にわたってヒトのワクチンに用いられてきた安全性が担保されたアジュバントである．製造方法が確立しており，安価で製造できて保存性にも優れている．抗体を介した免疫応答を効果的に誘導するが，Th1 型免疫応答や CTL は基本的に誘導しない[29]．アラムは長い間ヒトで使用が認可された唯一のアジュバントであったため非常に多くのワクチンに含まれている．しかし近年，アラムを含むグラクソ・スミスクライン（GlaxoSmithKline：GSK）社の子宮頸癌ワクチン Cervarix® の副反応が大きな問題となりさまざまな議論が巻き起こった．ワクチン接種と副反応の因果関係はいまだ明らかではないが，アラムが副反応の原因とする声もあがっている．

アラムの免疫増強作用の要因として昔からいわれているのが，徐放効果（depot effect）である．アラムが抗原を投与部位に引き止めて少しずつ放出することが免疫増強につながると考えられてきた．しかし近年

表 2.1　代表的なアジュバントの基本情報

名　称	使用状況	構成要素	受容体	標的疾患・病原体
アラム	認可ワクチン	アルミニウム塩	NLRP3 インフラマソーム	ジフテリア，肝炎，肺炎球菌など多数
MF59，AS03	認可ワクチン	スクワレンオイル，ビタミン E，界面活性剤（水中油型乳剤）	?	インフルエンザ
AS04	認可ワクチン	アラム，MPL	NLRP3 インフラマソーム，TLR4	B 型肝炎，HPV（子宮頸癌）
イミキモド	認可ワクチン	Imiquimod（R837）	TLR7/8	尖圭コンジローマなど
モンタナイド	開発中	ミネラルオイル，界面活性剤（油中水型乳剤）	?	癌，マラリア，HIV，結核
CpG	開発中	合成オリゴヌクレオチド DNA	TLR9	B 型肝炎，マラリア，インフルエンザ，炭疽菌，癌
CFA	動物実験	結核の死菌，パラフィンオイル	CLR，TLR	
Poly（I：C）	動物実験	合成二重鎖 RNA	TLR3，MDA5	

の研究では，アラムおよび抗原を投与後数時間後に投与部位を取り除いても抗体価に変化がないことから，徐放効果は獲得免疫の誘導には関係しないという見方もある[30]．さらに近年，アラムを含む粒子系のアジュバントは NLRP3（NLR family，pyrin domain containing 3）インフラマソームを活性化してカスパーゼ 1 や IL-1β，IL-18 からなるシグナル経路を活性化することが報告された[31]．NLRP3 欠損マウスを用いた研究で，NLRP3 が欠損しているとアラム投与部位における免疫細胞の誘導や IL-1β の産生が減少することが報告された．また，NLRP3 の欠損によって抗原特異的な抗体の産生が減少することも報告されたため，アラムによる免疫増強作用のメカニズムが解明されたかと思われた．しかしその後，これらの報告と相違するような実験結果が多数報告されて，アラムの免疫増強作用における NLRP3 の役割が疑問視されるようになった．NLRP3 欠損マウスにおける免疫応答の減少がカスパーゼ 1 欠損マウスでは観察されないとの報告や，そもそも NLRP3 欠損マウスでは抗体価等の液性免疫にあまり影響がみられないという報告もあり[32]，現在でもこれらの研究結果の違いは説明されていない．アラムの作用機序を明らかにするにはさらなる研究が必要である．

他の研究からは，アラムは細胞膜上に形成された脂質ラフトを介して樹状細胞を活性化することが示された[33]．さらに，アラムは細胞死を誘導して危険シグナルを産生しそれが免疫系を刺激すると考えられる[34]．このシグナルは DAMPs（damage-associated molecular patterns）と呼ばれ，細胞壊死（necrosis）によって細胞内部から放出され炎症反応等を引き起こす．詳細はいまだ解明されていないが，アラム投与後の投与箇所である筋肉内や腹腔内で局所的な細胞壊死が起こり，その結果数時間後には尿酸や自己の DNA が放出されて免疫応答を引き起こすと考えられる．

2.2.2　乳剤系

アジュバントの候補分子は多数存在しその研究開発も盛んであるが，新規アジュバントの認可は非常に難しい．そのような状況で，1997 年にヨーロッパで MF59 と呼ばれる乳剤（水中油型エマルション，oil-in-water emulsion：o/w）入りインフルエンザワクチンが認可された．このアジュバントはスクワレンオイルが Tween80 と Span85 という 2 種類の界面活性剤によって乳化されている．MF59 はアラム以来初めて臨床用に認可されたアジュバントであり，現在では世界 30 か国以上で MF59 入りのワクチンが使用されている[35]．

乳剤のアジュバントとしての利用は CFA（complete Freud's adjuvant）に始まる．マイコバクテリアの死がいをパラフィンオイル（ミネラルオイルともいう）に懸濁したもので，強い免疫賦活作用を示したが毒性も強くヒトに使用するには局所の炎症反応が激しく生じるなどの問題があった．そこでより安全な乳剤アジュバントを作製するために改良が重ねられた．パラフィンオイルは生体内で分解可能なオイルに変更され，界面活性剤はヒトで安全性が担保されたものに変更された．また，ヒトでの許容性を上げるためにオイルの配合比を少なくして，water-in-oil から oil-in-water へ変更した．MF59 に使用されているスクワレンオイルはヒトを含むさまざまな動物や植物に含まれている．サメの肝臓中の油は 8 割がスクワレンオイルであるため，MF59 のスクワレンオイルの原料はサメからとられている．また，MF59中の2種類の界面活性剤は植物由来のものでさまざまな医薬品に使用されている．

MF59はアラムと同様に樹状細胞による抗原の取込みを促進すると考えられているが，NLRP3やcaspase-1に関係なく免疫増強作用を発揮することが報告されている[36]．また，MF59は一過的に免疫部位で細胞外にATPを放出させ，それが危険シグナルとなって免疫応答を増強すると報告された．MF59は投与された筋肉内で単球，マクロファージ，樹状細胞を活性化してさまざまなケモカインを産生させる．そのシグナルに反応して好中球を始めとする顆粒球等が引き寄せられると，抗原が効率よく所属リンパ節に運ばれるようになる．その結果，T細胞が活性化され抗体産生が誘導されると考えられる．MF59入りのインフルエンザワクチンはワクチンの有効性を向上させたが，これまでインフルエンザウイルスにあまり曝露されていないような幼い子どもたちで特に有効性が向上した．

2.2.3 NLRリガンド分子

NLRは20種類以上の蛋白質からなるファミリーであり，その中で比較的よく研究されてきたNOD1，NOD2，NLRP3のリガンド分子がアジュバントとして研究されている[37]．強力なアジュバントとして古くから動物実験に使用されているCFAには複数のNLRリガンド分子が含まれている．NOD2はすべての細菌の構成要素であるペプチドグリカンに含まれるMDPを認識することがわかっている．CFA中のペプチドグリカンに含まれるMDPがその免疫増強効果に必須であると知られているが，MDPは発熱反応を引き起こすことが知られているためその使用は動物用のワクチンに限定されている．現在，免疫増強作用は変わらず発熱反応が抑えられたMDP派生体の開発が進められている．一方NOD1リガンド分子の研究はそこまで盛んではなかったが，NOD1欠損マウスでもCFAと抗原の免疫後にTh1型の獲得免疫応答の誘導が妨げられることが示されている．NOD1はグラム陰性細菌の構成分子を認識するが，リガンドとしての最小構成要素はiE-DAPであるといわれている．また，NLRPの中で最もよく調べられているNLRP3は前章で説明したようにアラムや尿酸から，ATP，シリカ，キトサンなど非常に多様な物質を認識すると考えられているが，その詳細はいまだ解明されていない．

2.2.4 TLRリガンド分子

TLRは自然免疫系における病原体認識の際に主要な役割を果たす[38]．生体防御機能との関連は，1996年にショウジョウバエのTLRで初めて報告された[39]．それ以来，マウスやヒトにおけるTLRが次々に報告されその特性が明らかとなった[40]．ヒトでは10種類（TLR1-10），マウスでは12種類（TLR1-9とTLR11-13）が知られている．樹状細胞やマクロファージといった自然免疫系の細胞や，繊維芽細胞や上皮細胞といった非免疫系の細胞で主に発現している．TLR1，TLR2，TLR4-6は細胞膜上に発現しており，細菌，菌類，原虫由来の多様な構成要素を認識し，脂質，リポ蛋白質や蛋白質等に見られる幅広い構造に結合する（図2.4）．一方，TLR3，TLR7-9はエンドソームの膜上に発現していて核酸を認識する（図2.4）．病原体由来のもの以外に自己由来の核酸も認識する場合があり，自己免疫疾患を引き起こす可能性もある．TLRに関する研究は非常に盛んであるがマウスとヒトでは種間の差が大きいため，マウスを用いた動物実験の結果がヒトに当てはまるとは限らない．

TLRは1回膜貫通型の膜蛋白質であり，細胞外（膜外）領域（ectodomain）は多数のLRRモチーフからできていて馬蹄のような立体構造をとる．細胞内（膜内）にはTIR（Toll/Interleukin-1 receptor）領域があり，同じくTIR領域をもつアダプター蛋白質と相互作用することで下流にシグナルを伝える．TIR領域を持つアダプター蛋白質は多数知られているが，TLRを介したシグナルはMyD88（myeloid differentiation primary response 88）依存的なものとTRIF（TIR-domain-containing adapter-inducing interferon-β）依存的なものに大きく分かれる．TLR3以外はMyD88と結合し，TLR3はTRIFと結合するが，どちらも最終的に転写因子（transcription factor）であるNF-κB（nuclear factor-kappa B），IRF3（interferon regulatory factor 3），IRF7を活性化してサイトカインやIFNを産生する．基本的に，細胞膜上のTLRを通じたシグナルはIL-6，IL-12，TNF（tumor necrosis factor）やIL-8の産生につながるが，エンドソーム上のTLRを介したシグナルはI型IFNを誘導するといわれている．

多くのTLRリガンド分子がアジュバントとして研究開発されているが，これまでにヒトのワクチンで使用を認可されたのはTLR4リガンド分子であるMPL（monophosphoryl lipid）のみである[41]．MPLは強力な炎症作用を示すグラム陰性菌*Salmonella minnesota* R595株由来のLPSの低毒な派生体である．MPLは製薬会社大手のGSK社によりアラムと混合した形で

AS04として開発され，子宮頸癌ワクチンやB型肝炎ワクチンに含まれている．AS04は抗体等を介した液性免疫とB細胞の免疫記憶の両方を向上させることが示されており，ワクチンの投与量を下げても抗体価のより速やかな上昇やより高い中和抗体価等が確認された[42]．また，現在はMPLより優れた特性や安全性を示す合成TLR4リガンド分子やそれらを含むワクチンも多数開発されている．

現在，さまざまなTLRのリガンド分子がインフルエンザや癌，マラリア，HIVといった幅広い病原体や疾患に対するワクチン用に開発されている．TLR3等のリガンド分子である合成二本鎖RNAのpolyinosine-polycytidylic acid（poly（I：C））は強力な免疫応答を引き起こすが毒性も強いため臨床応用は不可能であった．一方，最近報告されたより明確な組成のTLR3リガンド分子は，抗腫瘍効果を示すが炎症誘発性サイトカインの産生を引き起こさないため安全性に優れていると考えられる[43]．TLR9のリガンド分子であるCpG oligodeoxynucleotide（ODN）は合成の短鎖一本鎖DNAで，細菌等のゲノムと同様にメチル化しておらず特定のCpGモチーフを有する．CpG ODNには配列および構造の異なる3種類（クラスD/A，K/B，C）が知られていて，すべてTLR9のリガンド分子でTh1型免疫応答を誘導するが少しずつ異なった免疫応答を引き起こす[44]．CpG ODNは他のTLRリガンド分子と比較して安全性が高く開発が進んでいる．

2.3　次世代アジュバント開発の展望

TLRやNLRを介した免疫応答メカニズムの研究が進むに従って，これらの受容体間の相互作用や，免疫応答における相乗作用（synergy）に注目が集まるようになった．近年では異なる種類のリガンド分子を組み合わせて相乗効果を引き起こし，より強力な免疫応答を誘導するような検討も行われている[45]．GSK社はアジュバント分子を組み合わせてアジュバントシステム（AS）として提案している[46]．先述のAS04はアラムにMPLを吸着させた混合アジュバントであるためアラム単体よりも幅広い免疫応答を誘導する．一方，現在開発中のAS01はMPLとサポニン（サポゲニンと糖から構成される配糖体の総称）の1種であるQS21とリポソームの組合せ，AS02はMPLとQS21と乳剤の組合せとなっている．これらはマラリアや結核のワクチンに混合され，現在臨床試験が進められている．アジュバントや抗原は投与方法（投与経路，投与回数，投与量等）によって誘導される免疫応答が異なるため，目的の免疫応答を引き起こすには慎重に製剤化することが大切である．ドラッグデリバリーシステム（drug delivery system：DDS）の研究開発も盛んである．抗原やアジュバントが体内で拡散すると不必要に全身性の反応を引き起こす可能性があるため，より効果的かつ安全に投与するためにリポソームや乳剤，脂溶性誘導体，ポリマーからなる微粒子等の担体が開発されている．

アジュバントやワクチンの有効性と安全性を正確に理解することは非常に難しいが，一つの有力な手段としてシステムワクチン学的な研究が現在盛んに進められている[47]．たとえば，ヒトのワクチン接種時の免疫応答に影響を与えると考えられる複数の要因（遺伝子，環境，微生物叢等）や免疫応答の網羅的解析データを総合的に解析することで，ワクチンの有効性の目印となるような生理的指標（biomarker）を探索する．われわれのグループでは2012年度よりアジュバントデータベースを開始して20種類以上のアジュバントが引き起こす反応をマウスやラットの主要組織で解析し，同時に臨床研究および臨床試験のヒトの検体の解析も進めている．さらに，近年生理的指標として脚光を浴びている血液中のmicroRNAの解析も進めている．ヒトで採取が容易な血液検体の解析から生体内の免疫応答や組織傷害を予測しうる可能性がある．アジュバントやワクチンの有効性および安全性の担保には，免疫学の発展に加えて科学的な証拠に基づいた適切な評価系やバイオマーカーの確立が重要である．

〔岸下奈津子・石井　健〕

文　献

1）Ada G：Overview of vaccines and vaccination. *Mol Biotechnol* **29**：255-272, 2005
2）Feldmann M, Steinman L：Design of effective immunotherapy for human autoimmunity. *Nature* **435**：612-619, 2005
3）Morse MA, Chui S, *et al*：Recent developments in therapeutic cancer vaccines. *Nat Clin Pract Oncol* **2**：108-113, 2005
4）De Gregorio E, Rappuoli R：From empiricism to rational design：a personal perspective of the evolution of vaccine development. *Nat Rev Immunol* **14**：505-514, 2014
5）Tonegawa S：Somatic generation of antibody diversity. *Nature* **302**：575-581, 1983
6）Kawamoto H, Katsura Y：A new paradigm for hematopoietic cell lineages：revision of the classical concept of the myeloid-lymphoid dichotomy. *Trends Immunol* **30**：193-200, 2009
7）Varol C, Mildner A, *et al*：Macrophages：development and tissue specialization. *Annu Rev Immunol* **33**：643-675, 2015
8）Mantovani A, Cassatella MA, *et al*：Neutrophils in the activation and regulation of innate and adaptive immunity.

Nat Rev Immunol **11**：519-531, 2011

9) Maizels RM, Yazdanbakhsh M：Immune regulation by helminth parasites：cellular and molecular mechanisms. *Nat Rev Immunol* **3**：733-744, 2003
10) Abraham SN, St John AL：Mast cell-orchestrated immunity to pathogens. *Nat Rev Immunol* **10**：440-452, 2010
11) Artis D, Spits H：The biology of innate lymphoid cells. *Nature* **517**：293-301, 2015
12) Bajic G, Degn SE, *et al*：Complement activation, regulation, and molecular basis for complement-related diseases. *The EMBO Journal* **34**：2735-2757, 2015
13) Akira S, Uematsu S, *et al*：Pathogen recognition and innate immunity. *Cell* **124**：783-801, 2006
14) De Silva NS, Klein U：Dynamics of B cells in germinal centres. *Nat Rev Immunol* **15**：137-148, 2015
15) Klein L, Kyewski B, *et al*：Positive and negative selection of the T cell repertoire：what thymocytes see （and don't see）. *Nat Rev Immunol* **14**：377-391, 2014
16) Sakaguchi S, Yamaguchi T, *et al*：Regulatory T cells and immune tolerance. *Cell* **133**：775-787, 2008
17) Korn T, Bettelli E, *et al*：IL-17 and Th17 Cells. *Annu Rev Immunol* **27**：485-517, 2009
18) Omenetti S, Pizarro TT：The Treg/Th17 Axis：A Dynamic Balance Regulated by the Gut Microbiome. *Front Immunol* **6**：639, 2015
19) Sakano H, Hüppi K, *et al*：Sequences at the somatic recombination sites of immunoglobulin light-chain genes. *Nature* **280**：288-294, 1979
20) Teng G, Schatz DG：Regulation and Evolution of the RAG Recombinase. *Adv Immunol* **128**：1-39, 2015
21) Okazaki K, Davis DD, *et al*：T cell receptor beta gene sequences in the circular DNA of thymocyte nuclei：direct evidence for intramolecular DNA deletion in V-D-J joining. *Cell* **49**：477-485, 1987
22) Muramatsu M, Kinoshita K, *et al*：Class switch recombination and hypermutation require activation-induced cytidine deaminase （AID）, a potential RNA editing enzyme. *Cell* **102**：553-563, 2000
23) Pancer Z, Amemiya CT, *et al*：Somatic diversification of variable lymphocyte receptors in the agnathan sea lamprey. *Nature* **430**：174-180, 2004
24) Alder MN, Rogozin IB, *et al*：Diversity and function of adaptive immune receptors in a jawless vertebrate. *Science* **310**：1970-1973, 2005
25) Nagawa F, Kishishita N, *et al*：Antigen-receptor genes of the agnathan lamprey are assembled by a process involving copy choice. *Nat Immunol* **8**：206-213, 2007
26) Guo P, Hirano M, *et al*：Dual nature of the adaptive immune system in lampreys. *Nature* **459**：796-801, 2009
27) Hirano M, Guo P, *et al*：Evolutionary implications of a third lymphocyte lineage in lampreys. *Nature* **501**：435-438, 2013
28) O'Hagan DT, Fox CB：New generation adjuvants--from empiricism to rational design. *Vaccine* **33** Suppl 2：B14-20, 2015
29) Oleszycka E, Lavelle EC：Immunomodulatory properties of the vaccine adjuvant alum. *Curr Op Immunol* **28**：1-5, 2014
30) Hutchison S, Benson RA, *et al*：Antigen depot is not required for alum adjuvanticity. *FASEB Journal* **26**：1272-1279, 2012
31) Eisenbarth SC, Colegio OR, *et al*：Crucial role for the Nalp3 inflammasome in the immunostimulatory properties of aluminium adjuvants. *Nature* **453**：1122-1126, 2008
32) Franchi L, Núñez G：The Nlrp3 inflammasome is critical for aluminium hydroxide-mediated IL-1beta secretion but dispensable for adjuvant activity. *Eur J Immunol* **38**：2085-2089, 2008
33) Flach TL, Ng G, *et al*：Alum interaction with dendritic cell membrane lipids is essential for its adjuvanticity. *Nat Med* **17**：479-487, 2011
34) Marichal T, Ohata K, *et al*：DNA released from dying host cells mediates aluminum adjuvant activity. *Nat Med* **17**：996-1002, 2011
35) O'Hagan DT, Ott GS, *et al*：The history of MF59 (®) adjuvant：a phoenix that arose from the ashes. *Expert Rev Vaccines* **12**：13-30, 2013
36) Mosca F, Tritto E, *et al*：Molecular and cellular signatures of human vaccine adjuvants. *Proc Natl Acad Sci USA* **105**：10501-10506, 2008
37) Maisonneuve C, Bertholet S, *et al*：Unleashing the potential of NOD- and Toll-like agonists as vaccine adjuvants. *Proc Natl Acad Sci USA* **111**：12294-12299, 2014
38) Kawai T, Akira S：Toll-like receptors and their crosstalk with other innate receptors in infection and immunity. *Immunity* **34**：637-650, 2011
39) Lemaitre B, Nicolas E, *et al*：The dorsoventral regulatory gene cassette spatzle/Toll/cactus controls the potent antifungal response in Drosophila adults. *Cell* **86**：973-983, 1996
40) Medzhitov R, Preston-Hurlburt P, *et al*：A human homologue of the Drosophila Toll protein signals activation of adaptive immunity. *Nature* **388**：394-397, 1997
41) Engel AL, Holt GE, *et al*：The pharmacokinetics of Toll-like receptor agonists and the impact on the immune system. *Expert Rev Clin Pharmacol* **4**：275-289, 2011
42) Didierlaurent AM, Morel S, *et al*：AS04, an aluminum salt- and TLR4 agonist-based adjuvant system, induces a transient localized innate immune response leading to enhanced adaptive immunity. *J Immunol* **183**：6186-6197, 2009
43) Matsumoto M, Tatematsu M, *et al*：Defined TLR3-specific adjuvant that induces NK and CTL activation without significant cytokine production in vivo. *Nature Commun* **6**：6280, 2015
44) Scheiermann J, Klinman DM：Clinical evaluation of CpG oligonucleotides as adjuvants for vaccines targeting infectious diseases and cancer. *Vaccine* **32**：6377-6389, 2014
45) Temizoz B, Kuroda E, *et al*：TLR9 and STING agonists synergistically induce innate and adaptive type-II IFN. *Eur J Immunol* **45**：1159-1169, 2015
46) Garçon N, Chomez P, *et al*：GlaxoSmithKline Adjuvant Systems in vaccines：concepts, achievements and perspectives. *Expert Rev Vaccines* **6**：723-739, 2007
47) Pulendran B：Systems vaccinology：probing humanity's diverse immune systems with vaccines. *Proc Natl Acad Sci USA* **111**：12300-12306, 2014

3 ワクチンの開発と許認可の仕組み

ワクチンの開発は，他の医薬品と同様に長い年月がかかるが，その過程はいくつかのパートに分けられる．この章では，一連の流れに関して概説する．

3.1 基礎研究

3.1.1 基礎研究の方向性

新しいワクチンを開発するに際して，まず踏まえておく点は，その感染症の疫学情報である．流行規模，感染者の年齢層，疾病の重篤性，薬剤治療との補完性，医療経済性等を精査し，ワクチン開発による医学的なメリットを適切に評価する．第2には，その病原体の特性，たとえば，感染経路，病原性，伝播性，血清型，変異等の情報を得る．第3には，その病原体に対するヒトの免疫応答と感染防御のメカニズムを知らなければならない．

3.1.2 ワクチン抗原

生ワクチンと不活化ワクチンのいずれを候補品として選ぶのかは，開発の最初の分岐点である．生ワクチンは，自然感染後の免疫同様の強力な免疫誘導，長期免疫記憶の達成，細胞性免疫の誘導が可能である．また，自然感染と同じ経路で投与される場合は，侵入門戸での局所免疫を誘導する．加えて，製造工程は不活化ワクチンと比較して単純である．しかし，よいワクチン株を得ること，すなわち，十分な免疫原性を維持したまま弱毒化することは容易ではない．

不活化ワクチンや遺伝子組換え蛋白質ワクチンを設計する際には，抗原，アジュバント，デリバリー技術の3要素を最適化することが重要である．有効成分となる抗原の調製には，通常の病原体の培養・精製・不活化による方法，感染防御抗原の遺伝子組換え発現やウイルス様粒子（VLP）化等，さまざまな選択肢がある．B型肝炎ワクチンやHPVワクチンはVLPワクチンの例で，その有効性は高く，免疫記憶の維持も良好である[1]．

3.1.3 アジュバントとデリバリー技術

アジュバントは，免疫原性の向上，細胞性免疫の誘導，抗原量の低減，交差反応性の賦与等，ワクチン抗原だけでは不十分なさまざまな点を補う．目的に合ったアジュバントの選択と必要に応じた多様なアジュバントのブレンドが大事である[2]．アジュバントは諸刃の剣である．特に重篤な副反応となりうるアレルギーや自己免疫疾患の誘導は潜在的な懸念であり，副反応の出現とアジュバントによるワクチン効果の改善のバランスをとることは，ワクチン開発の中で最も難しい課題である．

アジュバントと同様にワクチンの有用性を改善させるのは抗原のデリバリー技術である．感染症の多くは，呼吸器や消化管粘膜に侵入した病原体に生体が感染することで始まる．経鼻投与や経口投与により，侵入門戸に局所免疫を誘導することで効果的な感染防御を達成できる期待がある．また，皮内投与は，筋肉内や皮下投与に比較し，高い免疫応答を誘導し，抗原量の低減も期待できる．

3.1.4 POC試験

基礎研究段階で開発のgo/no goを判断するうえで最も重要となるのは動物を用いたPOC（proof of concept）試験である．望ましいのは，攻撃試験で感染防御と相関する免疫応答を明らかにし，非臨床，臨床試験における評価項目に関する情報を得ることである．留意すべきポイントとしては，マウス等の小動物では顕著な効果がみられたが，サル等の大動物ではそれが認められない場合もあることである．しかし，実験動物での感染実験ができない場合もある．その際は，免疫応答を液性，細胞性の両面から詳細に解析することが重要である．

3.1.5 TPP

POCの確認と並んで，開発の基礎の段階からTPP（target product profile）を作成し目標を明確にしておくことが重要である．通常TPPには次のような項目が含まれる．①望まれる品質・剤型，②投与経路・投与回数，③投与対象，④期待される免疫応答，⑤安定性等．想定外の課題が多々起こる医薬品開発においては，このワクチンに期待されるものは何か，どのように使われるものなのか，どのような品質を目指すのかなどをTPPとして目標を定めておき，本格的な開発（非臨床，臨床，製造，販売）へと移行できるかの重要な判断材料とする．

3.2　CMC 開発

3.2.1　製造方法の開発，プロセスバリデーション

ワクチンの製造方法は，一般に，培養，分離・精製，不活化・無毒化，製剤化という四つの工程で構成される．生ワクチンの場合，もちろん不活化・無毒化の工程はなく，多くは二倍体細胞を使用することが多いことから，培養から凍結乾燥を中心とした製剤化工程へ進む．近年株化細胞を用いた生ワクチンの開発も行われているが，その際分離・精製の工程は必要となる．これらのパートは一般的に CMC（chemistry, manufacturing and control）と呼ばれるが，後出する「品質」と同義である．製造方法の開発は，通常パイロットスケールの生産設備を用いて行うが，製造販売承認を取得するためには実生産設備でのプロセスバリデーション[3)] が必要となる．

a.　培　養

ワクチン製造は，主として細菌やウイルスを培養することから始まる．細菌の場合，増殖のために生細胞を必要とせず，合成培地を用いたバイオリアクターで培養を行うのが一般的であり，スケールアップは比較的容易である．ウイルスの場合，培養基材として主に培養細胞が用いられるが，発育鶏卵（インフルエンザワクチン）等の生体由来成分を使用する場合もある．培養細胞では，細胞の接着性によって培養法を選択する必要があり，接着性細胞では大面積平板培養装置等の専用培養システムやマイクロキャリアー等の支持体に固定したうえでバイオリアクター培養を行わなければならないが，浮遊細胞では，細菌同様，支持体なしでバイオリアクター培養が可能である．また，培地や添加剤等で動物に由来する原料を用いる場合には生物由来原料基準[4)] に適合することが求められるため，遺伝子組換え品や無血清培地あるいは無蛋白培地を使用することを前提として培養工程の最適化を図ることが好ましい．

b.　分離・精製

細菌の場合，遠心分離や特有の多糖体抽出法により分離を行う．ウイルスの場合，遠心分離や濾過を単独もしくは組み合わせることによって細胞および細胞残渣を除去する．細菌ワクチンでは，菌体の増殖に伴い産生されるエンドトキシン等抗原以外の物質や菌体の不溶部分の除去が必要であり，主に，沈殿分画，限外濾過やクロマトグラフィーを用いて精製する．一部の多糖体ワクチンでは，ワクチン抗原を担体蛋白質に化学的に結合（conjugation）させ，結合型ワクチンとして精製を行う．ウイルスワクチンでは，限外濾過やクロマトグラフィーに加え，超遠心分離，ショ糖やセシウム等を用いる密度勾配遠心等を用いる．ウイルス核酸等を除去する目的でメンブレンクロマトグラフィーのようなシングルユース製品を用いる場合もある．精製度の基準として，一般的に宿主細胞 DNA の量とサイズがパラメータとして設定される．

c.　不活化・無毒化

不活化あるいは無毒化の方法としては，ホルマリン，βプロピオラクトン，過酸化水素のような化学薬品を用いる方法と紫外線照射や加熱等による物理的な方法によるものがある．各不活化剤を選定するに当たり，ワクチン抗原として使用される病原微生物が製造管理上想定される条件において不活化あるいは無毒化されることが重要である．さらには外来性ウイルス汚染時における除去効果を予測するために，各種モデルウイルスを用いたクリアランス試験を開発段階で実施しておくことが必要である．また，不活化，無毒化工程は，ワクチンの安全性に係る重要工程に位置づけられるため，プロセスバリデーションによって各製造パラメータの妥当性を検証しておく必要があり，可能であれば原理の異なる複数の工程を導入することが望ましい．

生ワクチンの場合，不活化・無毒化の工程はないので，細胞，ウイルス，細菌のシードロット段階でのウイルス安全性試験ならびに原液での迷入否定試験が重要である．

d.　製剤化

精製，不活化あるいは無毒化された抗原液に，緩衝剤，安定剤，保存剤，免疫増強剤（アジュバント）等を加えて最終バルクが調製され，バイアルやアンプル，シリンジ等の容器に無菌充塡され，ゴム栓等で密栓され，小分け製品となる．生ワクチン等の一部のワクチンは，熱に対する安定性の確保や有効期限の延長，防腐剤の添加を避ける目的で，充塡後に凍結乾燥が必要な場合もある．無菌製剤の場合，製剤化工程の無菌性をプロセスバリデーションによって保証しなければならない．

3.2.2　品質試験方法の開発，分析法バリデーション

TPP に従って製造方法の開発を進める過程において，期待する有効性と安全性が維持されているかどうかを各種試験データによって評価することはきわめて重要である．しかしながら，ワクチンを含む生物学的製剤は，有効性や安全性など品質の変動幅（ばらつき）が大きい．また，有効性の測定に生物学的手法（bioassay）が主として用いられるため測定値のばらつきも大きく，製剤品質の見かけ上の変動幅がさらに

大きくなる原因となっている．したがって，臨床開発を開始する前に，対象製剤の特性を踏まえたうえで，品質を保証するための各種試験項目および試験法を設定し，分析法バリデーションを行い，試験系の妥当性を検証しておく必要がある．すべての評価項目について分析法バリデーションを行うことができない場合には，主要な評価項目だけでも検証しておくべきである．

各品質試験の規格に関しては，臨床開発段階において暫定規格を設定し，その規格を満たすよう製造方法の開発を進める必要がある．製造販売承認申請時には，得られた開発段階のデータを基に統計手法等を活用して解析したうえで，規格を設定する．

3.2.3　安定性

安定性試験については，ICH 調和 3 極ガイドライン（Q1A(R2)）に従って行われるが，ワクチンを含む生物薬品（バイオテクノロジー応用製品/生物起源由来製品）の安定性試験については，その特殊性からガイダンス[5]が発行されており，製造販売承認申請に必要な安定性試験は，これに従って計画的に取得する必要がある．開発段階における安定性試験は，製剤開発の評価法として活用される．開発初期段階では，時間的制約から加速条件下で評価し，実保存条件の安定性に外挿するケースが一般的に行われるが，ワクチンの場合，加速試験データから実保存の安定性データを予測することができないケースもあることから，開発初期においても可能な限り実保存安定性試験を実施することが望ましい．また，インフルエンザワクチンのように毎年ワクチン抗原が変化するような製剤処方に関しては，評価抗原で最適な組成を選定するのではなく，ワーストケースを加味した組成となるように配慮する必要がある．

3.3　非臨床試験

3.3.1　非臨床試験の進め方

ワクチンの承認申請に必要な非臨床試験は，毒性試験，安全性薬理試験および薬効薬理試験（効力を裏づける試験）である．一般の医薬品で必要とされる薬物動態試験は，通常，ワクチンでは必要とされない[6]．ワクチンの非臨床試験においても，一般の医薬品と同様に，毒性試験と安全性薬理試験は GLP（good laboratory practice）基準[7]に，薬効薬理試験は申請資料の信頼性の基準[8]に準拠して実施することが求められている．

GCP（good clinical practice）省令[9]では医薬品の治験を実施する前に，「被験薬の品質，毒性及び薬理作用に関する試験その他治験の依頼をするために必要な試験を終了していなければならない」と規定されている．一般の医薬品と同じく，ワクチンの開発においても，初めての臨床試験の前あるいはその後の臨床試験の実施前に非臨床試験が行われ，そのワクチンの安全性，免疫原性を含む特性が明らかにされる．なお，臨床試験前に必要な非臨床試験は，臨床試験の計画（投与対象者，投与経路等）によって異なり，非臨床開発の期間にも影響する可能性があることから，開発初期段階から，臨床試験の計画についても検討しておくことが望ましい．

一般的な非臨床開発の流れとしては，製造方法や品質・規格の検討と並行して，ヒトでの薬効を予測するための薬理薬効試験が行われる．その後，ワクチンの有効性担保，予定臨床適用方法の決定，製造方法の確立，品質担保等の条件が整った後に毒性試験，安全性薬理試験が実施され，初めてヒトに投与される第I相臨床試験の前までにこれらの試験成績が取得される．さらには，妊娠可能な女性が臨床試験に組み込まれる場合には，その前に毒性試験のうちの生殖発生毒性試験が求められる．各種非臨床試験の実施時期や試験項目については，非臨床安全性試験の実施についてのガイダンス[10]を参考に計画する．また，各種非臨床試験の計画に際しては，「感染症予防ワクチンの非臨床試験ガイドライン」[6]を参考に立案する．

3.3.2　毒性試験

毒性試験は，薬剤をヒトに投与した際に起こりうる有害事象の種類や程度を予測するために行われる．ワクチンの毒性としては，ワクチン抗原の毒性，アジュバントの内在的な毒性，不純物・混入物の毒性，最終的な製剤に含まれる成分の相互作用による毒性，誘導された免疫反応による毒性等があげられる．

ワクチンの毒性試験としては，通常，「単回投与（急性毒性）試験」，「反復投与毒性試験」，「生殖発生毒性試験」「局所刺激性試験」が実施され，一般の医薬品で行われる「遺伝毒性試験」，「がん原性試験」は必要とされない．なお，新規アジュバントを含む場合には，それ自体の毒性試験が求められており，特に，反復投与による局所反応および過敏反応等に留意する必要がある．

毒性試験に用いられる動物種としては，一般的な医薬品開発ではマウス，ラット等のげっ歯類およびイヌ，サル等の非げっ歯類を用いて試験が実施されるが，ワクチンの場合は通常，1 種類の適切な動物種で評価される．適切な動物種とは，理想的にはワクチン抗原（病原体）に対して感受性を有する動物である．しかし，該当する動物種がない場合は，少なくともワクチン抗原に対して免疫反応を生じる動物種を使用し，試験に供した動物での抗体産生について確認しておくことが望ましい．

毒性試験の投与経路，投与回数，投与間隔は，予定臨床適用方法をベースに設定される．臨床試験と異なる投与経路，投与方法で毒性試験を実施する場合は，その妥当性を示す必要がある．反復投与毒性試験の投与回数は，原則として臨床試験の投与回数（初回免疫）を超える回数の投与を行うことが求められているが，海外のガイドラインでは臨床試験の投与回数と同じかそれ以上としている点と異なるため，国内申請の際は注意を要する．投与量は一般の医薬品のように大きな安全マージンを設定することは少なく，臨床試験での1回投与量と同じ用量を目安とする．げっ歯類においてヒトと同じ用量の投与が物理的に困難な場合は，体重換算による用量を基準にして，ヒトの体重換算用量を超える投与量を選択する．

ワクチンの毒性評価においては，投与局所に炎症・免疫反応を惹起する特質から，局所刺激性試験による投与局所反応の評価は重要である．基本的には臨床適用経路で臨床の1回投与量を投与して，急性期の局所反応の質と程度を明らかにし，その回復性についても評価する．必ずしも独立した試験を行って評価する必要はなく，反復投与毒性試験等に組み込んで評価することが推奨されている．なお，国内申請においては，非経口ワクチンについては，同一部位に複数回投与したときの局所累積刺激性について評価が求められる場合がある．

3.3.3 安全性薬理試験

安全性薬理試験の目的は，ワクチンの生理機能に対する影響を調べることであり，第Ⅰ相臨床試験開始までに，コアバッテリー試験と呼ばれる中枢神経系，心血管系および呼吸系に対する安全性薬理試験結果の評価が必要である．WHO ガイドライン[11]では安全性薬理試験は通常は必要ないとされるが，現在の国内ガイドラインでは常にその評価が必要とされている．ただし，日本においては必ずしも独立した安全性薬理試験が必要なわけではなく，適切な評価ができるように計画されていれば，毒性試験に安全性薬理のエンドポイントを組み込む，あるいは安全性薬理試験に複数のエンドポイントを組み込むことも可能である．

3.3.4 効力を裏づける試験（薬効薬理試験）

薬効薬理試験はヒトでの薬効の予測のために，第Ⅰ相臨床試験開始までに行われる．この試験の結果から，臨床試験の投与量，投与間隔，投与経路等が設定されることになる．

ワクチンの薬効薬理試験には主に免疫原性評価と感染防御能の評価がある．いずれもワクチンが対象とする抗原（病原体）に対して感受性を有する動物を用いて評価される．免疫原性試験には，感染防御機能に関する抗体産生レベル，細胞性免疫および免疫系に及ぼすその他の分子等の評価が含まれる．ヒトでの感染・疾病を反映する実験動物モデルが存在する場合には，ワクチンで免疫後に対象となる病原体で攻撃を行い，ワクチンの感染防御能を評価することが望まれる．

3.4 臨床試験

3.4.1 臨床試験に関する手続き

開発するワクチンの安全性や有効性を非臨床試験で確認した後，臨床試験に移行する．ワクチンの臨床試験計画は，各種ガイドライン[12-14]を参考に立案する．

ワクチンの臨床開発は，通常，第Ⅰ相試験，第Ⅱ相試験，第Ⅲ相試験といったステップで実施され，臨床試験の規制および手続きは一般の医薬品のそれと同じである．しかし，ワクチンの多くは生物学的製剤であることから，いくつか留意すべきことがある．

ワクチンの臨床試験を行う場合，一般の医薬品と同様に，治験計画届書を PMDA に届け出なければならない．治験届出の際には，治験実施計画書，被験者への説明文書及び同意文書（案）並びに治験薬概要書等を添付資料として提出する．株化された細胞を用いて製造された蛋白質性のワクチンの場合は，治験薬の製造フロー図のほか，製造工程での感染性物質及び病原体への汚染の有無，並びに生物由来原料の基準適合性等の情報を初回届出の際に提出しなければならない．

治験計画届書提出後は PMDA による調査（初回届出の場合は 30 日間，2 回目以降（n 回届出）の場合はおおむね 2 週間）が行われるため，実施医療機関との契約締結は調査期間終了後でなければならない．

また，いくつかの有効成分を用時に混ぜ合わせて投与する混合ワクチンや投与デバイスと組み合わせたいわゆるコンビネーション製品の場合は，治験計画の届出，治験中の副作用報告及び製造販売承認申請等の際には留意が必要となる[15]．

3.4.2 第Ⅰ相試験

第Ⅰ相試験は，健康な成人を対象に，ワクチンの安全性や免疫原性の予備的な探索を目的として，小規模（例：1群当たり10人等）で実施する．第Ⅰ相試験で検討するワクチンの用量は，動物モデルでの発症防御試験や免疫原性試験の成績を参考にするとともに，以降の相で設定する可能性のある最高用量を考慮する必要がある．

ワクチンの場合，臨床検査値に影響を及ぼす可能性は少ないと考えられるが，開発するワクチンの安全性，有効性に関する基本的なデータベースを構築する意味では，臨床検査を実施すべきと考える．通常，ワクチンでは薬物動態試験は必要とされない．ただし，生ワクチンの場合は，被験者からのワクチン株の排出，他の接触者への感染の可能性，ワクチン株の遺伝的安定性，毒性復帰の有無等を把握する必要がある．

3.4.3 第Ⅱ相試験

第Ⅱ相試験は，投与対象集団で有効性と安全性を指標に，第Ⅲ相試験に使用するワクチンの投与量や基本的な投与スケジュールを探索することを目的とする．免疫反応に影響する要素としては，投与量，投与間隔，投与回数，投与経路が重要である．第Ⅱ相試験では，この四つの要素について検討して，申請する【用法・用量】の根拠データを得ることになる．特に，新規抗原や新規アジュバントを含有するワクチンの場合は，投与対象集団での用量反応データを取得して投与量（抗原量，アジュバント量）を設定する必要がある．ワクチンでは明瞭な用量反応曲線を得ることが難しい場合もあるが，特に発症防御効果と関連する免疫反応が明らかにされていない場合では，抗原量を増加させても免疫反応の程度が頭打ちになるような抗原レベルを把握することが重要となる．

海外で確立された用法・用量がある場合でも，日本における至適用法・用量を慎重に検討することが求められる．ワクチンの場合，通常，薬物動態の評価を行わないことから，ICH E5[16]に記載されているブリッジングの概念とは必ずしも一致しないが，日本人と海外臨床試験を実施した民族との民族的要因，同時投与するワクチンの違い，および対象とする疾患の流行状況や病原体（株，血清型，遺伝子型等）の違い等を考慮して日本人での至適用法・用量を設定する必要がある．

ワクチンの安全性については，投与後30分はアナフィラキシー等の急性反応を医療機関内で注意深く観察する．その後は，被験者または保護者に毎日健康状態を観察させ，日誌に記録してもらうことで有害事象を収集することが多い．日誌による有害事象の収集は，来院時に問診等で収集するよりも想起による偏りを少なくできるので有用な方法である．最近ではこれらの記録を電子的に収集するePRO（electronic patient reported outcome）システムを利用し，被験者の健康状態を高品質に収集する工夫もされている．

有害事象を収集する期間は，通常，不活化ワクチンの場合はワクチン投与から2週間，生ワクチンの場合はワクチン投与から4週間を目安に設定する．含有するアジュバントに関連する免疫介在性疾患等の遅発性有害事象の発現リスクがある場合等は，それらも考慮して観察期間や追跡期間を設定する必要がある．

第Ⅱ相試験以降でも臨床検査を実施することが望ましいが，特に小児を対象とした臨床試験では，採血量等の観点からその実施可能性も考慮して，臨床検査の実施を判断する．

3.4.4 第Ⅲ相試験

第Ⅲ相試験は，投与対象集団でのワクチンの有効性の検証と安全性の確認を目的として実施する．第Ⅱ相試験で決定された投与量や投与スケジュールに基づき計画される第Ⅲ相試験は，有効性の主要評価項目によって試験の規模が大きく異なってくる．主要評価項目が発症防御効果であれば，通常，数千人から数万人の規模となるが，代替指標（サロゲートマーカー）を用いた免疫原性であれば数百人程度になる場合がある．対象となる感染症の発生頻度が非常に低い場合は，実施可能性の観点から免疫原性が主要評価項目となることが多い．

第Ⅲ相試験では，適切な比較対照群を設定したランダム化二重盲検比較試験が勧められる．対照群には使用実績のある既承認ワクチンを設定し，非劣性を検証することが多い．プラセボを対照群に用いる場合は優越性を検証することになる．

第Ⅲ相試験は比較的規模が大きいことから，被験者の背景因子や他のワクチンとの同時投与の状況での部分集団解析等で，ワクチンの有効性および安全性に影響を及ぼす可能性のある因子を探ることも重要である．見いだされた因子は，必要に応じて，添付文書の【接種上の注意】に記載することになる．

3.5 承認審査

3.5.1 申請書類

以上に示したように，CMC，非臨床，臨床のデータがすべてそろい，当該ワクチンの安全性と有効性が確認され，加えてワクチンの製造と品質の担保に関する恒常性が認められたのちに，製造販売承認申請の段階になる．製造販売承認申請書は，CTD（Common Technical Document）フォーマットで提出する．CTDは5部に分かれており，第1部は承認申請書等行政情報および添付文書に関する情報が含まれている．第2部はCTDの概要のパートであり，品質，非臨床，臨床の概要が示されている．第3,4,5部には，それぞれ品質，非臨床，臨床に関する詳細な報告書が含まれている．

3.5.2　承認審査

承認申請がなされると，PMDAによって，添付された資料についての信頼性確認が適合性調査として行われる．適合性調査には，書面による調査と実地の調査がある．書面による調査は，提出された資料が信頼性の基準，GLPおよびGCPに準じ，原データに基づいて作成されているかを確認するものである．実地調査は，申請資料が収集または作成された場所にPMDAの調査員が赴いて，実地で調査を行うものである．適合性調査と並行して，PMDA審査部門で申請内容に関するチーム審査が開始される．ワクチン類の審査は，ワクチン等審査部が担当する．その後，審査チームと専門委員による専門協議を経て，審査報告書が作成される．また，承認審査とは別に，実生産設備で製造された当該ワクチンの連続3ロットの情報をもとに，GMPソフト，ハードを確認するGMP適合性調査が行われる．

PMDAでの審査の後，審査報告書をもとに医薬品関連部会および薬事分科会における審議・報告がなされる．また，別途実施されたGMP適合性調査の結果とともに，問題がなければ，新医薬品として厚生労働大臣の製造販売承認が与えられることになる．

3.5.3　承認前検査

医薬品製造販売承認申請書に記載した規格および試験方法について，医薬品の製造販売承認のために厚生労働大臣が必要と認める試験は，試験研究機関（国立感染症研究所）において承認前に検査を受ける必要がある．この検査のことを承認前検査という．

3.6　市販後調査

3.6.1　市販後の安全対策の必要性と制度の概要

市販後における安全対策を図る制度を，PMS（post marketing surveillance）制度といい，日本では市販後調査と呼ばれている．制度としては大きく分けて「副作用・感染症報告制度」「再審査制度」「再評価制度」の三つがあるが，ここではワクチンの対象となる「副作用感染症報告制度」と「再審査制度」について記載する．なお，日本ではワクチンでの副作用を副反応という用語に代えて用いるが，規制上の区別はない．

3.6.2　副作用・感染症報告制度

医薬品では，医薬品医療機器法，同施行規則およびその関連通知等（局長通知，課長通知，事務連絡）により，5種類の報告（①副作用症例報告，②感染症症例報告，③研究報告，④外国での措置報告，⑤未知・非重篤副作用定期報告）について一定の期限内にPMDAに提出することが求められている．また，適確な副作用感染症報告を行うためだけではなく，医療機関等からの安全管理情報を適切に収集し，収集した情報により医薬品のリスク・ベネフィットを評価し，必要な場合には医療機関等への情報提供・注意喚起等（安全確保措置）を行うためには，GVP（good vigilance practice）[17]の基準に則って行う必要がある．ワクチン等の生物由来製品を扱う企業においては，副作用・感染症報告制度の一つである感染症定期報告制度に従って，当該企業が製造販売する生物由来製品の原材料等に係る感染リスクについて，定期的に報告しなければならない．

3.6.3　再審査制度

再審査制度は，製造販売業者等が新医薬品等の製造販売後，原則として一定期間，契約を行った医療機関を対象に使用実態下での調査（製造販売後調査）を行い，承認時に得られた新薬の品質，有効性，安全性の再確認を行い，その結果を厚生労働大臣に報告（再審査申請）する制度である．再審査申請に必要な製造販売後調査等（①使用成績調査，②製造販売後データベース調査，③製造販売後臨床試験）のデータ/資料は，GPSP省令[18]（③はGCPを含む）を遵守して実施し，安全管理情報についてはGVPを遵守してとりまとめられたものでなければならない．また，製造販売承認から再審査期間終了までの期間，使用成績調査等により得られた安全性に関するデータは，発売後早期に起こる副作用等についての貴重な対策データとなるため，安全性定期報告として定期的（承認の際に厚生労働大臣が指定した日から2年間は半年ごと，それ以降は1年ごと）にPMDAに報告し，必要に応じて安全確保措置をとる．

3.6.4 医薬品リスク管理計画

2012（平成 24）年，医薬品のリスク低減を図るためのリスク最小化計画を含めた「医薬品リスク管理計画」（risk management plan：RMP）を策定するための指針[19]が発出され，2013 年 4 月 1 日以降に製造販売承認申請する品目（ワクチンを含む新医薬品及びバイオ後続品）から適用されることとなった．RMP とは，個別の医薬品ごとに，①安全性検討事項，②安全性監視活動，③リスク最小化活動をまとめた文書である．

3.6.5 ワクチンの副反応集積情報の評価

RMP の策定と活用により，ワクチンを含めた医薬品のベネフィット・リスク評価は，医薬品自体のライフサイクルに貢献するものと期待される．しかしながら，多くのワクチンでは疫学の情報が多くはない．一方では，多くのワクチンは定期投与に組み込まれており，限られた医療機関で多くの小児に投与される可能性が高い．そこから報告される副反応の分析・評価には，他の医薬品の副作用の集積分析とは区別して行うことが必要になる．CIOMS Working Group VIII 報告[20]（補遺）では，シグナル検出に用いる方法と組合せにはワクチンと他の医薬品では多くの共通する部分があるが，ワクチンには特別に注意すべきいくつかの重要な違いがあることを述べている．

まとめ

以上，ワクチンの開発に関して，基礎研究から市販後調査までの流れを概説した．ワクチンの開発は，ここに示した一連の流れが終われば，それで終わりということではない．医薬品品質システム[21]を構築することで，ワクチンの品質の担保が恒常的に達成されるように，常に管理する必要がある．また，工程のリスク評価，使用現場からの苦情や副反応情報をもとに，必要性があれば改善に努める継続的な製品のライフサイクルマネージメントが重要である．

〔来海和彦・田辺哲朗・成瀬毅志・新屋希子・小田嘉明・上野哲郎・城野洋一郎〕

文　献

1) Schiller JT, Lowy DR：Raising expectations for subunit vaccine. *J Infect Dis* **211**：1373-1375, 2015
2) Brito LA, Malyala P, *et al*：Vaccine adjuvant formulations：a pharmaceutical perspective. *Semin. Immunol.* **25**：130-145, 2013
3) 川村邦夫：バリデーション総論，薬業時報社，1984
4) 平成 26 年 9 月 26 日制定（厚生労働省告示第 375 号）
5) 承認申請にあたって実施すべき安定性試験並びに承認申請書に添付する必要がある安定性試験データに関するガイダンス（平成 10 年 1 月 6 日医薬審第 6 号）
6) 「感染症予防ワクチンの非臨床試験ガイドライン」（薬食審査発 0527 第 1 号）平成 22 年 5 月 27 日
7) 医薬品の安全性に関する非臨床試験の実施の基準に関する省令（平成 9 年 3 月 26 日厚生省令第 21 号）
8) 医薬品，医療機器等の品質，有効性及び安全性の確保等に関する法律，施行規則第 43 条
9) 医薬品の臨床試験の実施の基準に関する省令（平成 9 年 3 月 27 日厚生省令第 28 号）
10) 「医薬品の臨床試験及び製造販売承認申請のための非臨床安全性試験の実施についてのガイダンス」（平成 22 年 2 月 19 日薬食審査発 0219）
11) WHO：Guidelines on the nonclinical evaluation of vaccine adjuvants and adjuvanted vaccines, 2014（WHO Technical Report Series, No. 987）Annex 2
12) 「感染症予防ワクチンの臨床試験ガイドライン」（薬食審査発 0527 第 5 号）平成 22 年 5 月 27 日
13) 「パンデミックインフルエンザに備えたプロトタイプワクチンの開発等に関するガイドライン」（薬食審査発 1031 第 1 号）平成 23 年 10 月 31 日
14) WHO：Guidelines on clinical evaluation of vaccines：regulatory expectations, 2004（WHO Technical Report, Series No.924）Annex 1
15) 「コンビネーション製品の承認申請における取扱いについて」（薬食審査発 1024 第 2 号，薬食機参発 1024 第 1 号，薬食安発 1024 第 9 号，薬食監麻発 1024 第 15 号）平成 26 年 10 月 24 日
16) 「外国臨床データを受け入れる際に考慮すべき民族的要因について」（医薬審発第 672 号）平成 10 年 8 月 11 日
17) 医薬品，医薬部外品，化粧品，医療機器及び再生医療等製品の製造販売後安全管理の基準に関する省令（平成 16 年 9 月 22 日厚生労働省令第 135 号）
18) 医薬品の製造販売後の調査及び試験の実施の基準に関する省令（平成 16 年 12 月 20 日厚生労働省令第 171 号）
19) 医薬品リスク管理計画指針について（薬食安発 0411 第 1 号／薬食審査発 0411 第 2 号）
20) Report of CIOMS Working Group VIII：Practical Aspects of Signal Detection in Pharmacovigilance, 2010.（薬の適正使用協議会監訳「ファーマコビジランスにおけるシグナル検出の実践」CIOMS Working Group VIII 報告）
21) 医薬品品質システムに関するガイドラインについて（薬食審査発 0219 第 1 号，薬食監麻発 0219 第 1 号平成 22 年 2 月 19 日）

4 ワクチンの製造と品質管理

2013年に発生した風疹の大流行により，翌2014年にかけ出生児に先天性風疹症候群の発生が高頻度に認められ，大きな社会問題となった．このように，医療，公衆衛生が発達した現代においても感染症の脅威は依然として身近に存在している．近年，任意の予防接種として有効性，安全性の実績が認められてきた種々のワクチンが順次，定期の予防接種に組み込まれている．予防接種に用いられるワクチンの多くは治療薬と異なり，感染症の発生とまん延の予防を目的として，乳幼児を含む幅広い年齢層の健常者に投与される．このため他の医薬品と比べて，ワクチンは安全性が特に重要視され，製造全般について，法規制等によりきわめて厳重な管理が求められている．高い接種率を維持し保健衛生のさらなる向上を図るために，製造販売業者が高品質のワクチンを安定供給する責務はますます高まっている．そのような背景のなか，ワクチンの製造と品質管理を取り巻く環境は大きく変化しており，特に旧薬事法の改正を含む規制面の強化が国際規制調和の流れの中で急速に進展している．ここでは，ワクチンを扱う製造販売業者の立場から，国内で承認されているワクチンの製造と品質管理の紹介とともに，強化・整備されてきている法規制等との関連を概説する[1,2)]．

表 4.1 ワクチンの区分（概要）（文献1より改変）

	区　分		対象疾病
ワクチン	不活化ワクチン*	ウイルス	インフルエンザ，日本脳炎，ヒトパピローマウイルス感染症，急性灰白髄炎（ポリオ），B型肝炎，A型肝炎，狂犬病，帯状疱疹
		細菌	百日咳，肺炎球菌感染症，インフルエンザ菌b型（Hib）感染症，髄膜炎菌感染症
		（トキソイド）	ジフテリア，破傷風
	生ワクチン*	ウイルス	水痘・帯状疱疹，麻疹，風疹，おたふくかぜ，ロタウイルス胃腸炎，黄熱
		細菌	BCG

*：不活化ワクチンでは「沈降精製百日せきジフテリア破傷風不活化ポリオ混合ワクチン」（DPT-IPV）などが，生ワクチンでは「乾燥弱毒生麻しん風しん混合ワクチン」（MR）が，混合ワクチンとして国内で市販されている

A. ワクチンと予防接種

ワクチンは一般的に，生ワクチン，不活化ワクチンに大別される．概説すると，生ワクチンは病原性を弱めかつ感染性を保持したままの病原微生物（ウイルス，細菌等）を主成分としている．代表的なものとして，麻しんワクチン，水痘ワクチンやロタウイルスワクチン等があげられる．不活化ワクチンは病原微生物が有する病原性を何らかの方法で不活性化したもので，病原微生物そのものもしくは構成する蛋白，あるいは遺伝子組換え技術を用いて発現させたウイルス様粒子（virus-like particle：VLP）や抗原を主成分としている．インフルエンザ，日本脳炎，ヒトパピローマ，ポリオ等のウイルスワクチンや，百日咳，肺炎球菌，インフルエンザ菌b型（Hib）等の細菌ワクチンがある．また，病原細菌が有する毒素に由来するトキソイドも不活化ワクチンの一部に位置づけられる．トキソイドは，ジフテリア菌や破傷風菌等が産生した毒素にホルマリンを加えて無毒化したものである．免疫効果を高めるためにアジュバントとしてアルミニウム塩等が用いられる．近年ではワクチン接種にかかる負担軽減，利便性向上や接種率向上等の利点から，混合ワクチンが社会のニーズに合わせ開発されている．現在，日本では，乾燥弱毒生麻しん風しん混合ワクチン（MR）や沈降精製百日せきジフテリア破傷風不活化ポリオ混合ワクチン（DPT-IPV）といった混合ワクチンが市販されている（表4.1）．

定期の予防接種は，「予防接種法」に基づき実施される．現在，ジフテリア，百日咳，破傷風，麻疹，風疹，ポリオ，日本脳炎，結核，Hib感染症，小児の肺炎球菌感染症，ヒトパピローマウイルス感染症，水痘，B型肝炎（以上，A類疾病）や高齢者のインフルエンザ，高齢者の肺炎球菌感染症（以上，B類疾病）が対象となっている．接種する年齢，接種方法（接種回数，接種間隔，接種量）等の具体的な情報は，「予防接種法施行令」等の関係政省令に規定されている．「予防接種法」等で定められていない予防接種は任意の予防接種となる．

B.　ワクチンの製造と法規制[3-5)]

ワクチンを取り扱う製造販売業者は，その品質，有効性および安全性を確保するために「医薬品，医療機器等の品質，有効性及び安全性の確保等に関する法律」（旧薬事法：以下，「薬機法」）を遵守しなければならない．また，関連する政令，省令，行政文書等（局長通知，課長通知，事務連絡等）により，より具体的な規則，指針や取組み方法が示されている．「薬機法」では，医薬品製造業の許可，医薬品製造販売業の許可や品目ごとの製造販売の承認のほか，国立感染症研究所（以下，感染研）による検定や国，都道府県あるいは医薬品医療機器総合機構（PMDA）による立入検査等について規定している．ワクチンの製造販売業者は品目ごとに厚生労働大臣から医薬品製造販売承認を受ける必要がある．製造販売承認を受ける前提として，品目に応じた製造販売業許可（ワクチンの場合，第一種医薬品製造販売業許可）やワクチンを製造する製造所が生物学的製剤等区分の製造業許可を有していなければならない．また，製造所におけるワクチン製造全般の管理等については，「医薬品及び医薬部外品の製造管理及び品質管理の基準に関する省令」（以下，GMP 省令：good manufacturing practice）で定める基準に適合していることが求められる．GMP 省令（GMP ソフト）は次のような概要となる．①製造管理者の監督の下に独立した製造部門および品質部門を設置すること等，管理組織に関する規定，②製品標準書（製品ごとに製造販売承認事項，製造手順等を記載した文書），衛生管理基準書，製造管理基準書，品質管理基準書，その他必要な手順書等の GMP 文書や記録の管理に関する規定，③製造管理，品質管理，出荷管理，バリデーション，変更管理，逸脱管理，品質等に関する情報および品質不良等の処理，回収処理，自己点検や教育訓練等に関する規定，④無菌医薬品，生物学的製剤等の構造設備，製造管理，品質管理等に関する上乗せ基準，等が規定されている．また，製造所の構造設備の基準は「薬局等構造設備基準規則」（以下，GMP ハード）に定められており，製造業許可の要件となる．これらに加え，運用上の具体的な指針については，「無菌操作法による無菌医薬品の製造に関する指針」，「最終滅菌法による無菌医薬品の製造に関する指針」，「バリデーション基準」や「GMP 事例集」等により詳細に示されている．

一方，昨今では「日米 EU 医薬品規制調和国際会議」（International Conference on Harmonization of Technical Requirements for Registration of Pharmaceuticals for Human Use：ICH，日米欧の規制当局や業界団体を中心とした，新薬承認審査の基準の国際的な統一を図る会議）との協調や，医薬品査察協定・医薬品査察協同スキーム（Pharmaceutical Inspection Convention and Pharmaceutical Inspection Co-operation Scheme：PIC/S，各国の医薬品の GMP と基準への適合性に関する調査方法について，国際間での整合性を図る枠組み）へ加盟（2014 年 7 月 1 日）したことにより，GMP 基準や適合性調査等においても国際的調和が進展している．ICH や PIC/S の GMP ガイドラインを踏まえ，ワクチンの製造管理および品質管理においては，品質を確保するうえで，潜在するリスクを考慮した継続的改善を促進する取組みが求められている．これには，日本が PIC/S へ加盟する際に，PIC/S GMP からのギャップ対応として，GMP 施行通知に追加された 6 項目，すなわちそれまで「GMP 省令」等において明確に述べられていなかった新たな考え方や管理項目として追加された 5 項目（①品質リスクマネジメント，②製品品質の照査，③参考品等の保管，④安定性モニタリング，⑤原料等の供給者管理）や，管理項目としてはあげられてはいたが，製品ライフサイクルや品質リスクマネジメント等の新たな考え方の導入等を含め見直された 1 項目（⑥バリデーション基準の改正）等が含まれる．

また，昨今，GMP の国際整合化等を受け，GMP 省令の改正が検討されており，その中で，ICH-Q10 で述べられている「医薬品品質システム」の導入，「上級経営者の責務」の明確化や改訂 GMP 施行通知に追加された 6 項目の追加，さらには，PIC/S において 2016 年にガイドライン案が発行されている data integrity（データの完全性）に関する項目の追加等が検討されている．

以上のように，品質を確保するための科学的評価および管理手法のレベルは年々向上しており，ワクチンを取り扱う製造販売業者は法規制や運用の変化に適時適切に対応し，それらを遵守していかねばならない．

C.　ワクチンの製造と品質管理[6,7)]

ワクチンは，「薬機法」で，ヒトその他の生物（植物を除く）に由来するものを原料または材料として製造される医薬品等のうち，保健衛生上特別の注意を要するものとして，「生物由来製品」に指定され，厳重な管理が求められている．また，その製法，性状，品質，貯法等に関し，必要な基準を設けることができるとされ，「生物学的製剤基準」（以下，「生物基準」）や

「生物由来原料基準」が制定されている．

「生物基準」は通則，医薬品各条，一般試験法等により構成される．医薬品各条には製剤ごとに原料（製造用株，細胞基材や製造用培地等）の規格や重要工程で調製される中間体，原液および小分製品の試験等が定められている．一般試験法には製剤共通に実施される品質管理試験の試験法が定められている．このように「生物基準」には，ワクチンが出発原料である製造用株から培養（増殖）工程，採取・精製工程，原液・最終バルク調製工程等のさまざまな段階を経て製造され，最終製品に至るまでの工程で最低限管理すべき事項が定められている．また，「生物由来原料基準」には医薬品等に使用されるヒトその他の生物（植物を除く．）に由来する原料等（添加剤，培地等として製造工程において使用されるものを含む．）について，製造に使用される際に講ずべき必要な措置に関する基準が定められている．これら基準のほか，ICH Quality（品質に関するガイドライン）に基づくさまざまなガイドラインが示されており，それらに従った一貫した製造工程の管理が，品質の恒常性を維持するうえで重要となる．

1. ワクチンの製造用原料および製造用株の管理

a. 製造用原料の管理[8)]

製造用原料は，使用目的に応じた規格が設定され，その規格に適合していることが保証されたものでなければならない．そのため，事前の評価を受け，品質部門によって承認された供給業者からのみ原料購入を行い，受入時には規格に適合することを確認する．その際，種類ごとに試験のステータスに応じた表示または区分を行う等により適切に保管しなければならない．また，ワクチンの製造用原料としての医薬品は，「日本薬局方」に収載されているものにあっては，その規格に適合するものを用いる．

さらに，ワクチン製造に用いられる生物由来原料は，「生物由来原料基準」のうち主に，動物由来原料総則の，①反芻動物由来原料基準，②動物細胞組織原料基準，③動物由来原料基準が適用される．反芻動物由来原料基準では，ウシ血清等の反芻動物に由来する原料について，品質および安全性の確保上必要な情報が確認できるよう，原料の由来，作製に関する詳細な記録（原産国，作製年月日，飼育または屠畜の状況，伝達性海綿状脳症を防止するための処理，作業の経過およびロットの番号等）とその保存をリスクに応じ求めている．

このため，製造用原料については，原料供給にかかる詳細な仕様を示した契約を原料の供給業者と交わす必要も生じ，契約内容の履行状況を確認するために供給業者への定期的な調査も行う．

b. 製造用株の管理

製造用株はワクチンの出発原料でありワクチン製造業者にとっては種々のリスクから保護しなければならない重要資産でもある．一般的にウイルスワクチンでは作出されたウイルス株が，細菌ワクチンでは作出された細菌株が，また遺伝子組換え技術で作出された場合はその遺伝子組換え体が製造用株となる．それらは，保存容器に入れ，密封，表示するとともに，適切な温度管理等を実施しなければならない．また，施錠等の厳重なアクセス管理を行い，使用時の出納についても適切に管理しなければならない．

ワクチン製造を継続的に長期にわたり行うため，製造用株は一般的に2段階のシード管理を採用している．2段階のシード管理とは，マスターシードロットとワーキングシードロットからなるシードの管理方法であり，たとえば，製造用株そのものをマスターシードロットとして，そのマスターシードロットから継代し，直接製造に使用されるものをワーキングシードロットとして位置づけたものが該当する．各シードともロット管理がなされ，調製されたロットごとに「生物基準」等で定められた試験が行われる．なお，「生物基準」の通則に，シードロットならびにシードロットシステムについて次のように定義されている．

「シードロット」： 単一培養で得られた特定のウイルス，細菌，細胞等の均一な浮遊液を分注し，その遺伝的性質が十分に安定である条件で保存されたもの．

「シードロットシステム」： 均一な製剤を製造するために，シードロットを管理するシステムであり，定められた培養法，定められた継代数の製剤を長期間にわたり供給できるようにするもの．

製造用株はその特性，遺伝的性状が培養過程（増殖，継代）において安定であることが確認されていなければならない．承認時に認められた品質，有効性および安全性を確保するために，シードロットシステムを適切に管理，運用することがきわめて重要となる．

2. ワクチンの製造工程[9,10)]

無菌医薬品であるワクチンの品質を確保するためには，GMP 三原則（①人為的誤りを最小限にすること，②医薬品の汚染および品質の低下を防止すること，③高い品質を設計するシステムを構築すること）をもとに，「無菌操作法による無菌医薬品の製造に関する指針」等に従い管理しなければならない．また，バイオセーフティーおよびバイオセキュリティーの観点から，製造で使用する微生物の取り扱いについては

「感染症の予防及び感染症の患者に対する医療に関する法律」（感染症法）に従った対応も求められる．さらに，遺伝子組換え体を用いる場合は，生物多様性の観点から環境への拡散防止を行うために制定された国際協定である「遺伝子組換え生物等の使用等の規制による生物の多様性の確保に関する法律」（カルタヘナ法）にも留意しなければならない．近年では，遺伝子組換え技術（組換えバキュロウイルス発現系，組換え酵母発現系等）により，目的とする蛋白質を発現，精製後，形成されるVLPをベースとした高度な製造方法も採用されている．

一方，ウイルス汚染に対するワクチンの安全性を保証するために，ICH-Q5Aガイドライン「ヒト又は動物細胞株を用いて製造されるバイオテクノロジー応用医薬品のウイルス安全性評価」に従ってウイルス安全性評価を実施する必要がある．通常，製造に用いる原料や細胞基材等への感染性ウイルスの存在を否定する試験を行う．それとともに，仮に原料等に感染性ウイルス等が残存した場合，製造工程中でそれらを不活化あるいは除去できる可能性について，たとえばモデルウイルスを用いウイルス不活化・除去能力を評価すること（ウイルスクリアランス試験）も求められる．

ワクチンの製法は品目や製造所により異なるが，ベーシックな製法概要は次のとおりとなる．

a.　培地あるいは培養細胞（宿主）等を調製，準備する工程

細菌ワクチンの場合は所定の増殖用培地を，ウイルスワクチンの場合はウイルスの宿主となる所定の培養細胞（細胞基材）や発育鶏卵等を調製，準備する．ウイルスワクチンに使用する製造用の細胞基材として，たとえば細胞培養日本脳炎ワクチンの製造にはVero細胞（アフリカミドリザル腎臓細胞由来）が，水痘ワクチンの製造にはMRC-5細胞（ヒト胎児肺細胞由来）があげられる．これらは世界的にもワクチン製造に用いられている細胞基材である．通常，製造に適当と認められた細胞株をマスターセルバンク，それを所定の培養条件で増殖継代した細胞をワーキングセルバンクとし製造に利用する，2段階のセルバンクシステムで管理，運用される．これらは，ロットごとに厳重な品質管理試験を行い，遺伝的安定性を含む安全性を確認したうえで使用される．なお，製造用の細胞基材の調製，管理等については，「生物基準」のほか，ICH-Q5Dガイドライン「生物薬品（バイオテクノロジー応用医薬品/生物起源由来医薬品）製造用細胞基材の由来，調製及び特性解析」に従い実施される．

b.　培養（増殖）工程

出発原料である製造用株（病原微生物）を，細菌の場合は培地に直接，ウイルスの場合は培養細胞（細胞基材）や発育鶏卵等に接種，感染させ，増殖させる．培養工程に用いられる培地に血清等の生物由来原料等が使用される場合には，それらが「生物由来原料基準」に適合する必要がある．原料にガンマ線等を照射することにより感染性物質等の汚染リスクを低減させる処理等も必要に応じ行われる．細胞培養には，伝統的なガラス製のRoux bottleやプラスチック製のシングルユース培養容器が静置培養系で用いられてきた．また，架橋性デキストラン等からなる担体が浮遊培養系に用いられることもある．細菌等の培養には撹拌機能付タンクが用いられることが多い．培養温度，pHや溶存酸素濃度等は微生物の性状に大きく影響するため，設定したパラメータを厳格に管理することが重要であり，これらを常時モニターし，トラブル発生を未然に防ぐ監視システムも必要となる．

c.　採取・精製工程

一定期間培養した後，目的とするウイルス，細菌もしくはそれに由来する培養産物（蛋白質等）を採取する．採取したウイルス浮遊液や培養産物等から不純物を取り除くために精製操作を加える．不活化ワクチンでは卵や細胞に由来する発熱物質や蛋白質あるいは培地に含まれる成分等もこの工程により除去される．高度な精製を行う場合は，大量処理に適した生産用連続超遠心機（ショ糖密度勾配遠心等）や限外濾過膜やクロマトグラフ装置等の機器が用いられる．

d.　不活化・無毒化工程（生ワクチンは除く）

一般的に，不活化とは病原微生物の感染性を消失させること，無毒化とは精製した菌体外毒素等の毒性を消失させることをいう．通常，この工程ではホルマリン等による化学的処理や紫外線照射，加熱等による物理的処理を加える．

また，本工程はウイルス汚染に対する安全性に関しても重要な位置づけとなるため，前述のウイルスクリアランス試験により本工程のウイルス不活化能力を評価することが求められる．

e.　原液・最終バルク調製工程

精製あるいは不活化（無毒化）工程を経たものを原液とする．原液を最終製品の濃度に希釈し，安定剤や保存剤等を加えたものが最終バルクとなる．「生物基準」では，「最終バルク」は，『一容器内に調製され，直ちに分注できる状態にあって，その内容のいずれの部分をとっても，性状及び品質において均一と認められるものをいう．ただし，その均一の状態を保持するための撹拌操作を行うことは許される』と定義されている．

f.　充填工程，凍結乾燥工程（凍結乾燥を要する場合）

最終バルクはきわめて厳重に管理された充填システムにより最終容器（バイアル，シリンジ等）に充填（小分け）され，小分製品となる．また，従来の生ウイルスワクチンのような液体の状態では安定性を確保できないワクチンや，流通においてコールドチェーンの管理を軽減する目的がある場合等では凍結乾燥工程が加えられる．その後，異物検査装置や検査員による人の目で厳重な異物検査が行われる．一方，使用する最終容器等の資材については，原料同様，種類ごとに試験のステータスに応じた表示または区分を行う等により適切に保管しなければならない．また，保管および出納については品目ごと，管理単位ごとに記載した記録を作成しなければならない．

g.　国家検定

ワクチンの場合には通常の医薬品と異なり，国家検定制度があり，一部の製剤の原液と小分製品が対象となる．これは，①通常の医薬品とは異なり，多くの健常者に対して用いられること，②生物に由来する原料（病原微生物）を用いるため，本質的に製造における変動が避けられないこと，③品質管理試験法には多くの生物試験法（バイオアッセイ）が用いられ，実験条件を完全に管理することが困難であること等が理由である．小分製品では，「生物基準」に基づき設定した品質管理試験（自家試験）が行われた後，さらに国家検定を受ける．都道府県の薬事監視員による国家検定用試験品の抜き取りが実施された後，製造状況や品質管理試験の結果をまとめた製造・試験記録等要約書（summary lot protocol：SLP）とともに検定機関である感染研に送付される．SLP には，製造に用いた原材料（シードやセルバンクを含む）に関する情報，中間体および原液等のロット構成，各製造工程での製造状況や品質管理試験の結果等が含まれる．感染研では「検定基準」に従った検定（試験）の実施と SLP の書面審査を行う．ロットごとの検定（試験）と SLP の書面審査に合格しなければ，市場に出荷（ロットリリース）できない．SLP の審査制度は 2012 年 10 月に導入され，さらなる厳重な監視，管理がなされるようになった．

h.　包装工程（最終製品）

国家検定に合格した後，小分製品にラベルを貼付する．続いて，添付文書とともに箱詰めする作業や封緘あるいは検定合格日や最終有効年月日を印字する等といった一連のさまざまな作業が包装工程で行われる．包装資材については，流通の輸送時等の環境（温度，湿度，光等）の変化や衝撃といった外的因子を考慮して，たとえば，衝撃で破損が生じにくい設計とする等，製品の品質リスクを低減できるよう設計する必要がある．従来貼付されていた検定合格証紙は，検定制度見直しの中で経過措置期間を経て 2015 年 7 月に廃止された．製品の保管および出納については，製品ごと，ロットごとに入庫年月日，入庫数量，保管中にとった措置を記載した記録を作成しなければならない．薬事監視員による確認後，表示確認試験を行い，GMP および「医薬品，医薬部外品，化粧品及び再生医療等製品の品質管理の基準に関する省令」（good quality practice：GQP）に基づく出荷可否判定後，市場へ出荷される．なお，市場に出荷する際には，出荷年月日，出荷数量および出荷先を記録することも必要となる．

3.　製造施設・設備

無菌医薬品であるワクチンの製造では，上記の各工程の作業が行われる製造施設・設備は，「GMP ハード」に従った構造設備を有していなければならない．培養や精製等の直接的な製造作業，製品の品質管理試験作業はもちろんのこと，原料資材や製品等の保管，製造環境の清浄度維持，製造用水の作製，機器等の滅菌・洗浄処理等の生産活動全般に関し，その使用用途に応じた適切な仕様の施設・設備が備わっていることにより，高品質のワクチン製造を行うことが可能となる．特に，製造環境の清浄度を維持する空調設備，ワクチンの原料や洗浄作業に使用する水（注射用水等）の製造設備は，製造の基盤となる重要な設備である．

無菌操作を行う清浄度管理された環境や，細菌やウイルス等の封じ込め管理（バイオセーフティー等）が必要な環境では，高性能のエアフィルターを介した空調設備により，作業環境に適した温度・湿度，圧力，粒子，微生物等が制御，管理される．日常的にこれらをモニターし，適切に維持されていることを継続的に確認する必要がある．

また，膜濾過法や蒸留法等を用いて，原料（仕込み水）や洗浄用水等，使用目的に適した水（日本薬局方で定める精製水や注射用水等）を製造する．それぞれの水の規格に応じて，日常的に生菌数，エンドトキシン，有機体炭素（total organic carbon：TOC），導電率等をモニターし，適切に維持されていることを継続的に確認する．

施設・設備は，経年劣化することから，性能・機能維持のために，予防的なメンテナンスを行う．性能・機能には，据付状態等の静的要素と運転動作等の動的要素があり，一定期間での部品交換，定期点検および調整等を行うことで，それぞれの初期状態を維持する．また，施設・設備に付属の計器類や装置については，その正確性を保証するために，適切な測定の範囲において，標準品または追跡可能な標準器との比較によって，規定した限度値内の結果が示されることを定期的に確認する．

4. ワクチンの品質管理[11)]

市販されるワクチンにおいて，臨床試験に用いた治験薬との一貫性や同等性と，製造機会（ロット，あるいはバッチ）ごとの恒常性を品質試験により確認することは，治験薬と同等の有効性および安全性を担保するうえで最も重要な手段の一つとなる．このため，各製造工程では，さまざまな試験が「生物基準」等で定められた手順に従い実施される．試験結果が規格に適合していることは当然であるが，製品品質の照査（product quality review：PQR）により，測定値あるいは収率等のトレンドを解析することも製造工程の恒常性を確認するうえで重要となる．ワクチンで最も重要な有効性および安全性にかかる試験について次に述べる．

a. 有効性（免疫原性）の管理

製造されたワクチンの有効性を確認する試験の一つとして，「生物基準」では力価試験が設定されている．力価試験の方法は品目により異なる．

一般的に不活化ワクチンでは動物にワクチンを接種し免疫した後，一定期間ののち採血し，血清中の抗体産生レベルを抗体価として算出する血清学的手法や，免疫後に対象となる病原体をその免疫動物に直接接種（チャレンジ）して，感染を防御できる程度を測定する攻撃試験等がある．血清学的手法には，感染防御に直接関与すると考えられる中和抗体価を，ウイルス，細菌等の感染力や毒素等の活性を中和する能力を指標として測定する方法や，ELISA 法（酵素免疫測定法），HI 法（赤血球凝集抑制試験）等により測定する方法がある．また，この試験の中には，インフルエンザワクチンのように，一元放射免疫拡散法（SRID 法）を用いて得られた抗原量を力価とするものもある．攻撃試験では，抗体産生能とともに，動物の生死や症状を指標として免疫原性あるいは防御活性を測定する．このような有効性を確認する動物試験では，用いる動物の飼育状況等の試験に付随する生物学的な変動等が測定値に影響を与える場合がある．そのため試験検体（ワクチン）と標準品あるいは参照品を同時に試験し，それらを統計学的手法により解析，定量する方法がとられている．

生ウイルスワクチンでは，宿主特異性があり，ヒト以外の動物では免疫原性を確認することが困難な場合がある．このため，通常，力価試験としてウイルス含量を測定する．この試験では，1 用量当たりに含まれる感染性ウイルスの量を測定し，その値が臨床試験で得られたデータに基づき設定された規格の範囲にあることを確認する．

b. 安全性の管理

ワクチンは生体に接種し，発症予防のための免疫を賦活して薬効を発揮するという特性上，期待される有益な免疫反応以外に，接種部位の腫脹，発赤，疼痛等の望ましくない局所反応や発熱等の全身反応を副次的に生じることがあり，これらは総じて副反応と称されている．ワクチンの安全性については，副反応と関連のある因子等を監視，管理する目的で，各製造工程でさまざまな品質管理試験を設定，実施している．これらの試験には，①製造工程中で混入の可能性のある汚染物質や外来性の毒性物質を検出する試験や，②ワクチンの製造用株の性状に由来する毒性の程度を測定する試験等がある．「生物基準」の安全性にかかる試験として，①に該当する試験は，異常毒性否定試験，外来性ウイルス等否定試験のほか，発熱試験，無菌試験，マイコプラズマ否定試験等があげられ，②に該当する試験は，弱毒確認試験（あるいは神経毒力試験）のほか，無毒化試験等があげられる．いずれの場合も，目的に合った動物を用いた試験が行われる．上記安全性にかかる試験のうち，主なものを次に述べる．

異常毒性否定試験は，モルモットを用い，その腹腔内にワクチンを所定量接種して 7 日間以上観察したとき，体重変動を含めた異常がないことを確認する試験である．他の一般的な試験法とは異なり，特定の感染因子や物質の検出を目的とした試験ではないが，生物学的製剤というワクチンの製法の特殊性から，安全性を総合的に把握，管理するうえで重要な試験である．

外来性ウイルス等否定試験は，ワクチンを製造する過程で外来性のウイルス等が迷入していることを否定するための試験である．種々のウイルスの迷入を想定し対応するため，いくつかの試験が設定されている．感受性の高い幼若動物（乳のみマウス）等を含む複数の動物種に，腹腔や脳内等いくつかの接種経路を用いて試験を行う動物接種試験（動物試験）や，種々の培養細胞を用いて試験を行う培養細胞接種試験等が行われる．

弱毒確認試験（あるいは神経毒力試験）は，ワクチンの製造用株に由来する毒性の程度を確認する試験の一つである．生ウイルスワクチンの製造では出発原料として弱毒化された製造用株を用いるが，この試験は，増殖させる過程で神経病原性等の毒性を復帰，獲得していないことを確認する目的で実施される．本試験にはサル（マカカ属あるいはセルコピテクス属）を用いる．なお，麻しんワクチンでは弱毒確認試験として，風しん，おたふくかぜ，水痘ワクチンの場合は神経毒力試験として設定されている．

以上のとおり，これら安全性にかかる試験は安全性や遺伝的安定性に加えて迷入因子の存在を確認するうえでもきわめて重要な試験である．

c. 動物試験と3R

ワクチンの有効性，安全性を確認する試験には，多くの動物が用いられる．動物試験については国際的に普及し定着している3R（Replacement：代替法の活用，Reduction：使用数の削減，Refinement：苦痛の軽減）の徹底が求められてきた．また，2013年には「動物の愛護及び管理に関する法律」（動物愛護管理法）および「実験動物の飼養及び保管並びに苦痛の軽減に関する基準」（飼養保管等基準）が，2015年には「厚生労働省の所管する実施機関における動物実験等の実施に関する基本指針」が改正され，基準等の遵守状況の点検・評価，結果の公表や検証等が求められるようになった．実験動物を利用するに当たっては，これまで以上に3Rの原則を徹底し，動物の生理，生態，習性等に配慮し，責任をもって適正な飼養管理を行うとともに，科学上の観点から適切な試験の実施に努めることが必要となる．2013年9月に，医薬品にかかる新知見の発見，新測定技法の開発等の科学的進歩や海外で採用されている基準の状況等医薬品を取り巻く環境の変化を踏まえ，「生物基準」が大きく改定された．その中で，動物試験の見直しも行われ，代替試験法のある動物試験の廃止や試験回数の低減等が進められた．今後も動物を使用する試験では，可能な限り動物を使用せずに評価できる代替試験法に変更（replacement）する等，3Rの原則の徹底に一層の努力が求められる．

5. バリデーション[12)]

バリデーションは，製造所の構造設備ならびに手順，工程その他の製造管理および品質管理の方法が期待される結果を与えることを検証し，これを文書化することによって，期待される品質に適合する製品を恒常的に製造できるようにすることを目的とする．

ワクチンの品質保証はきわめて重要である．しかし，その重要な品質（含量，容器の溶出性，および無菌性等）を確認するための試験は破壊試験となることから，製品の全数について確認はできず，必然的に最終製品からの抜取試験でしか保証はできない．そのため，最終製品の品質にのみ着目するのではなく，ワクチンの製造工程において目的とする品質の医薬品が再現性良く製造できることを確認する手法であれば，品質の信頼性と実現性の両立を図ることができる．この考え方がバリデーションの原点であり，出荷される医薬品の品質を保証するためには，バリデーションが必要不可欠となる．

ワクチンの品質を適切に設計・保証するため，製品の剤形，品質特性，および工業化研究，ならびに類似製品に対する過去の製造実績等の結果から品質リスクを考慮して，バリデーションの対象，検討対象項目および検討範囲等を設定し，品質リスクに応じたバリデーションを行う．1回の予測的バリデーションの成立（実生産規模での3ロット）により，目的とする品質に適合する製品の恒常性を確保することには限界があり，予測的バリデーションの成立後，実生産で種々の知見が得られ，製造工程を改良したとの事例も多く見受けられる．そのため，バリデーションを1つの完結型ステップとしてとらえるのではなく，適切な医薬品開発，工業化研究，および技術移転に基づいて予測的バリデーションを実施した後も，実生産での継続的な改善へとつなげていくことが必要になってくる．つまり，製品のライフサイクル全般にわたって，バリデーションの目的を達成し，医薬品の品質を高度に保証し続けることが必要である．

また，「日本薬局方」や「生物基準」等，公に認められた以外の，独自に確立した品質試験については，試験方法に対しての分析法バリデーションが必要となる．分析法バリデーションの実施に際しては，真度，精度，特異性，検出限界，定量限界，直線性，範囲等について，試験の目的に応じた評価指標と基準を設定する．

D. 製造販売後の安全管理[13,14)]

ワクチンを扱う製造販売業者は「薬機法」に従い，製品の品質管理を行うとともに製造販売後安全管理も行わねばならない．製造販売業の許可要件として，①医薬品の品質管理の方法が「GQP省令」に適合していること，②医薬品の製造販売後安全管理の方法が，厚生労働省令で定める「医薬品，医薬部外品，化粧品，医療機器及び再生医療等製品の製造販売後安全管理の基準に関する省令」（以下，「GVP省令」：good vigilance practice）に適合していること，③申請者（法人の場合は役員を含む）の人的要件が適合していること，④資格を満足する総括製造販売責任者を設置していることが求められる．品質管理業務では医薬品等の製造販売をするに当たり必要な製品の品質を確保するために，医薬品等の市場への出荷の管理，製造業者その他製造に関係する業務（試験検査等の業務を含む）を行う者（製造業者等）に対する管理監督，品質等に関する情報および品質不良等の処理，回収処理その他製品の品質の管理に必要な業務を行う．製造販売後安全管理業務では，医薬品等の品質，有効性および安全性に関する事項やその他医薬品等の適正な使用のために必要な情報（安全管理情報）の収集，検討およびその結果に基づく必要な措置（安全確保措置）に関する業務を行わねばならない．すなわち，「GQP 省令」，「GVP 省令」の基準に適合する品質管理，安全管理体制を備えたうえで製造販売後のワクチンの品質に関する情報や安全管理情報を収集しなければならない．また，承認前に治験等により得られる安全性情報は，対象者数，年齢等が限定されたものであり，特に新しく承認されたワクチンの市販後においては，接種者数が短期間に急激に増加することから，承認前にはとらえられなかった重篤な副反応等が出現する，承認前には予測できなかった頻度で副反応等が出現するといった可能性を否定できない．このため，製造販売後の安全管理情報の収集，検討および安全確保措置の立案・実施等に係る製造販売後安全管理として市販直後調査や製造販売後調査が必要に応じ行われる．

まとめ

ワクチンのような生物由来製品（生物学的製剤）の特殊性は，製造では出発原料として「微生物」を用い増殖させ，得られる工程産物に対する品質管理試験でも動物や細胞等の「生物」を用いたバイオアッセイにより品質を管理しなければならないことにある．すなわち，低分子の医薬品の製造と異なり，「生物」を扱うことから一定の揺らぎが存在する．そのため，製造および品質管理においては，これを適切に管理しなければならない．

わが国では戦後からワクチンの開発，製造および品質管理の技術においては，先人の努力により，公的研究機関等との関わりの中で，品質重視の技術改良を重ねてきた歴史がある．開発から，承認後の製造・品質管理，出荷，そして市販後等に至るライフサイクルの中で，想定されるリスクや課題の抽出と継続的改善が，高品質のワクチンを安定して供給するために重要となってくる．近年わが国では，新規ワクチンの導入が進められ，他の先進国との「ワクチンギャップ」が解消されつつある．それに伴い，それらのワクチンが予防接種計画に組み込まれ，多くの健常者に接種されている．しかし，発症予防効果が示されると同時に，接種後の予期せぬ事象が報告される事例もある．これらの原因や機序の解明等はきわめて困難な状況にあるものの，このことを踏まえてワクチンの品質管理試験の継続的な改善等を進めていかねばならない．これには業界内はもとより公的な教育・研究機関とのさらなる連携が今後とも重要であると考える．

加えて，前述のとおり，ワクチンの製造および品質管理については，「薬機法」はもとより，「感染症法」，「動物愛護管理法」，さらには労働者の安全衛生のための「労働安全衛生法」等さまざまな法令が密接に関連してくる．当然のことであるが，ワクチンを取り扱う製造販売業者等は，法令遵守のうえに，高品質の安心，安全なワクチンを，安定して継続的に市場に供給する社会的使命を果たすことが必要である．

〔通山哲郎〕

文　献

1) 日本ワクチン産業協会：ワクチンの基礎 2015（平成 27 年），2015
2) 日本ワクチン学会：ワクチンの事典，朝倉書店，2004
3) 医薬品，医療機器等の品質，有効性及び安全性の確保等に関する法律，平成 26 年 11 月 25 日改正施行
4) 厚生労働省医薬食品局監視指導・麻薬対策課長：医薬品及び医薬部外品の製造管理及び品質管理の基準に関する省令の取扱いについて，薬食監麻発 0830 第 1 号，平成 25 年 8 月 30 日
5) 厚生労働省医薬食品局監視指導・麻薬対策課：PIC/S の GMP ガイドラインを活用する際の考え方について，事務連絡，平成 24 年 2 月 1 日
6) 生物学的製剤基準，平成 28 年 3 月 28 日，厚生労働省告示第 106 号
7) 生物由来原料基準，平成 26 年 9 月 26 日，厚生労働省告示第 375 号
8) 石川豊数：臨床とウイルス **40**（5）：290-296，2012
9) 厚生省医薬安全局審査管理課長：ヒト又は動物細胞株を用いて製造されるバイオテクノロジー応用医薬品のウイルス安全性評価，医薬審第 329 号　平成 12 年 2 月 22 日
10) 厚生省医薬安全局審査管理課長：生物薬品（バイオテクノロジー応用医薬品/生物起源由来医薬品）製造用細胞基材の由来，調製及び特性解析，医薬審第 873 号　平成 12 年 7 月 14 日
11) 渡邉治雄：生物学的製剤基準解説 2007 年版，じほう，2007
12) 大阪府健康医療部薬務課：バリデーションの考え方と実施例，平成 26 年 4 月
13) 医薬品，医薬部外品，化粧品，医療機器及び再生医療等製品の製造販売後安全管理の基準に関する省令，平成 27 年 3 月 26 日改正施行
14) 医薬品の製造販売後の調査及び試験の実施の基準に関する省令，平成 26 年 11 月 25 日改正施行

5 感染症法とサーベイランス

5.1 感染症法とは

5.1.1 感染症法の概要と改正に関する歴史的経緯

わが国における感染症の監視や対策は，ワクチンで予防可能な感染症を含めて，「感染症の予防及び感染症の患者に対する医療に関する法律」（以下「感染症法」という）に規定されている[1]．この法律の目的は感染症の予防，およびそのまん延の防止を図ることであり，手段として以下があげられている．

①基本方針，予防計画の策定

②感染症発生動向の把握，公表

③感染症発生時の適切な措置（就業制限，入院等）

④適切な医療の提供（感染症指定医療機関）

⑤病原体等の管理体制の確立

⑥結核対策の充実・強化

感染症法の対象となる感染症の一覧を表5.1に，対象となる感染症の概観とその措置について表5.2に示す．

感染症法はこれまで度々の改正を経てきた．2003（平成15）年の改正においては，同年3月12日に世界保健機関（World Health Organization：WHO）によるグローバル・アラートが発せられた新興感染症である重症急性呼吸器症候群（severe acute respiratory syndrome：SARS）への対応において，緊急時における感染症対策の強化，ことに国の積極的関与の必要性が再び議論され，動物由来感染症に対する対策の強化が必要とされた[2]．2007（平成19）年の改正では，テロの未然防止を含めた病原性微生物等の管理体制確立を図ったり，入院・検疫等の措置の対象となる感染症分類が見直され，結核予防法の感染症法への統合が図られたりするなどがポイントとなった[3]．さらには検疫法の一部が改正され，コレラ及び黄熱が検疫感染症から除外された．2008（平成20）年5月には，高病原性のAH5N1亜型インフルエンザウイルス（H5N1）の地理的拡大とヒトへの感染事例の発生，新型インフルエンザへの変異の脅威から，鳥インフルエンザ（H5N1）が二類感染症に追加され，新たに「新型インフルエンザ等感染症」という類型が創設された．

この約10年（2006～2016年3月）において，感染症法の対象感染症に追加，あるいは類型や届出方法等の変更がなされた感染症は30疾患以上に上り，国内外の新興・再興感染症の発生に対する国としての対応の軌跡が読み取れる．代表的なところとしては，以下のような事象と感染症法への対応があげられる（表5.1，表5.2．以下，参考文献4などより引用）．

5.1.2 感染症に対する主な措置等

以上を踏まえた感染症法の対象となる感染症の概観とその措置については表5.3で示したところであるが，さらに模式的に感染症に対する主な措置等について，表5.4として示す．それぞれの類型に応じた措置内容が規定されている．ワクチンに関係するところとしては，多くのワクチン予防可能疾患を含む五類感染症については，措置内容が医師から保健所への届出，感染症の発生の原因等の調査，等の文言がみてとれる．2014（平成26）年11月21日に改正され，2016

表5.1 国内外の感染症の発生・流行と感染症法の変遷

2007 − 08年	麻疹の流行と五類定点把握から五類全数把握への変更（平成20年1月1日．風疹と共に：特定感染症予防指針の適用）
2009年	新型インフルエンザ（H1N1pdm）の世界的流行
2012年	国内におけるSFTS（重症熱性血小板減少症候群）の検出と四類感染症への追加（平成25年3月4日）
2012年～	中東地域におけるMERS（重症急性呼吸器症候群）の発生，韓国における院内感染等の状況と二類感染症への指定（平成27年1月21日）
2012年～	中国における鳥インフルエンザA（H7N9）の発生と二類感染症への指定（平成27年1月21日）
2012 − 13年	風疹の流行とCRS多発（特定感染症予防指針の交付）
2013年～	国内における梅毒の流行
2014年	国内デング熱の発生
2014 − 15年	西アフリカにおけるエボラ出血熱の流行
2015年	エンテロウイルスD68（EV-D68）の国内発生
2016年～	海外におけるジカウイルス感染症の流行と国内で散発輸入例の報告と四類感染症への追加（平成28年2月5日）

表 5.2　感染症法の対象となる感染症（2016 年 2 月 5 日現在）（厚生労働省資料より）

感染症類型	感染症の疾病名等
一類感染症	【法】エボラ出血熱，クリミア・コンゴ出血熱，痘そう，南米出血熱，ペスト，マールブルグ病，ラッサ熱
二類感染症	【法】急性灰白髄炎，ジフテリア，重症急性呼吸器症候群（病原体が SARS コロナウイルスであるものに限る.），結核，中東呼吸器症候群（病原体が MERS コロナウイルスであるものに限る.），鳥インフルエンザ（病原体がインフルエンザウイルス A 属インフルエンザ A ウイルスであってその血清亜型が H5N1 又は H7N9 であるものに限る．以下「特定鳥インフルエンザ」という.）
三類感染症	【法】腸管出血性大腸菌感染症，コレラ，細菌性赤痢，腸チフス，パラチフス
四類感染症	【法】E 型肝炎，A 型肝炎，黄熱，Q 熱，狂犬病，炭疽，鳥インフルエンザ（特定鳥インフルエンザを除く.），ボツリヌス症，マラリア，野兎病
	【政令】ウエストナイル熱，エキノコックス症，オウム病，オムスク出血熱，回帰熱，キャサヌル森林病，コクシジオイデス症，サル痘，ジカウイルス感染症，重症熱性血小板減少症候群（病原体がフレボウイルス属 SFTS ウイルスであるものに限る.），腎症候性出血熱，西部ウマ脳炎，ダニ媒介脳炎，チクングニア熱，つつが虫病，デング熱，東部ウマ脳炎，ニパウイルス感染症，日本紅斑熱，日本脳炎，ハンタウイルス肺症候群，B ウイルス病，鼻疽，ブルセラ症，ベネズエラウマ脳炎，ヘンドラウイルス感染症，発疹チフス，ライム病，リッサウイルス感染症，リフトバレー熱，類鼻疽，レジオネラ症，レプトスピラ症，ロッキー山紅斑熱
五類感染症	【法】インフルエンザ（鳥インフルエンザ及び新型インフルエンザ等感染症を除く.），ウイルス性肝炎（E 型肝炎及び A 型肝炎を除く.），クリプトスポリジウム症，後天性免疫不全症候群，性器クラミジア感染症，梅毒，麻疹，メチシリン耐性黄色ブドウ球菌感染症
	【省令】アメーバ赤痢，RS ウイルス感染症，咽頭結膜熱，A 群溶血性レンサ球菌咽頭炎，カルバペネム耐性腸内細菌科細菌感染症，感染性胃腸炎，急性出血性結膜炎，急性脳炎（ウエストナイル脳炎、西部ウマ脳炎、ダニ媒介脳炎、東部ウマ脳炎、日本脳炎、ベネズエラウマ脳炎及びリフトバレー熱を除く.），クラミジア肺炎（オウム病を除く.），クロイツフェルト・ヤコブ病，劇症型溶血性レンサ球菌感染症，細菌性髄膜炎，ジアルジア症，侵襲性インフルエンザ菌感染症，侵襲性髄膜炎菌感染症，侵襲性肺炎球菌感染症，水痘，性器ヘルペスウイルス感染症，尖圭コンジローマ，先天性風疹症候群，手足口病，伝染性紅斑，突発性発疹，播種性クリプトコックス症，破傷風，バンコマイシン耐性黄色ブドウ球菌感染症，バンコマイシン耐性腸球菌感染症，百日咳，風疹，ペニシリン耐性肺炎球菌感染症，ヘルパンギーナ，マイコプラズマ肺炎，無菌性髄膜炎，薬剤耐性アシネトバクター感染症，薬剤耐性緑膿菌感染症，流行性角結膜炎，流行性耳下腺炎（おたふくかぜ），淋菌感染症
指定感染症	【政令】（現在は該当なし）※政令で指定．1 年で失効するが，1 回に限り延長可.
新感染症	（現在は該当なし）
新型インフルエンザ等感染症	【法】新型インフルエンザ，再興型インフルエンザ

（平成 28）年 4 月 1 日より施行された直近の改正感染症法においては，遡って 2015（平成 27）年 5 月 21 日より，侵襲性髄膜炎菌感染症および麻疹については届出方法が変更となり，五類感染症で一般的な，個人情報がない届出ではなく，診断後直ちに，氏名・住所等を届け出ることとなった[5]．これは，五類感染症であっても，疾患の持つ特性（迅速な対応がより重要である，重症例を含み集団感染を起こしやすい等）に基づいて特別な対応が行われる場合があることを示唆するものである.

5.1.3　感染症の医療の提供および感染症指定医療機関

感染症法では，感染症患者に適切で良質な医療を提供するという観点から，新感染症および一類～二類感染症については，国または県が基準に合致した医療機関を指定し，公衆衛生上の観点も鑑みて患者に対する入院治療を行うこととし，医療費の負担については，医療保険（新感染症においては医療保険の適用なし）および公費負担を含めた医療の提供を行うこととなっている（表 5.5).

表 5.5 に示した感染症指定医療機関に対する考え方については，厚生労働大臣または都道府県知事は，新感染症，一類感染症，二類感染症および新型インフルエンザ等感染症の患者の医療を担当する感染症指定医療機関として，一定の基準に合致する感染症指定病床を有する医療機関を指定することが求められている．概要は以下のとおりである.

①特定感染症指定医療機関
- 厚生労働大臣が指定
- 全国に数か所
- 新感染症の患者の入院医療を担当できる基準に合致する病床を有する

②第一種感染症指定医療機関
- 都道府県知事が指定
- 原則として都道府県ごとに 1 か所

表 5.3 感染症法の対象となる感染症の概観とその措置（厚生労働省資料より）

分 類	実施できる措置等	分類の考え方	必要性
一類感染症	・対人：入院（都道府県知事が必要と認めるとき）等 ・対物：消毒等の措置 ・交通制限等の措置が可能	・ヒトからヒトに伝染する ・その感染力と罹患した場合の重篤性から危険性を判断	国内での発生・拡大が想定され，又は発生・拡大した場合の危険性が大きいと考えられる感染症について，法律上に規定する措置をとるため
二類感染症	・対人：入院（都道府県知事が必要と認めるとき）等 ・対物：消毒等の措置		
三類感染症	・対人：就業制限（都道府県知事が必要と認めるとき）等 ・対物：消毒等の措置		
四類感染症	・動物への措置を含む消毒等の措置	・動物等を介してヒトに感染	
五類感染症	・国民や医療関係者への情報提供	・その他国民の健康に影響	
新型インフルエンザ等感染症	・対人：入院（都道府県知事が必要と認めるとき）等 ・対物：消毒等の措置 ・政令により一類感染症相当の措置も可能 ・感染したおそれのある者に対する健康状態報告要請，外出自粛要請 等	・新たに人から人に伝染する能力を有することとなったインフルエンザ ・かつて世界的規模で流行したインフルエンザであってその後流行することなく長期間が経過しているもの	
指定感染症	・一～三類感染症に準じた対人，対物措置（1 年間に限定）	既知の感染症で一～三類感染症と同様の危険性	国内での発生・拡大を想定していなかった感染症について，実際に発生又はその危険性があるとき迅速に対応するため
新感染症 当初	厚生労働大臣が都道府県知事に対し，対応について個別に指導・助言	・ヒトからヒトに伝染する未知の感染症 ・危険性が極めて高い	全く未知の感染症について，万が一国内で発生したときの対応について法的根拠を与えるため
要件指定後	一類感染症に準じた対応		

・一類感染症の患者の入院医療を担当できる基準に合致する病床を有する

③第二種感染症指定医療機関

・都道府県知事が指定

・原則として二次医療圏ごとに 1 か所

・二類感染症の患者の入院医療を担当できる基準に合致する病床を有する

④結核指定医療機関

・都道府県知事が指定

・結核の患者の通院医療を担当できる医療機関

5.1.4 感染症法における病原体の適正管理

感染症法においては，生物テロに使用されるおそれのある病原体等であって，国民の生命および健康に影響を与えるおそれがある感染症の病原体等の管理の強化のため，一種病原体等から四種病原体等までを特定し，その分類に応じて，所持や輸入の禁止，許可，届出，基準の遵守等を定めた規制を設けている（表 5.6）（2007（平成 19）年 6 月 1 日から施行）．病原体等の受入れに際しても，事前の許可や届出が必要になる場合がある．すなわち，病原体等に応じた施設基準，保管，使用，運搬，滅菌等の基準（厚生労働省令）を遵守することが重要であり，厚生労働大臣等による報告徴収，立ち入り検査，厚生労働大臣による改善命令，改善命令違反等に対する罰則が規定されている．2016（平成 28）年 1 月にも，二種病原体等（例：ボツリヌス毒素等）所持者・三種病原体所持者に対して，特定病原体等の取扱いにかかる法令遵守の徹底に関する依頼が通知された[6]．

一～四種病原体所持者と法律上の義務についての一覧を表 5.7 に示す．

5.2 感染症法におけるサーベイランスとは

5.2.1 感染症サーベイランスとは

サーベイランス（surveillance）とは，疾病の予防と管理を目的として，疾病の発生状況やその推移などのデータを継続的，系統的に収集・分析・解釈・評価し，その結果を迅速あるいは定期的に，対策部門へ情報提供を行うものである[7]．情報が対策に結び付くことが重要であり，①データの収集，②データの報告，

表 5.4　感染症に対する主な措置等（厚生労働省資料より）

措置内容	医師から保健所への届出 感染症の発生の原因等の調査	病原体を媒介するねずみ，昆虫等の駆除，汚染場所の消毒	就業制限，健康診断受診の勧告・実施	入院の勧告・措置	検疫法に基づく隔離等 建物の立入制限・封鎖 交通の制限
一類感染症	■	■	■	■	■
二類感染症	■	■	■	■	
三類感染症	■	■	■		
四類感染症	■	■			
五類感染症	■				

注：新たに人から人に伝染する能力を有することとなったウイルスを病原体とするインフルエンザ等である「新型インフルエンザ等感染症」については，上記全ての措置を講じることができる．

表 5.5　感染症の医療提供（良質かつ適切な医療の提供を確保）（厚生労働省資料より）

感染症類型	医療体制	公費負担医療
新感染症	特定感染症指定医療機関 （厚生労働大臣が指定，全国に数か所）	全額公費※2 （医療保険の適用なし） 負担割合：国 3/4，県 1/4
一類感染症	第一種感染症指定医療機関 （都道府県知事が指定，各都道府県に 1 か所）	医療保険を適用． 自己負担を公費負担※2 （自己負担なし） 負担割合：国 3/4，県 1/4
二類感染症※1	第二種感染症指定医療機関 （二次医療圏に 1 か所）	
三類感染症	一般の医療機関	公費負担なし （医療保険を適用）
四類感染症		
五類感染症		
新型インフルエンザ等感染症	特定，第一種，第二種感染症指定医療機関	医療保険を適用． 自己負担を公費負担※2 （自己負担なし） 負担割合：国 3/4，県 1/4
指定感染症	一～三類感染症に準じた措置	

※1 結核については原則として医療法上の結核病床に入院
※2 患者等に負担能力がある場合、その限度内で自己負担

③データの整理・分析・解釈，④情報の還元，⑤予防と管理（対策）の実行，⑥さらに新たなデータの収集（①）へと，サーベイランスはループを描いて稼働する（図 5.1）．これらはサーベイランスの原則に則り，いずれも継続的かつ系統的に行われることが重要である．データの対象は個人ではなく集団であることから，疾病サーベイランスあるいは公衆衛生サーベイランス（public health surveillance）と呼ばれることもある．

教科書的に，信頼のおける均一のデータを収集するためには，①データ提供者の動機づけ，②容易な収集方法，③収集するデータの明確な定義，④適時性，⑤完全性，の 5 点に留意する必要がある[7]，とされる．

わが国で最も広く実施されているサーベイランスは，厚生労働省（開始当初は厚生省）が 1981（昭和 56）年より実施している「感染症発生動向調査」である．ただし，サーベイランスの概念そのものは，サーベイランスのループ全体を指すことから（information/surveillance for action），「調査」だけではないことに注意する．感染症サーベイランスの目的は，一般的には①流行疾患の動向監視，②集団発生（アウトブレイク）の探知と現状評価・リスク評価，③感染症対策の評価（対策による変化の監視，対策の進捗の監視），④今後の動向・流行の予測，などである．①や②について，アウトブレイクを早期に探知することは，疾病の健康被害が甚大化する前の早期の介入や対策の実施

表 5.6　病原体の適正管理について（厚生労働省資料を一部改変）

〔所持等の禁止〕《一種病原体等》	〔所持等の許可〕《二種病原体等》	〔所持等の届出〕《三種病原体等》	〔基準の遵守〕《四種病原体等》
○エボラウイルス ○クリミア・コンゴ出血熱ウイルス ○痘そうウイルス ○南米出血熱ウイルス ○マールブルグウイルス ○ラッサウイルス （以上6）	○SARSコロナウイルス ○炭疽菌 ○野兎病菌 ○ペスト菌 ○ボツリヌス菌 ○ボツリヌス毒素 （以上6）	○MERSコロナウイルス，○SFTSウイルス ○Q熱コクシエラ，○狂犬病ウイルス ○多剤耐性結核菌 ○コクシジオイデス真菌 ○サル痘ウイルス ○腎症候性出血熱ウイルス ○西部ウマ脳炎ウイルス ○ダニ媒介脳炎ウイルス ○オムスク出血熱ウイルス ○キャサヌル森林病ウイルス ○東部ウマ脳炎ウイルス ○ニパウイルス，○日本紅斑熱リケッチア ○発しんチフスリケッチア ○ハンタウイルス肺症候群ウイルス ○Bウイルス，○鼻疽菌 ○ブルセラ属菌 ○ベネズエラウマ脳炎ウイルス ○ヘンドラウイルス ○リフトバレーウイルス，○類鼻疽菌 ○ロッキー山紅斑熱リケッチア （以上25）	○インフルエンザウイルス（血清亜型がH2N2のもので新型ｲﾝﾌﾙｴﾝｻﾞ等感染症の病原体を除く） ○インフルエンザウイルス（血清亜型がH5N1，H7N7，H7N9のもので新型ｲﾝﾌﾙｴﾝｻﾞ等感染症の病原体を除く） ○新型インフルエンザ等感染症の病原体 ○黄熱ウイルス ○クリプトスポリジウム ○結核菌（多剤耐性結核菌を除く） ○コレラ菌 ○志賀毒素 ○赤痢菌属 ○チフス菌 ○腸管出血性大腸菌 ○パラチフスA菌 ○ポリオウイルス ○ウエストナイルウイルス ○オウム病クラミジア ○デングウイルス ○日本脳炎ウイルス （以上17）
⇩ ○国又は政令で定める法人のみ所持（施設の指定が必要），譲渡及び譲受けが可能（痘そうウイルスは除く） ○輸入については，別途指定が必要 ○運搬の届出（公安委） ○発散行為の処罰	⇩ ○試験研究等の目的で厚生労働大臣の許可を受けた場合に，所持，輸入，譲渡し及び譲受けが可能 ○運搬の届出（公安委）	⇩ ○病原体等の種類等について厚生労働大臣へ事後届出（7日以内） ○運搬の届出（公安委）	

表 5.7　一～四種病原体等所持者と法律上の義務（一覧）（厚生労働省資料より）

	一種	二種	三種	四種
感染症発生予防規程の作成	○	○	－	－
病原体等取扱主任者の選任	○	○	－	－
教育訓練	○	○	－	－
滅菌譲渡	○*	○*	○	○
記帳義務	○	○	○	－
施設の基準	○	○	○	○
保管等の基準	○	○	○	○
運搬の届出（公安委）	○	○	○	－
事故届	○	○	○	○
災害時の応急措置	○	○	○	○

* 一種，二種病原体等については，病院，検査機関等が業務に伴い所持することとなった場合に加え，所持にかかる指定，許可の取消し等の場合にも，滅菌，譲渡等の義務あり．

を行うことが可能となることを意味しており，その結果，さらなる患者の発生を防止することができるかもしれず，サーベイランスにはそのような目的と期待がかかる．2011（平成23）年3月の東日本大震災後に，災害に続発する健康上の問題について，最も喫緊な問題を把握し，優先順位に基づいた迅速な対応（あらかじめの行動計画や臨機応変な決定に基づく）を行うための臨時のサーベイランス（避難所におけるサーベイランスなど）が一部地域において行われたことがあった[8]．その際，リスクにさらされる人々にどのような特徴があるかを規定し，準備や対応を行っていくことが重要とされ，対応に重きを置いた場合のサーベイラ

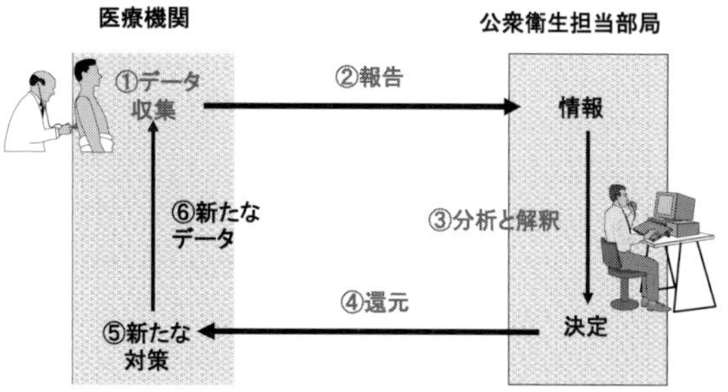

図 5.1　サーベイランスループの例

ンスの一つの特徴をみることができる．

③や④については，特にワクチンなどの公衆衛生施策を用いて発生の制御（コントロール）あるいは排除などの対応とする場合，発生動向の変化を監視することがまず重要となってくる．次項にて，わが国におけるサーベイランス（感染症発生動向調査）について述べる．

5.2.2　わが国における感染症発生動向調査の変遷と概要

感染症発生動向調査とは，感染症の発生情報の正確な把握と分析，その結果の国民や医療機関への迅速な提供・公開により，感染症に対する有効かつ的確な予防・診断・治療に係る対策を図り，多様な感染症の発生およびまん延を防止するという公衆衛生上の重要な目的を有する調査である．わが国における感染症発生動向調査事業（以下，発生動向調査事業）は，1981

（昭和56）年から18疾病を対象に開始され，1987（昭和62）年1月からはコンピューターを用いたオンラインシステムにおいて27疾病を対象にする等に充実・拡大されて運用されてきた．そして，1999（平成11）年4月に「感染症の予防及び感染症の患者に対する医療に関する法律」（「感染症法」[1]）が施行されたことに伴い，感染症法に基づく施策として位置づけられている．発生動向調査事業の中で，国内の感染症に関する情報の収集および公表，発生状況および動向の把握は感染症法第12条～第16条に基づいて実施されている．発生動向調査事業では，患者情報は，対象疾患を診断した医師・獣医師（定点把握疾患については指定届出機関の管理者）から保健所へ届出のあった感染症に関する情報について[9]，届出を要する感染症の種類と届出基準については，感染症法，感染症法施行規則，および通知「感染症法第12条第1項及び第14条第2項に基づく届出の基準等について」（平成18年3月8日　健感発0308001号），感染症サーベイランスシステム（national epidemiological surveillance of infectious disease：NESID）により，都道府県を通じて，厚生労働省に報告される[10]．その具体的な流れの中で重要なことは，まず診断医から届け出られた内容を保健所が確認のうえでNESIDへの入力登録を行っている点である．自治体内の地方感染症情報センターでは，管轄地域の登録データを精査して確認し，さらに，国立感染症研究所内の中央感染症情報センター（感染症疫学センター）は，全国の登録データを精査したうえで集計を行っている[11]．これらの流れの中で，集計としてのデータの精査と，対応すべき事象の拾い上げが何重ものバリアを通して行われるようになっており，わが国のサーベイランスシステムにおける大きな特徴となっている．二類感染症の結核は，業務上の取扱いが異なる．

病原体情報については2014（平成26）年11月の感染症法改正に伴い，感染症法に病原体の検査に関する明確な規定が設けられ，2016（平成28）年4月1日から感染症に対する情報収集体制が強化されたばかりである[10]．すなわち，すべての感染症について，都道府県知事が患者等に対し検体の採取等に応じるよう要請できるようになったとともに，医療機関等に対して保有する検体を提出することを要請できるようになった．さらに，一部の五類感染症（インフルエンザ）については，患者の検体または感染症の病原体を提出する機関を指定し，患者の検体または感染症の病原体の一部を都道府県知事に提出する制度（指定提出機関制度）が創設された．また，入手した検体等について，都道府県知事は検査を実施し，その結果を厚生労働大臣に報告することとなった．

以上により収集された感染症に関する患者情報・病原体情報は，国立感染症研究所等の専門家による分析が行われ，国民，医療関係者等へ還元されている．代表的なところとして，感染症法に基づき収集した患者の発生状況（報告数，推移等）について，感染症発生動向調査週報（Infectious Diseases Weekly Report：IDWR）では週1回の頻度で報告されている[12]．また，流行期を含むインフルエンザの発生状況については，インフルエンザ流行レベルマップが代表的な還元情報である．ほかに，病原体情報としては，患者発生及び病原体検出の情報について，病原微生物検出情報（Infectious Agents Surveillance Report：IASR）として月1回の頻度で報告されている[13]．

5.2.3　全数把握および定点把握のそれぞれの感染症と予防接種

表5.1であげた発生動向調査事業の対象感染症については，特に感染症発生動向調査の観点からは，大きく全数把握および定点把握の疾患にも大別される．全数把握対象疾患は，周囲への感染拡大防止を図ることが必要な場合，および発生数が比較的少ないため，定点をもとにした正確な傾向把握が不可能な場合に対象となっている．定点把握対象疾患については，発生動向の把握が必要なもののうち，患者数が多数で，全数を把握する必要はないと考えられている場合に該当すると考えられる．患者定点の選定については，都道府県は感染症法に規定する指定届出機関として，一定の基準に基づき患者定点および疑似症定点を選定し情報を収集する．病原体定点の選定については，患者の検体および当該感染症の病原体を収集するため，都道府県は，一定の基準に基づき病原体定点を選定する[14]．

全数把握および定点把握対象疾患のそれぞれについての分類を予防接種（定期接種および任意接種）の概要[15]とともに表5.8に示す（2016(平成28)年4月1日現在）．

5.2.4　予防接種により対応する主な小児科疾患のサーベイランス上の変遷

この10年の間にかつてのワクチンギャップを解消すべく，多くのワクチンが承認された．主なところでは，2007年にインフルエンザ菌ワクチン，b型（Hib）ワクチンが承認，2009年には肺炎球菌ワクチン，ヒトパピローマウイルスワクチンのサーバリックス®が，次いでガーダシル®が2011年に承認された．同年にロタウイルスワクチン，2014年に髄膜炎菌ワクチンが相次いで承認された．Hibワクチン，肺炎球菌

表 5.8　発生動向調査事業における全数把握および定点把握の概要とそれぞれに対応する予防接種の概要（2016（平成 28）年 4 月 1 日現在）

	感染症法上の概要		予防接種の分類		
	届出の概要	疾患数	定期接種（A 類疾病）*	定期接種（B 類疾病）	任意接種
全数把握疾患					
一類感染症	ただちに届出	7 感染症			
二類感染症	ただちに届出	7 感染症	ジフテリア（DPT-IPV, DT として）, BCG, ポリオ		
三類感染症	ただちに届出	5 感染症			
四類感染症	ただちに届出	44 感染症	日本脳炎		黄熱，狂犬病
五類感染症	7 日以内に届出*	22 感染症	肺炎球菌感染症（小児）, Hib 感染症, 麻疹, 風疹・先天性風疹症候群, 水痘（入院）, 破傷風（DPT-IPV, DT として）, B 型肝炎(急性肝炎として)	肺炎球菌感染症（高齢者）	A 型肝炎，破傷風トキソイド
指定感染症	ただちに届出	該当なし		季節性インフルエンザ（高齢者等）	
定点把握疾患　（五類感染症の一部）					
小児科定点把握感染症	全国約 3000 か所の小児科より週単位で届出	11 感染症	水痘，百日咳(DPT-IPV として)		おたふくかぜ，ロタウイルス(感染性胃腸炎の一部として)
インフルエンザ定点	全国約 5000 か所の内科・小児科より週単位で届出	インフルエンザ			季節性インフルエンザ
眼科定点把握感染症	全国約 700 か所の眼科より週単位で届出	2 感染症			
性感染症定点把握感染症	全国約 1000 か所の産婦人科等	4 感染症			
基幹定点把握感染症	全国約 500 か所の病床数 300 以上の医療機関が報告	週単位（5 感染症）, 月単位（3 感染症）			ロタウイルス（感染性胃腸炎(ロタウイルスに限る)） おたふくかぜ（無菌性髄膜炎の一部として）
疑似症定点把握感染症	全国約 5000 か所の内科・小児科が届け出るもの	2 症候群			

*ヒトパピローマウイルス感染症（子宮頸がん予防ワクチン）については直接の対象疾患が発生動向調査上にない．

ワクチン，ヒトパピローマウイルスワクチンは 2010 年から一部公費助成で推奨され 2013 年から定期接種となった．2014 年には水痘ワクチン，2016 年には B 型肝炎ワクチンが導入された．一部の定点把握疾患状の動向をみると，2014 年 10 月に定期接種化を果たした水痘の発生動向において劇的な変化が 2015 年より観察されている．その一方で，任意接種のワクチン接種が可能な流行性耳下腺炎については周期的な流行の状況についてほとんど変化はみられていない．65 歳以上を中心とした定期接種 B 類疾病の対象であるインフルエンザについても，動向上の変化はうかがわれない．また，サーベイランスとしての詳細な分析が必要であるが，乳幼児のみへの定期接種が行われている百日咳については，2008 年頃の患者報告数の増加が小児科定点報告上も認められているが，多くは成人を含む年齢層が高い集団からの報告であった．

また，図 5.2 に，2015 年 3 月 27 日に土着株ワクチンの循環がなくなったこと（国内における排除達成）の認定[16]を受けた麻疹，および 2012〜13 年にかけて成人男性を中心に国内で大きな流行となり 2014 年までの間に先天性風疹症候群児（CRS）45 例の出生となった風疹の，発生動向調査上にみられた流行状況について示す．いずれも前述のように 2008 年 1 月からの全数報告であった．麻疹については，2007〜08 年にかけての 10 歳代学生を中心とした流行があったこと，その 10 歳代をターゲットに 2008 年 4 月より 5 年間の期間限定で行われた中学 1 年生と高校 3 年相当の者を対象にした定期接種の導入による効果が如実にそ

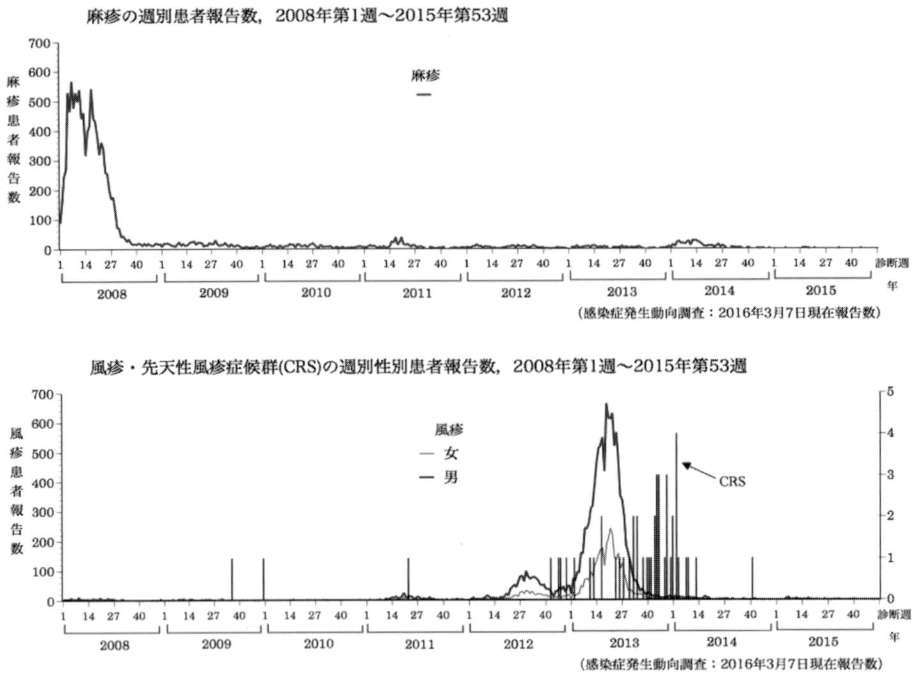

図5.2　麻疹（上）および風疹・先天性風疹症候群（CRS）の週別患者報告数（2008年第1週～2015年第53週[11]．作図 IASR 事務局）

の後の患者の減少（98%の減少），ひいては麻疹排除に至ったことがみてとれる．風疹については，この図のみからは年齢群は読み取れないが，男性において患者が多発しており，過去の女子のみへの風しんワクチンを中心とした風疹対策の影響による動向が示唆される．

ワクチンを用いて公衆衛生上の対応がとられる感染症について，対策の基本は国内においては感染症法に基づく感染症発生動向調査事業における監視の強化と継続である．　〔砂川富正〕

文　献

1) 感染症の予防及び感染症の患者に対する医療に関する法律（平成10年10月2日法律第114号）（最終改正：平成26年11月21日法律第115号）http://law.e-gov.go.jp/htmldata/H10/H10HO114.html
2) 国立感染症研究所：病原微生物検出情報（IASR）．感染症法改正（2003年11月5日）http://www.niid.go.jp/niid/ja/law/179-tpc287-j.html
3) 国立感染症研究所：病原微生物検出情報（IASR）．感染症法の改正（2007年6月現在）http://www.niid.go.jp/niid/ja/law/181-tpc329-j.html
4) 国立感染症研究所：感染症法における感染症一覧．感染症発生動向調査事業年報（2014年年報）．http://www.niid.go.jp/niid/ja/survei/2270-idwr/nenpou/6140-foward2014.html
5) 厚生労働省：侵襲性髄膜炎菌感染症．感染症法に基づく医師及び獣医師の届出について．http://www.mhlw.go.jp/bunya/kenkou/kekkaku-kansenshou11/01-05-09-01.html
6) 厚生労働省健康局結核感染症課長：特定病原体等の取扱いに係る法令遵守の徹底について（平成28年1月8日）（健感発0108第2号）http://www.mhlw.go.jp/file/06-Seisakujouhou-10900000-Kenkoukyoku/160108.pdf
7) 中村好一：サーベイランスと疾病登録．基礎から学ぶ楽しい疫学第2版，医学書院，2006
8) 砂川富正，岡部信彦：感染症サーベイランス．災害時の公衆衛生—私たちにできること，南山堂，2012
9) 厚生労働省：感染症法に基づく医師の届出のお願い http://www.mhlw.go.jp/stf/seisakunitsuite/bunya/kenkou_iryou/kenkou/kekkaku-kansenshou/kekkaku-kansenshou11/01.html
10) 厚生労働省：感染症発生動向調査について http://www.mhlw.go.jp/stf/seisakunitsuite/bunya/0000115283.html
11) 厚生労働科学研究（松井班）：感染症発生動向調査事業における届出の質向上のためのガイドライン（平成28年3月改訂）
12) 国立感染症研究所：感染症発生動向調査週報（IDWR）http://www.nih.go.jp/niid/ja/idwr.html
13) 国立感染症研究所：病原微生物検出情報．IASR について http://www.nih.go.jp/niid/ja/iasr.html
14) 厚生労働省：感染症発生動向調査事業実施要綱 http://www.mhlw.go.jp/file/06-Seisakujouhou-10900000-Kenkoukyoku/0000196999.pdf
15) 国立感染症研究所：日本の定期/任意予防接種スケジュール（平成27年5月18日以降）http://www.nih.go.jp/niid/images/vaccine/schedule/2015/JP20150518.gif
16) 厚生労働省：Press Release（平成27年3月27日）．世界保健機関西太平洋事務局により日本が麻しんの排除状態にあることが認定されました http://www.mhlw.go.jp/file/04-Houdouhappyou-10906000-Kenkoukyoku-Kekkakukansenshouka/img-327100220.pdf

6 副反応報告システム

予防接種は公衆衛生的な観点からみれば，歴史的に最も偉大な成功を収めた疾病対策の一つである．ワクチンの絶大なる効果によって対象疾病が減少し，これらのワクチンによって予防されている過去に恐れられていた疾患の重篤性や致死性は忘れられつつあり，疾患が減少するとともに，疾患罹患による健康リスクよりも，ワクチンに伴う健康リスクの方に目が向くようになってきているのは自然なことである．一方では，ワクチンは，すべての他の人類の英知によって開発された薬剤と同様，100％安全で，かつ，100％効果的なものではない．ワクチンが人為的に生体に対して，自然免疫に由来する炎症を惹起し特異免疫を誘導するという，生体に何らかの変化を起こすものであることから，生体にとって好ましからぬ変化は大なり小なり必ず起こるものである．知られているワクチンに伴う生体に好ましからぬ反応は，ほとんどが軽症で経過とともに自然に軽快するものであるが，時に，まれであるが重篤な反応を引き起こすことがありうる．ワクチンは認可され一般に使用される前には，その品質，安全性，免疫原性と効果について厳密に試験されている．しかし，ワクチンに起因するすべての副反応が，特にまれなものについては確認できているわけではなく，人間は一人ひとりが異なるものであるため，すべての被接種者がワクチン接種後に同様の反応をするとは限らない．そこで，一般に使用されるようになってからも，持続的な安全性に関するサーベイランスが必要である．

安全性に関するサーベイランスは，とりも直さずワクチンによって引き起こされたことが疑われる種々の生体反応を監視していくものであり，これらを探知し，報告をその数と質から解析し，解釈し，具体的なアクションに結びつけていくものであるので，サーベイランスの一般原則に従って設計されるべきものである．このサーベイランスには，以下に述べるように種々の目的があり，また生体における反応はさまざまであるので，本来単一のサーベイランスですべての目的を達成することは不可能である．それぞれの目的に応じたサーベイランスシステムを複数設置して，総合的に判断していくことが必要である．

6.1 言葉の定義（副反応と予防接種後有害事象）

日本では，一般に副反応という言葉が使用されているが，この言葉は主反応に対する言葉であって，これ自体がワクチンとの因果関係があるということを含んでいる．しかしながら，ワクチン接種後に発生した有害事象は必ずしもワクチンに起因するとは限らず，偶然に時間軸を同一にして起こった事象も含まれている．また個別の事例における因果関係を臨床現場で評価することは簡単なことではない．欧米では，副反応（side reaction）という言葉はワクチンによって起こされた因果関係のあるものを指しており，それが不確かな段階では有害事象（adverse events）という言葉を使用し，ワクチン接種後という時間的な関連性を含めて，ワクチン接種後有害事象（adverse events following immunization：AEFI）と呼ばれることが多い．

日本の副反応という言葉は，「定期の予防接種等による副反応の報告等の取扱いについて」（平成 25 年 3 月 30 日付け健発 0330 第 3 号・薬食発 0330 第 1 号厚生労働省健康局長，医薬食品局長連名通知）において，「予防接種法（昭和 23 年法律第 68 号）第 12 条第 1 項の規定による報告（以下「副反応報告」という）」と記載されているものである．一方では，毎年厚生労働省，予防接種・ワクチン分科会　副反応検討部会から発出されている，「予防接種後副反応報告書」[1)]には，「本報告は，予防接種との因果関係の有無に関係なく予防接種後に健康状況の変化をきたした症例を集計したものであり，これらの症例の中には，予防接種によって引き起こされた反応だけではなく，予防接種との関連性が考えられない偶発事象等も含まれている.」と明確に記載されており，便宜的に副反応という言葉が使用されているものの，AEFI と同等の概念であると考えられる．しかしながら，この言葉によって，時に本来の意味での副反応というものと取り違えられていることは問題であろう．本項では AEFI という言葉を使用し，特にワクチンとの因果関係を有する場合にはその旨記載して「副反応」という言葉を使用する．

6.2 ワクチンによる副反応

6.2.1 よくみられる反応

ワクチンというものは，疾病を予防するために免疫応答を惹起して，疾病の発症を免れることを目的としたものである．そのために，疾病の原因となっている病原体を弱毒化したもの（生ワクチン）を接種して病原体の増殖による炎症を惹起したり，病原体の抗原を生体の自然免疫系に認識させることによって，まず炎症を起こさせたりして，そこから獲得免疫につなげていくものである．炎症が起こるということは，炎症の4主徴は古くギリシャ・ローマ時代からも，発赤（rubor），発熱（calor），腫脹（tumor），疼痛（dolor）が現れるということであるため，これらは被接種者に認識される，されないにかかわらず，有効なワクチンにおいては必発の現象である．不活化ワクチンは局所で自然免疫による炎症が出現するため，この反応は通常12〜24時間で発生し，生ワクチンの場合には，病原体の増殖に伴って自然免疫系に認識されることとなり，病原体によって異なるが，麻疹では7〜10日，水痘は14〜16日，ムンプスは16〜18日前後で炎症が惹起される．

これらによって，接種部位の腫脹や発赤など局所反応や，発熱，全身倦怠，筋肉痛，易刺激性，頭痛，食思不振などの全身症状として現れるが，ほとんどは自然に軽快し，一般に軽症（minor reaction）と分類される．またこれらは，ワクチンの主たる成分によって起こるが，他のワクチン成分であるアジュバント，安定剤，保存剤などによって起こることもある．

6.2.2 まれにみられる反応

ワクチン反応の一つとして，炎症に起因する反応は多くは軽症で自然に軽快するものであるが，まれに上記の炎症反応が重度で，入院が必要となったり，被接種者の因子によっては熱性けいれんを惹起したりすることがある．また，重症のアレルギー反応であるアナフィラキシーは放置すれば致死的であるが，対処可能な反応である．最初の自然免疫による炎症から約1か月後頃までの間に特異免疫の反応につながって抗体価の上昇がみられるため，ワクチンで誘導された抗体によるものと考えられている，血小板減少や急性散在性脳脊髄炎（acute disseminated encephalomyelitis：ADEM）などが起こりうるとされている．これらは，重篤な反応とされるが，依然としてまだ因果関係が不明瞭なものもある．これらは，欧米ではidiosyncratic（個人特異的）と記載されることもあるが，あらかじめ予期することは難しい．またこれらの中には，その個人においていつかは発症するものであったが，ワクチンが早期の誘因となったものも含まれている[2)]．ワクチンによって引き起こされる可能性のあるまれな副反応の詳細は，各ワクチンの項で述べられている．

6.3 副反応（AEFI）の定義

世界保健機関（WHO）によると，ワクチン接種後有害事象（AEFI）は，ワクチン接種後に発生したすべての予期しなかった医学的状況であり，必ずしもワクチン接種と因果関係を有しないと定義されている．この有害事象には，すべての意図していない好ましからざる症状・徴候，疾病，あるいは異常な検査値が含まれる[3)]．

AEFIは，その原因によって以下のように分類される[4)]．

（1）ワクチン製剤に関連する反応：　ワクチン製剤に含まれる一つ以上の物質によって引き起こされた，あるいは促進されたもの．

（2）ワクチンの品質の欠陥に関連する反応：　ワクチン製剤の含有物の一つ以上の品質的な欠陥によって引き起こされた，あるいは促進されたもので，付属の接種器具の不具合も含む．

（3）ワクチン接種過誤に関連する反応：　ワクチン接種する際の，不適切な取扱い，保管，処方あるいは接種手技に関連する反応．

（4）予防接種に対する不安による心身の反応：　予防接種に関する不安から生じるもの．

（5）偶発的事象：　上述の因子以外による反応が，偶発的に同時期に発生したもの．

これらの中には，軽症から重症までのいろいろな反応が含まれるが，特に，死亡事例，生命を脅かす事象，入院を要したり入院が長引いたりするもの，そして持続的な身体障害や無能力状態に陥る場合は，重篤なAEFIとして特に注意すべきものとされている．

6.4 副反応（AEFI）サーベイランスの目的

AEFIサーベイランスの目的は市販後のワクチンの安全性評価であり，安全性に疑問が生じる場合には迅速な対応をとってその信頼性を維持し，最終的なワクチン戦略のゴールとしての疾病コントロールに寄与することである．ワクチンに対する信頼性を維持することとは，ワクチンの科学的な効果を実現するうえでは，ワクチンそのものの効果と同様に重要なものである.

具体的な目的は以下のようなものが考えられる[5].

①ワクチンの認可・市販前にはとらえられなかったまれな副反応を探知すること

②すでに知られている副反応の頻度が増加していないかどうかを監視すること

③副反応を助長しているかもしれないリスク因子や身体因子を特定すること

④特定のワクチンロットで特定の事象が発生していないか，不自然に高い頻度で発生していないかを確認すること

⑤ワクチンの安全性に関与する有害事象に関するシグナルを検知し，ワクチンに起因するものかどうかのより詳細な調査研究の必要性を勘案する

日本における副反応サーベイランスは2種類が運用されており，一つは,「予防接種後健康状況調査」である[6]. これは積極的サーベイランス（active surveillance）であり，接種者全数ではなく，あらかじめ選定された予防接種実施機関における，各ワクチンについて半年で約5000例程度の接種者について，接種後，ワクチンの種類に応じて28日，35日，4か月までの期間の健康状況に関する情報を収集している．ワクチンごとの対象者数が限られているので，まれな副反応はとらえられることは難しいが，特に上記の②と④の目的のために行われている．もう一つが，本項の主題である,「予防接種後副反応報告制度」であり，上記の①，③，④，⑤の目的をカバーしている．米国では，③についてより詳細なサーベイランスを行うために，VSD（Vaccine Safety Datalink）というシステムが運用されている．これは医療機関における診療データベースとワクチン接種歴のデータベースとをリンクすることにより，ワクチン接種歴とその後の詳細な疾病履歴を調査することを可能にしており，ワクチンを接種していない群における発症率とワクチン接種群における発症率が正確に評価ができることになる．わが国では残念ながらこの種のサーベイランスは行われていない．

6.5 予防接種後副反応報告制度

日本における予防接種による副反応報告は，予防接種法第十二条に「病院若しくは診療所の開設者又は医師（医師等と言う）は，定期の予防接種等を受けた者が，当該定期の予防接種等を受けたことによるものと疑われる症状として厚生労働省令で定めるもの」とされており，予防接種法施行規則第五条に（報告すべき症状）として,「法第十二条第一項に規定する厚生労働省令で定めるものは，次の表の上欄に掲げる対象疾病の区分ごとにそれぞれ同表の中欄に掲げる症状であって，それぞれ接種から同表の下欄に掲げる期間内に確認されたものとする」とあり，接種ワクチンと報告すべき症状・疾病が発症までの期間とともに定められている（表6.1[7]).

一方では，これまでに知られていない副反応が起こりうる可能性もあるため，表6.1にはすべてのワクチンについて,「その他医師が予防接種との関連性が高いと認める症状であって，入院治療を必要とするもの，死亡，身体の機能の障害に至るもの又は死亡若しくは身体の機能の障害に至るおそれのあるもの（重篤事例)」も報告対象として記載されており，その期間も予防接種との関連性が高いと医師が認める期間とされている．また,「報告基準中の発生までの時間を超えて発生した場合であっても，それが予防接種を受けたことによるものと疑われる症状については，その他の反応として報告してください」と記載されており，サーベイランスとしての感度を上げるような記載がある．

日本の基準においては,「予防接種を受けたことによるものと疑われる」あるいは「予防接種との関連性が高いと認める」など，予防接種との因果関係を疑うことが必須のようにもみえるが，予防接種後副反応報告書[8]には注意事項として,「報告基準は，予防接種後に一定の期間内に現れた症状を報告するためのものであり，予防接種との因果関係や予防接種健康被害救済と直接に結びつくものではありません」とただし書きがあり，基本的には海外における，AEFIと同じ考え方でサーベイランスが行われている．

それぞれの症状・疾病の診断に関しては，以前は明確な基準が示されておらず，国際的な比較が難しいこともあった．当然のことながら，予防接種後の副反応はすべてが典型的な症例とは限らず，判断に迷うものもみられる．予防接種後健康有害事象については，国際的な標準化された症例定義が，WHO，米国疾病対策予防センター（Centers for Disease Control and Prevention：CDC)，欧州疾病予防対策センター（European Centre for Disease Prevention and Control：ECDC)，120か国以上の専門機関が参加しているブライトン協会（Brighton collaboration）によって作成されており，日本でもこれに準拠した記入要領[9]として，診断の手引きと対応マニュアルが整備されている．

表 6.1　副反応として報告すべき疾病と症状，期間[7)]

対象としているワクチン名	症　状	期　間
ジフテリア，百日咳，急性灰白髄炎，破傷風	アナフィラキシー けいれん 血小板減少性紫斑病 脳炎または脳症 ＊	4時間 7日 28日 28日 ＊＊
麻疹，風疹	アナフィラキシー 急性散在性脳脊髄炎 けいれん 血小板減少性紫斑病 脳炎または脳症 ＊	4時間 28日 21日 28日 28日 ＊＊
日本脳炎	アナフィラキシー 急性散在性脳脊髄炎 けいれん 血小板減少性紫斑病 脳炎または脳症 ＊	4時間 28日 7日 28日 28日 ＊＊
結核	アナフィラキシー 化膿性リンパ節炎 全身播種性 BCG 感染症 BCG 骨炎（骨髄炎，骨膜炎） 皮膚結核様病変 ＊	4時間 4ヶ月 1年 2年 3ヶ月 ＊＊
Hib 感染症，肺炎球菌感染症（小児がかかるものに限る）	アナフィラキシー けいれん 血小板減少性紫斑病 ＊	4時間 7日 28日 ＊＊
ヒトパピローマウイルス感染症	アナフィラキシー 急性散在性脳脊髄炎 ギラン・バレー症候群 血管迷走神経反射（失神を伴うものに限る） 血小板減少性紫斑病 ＊	4時間 28日 28日 30分 28日 ＊＊
水痘	アナフィラキシー 血小板減少性紫斑病 ＊	4時間 28日 ＊＊
インフルエンザ	アナフィラキシー 肝機能障害 間質性肺炎 急性散在性脳脊髄炎 ギラン・バレー症候群 けいれん 血管炎 血小板減少性紫斑病 喘息発作 ネフローゼ症候群 脳炎または脳症 皮膚粘膜眼症候群 ＊	4時間 28日 28日 28日 28日 7日 28日 28日 24時間 28日 28日 28日 ＊＊
肺炎球菌感染症（高齢者がかかるものに限る）	アナフィラキシー ギラン・バレー症候群 血小板減少性紫斑病 蜂巣炎（これに類する症状であって，上腕から前腕に及ぶものを含む） ＊	4時間 28日 28日 7日 ＊＊

＊　：その他医師が予防接種との関連性が高いと認める症状であって，入院治療を必要とするもの，死亡，身体の機能の障害に至るものまたは死亡もしくは身体の機能の障害に至るおそれのあるもの
＊＊：予防接種との関連性が高いと医師が認める期間

6.6　報告の方法

報告の方法などは，「定期の予防接種等による副反応の報告等の取扱いについて」（平成 25 年 3 月 30 日付け健発 0330 第 3 号・薬食発 0330 第 1 号厚生労働省健康局長，医薬食品局長連名通知）において，図 6.1 のように報告フローが規定されている．

6.6.1　報告基準

上述の報告基準（表 6.1）に加えて，予防接種との関連性が少しでも疑われる重篤事例を含む．

6.6.2　報告者

該当の予防接種を接種した，しないにかかわらず，報告基準に該当する事例を診断したすべての医師（病院もしくは診療所の開設者を含んで医師等とされている）．

6.6.3　報告様式

予防接種後副反応報告書において，速やかに医薬品医療機器総合機構（Pharmaceuticals and Medical Devices Agency：PMDA）に報告する．

（独）医薬品医療機器総合機構安全第一部安全性情報課．〒100-0013 東京都千代田区霞が関 3-3-2 新霞が関ビル（FAX：0120-176-146）

6.6.4　医師等以外からの報告

a.　保護者からの報告

保護者からの直接的な報告については，保護者が市町村に相談した場合の対応が規定されており，市町村が被接種者または保護者（以下「保護者等」という）からの定期の予防接種後に発生した健康被害に関し相談を受けた場合等には，必要に応じて，予防接種後に発生した症状に関する報告書[10)]に必要事項を記入するよう促すとともに，それを都道府県を通じて，厚生労働省健康局結核感染症課へ FAX（FAX 番号：0120-510-355）にて報告することとされている．また，この場合において，市町村は当該健康被害を診断した医師等に対し，医師からの報告の提出を促すとともに，医師等が報告基準に該当せず因果関係もないと判断しているなどの理由により，報告をしない場合には，その理由も添えて厚生労働省へ報告することと規定されている．なお，予防接種に限らず，すべての薬品による副反応については，PMDA のホームページから「患者の皆様からの副作用報告」がオンラインで可能となっている[11)]．

b. ヒトパピローマウイルス感染症ワクチン特例

ヒトパピローマウイルス（HPV）ワクチン接種後に広範な慢性の疼痛または運動障害を中心とする多様な症状が発生した場合，薬事法第77条の4の2第2項の規定に基づき，薬局開設者，病院もしくは診療所の開設者または医師，歯科医師，薬剤師その他の医薬関係者は，薬事法上の副作用等報告を行うこととされている．

6.6.5 任意接種ワクチン接種後の健康事例

上記の通知は定期予防接種に限られているが，任意接種ワクチンについても，同様の書式によって報告することとされている．これは，「医療機関等からの医薬品又は医療機器についての副作用，感染症及び不具合報告の実施要領の改訂について」（平成22年7月29日付け薬食発0729第2号厚生労働省医薬食品局長通知）に基づくもので，以下の報告対象となる情報に該当する疾病，障害もしくは死亡の発生または感染症の発生の報告が求められる．

この際の報告者は，薬事法に基づき，薬局開設者，病院もしくは診療所の開設者又は医師，歯科医師，薬剤師その他医薬関係者から，定期接種と同様の書式によって，速やかに厚生労働省健康局結核感染症課へFAX（FAX番号：0120-510-355）で報告することとなっている．

任意接種における報告対象となる情報は，予防接種ワクチンの使用による副作用，感染症の発生について，保健衛生上の危害の発生または拡大を防止する観点から報告の必要があると判断した情報（症例）であり，ワクチンとの因果関係が必ずしも明確でない場合であっても報告の対象となりうる．

①死亡
②障害
③死亡につながるおそれのある症例
④障害につながるおそれのある症例
⑤治療のために病院または診療所への入院または入院期間の延長が必要とされる症状（③および④に掲げる症例を除く）
⑥①から⑤までに掲げる症例に準じて重篤である症例
⑦後世代における先天性の疾病または異常
⑧当該医薬品の使用によるものと疑われる感染症による症例等の発生
⑨①から⑧までに示す症例以外で，軽微ではなく，かつ，添付文書等から予測できない未知の症例等の発生

6.7 予防接種後健康有害事象の因果関係の評価

ワクチンあるいは予防接種が有害事象を起こしたかもしれないという疑いには，迅速に効果的に対応しなければならない．さもなければ，予防接種の信頼の土台を揺るがすことになり，それは即座に予防接種率の低下と疾病の再興につながる．そしてこれはその有害事象がワクチンによって起こっているものではないと証明されたあとも，長い間後を引くことになる．迅速で効果的で，かつ科学的に厳格な対応が，個人の健康への有害な影響を最小限にし，ひいてはこの事例が引き起こしたかもしれない，全人類の健康への影響を最小限にすることができる．AEFIが発生したときの因果関係の評価（causality assessment）は，AEFIサーベイランスのきわめて重要な要素である．

6.7.1 集団レベルでの評価

集団レベルでの因果関係の評価は，当該のワクチンが特定の有害事象を起こしうるかということである．因果関係というのは，二つの事象の間で，一つ目の事象の結果として二つ目の事象が発生するということであり，直接的な原因というのは，これがなければ，二つ目の事象が起こらなかったというものである．時に，複数の因子が関与することもあり，それぞれの因子が反応を促進，助長することにより，結果的に反応が起こることもある．いずれにしろ，ワクチンそのものが内在する原因による反応の場合には，通常，ワクチン接種後，被接種者全般において，一定の症状が，一定の時間経過後に発生するが，idiosyncraticな反応の場合には，特定の背景やリスク因子を持つ人口集団に発生することがある．

科学的な因果関係の基準として考えられるべきものは以下のとおりである．

(1) 時間的関連性：　ワクチン接種が事象の発生に先行する．

(2) 関連性の強度：　関連性は偶然に起こる確率を超えて，統計学的有意性を満たす（一般人口における発生数より高いということ）．

(3) 容量反応関係がある：　曝露が増加すれば反応のリスクが増加する．ただしワクチンは通常，用量と回数は一定である．

(4) 証拠の一貫性：　異なる方法や異なる状況に置ける研究によっても，同様の結果が得られる．

(5) 特異性：　ワクチンが証明できる唯一の原因であること．

(6) 生物学的妥当性と一貫性：　ワクチンと有害事

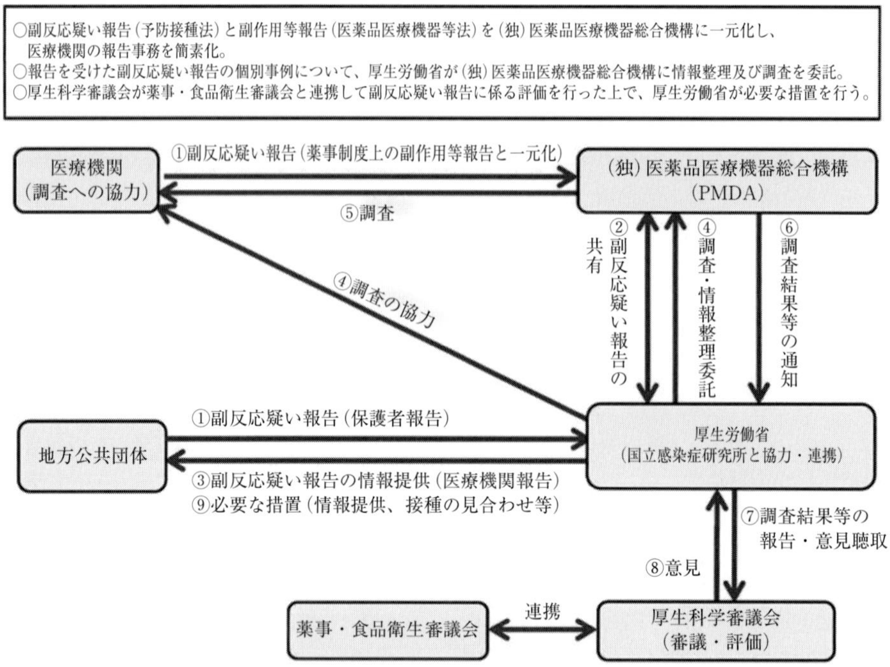

図6.1　予防接種副反応報告システムフロー
(http://www.mhlw.go.jp/bunya/kenkou/kekkaku-kansenshou20/hukuhannou_houkoku/)

象との関連性が妥当であり，ワクチンの生物学的作用と有害事象とに関する現状の知見に一貫性がある．

6.7.2　個人レベルでの評価

個人レベルでの評価はより難しく，通常は，一例の有害事象の報告をもとにワクチンと有害事象の因果関係を確定することは非常な困難を伴う．しかしながら，新たなワクチンの副反応であるかどうか，それが予防あるいは治療・救済可能なものであるかを評価することは重要なことであり，また，たまたま偶発的にワクチン後に発生した有害事象であることを確認することもきわめて重要であり，さもなければ，偶然の事象によってワクチンの信頼性を損なってしまうことになる．個人レベルでの因果関係は，当該ワクチンが，特定の個人に，特定の症状を起こしたのかということである．

科学的な因果関係の基準は以下のとおりである．

(1) 時間的関連性：　ワクチン接種が事象の発生に先行する．

(2) 確定的なワクチンが事象を起こしたという証明：　ワクチンが当該の症状を起こしたとする，臨床所見，検査所見上の証明は，生ワクチンの場合にはしばしば発見される．

(3) 集団レベルでの因果関係の証明：　上述の当該の有害事象の発生率が一般人口における期待値（ベースライン）よりも高率であるという証拠．

(4) 生物学的妥当性：　現状のワクチンの知識と理論から考えて妥当性があるか．

(5) 他の説明の考慮：　いわゆる鑑別診断であり，偶発的な事例であり，以前よりあるか，新たに獲得した，あるいは自然に発症した，そして遺伝学的に規定された，別の他の疾患の発症を考慮すること．

(6) 先行する証拠：　過去に当該ワクチンが類似事例を起こしたことがあるかどうかの証拠．

6.7.3　WHOによる因果関係評価マニュアル

上述の原則を踏まえて，WHOはワクチンとAEFIとの間の因果関係の評価のための系統的な，標準的なプロセスのガイドラインを発出しているが[4]，これは特に，①重篤な事象，②同様の事象が集積している場合，③事象の発生が期待値を超えていたり，重症な場合，④何らかの異常なシグナルが検知されているとき，⑤予防接種過誤や接種後30日以内に発生した説明のつかない重篤な事象が発生した際に必要と認められるとき，あるいは住民や保護者に深刻な不安を起こしているような事象では，評価を行うべきとしている（英語圏ではsevere（重症）とserious（重篤）は区別されており，severeは一般的に症状の強度を表す言葉であるが，seriousは規制上の用語(regulatory term)として，死亡，入院治療が必要あるいは長期にわたる

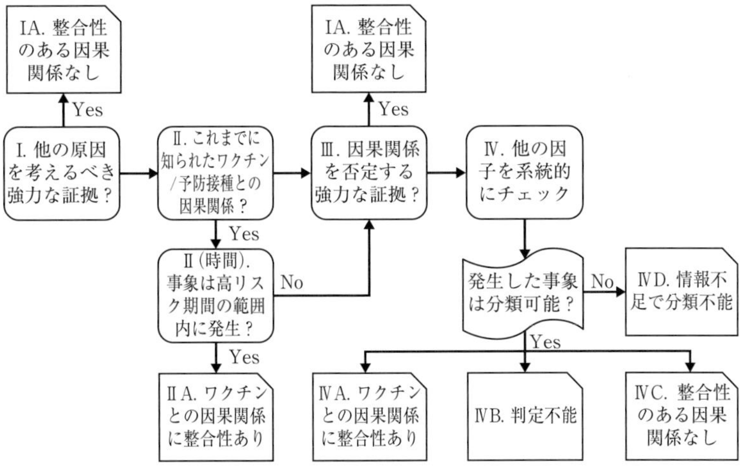

図 6.2　因果関係評価のためのアルゴリズム[4)]

入院，永続的で重要な後遺症が残る場合，生命に関わる場合に使用するとされている．日本でも厚生労働省の医薬品等の副作用の重篤度分類基準により，同様に定義されている）．

プロセスは次の三つのステップからなる．

1)　有害事象の適格性を決定し，評価すべき有害事象の徴候を特定する．ここにおいて，たとえば，当該ワクチンがある一定の症状を引き起こしたか，という，いわゆる causality question を決定する．

2)　次のステップとして，四つの項目，すなわち，①他の原因を考える強力な証拠があるか（Ⅰ. Is there strong evidence for other causes?），②すでに知られているワクチンとの関連性が存在するか（Ⅱ. Is there a known causal association with the vaccine or vaccination?），③ワクチンとの関連性を否定する強力な証拠が存在するか（Ⅲ. Is there strong evidence against a causal association?），④評価に役立つ他の有力な因子（Ⅳ. Other qualifying factors for classification）について，チェックリストを使用してすべての可能性を系統的に評価する．

3)　アルゴリズム（図 6.2）により，上述のチェックリストの結果を当てはめていき，整合性のある因果関係が存在する（A. consistent causal association to immunization），確定できない（B. indeterminate），因果関係として整合性がない（C. inconsistent causal association to immunization；coincidental），十分な情報がなく分類不能（D. unclassifiable）の三つに分類して，最終的には，それぞれに応じた対応が推奨されている．詳細については文献を参照されたい．

6.7.4　日本における分析と評価

日本においては，報告された副反応（AEFI）事例は，PMDA で集積され，副反応の報告について，情報の収集・整理を行い，副作用等情報管理システムのデータベースに入力される．国立感染症研究所は，専門的見地に立ってデータベースを解析，モニタリングを実施することとなっており，特に，報告事例が，予防接種法に基づく報告基準に該当しているかどうかを判断し，時間的，空間的，徴候の集積性を検討する．特定のワクチンまたはそのロットに集積が認められた場合は，国家検定情報と連携し，副反応の原因を検討することとなっている．厚生労働省は，PMDA，国立感染症研究所と連携して資料を作成して，これらの検討結果をまとめ，審議会（厚生科学審議会予防接種・ワクチン分科会副反応検討部会，薬事・食品衛生審議会医薬品等安全対策部会安全対策調査会等）に提供し，科学的な検討が行われる．最終的に厚生労働省は審議会の技術的助言に基づき，対応を行うこととなる．

まとめ

わが国においては，最終的な結果は，すべて厚生科学審議会予防接種・ワクチン分科会副反応検討部会で，詳細なデータが審議会における議論の経過とともに公開されている．前述のように，副反応報告というのは，一つのサーベイランスであり，サーベイランスとは，information for action である．最終的にその情報を必要としている人たちに情報を提供する，すなわち効果的な適時的な communication によって，具体的なアクションにつなげることがその目的である．どんなに効果的なサーベイランスを行っても，最後の

communicationが稚拙だったり，遅きに失すれば，ワクチン行政に大きく影響を及ぼす．ワクチンはその性格上，人体に一定の反応を起こすものであるし，その反応はheterogeneousな集団である人間においては，大きく異なることがある．予防接種による何らかの有害事象は起こらないに越したことはないが，決して忌むべきものではなく，起こりうるものとして謙虚にとらえて対応していくことが肝要である．

〔谷口清州〕

文　献

1) 厚生労働省：予防接種後副反応報告書集計報告書（平成24年4月1日〜平成25年5月31日）http://www.mhlw.go.jp/file/05-Shingikai-10601000-Daijinkanboukouseikagakuka-Kouseikagakuka/0000078235_1.pdf
2) Bellman MH, Ross EM, *et al*：Infantile spasms and pertussis immunisation. *Lancet* **7**：1031-1034, 1983
3) CIOMS：Definition and application of terms for vaccine pharmacovigilance. Report of CIOMS/WHO working group on vaccine pharmacovigilance. Geneva 2012；2013 http://www.who.int/vaccine_safety/initiative/tools/CIOMS_report_WG_vaccine.pdf
4) WHO：Causality assessment of an adverse event following immunization（AEFI）. User manual for the WHO revised classification；2013 March http://apps.who.int/iris/bitstream/10665/80670/1/9789241505338 eng.pdf
5) CDC：Vaccination Safety. Epidemiology and Prevention of Vaccine Preventable Diseases, 13th ed. http://www.cdc.gov/vaccines/pubs/pinkbook/index.html
6) 厚生労働省：予防接種後健康状況調査集計報告書平成23年度後期分および累計分 http://www.mhlw.go.jp/stf/shingi/2r9852000002qfxs-att/2r9852000002qfz9.pdf
7) 厚生労働省：予防接種法施行規則（昭和二十三年八月十日厚生省令第三十六号）http://law.e-gov.go.jp/htmldata/S23/S23F03601000036.html
8) 厚生労働省：予防接種副反応疑い報告書 http://www.mhlw.go.jp/bunya/kenkou/kekkaku-kansenshou20/hukuhannou_houkoku/dl/youshiki_01.pdf
9) 独立行政法人医薬品医療機器総合機構：予防接種副反応報告書記入要領 http://www.pmda.go.jp/files/000145425.pdf
10) 厚生労働省：予防接種後に発生した症状に関する報告書（保護者報告用）http://www.mhlw.go.jp/bunya/kenkou/kekkaku-kansenshou20/dl/yobou130417-2.pdf
11) 独立行政法人医薬品医療機器総合機構：患者の皆様からの副作用報告 http://www.pmda.go.jp/safety/reports/patients/0004.html

第 II 部

細菌ワクチン

7 BCGワクチン

A. 疾患の概略

「結核症：tuberculosis」という病名は，病理学的に結核結節（tubercule＝隆起物）と呼ばれる塊を作る病気という意味で1839年にドイツのSchöenleinによって名づけられ，日本では1857年に緒方洪庵によって邦訳されたとされている．いわゆる結核症をヒトに発症しうる抗酸菌は結核菌群として国際規約上現在6菌種認められている．それらは*Mycobacterium tuberculosis*（結核菌），*M. bovis*（ウシ型），*M. africanum*（アフリカ型），*M. caprae*（ヤギ型），*M. microti*（ネズミ型），*M. pinnipedii*（アザラシ型）という種名で呼ばれているが，実際にヒトに結核症を引き起こすのは*M. tuberculosis*がほとんどである（海外の一部地域では*M. bovis*感染や*M. africanum*感染も少なからず認められる）[1-3]．

1. 臨床と診断

a. 結核の感染と病態

結核菌は主にエアロゾル感染（空気感染あるいは飛沫感染）する病原体であるので，感染経路はほとんどが呼吸器系（肺）である．しかしながら，患者が咳をした際に喀出される飛沫あるいは飛沫核のサイズはさまざまであり，粒子径の大きなものは気道上皮系で捕獲され，繊毛運動で排出される．また粒子径の小さすぎるもの（主に1 μm以下）は気流に乗ったまま再排出されるとされ，実際に感染が成立するのは30%程度といわれている．

病原体が肺胞領域まで到達してマクロファージに貪食され，リンパ節に運ばれる．抗原提示されて免疫に認識された時点で感染としては成立している．感作リンパ球による滲出性壊死性反応が起こり，これがいわゆる「初期変化群」となる．感作リンパ球により活性化されたマクロファージは殺菌能が亢進するものの，一部の結核菌は潜在感染状態となる．感染後の発病リスクは10～30%程度といわれているが[4]，菌（strain）によって，あるいは患者の免疫状態によって異なる．発病する場合は，感染後2年以内に約80%の患者が発生するとされているが，この時期を過ぎたとしても除菌されない限り発病リスクは一生残る．

感染後に潜在状態を経ずに直接発病する場合もあり，これは一次結核と呼ばれる．粟粒結核や肺門リンパ節結核，結核性胸膜炎として発症する．リンパ節が気管支に穿破して結核性肺炎を起こすこともある．一方，ほとんどの症例は細胞性免疫成立後の潜在感染状態からの慢性感染として発病（内因性再燃）し，一般に二次結核と呼ばれる．

二次結核は，感染病理的には滲出性から増殖性に至る慢性肉芽腫性疾患であり，肺に乾酪性壊死を伴う肉芽腫性病変を認め，一般に類上皮細胞やラングハンス巨細胞を伴う．感染症としての進行が慢性的であることから，炎症周囲で線維化も進行する．肉芽腫内部が壊死し，そこに交通する気管支があると，壊死組織が気道から排出され，肉芽腫内が空洞化（空洞形成）する．増殖した結核菌は自己の気道内で散布されるため，特に診断が遅れた場合（罹病期間が長い場合）時系列を異にする肉芽腫性病変が肺内に多発することになる[5,6]．これらの慢性的経過が肺内で多発すると，時間的・空間的に多彩な炎症時期を示す胸部X線所見となる．結核菌は血液を介してすべての臓器に播種しうるので，感染臓器ごとにも同様の慢性炎症を起こしうる（肺外結核）（図7.1）．

b. 結核の臨床症状

臨床症状は，上記のような感染動態を反映し，主に呼吸器系の症状が前面に出ることになる．主要な症状は，2週間以上続く咳嗽，喀痰（時に血痰），喀血，呼吸困難等である．特に気管支結核を合併すると咳嗽症状が強い．全身症状としては，慢性の消耗性疾患であることを背景として，発熱（多くは微熱だが，血行性播種などにより高熱となる場合もある），寝汗，全身倦怠感，易疲労性，体重減少，衰弱感等がある[7]．これらの症状はどのテキストにも記載されているが，近年日本の結核患者は主に高齢者であり，高齢であるほど多くの患者で「呼吸器症状以外」の症状しかないという場合があるので，注意が必要である[8]．免疫不全の患者や生物学的製剤使用者等で，最初から肺外結核として発症する場合があるが[9]，その場合は臓器ごとの症状が出ることになる．肺外結核の代表は結核性胸膜炎であるが，炎症初期には臓側と壁側胸膜の擦過により胸痛が発生し，胸水貯留が大量になれば呼吸困難感も出現する．骨関節結核であれば当該関節の腫れ，痛み，運動制限等が現れる．結核性髄膜炎であれば，発熱，頭痛，悪心・嘔吐，髄膜刺激症状等が出現

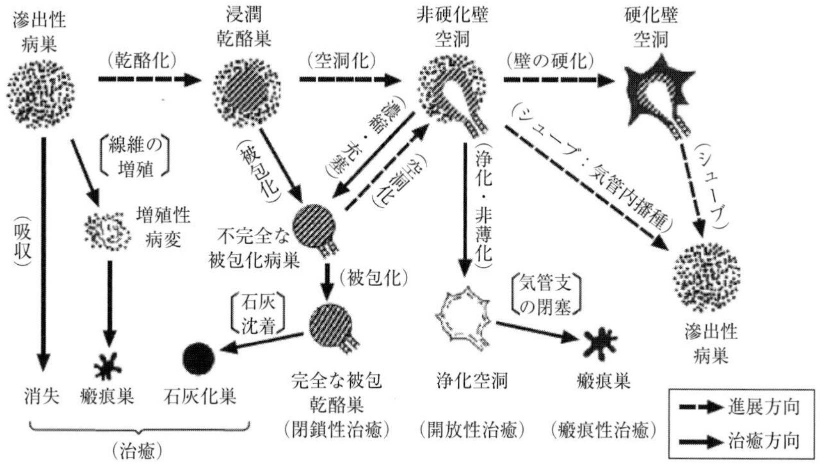

図 7.1 結核病巣の進展と治癒過程

結核菌が侵入すると，最初は自然免疫の反応として好中球等が遊出し，滲出性病巣を形成して次第にマクロファージやリンパ球に置き換えられる．病変中心部は次第に凝固壊死（乾酪壊死）し，壊死巣を囲んで肉芽組織が形成され病巣が限局化される．肉芽形成の盛んな反応を繁殖性反応という．肉芽を構成する細胞は次第に線維を産生するようになり，次第に線維組織に置き換えられていく（増殖反応）．炎症性肉芽が線維に置き換えられ，硬く収縮すると周辺肺は牽引されて過膨張となる（硬化性反応）．

し，二次的な還流異常による水頭症もみられる．

c. 結核の診断

結核の診断は一般的には受動受診であるため，先にあげた臨床症状をキーにして，画像診断，細菌学的診断，免疫学的診断等を実施する．

d. 画像診断

二次肺結核は一般的に S^1 あるいは S^2（左肺の場合 S^{1+2}）あるいは S^6 に病巣を形成しやすいといわれているが，一次結核はこの限りではない．空洞形成は正常な細胞性免疫反応の結果であるので，若い人に多く，高齢者や免疫不全患者では少ないといわれている[10,11]．先に述べたとおり，時間的・空間的に多彩な病変（滲出性，繁殖性，増殖性，硬化性）になる[5]．

e. 細菌学的診断

細菌学的検査（抗酸菌検査）で結核菌を検出することは，結核症診断のゴールドスタンダードである．方法的には，抗酸菌塗抹検査，抗酸菌培養検査，核酸増幅法検査等が結核菌検出に用いられる．

抗酸菌塗抹検査では，通常検体を均質化し，遠心集菌してからスライド上に塗布し，抗酸性染色を行う．抗酸菌を石炭酸フクシン液やオーラミン O 液で染色すると，抗酸菌は酸やアルコールによる脱色に対して抵抗性であるため，一般細菌は脱色され抗酸菌だけが可視化される．ただし，塗抹検査の結核菌検出感度は低く，一般には 5000/mL 程度の結核菌が存在しないと陽性にならない．また，近年では非結核性抗酸菌の分離が増加しているので[12]，抗酸菌塗抹検査陽性のみをもって結核と診断することはできない．

抗酸菌培養検査は，結核菌の検出感度でいえば塗抹検査のおよそ 10 倍以上の感度を持っている．現在の培養検査の主流は液体培養であり，小川培地などの固形培地培養は補助的である．結核菌は，いわゆる遅発育菌であるため，陽性結果が得られるまでに液体培地でも平均 2 週間，固形培地では 3 週間以上の時間がかかる．何より，陰性の確認までに液体培地で 6 週間，固形培地で 8 週間かかるので，時間浪費型の検査といえる．抗酸菌培養が陽性となっても結核菌とは限らないので，培養菌ごとに必ず菌種同定検査を実施する[13]．

核酸増幅法検査は 1990 年頃から導入された方法で，塗抹検査と培養検査の欠点を補うように高感度で迅速であるが，感度的には液体培養検査にやや劣る[14]．結核菌の同定と検出が同時に実施できるのが利点であるが，十分量の核酸さえあれば陽性になるため，治療経過の観察には使用できない[15]．

抗酸菌検査は確定診断上重要であるが，結核の統計によると何らかの形で結核菌が陽性となる肺結核は全体の 85% 程度であり，肺外結核も併せると結核菌が陽性となる患者の率は 8 割程度と考えられる[16]．それ以外の結核患者は，たとえ胸部 X 線所見があったとしても結核菌は検出されず，その他の所見によって診断される．その場合，現在最も有力な方法は IGRA（interferon gamma release assay）と呼ばれる細胞性免疫反応を調べる検査である．これは一般に ESAT-6 と CFP-10 と呼ばれる結核菌の分泌蛋白に対するエフェクター T 細胞の Interferon gamma（IFN-γ）の産生を調べるもので，結核に感染している患者で感度 81〜88％程度で陽性になる．ツベルクリン反応と異なり BCG ワクチンの影響を受けないため，特異度が 86〜99％程度と高いことが特徴である[17]．一方で，既感染者においても一定割合で陽性になるため，既感染率の高い日本の高齢者群[18]や結核高蔓延地域出身の外国人等に適用する際は，陽性になった場合の解釈に注意が必要である．また，結核の感染を診断する方法なので，潜在性結核と活動性結核の両方で陽性となる．

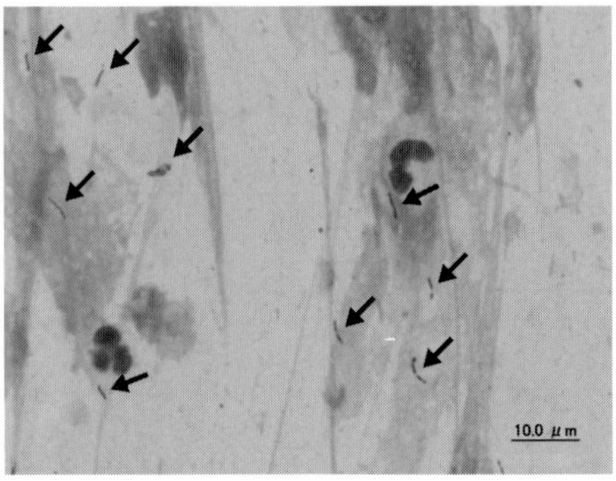

図 7.2　喀痰中の結核菌（矢印は桿菌）Ziehl-Neelsen 染色（1000×）

2.　病原体：形態，構造蛋白質，遺伝子，増殖様式

結核菌は，定型的にはやや湾曲した桿菌であり，大きさは 0.3〜0.6×1〜4 μm とされている（図 7.2）．多型性（時に球菌様）を特徴とする．色素を産生しないので，固形培地上に発育したコロニーは薄いクリーム色で，表面不整な性状を示す．

定型的抗酸性を有し，グラム染色は陽性で，非運動性，空中菌糸非産生性，非芽胞形成性であり，鞭毛や莢膜を持たない．好気性あるいは微好気性の性状を有する．人工的に培養することが可能であるが，発育はきわめて緩徐であり，一分裂に 12〜24 時間かかる．至適発育温度は 36±1℃ であり，25℃ や 45℃ では発育しない．培養菌は一般にコード形成と呼ばれるひも状の立体凝塊構造をとる[19]．

原核細胞であり，細胞質内に核を持たない．リボソームの密度が一般細菌に比べて低く，数も少ない．山田らによれば *M. bovis* BCG で細胞内のリボソーム濃度は 690〜4400/0.1 fl であり[20]，これが遅発育の原因の一つと考えられる．細胞壁が特徴的であり，その外層には炭素鎖 70〜90 の厚いミコール酸の層があり，さらに外層に capsule（pseudocapsule）と呼ばれる蛋白と多糖の混合物層がある．

生化学的には，ナイアシン試験陽性，硝酸塩還元試験陽性，カタラーゼ試験陽性（時に低カタラーゼ），パラニトロ安息香酸培地感受性（発育陰性）で TCH（thiophene-2 carboxylic acid hydrazide）耐性である[19]．

結核菌のゲノムは円環構造であり，サイズは基準株である *M. tuberculosis* H37Rv で約 4.4 Mbp とされている．一般細菌に比較して核酸中に占めるグアニン（G）とシトシン（C）の割合が高く，同菌で 65.6％とされている．遺伝子の数は約 4000 であり，機能不明の遺伝子を含めて一般的に 11 の群に分類される．

結核菌はいわゆる細胞内寄生菌であり，宿主の免疫的攻撃を逃れるため，細胞による貪食を回避する機構，（ファゴリソソーム内の）フリーラジカルの活性を抑制する機構[21]，ファゴソームとリソソームの融合を抑制し殺菌を逃れる機構[22]等を有している．

結核菌は潜在感染状態となるが，潜在感染といっても，実際には完全に代謝が停止しているわけではなく，環境（低酸素や低栄養）に適応するため複数の遺伝子発現は逆に亢進している．いわゆる DevR（DosR）regulon は低酸素環境下で発現する遺伝子プログラムであり[23]，菌の分裂を抑制する．その一方で，Rpf（resuscitation-promoting factor）A to E は慢性感染の再燃や喀痰中の非増殖性結核菌の発育を促すことが知られている[24]．また，常に休眠状態にあるわけではなく，部分的活動性状態との間で相変化していると思われる．

3.　疫学：日本の疫学，世界の疫学

結核の統計 2017 によると，2016 年の新規結核患者発生数（登録患者数）は 1 万 7,625 人で，人口 10 万人当たりの患者数（罹患率）は 13.9 となり，欧米の 3〜5 倍であるが，世界的には「中蔓延状態」である．平均罹患率は 13.9 であるが，年齢階級によってその数値は大きく異なり，15 歳未満は 0.4 であり，60〜69 歳代でも 12.0 である．70 歳以上で 42.8 と急激に上昇しており，図 7.3 に示すように患者発生のピークは 80 歳以上の後期高齢者である．これは過去日本において結核が高まん延していた時期に感染し，潜在感染状態となった個人が高齢化して細胞性免疫が低下し，発病（内因性再燃）に至っていると考えられている．日本人の結核菌既感染率は 20 歳で 1.3％，60 歳で 15.7％，85 歳で 73.1％（2015 年時点）と推定（総数としては 2000 万人程度）されていることを考えると，高齢者が多いことは容易に理解できる．一方で青壮年層にも少なからず患者の発生があるが，これは既感染率と一致しない．これは，この年齢層の多くが外国生

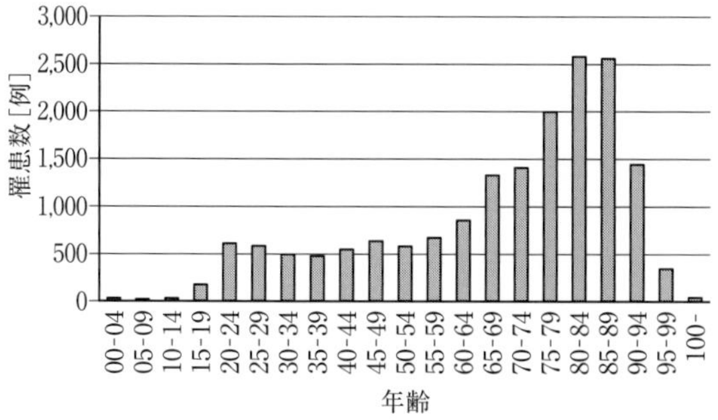

図7.3 日本における年代別新規結核罹患数（2016年）

まれであり，たとえば20歳代の新規登録患者の42.7%は外国生まれが占めているためと考えられる（輸入感染症としての側面とも理解できる）．結核による死亡は1889人（2016年）となっている[16]．

世界的には同時期に年間およそ1040万人が新たに結核を発病している．日本と世界の結核患者の状況で大きく異なるのは，HIV（human immunodeficiency virus）感染者の割合が高いことであり，1040万人のうち10%がHIV陽性と推定されている．結核死亡者は167万人と推定されているが，そのうち37万人がHIV陽性と考えられている．患者の多くは開発途上国から発生し，アジア地域が全体の約60%を占めている[25]．

結核の化学療法は1940年代のAlbert Schatzによるストレプトマイシン（streptomycin：SM）の発見から始まって[26]，すでに70年ほどさまざまな抗結核薬が開発され使用されている．その結果として，宿主であるヒト社会には抗結核薬に耐性を有する結核菌がある確率で存在している．現在使用されている主要な抗結核薬はイソニアジド（isoniazid：INH），リファンピシン（rifampicin：RFP），SM，エタンブトール（ethambutol：EB），ピラジナミド（pyrazinamide：PZA）であるが，それぞれの薬剤耐性率は未治療（結核治療歴がないか，あっても4週間以内）と既治療（結核治療歴あり）とでは大きく異なる．2007年に結核療法研究協議会が実施した全国サーベイの結果を図7.4に示すが，一般に未治療患者で低く，既治療患者で高い．PZAについては正確な耐性率は知られていない．INHとRFPの両方に耐性を有する結核菌を多剤耐性結核菌（multidrug-resistant *M. tuberculosis*：MDR-TB）と称する．またMDR-TBに加えて少なくとも一つの注射剤と1種類のニューキノロン剤に耐性を有する結核菌を超多剤耐性結核菌（extensively-drug resistant *M. tuberculosis*：XDR-TB）と称する．日本のMDR-TBは未治療患者で0.4%（95% CI：0.2〜0.8%），既治療患者で4.1%（95%

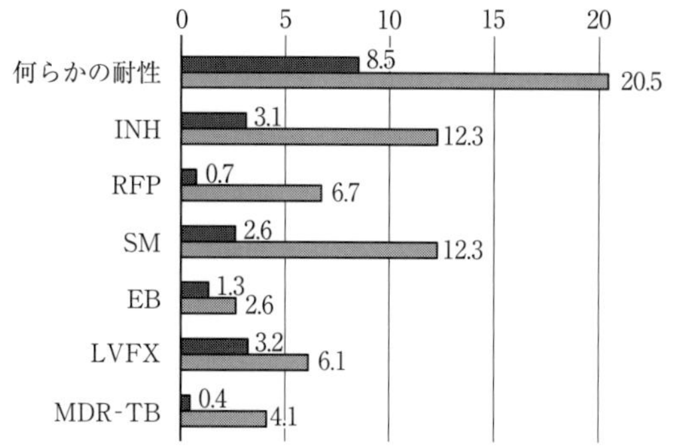

図7.4 2007年時点での日本における主要薬剤耐性（■未治療，□既治療）
何らかの耐性とは，INH, RFP, SMあるいはEBのいずれかに耐性を有する結核菌を意味する．

CI：2.1〜7.9%）（療研調査2007年）とされており[27]，結核の統計からも同様の罹患率が得られている（2016年）のでこの10年程度は率的にほとんど変化していないと思われる．罹患数は減少しているので，絶対数としては年間60人程度発生していると推測されているが，世界的には未治療患者で3.3%（95% CI：2.2〜4.4%），既治療患者で20%（95% CI：14〜27%）と推定されている．年間およそ48万人（36万〜60万）の新規MDR-TB患者が発生していると考えられる[25]．

4. 対策

結核の対策には通常二つの方法が考えられる．一つは感染予防であり，もう一つは発病予防対策である．

空気あるいは飛沫感染する病原体であることから，感染予防のための方策としては，環境コントロールと個人防御が考えられる．環境コントロールを広義にとらえれば，結核が高度にまん延している地域に長期間とどまらないことは重要と思われる．狭義には，環境コントロールとはすなわち十分な換気による病原体除去を意味する．結核菌が空気中に浮遊している確率が高い環境（たとえば結核患者がいる病棟や結核菌を取り扱う検査室など）では，排気を浄化するためHEPAフィルターを使用する．通常，1時間に6〜12回換気するのがよいとされる．換気が難しい場合は，紫外線灯等を利用することもあるが，効果が不明な部分も多い．

個人防御の方法は，マスクの装着であるが，一般的なサージカルマスクは頬の部分等に隙間があり，感染防御上はあまり有効でない．N95レベル以上のマスクを顔にきれいにフィットするように使用するのが原則である．また，患者には飛沫の飛散を防止する目的で排菌中はマスク（これはサージカルマスク）を着用してもらう．

感染予防上もう一つ重要なのは，排菌している活動性結核患者の早期発見と隔離・治療である．過去，罹患率がもっと高かった時代には一般集団に対する集団検診が患者発見に有効であったが，現在の罹患率では有効性が低い．ただし，先に示したように，ある年齢以上の高齢者や，一部の社会的弱者集団では健診による結核発見の可能性がある程度見込まれるので，対象集団を選定したスクリーニングが重要である．中でも「最近結核患者と接触した集団（接触者）」は結核菌に感染しているリスクが高く，しかも感染している場合発病リスクも高い（感染2年以内発病するリスクが高い）．このような接触者集団に対して，現在ではIGRA検査を中心とした結核感染診断が行われる[28]．これによって結核に感染していると判断された場合，発病予防のための治療（潜在結核感染症治療）が行われる場合が多い．

5. 治　療

結核の治療は一般的に標準化された多剤併用療法であり，「結核医療の基準」が定められている[29]．多剤併用する理由は，単剤治療による結核菌の耐性化防止と，治療期間の短縮にある．既存の薬剤耐性菌の罹患率を考慮し，通常「初回治療で薬剤耐性が疑われない場合」と「再治療や薬剤耐性結核の可能性が高い場合」に分けて考える．

初回治療の場合は，日本の現状では薬剤耐性があることはまれである．しかしながら，薬剤耐性結核患者に接触後に発病した場合などは除かれる．通常はINH，RFP，EB（あるいはSM）及びPZAを併用して治療を開始する．4剤併用期間は通常2か月間で，症状が改善し，INH及びRFPに感受性があることが確認されれば，その後はINHとRFPだけで4か月間治療を維持する（標準療法）．先の2か月間を導入期，後の4か月を維持期と称する．細胞性免疫に問題がある（糖尿病，生物学的製剤使用，ステロイド使用等）場合や，重症例，骨関節結核等の場合は維持期を3か月間延長することが勧められる．

再治療等，薬剤耐性が疑われる場合は複雑である．ただし，再治療であっても初回の治療が成功している場合は薬剤感受性が維持されている場合がほとんどであり，通常の標準療法が適用可能である．薬剤耐性が疑われる場合は，使用歴のない薬剤（感受性が維持されていると想定される薬剤）を3剤以上選択し，治療を開始する．最終的な薬剤選択は，薬剤感受性試験の結果に従う．

MDR-TBあるいはXDR-TBの場合，主要薬剤が使用できないことから，治療は一般に難渋する．患者の結核菌が感受性を有すると想定される薬剤を4剤以上使用して治療を開始し，その後は注射剤等長期使用が困難な薬剤を除いて治療を継続する．有効薬剤が3剤以上確保できている場合の治療期間は，培養陰性化後18か月である．

潜在結核感染症の治療は，活動性結核の場合と異なり，通常単剤（INH or RFP）で実施される．これは，野生耐性菌の存在確率を考慮したうえでの方法である．

6. 予防とワクチンの役割

発病予防対策として実施されるのがBCGワクチン接種である．日本では基本的に生後1年以内に接種される．結核菌の感染そのものを防止する効果はないといわれているが，発病予防効果があるとされている．

B. ワクチンの製品と性状について

BCGは，パスツール研究所のCalmette（カルメット）とGuérin（ゲラン）が牝ウシの結核性乳腺炎から分離した非常に毒力の強いウシ型結核菌を1908年から13年間，231代にわたって継代培養した結果弱毒化した菌である．この弱毒化（結核を発病しない）した菌に，1921年に開発者の名をとってBCG（Bacille de Calmette et Guérin）と命名したものである．結核を予防するワクチンとして実用化され，現在毎年1億人以上の小児がワクチン接種を受けている[30]．

BCG株は1921年にヒトに経口投与され，1923年にはWeil-Halléらにより皮下接種され，また1928年にはWallgrenらにより皮内接種の形で用いられるようになった[31]．第二次世界大戦後に凍結乾燥の技術が開発されるまでは，BCGワクチンはBCGの生菌をそのまま懸濁したものであったため，有効期限は2週間程度と短く，BCGを普及するためには各国で製造する必要があり，Calmetteらは広くBCG株を分与した．分与時期や培養法の違いにより，同じBCGでもさまざまな菌株（亜種）が認められており，遺伝子的にも異なる（図7.5）．

現在では，基本的に凍結乾燥したBCGが用いられる．たとえば日本ビーシージー製造が作製している製品は，BCG Tokyo株を培養し，発育した菌膜を採取し，この菌膜を処理して得たBCG湿菌を磨砕し，15 W/V％以下の濃度のグルタミン酸ナトリウム液に浮遊させ，その生菌浮遊液を凍結乾燥したものである[32]．

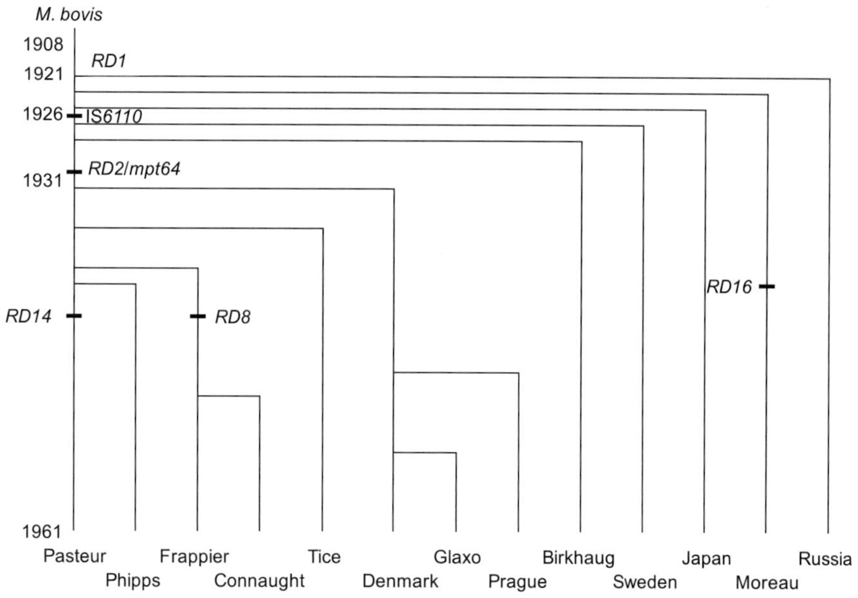

図 7.5 BCG の亜種とその差異

最初の BCG は *IS6110* を 2 コピーと *mpt64* 遺伝子を有していたが，1925〜26 年に *IS6110* が 1 コピー失われ，さらに 1926〜31 年の間に *mpt64* を含む RD（region of difference）2 が失われた．

C. 接種法

1. 接種対象者と接種法

a. 接種対象者

2005（平成 17）年 4 月に結核予防法が半世紀ぶりに改正され，BCG 定期予防接種についても変更が加えられた．改正以前は，BCG 接種は政令で定める定期（4 歳に達するまでの期間）においてツベルクリン反応を実施し，その陰性者（長径 9 mm 以下）に対して実施するというものであったが，改正によりツベルクリン反応を省略した直接 BCG 接種を実施することとなった．

現在日本では生後 1 年以内の小児に対して BCG ワクチン接種を定期で行っている．これは予防接種法で定められた期間であるが，「生後 5 月に達した時から生後 8 月に達するまでの期間を標準的な接種期間として行うこと．ただし，地域における結核の発生状況等固有の事情を勘案する必要がある場合は，この限りではない」とする技術的助言が付与されている．

弱毒菌といえども生菌である以上，宿主の免疫に問題があれば感染症として発病する可能性がある．特に免疫不全患者に BCG を接種すると，血行性播種して全身感染症（骨炎，骨髄炎等）となる危険性が以前から指摘されている．松島によると，重症複合免疫不全症（SCID）を主とする細胞性免疫不全症候群 34 例の感染起始月齢は，74% が 3 か月以前であると報告されている[33]．これら先天性の免疫不全症患者への BCG 接種を避けるため，接種開始時期を生後 3 か月以降とすることが一般的である．

b. 接種法

BCG の接種法には皮内接種，あるいは経皮接種の 2 通りの方法がある．世界的に広く実施されているのは皮内接種であり，WHO はこれを標準的な接種法として推奨している．BCG はもともと皮下接種されていたが，局所の潰瘍や膿瘍の発生が問題であるため，皮内接種に切り替えられている．しかし，皮内接種では誤って皮下接種となる可能性があり，その場合は副作用の発現が高くなる．

そこで日本では経皮接種の一形態である乱刺法（multiple puncture）が朽木五郎作らによって開発され，現在 9 針の管針が用いられている（図 7.6）．日本の BCG ワクチンもこの管針を使用することを前提に作られており，皮内接種用よりも高濃度（160 倍）になるよう作製されている．したがって，間違っても皮内接種してはならない．生菌でなければ効果がないため，力価の低下や菌の凝集を避けるため懸濁後は直ちに使用し，光，熱，皮膚消毒用のアルコール等にも十分に注意する必要がある．

実際の接種操作では，上腕外側ほぼ中央部に懸濁菌液を滴下（図 7.7(a)）して，上腕の長軸に沿って，幅 1.5 cm 長さ 3 cm にツバで均等に延ばし（図 7.7

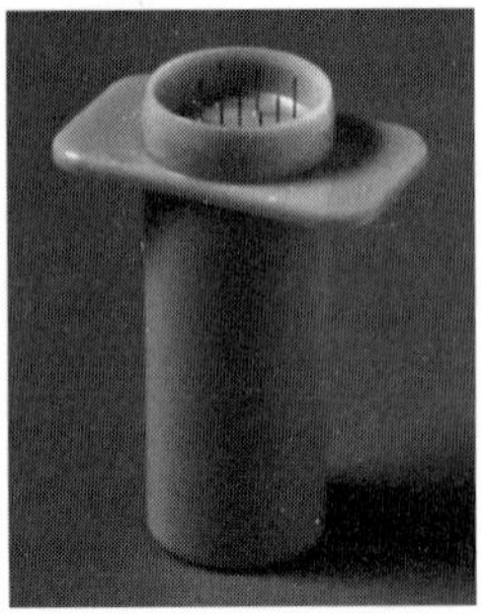

図 7.6　日本の BCG 接種用管針

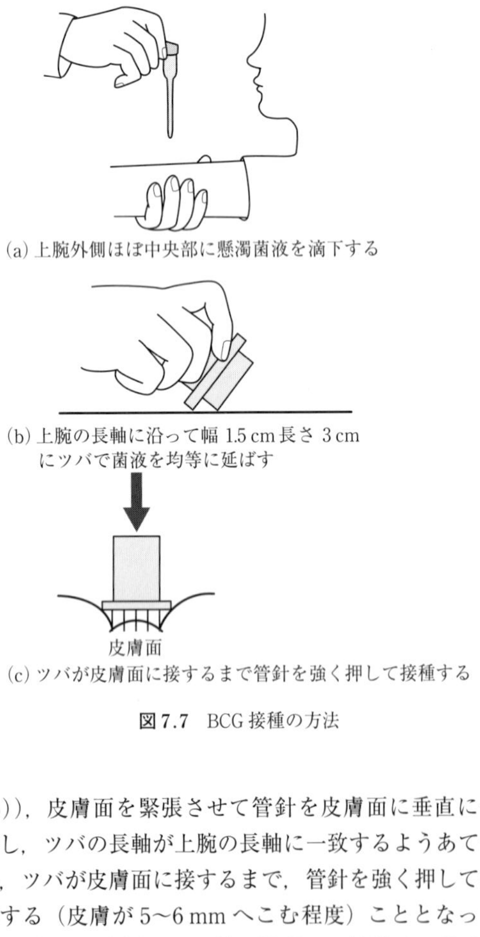
(a) 上腕外側ほぼ中央部に懸濁菌液を滴下する
(b) 上腕の長軸に沿って幅 1.5 cm 長さ 3 cm にツバで菌液を均等に延ばす
皮膚面
(c) ツバが皮膚面に接するまで管針を強く押して接種する

図 7.7　BCG 接種の方法

(b)），皮膚面を緊張させて管針を皮膚面に垂直に保持し，ツバの長軸が上腕の長軸に一致するようあてがい，ツバが皮膚面に接するまで，管針を強く押して接種する（皮膚が 5～6 mm へこむ程度）こととなっている（図 7.7(c)）．その他の場所への接種は，薬事法上認められていない．

2. 禁　忌

BCG ワクチン接種を実施する場合は，必ず予診を行い，不適当者や要注意者を明らかにする．

接種不適当者としては，明らかな発熱を呈している者，重篤な急性疾患にかかっていることが明らかな者，外傷等によるケロイドが認められる者，結核罹患歴のある者，免疫機能に異常のある疾患を有する者および免疫抑制をきたす治療を受けている者等，予防接種を受けることが不適当な状態にある者があげられる．HIV 感染者およびエイズ患者（後天性免疫不全）にも BCG 接種は禁忌である[34]．

接種要注意者としては，心臓血管系疾患，腎臓疾患，肝臓疾患，血液疾患および発育障害等の基礎疾患を有することが明らかな者，前回の予防接種で 2 日以内に発熱のみられた者または全身性発疹等のアレルギーを疑う症状を呈したことがある者，過去にけいれんの既往がある者，過去に免疫不全の診断がなされている者，BCG ワクチンの成分に対してアレルギーを呈するおそれのある者，結核感染を受けたことが疑われる者等があげられている．

3. 効果判定

BCG ワクチンが適切な抗結核免疫性を付与したかどうかを正確に判定する方法はない．ツベルクリン反応が結核の細胞性免疫の指標とならないことはすでによく知られている．

BCG ワクチンの効果は，結核の発症予防と進展の抑制にある．Lindgren によると，肺に著しい病変がみられない解剖例での石灰化した結核初感染群の病変を BCG 接種群と非接種群で比較した場合，BCG 接種群において肺門リンパ節まで病変が進展している例が少なく，肺病変の大きさも小さいことが示されており，BCG が基本的に Ranke の I 期（初感染から初期変化群の形成まで）において，初感染病変の進展を抑え，肺門リンパ節での病変の成立を阻止し，ひいてはそこから血行性に結核菌が播種するのを防止することによって効果を示すと考えられる[35]．

BCG ワクチンの若年者での結核に対する効果は認められており，Trunz らによると，結核性髄膜炎と粟粒結核（血行性播種）に対する防止効果は 73% 及び 77% であったとしている[36]．森は 2015 年時点での日本における BCG ワクチンの便益を推計しており，それによると小児結核患者 300 例（髄膜炎 7 例を含む）の発病が予防されていると考えられている[37]．

成人の結核発症予防および進展防止効果については，まったく効果がないとするものから高い効果を示した研究までさまざまである[38]．たとえば Rodorigues らによるメタアナリシスでは，進展防止効果（結核性髄膜炎あるいは血行性播種）は無作為対照試験で 86%，症例対象研究で 75% とされているが，肺結核の防止については研究データ間での差異が大きすぎて効果が算出できないとしている[39]．これは二次結核の発病に関するメカニズムの違いや，小児期に接種したワクチンの有効期間等の関連を示唆するもので，

Lindgren の研究から考えると，初感染に対する効果は成人においてもあると思われるものの，一般的に BCG ワクチンの効果は 10〜15 年と考えられている．Sterne らはこれまで発表された報告を検討し，接種後 10 年以降での発病予防効果は 14％であると報告している[40]．

結核菌と同じ抗酸菌群に属する非結核性抗酸菌の感染は，ある程度結核菌への防御作用を付与するため，非結核性抗酸菌の感染率が高い地域では BCG 接種により導かれる防御作用が減弱しているようにみえる．たとえば，赤道に近い地域ほど BCG の効果が弱く，中でも農村部で特に効果が低く評価される．また，研究精度の良否が結果を左右している可能性もある．

BCG 亜種の影響も考えられる．現在は Pasteur 株，Danish 株，Glaxo 株，Tokyo 株で世界全体の 90％を占めるが，各株での有効性の違いに関しては評価が確立されておらず，同一株の成績でも結果は変動している[41]．さらにいくつかの遺伝子が，人種間での結核感染の違いに影響することがわかっており，遺伝学的な違いが BCG 接種後の免疫作用の違いを及ぼすとも考えられている．感染する結核菌の種類による効果の差も示唆されており，いわゆる北京型結核菌は BCG の免疫効果をすり抜けやすいといわれている[42]．

4．副反応

一般的に結核未感染者に BCG を接種した場合，接種直後に局所の発赤がみられるが，3〜4 週間後に針痕に一致した発赤・膨隆が認められ，6 週程度で反応最大となり，2 か月程度で痂皮形成し，その後徐々に瘢痕化していく．時に副作用として単純性・化膿性リンパ節炎を認めることがあるが，森らによるとその確率はそれぞれ 1.06％および 0.02％であり，経過も観察のみで十分であり，外科的処置や抗結核薬投与を必要とする副反応はきわめて少ないことを報告している[43]．BCG の直接接種が開始（2005 年）されて以降，骨炎の報告が増加している傾向がある．徳永らは 1996 年以降の BCG ワクチン接種後骨炎 36 症例をアンケート調査により把握し，2004 年までは毎年 0〜3 件で発生が推移していたが，2005 年以降は，2005 年 6 件，2006 年 6 件，2007 年 7 件とそれまでに比べて多い発症例が報告されているとしている[44]．要因として，ワクチン側の要因，宿主側の要因，病原体診断技術の進歩等が想定されている．

コッホ現象は，結核既感染患者に BCG を接種した場合に起こる遅延型過敏反応である．したがって，この反応は生菌だけではなく死菌成分でも認められる．現象としては，接種局所の強くて早い反応（1〜2 日以内）と，所属リンパ節には至らない治癒である．コッホ現象ではこれらの局所反応は接種後数日で最大となり，未感染者の反応よりも強く，さらに潰瘍形成をみることもある．通常は大事に至ることはないが，治癒には未感染者と同様数か月の時間がかかる[45]．

コッホ現象は，結核罹患を推定する方法にもなりうる．コッホ現象を観察した場合は結核感染・発病について精査し，必要があれば結核の治療を実施する．

ある種の BCG 亜株のイソニアジド（INH）耐性が報告されている．比率法や耐性比法を有効とすれば，Danish 1331 や Connaught 株は INH 0.1 μg/ml に対して耐性である[46]．BCG Tokyo 株は比率法で INH 感受性であることが確認されている[47]．免疫原性としては同じであり，WHO は INH 低濃度耐性の BCG ワクチンを使用することに問題はないと表明している．

D．世界の状況

わが国では，BCG 接種は，特に結核感染リスクの高い集団を選定せず，一般集団に対して実施されている．BCG 接種を中止する基準の一つに「過去 3 年間の塗抹陽性肺結核患者の平均罹患率が 5.0/10 万以下」とあるが，今日の日本での塗抹陽性肺結核罹患率は 5.2/10 万（2016 年度）であり，ある意味では日本全体がいまだに比較的高いリスクを持っており，前述のような便益もあると考えられているためである．このようなユニバーサルな接種方法は多くの国で採用されている．

前述のように，日本では現在 BCG の直接接種を行っている．過去（1951 年〜）においては 30 歳未満に対して毎年ツベルクリン反応試験を行い，陰性であれば BCG 接種を行うこととされていた．その後 1974 年からはツベルクリン反応陰性者に 4 歳の誕生日までに初回接種，小学校 1 年生および中学校 2 年生（後に中学校 1 年生に変更）の 3 回の定期接種方式に改正されている．小学校，中学校で BCG 接種を行った児童は翌年もう一度ツベルクリン反応検査を行い，陰性ならば再び BCG 接種を受けていた（2003 年からは小学校，中学校での再接種は中止）．現在でも，このようなプライム・ブースト法の BCG 接種を実施している国は存在する．

低罹患率を理由にすでに集団として BCG を中止している国もあり，オランダや米国などがこれに当たる．しかし，たとえば米国では未治療あるいは効果のない治療を受けている感染性結核患者に継続的に接触し，予防投薬も受けられない小児や，多剤耐性結核患者が多く，それらの患者に接触し感染を受ける可能性

表 7.1　世界の BCG 接種状況[49)]

国	BCG 接種している	BCG 追加接種を推奨している	過去 BCG 追加接種をした	BCG 追加接種の年齢（TST：ツベルクリンテスト）	BCG 追加接種を中止した年
アルゼンチン	Yes	No	Yes	6,16 歳	1995, 2007
ボスニア・ヘルツェゴビナ	Yes	No	Yes	3,5,7,13,19 歳	1996
ブラジル	Yes	No	Yes	6 歳	2006
ブルガリア	Yes	No	Yes	7 月，7,11,17 歳	不詳
チリ	Yes	No	Yes	5 歳	2004
中国	Yes	No	Yes	不詳	不詳
エストニア	Yes	No	Yes	7 年	2003
フィンランド	No	No	Yes	学齢（TST 陰性の場合）	1990
フランス	No	No	Yes	不詳	不詳
香港（中国）	Yes	No	Yes	小学校	2000
イラン	Yes	No	Yes	4-6 歳	1999
アイルランド	Yes	No	Yes	11-12 歳	1996
イタリア	No	No	Yes	9 歳	2001
日本	Yes	No	Yes	6-13 歳（TST 陰性時毎年）	2003
韓国	Yes	No	Yes	8 歳	2007
ラトビア	Yes	No	Yes	7,12,15 歳	1974：(12 歳中止)，1993：(7 歳中止)，1998：すべての追加接種中止
マケドニア，FYR	Yes	Yes：7 歳	Yes	14 歳	不詳
メキシコ	Yes	No	Yes	6 歳（学齢）	1998
モンゴル	Yes	No	Yes	8,15,18 歳	1974-2006
ポーランド	Yes	No	Yes	7 歳	2005
ルーマニア	Yes	No	Yes	7,14,18/21 歳	1992-1993
セルビア・モンテネグロ	Yes	No	Yes	2,7,10,14 歳	1997
シンガポール	Yes	No	Yes	12,16 歳	2001
スロバキア	Yes	No	Yes	7,14 歳	2001
スロベニア	No	No	Yes	14-15 歳	1947-1996
南アフリカ	Yes	No	Yes	不詳	不詳
スウェーデン	No	No	Yes	7,15 歳（TST 不活動のとき）	1965：7 歳の追加接種中止，1986：15 歳の追加接種中止，1979：徴兵で追加接種中止
台湾	Yes	No	Yes	12 歳	1982-1997
タイ	Yes	No	Yes	不詳	不詳
トルコ	Yes	No	Yes	7,14,20 歳	1997：14，20 歳の追加接種中止，2006：7 歳の追加接種中止
ウルグアイ	Yes	No	Yes	6-12 歳	1980-1993
ウズベキスタン	Yes	Yes：7,14 歳	Yes	12,15,20,25,30 歳	1997
ザンビア	Yes	No	Yes	不詳	不詳

の高い医療従事者においては，個々に BCG 接種を判断する．医療従事者の場合，潜在結核感染症の治療と BCG ワクチンの両方について危険性と便益を考慮することとしている[48)]．Zwerling らは世界での BCG 接種実施状況について 2011 年に表 7.1 のように報告している[49)]．

現在 BCG に代わる新世代の結核ワクチン開発が進められている．AERAS によると，現在 16 種類のワクチンがⅠ～Ⅲ相の各段階にある[50)]．結核の感染を防止し，発病を抑制（治療も含む）し，さらには再発を抑える効果的ワクチンの開発が期待される．

〔御手洗　聡〕

文　献

1) Wayne LG, Kubika GP：Family *Mycobacteriaceae* Chester 1897 63[AL]. Bergey's Manual of Systematic Bacteriology (ed. by Holt JG), pp. 1435-1457, Williams & Wilkins, Baltimore, 1984

2) Ueyama M, Chikamatsu K, *et al*：Sub-speciation of *Mycobacterium tuberculosis* complex from tuberculosis patients in Japan. *Tuberculosis (Edinb)* **94**；15-19：2014

3) de Jong BC, Antonio M, *et al*：*Mycobacterium africanum*—review of an important cause of human tuberculosis in West Africa. *PLoS Negl Trop Dis* **4**(9)：e744. 2010

4) Chiba Y：Significance of endogenous reactivation-30 year follow-up of tuberculin positive converters. *Bull WHO* **60**：555-564, 1982

5) 日本結核病学会教育委員会：結核症の基礎知識，改訂第4版．結核 **72**：521-524，2014
6) 岩井和郎編：結核病学 I，基礎・臨床編，結核予防会，pp. 122-131，1987
7) 日本結核病学会編：結核診療ガイドライン 改訂第3版，南江堂，pp9-40，2015
8) 大森正子，和田雅子，ほか：高齢入院結核患者の発見の過程に関する研究．結核 **79**：243，2004
9) Dixon WG, Hyrich KL, *et al*：Drug-specific risk of tuberculosis in patients with rheumatoid arthritis treated with anti-TNF therapy：Results from the British Society for Rheumatology Biologics Register（BSRBR）. *Ann Rheum Dis* **69**：522-528, 2010
10) 結核研究所疫学情報センター：結核年報 2008 Series 4. 高齢者結核．結核 **85**：61-64, 2010
11) Mitarai S, Habeenzu C, *et al*：Drug susceptibilities and clinical manifestations of *Mycobacterium tuberculosis* in Zambia 2000. *Jpn J Trop Med Hyg* **30**：23-28, 2002
12) Namkoong H, Kurashima A, *et al*：Nationwide survey on the epidemiology of pulmonary nontuberculous mycobacterial disease in Japan. *Emerg Infect Dis* **22**：1116-1117, 2016
13) 日本結核病学会抗酸菌検査法検討委員会：結核菌検査指針 2007，pp95-121，結核予防会，2007
14) Steingart KR, Sohn H, *et al*：Xpert® MTB/RIF assay for pulmonary tuberculosis and rifampicin resistance in adults. *Cochrane Database Syst Rev* **31**：CD009593, 2013
15) Moore DF, Curry JI, *et al*：Amplification of rRNA for assessment of treatment response of pulmonary tuberculosis patients during antimicrobial therapy. *J Clin Microbiol* **34**：1745-1749, 1996
16) 公益財団法人結核予防会：結核の統計 2015，結核予防会，2015
17) Diel R, Loddenkemper R, *et al*：Evidence-based comparison of commercial interferon-gamma release assays for detecting active TB：a metaanalysis. *Chest* **137**：952-968, 2009
18) 大森正子：わが国における結核の根絶年の予測．結核 **66**：819-828，1991
19) Holt JG, Krieg NR, *et al*：The Mycobacteria, Bergey's Manual of Determinative Bacteriology, 9th ed., pp597-603, Lippincott Williams & Wilkins, Baltimore, 2000
20) Yamada H, Yamaguchi M, *et al*：Structome analysis of *Mycobacterium tuberculosis*, which survives with only 700 ribosomes per 0.1 fl of cytoplasm. *PLoS ONE* **10**（1）：e0117109, 2015
21) Edwards KM, Cynamon MH, *et al*：Iron-cofactored superoxide dismutase inhibits host responses to *Mycobacterium tuberculosis*. *Am J Respir Crit Care Med* **164**：2213-2219, 2001
22) Gordon AH, Hart PD, *et al*：Ammonia inhibits phagosome-lysosome fusion in macrophages. *Nature* **286**：79-80, 1980
23) Park HD, Guinn KM, *et al*：Rv3133c/*dosR* is a transcription factor that mediates the hypoxic response of *Mycobacterium tuberculosis*. *Mol Microbiol* **48**：833-843, 2003.
24) Shleeva MO, Bagramyan K, *et al*：Formation and resuscitation of "non-culturable" cells of *Rhodococcus rhodochrous* and *Mycobacterium tuberculosis* in prolonged stationary phase. *Microbiology* **148**：1581-1591, 2002
25) WHO：Global Tuberculosis Report 2015. ISBN 978 92 4 156505 9, 2015
26) Burgstahler AW：Albert Schatz-Actual discoverer of streptomycin. *Fluoride* **38**：95-97, 2005
27) Tuberculosis Research Committee（RYOKEN）：Nationwide survey of anti-tuberculosis drug resistance in Japan. *Int J Tuber Lung Dis* **19**：157-162, 2015
28) 日本結核病学会予防委員会：インターフェロンγ遊離試験使用指針．結核 **89**：717-725，2014
29) 厚生労働省健康局結核感染症課長：「結核医療の基準」の一部改正について．健感発 0129 第1号，平成 28 年1月29日
30) WHO：BCG vaccine. *Weekly Epidemiological Record* **79**：25-40, 2004
31) 室橋豊穂：BCG ワクチン考，日本公衆衛生協会，pp171，1982
32) 日本ビーシージー製造：乾燥 BCG ワクチン（製品添付文書）2013 年9月改訂（第9版）
33) 松島正視：BCG．小児内科 **16**：1613-1619，1984
34) WHO：*Weekly Epidemiological Record* **79**：25-40, 2004
35) Lindgren I：The pathology of tuberculous infection in BCG-vaccinated humans. *Bibl Tuberc* **21**：202-234, 1965
36) Trunz BB, Fine P, *et al*：Effect of BCG vaccination on childhood tuberculous meningitis and miliary tuberculosis worldwide：a meta-analysis and assessment of cost-effectiveness. *Lancet* **367**：1173-1180, 2006
37) 森 亨：最近の BCG 接種の問題点と今後の方向性「BCG 接種」に関する資料．第19回感染症分科会結核部会．http://www.mhlw.go.jp/stf2/shingi2/2r9852000000k9ps-att/2r9852000000ka1z.pdf
38) 森 亨：BCG 接種の効果の証明（総説）．資料と展望 **1**：1-13，1992
39) Rodrigues LC, Diwan VK, *et al*：Protective effect of BCG against tuberculous meningitis and miliary tuberculosis：a meta-analysis. *Int J Epidemiol* **22**：1154-1158, 1993
40) Sterne JAC, Rodrigues LC, *et al*：Does the efficacy of BCG decline with time since vaccination?. *Int J Tuberc Lung Dis* **2**：200-207, 1998
41) WHO：*Weekly Epidemiological Record* **79**：25-40, 2004. http://www.who.int/wer/2004/wer7904/en/index.html
42) Kremer K, van der Werf MJ, *et al*：Vaccine-induced immunity circumvented by typical *Mycobacterium tuberculosis* Beijing strains. *Emerg Infect Dis* **15**：335-339, 2009
43) Mori T, Yamauchi Y, *et al*：Lymph node swelling due to bacille Calmette-Guérin vaccination with multipuncture method. *Tuber Lung Dis* **77**：269-273, 1996
44) 徳永 修：BCG 骨炎（骨髄炎）症例調査報告「BCG 接種」に関する資料．第19回感染症分科会結核部会．http://www.mhlw.go.jp/stf2/shingi2/2r9852000000k9ps-att/2r9852000000ka1z.pdf
45) 青木正和：コッホ現象―BCG 接種に関連して―．資料と展望 **48**：1-13，2004
46) Knezevic I, Corbel MJ：WHO discussion on the improvement of the quality control of BCG vaccines. Pasteur Institute, Paris, France, 7 June 2005. *Vaccine* **24**：3874-3877, 2006
47) Shishido Y, Mitarai S, *et al*：Anti-tuberculosis drug susceptibility testing of *Mycobacterium bovis* BCG Tokyo strain. *Int J Tuber Lung Dis* **11**：1334-1338, 2007
48) CDC：The role of BCG vaccine in the prevention and control of tuberculosis in the United States. A joint statement by the Advisory Council for the Elimination of Tuberculosis and the Advisory Committee on Immunization Practices. *MMWR Recomm Rep* **45**（RR-4）：1-18, 1996
49) Zwerling A, Behr MA, *et al*：The BCG World Atlas：a database of global BCG vaccination policies and practices. *PLoS Med* **8**：e1001012, 2011
50) AERAS. Annual report 2014. http://www.aeras.org/annualreport 2014

8 百日せきワクチン

A. 疾患の概略

1. 臨床と診断

a. 臨床症状と疾病負荷

1) 百日せき含有ワクチン未接種児[1]　通常の鎮咳薬では咳が治まらず，次第に乾性咳嗽が激しくなる．特有な発作性の途切れなく続く連続的な咳込み（paroxysmal cough/staccato）で苦しくなり，大きな努力性吸気の際に狭くなった声門を吸気が通過するときに，吸気性笛声（whoop）が聞かれる．咳は夜間に強く，咳込みによる嘔吐，チアノーゼ，無呼吸，窒息感，顔面紅潮・眼瞼浮腫（百日咳顔貌），結膜充血等がみられる．

3か月未満児は入院率・死亡率ともに高く，無呼吸が多く特有な咳は少ない．患児の約50%が無呼吸，25%が肺炎，1～3%がけいれん，0.5～1%が脳症，1%が死亡している[2]．合併症は，6か月未満児に多く，入院率63.1%，肺炎11.8%，けいれん1.4%，脳症0.2%，死亡0.8%であった[3]．

WHO（世界保健機関）のSAGE（Strategic Advisory Group of Experts）では，世界の百日咳による死亡実態を調査し，その対策を検討している．表8.1に各国の乳児の百日咳による死亡率を示す[4]．国により，流行年が異なる．流行年の死亡率は，最も多かったチリでは65.1（95% CI：37.2～105.8）であった．米国では2000～2009年の10年間の194例の死亡例のうち，生後3か月未満児は175例（90.2%）であった（表8.2）．2014年米国では，1年間に13例が死亡し，8例は生後3か月未満児であった[5]．

国内の入院率は，これまで不明であった．2009年～2013年の5年間の後方視調査で5歳未満人口10万人当たり11.8/年と推定され，諸外国と同等であった[6]．乳児が86%を占め，27.7%の症例で合併症を認め，人工呼吸管理を要した症例は5.3%であった．国内では百日咳に関連した重症例・死亡例を把握するシステムは整備されていない．これまで，学会報告等で示された国内の重症例を表8.3にまとめた．2008年に学会で報告された死亡例以降，少しずつ小児科医や小児救急医等の重症百日咳に対する認識が高まり，早くからさまざまな治療が行われ，2013年以降退院時には大きな後遺症は認められていない児も増えてきた．

2) 百日せき含有ワクチン接種児，思春期・成人　症状は軽いことが多い[7]が，発症1か月以内の場合は，この群でも発作性の咳，咳込み後の嘔吐，吸気性笛声等百日咳に特徴的な咳が認められる[8]．問診の際に，このような咳があったかどうかを聞き出すことが

表8.1　各国の乳児の百日咳による死亡[4]

国　名	全死亡者数 2003～2012年	最大死亡者数（年）	死亡率（100万人当たり）	
			10年間（95% CI）	流行年（95% CI）
オーストラリア	12	3（2011）	4.2（2.2～7.4）	9.9（2.0～29.0）
ブラジル*	342	83（2012）	8.2（7.4～9.1）	27.6（22.0～34.2）
カナダ	14	3（2012）	3.8（2.1～6.5）	7.7（1.6～22.4）
チリ	94	16（2011）	38.1（30.8～46.7）	65.1（37.2～105.8）
デンマーク*2	2	1（2010）	3.9（0.5～14.1）	15.7（0.4～87.3）
フランス*3	32	10（2005）	4.1（2.8～5.7）	12.8（6.1～23.5）
ドイツ*3	2	2（2011）	0.3（0.1～0.9）	2.9（0.3～10.4）
イスラエル*2	9	4（2007）	7.6（3.5～14.5）	27.3（7.4～69.9）
メキシコ	192	38（2012）	8.2（7.0～9.4）	16.7（11.9～23.0）
ノルウェー	2	1（2012）	3.4（0.4～12.1）	16.1（0.4～89.7）
ポルトガル	9	4（2012）	8.8（4.0～16.6）	42.6（11.6～109.2）
スウェーデン	4	2（2004）	3.7（1.0～9.5）	20.0（2.4～72.1）
タイ	1	1（2003）	0.1（0～0.7）	1.2（0～6.5）
イングランド，ウェールズ	50	14（2012）	7.4（5.5～9.7）	19.1（10.5～32.1）
米国	178	35（2005）	4.2（3.6～4.9）	8.3（5.8～11.6）

*：2000～2012年（13年間）
*2：2005～2012年（8年間）
*3：2002～2011年（10年間）

表 8.2　米国における年齢群別百日咳に関連した死亡数
(1980～2009 年)(ACIP Meeting February 2011)

年齢群	1980～1989 年*2	1990～1999 年*2	2000～2009 年*3
0～1 か月	38	68	152
2～3 か月	11	16	23
4～5 か月	5	5	2
6～11 か月	7	4	1
1～4 歳	13	2	2
5～10 歳	1	6	3
11～18 歳	0	0	3
18 歳以上	1	2	8
計	77*1	103	194

＊1：年齢不詳 1 例を含む
＊2：Vitek CR, *et al*: *Pediatr Infect Dis J* **22** (7)：628-634, 2003
＊3：National Notifiable Diseases Surveillance System, CDC, 2009

表 8.3　わが国における百日咳による重症例・呼吸不全例*

症例	月齢	白血球数	人工呼吸器	感染源(推定)	ワクチン	予後
1	1	85700	＋	家族	未	死亡
2	1	132000	＋		未	死亡
3	1	106000	＋		未	死亡
4	1	110000	＋		未	死亡
5	3	110000	＋		未	死亡
6	<2	95300	＋	家族	未	死亡
7	<2	89000	＋	家族	未	死亡
8	<2	63000	＋	家族	未	死亡
9	1	95000	＋	家族	未	後遺症不明
10	6	139000	＋	家族	未	後遺症あり
11	3	143200	＋	家族	未	後遺症あり
12	1	58500	＋	家族	未	死亡
13	0	77900	＋	家族	未	死亡
14	1	57600	＋	家族	未	死亡
15	1	32000	＋	家族	未	後遺症なし
16	1	7600	＋	家族	未	後遺症なし
17	1	20200	＋	家族	未	後遺症なし
18	0	10600	＋	家族	未	後遺症なし
19	1	16500	＋	家族	未	後遺症なし
20	2	8800	＋	家族	未	後遺症なし
21	1		＋	家族	未	後遺症なし
22	1	32420	＋	家族	未	後遺症なし
23	1	59300	＋		未	後遺症なし

＊：2008 年以降の学会報告および相談例
(症例 14 以下は，2013 年以降)

ポイントとなる．

この群は，診断・治療が遅れ，乳幼児への感染源となっている．Bisgard らは「乳児患児の接触者で 7～20 日前に咳があった者を感染源として調査したところ，両親が多く，次いで兄弟，叔父・叔母，祖父母となっていた」[9] と報告している．

野上らは，臨床的百日咳患者と診断した症例の中から，LAMP 法等で百日咳と確定診断できた成人 14 例と確定できなかった 19 例の臨床像を比較した[10]．「確定群は咳持続期間が非確定群に比して有意に長く，吸入ステロイド使用例やその後に咳喘息や喘息を発症した症例が多くみられた」と報告した．これまで，百日咳感染と気道過敏性に関しての報告はなかった．喘息発症の一つの要因として百日咳感染も考慮しておく必要がある．

b.　診　断

1）　培養　患児の後鼻腔から柔らかいスワブを用い検体を採取する．典型的な症状の場合，菌分離率は約 52% と高く，早期診断法として有用である．検査室では選択培地に塗布する必要があるため，検査依頼の際には，目的菌を事前に知らせておくことが分離率を上げるポイントとなる．

2）　核酸増幅法（PCR 法，LAMP 法）　培養より感度がよく，時間的にも早く，死菌でも検出できる．国内では 2016 年 11 月から LAMP（Loop-mediated Isothermal Amplification）法が保険適用となった．

3）　血清診断法　2016 年 8 月に百日咳菌に対する IgM および IgA 抗体測定が保険適用となり，従来の PT（pertussis toxin）-IgG 抗体価と組み合わせて評価できるようになった．IgM 抗体，IgA 抗体のいずれかが陽性の場合は，百日咳の可能性が高い．いずれも陰性の場合は，ワクチン接種歴を考慮しながら PT-IgG 抗体価をペア血清で測定し，2 倍以上の抗体価上昇を確認する必要がある．

国内外の血清疫学調査から単血清で 100 EU/mL 以上あれば確定としてきたが，国内の小児科医療従事者における前方視・縦断研究では，100 EU/mL の高い抗体価が約 3 年の調査期間中続いていたことも報告[11] され，新しい診断基準では百日咳の可能性は高いが確定できないとした．

4）　診断基準の改訂　百日せき含有ワクチン接種率が高いわが国では，ワクチン未接種の乳児が典型的な百日咳の症状を呈して外来受診することは少ないが，乳児は重症化しやすいため，早期診断・治療が重要となる．生後 3 か月未満児では，移行抗体の影響で 10 EU/mL 以上となっている場合もあり，確定にはペア血清で抗体価の上昇を確認する必要がある．従来の診断基準では，このような例の診断ができないため，研究班および小児呼吸器感染症診療ガイドライン委員会で新しい診断（表 8.4）を示した[6]．

ｉ）　臨床的百日咳：

(1) 1 歳未満

新しい基準では，期間を問わない咳に，百日咳に特徴的な四つの咳症状（「吸気性笛声」「発作性の連続性の咳込み」「咳込み後の嘔吐」「チアノーゼの有無は問わない無呼吸発作」）のうち，一つ以上伴う場合を臨床的百日咳とする．臨床的百日咳と診断した場合は，検査での確定および重症化を予測した管理が望ましい．

(2) 1歳以上（成人を含む）

咳で受診した際，保護者や本人が百日咳特有の咳を自ら訴えることは少ない．本症を念頭に百日咳に特有な四つの咳症状があるのか，あるいはこれまであったかどうかを聞くことが臨床的百日咳を疑うポイントと考える．さらに，重症化しやすい生後3か月未満の児が周囲にいるかどうかを確認しておくことも重要である．

表 8.4　新しい百日咳診断基準（下線部を改訂）[6]

(1) 1歳未満 臨床診断例：咳があり（期間は指定なし），かつ以下の特徴的な咳，あるいは症状を1つ以上呈した症例 ・発作性の咳嗽 ・吸気性笛声 ・咳嗽後の嘔吐 ・無呼吸発作(チアノーゼの有無は問わない) 確定例： ・臨床診断例の定義を満たしかつ検査診断陽性 ・臨床診断例の定義を満たし，かつ検査確定例と接触があった例
(2) 1歳以上の患者（成人を含む） 臨床診断例：1週間以上の咳を有し，かつ以下の特徴的な咳，あるいは症状を1つ以上呈した症例 ・発作性の咳嗽 ・吸気性笛声 ・咳嗽後の嘔吐 ・無呼吸発作(チアノーゼの有無は問わない) 確定例： ・臨床診断例の定義を満たしかつ検査診断陽性 ・臨床診断例の定義を満たし，かつ検査確定例と接触があった例 検査での確定 ・咳発症後からの期間を問わず，*B.pertussis* の培養陽性 ・咳発症後2週間以内のPCRまたはLAMP陽性（1歳未満児ではより長期のこともある） ・咳発症後2週間以上8週間以内の抗PT抗体価：100 EU/mL以上

ii）**確定診断：**　確定診断のための検査法は国内外とも統一されていない．研究班[6]およびガイドライン委員会では，確定には①咳発症後からの期間を問わず，百日咳菌の分離あるいはLAMPまたはPCR陽性，②血清診断として百日咳菌-IgM/IgA抗体およびPT-IgG抗体価測定を勧めている．

LAMP法が2016年11月，百日咳菌-IgM/IgA抗体が2016年8月から保険適用となった．フローチャートを図8.1に示す．

2. 病原体：形態，構造蛋白質，遺伝子，増殖様式

百日咳の起因菌は主に百日咳菌（*Bordetella pertussis*）であり，ヒト気道上皮に定着することにより発症する．その他の起因菌として百日咳類縁菌（パラ百日咳菌，*Bordetella holmesii*）があげられるが，百日咳菌に比較して感染例はまれである（図8.2）．百日咳菌は0.2～0.5×0.5～2 μmのグラム陰性短桿菌であり，芽胞形成能および鞭毛を持たず，非運動性である．本菌は百日咳毒素（PT），繊維状赤血球凝集素（filamentous hemagglutinin：FHA），パータクチン（pertactin：Prn），アデニル酸シクラーゼ毒素（adenylate cyclase toxin：ACT），線毛（fimbriae：Fim）等さまざまな病原因子を産生する[7]．PTは百

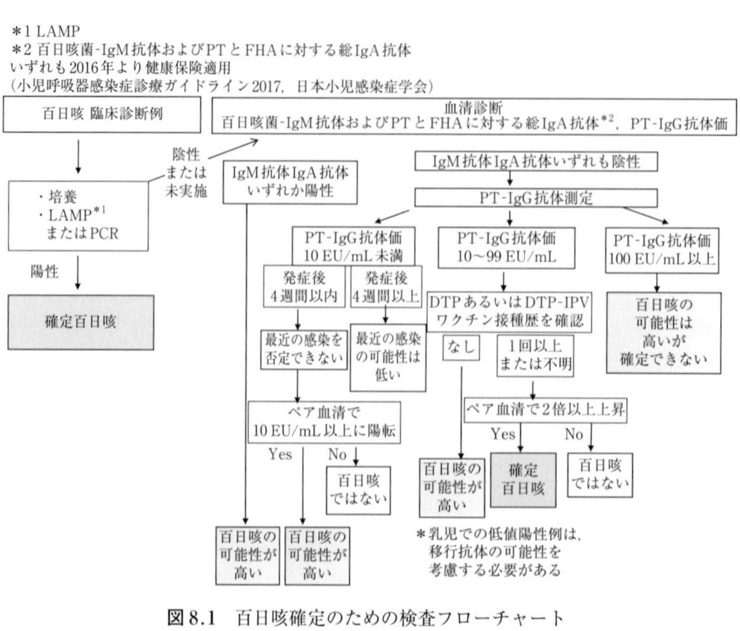

図 8.1　百日咳確定のための検査フローチャート

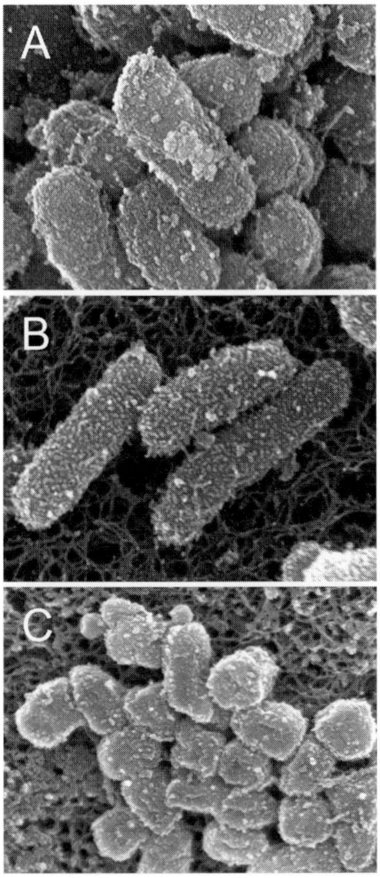

図 8.2　百日咳菌と百日咳類縁菌の電子顕微鏡像
百日咳菌（A），パラ百日咳菌（B），*Bordetella holmesii*（C）．

日咳菌に特徴的な毒素であり，百日咳類縁菌は PT を産生することができない．本毒素は宿主細胞の G 蛋白質（Gi サブユニット）を ADP リボシル化し，シグナル伝達物質であるサイクリック AMP（cAMP）の過剰生産をもたらす．百日咳菌の主要病原因子である PT は cAMP を介して，白血球増多，ヒスタミン感受性亢進，インスリン分泌促進作用等の多様な生物活性を引き起こす．

百日咳菌のゲノムサイズは約 4.1 Mb であり，推定される遺伝子数は約 3800 個である[12]．ゲノム DNA の GC 含量は 68% であり，この高い GC 含量は *Bordetella* 属細菌に共通して認められる．百日咳菌のゲノム DNA には 50〜250 コピーの挿入配列 IS*481* が存在し，この IS*481* が病原因子の発現やゲノム再構成に関与している．2000 年以降，多くの先進国で定着因子 Prn を欠損する百日咳菌が臨床分離されており，この欠損に IS*481* の関与が示されている[13]．百日咳菌は飛沫感染により伝播し，初期段階としてヒト上部気道に感染する．次いで気管支および小気管支の粘膜上皮細胞または繊毛間で増殖する．本菌はヒト-ヒト感染により伝播し，ヒト以外の宿主はこれまで確認されていない．

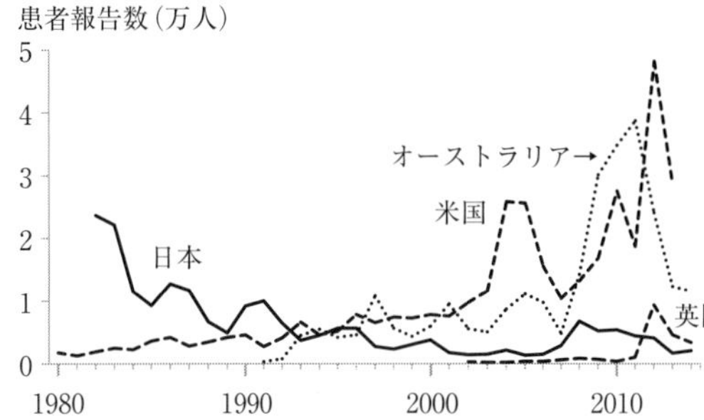

図 8.3　百日咳患者報告数の年次推移
米国，オーストラリア，英国，日本の患者報告数を示した．ただし，各国で届出基準とサーベイランスシステムは異なる．

3．疫学：日本の疫学，世界の疫学

WHO によると，2014 年世界における患者報告数は 13 万 9786 人，ワクチン接種率は 86% と推定されている．わが国では 1981 年以降患者報告数は減少傾向を示したが，2008〜2010 年に全国的な百日咳流行が発生し患者報告数の増加が認められた（図 8.3）．わが国では 2002 年から青年・成人患者の報告数が増加し，流行期の 2010 年には全患者の 52.8% を占めた．青年・成人患者の増加は他の先進国でも認められ，ワクチン効果が減弱した青年・成人も百日咳に感染することが再確認された．国内では，百日咳は全国約 3000 か所の小児科定点からの報告システムしか存在しない．疾病負荷全体を評価するため，入院等の重症例や死亡例，成人例等を把握する報告システムが必要となっている．このため 2018 年 1 月から 5 類感染症全数把握疾患となった．

米国では 2012 年に百日咳流行が発生し，1955 年以降最多の患者数が報告された（4 万 8277 人）．地域別ではカリフォルニア州とワシントン州が多く，患者は乳児以外に 10 歳前後の年齢で増加が認められた．オーストラリアでは 2006 年前後に青年・成人患者が増加したが，2008〜2011 年の流行では 15 歳以下，特に 2〜4 歳と 6〜9 歳で患者数が増加した．この患者年齢の変化にはワクチン接種プログラムの変更（無細胞ワクチンの導入，生後 18 か月での追加接種中止，思春期層への追加接種導入）が影響したと考えられている[14]．英国では 2011〜2012 年に百日咳が流行し，当初は 15 歳以上の患者が多くを占めたが，2012 年には乳児の患者が増加した．そのため，2012 年 10 月に英国「予防接種に関する合同委員会」は妊婦へのワクチン接種を緊急決定し，その後全年齢層で患者数が減少した．

4. 対　策

アメリカ小児科学会が提唱している拡大防止策を示す[15)]．

a. 隔　離

標準予防策に加え有効な治療開始後5日目まで，あるいは適切な抗菌薬治療が行われていない場合は発作性の咳が始まって3週目までは飛沫感染予防策が推奨されている．

b. 曝露者に対する注意

1）家族やその他の濃厚接触者　百日せき含有ワクチン歴がないか規定回数より少ない濃厚接触者に対しては，決められた回数まで接種を行うことが推奨されている．CDC（Centers for Disease Control and Prevention）では，百日咳感染のおそれがある場合として濃厚接触者とは有症状患者と3フィート（約0.9 m）以内での対面や，1時間以上狭い室内での同室等の状況をあげている[16)]．家族内での接触者に対する早期の抗菌薬予防は，二次感染を防止できる可能性がある．このため，米国では抗菌薬予防投与は，すべての家族内接触者および保育施設等の濃厚接触者に対して，年齢やワクチン接種歴にかかわらず推奨している．発端者の発症から21日以上経過している場合は，予防内服の効果は限定的となるが，ハイリスク者（3か月未満児，妊婦等）が周囲にいる場合は考慮すべきとされている．

患者（特に培養陽性やLAMP陽性者）との接触者は，最終接触後21日間は咳等呼吸器症状を詳細に観察し，咳が出始めた場合は，検査を行い必要であれば治療する．予防内服に用いられる抗菌薬の種類や量，期間は治療と同じとなっている（わが国では，百日咳患者との濃厚接触者に対する抗菌薬予防投与は保険では認められていない）．

2）医療従事者　すべての医療従事者は，思春期・成人用の百日せき含有ワクチン（tetanus toxoid, reduced diphtheria toxoid and acellular pertussis vaccines：Tdap）を接種すべきである[17)]（わが国では，Tdapは導入されていない）．標準予防策を遵守し，百日咳が疑われる患者を診察する際はマスクを着用する．マスクを着用せずに曝露を受けた場合は，適切な予防投与を受けるべきとされている．マクロライド系抗菌薬による予防内服は，可能性のあるすべての曝露者を広く対象としている．

3）保育施設　曝露を受けた保育者やワクチン接種歴が十分でない子どもたちは，最終接触機会から21日間は呼吸器症状に十分な注意を払う必要がある．咳の症状がある場合は，医療機関で評価を受け，疑わしい場合は5日間の推奨抗菌薬内服が終了するまで通園は控える．

4）学校　百日咳と診断された学生や職員は5日間の推奨抗菌薬の内服が終了するまで通学・勤務は停止．適切な抗菌薬治療を受けていない患者は，発症後21日間は登校停止となっている．

わが国の学校保健安全法では，「特有な咳が消失するまで，または5日間の適正な抗菌薬による治療が終了するまでは出席停止とする」と規定されている．

5. 治　療

百日咳の多彩な症状は，百日咳菌が気道粘膜に定着後，増殖中に産生する多くの毒素によると考えられているため，抗菌薬は特徴的な咳が出る前であれば，症状の軽症化には有効である．通常，典型的な咳が出始めた頃，あるいは長引く咳等で百日咳が疑われる．この時期の抗菌薬治療は，咳等の症状改善効果は低いが，除菌することで周囲への感染性を減らせることができるため重要である．通常治療開始後5～7日で百日咳菌は陰性となる．

CDCはマクロライド系薬の選択に，有効性・安全性・服用性等を考慮したガイドラインを出している[18)]．6か月以上の乳幼児では，アジスロマイシン水和物（azithromycin：AZM），クラリスロマイシン（clarithromycin：CAM）はエリスロマイシン（erythromycin：EM）と同等な有効性があり，有害事象は少なく使いやすい（ただし，わが国では百日咳にAZMは保険適用外）．CAM, EMはシトクロームP450酵素系の抑制作用があるため，他の薬剤との相互作用を起こしやすい．CAM, AZMは，EMに比較して耐酸性で組織内濃度も高く，半減期も長い．EMは他の2剤より安価である．新生児でのAZM, CAMの有効性を実証した報告はないが，肥厚性幽門狭窄症（IHPS）を考慮して曝露後や治療ではEMやCAMよりAZMを推奨している．AZMにも同様の発症リスクの増加があることが最近報告された[19)]．乳児，特に新生児へのマクロライド系抗菌薬投与後は嘔吐等IHPSに伴う症状の発生には十分に注意を払う必要がある．

γグロブリン製剤は痙咳期に効果が認められることがあるが，使用法は確立されていない．

6. 予防とワクチンの役割

a. 受動免疫（移行抗体）

20世紀初めから，移行抗体で新生児を百日咳感染から守る考え方はあった．PT および FHA 抗体は，胎盤の能動輸送（active transport）を受けて，母体よりやや高濃度が児に移行している．ただ，半減期は約 6 週間で，生後 4 か月になるとほぼ消失する[20]．

b.　能動免疫（ワクチンでの予防）

1）　百日せき含有ワクチン接種前の生後 2〜3 か月未満の乳児　Tdap を妊婦へ接種し，臍帯血や 1 か月児の抗体価を測定し，有効性および安全性を示した報告[21] 以降，世界中でワクチン対象月齢前の乳児の重症化を予防する取組みが行われている．乳児を取り巻く周囲の成人への Tdap を接種する方策（cocooning）や分娩後の母親への Tdap 接種は，現時点では生後 6 か月未満児の重症百日咳を抑制できていない．直接，妊婦への Tdap 接種が費用対効果の面からも，現時点では最も有効な手段とされている．England & Wales での 2011 年〜2013 年の流行時に生後 3 か月未満児が最多であり，症例・対照研究[22] が行われた．症例は PCR あるいは菌分離で診断された生後 8 週未満の乳児で，対照は症例の次に出生した児が家庭医から選択された．58 例の症例と 55 例の対照で妊婦への Tdap 接種と児の百日咳発症抑制効果が検討され，Tdap の有効率は 93%（95% CI：81〜97%）と算出された．2013 年以降は出産 8 週以上前に Tdap 接種をした妊婦が 2012 年以前より増加し，妊婦の Tdap 接種率が 40〜50%になった結果，2011/2012 年と比較して 2013 年の患者数，特に生後 2 か月未満児の減少率が，他の年齢群より高かった．さらに入院数の減少率も生後 2 か月未満児が高く，妊婦への Tdap 接種で生後 2 か月未満児への効果が明らかとなった[23]．

2）　乳幼児へのワクチン　多くの国々で，生後 2〜3 か月で百日せき含有混合ワクチン（DTP, DTP-IPV, DTP-IPV-Hib 等）が接種され，乳幼児の患者は低く抑えられている．

3）　学童期・思春期・成人　欧米では，この群の百日咳の再興対策が大きな課題となっている．米国では，2006 年 1 月から 11〜13 歳児へ Td に代えて，Tdap 接種を推奨した．その後，各年代で一時減少したが，成人も含めて増加してきた．この増加の原因がいくつか考えられている[24]．百日咳の本態である PT や菌の接着因子（pertactin や fimbriae）の遺伝子変異，Tdap 接種後の抗体価の減衰が DTwP 接種後と比較して早い可能性等が指摘されている．

4）　無細胞百日せきワクチンの改良　日本で開発された無細胞百日せき（acellular pertussis：aP）ワクチンは，より安全性の高いワクチンが当時の社会から求められた経緯がある．ワクチン株（東浜株）の培養上清分画だけをワクチン抗原とし，菌のすべての接着因子は含まれていないため，理論的には発症予防効果はあるが，感染は完全には防げないことは推定されていた．百日咳菌の感染防御機構の解明が進み，ヒヒの感染モデルでの現行 aP ワクチンが評価された[26]．aP 接種ヒヒは，菌の定着や排除はワクチン未接種ヒヒと同様であったが，白血球数増多や咳症状は示さなかった．さらに百日咳菌を保菌していた aP ワクチン接種ヒヒは，ワクチン未接種のヒヒに感染させた．このような不顕性感染の増加は，近年の DTaP ワクチン接種率の高い先進諸国での百日咳再興の一因と考えられる．

現行 aP ワクチンの見直しが期待される．

B.　ワクチンの製品と性状について

現在世界で接種されている百日せきワクチンは，菌体を不活化した全菌体（wP）ワクチンと防御抗原を精製した無細胞（aP）ワクチンに大別される．わが国では 1949 年に wP ワクチンが導入され，1950 年に予防接種法によるワクチンに定められた．その後，ジフテリア・百日せき二種混合ワクチン，ジフテリア・全菌体百日せき・破傷風三種混合ワクチン（DTwP）として定期接種化され，ワクチンの普及とともに患者数は激減した．しかし，1970 年代に wP ワクチンが原因とされる重篤な副反応（脳症，死亡）が認められ，1981 年から安全性の高い aP ワクチンが世界に先駆けて導入された．後に，wP による副反応に関してはNa イオンチャネルに関連する遺伝子異常のドラベ（Dravet）症候群の関与が報告されている．aP ワクチンは副反応の原因となる菌体成分（エンドトキシン等）を除去したものであり，高い安全性が確認されている．1990 年代後半から，多くの先進国で aP ワクチンの導入が進められた．2012 年 11 月，わが国ではこれまでの DTaP ワクチンに代わり，ジフテリア・百日せき・破傷風・不活化ポリオ四種混合ワクチン（DTaP-IPV）が定期接種に導入され，現在に至っている．

aP ワクチンは無毒化 PT と FHA を主要抗原とし，一部のワクチンには Prn と Fim が含まれる（表 8.5）．PT は発症防御抗原，その他の抗原は感染防御抗原として働くと考えられている．現在国内では 3 社が DTaP-IPV を製造しており，その抗原組成はメーカーにより異なる（表 8.6）．ワクチン製造株は各メーカーとも東浜株を使用し，培養上清から硫安分画，ショ糖密度勾配遠心分画法あるいはカラムクロマトグラフィー等の物理化学的手法により防御抗原が分

表 8.5　無細胞百日せきワクチンに含まれる病原因子（抗原）

病原因子	機　能	備　考
百日咳毒素(PT)	ADP リボシルトランスフェラーゼ活性	A-B 型毒素，5 種類のサブユニットからなる 6 量体（105 kDa），宿主 G 蛋白質を修飾
繊維状赤血球凝集素(FHA)	血球凝集活性	分子量 220 kDa の巨大蛋白質，菌体表面に局在
パータクチン(Prn)	定着因子	膜蛋白質(69 kDa)
線毛(Fim)	定着因子	菌体表面に局在，Fim2（22.5 kDa）と Fim3（22 kDa）の 2 種類が存在する

表 8.6　国内で製造される無細胞百日せきワクチンの抗原組成[25)]

メーカー	PT(μg)	FHA(μg)	Prn(μg)	Fim2(μg)
化血及血清療法研究所	8	32	-	-
阪大微生物病研究会	23.5	23.5	-	-
北里第一三共ワクチン	6	51.5	5	1

注：接種ドーズ（0.5 mL）に含まれる抗原量.

離精製されている．得られた防御抗原はホルマリンにより減毒後，アジュバントとしてアルミニウム塩が添加されたものがワクチンとなる．わが国では，aP ワクチンの有効性はマウス脳内攻撃法（modified Kendrick test）により製造ロットごとに評価され，力価単位として 8 単位/mL 以上のものが出荷される．また，安全性試験として PT の無毒化を確認するマウスヒスタミン増感試験がロットごとに実施されている．

わが国のワクチン製造株である東浜株は，1952（昭和 27）年に東京逓信病院において臨床分離された菌株である．1955（昭和 30）年に国立予防衛生研究所に分与され，現在国立感染症研究所がワクチン製造株としての保管と交付を行っている．東浜株は菌の増殖性に優れ，これまでわが国のワクチン製造株として 30 年以上の実績を有する．ただし，百日咳流行株にはワクチン導入後から遺伝子的な変化が認められ，東浜株が産生する抗原と質的な差異が認められている．たとえば，百日咳菌は 2 種類の Fim 遺伝子（Fim2, Fim3）を持つが，近年の百日咳流行株の多くは Fim3 のみを産生する．一方，東浜株は Fim2 のみを産生するため，現行の無細胞ワクチンには Fim3 が含まれず，流行株との間に抗原ミスマッチが生じている[27)]．

米国では青年・成人の百日咳対策として，2005 年にジフテリア毒素抗原量を減量した Tdap を新たに導入した（表 8.7）．本ワクチンは青年・成人への追加接種を目的としたワクチンであり，日本を除く多くの

表 8.7　成人用百日せきワクチン Tdap の抗原組成

製品名	メーカー	PT(μg)	FHA(μg)	Prn(μg)	Fim2/Fim3(μg)
ADACEL™	Sanofi Pasteur	2.5	5	3	5
BOOSTRIX®	Glaxo SmithKline (GSK)	8	8	2.5	-

注：接種ドーズ(0.5 mL)に含まれる抗原量.

先進国で導入が進められた．ただし，CDC の調査によると，Tdap による免疫効果は 2〜4 年で減弱することが示され，これまでの対策・方針に変更が必要となっている[28)]．

C.　接種法

1.　接種対象者と接種方法[29)]

（1）1 期初回：　生後 3〜90 か月に至るまでの間にある者で，標準的な接種期間である生後 3〜12 か月に達するまでの間に，20 日以上の間隔で 1 回 0.5 mL を 3 回接種する．

（2）1 期追加：　生後 3〜90 か月に至るまでの間にある者で，1 期初回接種（3 回）終了後，6 か月以上の間隔をおく．標準的な接種期間は 1 期初回接種（3 回）終了後 12〜18 か月後に 1 回 0.5 mL を追加する．

接種上の注意点として，以下のような注意事項が予防接種ガイドラインには記載されている[29)]．

①生後 3 か月以降できるだけ早期に接種を開始する．
② 20 日以上（標準的には 20〜56 日）の間隔をおいて，1 期初回接種を確実に行うことが大切.
③ 1 期初回の接種は左右交互に行う．
④皮下深く接種することで局所反応を軽減する．

2.　禁　忌

百日せき含有ワクチン接種に特別な禁忌事項はない．接種不適当者は以下のとおりである[29)]．

①明らかな発熱を呈している者
②重篤な急性疾患にかかっていることが明らかな者
③当該疾病に係る予防接種の接種液の成分によって，アナフィラキシーを呈したことが明らかな者
④不活化ワクチン，トキソイドの接種が胎児に影響を与える確証はないため，これらは予防接種を受けることが適当でない者の範囲には含められていない．
⑤その他，予防接種を行うことが不適当な状態にある者

①〜⑤までに掲げる者以外の予防接種を行うことが不適当な状態にある者について，個別ケースごとに接種医により判断することになる.

3. 効果判定

日本で開発されたaPワクチンは，国内での緊急導入の経緯から国内外で十分に評価できなかった. 1986年スウェーデンでの無作為・二重盲検・症例対照研究が世界で初めての報告となった[30]. ワクチンはJNIH-6（Biken type：PT及びFHA含量23.4μgを含む2価ワクチン）およびJNIH-7（PTのみを37.7μg含む単価ワクチン），プラセボは抗原を含まないワクチン希釈液が用いられた. 5〜11か月児を対象に8〜12週間隔の2回接種で行われた. 観察期間は接種後15か月で，咳症状が出現した場合，保護者からの電話連絡を受け，培養を行い，培養陽性を百日咳と定義した. 咳の期間を問わずに培養陽性例のみを百日咳と定義されていたことから，得られた有効性は予想より低率でJNIH-6が69%, JNIH-7が54%であった[31]. その後，いくつかの症例定義で再評価された（表8.8）. 21日以上の発作性連続性咳嗽＋培養陽性を百日咳症例と定義してのワクチン有効率は，JNIH-6は81%，JNIH-7は75%であった[32]. ワクチンの有効率は，百日咳の症例定義により大きく異なり，JNIH-6で16〜85%と幅がある[20].

4. 副反応

DTaP-IPVワクチンが接種できるようになったが，予防接種後健康状況調査での累積調査数が十分でないため，DTaPワクチンの平成8〜24年度までの結果をまとめた（図8.4）[33].

1) 1期初回1回目 最も多かった症状は局所反応で，接種後0〜2日目と7日目が発現のピークである. 接種当日1.2%，翌日3.7%の児に認められた. 全身反応では発熱が最も多かった. 接種翌日〜2日目が最多で，それぞれ0.9%であった. 発熱以外の嘔吐や下痢，咳・鼻水は，不活化ワクチンであるため，真のワクチン副反応とは考えにくい. 国内では5か所の製造所でDTaPワクチンは作られていた. メーカー別の局所反応出現率は，11.1〜16.5%であった.

2) 1期初回2回目 最も多かった症状は局所反応であったが，1回目と異なり接種7日目のピークが認められず，接種後0〜2日目のピークのみであった. 発現率は当日3.9%，翌日15.0%，2日目3.9%であった. 製造所別の接種翌日の局所反応出現率は，19.9〜33.9%であった. 発熱は接種翌日が最多で1.3%であった.

3) 1期初回3回目 最も多かった症状は局所反応で，発現のピークは2回目と同様，接種翌日のみであった. 発現率は当日3.9%，翌日10.8%，2日目2.8%で，製造所別の接種翌日の局所反応出現率は，15.7〜26.4%であった. 発熱は1回目・2回目同様，接種翌日が最多で1.5%であった.

4) 1期追加 局所反応は最多の症状であることは1〜3回目接種後と同様で，発現日のピークは2回目・3回目同様，接種翌日のみであった. 発現率は当日6.9%，翌日23.5%，2日目5.3%であった. 接種翌日の製造所別局所反応出現率は，31.8〜44.7%であった. 発熱は1〜3回目同様，接種翌日が最多で2.4%であった.

D. 世界の状況

1. 疾病負担

WHO（世界保健機関）では，国により百日咳患者の調査方法は異なるが，国別入院率を公開している[4]. わが国の入院率はこれまで調査がなされていないため不明であったが，百日咳研究班で，後方視調査であるが，推定すると11.8/10万人となっている[6].

2. WHO position paper：2015年9月更新版[34]

重症化リスクを軽減するため，すべての国で早期（生後6週から遅くとも生後8週まで）に適切な時期で3回接種を開始し，国レベルで90%以上の高い接種率を維持することを提案している.

a. ワクチンの選択

全菌体（wP）ワクチンとaPワクチンのいずれかのワクチン接種で重症化を予防できる. 安全性はaPワクチンが優れる. 効果は同等であるが，aPワクチンには急速な抗体価の減衰がみられる. このため，年長児や成人で抗体を維持させるためには，aPワクチンを定期的に追加接種する必要がある. 疫学データから，aPワクチンを用いる場合，数年後に百日咳の再興が起こる可能性があること，また，再興により接種対象年齢に達していない乳児の死亡リスクが上昇する可能性もあることが示唆されている. aPワクチンを使用している国へは，同ワクチンを継続使用してもよいが，再興に備え，再追加接種の必要性や小児期早期の死亡を予防するため母親への予防接種等の戦略を検討すべきであると提案している.

b. 小児への接種（初回接種・追加接種）

HIV陽性を含むすべての乳児に対し，初回接種を3回とすること，1回目は生後6週から，2回目以降の

表 8.8　Swedish efficacy trial での症例定義の違いによる日本の無細胞百日せきワクチンの有効率

百日咳の症例定義	有効性（%）(95% CI)	
	JNIH-6	JNIH-7
1 日以上の咳 ＋ 培養陽性	69（47～82）	54（26～72）
同上．1 回目接種日から初発までの日数を問わない症例	65（44～78）	53（28～69）
同上．1 回目接種から 60 日以内の初発例のみ	41（0～79）	42（0～79）
1 日以上の発作性連続性咳嗽	16（3～27）	5（～10,17）
1 日以上の発作性連続性咳嗽 ＋1 日以上の吸気性笛声	39（16～56）	51（30～65）
1 日以上の発作性連続性咳嗽 ＋ 培養陽性	75（54～86）	60（33～76）
1 日以上の発作性連続性咳嗽 ＋1 日以上の吸気性笛声 ＋ 培養陽性	85（67～94）	89（72～96）
21 日以上の発作性連続性咳嗽	41（23～55）	27（6～43）
21 日以上の発作性連続性咳嗽 ＋ 吸気性笛声	60（37～75）	62（39～76）
21 日以上の発作性連続性咳嗽 ＋ 培養陽性	81（61～90）	75（53～87）
21 日以上の発作性連続性咳嗽 ＋1 日以上の吸気性笛声 ＋ 培養陽性	84（63～93）	90（73～97）
3 年間の追加受動的サーベイランスで培養陽性	77（65～85）	65（50～75）
3 年間の追加受動的サーベイランスで 30 日以上の咳 ＋ 培養陽性	92（84～96）	79（67～87）

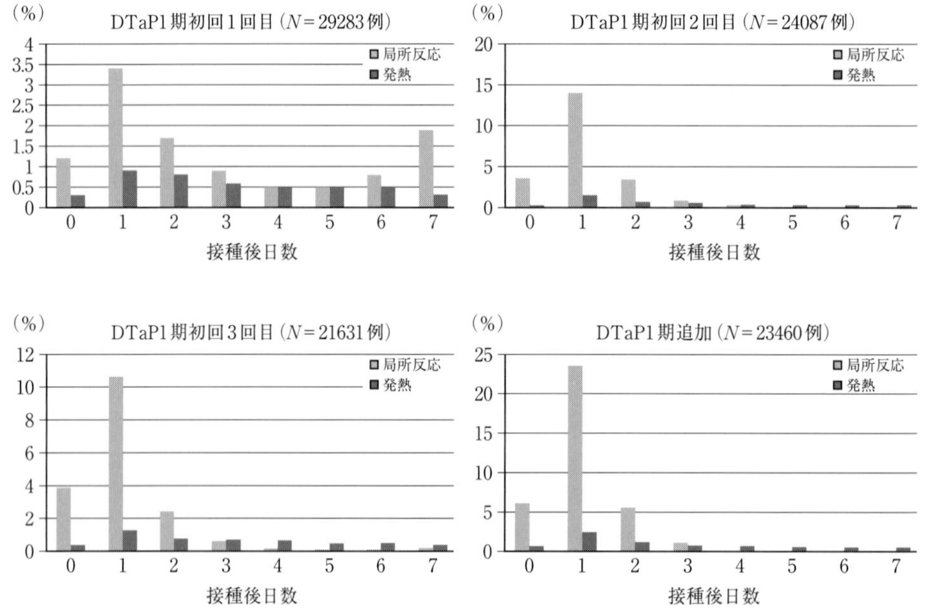

図 8.4　DTaP ワクチン接種後の回数別局所反応率・発熱率と出現日[33)]

接種を 4～8 週間隔で，生後 10～14 週および生後 14～18 週に行い，初回免疫の最終接種は生後 6 か月までに終了させることを推奨している．初回接種の効果の持続期間は，地域の疫学，接種スケジュール，ワクチンの選択等の要因により異なる．1～6 歳の小児に対して，2 歳までに追加接種を行うことを推奨している．ただ，aP ワクチン使用国では 6 歳に至る前に予防効果が低下する可能性も指摘している．

c.　思春期・成人期での追加接種

7 歳以上では aP 含有ワクチンのみ使用し，思春期への追加接種により思春期層の百日咳の減少が認められている．思春期・成人への追加接種は，発症率や費用対効果のデータに基づいてなされることが望ましい．思春期・成人に対するワクチン接種のプログラム導入前に，乳児への定期接種の高い接種率が達成・維持されていなければならないとしている．

d.　妊婦へのワクチン接種と家族内接触

接種年齢に達していない乳児への最も費用対効果に優れた予防策として，妊婦へのワクチン接種が効果的としている．乳児の罹患率や死亡率が高い，もしくは増加している国では，乳児への定期接種に加え，追加の戦略として，妊婦に対し Tdap ワクチンを 1 回接種（第 2 もしくは第 3 三半期の分娩予定日のなるべく 15 日以上前に）することを国のプログラムとして検討することを提案している．

e.　医療従事者へのワクチン接種

国が成人への百日咳予防接種プログラムを導入する際，接種対象に医療従事者を優先すべきとしている．医療従事者へのワクチン接種効果のエビデンスは十分でないが，高い接種率があれば，院内の乳児への施設内予防の戦略として使用できる．また，産科病棟スタッフ，新生児・乳児をケアするスタッフ等，妊娠中の母親や入院中の新生児・乳児と直接接触する従事者も，優先対象として検討することも提案している．

f.　ワクチンの互換性と組み合わせ

互換性に関するデータは限られているが，wP ワクチンと aP ワクチン，wP ワクチン同士，aP ワクチン同士の互換性は，安全性や免疫原性に関して干渉は考えにくいと結論づけている．

3.　先進諸国の DTaP-IPV 接種スケジュール（表 8.9）

現在，先進諸国では百日せき含有ワクチンは，3 種，4 種，5 種，6 種混合ワクチンとして，各国の実情に合わせて接種されている．使用する混合ワクチン，初回免疫の接種月齢と回数，追加接種のワクチンおよび推奨月齢，4〜8 歳での再追加接種のワクチンと推奨年齢，9 歳以降の再再追加接種のワクチンと推

表 8.9　先進諸国の DTaP-IPV 接種スケジュール（文献 35 を改変）

	初回免疫（乳児期）							追加接種（1〜3 歳）	再追加接種（4〜8 歳）	再再追加接種（9 歳以降）
	生後（か月）	2	3	4	5	6	6か月以降			
北米										
カナダ	DTaP-cIPV-Hib または DTaP-cIPV-Hib-HB	○		○		○		18 か月：DTaP-cIPV-Hib	4〜6 歳：DTaP-cIPV	14〜16 歳：Tdap（または Td）
米国	DTaP または DTaP-cIPV-Hib または DTaP-IPV-Hib-HB	○		○		○		15〜18 か月：DTaP	4〜6 歳：DTaP	11 歳：Tdap
欧州										
オーストリア	DTaP-cIPV-Hib-HB		○		○		12 か月		7 歳：DTaP-cIPV	
ベルギー	DTaP-cIPV-Hib-HB	○	○	○				15 か月：DTaP-cIPV-Hib-HB	5〜7 歳：DTaP-cIPV	14〜16 歳：Tdap
デンマーク	DTaP-cIPV-Hib または DTaP-cIPV-Hib-HB		○		○		12 か月		5 歳：DTaP-cIPV（Tdap）	
フィンランド	DTaP-cIPV-Hib		○		○		12 か月		4 歳：DTaP-cIPV	14〜15 歳：Tdap（10 年おきに Td）
フランス	DTaP-cIPV-Hib-HB	○		○			11 か月		6 歳：DtaP-cIPV	11〜13 歳：TdaP-cIPV
ドイツ	DTaP-cIPV-Hib-HB または DTaP-cIPV-Hib	○	○	○				11〜14 か月：DTaP-cIPV-Hib-HB または DTaP-cIPV-Hib	5〜6 歳：Tdap	9〜17 歳：Tdap-cIPV
スウェーデン	DTaP-cIPV-Hib-HB DTaP-cIPV-Hib		○		○		12 か月		5〜6 歳：DTaP-cIPV	14〜16 歳：Tdap
スイス	DTaP-cIPV-Hib	○		○		○		15〜24 か月：DTaP-cIPV-Hib	4〜7 歳：DTaP-cIPV	11〜15 歳：Tdap
英国	DTaP-cIPV-Hib	○	○	○				3〜5 歳：DTaP-cIPV		13〜18 歳：Td-cIPV
アジア・オセアニア										
オーストラリア	DTaP-cIPV-Hib-HB	○		○		○			4 歳：DTaP-cIPV	10〜15 歳：Tdap
日本	DTaP-sIPV または DTaP-cIPV		○	○	○			18 か月：DTaP-sIPV または DTaP-cIPV		11 歳：DT
ニュージーランド	DTaP-cIPV-Hib-HB	6 週	○		○				4 歳：DTaP-cIPV	11 歳：Tdap

DTaP: diphtheria and tetanus toxoids and acellular pertussis, cIPV : conventional inactivated poliovirus　sIPV : sabin-strain derived inactivated poliovirus, Tdap: tetanus, diphtheria, and pertussis for adolescents and adults, Hib: *Haemophilus influenzae* type b, HB : hepatitis B virus

奨年齢をまとめた．国内でも再追加接種，再再追加接種の検討が必要となっている．〔**蒲地一成・岡田賢司**〕

文　献

1）上原すゞ子，砂川慶介（監修）：百日咳．小児呼吸器感染症診療ガイドライン 2007，pp 112-117，日本小児呼吸器疾患学会・日本小児感染症学会，2007

2）Pertussis（Whooping cough）Complications：Centers for Disease Control and Prevention（CDC）http://www.cdc.gov/pertussis/about/complications.html

3）Pertussis：United States, 1997-2000. *MMWR* **51**：73-76, 2002

4）WHO SAGE Pertussis Working Group Background paper. April 2014 http://www.who.int/immunization/sage/meetings/2014/april/1_Pertussis_background_FINAL4_web.pdf?ua=1

5）CDC：http://www.cdc.gov/pertussis/downloads/pertuss-surv-report-2014.pdf

6）岡田賢司：百日咳の発生実態の解明及び新たな百日咳ワクチンの開発に資する研究．平成 26 年度厚生労働科学研究委託費（厚生労働科学研究委託事業）研究総括報告書

7）Melvin JA, Scheller EV, *et al*：*Bordetella pertussis* pathogenesis：current and future challenges. *Nat Rev Microbiol* **12**：274-288, 2014

8）岡田賢司，野上裕子，ほか：成人の百日咳：乳幼児との違い．病原微生物検出情報（IASR）**26**（3）：66-67, 2005

9）Bisgard KM, Pascual FB, *et al*：Infant pertussis；Who was the source? *Pediatr Infect Dis J* **23**：985-989, 2004

10）野上裕子，岡田賢司，ほか：成人百日咳の特徴と予後－臨床的診断例における検査による診断確定群と非確定群の比較－．日本呼吸器学会誌 3（5）：665-670, 2014

11）岡田賢司，田中正章，宗　稔：小児科医療従事者における百日咳血清疫学の前方視・縦断研究．日本小児科学会雑誌 **119**（11）：1643-1650, 2015

12）Bart MJ, van der Heide HG, *et al*：Complete genome sequences of 11 *Bordetella pertussis* strains representing the pandemic *ptxP3* lineage. *Genome Announc* **3**（6）：e01394-15, 2015

13）Otsuka N, Han HJ, *et al*：Prevalence and genetic characterization of pertactin-deficient *Bordetella pertussis* in Japan. *PLoS One* **7**：e31985, 2012

14）Pillsbury A, Quinn HE, *et al*：Australian vaccine preventable disease epidemiological review series：pertussis, 2006-2012. *Commun Dis Intell Q Rep* **38**：E179-194, 2014

15）Red Book 2015；Report of the Committee on Infectious Diseases, 29th ed., pp.553-566, American Academy of Pediatrics, 2012

16）CDC：Recommended childhood and adolescent immunization schedule：United States. *MMWR* **54**（52）：21-24, 2006

17）CDC：Immunization of health-care personnel：recommendations of the Advisory Committee on Immunization Practices（ACIP）. *MMWR* **60**（RR07）：1-45, 2011

18）Recommended antimicrobial agents for treatment and postexposure prophylaxis of pertussis 2005 CDC Guidelines. *MMWR* **54**：RR-14, 2005

19）Eberly MD, Eide MB, *et al*：Azithromycin in early infancy and pyloric stenosis. *Pediatrics* **135**, 483-488, 2015

20）Edwards KM, Decker MD：Pertussis vaccines. Vaccines 6th ed. Plokin SA, Orenstein WA, Offit PA eds., pp447-492, elsevier, USA, 2013

21）Healy CM, Rench MA, *et al*：Evaluation of the impact of a pertussis cocooning program on infant pertussis infection. *Pediatr Infect Dis J* 2015

22）Dabrera G, Amirthalingam G, *et al*：A case-control study to estimate the effectiveness of maternal pertussis vaccination in protecting newborn infants in England and Wales, 2012-2013. *Clin Infect Dis* **60**：ciu821, 2014

23）Amirthalingam G, Andrews N, *et al*：Effectiveness of maternal pertussis vaccination in England：an observational study. *Lancet* **384**：1521-1528, 2014

24）Recommended childhood and adolescent immunization schedule - United States, 2006. *Morb Mortal Wkly Rep* **54**（52）：Q1-Q4, 2006

25）Okada K, Komiya T, *et al*：Safe and effective booster immunization using DTaP in teenagers. *Vaccine* **28**：7626-7633, 2010

26）Warfel JM, Zimmerman LI, *et al*：Acellular pertussis vaccines protect against disease but fail to prevent infection and transmission in a nonhuman primate model. *Proc Natl Acad Sci USA* **111**（2）：787-792, 2014

27）Miyaji Y, Otsuka N, *et al*：Genetic analysis of *Bordetella pertussis* isolates from the 2008-2010 pertussis epidemic in Japan. *PLoS One* **8**：e77165, 2013

28）Acosta AM, DeBolt C, *et al*：Tdap vaccine effectiveness in adolescents during the 2012 Washington State pertussis epidemic. *Pediatrics* **135**：981-989, 2015

29）予防接種ガイドライン検討委員会；予防接種ガイドライン 2017 年度版，pp1-104，予防接種リサーチセンター，2017

30）Storsaeter J, Olin P：Relative efficacy of two acellular pertussis vaccines during three years of passive surveillance. Vaccine **10**：142-144, 1992

31）Placebo-controlled trial of two acellular pertussis vaccines in Sweden：protective efficacy and adverse events. Ad Hoc Group for the Study of Pertussis Vaccines. *Lancet* **1**：955-960, 1988

32）Braun MM, Terracciano G, *et al*：Report of a US public health service workshop on hypotonic-hyporesponsive episode（HHE）after pertussis immunization. *Pediatrics* **102**：E52 1998

33）予防接種後副反応・健康状況調査検討会：予防接種後副反応報告書集計報告書（平成 6 年 10 月 1 日～平成 24 年 3 月 31 日）．厚生労働省健康局結核感染症課 http://www.mhlw.go.jp/stf/shingi/2r9852000002qfzr-att/2r9852000002qg18.pdf

34）Pertussis vaccines：WHO position paper-August2015：*WER* **90**（35）, 433-460, 2015. http://www.who.int/wer/2015/wer9035.pdf?ua=1

35）WHO vaccine-preventable diseases：monitoring system. 2015 global summary. http://apps.who.int/immunization_monitoring/globalsummary/schedules

9 ジフテリア・破傷風トキソイド

A. 疾患の概略

1. 臨床と診断

a. ジフテリア

ジフテリアは，WHO のワクチンによる制御可能な疾患（vaccine preventable diseases）にもなっている重要な呼吸器感染症である．日本においては破傷風，百日咳等とともに定期接種の対象疾患となっている．古くから知られた疾患であり，紀元前 5 世紀にはすでにヒポクラテスにより記述がなされている[1]．原因菌が最初に見いだされたのは 1883 年 Krebs によってであり，翌年には Löffler により菌の培養が行われた．抗体（抗毒素）による治療およびワクチンによる予防が最も早くから（抗毒素は 19 世紀後半，ワクチン（トキソイド）は 1920 年代）実用化された疾患の一つである[1]．

原因菌であるジフテリア菌 *Corynebacterium diphtheriae* はヒトのみを宿主とすると考えられていて，ヒトとヒトの間の菌の伝播は，患者よりも一時的な保菌者に担われていると考えられている[2]．感染から発症までの潜伏期間は 2～5 日とされている[1]．菌はヒトのさまざまな粘膜に感染して疾病を引き起こす．代表的な病型として，鼻ジフテリア（anterior nasal diphtheria），咽頭・扁桃ジフテリア（pharyngeal and tonsiller diphtheria），喉頭ジフテリア（laryngeal diphtheria），皮膚病態ジフテリア（cutaneous (skin) diphtheria），眼結膜ジフテリア（ocular diphtheria），生殖器（陰門）ジフテリア（genital diphtheria）等が知られている．最も多い病形は咽頭・扁桃ジフテリアで，のどの痛み，倦怠感，食欲不振，微熱等の症状を示す．粘膜部に灰白色の偽膜が形成されることがある．重症例では顎部と前頸部の著しい浮腫とリンパ節腫張（「ブルネック」と呼ばれる）を示すことがある．

合併症として時に死に至らしめるものとして，主要病原因子であるジフテリア毒素に起因する心筋炎と神経炎がある[1]．その他に，中耳炎および特に小児において気道の閉塞による呼吸障害が知られている[1]．

増殖した菌が産生した毒素により発症する．重篤な場合は毒素が関与していると思われる心筋や横隔筋の麻痺による呼吸障害により死に至るとの報告もある．咽頭，喉頭等の上部気道での感染部位には，灰白色の偽膜が形成されることがあり，臨床的な鑑別診断に有効である[1,3]．

実験室診断では，偽膜，咽頭部等患部のスワブからジフテリア菌を検出する．後述の破傷風菌と同様に毒素性細菌の検査では培養液中の毒素の証明が重要である．ジフテリア毒素の証明には Vero 細胞への細胞毒性（細胞変性）と，その毒性がジフテリア抗毒素により特異的に中和されることを指標にした試験が行われる．実験動物を用いた試験も可能である．その場合はモルモットの皮下組織の壊死や死亡，ウサギの皮膚の発赤および抗毒素によるそれらの特異的中和を指標とする．菌体から DNA を抽出しジフテリア毒素遺伝子特異的プライマーを用いた PCR 検査も併用される．

b. 破傷風

Clostridium tetani を原因菌とする，創傷感染を主とする感染症である．破傷風菌の芽胞は世界中の土壌に分布するために日常生活での感染リスクは常に存在する．転倒時，交通事故による皮膚や筋肉の裂傷，刺傷部の措置後が非開放性である場合や適切な抗生物質等を投与しない場合には感染・発症のリスクは比較的高くなる．一方，ヒトからヒトへの感染はないと考えられている．日常的な行動での感染報告としては，イヌやネコの咬傷による事例，不衛生な手（土のついた手）で頭部の腫瘤をかいたことによる事例がある[4]．また，世界的にみると，特にアフリカや東南アジア諸国等の途上国においては新生児破傷風が大きな問題である[5,6]．分娩時の臍帯切断に用いる不衛生な器具，切除後の臍周囲の不適切な管理（灰や動物の油の塗布等を含む）から感染・発症する事例がある．しかし，国内では新生児破傷風は 1990 年代にはすでに非常にまれな疾患となっており，2008 年を最後に発生の報告はない[7]．

局所に侵入した芽胞が嫌気条件下で発育，増殖する際に産生された毒素により全身の運動筋の強直性けいれんが臨床的に観察される．呼吸困難や後弓反張という破傷風に特徴的な症状を呈し，治療に抗破傷風ヒト免疫グロブリン（途上国では破傷風ウマ抗毒素）の投与は重要である．

実験室診断では，感染局所からの菌分離と毒素産生性を確認するが，菌分離が必ず成功するわけではなく，臨床症状のみからの診断となることも多い．検体としては，瘡蓋，デブリドーマンにより摘出された組織断片や異物，洗浄液，あるいは新生児破傷風が疑われる場合には臍周囲および切除した臍を利用する．検体を液体培地（クックドミート培地等）で培養し，培養液中の破傷風毒素を検出する．毒素検出はPCRで毒素遺伝子を検出するか，培養液の上清をマウスまたはモルモットの皮下に接種して毒素による筋麻痺の出現により判定する．液体培地中に毒素が証明された場合は，液体培養の一部を固型培地（血液寒天平板培地等）のシャーレ端に塗布して嫌気培養し，単離されたコロニーを再度液体培地で培養して毒素産生能を確認する[8]．また，患者血清を動物に接種することにより患者血清中の毒素の検出が試みられることもあるが，検出できることは比較的まれである．

2. 病原体：形態，構造蛋白質，遺伝子，増殖様式

a. ジフテリア

1) 形態　ジフテリアは，ジフテリア毒素を産生するグラム陽性細菌 *Corynebacterium diphtheriae* を原因菌とする感染症である．本菌は短桿菌で，特徴的なV字型の分裂像[9]を示す．また，ジフテリア類似の症状をヒトに引き起こす人獣共通感染症として類縁菌である *C. ulcerans* による感染症がある．*C. ulcerans* は一般的に *C. diphtheriae* よりも短い桿菌の形態を示し，ジフテリア毒素に類似した毒素を産生する．近年日本を含む先進国で症例が増加しており，2類感染症であるジフテリアとの鑑別が重要である．どちらの感染症にもジフテリアトキソイドが予防に有効と考えられている[10,11]．

2) 構造蛋白質　最も主要な病原因子と考えられているのはジフテリア毒素である．この毒素をホルマリン等で変性させ，毒性を失いかつ免疫原性を残した「トキソイド」にしたものがジフテリアのワクチンとして用いられるジフテリアトキソイドである．

ジフテリア毒素は535アミノ酸からなる分子量約58 kDaの単一蛋白質であるが，トリプシン切断部位を境にN末端側のAフラグメント（ADP-リボシルトランスフェラーゼ活性を担う）とC末端側のBフラグメントに分けられる（両フラグメントはS-S結合により架橋されている）．BフラグメントはさらにそのN末端側のT（translocation）ドメインとC末端側のR（receptor binding）ドメインに分けられ，Rドメインが哺乳類細胞表面のレセプターに結合し，Tドメインの働きでAフラグメントが細胞質に侵入する．Aフラグメントはその酵素活性によりリボソームのコンポーネントの一つであるelongation factor 2（EF-2）の特定の残基（diphthamideという特殊なアミノ酸）をADP-リボシル化して蛋白合成を阻害し，毒性を発揮する[12]．なおジフテリア毒素のレセプターであるヘパリン結合型EGF（HB-EGF）は，ヒトやモルモットとマウスでは構造に相違があるためマウスはジフテリア毒素に非感受性で[13,14]，そのため後述するジフテリアトキソイドの力価試験にマウス攻撃法を使うことは不適当である．

3) 遺伝子　ジフテリア菌のゲノム塩基配列解読は2003年（NCTC13129株）が最初で[15]，以後複数の菌株のゲノム配列情報が得られている．NCTC13129株においては13個のpathogenicity islandが認められているが，それらの分布は菌株間で大きく異なる[16]．また，ジフテリア毒素の遺伝子 *tox* は，染色体上に溶原化したバクテリオファージ上にコードされており，毒素遺伝子の塩基配列には菌株間でほとんど差がみられない．*tox* の制御遺伝子として *dtxR* がよく知られている．*dtxR* の産物は鉄依存のレプレッサーで，高濃度の鉄イオンの存在下ではジフテリア毒素遺伝子の発現が抑制されるため，ワクチン生産のためのジフテリア菌培養では培地からあらかじめ鉄を除く処理が行われることがある．

b. 破傷風

1) 形態　破傷風菌はグラム陽性の嫌気性桿菌である．芽胞を形成し，芽胞を含む菌体は，グラム染色時には「太鼓のバチ状」と形容される独特の形状を示す．平板培地上では菌はしばしば遊走し，遊走中の菌体は繊維状の細長い長連鎖の大桿菌の形態を示す．

2) 構造蛋白質　破傷風菌の主要な病原因子は破傷風毒素である．ワクチン（トキソイド）はこの毒素をホルマリン等で不活化することで作られる．毒素は分子量約150 kDaの単一ポリペプチド鎖として産生され，トリプシン切断部位を境にN末端側約50 kDaのL鎖（軽鎖）とC末端側約100 kDaのH鎖（重鎖）に分かれる．切断により毒素は活性化されるが，切断後のH鎖とL鎖はS-S結合で架橋されている．H鎖の機能により神経細胞表面のレセプターに結合し細胞内に移行した毒素は軸索を逆行し，隣接する抑制性ニューロンに侵入したのち，シナプス前膜からの神経伝達物質の放出にかかわるSNARE蛋白質の一つであるVAMP（synaptobrevin）を特異的に切断して神経伝達物質の放出を遮断することにより毒性を発揮する[17]．

3) 遺伝子　破傷風毒素の遺伝子は巨大プラスミド上に位置しており[18]，制御遺伝子 *tetR* により発現が制御されると考えられている．*tetR* はポジティブレギュレーターであり，その過剰発現により破傷風毒素の産生が亢進することが知られている[19]．

3. 疫学およびワクチンによる予防効果

ジフテリアは国内および海外において，過去には非常な猛威を振るった感染症であり，1880年代の欧米における流行時には，地域によっては50%の死亡率を示すほどの恐ろしい感染症であった[2]．第二次世界大戦中の欧州での流行の際には，症例数約100万を数え，1943年だけでも死者数5万例であった[20]．一方日本国内においても，1945年にはジフテリアの届出数は約8万6千例，その約10%が死亡していた[3]．日本を含む先進国ではワクチンの普及とともに発生数は激減し，多くの先進国では散発的に患者の発生報告があるが，日本においては1991～2000年の10年間の患者数は21例（死亡2）にまで減少し，1999年以降新規の患者の報告はない[21]．発展途上国においても，年間100万症例，死者数5～6万例の状態が1980年代になるまで続いたとされているが，WHOによる195か国の統計[20]によれば，数字が欠落している国があるものの，各国を合計した報告数は，1980年には97164例，1990年には22133例，2000年には11625例，2010年には4603例と激減し，最新の2015年には4729例となっている．

その一方で，冷戦終結直後の旧ソ連地域において，症例数14万例以上，死者数4000例以上を数える大規模な流行があったこともよく知られている．この流行については詳しい解析がなされており[22]，ソ連時代に接種されていたワクチンは有効なものであったにもかかわらず，「成人層においてジフテリアに感受性の人口が一定程度存在したこと」，「小児における接種率が低下したこと」，「社会経済情勢の変化」，「人口の流動性の増加」，等関与する要因が複数あったとされている．この流行は国際的な危機と受け止められ，ロシアおよび国際協力によるワクチン供給等の対策がとられた結果，21世紀初頭までにはすべての地域で流行はおおむね沈静化された．

一方，破傷風は，国内において破傷風トキソイド（T-td）導入以前は年間1000例以上の破傷風患者数が報告されていた．T-td導入後，患者数は減少したが，いまだ国内では年間約100例の報告がある．ジフテリアはジフテリアトキソイド（D-td）の導入により国内では2000年以降患者報告はない．

米国の1996年～2006年までの10年間の破傷風患者報告数の各年平均は29例であり[23,24]，日本国内での同期間内の報告数は86例である．米国の総人口は約3.1億人，日本は1.3億人であり，人口100万人当たりの発症率は約7倍（米国0.94に対して日本は6.62）の違いがある．上述のように破傷風はワクチンで予防可能な疾病であり，学童までのワクチン接種推奨回数に両国間で大きな違いはないものの，CDC等の公的機関が成人に対して10年ごとの（任意）破傷風トキソイド接種を推奨していること[24]も両国間での患者数の差の要因となっている可能性がある．

また，両疾患に関して乳幼児から高齢者までの幅広い年齢層の抗体価測定が，国の「流行予測調査事業」として定期的（5年間隔）に実施されている．ワクチンの有効性，現行の予防接種計画の妥当性を検討するためにこの事業は重要かつ有用である．直近の調査は2013年に7か所の地方衛生研究所の協力をもとに実施された．測定結果の考察によると35～39歳の年齢層では抗体の落ち込みがあり，この原因に1975年に起きた菌体百日せきジフテリア破傷風ワクチンの接種事故により乳児への接種率低下が影響した可能性があげられている．継続的な調査によりワクチンの有効性と安全性の検証を可能としている例である[25]．

4. 対策

ジフテリアは感染症法で二類感染症に分類されるため，「患者，無症状病原体保有者と診断した場合，および感染症死亡者の死体，感染症死亡疑い者の死体と判断した場合には，医師は法第12条第1項の規定による届出を直ちに行わなければならない」とされている．また，患者らの病変部位，生体由来の検体からジフテリア菌を分離した場合は，その旨を届け出ることとなる．この場合，ジフテリア菌であってもジフテリア毒素非産生性の菌は届出の対象ではない．

なお，上述したジフテリアと同様な症状を呈する *Corynebacterium ulcerans* および *C. pseudotuberculosis* については，ジフテリア毒素を産生する株であっても，それらは二類感染症としては届出の対象ではない．

なお，英国（イングランドとウェールズ）では，ジフテリア毒素を産生する *C. diphtheriae, C. ulcerans* および *C. pseudotuberculosis* に起因する疾病をジフテリアとしており，患者から同定された菌の細菌学的性状で病気を分けるのではなく，疾病の公衆衛生上のリスク評価の結果として，臨床症状と毒素産生能を対策の根拠としている．国家の健康と福祉等の行政を所轄するPHE（Public Health England）から示されているジフテリアの公衆衛生上の管理ガイドラインには，届け出方法，疫学調査，防疫対策，臨床および実験室診断等の詳細が示されている[10]．

感染症法により破傷風は五類感染症全数把握疾患と定められている．診断した医師は7日以内に最寄りの保健所に届け出る．報告基準は，外傷の既往と臨床症状等から破傷風が疑われる場合である．実験室診断は通常7日以内に終了しないことも多く，必ずしも菌分離が成功するとは限らない．基準では求められないが，感染部位（外傷部位等）からの破傷風菌の分離と同定，および分離菌の破傷風毒素の検出を確認した場合は，病原体診断として追加で報告することが推奨される．

5. 治　療

上述のように両疾患の発症の本体は毒素に起因する．したがって，毒素を中和するために抗毒素療法が重要とされている．CDCおよびPHEにおいては医療現場の臨床診断でジフテリア，または破傷風の患者を特定した場合は，実験室診断による確認を待たずに抗毒素製剤の投与が推奨されている[1,10]．国内ではジフテリア抗毒素はウマ血液由来の製剤であり，投与後にアナフィラキシーや血清病が発生する場合があり，この対応もあらかじめ投与する前に講じることが示されている．破傷風の抗毒素は日本および先進国では，ヒトの血液由来のグロブリン製剤（抗破傷風ヒト免疫グロブリン）が市販されており，ウマ抗毒素に比べて副作用が少ないと考えられている．国内では受傷後の患者には予防的措置として抗破傷風ヒト免疫グロブリンとともに破傷風トキソイドの接種が推奨されている．

ジフテリア患者への抗菌薬療法としては，マクロライド系，ベンジルペニシリンが *C. diphtheriae* と *C. ulcerans* には有効と示されている．鼻，咽頭，皮膚等の感染部位の違いや症状の程度に応じた上記抗菌薬の投与方法や投与量については，異なる療法が示されている．詳しくは文献を参考にされたい[1,2,10]．

B. ワクチンの製品と性状について

ジフテリアトキソイド，破傷風トキソイドのいずれも1950年代に国内に導入され，最初はアジュバントを含まない（「液状」あるいは「プレーン」と呼ばれる）ジフテリアトキソイド，破傷風トキソイドそれぞれの単独製剤（単味と称される製剤）が用いられた．接種対象年齢として乳幼児と学童および成人の違い，接種方法では基礎または追加免疫の接種目的の違い，さらに医療現場での接種効率性，接種対象の乳幼児の接種回数の軽減等により，数種類の混合剤型またはアジュバントを含む沈降型の製品が開発された．現在，両トキソイドを含有する国内で製造・市販されているワクチンの種類を表9.1に示す．

前述のように両トキソイドは毒素をホルマリン等で変性・無毒化したものであり，毒素の精製と無毒化は重要な製造工程である．精製は毒素中に不純物として

表9.1　国内で市販されているトキソイド関連ワクチン

ワクチン名	用法および用量（生物学的製剤基準より抜粋）	接種対象者の具体例
沈降破傷風トキソイド	初回免疫：通常，1回0.5 mLずつを2回，3～8週間の間隔で皮下または筋肉内に注射する．追加免疫：通常，初回免疫後6か月以上の間隔をおいて0.5 mLを皮下または筋肉内に1回注射する．ただし，初回免疫のとき，副反応の強かった者には，適宜減量するとともに，以後の追加免疫のときの接種量もこれに準ずる	・海外渡航者および移住者 ・交通事故等の外傷性創傷者 ・妊婦（乳児への移行抗体）
成人用沈降ジフテリアトキソイド	通常，10歳以上の者に用い，1回0.5 mL以下を皮下に注射する	・流行地への海外渡航者・成人で破傷風、百日せきワクチンの不要者
沈降ジフテリア破傷風混合トキソイド	初回免疫：通常，1回0.5 mLずつを2回，3～8週間の間隔で皮下に注射する．ただし，10歳以上の者には，第1回量を0.1 mLとし，副反応の少ないときは，第2回以後適宜増量する．追加免疫：通常，初回免疫後6か月以上の間隔をおいて，0.5 mLを1回皮下に注射する．副反応の強かった者への対応は沈降破傷風トキソイドと同様な対応となる	・11歳時の追加免疫（DTaP免疫者） ・百日咳罹患した乳幼児
沈降精製百日せきジフテリア破傷風混合ワクチン	初回免疫：通常，1回0.5 mLずつを3回，いずれも3～8週間の間隔で皮下に注射する．追加免疫には，通常，初回免疫後6か月以上の間隔をおいて，（標準として初回免疫終了後12か月から18か月までの間に）0.5 mLを1回皮下に注射する	・生後2か月以上の乳幼児（基礎免疫） ・11～13歳（追加免疫に一部利用）
沈降精製百日せきジフテリア破傷風不活化ポリオ混合ワクチン	沈降精製百日せきジフテリア破傷風混合ワクチンと同様な接種方法である	・不活化ポリオワクチン（IPV）はセービンワクチンとソークワクチンの2種類が異なる製造所で導入されている

含まれる培地成分等の不要な蛋白質を毒素の荷電を利用したイオン交換樹脂や蛋白質の粒子サイズによるゲル濾過法等により除去する操作である．無毒化工程には精製した毒素の免疫原性（中和抗体を誘導する抗原としての性質）を最大限に残すための条件設定（pH，温度，ホルマリン処理の濃度とその間隔等）が求められる．トキソイドワクチンの製造工程の管理は，抗原量（抗体との反応性を表す独自のLfという単位で表現される）を指標として行われる．各工程における回収率，純度（蛋白窒素1mg当たりのLf値）は工程管理上重要であり，純度は生物学的製剤基準で規定されている．このようにして製造された「ジフテリアトキソイド原液」，「破傷風トキソイド原液」は，単独あるいは混合ワクチンの成分として用いられ，多くの場合（国内で現在流通している製品はすべて）アルミニウムアジュバントが添加されたのち最終小分け製品として分注され国家検定を経て市場に流通する．トキソイドの製造工程フローと試験項目等を表9.2に示す．

日本国内では，接種年齢，間隔および接種回数を考慮した予防接種計画により，ワクチン接種が推奨されている．破傷風はヒトからヒトへの感染がないとされる疾病なので，破傷風トキソイドには集団免疫を狙うというよりはむしろ個人免疫として毒素に対する抗体を付与して感染時の発症を防御する効果が期待される．一方，ジフテリアトキソイドも破傷風同様に発症防御ワクチンではあるが，ヒトからヒトへ感染する感染症であるジフテリアに対する，発症者の抑制を通した集団免疫効果も期待される．

両トキソイドの品質は他の生物学的製剤と同様にバイオアッセイにより有効性と安全性が試験される．有効性の指標として実験動物を用いた力価試験が行われる．ジフテリアトキソイド，破傷風トキソイドのいずれも，わが国で一般に行われている力価試験では，力価測定の対象となるトキソイドでマウスを免疫し（同時に，物差しとなる「標準トキソイド」で免疫したマウスも用意する），一定期間飼育したのち，ジフテリアトキソイドの場合はマウスから採血して血清中の中和抗体価を，培養細胞に対するジフテリア毒素の毒性阻害活性として測定する．破傷風トキソイドの場合は，毒素に細胞毒性がないので，免疫済みのマウスに破傷風毒素を投与（攻撃）して毒素の効果が現れるかどうかを観察して抗体価を算出する．一般的にワクチンの力価（動物を用いた試験結果）とヒトに対する有効性は相関しないとの指摘があるが，ジフテリアトキソイドと破傷風トキソイドについては，力価と有効性の間に相関性があるとされている．抗原量とアジュバントを増量することにより力価の高いトキソイド製造は可能であるが，反面，副反応について十分に留意す

表9.2　トキソイドの製造工程フローと試験項目

製造工程	作業内容	試験・管理項目
培養工程	（保管マスターシード） ワーキングシード培養 前培養 本培養	純粋試験（染色試験），抗原含量試験（Lf） 純粋試験（染色試験），抗原含量試験（Lf） 純粋試験（染色試験） 純粋試験（染色試験），抗原含量試験（Lf）
ハーベスト・粗毒素	除菌濾過 毒素濃縮	フィルター完全性試験 蛋白質定量試験，抗原含量試験（Lf）
毒素精製	硫酸アンモニウム イオン交換クロマトグラフィー ゲル濾過 透析	左の作業の組合せは製造所特有の技術 蛋白質定量試験，抗原含量試験（Lf）
不活化（無毒化）	ホルマリン添加 アミノ酸添加	pH，無毒化終了試験，ホルマリン量 蛋白質定量試験，抗原含量試験（Lf）
トキソイド精製・原液調整		純度試験，無菌試験，無毒化試験 最終無菌
製剤化	最終無菌濾過	各原液混合 無菌試験，フィルター完全性試験 アジュバント吸着（水酸化アルミニウムゲル等）
充塡・包装	最終バルク	容量試験，異物試験，外観試験
出荷	出荷試験	pH試験，アルミニウム含量試験， ホルムアルデヒド含量試験，無菌試験 異常毒性否定試験，エンドトキシン試験 毒素無毒化試験，力価試験，表示確認試験 浸透圧比試験，不溶性異物試験 蛋白質定量試験，性状

る必要がある．トキソイドの力価が高いほどよいと単純に考えるより，適切な接種計画に沿ったワクチンの使用が大切と思われる．ワクチンの品質については，抗原量の上限と力価の下限，トキソイドが適切に無毒化されているか等多数の項目が生物学的製剤基準で定められている．近年，ジフテリア，破傷風以外の感染症をターゲットとして多糖類等の菌体成分を用いたワクチンが多数開発されているが，それらのワクチンにはジフテリアトキソイドあるいは破傷風トキソイドをキャリアー蛋白として用いた製剤がみられる．これらの製剤のキャリアー蛋白が実験動物に対して高い免疫原性を示した例もあり[26]，予防接種計画全体として効果と安全性を精査することが望ましいと思われる．海外での接種実績を根拠として国内に新規ワクチンを導入する場合，生物学的製剤基準で求める規格値およびワクチンの接種計画（年齢や接種回数）や接種経路の違い，さらに主目的である疾病予防だけでなく，ワクチンに含まれる他成分（アジュバントやキャリアー蛋白）や夾雑物が副作用として及ぼす影響がないかを十分に科学的に検証・精査する必要がある．

国内では1981年に沈降精製百日せきジフテリア破傷風混合ワクチン（DTaPと略される）が導入されて以降，ジフテリア，破傷風ともに患者発生はよく抑えられている．国による流行予測調査事業では，乳幼児のDTaPの基礎免疫，11～12歳の追加DTワクチン接種後，30歳前半までは発症防御レベルの抗体が高い割合で検出されている．ジフテリアと破傷風に関しては，現行のワクチン製造方法により得られている品質規格（純度やアジュバント量等）や予防接種計画に特段の変更が迫られている状況ではないと考えられる．ただし，破傷風の制御に関しては成人への追加接種が患者「ゼロ」の目標達成に重要な課題である．

各国の乳幼児に対する予防接種計画は一様ではなく（接種時期，回数および剤型），さらに国情により成人へのワクチン接種の実情は異なる（軍隊では破傷風トキソイドが接種されるケースも多い[27]）．

C. 接種法

1. 接種対象者と接種法

国内で市販されているジフテリアトキソイド，破傷風トキソイド関連ワクチンを表9.1に示した．

2. 禁忌と副反応

通常，乳幼児にはDTaPが接種されており，「第8章 百日せきワクチン」の解説を参考にされたい．

3. 効果判定

血中に誘導された抗体で防御レベルをみた場合，ジフテリアではWHOのposition paper[2]によれば0.01 IU/mLの血中抗体価である程度の防御（some protection）が期待できるとし，0.1 IU/mLではfully protectiveとしている．また，破傷風については状況が複雑で，WHOのposition paper[28]によれば，抗体価の測定法に応じて異なる数値を防御レベルとして割り当てる必要があるとしている．すなわち，実験動物を用いた毒素活性の中和能で測定した抗体価，あるいは一部の改良されたELISA法で測定した抗体価であれば0.01 IU/mLを防御レベルとし，一般のELISAで測定した場合には0.1～0.2 IU/mLを防御レベルとする，とされている．したがって，ワクチンの効果・有効性の指標としては，接種後に0.01～0.1単位の抗体レベルを安定的に維持することが判断基準となる．上述した国内の流行予測調査によると破傷風は，0～21歳までは90％以上，22～44歳までの75％以上の対象者において抗毒素抗体価0.01 IU/mL以上であり，ワクチン接種の効果が確認される[27]．また，ジフテリアも抗毒素抗体価が0.1 IU/mL以上をみると1歳未満では82.8％，1～5歳では90％以上であり，第1期のワクチン接種の効果が確認される．

D. 世界の状況

国内では発生報告のなくなった新生児破傷風は，いまだに発展途上国では頻発している．そのため，WHOでは妊婦，妊娠可能な年齢の女性へのワクチン接種強化により母親と乳児の破傷風抗体を上昇させるとともに，不衛生な環境での出産や臍帯切除の後の適切な管理を推奨している[6]．　〔髙橋元秀・岩城正昭〕

文　献

1) CDC：CDC Pink Book, 13th ed., 2015. http://www.cdc.gov/vaccines/pubs/pinkbook/dip.html
2) WHO：Diphtheria vaccine-WHO position paper. *Weekly Epidemioll Rec* 81：24-32, 2006
3) 高橋元秀，小宮貴子，ほか：ジフテリアとは．http://www.niid.go.jp/niid/ja/kansennohanashi/411-diphteria-intro.html
4) 城倉　健，薄　敬一郎，ほか：20年以上放置してきた頭皮の良性腫瘍に感染した破傷風菌，1998．http://idsc.nih.go.jp/iasr/19/218/dj2189.html
5) WHO：Neonatal Tetanus, 2015. http://www.who.int/immunization/monitoring_surveillance/burden/vpd/surveillance_type/active/neonatal_tetanus/en/
6) WHO：Maternal and Neonatal Tetanus Elimination (MNTE)：The initiative and challenges, 2016 15 June 2016

12：11 CEST. http://www.who.int/immunization/diseases/MNTE_initiative/en/
7) 小川智美，柴田貴之，ほか：新生児破傷風の1例．病原微生物検出情報 **29**：50-51，2008
8) 国立感染症研究所感染症情報センター：破傷風　2008年末現在．病原微生物検出情報 **35**：65-66，2009
9) Umeda A, Amako, K：Growth of the surface of *Corynebacterium diphtheriae. Microbiol Immunol* **27**（8）：663-671, 1983
10) Diphtheria Guidelines Working Group：Public health control and management of diphtheria（in England and Wales）2015 Guidelines（ed. by England PH）, Public Health England, London, 2015.
11) Kretsinger K, Broder KR, *et al*：Preventing tetanus, diphtheria, and pertussis among adults：use of tetanus toxoid, reduced diphtheria toxoid and acellular pertussis vaccine. Recommendations of the advisory committee on immunization practices（ACIP）and Recommendation of ACIP, supported by the Healthcare Infection Control Practices Advisory Committee（HICPAC）, for use of Tdap among health-care personnel. *MMWR Morb Mortal Wkly Rep* **55**（RR17）：1-33, 2006
12) Pappenheimer AM Jr, Gill DM：Diphtheria. Recent studies have clarified the molecular mechanisms involved in its pathogenesis. *Science* **182**：353-358, 1973
13) Hooper KP, Eidels L：Glutamic acid 141 of the diphtheria toxin receptor（HB-EGF Precursor）is critical for toxin binding and toxin sensitivity. *Biochem Biophys Res Commun* **220**（3）：675-680, 1996
14) Middlebrook JL, Dorland RB：Response of cultured mammalian cells to the exotoxins of Pseudomonas aeruginosa and Corynebacterium diphtheriae：differential cytotoxicity. *Can J Microbiol* **23**：183-189, 1977
15) Cerdeño-Tárraga AM, Efstratiou A, *et al*：The complete genome sequence and analysis of *Corynebacterium diphtheriae* NCTC13129. *Nucl Acids Res* **31**（22）：6516-6523, 2003
16) Iwaki M, Komiya T, *et al*：Genome organization and pathogenicity of *Corynebacterium diphtheriae* C7（-）and PW8 strains. *Infect Immun* **78**（9）：3791-3800, 2010
17) Montecucco C, Schiavo G：Mechanism of action of tetanus and botulinum neurotoxins. *Mol Microbiol* **13**（1）1-8, 1994
18) Finn CW Jr, Silver RP, *et al*：The structural gene for tetanus neurotoxin is on a plasmid. *Science* **224**（4651）：881-884, 1984
19) Raffestin S, Dupuy B, *et al*：BotR/A and TetR are alternative RNA polymerase sigma factors controlling the expression of the neurotoxin and associated protein genes in Clostridium botulinum type A and Clostridium tetani. *Mol Microbiol* **55**（1）：235-249, 2005
20) WHO：Diphtheria reported cases, 2016. http://apps.who.int/immunization_monitoring/globalsummary/timeseries/tsincidencediphtheria.html
21) 厚生労働省：感染症情報　ジフテリア．http://www.mhlw.go.jp/stf/seisakunitsuite/bunya/kenkou_iryou/kenkou/kekkaku-kansenshou/diphtheria/
22) Vitek C R, Wharton M：Diphtheria in the former Soviet Union：reemergence of a pandemic disease. *Emerg Infect Dis* **4**（4）539-550, 1998
23) CDC：Tetanus Surveillance United States, 2001-2008. *Morbidity Mortality Weekly Rep*（*MMWR*）**60**（12）：365-369, 2011
24) CDC：2016 Recommended Immunizations for Adults：By Age. 2016. http://www.cdc.gov/vaccines/schedules/downloads/adult/adult-schedule-easy-read.pdf
25) 平成25年度（2013年度）感染症流行予測調査報告書，2013. http://www.nih.go.jp/niid/ja/y-reports/6252-yosoku-report-2013.html
26) Fukuda T, Iwaki M, *et al*：Effects of simultaneous immunization of Haemophilus influenzae type b conjugate vaccine and diphtheria-tetanus-acellular pertussis vaccine on anti-tetanus potencies in mice, guinea pigs, and rats. *Jpn J Infect Dis* **66**（1）：41-45, 2013
27) 高橋元秀：成人への破傷風トキソイド接種．病原微生物検出情報，**30**：71-72, 2009
28) WHO：Tetanus vaccine - WHO position paper. *Weekly epidemiol Rec* **81**：198-208, 2006

10 肺炎球菌ワクチン（小児）

A. 疾患の概略

1. 臨床と診断

肺炎球菌感染症は，肺炎球菌（*Streptococcus pneumoniae*）によって引き起こされる感染症である．肺炎球菌はヒトだけが保菌・感染するため，動物や環境中には存在しない．飛沫または接触感染によりヒト-ヒト間で感染が伝播する．上気道の常在菌の一つであり，成人の約10%，小児では20〜40%の割合で鼻咽腔から検出される[1)]．鼻咽腔に定着した肺炎球菌は，直接中耳腔，副鼻腔，気管支，肺胞に入り込み，中耳炎，副鼻腔炎，気管支炎，肺炎等の表在性感染症を引き起こし，市中肺炎の起因菌として最も重要な細菌である．

時に肺炎球菌は粘膜バリアを超えて血液内に侵入し，血液，髄液等の通常は無菌である部位より菌が検出される髄膜炎，菌血症，敗血症，血液培養陽性肺炎，関節炎等の深部感染症を引き起こすことがあり，これらは侵襲性肺炎球菌感染症（invasive pneumococcal disease：IPD）と呼ばれている．IPDは，特に乳幼児および高齢者において頻度が高く，抗菌薬が発達した現在においても重篤な経過をたどることも多いため，臨床的に注意すべき感染症の一つとして位置づけられている．年齢因子のほかに，解剖学的，機能的脾機能不全症，種々の免疫不全症，慢性呼吸器疾患，糖尿病，髄液漏，人工内耳移植等多くの基礎疾患がIPDのハイリスク因子として報告されている．インフルエンザ罹患時に併発する細菌感染症の起因菌としても重要である[2)]．肺炎球菌はまた，世界的に薬剤耐性化が問題となっている．わが国でも，ペニシリン等の抗菌薬耐性を獲得した肺炎球菌の頻度が，1980年以降に急速に増加し，さらに最近では多種類の抗菌薬に対して耐性を獲得した，多剤耐性肺炎球菌の出現もあり感染症の難治化が危惧される．

肺炎球菌は感染部位により，さまざまな症状を呈する．発熱はすべての肺炎球菌感染症に共通の所見である．また，血液検査で好中球増多，CRPの上昇を認めることも細菌感染を示唆するものである．中耳炎では通常耳痛を伴い，時に耳漏を認める．肺炎，気管支炎では咳嗽，多呼吸，呼吸困難等の下気道炎症状を呈することにより感染を疑い，胸部単純X線で肺炎像の有無を確認することで確定診断される．髄膜炎は，高熱，嘔吐，頭痛が典型的な三主徴であり，けいれんや意識障害を伴う場合もある．診察上，項部硬直やケルニッヒ徴候が陽性であり，乳児では大泉門膨隆を認めることもある．髄液検査により細胞数増多，蛋白上昇，糖低下を認めることで診断されるが，時に病初期の場合等では，髄液所見の異常が明らかではない場合もある．特に，乳幼児において発熱以外に臨床症状が乏しい症例において，血液培養検査で肺炎球菌が検出される場合があり，潜在性菌血症（occult bacteremia）と呼ばれている．

これらの徴候は肺炎球菌感染症に特有のものではないため，確定診断には細菌培養検査が必須である．肺炎，気管支炎では喀痰あるいは鼻咽腔培養，中耳炎では，鼓膜穿刺を行い得られた吸引液から肺炎球菌が検出されれば，診断的価値が高い．自然に鼓膜が穿破して生じた耳漏から検出された場合は，慎重に判断する必要がある．肺炎においては血液，胸水からの菌検出が起因菌確定には有用であるが，陽性率は低いため，喀痰洗浄培養法や定量培養法が代わりに実施される．髄膜炎，敗血症，菌血症では血液，髄液から肺炎球菌が分離同定されることで確定診断される．分離された肺炎球菌に対しては，抗菌薬に対する感受性試験を実施し，その結果を参考に最適な抗菌薬を選択することが可能となるため，培養検査は最も重要な検査である．尿中の肺炎球菌莢膜抗原迅速検査も用いられるが，菌血症を伴わない肺炎での感度はやや低い[3,4)]．肺炎球菌莢膜抗原の尿中排泄は，通常，肺炎症状発現後3日目以降とされる．一方，患者の炎症所見が改善しても，2か月以上にわたって排泄されることもある．小児では，鼻咽頭での肺炎球菌保菌状態でも陽性となることがあるため注意が必要である．また近年は，より高感度の病原体検出法として，PCR法による肺炎球菌遺伝子検出が可能であり，抗菌薬の前投与等により培養法で陰性となった症例で有用である．

肺炎球菌の構成成分の一つである莢膜多糖体は，血清型を決定する抗原であり現在までに90種類以上の血清型が報告されている．血清型により治療法が変更されることはないが，現在接種可能な肺炎球菌ワクチンにより予防可能な肺炎球菌感染症は，ワクチンに含有される莢膜多糖体抗原の血清型に限定される．したがって，ワクチン効果の適正な評価や新規ワクチンの開発のために，分離菌の血清型の同定は重要である．血清型同定には，抗莢膜血清を用いた膨化法による型別判定が標準である．本法は，検査コストは比較的安価であるが，熟練が必要とされる．最近では，マルチプレックスPCR法を応用した遺伝子レベルでの血清型決定も行われている．いずれの研究室においてもプロトコールに従えば比較的容易に実施可能であるため，スクリーニング法として有用である．

2．病原体：形態，構造蛋白質，遺伝子，増殖形式

第11章「肺炎球菌ワクチン（成人）」を参照のこと．

3．疫学：日本の疫学，世界の疫学

日本における7価肺炎球菌結合型ワクチン（7-valent pneumococcal conjugate vaccine：PCV7）導入前の小児における肺炎球菌感染症の疫学については，これまでにいくつかの報告がある．1996～1997年に実施された5歳未満の細菌性髄膜炎の起因菌調査では，インフルエンザ菌b型に次いで肺炎球菌は2番目に多く検出されており，検出割合は17.5%，罹患率は，6歳未満小児10万人当たり2.4人であった[5]．その他の疾患における肺炎球菌の検出割合は，菌血症では70～90%[6]，中耳炎では31.7%[7]であると報告されている．肺炎球菌菌血症に関しては，小児10万人当たり30.9人（5歳未満），61.4人（2歳未満）の罹患率であった[8]．千葉県で実施された後方視的調査によると，2003～2005年におけるIPD罹患率は10万人当たり12.6～13.8人（5歳未満），19.5～25.8人（2歳未満）と推定されている[9]．

日本では，2010年2月からPCV7が導入された．同年11月より「子宮頸がん等ワクチン接種緊急促進事業」による公費助成が開始されたことにより接種率が上昇し，IPD罹患率の減少が認められるようになった．ワクチンの集団免疫効果を含めた有効性評価のためには，ワクチン導入前後の罹患率変化を把握することが必要不可欠であり，そのための最も有効な手段の一つが人口ベースアクティブサーベイランスである．われわれは，厚生労働科学研究事業研究班「ワクチンの有用性向上のためのエビデンス及び方策に関する研究」班（神谷班），「新しく開発されたHib，肺炎球菌，ロタウイルス，HPV等の各ワクチンの有効性，安全性ならびにその投与方法に関する基礎的・臨床的研究」班（庵原・神谷班）で，小児IPDのアクティブサーベイランスを1道9県において2008年より継続して実施しており，そのデータを利用してPCV7導入効果の評価を行った．罹患率の算出には，総務省統計局発表の5歳未満人口を用いており，全国の5歳未満人口推計値の約23%を占める規模の研究である．2008～2013年に各県より報告された5歳未満のIPD患者数は合計1181人であった[10]．104人（15.4%）がIPD発症時に何らかの基礎疾患を有しており，致死率は0.9%であった．報告患者数を基に5歳未満人口10万人当たりの罹患率を算出し，ワクチン公費助成前後6年間の罹患率比較を行った．2008～2010年の3年間はほぼ同様の罹患率であり，2010年のワクチン接種率は低かったことより，この3年間の罹患率（25.0/10万人）をベースラインデータとみなして解析を実施した．多くの自治体で公費助成が開始された2011年には，IPD罹患率は19%減少していた．その後，2012年には54%，2013年は57%の罹患率低下が認められ，統計学的にいずれも有意な減少であった．また，髄膜炎と非髄膜炎感染症に分けて罹患率の変化を検討したが，減少傾向に差は認められなかった（図10.1）．

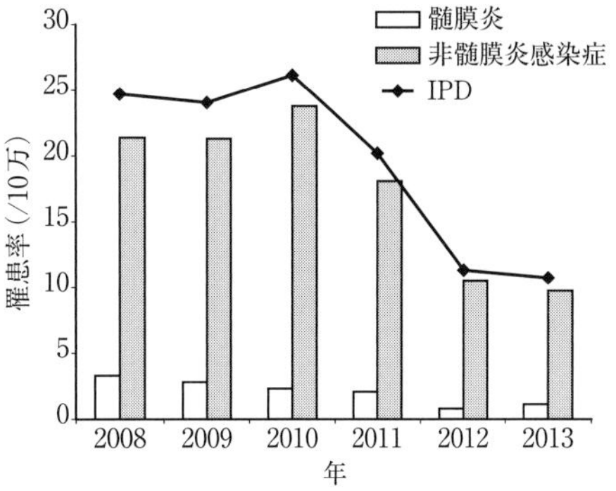

図10.1　5歳未満小児における侵襲性肺炎球菌感染症の罹患率（日本：2008～2013年）（文献10より引用一部改変）

PCV7は，ワクチンに含まれない莢膜多糖体抗原血清型（non-vaccine serotypes：nVT）を持つ肺炎球菌感染症に対しては予防効果を示さないと考えられる．したがって，ワクチン導入後にnVT肺炎球菌の保菌や感染症の増加が危惧される．実際，先行してPCV7が導入された諸外国からは，nVT肺炎球菌による感染症の相対的あるいは絶対的増加が報告されており，血清型置換（serotype replacement）として問題視されてきた．米国では2000年にPCV7が導入され，その後2007年までにPCV7に含有される血清型（PCV7 type）肺炎球菌によるIPD罹患率は99.5%減少した．しかしながら，nVT肺炎球菌によるIPD罹患率増加が認められ，特に血清型19AによるIPD増加が著明であった（324%増加）[11]．英国における観察的コホート研究でも，2000～2006年のベースラインデータと比較して，2008～2010年のnVT肺炎球菌

表 10.1　PCV7 導入前後における小児 IPD 患者から分離された肺炎球菌血清型分布（文献 10 より引用一部改変）

血清型	2008〜10 (n=403) Cases (%)	2011〜13 (n=308) Cases (%)
6B	122 (30.3)	34 (11.0)
14	84 (20.8)	31 (10.1)
23F	48 (11.9)	22 (7.1)
19F	38 (9.4)	10 (3.2)
9V	9 (2.2)	9 (2.9)
4	12 (3.0)	4 (1.3)
18C	2 (0.5)	2 (0.6)
PCV7 type	315 (78.2)	112 (36.4)
1	3 (0.7)	1 (0.3)
5	0 (0)	0 (0)
7F	1 (0.2)	1 (0.3)
3	0 (0)	4 (1.3)
6A	16 (4.0)	8 (2.6)
19A	29 (7.2)	86 (27.9)
6C	11 (2.7)	8 (2.6)
10A	3 (0.7)	9 (2.9)
11A/E	0 (0)	2 (0.6)
12F	1 (0.2)	1 (0.3)
15A	2 (0.5)	18 (5.8)
15B	4 (1.0)	7 (2.3)
15C	5 (1.2)	14 (4.5)
16F	0 (0)	1 (0.3)
22F	2 (0.5)	7 (2.3)
23A	4 (1.0)	1 (0.3)
24F	3 (0.7)	15 (4.9)
33F	0 (0)	6 (1.9)
35B	0 (0)	2 (0.6)
38	3 (0.7)	4 (1.3)
non-PCV7 type	87 (21.6)	195 (63.3)
non-typable	1 (0.2)	1 (0.3)

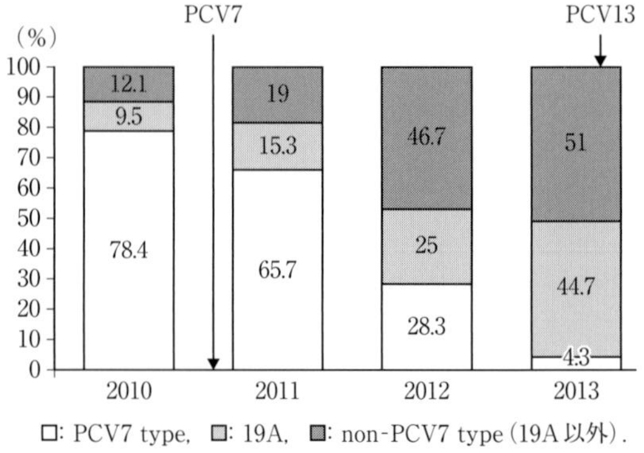

図 10.2　5 歳未満小児 IPD の起因菌血清型割合の推移（日本：2010〜2013）

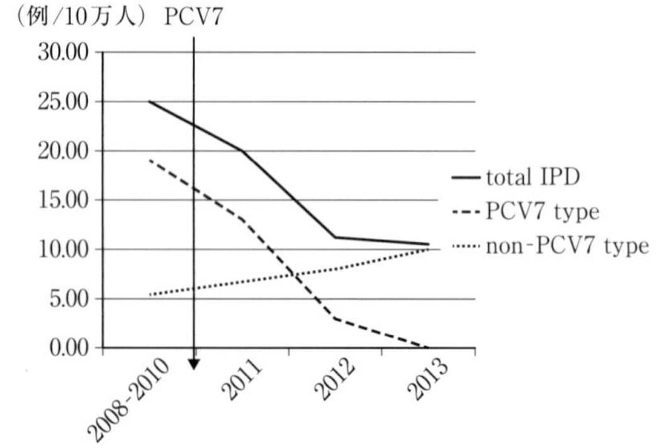

図 10.3　5 歳未満小児における起因菌血清型別 IPD 罹患率（日本：2008〜2013）

による IPD は 32% に増加を示した[12]．両国ともに，血清型 10A，15A/B/C，19A，21，22F，23B そして 33F による血清型置換が共通して認められた[11-13]．

日本でも PCV7 導入後における小児 IPD 患者より分離された肺炎球菌血清型の解析研究により，19A をはじめとした多様な nVT の検出割合が増加していることが明らかとなった[10,14]（表 10.1）．ワクチン公費助成前の 2010 年において，PCV7 type 肺炎球菌による IPD は，総 IPD 症例の 78.4% を占めていた．2011 年以降の公費助成による接種率上昇とともに，その割合は著減し 2013 年には 4.3% となった．相対的に血清型 19A は 44.7% まで増加し，19A 以外の nVT が 51% を占めた（図 10.2）．起因菌血清型別の IPD 罹患率をワクチン導入前後で比較すると，PCV7 type による IPD は 98% 減少していたが，nVT による IPD 罹患率が 80% 増加したためその効果が部分的に相殺され，総 IPD 罹患率は 57% の減少にとどまったことが明らかとなった（図 10.3）．

PCV7 導入により IPD 以外の肺炎球菌感染症の疫学にも変化が生じている．5 歳未満小児における市中肺炎の入院数減少および肺炎球菌性肺炎罹患率の減少や[15]，乳幼児の鼻咽腔に保菌される肺炎球菌血清型の変化が報告されている[16]．

従来，IPD の流行は季節性変動を示すとされ，世界的に冬季における罹患率上昇が報告されている．また，初秋においても IPD 罹患率が増加する現象が米国より報告されており，新学期開始による肺炎球菌の伝播機会の増加との関連が示唆されている[17]．日本でのサーベイランスデータにおいては，4〜6 月に小児の IPD 発症のピークを認めている[10]．日本では新学期が 4 月に開始することと関連していると考えられる．

PCV7 の幅広い導入により引き起こされた血清型置換に対応するために，新たに六つの血清型（1，3，5，6A，7F，19A）を追加した PCV13 が開発され，欧米では 2010 年より切り替えが開始されている．米国の小児病院 8 施設における前向き研究では，PCV13 切り替え後の 2011 年の IPD 患者数は導入前 3 年間

（2007～10）の平均患者数に比べ42%減少を示した[18]．また，PCV13に含まれる血清型肺炎球菌分離株数は57%減少した．英国からはPCV13導入後15か月時点において，生後24か月未満小児のIPD発症に対するワクチン効果を評価した報告がある[19]．PCV13に含まれない血清型によるIPD発症数をコントロールとして，PCV13に含まれる血清型によるIPDに対するPCV13の予防効果を計算すると，2回接種を受けた1歳未満群では78%，1回接種を受けた1歳以上2歳未満群では77%の有効率が示されている．日本でも2013年11月1日からPCV13への切り替えが実施され，追加6血清型肺炎球菌による感染症の減少が期待されている．

日本では，PCV7の定期予防接種化に伴い2013年4月1日からIPDが五類感染症全数把握疾患となり，感染症法に基づいてすべての医師に報告が義務づけられた．2013年4月～2014年12月までに報告されたIPD症例数は1001人であった．5歳未満は27例が報告され，罹患率は0.52/10万人と推定された．今後，全年齢層におけるIPD罹患状況が明らかにするとともに，ワクチン効果を正確に評価し，肺炎球菌感染症対策を改善させるためには，起因菌の細菌学的解析を含めたサーベイランス体制の構築が望まれる．

4. 対　策

肺炎球菌感染症は，一般的には適切な抗菌薬の使用により治療可能である．しかしながら，IPD等の重症例においては，急激な病状の悪化により不幸な転帰をとることがある．また耐性肺炎球菌の増加による感染症の遷延，難治化も問題となっている．このような状況のもと，いかに肺炎球菌感染症を予防し耐性化の進行を抑制するかが，大きな課題である．肺炎球菌感染症に対する宿主側の主な防御機構は，血清型特異的抗体による補体依存性オプソニン活性であるといわれている．成人に比べ免疫系の発達が未熟な乳幼児においては，特異的抗体が十分誘導されないため，中耳炎の反復感染を起こし，IPD等の重症感染症に進展しやすいと考えられる．したがって，小児においても強力に免疫誘導を惹起することが可能なワクチンが開発され，現在では世界中で広く予防接種が実施されている．特に，小児，高齢者，免疫不全等のハイリスクグループに対して接種が推奨される．

5. 治　療

気管支炎や肺炎等の呼吸器感染症においては，一般的に抗菌薬の組織移行性が良好であり，β-ラクタム系抗菌薬が有効である．経口薬治療として，高用量アモキシシリン，セフジトレンピボキシル等が推奨されている．内服困難な場合や重症例においては，ペニシリン系やセフェム系抗菌薬の経静脈投与が必要である．これらの抗菌薬に対する治療反応性が不良の場合は，カルバペネム系やバンコマイシンの投与を行う．

中耳炎に対しては，上記治療方針とほぼ同様であるが，耐性菌感染の場合には再発することもあるため，高用量で長期間の投与を行う．

髄膜炎等のIPDに対しては，カルバペネム系抗菌薬であるパニペネムベタミプロンやメロペネム水和物を選択する．抗菌薬感受性判明後に適正抗菌薬への治療を考慮する．近年，IPDより分離された肺炎球菌のメロペネム水和物感受性の低下が報告されており[10,20]，注意が必要である．カルバペネム系が無効の症例では，バンコマイシンの投与を行う．場合により，セフトリアキソンナトリウム水和物，セフォタキシムナトリウム，リファンピシン，クロラムフェニコールとの併用も行う．

6. 予防とワクチンの役割

肺炎球菌感染症の予防には，莢膜多糖体抗原に対する特異的抗体が重要な役割を果たす．特異的抗体が莢膜に結合すると，Fcレセプターを介して好中球やマクロファージ等の貪食が効果的に行われるとともに（オプソニン化），補体が活性化され菌体が破壊される．

肺炎球菌ワクチンとして最初に開発されたものは，23種類の血清型の莢膜多糖体抗原を含むワクチンである（23価肺炎球菌莢膜多糖体ワクチン，23-valent pneumococcal polysaccharide vaccine：PPSV23）．日本では2歳以上の肺炎球菌感染症重症化のハイリスク者を対象として，肺炎球菌感染症の予防目的で1988年に承認された．PPSV23は成人のIPD予防，市中肺炎の重症化および死亡リスクの軽減効果が報告されているが，小児，特に2歳未満の乳幼児においては予防効果が期待できない．莢膜多糖体抗原はT細胞非依存性抗原であることから，B細胞が単独で反応して特異抗体を産生するが，B細胞機能の発達が未熟な2歳未満の乳幼児では十分な抗体産生を誘導できないと免疫学的に説明されている．そこで，莢膜多糖体をT細胞依存抗原であるキャリア蛋白と結合させたワクチン（PCV）が開発され，2歳未満に有効な免疫を誘導することが可能となった．7種類の莢膜多糖体を含むPCV7は，2000年に世界で初めて米国で導入された．導入後3年の時点で，5歳未満のIPDが著明に減少したことが報告された[21]．高齢者および3か月未満の未接種乳児におけるIPDの減少も認められており，保菌予防効果で肺炎球菌伝播が減少することによる間接効果と説明されている[21,22]．また，海外においてはPCV導入による，2歳以下の肺炎に対する予防効果や肺炎球菌による急性中耳炎，反復性中耳炎に対する予防効果も報告されている．日本でも2010年2月からPCV7が接種可能となり，前述のように明らかなIPD予防効果が確認されている．

PCV7は含有する7種類以外の血清型肺炎球菌による感染症予防効果は持たないため，nVTによるIPD増加が問題となり，含有血清型を10種類あるいは13種類に増加させたワクチン（10-valent PCV：PCV10，13-valent PCV：PCV13）が開発され，日本では2013年11月からPCV7に切り替わる形で定期予防接種プログラムに導入された．また，2015年3月にはPCV10が含有血清型によるIPDおよび肺炎の予防を効能・効果として承認された．PCV13と比較すると，PCV10には血清型3，6A，19Aが含有されていない．このため，PCV13と比較した場合PCV10の有効性は若干劣る可能性があるということから定期接種ワクチンとして推奨されなかった．

B.　ワクチンの製品と性状について

PCV13（商品名：プレベナー13水性懸濁注）は，PCV7に含まれていた7種類の血清型（4，6B，9V，14，18C，19F，23F）に加えて，1，3，5，6A，7Fおよび19Aの6種類の血清型の莢膜多糖体抗原を含むワクチンである．多糖体抗原にキャリア蛋白である無毒性変異ジフテリア毒素CRM_{197}を結合させることでT細胞依存型抗原として働き，2歳未満の乳幼児でも効果的な抗体産生誘導が可能である．メモリーB細胞も誘導されるため，追加接種によるブースター効果も認められる．したがって，初期3回プラス追加1回の接種により，感染防御に十分な特異抗体を誘導することが可能である．PCV13は0.5 mLの懸濁液でシリンジに封入されたプレフィルドシリンジ製剤である．キャリア蛋白を結合させた各血清型の莢膜多糖体を混合したものを，リン酸アルミニウムアジュバントに吸着させて不溶性としている．日本では，2013年に2か月齢以上6歳未満を対象とした上記13種類の血清型の肺炎球菌による侵襲性感染症の予防を効能・効果として承認された．さらに，2014年には65歳以上での肺炎球菌による感染症の予防も追加承認された．

PCV10（商品名：シンフロリックス水性懸濁筋注）は，血清型1，4，5，6B，7F，9V，14，18C，19Fおよび23Fの10種類の血清型の莢膜多糖体を3種類のキャリア蛋白であるプロテインD（無莢膜型インフルエンザ菌由来），破傷風トキソイドおよびジフテリアトキソイドと共有結合させ製剤化したものである．PCV13と同様に，アジュバントとしてリン酸アルミニウムが使用されている．日本で承認されている効能・効果は，6週齢以上5歳未満における上記10種類の血清型の肺炎球菌による侵襲性感染症および肺炎の予防である．

C.　接種法

1.　接種対象者と接種法（図10.4）

PCV13の接種対象者は，2か月以上6歳未満および65歳以上である．投与経路は，小児では皮下注射であり，高齢者では筋肉内注射である．小児は標準的には4回接種を行い，成人には1回接種を行う．定期接種としての対象は2か月齢以上5歳未満である．標準接種スケジュールでは2か月以上7か月未満で初回接種を開始することとなっている．初回免疫として，27日以上の間隔で3回皮下注射を行い，追加接種として3回目接種から60日以上の間隔をおいて，かつ12か月以上（標準的には12か月以上15か月未満）に1回を行う4回接種法である．ただし，初回免疫の2回目が遅れて1歳以上2歳未満に実施した場合は，3回目は接種せず，1回の追加免疫のみ行う．また，2回目あるいは3回目が遅れて2歳以上になった場合

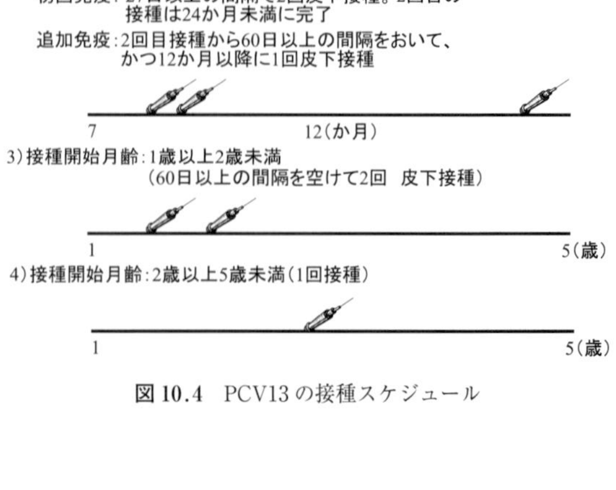

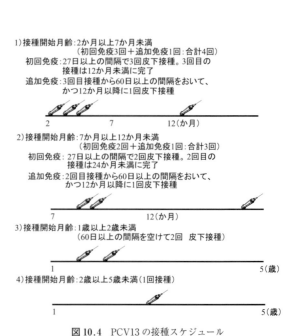

図10.4　PCV13の接種スケジュール

は，2回目および3回目接種は行わず，追加接種を1回のみ行う．初回免疫の開始が，標準接種スケジュールより遅れた場合は，以下の方法で接種を行う．①7か月以上12か月未満で開始：初回接種は2回とし，2回目接種から60日以上の間隔をおいて，かつ12か月以上に1回追加接種を行う．ただし，2回目接種が24か月以上まで遅れた場合は実施せず，その時点で追加接種を1回行う．②12か月以上24か月未満で開始：60日以上の間隔をあけて2回接種．③24か月以上5歳未満で開始：1回接種（図10.4）．

2．禁　忌

PCV13の接種不適当者として，明らかな発熱を呈している者，重篤な急性疾患に罹患していることが明らかな者が該当する．また，注射剤の成分またはコンジュゲート蛋白（ジフテリアトキソイド）によってアナフィラキシーを起こしたことが明らかな者も接種不適当者である．添付文書には，免疫抑制状態にある者に対してワクチンの有効性，安全性は確立していない，と記載されているがIPD罹患のハイリスクと考えられるため接種を考慮する．

3．効果判定

効果判定は，ワクチン接種による血清抗体上昇（免疫原性）および感染症予防効果（有効性）により行われる．

免疫原性評価として，被接種者の血清中肺炎球菌特異的IgGの測定が，ELISA（enzyme-linked immunosorbent assay）法を用いて行われる[23]．IPDに対する感染予防効果と相関する免疫原性指標として，初回免疫1か月後のIgG抗体濃度0.35 μg/mLが，住民レベルでのPCV接種後の乳幼児のIPDに対する仮想予防閾値としてWHOから提示されている[24]．小児を対象とした国内臨床試験の結果，PCV13を接種したときの初回免疫後および追加免疫後のIgG抗体濃度がWHO基準に達した割合は，それぞれ97.7〜100.0%および98.7〜100.0%であった．PCV10でも同様の免疫原性が確認されている．ELISA法による特異的抗体の定量的測定のほかに，生物的活性を測定するオプソニン貪食活性（opsonophagocytic activity：OPA）測定法があるが[25]，両ワクチンともにOPA活性を有する抗体を誘導することが示されている．

有効性評価として，ランダム化比較試験（randomized controlled trial：RCT）と観察研究による評価が行われる．RCTでは，至適環境下で接種群と非接種群における肺炎球菌感染症罹患率を比較することにより，vaccine efficacyが求められる．2〜15か月齢の約2万人を対象として米国で実施されたRCTでは，PCV7接種はコントロール群に比べて，ワクチンに含まれる血清型肺炎球菌によるIPD発症を97.4%減少させたことが示された[26]．同様に，PCV10もワクチンに含まれる血清型肺炎球菌によるIPDおよび肺炎罹患率を減少させることが，海外のRCTで明らかになっている[27,28]．RCTでは集団全体の肺炎球菌に対する効果は少ないため，肺炎球菌血清型の変化，およびそれに伴う疫学的変化の検出には不適と考えられる．また，IPD罹患率が低いために，血清型別のIPD罹患率評価を行うことは困難である．このような点を補うために，“real world”における疾患サーベイランスを行い，ワクチン導入前後における罹患率減少を評価する観察研究が行われている．観察研究で求められる有効性は，vaccine effectivenessと呼ばれる．PCV7，PCV13については，世界各国で観察研究が実施され，いずれもワクチンに含まれる血清型肺炎球菌によるIPD罹患率が接種対象年齢群で著明に低下するとともに，非接種対象年齢群においても罹患率低下が認められている．それと同時にserotype replacementが起こり，vaccine effectivenessが一部相殺されていることが，問題点として指摘されている（本章で既述）．

なお，PCV13はコンジュゲート蛋白として無毒性変異ジフテリア毒素を含有するため，ジフテリアに対する抗体応答が認められる場合があるが，ジフテリアの予防接種に転用することはできない．

4．副反応

PCV13，PCV10の副反応は，主に接種部位の腫脹，発赤，硬結等の局所反応である．全身的な副反応として発熱，易刺激性，傾眠等も認められるが，その頻度は他のワクチンと同程度である．日本で実施された約120万人を対象としたPCV13市販後調査では，接種との因果関係が否定できない副反応の中で最も多く認められたものは発熱であり，次いで接種部位の副反応，発疹等の皮膚障害であった．

わが国では2011年3月にHibワクチンなどとの同時接種後に死亡事例がみられたことを受けて，厚生労働省が接種の一時差し控えを指示した．その後の検討で，有害事象の頻度は海外と比較して高くはないことが判明したため，同年4月に接種は再開された．同時接種における有害事象の前方視的調査でも，PCV7を含んだ同時接種で特に重篤な有害事象の頻度が高くなることはないと報告されている[29]．米国ではインフルエンザワクチンと，PCV13の同時接種後に熱性けいれんの発現頻度が高くなるという報告がなされている[30]．しかし，米国予防接種諮問委員会（the Advisory Committee on Immunization Practices：ACIP）は両ワクチンの接種を遅らせることに伴うリスクを考慮し，両ワクチンの同時接種を実施しないこととスケジュールを逸脱することは推奨しないと結論を下している．

D.　世界の状況

世界的にみると，肺炎球菌感染症はワクチン予防可能疾患による小児死亡原因の第1位である[31]．小児用肺炎球菌結合型ワクチンは，2000年に米国においてPCV7が認可され，予防接種対象スケジュールに導入された．その後，血清型置換に対応するために，より幅広い血清型をカバーするPCV10，PCV13が開発され，米国では2010年よりPCV7からPCV13への変更が行われた．ニュージーランドでは2011年にPCV7からPCV10へ変更が行われ，オランダやブラジルの定期予防接種でもPCV10が採用されている．

PCV13は2013年11月時点において，乳幼児および小児を対象に，欧州連合（EU）（2009年12月），米国（2010年2月），フィリピン（2010年2月），インド（2010年4月），香港（2010年5月），マレーシア（2010年6月），韓国（2010年3月）および台湾（2010年12月）を含むアジア諸国等世界128か国以上で承認され，2014年1月時点において，84か国で小児の定期接種プログラムに導入されている[32]．

PCV10は2015年3月時点において，世界130か国以上で承認されている．IPDの予防に加え，次の適応で承認されている．肺炎球菌による急性中耳炎の予防（129か国），肺炎球菌による肺炎の予防（80か国以上）および無莢膜型インフルエンザ菌による急性中耳炎の予防[33]（45か国以上）．ラテンアメリカ，欧州，オセアニア，アフリカ，アジアの45か国以上で小児の定期接種プログラムに導入されている[34]．

PCV13の適応および対象年齢，推奨接種スケジュールは，国により若干異なる．米国では生後6週～5歳以下のIPDの予防，6～17歳（および50歳以上の成人）の肺炎およびIPDの予防に対して適応があり，推奨接種スケジュールは生後2，4，6か月および12～15か月の4回接種である．英国では生後6週～17歳のIPD，肺炎および急性中耳炎の予防，18歳以上のIPDに対して適応があり，推奨接種スケジュールとして第1回接種を生後2か月，第2回および第3回接種を最低1か月間隔で実施し，さらに11～15か月の間に第4回接種を行う．計3回の接種でも獲得される免疫に差がないとして，初回免疫を2回に減らしたプログラムも採用されている．

PCV10は欧州において，生後6週～5歳未満を対象として，IPD，肺炎および急性中耳炎に対して適応があり，標準的接種スケジュールはPCV13と同様に3回あるいは4回の接種スケジュールとなっている．

米国のACIPは，IPD罹患のハイリスクと考えられる何らかの基礎疾患を有する児に対して肺炎球菌ワクチンの接種を積極的に推奨している．解剖学的または機能的無脾症，先天性または後天性の免疫不全，脳脊髄液漏出，人工内耳，固形臓器移植，悪性腫瘍，ネフローゼ症候群，慢性腎不全等の6～18歳の小児に対してはPCV13を1回接種後に8週間以上の間隔をあけてPPSV23を接種し，5年後にPPSV23を追加接種することを推奨している[35]．　〔菅　秀〕

文　献

1) Daniel MM：Streptococcus pneumoniae. Mandell, Douglas, and Bennett's Principles and Practice of Infectious Diseases, 7th ed.（ed. by Mandell GI), pp. 2623-2642, Churchill livingstone, Philadelphia, 2010
2) O'Brien KL, Walters MI, *et al*：Severe pneumococcal pneumonia in previously healthy children：the role of preceding influenza infection. *Clin Infect Dis* **30**：784-789, 2000
3) Sordé R, Falcó V, *et al*：Current and potential usefulness of pneumococcal urinary antigen detection in hospitalized patients with community-acquired pneumonia to guide antimicrobial therapy. *Arch Intern Med* **171**：166-172, 2010
4) Smith MD, Derrington P, *et al*：Rapid diagnosis of bacteremic pneumococcal infections in adults by using the Binax NOW *Streptococcus pneumoniae* urinary antigen test：a prospective, controlled clinical evaluation. *J Clin Microbiol* **41**：2810-2813, 2003
5) 加藤達夫，上原すゞ子，ほか：わが国におけるHib髄膜炎の発生状況：1996～1997年のプロスペクティブ調査結果．小児感染免疫 **10**：209-214，1998
6) 西村龍夫：小児科開業医で経験した血液培養陽性例25例の臨床的検討．日本小児科学会雑誌 **112**：1534-1542，2008
7) 神谷　齊，加藤達夫，ほか：小児急性化膿性中耳炎における肺炎球菌血清型に関する疫学調査．感染症学雑誌 **81**：59-66，2007
8) 坂田　宏：小児における *Streptococcus pneumoniae* 菌血症の臨床疫学的検討．感染症学雑誌 **79**：1-6，2005
9) Ishiwada N, Kurosaki T, *et al*：The incidence of pediatric invasive pneumococcal disease in Chiba prefecture, Japan (2003-2005). *J Infect* **57**：455-458, 2008
10) Suga S, Chang B, *et al*：Nationwide population-based surveillance of invasive pneumococcal disease in Japanese children：Effects of the seven-valent pneumococcal conjugate vaccine. *Vaccine* **33**：6054-6060, 2015
11) Pilishvili T, Lexau C, *et al*：Sustained reductions in invasive pneumococcal disease in the era of conjugate vaccine. *J Infect Dis* **201**：32-41, 2010
12) Miller E, Andrews NJ, *et al*：Herd immunity and serotype replacement 4 years after seven-valent pneumococcal

conjugate vaccination in England and Wales : an observational cohort study. *Lancet Infect Dis* **11** : 760-768, 2011
13) Jacobs MR, Good CE, *et al* : Emergence of *Streptococcus pneumoniae* serotypes 19A, 6C, and 22F and serogroup 15 in Cleveland, Ohio, in relation to introduction of the protein-conjugated pneumococcal vaccine. *Clin Infect Dis* **47** : 1388-1395, 2008
14) Chiba N, Morozumi M, *et al* : Changes in capsule and drug resistance of Pneumococci after introduction of PCV7, Japan, 2010-2013. *Emerg Infect Dis* **20** : 1132-1139, 2014
15) Naito S, Tanaka J, *et al* : The impact of heptavalent pneumococcal conjugate vaccine on the incidence of childhood community-acquired pneumonia and bacteriologically confirmed pneumococcal pneumonia in Japan. *Epidemol Infect* **144** : 494-506, 2016
16) Oikawa J, Ishiwada N, *et al* : Changes in nasopharyngeal carriage of *Streptococcus pneumoniae*, Haemophilus influenzae and Moraxella catarrhalis among healthy children attending a day-care centre before and after official financial support for the 7-valent pneumococcal conjugate vaccine and H. influenzae type b vaccine in Japan. *J Infect Chemother* **20** : 146-149, 2014
17) Weinberger DM, Grant LR, *et al* : Seasonal drivers of pneumococcal disease incidence : impact of bacterial carriage and viral activity. *Clin Infect Dis* **58** : 188-194, 2014
18) Kaplan SL, Barson WJ, *et al* : Early trends for invasive pneumococcal infections in children after the introduction of the 13-valent pneumococcal conjugate vaccine. *Pediatr Infect Dis J* **32** : 203-207, 2013
19) Miller E, Andrews NJ, *et al* : Effectiveness of the new serotypes in the 13-valent pneumococcal conjugate vaccine. *Vaccine* **29** : 9127-9131, 2011
20) Nakano S, Fujisawa T, *et al* : Serotypes, antimicrobial susceptibility, and molecular epidemiology of invasive and non-invasive *Streptococcus pneumoniae* isolates in paediatric patients after the introduction of 13-valent conjugate vaccine in a nationwide surveillance study conducted in Japan in 2012-2014. *Vaccine* **34** : 67-76, 2016
21) CDC : Direct and indirect effects of routine vaccination of children with 7-valent pneumococcal conjugate vaccine on incidence of invasive pneumococcal disease-United States, 1998-2003. *MMWR* **54** : 893-897, 2005
22) Poehling KA, Talbot TR, *et al* : Invasive pneumococcal disease among infants before and after introduction of pneumococcal conjugate vaccine. *JAMA* **295** : 1668-1674, 2006
23) Concepcion NF, Frasch CE : Pneumococcal type 22F polysaccharide absorption improves the specificity of a pneumococcal-polysaccharide enzyme-linked immunosorbent assay. *Clin Diagn Lab Immunol* **8** : 266-272, 2001
24) World Health Organization : WHO Technical Report Series 927 Annex2 : 92, 2005
25) Burton RL, Nahm MH : Development and validation of a fourfold multiplexed opsonization assay (MOPA4) for pneumococcal antibodies. *Clin Vaccine Immunol* **13** : 1004-1009, 2006
26) Black S, Shinefield H, *et al* : Efficacy, safety and immunogenicity of heptavalent pneumococcal conjugate vaccine in children. Northern California Kaiser Permanente Vaccine Study Center Group. *Pediatr Infect Dis J* **19** : 187-195, 2000
27) Palmu AA, Jokinen J, *et al* : Effectiveness of the ten-valent pneumococcal Haemophilus influenzae protein D conjugate vaccine (PHiD-CV10) against invasive pneumococcal disease : a cluster randomised trial. *Lancet* **19** : 214-222, 2013
28) Tregnaghi MW, Sáez-Llorens X, *et al* : Efficacy of pneumococcal nontypable Haemophilus influenzae protein D conjugate vaccine (PHiD-CV) in young Latin American children : A double-blind randomized controlled trial. *PLoS Med* **11** : e1001657, 2014
29) Nishi J, Tokuda K, *et al* : Prospective safety monitoring of Haemophilus influenzae type b and heptavalent pneumococcal conjugate vaccines in Kagoshima, Japan. *Jpn J Infect Dis* **66** : 235-237, 2013
30) Tse A, Tseng HF, *et al* : Signal identification and evaluation for risk of febrile seizures in children following trivalent inactivated influenza vaccine in the Vaccine Safety Datalink Project, 2010-2011. *Vaccine* **30** : 2024-2031, 2012
31) WHO Global Immunization Data, 2014
32) プレベナー13インタビューフォーム，第3版
33) Prymula R, Peeters P, *et al* : Pneumococcal capsular polysaccharides conjugated to protein D for prevention of acute otitis media caused by both *Streptococcus pneumoniae* and non-typable Haemophilus influenzae : a randomised double-blind efficacy study. *Lancet* **367** : 740-748, 2006
34) シンフロリックスインタビューフォーム，第2版
35) CDC Immunization Schedule. http://www.cdc.gov/vaccines/schedules/downloads/child/0-18yrs-child-combined-schedule.pdf 2015/07/23

11 肺炎球菌ワクチン（成人）

A. 疾患の概略

1. 臨床と診断

肺炎球菌（*Streptococcus pneumoniae*）は主に乳幼児の鼻咽頭に高頻度に保菌されており，肺炎球菌による無症候性の保菌状態は，本菌による呼吸器や全身感染症に先行して発生し，市中における菌の水平伝播に重要な役割を果たしている[1]．本菌は主要な呼吸器病原性菌であり，小児，成人に中耳炎，副鼻腔炎や菌血症を伴わない肺炎等の非侵襲性感染症を引き起こす．また，本菌が血液中に侵入した場合には，小児のみならず，成人に髄膜炎や菌血症を伴う肺炎等の侵襲性肺炎球菌感染症（invasive pneumococcal disease：IPD）を引き起こす．IPDとは通常無菌的であるべき検体から肺炎球菌が分離された疾患をさす．

血清型特異抗体は同種血清型および交差反応性の血清型の肺炎球菌に対して補体依存性のオプソニン活性を介した感染防御をもたらす[2]．2010年11月から，わが国の小児に対する7価肺炎球菌結合型ワクチン（PCV7）の公費助成が開始され，その後に成人IPD患者および市中発症肺炎患者の原因菌の血清型分布において，PCV7に含まれる血清型の減少とPCV7に含まれない血清型の増加が認められた[3]．この結果は，小児におけるPCV7導入に伴う集団免疫効果に起因すると推察された．このような小児に対するPCV7の導入が間接的に成人のIPDを減少させた事実から，小児の鼻咽頭に保菌された肺炎球菌が成人に伝播する可能性が示唆されている．また，成人の肺炎球菌性肺炎も小児との接触に関連して発症するとされている[4]．

IPDを始めとする肺炎球菌感染症では，臨床検査において末梢血白血球数や血清CRP値の増加が認められる．肺炎例の胸部X線所見では区域性の浸潤影を示すことが多い．臨床検体のグラム染色所見により本菌感染症を推定し，培養により本菌が分離同定されれば確定診断される．肺炎や髄膜炎患者でも菌血症を合併することから血液培養が必須である．肺炎球菌尿中抗原検査は感度，特異度ともに良好で，本菌感染症診断の一助となる[5]．ただし，小児では特異度が劣っている．髄液検体に対して，肺炎球菌尿中抗原検査およびラテックス凝集反応が補助診断として有用である．

鑑別を必要とする疾患に，他の呼吸器病原性菌による肺炎を始めとする呼吸器感染症，他の細菌に起因する菌血症，髄膜炎，中耳炎，副鼻腔炎等がある．鑑別診断には実験室診断を実施する必要がある．

2. 病原体：形態，構造蛋白質

肺炎球菌はレンサ球菌属に属する通性嫌気性グラム陽性双球菌である．遠位端がやや尖った（ランセット型）グラム陽性の双球菌を呈する場合が多い．ほとんどの臨床分離株は菌表層に莢膜を有している．図11.1の喀痰グラム染色所見のように，グラム陽性双球菌の周囲の染色が莢膜により抜けてみえる．図11.2には肺炎球菌表層の莢膜の透過型電子顕微鏡所見を示す．ウサギ免疫血清は肺炎球菌に対し凝集反応を起こし，顕微鏡下にはクエリング反応（quelling reaction）と呼ばれる莢膜の膨化が認められる．

莢膜ポリサッカライド（capsular polysaccharide：

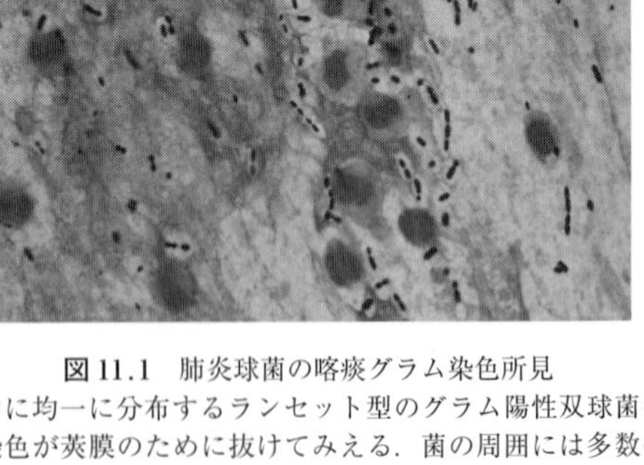

図11.1 肺炎球菌の喀痰グラム染色所見
喀痰中に均一に分布するランセット型のグラム陽性双球菌の周囲の染色が莢膜のために抜けてみえる．菌の周囲には多数の多核白血球の浸潤が認められる．

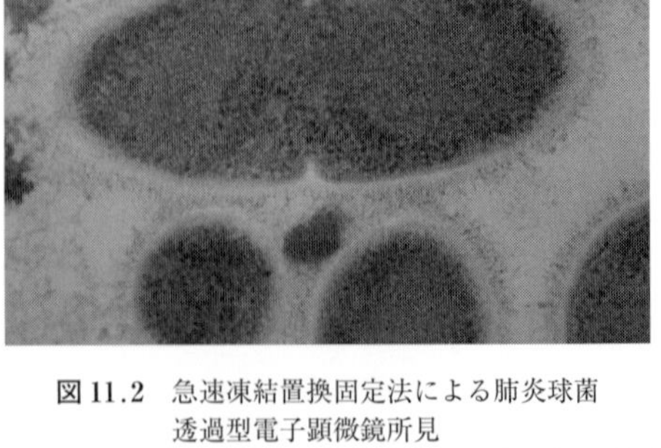

図11.2 急速凍結置換固定法による肺炎球菌透過型電子顕微鏡所見
菌表層には細胞壁のペプチドグリカン層から規則的に配列する刷毛状の莢膜を認める．矢印は莢膜を示す．

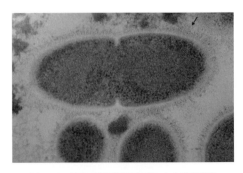

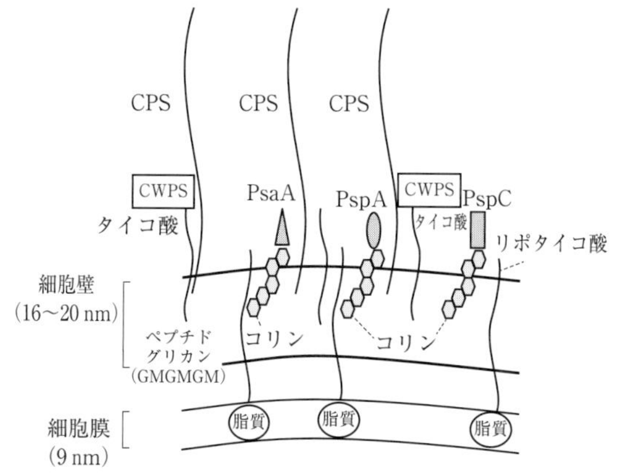

図 11.3 肺炎球菌の表層構造の模式図
莢膜ポリサッカライド（CPS）は共有結合でペプチドグリカンおよび肺炎球菌に共通な CWPS（cell wall polysaccharide）と結合している．肺炎球菌の細胞壁は，ペプチドグリカンとタイコ酸から構成され，ペプチドグリカンは *N*-アセチル-D-グルコサミン（G）と *N*-アセチルムラミン酸（M）の交互の繰返し構造からなる（文献 6 より改変）．

CPS）はオリゴサッカライドの繰返し構造からなっており，共有結合でペプチドグリカンおよび肺炎球菌に共通の C-ポリサッカライド（cell wall polysaccharide：CWPS）と結合している（図 11.3）[6]．血清型は独特な化学構造と免疫学的特性を有するポリサッカライド（多糖体）を産生する肺炎球菌株と定義される．血清型は 1995 年までに 90 種類が知られていたが，2015 年には 97 血清型の存在が確認されている[7]．

肺炎球菌は α 溶血性を示す．肺炎球菌の同定にはオプトヒン感受性試験が最も優れるとされているが，オプトヒン耐性株の報告もあるため胆汁酸溶解試験等による確認が必要である．本菌にはムコイド型コロニーを形成する株もある．また，本菌は自己融解酵素を持っているためほとんどの臨床分離株は培養後 18～24 時間に自己融解し，コロニーの中央が陥没してみえる．

肺炎球菌には現在までに多くの病原因子が同定されているが，代表的な病原因子としては，莢膜（capsule），ニューモリシン（pneumolysin），PspA（pneumococcal surface protein A）等があげられる[8]．莢膜は肺炎球菌の最も重要な病原因子の一つである．その主要成分はポリサッカライドで，菌体細胞壁の外側に約 200～400 nm の厚さで存在している．また，莢膜は肺炎球菌血清型を決定する抗原であり，臨床検体から分離される肺炎球菌分離株の血清型の頻度分布は地域的に異なる．

3. 疫学：日本の疫学，世界の疫学

2011 年に肺炎はわが国の死因の第 3 位となった．80 歳を超えると肺炎による死亡率が急速に増加する．2010～12 年に実施された国内の成人市中肺炎の調査では，肺炎球菌性肺炎の割合は 17.1～18.4% とされている[9,10]．また，国内の肺炎球菌性肺炎例の調査では，すべての肺炎球菌性肺炎のうち，菌血症を伴う肺炎の頻度は 10% 以下とされている[10,11]．2011～13 年に国内 4 か所の医療機関で実施された市中発症肺炎（市中肺炎と医療ケア関連肺炎）の疫学的調査では，罹患率と死亡率の推定値（95% 信頼区間）は 1000 人・年当たり 16.9（13.6～20.9），0.7（0.6～0.8）とされている[11]．年齢依存性の罹患率の増加は，女性に比べて男性において顕著であった．罹患率は 85 歳以上の男性において最も高かった．また，本疫学調査の細菌学的検査による肺炎球菌性肺炎の頻度はすべての市中発症肺炎の 19.5% であった．

IPD は 2013 年 4 月より感染症法上で五類感染症全数把握疾患として位置づけられ，感染症発生動向調査が実施されている．本調査から成人層では 60 歳以上で罹患率が増加している．病型としては，菌血症を伴う肺炎が最も多く，次いで菌血症，髄膜炎の順であった．2013～15 年度での 65 歳以上の IPD 罹患率と致命率はそれぞれ 2.98/10 万人年，8.71% であった[12]．厚生労働省指定研究班「成人の重症肺炎サーベイランス構築に関する研究」を全国 10 道県において実施し，2013 年 4 月～2014 年 11 月までに 152 例を登録した[13]．152 例の年齢中央値は 70 歳（範囲：25～94 歳），男性が 97 例（64%）であった．喫煙者は 67 例（44%），基礎疾患のある患者は 107 例（70%）で，うち免疫不全を伴う患者は 64 例（42%）であった．23 価莢膜ポリサッカライドワクチン（PPSV23）の接種歴がある患者は 5 例（3%）であった．死亡例は 32 例（致命率 21%）であった．このように，成人の IPD 患者で基礎疾患を有する症例は 70% と多く，42% が免疫不全者であった．

また，2013 年 4 月～2015 年 1 月までの 22 か月間に収集された 224 株の成人 IPD 患者の原因菌の血清型別分離率を図 11.4 に示した[14]．分離頻度の高い血清型は 3，19A，22F の順であった．2006～07 年に実施された国内の成人 IPD 患者の血清型分布の調査（PCV7，PCV13，PPSV23 に含まれる血清型の割合；34.0%，61.5%，85.4%）と比較して[15]，PCV7，PCV13，PPSV23 に含まれる血清型の割合はそれぞれ 12.5%，46.0%，66.5% と減少していた．また，非 PCV13 血清型である 10A，22F，6C 等の割合が増加していた．

欧米諸国において，小児への PCV7 の定期接種導入後に肺炎球菌感染症の疾病負荷は有意に減少し

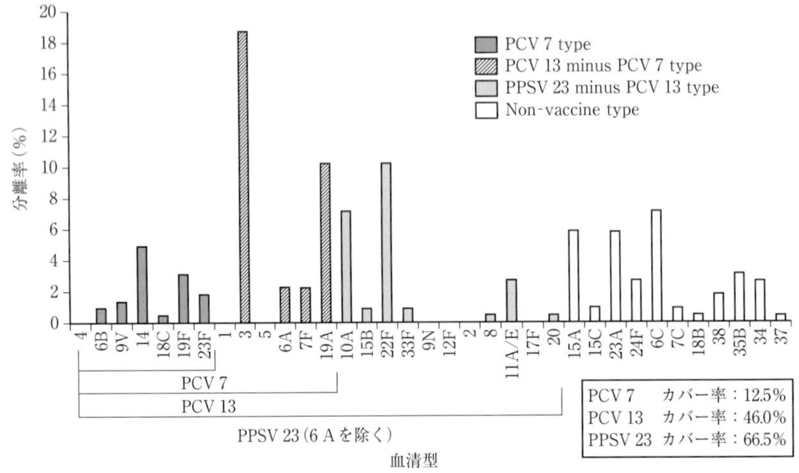

図 11.4　成人の侵襲性肺炎球菌感染症患者の原因菌の血清型別分離率：2013 年 4 月〜2015 年 1 月（$n=224$）

た[16]．米国では PCV7 導入 7 年後において，導入前と比べて，すべての IPD 罹患率と PCV7 ワクチン血清型による IPD 罹患率はそれぞれ 45%，94% 減少し，一方では PCV7 に含まれない 19A 等の非 PCV7 血清型による IPD 罹患率が増加し，血清型置換（serotype replacement）が明確になった[17]．さらに，65 歳以上の高齢者においても PCV7 ワクチン血清型による IPD 罹患率も 92%減少した．英国，ウェールズでは PCV7 導入 4 年後に，PCV7 ワクチン血清型による 2 歳以下の IPD 罹患率が 98%減少し，65 歳以上の高齢者の IPD 罹患率の 81%の減少が報告された[18]．一方，2010 年 2 月〜2011 年 9 月に米国の 13 地域で 50 歳以上の成人の市中肺炎の前向き，多施設横断研究が実施され，710 例の市中肺炎が登録された．このうち 98 例（13.8%）が肺炎球菌性肺炎と診断され，特に 78 例（11.0%）においては尿中血清型特異的莢膜抗原を検出する UAD（urinary antigen detection）アッセイを用いて診断された[19]．

4. 対　策

IPD を含む肺炎球菌感染症の対策として，早期診断および抗菌薬治療が最も重要である．その病原体診断においては，他の呼吸器病原性菌による感染症を鑑別する必要性から，近年，リアルタイム PCR 法や PCR 法により鑑別する方法も用いられている[20]．

IPD を含む肺炎球菌感染症はワクチンで予防できる疾患であることから，現行の PPSV23 や PCV13 の効果を評価するためには原因菌の血清型を含むアクティブサーベイランスが必要である．前述のように五類感染症全数把握疾患である IPD の感染症発生動向調査に加えて，研究班による小児および成人における IPD 原因菌の血清からサーベイランスが実施されている．これらのサーベイランスから，非ワクチン型による IPD 症例の増加が課題となりつつある．

5. 治　療

ペニシリン系抗菌薬が第 1 選択薬であるがペニシリン耐性肺炎球菌（penicillin-resistant *Streptococcus pneumoniae*：PRSP）が増加している．1985 年頃から肺炎球菌に占める PRSP＋PISP（penicillin-intermediate *S. pneumoniae*）の割合は増加し，2001 年には 60%に達した．その後，2012 年時点で国内で髄膜炎以外から分離される肺炎球菌のほぼすべてがペニシリン感受性である．今日においても髄膜炎を除けば MIC 2 μg/mL 以下の株は標準量のペニシリンで治療できる．また，88%の肺炎球菌がマクロライド系抗菌薬に対しても耐性である．しかしながら，ペニシリン感受性株による市中肺炎，非髄膜炎症例に対しては高用量のペニシリンを含む β-ラクタム系抗菌薬の投与が有効である．成人ではレスピラトリーキノロン系薬の投与も選択できる．投与期間は，患者の症状と理学所見，検査所見，胸部 X 線画像を総合して判断するが，軽症例ではおおむね 1 週間，中等〜重症例では 2 週間以内である．

6. 予防とワクチンの役割

PPSV23 を構成する CPS 抗原は T 細胞の補助なしに B 細胞に抗体産生を誘導する T 細胞非依存性抗原（TI 抗原）である．TI 抗原が産生するのは主に IgM であり，免疫グロブリンのクラススイッチや親和性の成熟，免疫記憶はほとんど誘導されない．CPS 抗原は TI-2 抗原に分類され，GM-CSF，IFN-γ 等の補助シグナルにより B 細胞にクラススイッチを誘導し有効な特異抗体産生を誘導する（図 11.5）[21,22]．成人においては PPSV23 の初回接種により特異抗体応答が認められる．しかしながら，PPSV23 にはメモリー B 細胞を誘導できないために PPSV23 の 2 回目以降の接種による特異抗体のブースター効果はない．血清型特異抗体のうちその主要な役割を果たすのは IgG2 サブクラスである．

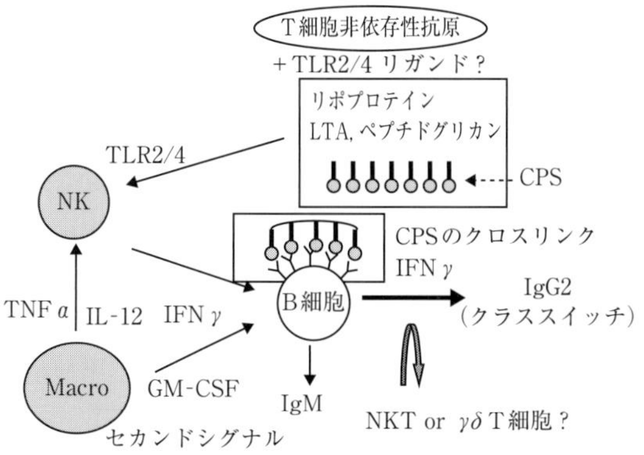

図 11.5　肺炎球菌莢膜ポリサッカライドワクチンによる特異抗体産生誘導機序（文献 21，22 をもとに筆者作成）
メモリー B 細胞を誘導できないことから，再接種時のブースター効果がない．

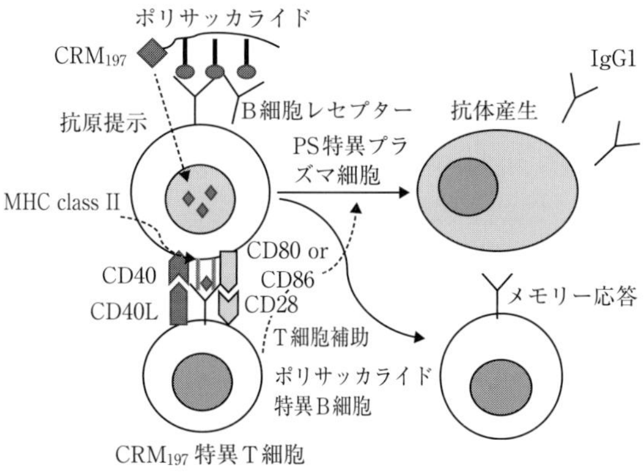

図 11.6　結合型肺炎球菌ワクチンによる特異抗体産生誘導機序
CRM_{197} を結合することでポリサッカライドを T cell 依存性抗原にする．MHC: major histocompatibility complex.

一方，PCV は CPS 抗原に無毒性変異ジフテリア毒素（CRM_{197}）を結合しており，生体内では CPS 抗原がポリサッカライド特異的 B 細胞の B 細胞受容体とクロスリンクし，CPS 抗原に結合していた CRM_{197} はポリサッカライド特異的 B 細胞内で抗原提示される（図 11.6）[23]．抗原提示を受けたポリサッカライド特異的 B 細胞内は活性化 T 細胞の刺激を受け，ポリサッカライド特異的 B 細胞はメモリー B 細胞に分化する．このため，PCV を初回以降に接種された乳幼児の血中にはメモリー B 細胞の応答を介して血清型特異 IgG 抗体，特に IgG1 サブタイプが産生誘導される．PPSV23 および PCV により誘導された血清型特異抗体は，生体内では肺炎球菌に対する補体依存性オプソニン活性を介して感染防御に寄与する．この PCV による抗体産生機序については，乳幼児における PCV 接種に対する特異抗体応答が，末梢血中の $CD4^+$T 細胞数ではなく，メモリー B 細胞数に相関する所見と矛盾しない[24]．

PPSV23 は 1988 年 3 月に薬事承認され，1992 年 8 月に「脾摘患者における肺炎球菌による感染症の発症予防」について健康保険適用が認められた．2006 年には PPSV23 はニューモバックス®NP として製造販売承認され，その後 2010 年から開始された検討結果を受けて，2014 年 10 月から 65 歳以上の成人を対象として定期接種ワクチン（B 類疾病）となった．接種対象者は，① 65 歳の者，② 60 歳以上 65 歳未満の者で，心臓，腎臓，もしくは呼吸器の機能に自己の身辺の日常生活活動が極度に制限される程度の障害を有する者およびヒト免疫不全ウイルスにより免疫の機能に日常生活がほとんど不可能な程度の障害を有する者とされている．一方，PCV13 は 2014 年 6 月に 65 歳以上の者に対する肺炎球菌による感染症の予防の効能・効果が薬事承認された．

B.　ワクチンの製品と性状について

成人用の PPSV23 は 23 種類の莢膜ポリサッカライド（1，2，3，4，5，6B，7F，8，9N，9V，10A，11A，12F，14，15B，17F，18C，19A，19F，20，22F，23F，33F）をそれぞれ 25 μg/dose を含有する注射剤であり，0.25 w/v% フェノールを含む．PCV13 は 13 種類の莢膜血清型 1，3，4，5，6A，6B，7F，9V，14，18C，19A，19F および 23F から抽出した精製莢膜血清型ポリサッカライドをそれぞれ無毒性変異ジフテリア毒素（CRM_{197}）と共有結合させ，これらをリン酸アルミニウムに吸着させ不溶性とした液剤である．ポリサッカライドを CRM_{197} に結合させることで，T 細胞を介した免疫応答を引き起こす．製剤としては 13 種類のポリサッカライドを各 3.1〜5.7 μg/mL（6B ポリサッカライドのみ 6.2〜11.4 μg/mL）を含有する注射剤（0.5 mL）であり，1 mL 中 0.20〜0.30 mg のアルミニウムが含有されている．

C.　接種法

1.　接種対象者と接種法

PPSV23 の接種対象は，2 歳以上で肺炎球菌による重篤疾患に罹患する危険が高い個人および患者，肺炎球菌感染症の発症予防（鎌状赤血球症やその他の脾機能不全，心臓・呼吸器の慢性疾患，腎不全，肝機能障害，糖尿病，慢性髄液漏等の基礎疾患のある患者，65 歳以上の高齢者，免疫抑制作用を有する治療が予定されている者で，開始まで14日以上余裕のある患者）．接種法は1回0.5 mLを皮下または筋肉内に接種する．また，2009年10月から，前回接種から5年以上の間隔をおいて再接種が可能となった．

PCV13の65歳以上の者に対する接種は1回0.5 mLを皮下または筋肉内に接種する．

2. 禁　忌

PPSV23の接種不適当者として，①2歳未満の者，②明らかな発熱を呈している者，③重篤な急性疾患にかかっていることが明らかな者，④それぞれのワクチン成分によってアナフィラキシーを呈したことがある者，⑤予防接種を行うことが不適当な状態にある者，があげられる．

3. 効果判定

a. 免疫原性の評価法と感染予防閾値

PPSV23やPCV13の免疫誘導能や肺炎球菌感染症に罹患した患者の液性免疫の評価を目的として，第3世代ELISA法による血清型特異IgG濃度[25]とmultiplex opsonization assayによる血清型特異的なオプソニン活性[26]の測定が可能である．2005年にWHO Working Groupは乳幼児におけるPCV接種による集団レベルでのIPDの予防閾値は，抗CWPS抗体の吸収阻害による第2世代ELISAで血清中特異IgG抗体0.35 μg/mLであるとした[27]．この値は血清中オプソニン活性（opsonization index：OI）8と最もよく相関するとされている．さらに，抗CWPSおよび抗22F CPSの吸収阻害による第3世代ELISA法による測定値を用いた場合は，血清中特異IgGの0.2 μg/mLが感染予防閾値として提案されている[28]．また，小児IPD患者の感染血清型に対する急性期の血清中特異IgGが高値でも，オプソニン活性が感度以下の症例が報告されていることから[29]，小児では血清オプソニン活性値がより感染防御能を反映することが示唆されている．しかしながら，成人ではIPDおよび肺炎球菌性肺炎の予防閾値については明らかではない．

b. PPSV23およびPCV13の免疫原性

成人においてPPSV23の接種1か月後には血中特異IgG抗体の増加が認められる．高齢者の慢性肺疾患患者におけるPPSV23の初回接種前後および再接種前後の血清中特異的IgG抗体と血清中オプソニン活性（OI）の測定結果を図11.7に示す[30]．初回接種と再接種の間隔は平均で7年7か月であった．PPSV23の初回接種および再接種後に血清中特異IgG濃度，オプソニン活性は有意に増加した．再接種後の特異IgG濃度は初回接種後の血中ピークを超えることはなく，低応答が観察された（図11.7（a））．しかしながら，血清中OIは4血清型中の3血清型において，再接種後の血中ピークが初回接種後の血中ピークを超えているものの，OIに関してはPPSV23の再接種後の低応答は明確でなかった（図11.7（b））．

海外およびわが国における65歳以上の肺炎球菌ワクチン未接種の高齢者におけるPCV13（もしくはPCV7）とPPSV23の単回接種1か月後の血清オプソニン活性の比較検討では，PCV13のワクチン血清型に対する免疫原性はPPSV23のそれと同等もしくは優れていたと結論されている[31-33]．

c. PPSV23およびPCV13の発症抑制効果

これまでに蓄積された多くの成人に対するPPSV23の臨床試験において，免疫不全のない高齢者における菌血症を伴う肺炎，髄膜炎等のIPDに対する予防効果が報告されている．インフルエンザワクチン接種後の高齢者介護施設入所者を対象として，PPSV23接種群と非接種群に割りつけた無作為化二重盲検試験が実施された[34]．PPSV23接種群では肺炎球菌肺炎のみならず，すべての肺炎に対する予防効果が認められ，さらにPPSV23群では肺炎球菌性肺炎による死亡率が有意に減少した．さらに，インフルエンザワクチン定期接種を受けた65歳以上の高齢者786人を対象として，PPSV23接種群と非接種群の2群に割りつけたオープンラベル無作為化比較試験が実施された[35]．全対象症例では接種群，非接種群において肺炎罹患率に有意な差は認めなかったものの，75歳以上の高齢者では接種群で肺炎罹患率

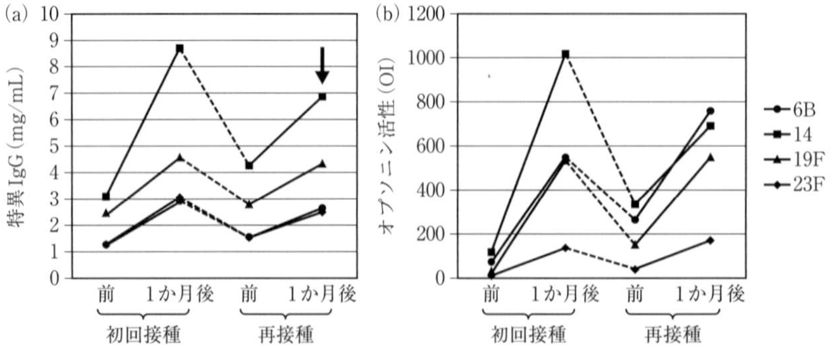

図11.7　慢性肺疾患患者における23価肺炎球菌ワクチンの初回接種と再接種前後の血清中血清型特異IgG濃度とオプソニン活性の幾何平均値（GMC）推移矢印は血清型14における再接種後の低応答を示す．

が有意に減少した．さらに，65歳以上の高齢者全体において，PPSV23接種1年間では有意な肺炎医療費の削減効果が認められた．また，これらを含む無作為試験のメタ解析の結果でもPPSV23の接種により免疫正常者におけるすべての肺炎に対してある程度の予防効果があることが結論されている[36]．

さらに，PPSV23の定期接種導入前の2011年9月から2014年8月の期間に国内でtest-negative designによって評価された多施設前向き研究において，65歳以上の高齢者における市中発症肺炎に対するPPSV23のワクチン効果が報告された[37]．本研究において，著者らは5年以内の接種によるPPSV23の肺炎球菌性肺炎に対するワクチン効果は27.4%，ワクチン血清型の肺炎球菌性肺炎は33.5%であったとしている．

オランダで実施された無作為化二重盲検プラセボ対照比較試験（CAPiTA）において，65歳以上の高齢者に対するPCV13のワクチン血清型の肺炎球菌に起因する市中肺炎に対する効果が評価されている[38]．初回エピソードの比較では，市中肺炎においてPCV13群（n=42,240）で49例の症例，プラセボ群（n=42,256）で90例の症例（ワクチン効果45.6%）が報告された．菌血症を伴わない非侵襲性市中肺炎では，PCV13接種群で33例の症例，プラセボ群で60例の症例（ワクチン効果45.0%）が報告された．IPDでは，PCV13接種群で7例，プラセボ群で28例（ワクチン効果75.0%）の症例が報告された．すべての原因による市中肺炎については，PCV13接種群で747例，プラセボ群で787例が報告された（ワクチン効果5.1%）．以上の結果から，65歳以上の高齢者において，PCV13はワクチン血清型による市中肺炎を45.6%予防し，ワクチン血清型による菌血症を伴わない市中肺炎を45.0%予防し，ワクチン血清型によるIPDを75.0%予防した．PCV13によるワクチン血清型による市中肺炎に対する予防効果は衰退することなく，約4年間持続した．しかしながら，PCV13接種によるすべての原因による市中肺炎に対する効果，肺炎球菌性肺炎およびIPDによる死亡の抑制効果は認められなかった．なお，国内の高齢者におけるIPDや市中肺炎に対するPPSV23とPCV13の発症抑制効果を直接比較した検討はない．

4. 副反応

PPSV23およびPCV13の副反応として，接種部位の疼痛，発赤，腫脹等の局所反応，発熱，関節痛，悪寒，倦怠感，頭痛等が認められる．PPSV23とPCV13の局所および全身反応はほぼ同等とされている[33]．一般に，これらの局所反応は通常2日以内に消失する．PPSV23の定期接種による報告義務のある副反応にアナフィラキシー，血小板減少性紫斑病，ギラン・バレー症候群，蜂窩織炎が含まれている．

D. 世界の状況

主要先進国における成人の肺炎球菌ワクチン接種のうち，PPSV23は米国，英国，ドイツ，イタリア，カナダ，オーストラリア等において健康な高齢者に推奨されている．また，2018年時点で，PCV13は米国においてのみ健康な高齢者に推奨されている．これらのうち，接種費用の公費一部負担を行っているのは，PPSV23については米国，英国，ドイツ，カナダ，PCV13については米国のみである．また，19歳以上の成人で，免疫不全状態にある者に対して，PCV13とPPSV23の連続接種が推奨されている[39]．

〔**大石和徳**〕

文　献

1) Bogaert D, de Groot R, *et al*：*Streptococcus pneumoniae* colonisation：the key to pneumococcal disease. *Lancet Infect Dis* **4**：144-154, 2004
2) Musher DM, Chapman AJ, *et al*：Natural and vaccine-related immunity to *Streptococcus pneumoniae*. *J Infect Dis* **154**：245-256, 1986
3) 大石和徳，菅　秀：今日の肺炎球菌感染症．日本内科学会雑誌 **104**：2301-2306，2015
4) Rodrigo C, Bewick T, *et al*：Pneumococcal serotypes in adult non-invasive and invasive pneumonia in relation to child contact and child vaccination status. *Thorax* **69**：168-173, 2014
5) Smith MD, Derrington P, *et al*：Rapid diagnosis of bacteremic pneumococcal infections in adults by using the Binax NOW *Streptococcus pneumoniae* urinary antigen test：a prospective, controlled clinical evaluation. *J Clin Microbiol* **41**：2810-2813, 2003
6) Musher DM：*Streptococcus pneumoniae*. Principles and Practice of Infectious Diseases, 6 th ed.,（ed. by Mandell GL, Bennet JE, *et al*）pp2392-2421, Churchill Livingstone, Philadelphia, 2005
7) Geno KA, Gilbert GL, *et al*：Pneumococcal capsules and their types：past, present, and future. *Clin Micribiol Rev* **28**：871-899, 2015
8) Kadioglu A, Weiser JN, *et al*：The role of *Streptococcus pneumoniae* virulence factors in host respiratory colonization and disease. *Nature Rev Microbiol* **6**：288-301, 2008
9) Fukuyama H, Yamashiro S, *et al*：Validation of sputum Gram stain for treatment of community-acquired pneumonia and healthcare-associated pneumonia：a prospective observational study. *BMC Infect Dis* **14**：534, 2014. doi：10.1186/1471-2334-14-534
10) Shindo Y, Ito R, *et al*：Risk factors for drug-resistant pathogens in community-acquired and healthcare-associated pneumonia. *Am J Respir Crit Care Med* **188**：985-995,

2013
11) Morimoto K, Suzuki M, *et al*：The burden and etiology of community-onset pneumonia in the aging Japanese population：a multicenter prospective study. *PLoS One* **10**（3）：e0122247, 2015
12) 大石和徳，松井珠乃，ほか：成人の重症肺炎サーベイランス構築に関する研究 総合研究報告書．成人の重症肺炎サーベイランス構築に関する研究（厚生労働科学研究費補助金　新型インフルエンザ等新興・再興感染症研究事業　研究代表者：大石和徳）平成 25～27 年度総合研究報告書 p1-7，2016
13) 福住宗久，ほか：成人侵襲性肺炎球菌感染症（IPD）の臨床像と原因菌血清型分布に関する記述疫学（2013-2014）．成人の重症肺炎サーベイランス構築に関する研究（厚生労働科学研究費補助金　新型インフルエンザ等新興・再興感染症研究事業　研究代表者：大石和徳）平成 26 年度総括・分担研究報告書，pp9-15，2015
14) 常　彬，前川純子，ほか：成人侵襲性肺炎球菌感染症由来株の細菌学的解析．成人の重症肺炎サーベイランス構築に関する研究（厚生労働科学研究費補助金　新型インフルエンザ等新興・再興感染症研究事業　研究代表者：大石和徳）平成 26 年度総括・分担研究報告書，pp63-67，2015
15) Chiba N, Morozumi M, *et al*：Serotype and antibiotic resistance of isolates from patients with invasive pneumococcal disease in Japan. *Epidemiol Infect* **138**：61-68, 2010
16) Weinberger DM, Malley R, *et al*：Serotype replacement in disease after pneumococcal vaccination. *Lancet* **378**：1962-1973, 2011
17) Pilishvili T, Lexau C, *et al*：Sustained reduction in invasive pneumococcal disease in the era of conjugate vaccine. *J Infect Dis* **201**：32-41, 2010
18) Miller E, Andrews NJ, *et al*：Herd immunity and serotype replacement 4 years after seven-valent pneumococcal conjugate vaccination in England and Wales：an observational cohort study. *Lancet Infect Dis* **11**：760-768, 2011
19) Sherwin RL, Gray S, *et al*：Distribution of 13-valent pneumococcal conjugate vaccine *Streptococcus pneumoniae* serotypes in US adults aged≧50 years with community-acquired pneumonia. *J Infect Dis* **208**：1813-1820, 2013
20) Klugman KP, Madhi SA, *et al*：Novel approaches to the identification of *Streptococcus pneumoniae* as the cause of community-acquired pneumonia. *Clin Infect Dis* **47**：S202-206, 2008
21) Snapper CM, Mond JJ：A model for induction of T cell-independent humoral immunity in response to polysaccharide antigens. *J. Immunol* **157**：2229-2233, 1996
22) Sen G, Khan AQ, *et al*：In vivo humoral immune responses to isolated pneumococcal polysaccharides are dependent on the presence of associated TLR ligands. *Immunol* **175**：3084-3091, 2005
23) Pollard AJ, Perrett KP, *et al*：Maintaining protection against invasive bacteria with protein-polysaccharide conjugate vaccines. *Nature Rev Immunol* **9**：213-220, 2009
24) Hoshina T, Ohga S, *et al*：Memory B-cell pools predict the immune response to pneumococcal conjugate vaccine in immunocompromised children. *J Infect Dis* **213**：848-855, 2016
25) Concepcion NF, Frasch CE：Pneumococcal type 22F polysaccharide absorption improves the specificity of a pneumococcal-polysaccharide enzyme-linked immunosorbent assay. *Clin Diagn Lab Immunol* **8**：266-272, 2001
26) Burton RL, Nahm MH：Development and validation of a fourfold multiplexed opsonization assay（MOPA4）for pneumococcal antibodies. *Clin Vaccine Immunol* **13**：1004-1009, 2006
27) WHO：Pneumococcal conjugate vaccines. Recommendations for the production and control of pneumococcal conjugate vaccines. *WHO Tech Rep Ser* **927**（annex 2）：64-98, 2005
28) Henckaerts I, Goldblatt D, *et al*：Critical differences between pneumococcal polysaccharide enzyme-linked immunosorbent assays with and without 22F inhibition at low antibody concentrations in pediatric sera. *Clin Vaccine Immunol* **13**：356-360, 2006
29) Oishi T, Ishiwada N, *et al*：Low opsonic activity to the infecting serotype in pediatric patients with invasive pneumococcal disease. *Vaccine* **31**：845-849, 2013
30) Ohshima N, Nagai H, *et al*：Sustained functional serotype-specific antibody after primary and secondary vaccinations with a pneumococcal polysaccharide vaccine in elderly patients with chronic lung disease. *Vaccine* **32**：1181-1186, 2014
31) Jackson LA, Gurtman A, *et al*：Immunogenicity and safety of a 13-valent pneumococcal conjugate vaccine compared to a 23-valent pneumococcal polysaccharide vaccine in pneumococcal vaccine-naive adults. *Vaccine* **31**：3577-3584, 2013
32) Jackson LA, Gurtman A, *et al*：Immunogenicity and safety of a 13-valent pneumococcal conjugate vaccine in adults 70 years of age and older previously vaccinated with 23-valent pneumococcal polysaccharide vaccine. *Vaccine* **31**：3585-3593, 2013
33) Namkoong H, Funatsu Y, *et al*：Comparison of the immunogenicity and safety of polysaccharide and protein-conjugated pneumococcal vaccines among the elderly aged 80 years or older in Japan：an open-labeled randomized study. *Vaccine* **33**：327-332, 2015
34) Maruyama T, Taguchi O, *et al*：Efficacy of 23-valent immunogenicity vaccine in preventing pneumonia and improving survival in nursing home residents：double blind, randomized and placebo controlled trial. *BMJ* **340**：c1004, 2010
35) Kawakami K, Ohkusa Y, *et al*：Effectiveness of pneumococcal polysaccharide vaccine against pneumonia and cost analysis for the elderly who receive seasonal influenza vaccine in Japan. *Vaccine* **28**：7063-7069, 2010
36) Kraicer-Melamed H, O'Donnell S, *et al*：The effectiveness of pneumococcal polysaccharide vaccine 23（PPV23）in the general population of 50 years of age and older：A systemic review and meta-analysis. *Vaccine* **34**：1540-1550, 2016
37) Suzuki M, Dhoubhadel BG, *et al*：Serotype-specific effectiveness of 23-valent pneumococcal polysaccharide vaccine against pneumococcal pneumonia in adults aged 65 years or older：a multicentre, prospective, test-negative design study. *Lancet Infect Dis.* **17**：313-321, 2017
38) Bonten MJ, Huijts SM, *et al*：Polysaccharide conjugate vaccine against pneumococcal pneumonia in adults. *N Engl J Med* **372**：1114-1125, 2015
39) Center for Disease Control and Prevewtion（CDC）：Use of 13-valent pneumococcal conjugate vaccine and 23-valent pneumococcal polysaccharide vaccine for adults with immunocompromising condition：recommendations of the Advisory Committee on Immunization Practices（ACIP）. *MMWR* **61**（40）：816-819, 2012

12 インフルエンザ菌b型ワクチン

A. 疾患の概略

1. 臨床と診断

a. インフルエンザ菌b型（Hib）感染症の臨床像

インフルエンザ菌 *Haemophilus influenzae* のうち，莢膜型b型（*H. influenzae* type b：Hib）による感染症である．Hibは，上気道に定着した菌が血中に侵入し，菌血症から全身に散布し，髄膜炎，急性喉頭蓋炎，関節炎等の侵襲性感染症を惹起する．主なHib感染症の臨床像を示す（図12.1）[1]．

1）菌血症　臨床症状としては，発熱あるいは低体温，非特異的症状（不活発，傾眠，不機嫌，哺乳不良，発汗，嘔吐，易刺激性等）があげられる．髄膜炎等の合併に留意する．

2）髄膜炎　Hib侵襲性感染症の中で最も頻度の高い病型である．Hib髄膜炎の好発年齢は乳幼児期であり，臨床経過としては，感冒様症状に続き，発熱，嘔吐，易刺激性からけいれん，意識障害へと進行する．乳幼児では項部硬直等の髄膜刺激症状ははっきりしないことも多い．

3）急性喉頭蓋炎　小児急性喉頭蓋炎の多くはHibによるものである．発熱，摂食障害，唾液が飲み込めない，急激に進む呼吸困難，頭部を前方に突き出す姿勢等が特徴的な臨床症状とされる．急激に上気道閉塞をきたし，適切に気道確保がなされないと致死的になるため，集中治療管理が行える体制を整え診察することが必要となる．

4）化膿性関節炎　血行性に散布し，膝，肘，股関節等の大関節が侵されやすい．乳幼児に多く，局所所見の出現前に上気道炎や中耳炎が先行するのが特徴である[2]．局所症状としては，罹患関節の腫脹，発赤，疼痛，可動域制限，跛行等を認める．乳幼児では，おむつ替えのときに泣く，四肢を動かさない等の症状で気づかれることもある．

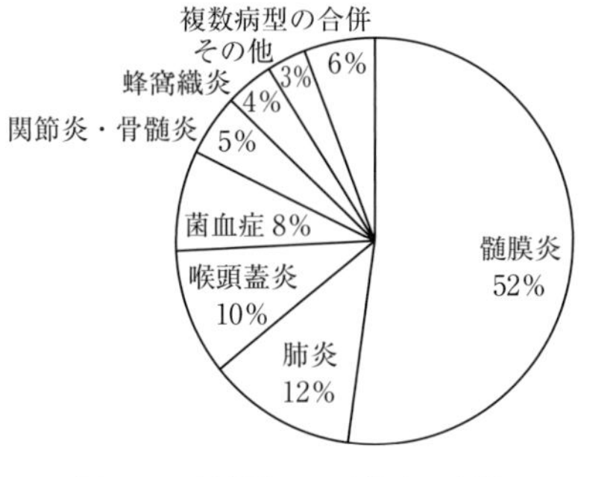

図12.1　侵襲性Hib感染症の病型
世界のHib侵襲性感染症に関する21の研究中の3931例の患者データをもとに集計（文献1をもとに作成）．

5）蜂窩織炎　好発部位は頬部や眼窩部である．上気道炎症状が先行し，急激な経過で局所の膨隆，熱感，圧痛が出現する．感染が進行すると軟部組織の紫がかった発赤，腫脹を呈するようになる．

b. Hib感染症の診断

Hib感染症を疑う場合には，血液培養のほか，感染が疑われる局所の検体のグラム染色鏡検，細菌培養検査を行う（髄膜炎疑いでは髄液，関節炎疑いでは関節液等）．細菌検査に精通した臨床検査技師は培地上のコロニーの形状から，ある程度莢膜株か無莢膜株かを判別することができるが，詳細な莢膜型（血清型ともいう）の決定は，抗血清を用いた凝集反応あるいは核酸増幅（polymerase chain reaction：PCR）法で行う[3]．Hibによる髄膜炎が疑われる場合には，髄液検体を用いたラテックス凝集法によるHib抗原検査が可能である．検体から直接PCR法でHibを検出することは可能であるが，一部の研究機関に限定される．

2. 病原体

インフルエンザ菌は，通性嫌気性グラム陰性桿菌である．桿菌であるが，フィラメント状・球菌状等多形性を示す．ヒト以外の動物は自然宿主ではなく，一般的に自然界から分離されることはほとんどない．インフルエンザ菌は，1892年当時大流行していたインフルエンザ様疾患の患者喀痰からPfeifferにより初めて分離された．インフルエンザ菌はその発育に赤血球中に含まれているX因子（haemin）とV因子（NAD）を必要とする．インフルエンザ菌は莢膜を有する莢膜株と，莢膜を持たない無莢膜株がある．莢膜はインフルエンザ菌が血液中等に入ったとき，免疫細胞の貪食から守る役割を果たす．したがって，莢膜株は無莢膜株に比べ病原性が強く，小児を中心に髄膜炎や喉頭蓋炎，菌血症等の侵襲性感染症を惹起しやすい．莢膜株はa～fの6種類あり，この中でb型（Hib）が最も病原性が強く，侵襲性感染症の主体となる．一方，無莢膜株は，小児～成人まで幅広い年齢層に，中耳炎，副

表 12.1　インフルエンザ菌の莢膜型（血清型）と標的年齢・病原性

株・莢膜型	標的年齢	病原性
莢膜株 b 型（Hib）	乳幼児	侵襲性感染症 髄膜炎，喉頭蓋炎， 敗血症，肺炎
莢膜株 a, c, d, e, f 型	乳幼児，高齢者	侵襲性感染症 ただしまれ
無莢膜株	小児～成人	局所感染症 気管支炎，肺炎，中耳炎， 副鼻腔炎，結膜炎

鼻腔炎，気管支炎，肺炎等の呼吸器感染症を主に惹起する（表 12.1）．莢膜は多糖体により形成されており，Hib においては，莢膜多糖体ポリリボシルリビトールリン酸（polyribosylribitol phosphate：PRP）に対する抗体が感染防御に重要な役割を果たす．

3．疫　学

a．Hib ワクチン導入前の日本の状況

Hib は，Hib ワクチン導入前，世界的に乳幼児の細菌性髄膜炎の原因菌の中で最も頻度が高い細菌であった．国内での小児細菌性髄膜炎に関する調査においても，インフルエンザ菌は常に原因菌の第 1 位となっており，Hib ワクチンが導入される直前の 2007～2008 年の小児細菌性髄膜炎に関する全国アンケート調査においても，インフルエンザ菌（Hib が主体）が髄膜炎の原因菌全体の約 60％を占めていた[4]．都道府県別の人口をベースとした罹患率調査としては，1996 年 2 月から 1 年間の 6 道県（北海道，千葉県，神奈川県，愛知県，三重県，鳥取県）において，5 歳未満人口 10 万人当たりの Hib 髄膜炎罹患率は 7.5 と報告されている[5]．その後千葉県において 2003～2005 年にかけて経時的に罹患率調査を実施したところ，侵襲性インフルエンザ菌感染症（髄膜炎）の罹患率は，8.3（6.1），13.4（8.7），16.5（11.7）と急激に増加していることが明らかとなった[6]（図 12.2）．

細菌側からの検討では Hib ワクチン導入前，PCR 法を用いて日本国内において血液や髄液から分離されたインフルエンザ菌について血清型解析をしたところ，侵襲性インフルエンザ菌感染症全体の 88.7％が Hib によるものであり，髄膜炎では 95.1％が Hib によるものであった．Hib 以外の血清型による髄膜炎は無莢膜株によるものであったが，いずれも外傷後に発症した症例であった．また，b 型以外の莢膜型としては e 型による菌血症が 1 例認められたのみであった[3]．

b．海外の状況

一方，海外の疫学状況をみると，Hib ワクチン導入

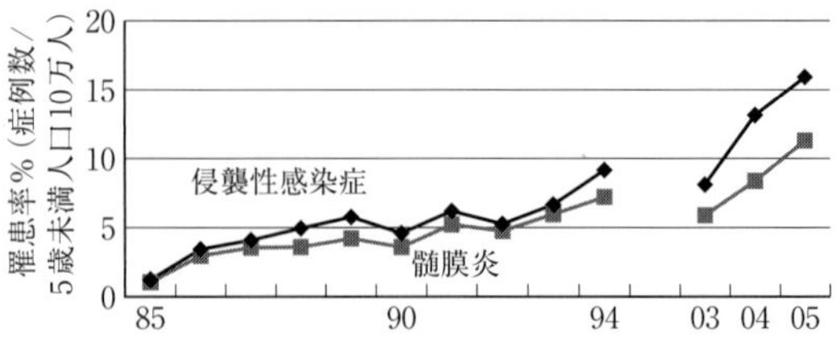

図 12.2　人口をもとにした千葉県における小児侵襲性インフルエンザ菌感染症罹患率年次推移
（文献 1,6 をもとに作成）

前の Hib 髄膜炎の罹患率は，米国で 54，ヨーロッパでは 11～40 であったが，Hib ワクチンが導入され普及した結果，Hib 髄膜炎患者数は激減し排除に近い状態になったとされる[1]．そして，細菌性髄膜炎は米国において Hib ワクチンの導入により乳幼児の疾患（平均年齢 15 か月）から成人の疾患（平均年齢 25 歳）に様変わりしたことが報告されている[7]．欧州でも同様な傾向は認められ，アフリカ等でも同様に劇的な効果が報告されている[8,9]．

4．対　策

インフルエンザ菌感染症の予防に関して，Hib 髄膜炎を発症した患児の周囲では，Hib の保菌率が高いという報告があり，二次発症予防目的に患者家族の Hib 保菌の有無を調べ，除菌を行うことが推奨されている．方法としては，保険適用はないもののリファンピシンの投与（20 mg/kg 分 1，4 日間）が除菌率も高く有効とされる．しかしながら，Hib ワクチン導入前の小児気道感染症症例の気道由来検体から分離されたインフルエンザ菌のうち，7.4％が Hib であったことが報告されており[10]，髄膜炎患者が発生する前からの抗菌薬による対策は困難である．

5．治　療

Hib 侵襲性感染症においては早期診断が重要であるとともに，初期抗菌薬の選択が予後を左右する．Hib 侵襲性感染症に対する治療薬剤は，国内で多い β-ラクタマーゼ非産生アンピシリン耐性インフルエンザ菌および β-ラクタマーゼ産生クラブラン酸/アモキシシリン耐性インフルエンザ菌[11]に対しても感受性良好な注射用薬剤の選択が必要となる．現在，これらの条件を満たすものとしては，セフトリアキソン，メロペネム，タゾバクタム/ピペラシリン等がある．なお，髄膜炎に関しては髄液内に十分な量を移行させなければならず，抗菌薬は通常使用量の 2～3 倍量を投与する．投与期間は合併症がなければ 10～14 日間でよい．Hib 髄膜炎に対しては，治療初期において抗菌薬を投

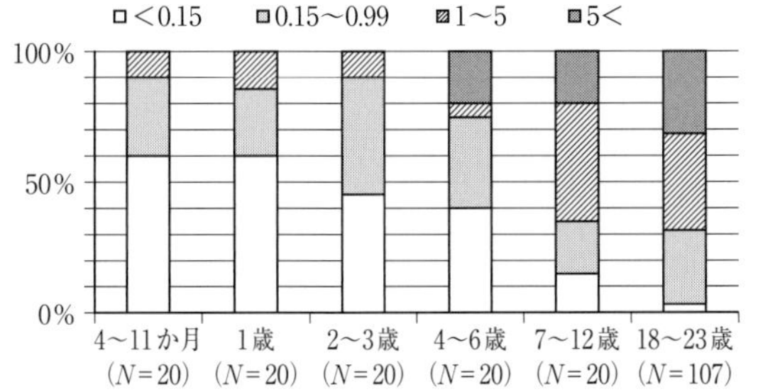

図12.3　Hibワクチン導入前のHib感染未罹患日本人小児・若年成人の年齢別抗PRP抗体価（μg/mL）．感染防御レベルは0.15μg/mL．（文献13より一部改変）

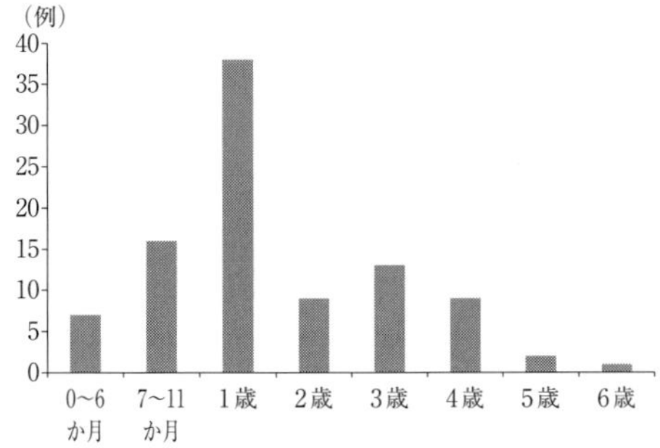

図12.4　侵襲性インフルエンザ菌感染症の発症年齢分布（文献6より作成）

与する10～20分前に，デキサメタゾン（0.15mg/kg/回，1日4回，2日間）を併用することが難聴等の後遺症を軽減させるとして推奨されている[12]．

6．予防とワクチンの役割

Hibに対しては，抗PRP抗体が感染防御に不可欠である．Hibは大腸菌等ほかの細菌と交差抗原性を有することから，抗PRP抗体価は年齢を経るに従い自然に上昇する．したがって成人の多くは防御抗体を有しており，成人のHib感染症はまれである．しかし，Hibワクチン導入前の日本人小児の抗PRP抗体価を調べたところ，大多数は抗体を有しておらず，Hib感染症にかかる危険性が高いことが判明した（図12.3）[13]．したがってHibに対しては，すべての子どもたちにワクチンを接種することによる予防が最も確実な対処方法となる．日本での疫学調査結果をみると，Hib髄膜炎は生後3か月頃から認められ，生後7か月～1歳代にかけて患者発症のピークがある．患者の年齢をみると2歳以下の小児が約75%を占めており，そのほとんどがそれまで健康で元気に生活してきた子どもたちであった（図12.4）[6]．Hibは，はじめにこの菌が鼻腔に定着することが感染のきっかけとなるため，集団生活が感染の危険因子と考えられている．したがって，Hibワクチンは，保育所等での集団生活を開始する前に接種を終えておくことが望ましく，そのためには，できるだけ早期に生後2か月から接種を開始することが大切である．なお，Hibワクチンは，ワクチン接種によりHib重症感染症を予防するという直接効果のみならず，Hibの保菌を減らし結果的に集団内でのHibの伝播を抑制するという集団免疫効果も期待されるワクチンである．実際にHibワクチンの接種率上昇に伴い，Hib保菌率が低下することが報告されている[14]．

B．ワクチンの製品と性状について

1．Hibワクチン開発の経緯

髄膜炎を始めとする侵襲性Hib感染症は，罹患するとたとえ適切な治療を行ったとしても後遺症を残すことが多く，死亡例も認められる．予防が治療に勝ることは明らかであり，欧米ではHib感染症予防のための積極的なワクチン開発が試みられてきた．Hib感染症予防のための最初のワクチンは，1970年代にHibの莢膜多糖体PRPを分離精製して作られた．しかし，PRPのみでは18か月未満の小児に対して抗PRP抗体上昇を誘導することができなかった．これは，PRPはB細胞が関与する液性免疫は惹起できるものの，T細胞による細胞性免疫を十分惹起できないこと，その理由として2歳未満の乳幼児のB細胞は未成熟であることが考えられた．

2．Hibコンジュゲートワクチン

1980年代に入り，PRPにジフテリア菌や破傷風菌のトキソイドを結合させ免疫原性を高めたワクチンが開発され，乳児期早期からの感染防御が可能となった．これらのワクチンはコンジュゲートワクチンと呼ばれる．コンジュゲートワクチンはT細胞免疫を誘導でき，かつB細胞の免疫記憶細胞が保持されるようになるため，複数回の接種によってブースター効果も得られる．コンジュゲートワクチンによって2か月の乳児にもHibに対する免疫が誘導され，長期間免疫効果が維持できるようになった[15,16]．歴史的には，まず1987年にジフテリア毒素を無毒化したトキソイドをキャリアとするPRP-Dワクチンが開発された．このワクチンは，初回免疫時の抗体誘導が不十分であったことから一部の地域でしか使用されず販売中止となった．1988年にはジフテリア毒素の遺伝子変異体トキソイド（CRM_{197}）を使用したワクチンが開発され，十分な免疫を誘導することが確認できた．

表 12.2　世界で承認を受けた主な Hib コンジュゲートワクチン（文献 16 より改変）

略　称	製造業者	キャリア蛋白	アジュバント
PRP-D	Connaught (現 Sanofi Pasteur)	ジフテリア トキソイド(D)	なし
HbOC	Wyeth (現 Pfizer)	ジフテリア毒素の遺伝子変異体 (CRM197)	なし
PRP-OMP	Merck & Co.	髄膜炎菌 B 群 外膜蛋白(OMP)	なし
PRP-T (SP)	Pasteur Merieux (現 Sanofi Pasteur)	破傷風トキソイド (T)	なし
PRP-T (GSK)	SmithKline Beecham (現 GlaxoSmithKline)	破傷風トキソイド (T)	なし
Vaxem Hib®	Novartis	ジフテリア毒素の遺伝子変異体 (CRM197)	リン酸アルミニウム

CRM_{197} は後にアジュバントを加えたワクチンとしても開発されている．また，同時期に開発された髄膜炎菌外膜蛋白を結合した PRP-OMP は，初回接種時の抗体誘導は十分得られるものの，接種を繰り返しても抗体価があまり上昇せず，ブースター効果が弱い．その後 1993 年に開発されたのが，破傷風毒素を無毒化したトキソイドを結合した PRP-T ワクチンである（表 12.2）．PRP-T ワクチンは海外においてジフテリア・百日せき・破傷風混合（DPT）ワクチンとの混合ワクチンとして使用する場合の反応性がよく，混合ワクチンのメリットがあることも評価されている．

3.　Hib コンジュゲートワクチンの現状

現在世界で使用されている Hib ワクチンは HbOC（PRP にジフテリア毒素変異蛋白を結合したもの），PRP-OMP（PRP に髄膜炎菌外膜蛋白を結合したもの），PRP-T（PRP に破傷風菌トキソイドを結合したもの），PRP-OMP/Hep B（PRP-OMP と B 型肝炎ワクチンを組み合わせたもの）等がある．国内では 2008 年 12 月から PRP-T ワクチンが使用されている．Hib ワクチンは 1 回の接種では有意な抗体価上昇は得られず，乳児期に約 1～2 か月ごとの間隔で 2～3 回接種するとブースター効果で抗体価はかなり上昇してくる．それでも徐々に下降するので，1 歳以後にもう 1 度ブースターをかけ，感染防御抗体が 6 年程度維持されるようにしている．なお，海外では DPT に Hib を加えた四種混合ワクチン，DPT-IPV（不活化ポリオ）に Hib を加えた五種混合ワクチンも使用されており，日本でもこれらの混合ワクチンの導入や開発を進めることで，乳幼児期の接種スケジュールの煩雑さが解消されることが期待される．

C.　接種法

1.　接種対象者と接種法

a.　接種対象者

Hib ワクチンの定期予防接種の接種対象者は，生後 2 か月以上 5 歳未満のすべての小児であり，標準的な接種開始年齢は生後 2 か月以上 7 か月未満である．なお，特定の基礎疾患による長期療養のため定期予防接種の対象年齢時期（5 歳未満）に接種ができなかった子どもに対し，Hib ワクチンは救済措置として，10 歳の誕生日の前日まで定期接種として接種することが可能である．また，脾機能不全・補体欠損症・HIV 感染症・骨髄移植後は，Hib 感染症罹患のリスクが高いため，5 歳以上でも Hib ワクチン未接種者に対して接種が勧奨される．

b.　接種方法

Hib ワクチンの具体的な接種方法は，添付溶剤 0.5 mL で溶解し，その全量を 1 回分とする．初回免疫は通常 3 回，いずれも 4～8 週間隔で皮下に注射する．医師が必要と認めた場合には 3 週間隔で接種することができる．追加免疫は，通常，初回免疫後おおむね 1 年（7～13 か月）の間隔をおいて，1 回皮下に注射する．追加免疫の接種時期については，生後 6～11 か月に接種するよりも生後 12 か月以降に接種した方が，ブースター効果が高いことが報告されている[17]．なお，接種開始年齢により接種回数が異なる．具体的には，2 か月以上 7 か月未満で接種を開始した場合には，初回免疫 3 回追加免疫 1 回の計 4 回．7 か月以上 12 か月未満で接種を開始した場合は，初回 2 回，追加免疫 1 回の計 3 回．1 歳以上 5 歳未満の場合は，1 回接種のみとなる（図 12.5）．

2.　禁　忌

Hib ワクチンに特異的な接種禁忌者はいない．接種要注意者（接種の判断を行うに際し，注意を要する者）としては，(1) 心臓血管系疾患，腎臓疾患，肝臓疾患，血液疾患，発育障害等の基礎疾患を有する者，(2) 予防接種で接種後 2 日以内に発熱のみられた者および全身性発疹等のアレルギーを疑う症状を呈したことがある者，(3) 過去にけいれんの既往のある者，(4) 過去に免疫不全の診断がなされている者および近親者に先天性免疫不全症の者がいる者，(5) Hib ワクチンの成分または破傷風トキソイドに対して，アレルギーを呈するおそれのある者のいずれかに該当すると認められる者とされる．これらの接種要注意者に対しては，健康状態および体質を勘案し，診察および接種

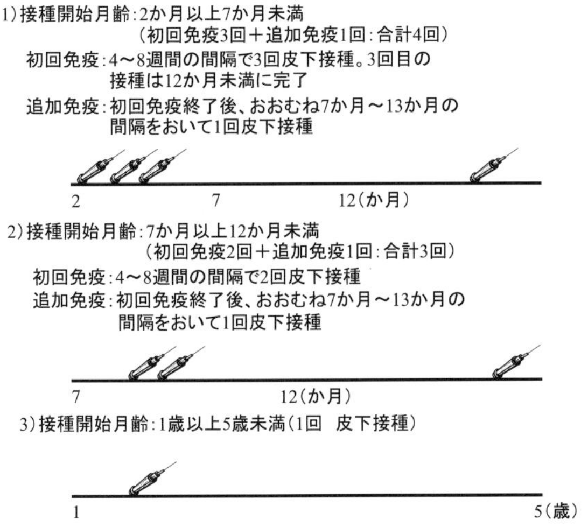

1)接種開始月齢:2か月以上7か月未満
(初回免疫3回＋追加免疫1回:合計4回)
初回免疫:4〜8週間の間隔で3回皮下接種。3回目の
接種は12か月未満に完了
追加免疫:初回免疫終了後、おおむね7か月〜13か月の
間隔をおいて1回皮下接種
2
7
12(か月)
2)接種開始月齢:7か月以上12か月未満
(初回免疫2回＋追加免疫1回:合計3回)
初回免疫:4〜8週間の間隔で2回皮下接種
追加免疫:初回免疫終了後、おおむね7か月〜13か月の
間隔をおいて1回皮下接種
7
12(か月)
3)接種開始月齢:1歳以上5歳未満(1回　皮下接種)
1
5(歳)

図 12.5　Hib ワクチンの接種スケジュール
注：初回免疫の接種間隔については、医師が必要と認めた場合3週間隔で接種することができる

適否の判断を慎重に行い，予防接種の必要性，副反応，有用性について十分な説明を行い，同意を確実に得たうえで注意して接種する．

3.　効果判定

Hib の感染予防に必要な抗 PRP 抗体価は 0.15 μg/mL 以上，長期の感染予防に必要な抗体価は 1 μg/mL 以上であるとされている[18]．日本では Hib ワクチン導入前，健康な乳幼児を対象とした Hib ワクチンの臨床試験が実施された．臨床試験では初回接種（3 回）により良好な抗体価上昇が得られ，外国臨床試験と類似した高い免疫原性が確認された[19]．さらに 1 年後の追加接種により，全例で長期感染予防レベルを超える抗 PRP 抗体価が得られ，良好なブースター効果が認められた．なお，現在，抗 PRP 抗体はコマーシャルベースでは測定できず，一部の研究機関での測定に限られる．Hib ワクチンを接種したにもかかわらず，侵襲性インフルエンザ菌感染症に罹患した者に対しては，抗 PRP 抗体測定を検討するとともに，必ず血液培養等無菌部位から分離されたインフルエンザ菌の莢膜血清型の確認を行うよう心がける．

4.　副反応

Hib ワクチンは，世界中で 20 年以上にわたり使用されており，有効性のみならず，安全性の高いワクチンと評価されている．Hib ワクチンは全身性の副反応は軽度であり，接種部位の発赤，疼痛ないし腫脹はみられても，多くは 24 時間以内に消失する．Hib ワクチン市販後の副反応に関しては，予防接種ワクチン分科会副反応検討部会で定期的に報告されているが，販売開始から 2014 年 2 月 28 日までの約 5 年間で 1587 万ドーズ以上使用されている中で，医療機関からの副反応報告数は 651 例（0.004%），そのうち重篤な副反応は 175 例（0.001%）と少なく，安全性の高いワクチンであることが検証されている．一方，Hib ワクチンを含めワクチンの同時接種を行った小児が死亡する例が複数報告されたことから，2011 年 3 月，Hib ワクチン接種が一時見合わされた．しかし，その後の調査で，Hib ワクチン接種と死亡との因果関係は明らかでないと結論づけられ，同年 4 月から接種が再開されている．現在も継続的に厚生労働省において安全性に関する検討会が行われているが，新たな問題は発生していない．

D.　世界の状況

1.　Hib ワクチン導入後の日本の状況

日本国内においては，2008 年 12 月に Hib ワクチン接種は開始されたものの，開始当初は品不足や任意接種であったこともあり，接種率が伸びず明らかな予防効果は認められなかった[20]．しかし，2011 年から「子宮頸がん等ワクチン接種緊急促進臨時特例交付金制度」により，全国的に公費助成制度が導入され大多数の市町村で 5 歳未満の小児に対して，Hib ワクチンが無料で接種可能となった．千葉県を含む全国 10 道県において，厚生労働省の研究班により Hib ワクチン導入前から，侵襲性インフルエンザ菌感染症の疫学調査が行われている．この調査において，侵襲性 Hib 感染症罹患率は，2008〜2010 年では明らかな変化はなかったが，2011 年になり低下傾向が認められており，公費助成によるワクチン接種率の上昇が大きく影響していると考えられる[21]（図 12.6）．千葉県に関してみると，Hib 髄膜炎については，2011 年 7 例，2012 年 4 例と減少し，2013 年ついに「ゼロ」となった．急性喉頭蓋炎も 2012 年以降認められていない[22]．Hib ワクチンは 2013 年 4 月から定期接種化されている．このように，Hib ワクチンは導入，普及後，日本においても劇的な効果をみせている．なお，2013 年 4 月から侵襲性インフルエンザ菌感染症は成人も含め，感染症法の五類感染症，全数届け出が必要な疾患となった．

2.　Hib ワクチン普及後の世界の状況と課題

世界的にも世界保健機関（WHO）は Hib ワクチンの有効性と安全性を評価し，すべての国に対して Hib

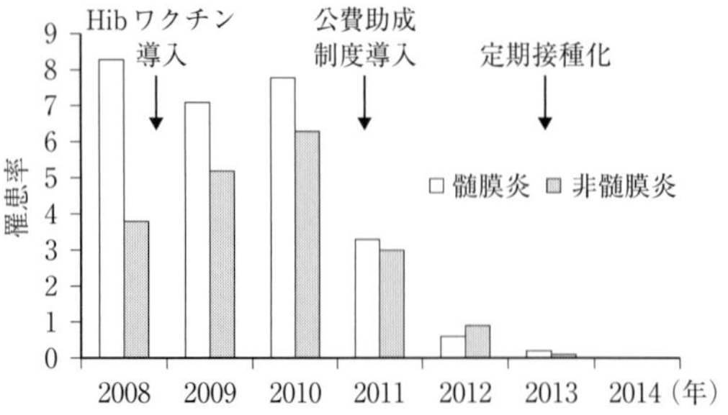

図12.6　全国10道県の小児侵襲性Hib感染症罹患率年次推移
罹患率：5歳未満人口10万人当たりの人数（平成25年度厚生労働省研究班　第2回「庵原・神谷班」会議資料），非髄膜炎：髄膜炎以外の侵襲性感染症（平成26年度厚生労働省研究班「庵原・神谷班」総括・分担研究報告書より作成）．

ワクチンを定期予防接種プログラムに導入することを推奨している．現在Hibワクチンは世界100か国以上で認可されており，定期接種に組み込まれている国がその大半を占めている．一方，海外においては，Hibワクチンの普及後全体の症例数は激減したものの，Hib以外の莢膜型と無莢膜株が侵襲性インフルエンザ菌感染症の主体となってきている[23]．また，罹患する年齢層も相対的に高齢者が増加するといった変化が認められている[24]．国内でもHibワクチン接種を受けた乳児がインフルエンザ菌f型による髄膜炎を発症した症例が報告されており[25]，今後Hibワクチンの効果を正しく評価するためにも，侵襲性感染症の血液や髄液から分離されたインフルエンザ菌の血清型解析が重要となる．　　　　　　　　**〔石和田稔彦〕**

文　献

1) Peltola H：Worldwide *Haemophilus influenzae* type b disease at the beginning of the 21st century：global analysis of the disease burden 25 years after the use of the polysaccharide vaccine and a decade after the advent of conjugates. *Clin Microbiol Rev* **13**：302-317，2000
2) 石和田稔彦，川上　浩，ほか：小児科領域における化膿性関節炎の臨床的検討．日本小児科学会雑誌 **101**：776-781, 1997
3) Ishiwada N, Cao LD, *et al*：PCR-based capsular serotype determination of *Haemophilus influenzae* strains recovered from Japanese paediatric patients with invasive infection. *Clin Microbiol Infect* **10**：895-898, 2004
4) 砂川慶介，酒井文宜，ほか：本邦における小児細菌性髄膜炎の動向（2007～2008）．**84**：33-41，2010
5) 加藤達夫，上原すゞ子，ほか：わが国における全身型Hib（*Haemophilus Influenzae* b型）感染とワクチン導入の必要性．わが国におけるHib髄膜炎の発生状況1996～1997年のプロスペクティブ調査結果　小児感染免疫 **10**：209-214, 1998
6) 石和田稔彦，黒崎知道，ほか：インフルエンザ菌による小児全身感染症罹患状況．日本小児科学会雑誌 **111**：1568-1572, 2007.
7) Schuchat A, Robinson K, *et al*：Bacterial meningitis in the United States in 1995. *N Engl J Med* **337**：970-976, 1997
8) Heath PT, McVernon J：The UK Hib vaccine experience. *Arch Dis Child* **86**：396-399, 2002
9) Cowgill KD, Ndiritu M, *et al*：Effectiveness of *Haemophilus influenzae* type b conjugate vaccine introduction into routine childhood immunization in Kenya. *JAMA* **296**：671-678, 2006
10) 石川信泰，会沢治朗：気道感染症におけるインフルエンザ菌b型の分離状況．日本小児呼吸器疾患学会雑誌 **18**：137-141, 2007
11) 生方公子：わが国における侵襲性感染症由来インフルエンザ菌の薬剤耐性化動向．病原微生物検出情報（IASR）**31**：98-99, 2010
12) McIntyre PB, Berkey CS, *et al*：Dexamethasone as adjunctive therapy in bacterial meningitis：a meta-analysis of randomized clinical trials since 1988. *JAMA* **278**：925-931, 1997
13) Ishiwada N, Fukasawa C, *et al*：Quantitative measurements of *Hemophilus influenzae* type b capsular polysaccharide antibodies in Japanese children. *Pediatr Int* **49**：864-868, 2007
14) McVernon J, Howard AJ, *et al*：Long-term impact of vaccination on *Haemophilus influenzae* type b（Hib）carriage in the United Kingdom. *Epidemiol Infect* **132**：765-767, 2004
15) 中野貴司：細菌感染症をワクチンで制御する―肺炎球菌とインフルエンザ菌について―．小児感染免疫 **21**：245-251, 2009
16) 檜山義雄：インフルエンザ菌b型結合体ワクチン―現在世界で使用されているワクチンの評価（最近話題のワクチン）．医学のあゆみ **234**：195-200, 2010
17) Southern J, McVernon J, *et al*：Immunogenicity of a fourth dose of *Haemophilus influenzae* type b（Hib）conjugate vaccine and antibody persistence in young children from the United Kingdom who were primed with acellular or whole-cell pertussis component-containing Hib combinations in infancy. *Clin Vaccine Immunol* **14**：1328-1333, 2007
18) Käyhty H, Peltola H, *et al*：The protective level of serum antibodies to the capsular polysaccharide of *Haemophilus influenzae* type b. *J Infect Dis* **147**：1100, 1983
19) 富樫武弘：インフルエンザ菌b型ワクチン（Hibワクチン，DF-098）の第三相臨床試験―初回接種の成績―．小児感染免疫 **14**：241-245, 2002
20) 石和田稔彦，荻田純子，ほか：2007年から2009年のインフルエンザ菌・肺炎球菌全身感染症罹患状況．日本小児科学会雑誌 **115**：50-55, 2011
21) 庵原俊昭，菅　秀，ほか：インフルエンザ菌b型（Hib）ワクチンおよび7価肺炎球菌結合型ワクチン（PCV7）導入が侵襲性細菌感染症に及ぼす効果について．病原微生物検出情報（IASR）**33**：71-72, 2012
22) Ishiwada N, Hishiki H, *et al*：The incidence of pediatric invasive *Haemophilus influenzae* and pneumococcal disease in Chiba prefecture, Japan before and after the introduction of conjugate vaccines. *Vaccine* **32**：5425-5431, 2014
23) Langereis, JD. de Jonge MI.：Invasive disease caused by nontypeable *Haemophilus influenzae*. *Emerg Infect Dis* **21**：1711-1718, 2015
24) Rubach MP, Bender JM, *et al*：Increasing incidence of invasive *Haemophilus influenzae* disease in adults, Utah, USA. *Emerg Infect Dis* **17**：1645-1650, 2011
25) 大原亜沙実，清水博之，ほか：Hibワクチン3回接種後に発症したインフルエンザ菌f型髄膜炎の1例．日本小児科学会雑誌 **118**：1079-1084, 2014

13 髄膜炎菌ワクチン

A. 疾患の概略

1. 臨床と診断

a. 特　徴

髄膜炎菌感染症は，髄膜炎菌（*Neisseria meningitidis*）による急性細菌感染症である．髄膜炎菌感染症（meningococcal infection）は，まれであるが，発症すると重症化する．発症年齢は，1歳未満に最も多く，それに続き，10歳代と高齢者に小さなピークがある．髄膜炎菌は，飛沫感染で伝播し，鼻咽頭粘膜に定着する．そして定着したものの一部（<1%）の細菌が粘膜を通過し，血流にのり菌血症をきたし，全身に広がりさまざまな病態につながる．この中の約半分は，血液脳関門を通り，細菌性髄膜炎をきたす．重症な侵襲性感染症は，侵襲性髄膜炎菌感染症（invasive meningococcal diseases：IMD）と呼ばれる．

b. 臨床症状

潜伏期間は，3～4日間（1～10日）で，通常，突然の発熱，頭痛，食欲不振，嘔吐や，点状出血・紫斑等の発疹を主訴とする．臨床症状は，その病態によってさまざまである．主な臨床病型を表13.1に示した[1]．全身感染症として，髄膜炎，菌血症が主な病態であるが，菌血症の中でも，髄膜炎菌敗血症（meningococcemia）は，全体の5～20%を占め，低血圧，ショック，急性副腎出血，多臓器不全等の重篤な症状をきたす．一方で，呼吸器感染症や局所の感染症等をきたすこともある．

c. 予　後

侵襲性髄膜炎菌感染症は，非常に予後の悪い感染症である．適切な抗菌薬投与が行われたとしても，その死亡率は，約10%である．髄膜炎菌性敗血症では，死亡率が40%に至ることもある．また，たとえ生存しても，その約20%には，難聴，神経学的障害，四肢末端の壊死等の永続的な後遺症を残すことが報告されている．特に四肢末端の壊死は，末梢循環の悪化による虚血によって黒色に変化し，その部位の切断が必要となることもある．また，全身性の重篤な合併症として，播種性血管内凝固症候群（disseminated intravascular coagulation：DIC）や，副腎不全をきたすWaterhouse-Friderichsen症候群もあげられる．

表13.1　髄膜炎菌感染症の病型[1]

全身感染症	菌血症，髄膜炎（50%），敗血症（重症型）(meningococcemia)（5～20%）
呼吸器感染症	肺炎（5～15%），喉頭蓋炎，中耳炎
局所の感染症	結膜炎，関節炎，尿道炎，心外膜炎，等

d. 診　断

診断は，臨床所見と培養検査によってなされる．臨床的に髄膜炎菌感染症を疑い，血液，髄液等の無菌部位からの培養が陽性の場合，確定診断となる．なお，髄膜炎菌は，細菌培養検査で陽性となりにくく，特に抗菌薬の前投与があると陽性率は低くなる．診断のためには可能な限り2セット以上の血液培養を採取することが重要である．補助的診断として，ラテックス凝集法やPCR法等も用いられることがある．髄液検査では，細菌性髄膜炎の際の所見と同様，好中球優位の白血球数上昇，糖の低下，蛋白の高値等がみられる．血液検査では，白血球やCRP等の炎症所見の上昇をみる．

e. 危険因子（表13.2）

髄膜炎菌感染症の宿主の危険因子として，補体欠損症，解剖学的あるいは機能的脾機能低下があげられる．これらを評価するうえで，血清補体値の測定，腹部超音波検査等がスクリーニング検査として有用である．また，環境因子として，発症者の家族との濃厚接触，先行する上気道炎，喫煙等もあげられる．

補体C5活性を抑制するエクリズマブ（eclizmab）は，発作性夜間血色素尿症（paroxysmal nocturnal hemoglobinuria：PHN）の溶血の減少や非典型溶血性尿毒症症候群（atypical hemolytic uremic syndrome：aHUS）における補体が介入する血栓性微小血管病変の防止を目的に使用されるので，これらの疾

表13.2　髄膜炎菌感染症のリスク因子

宿主の因子	補体欠損症（C5-9, properdin, Factors D，Hの低下等） 機能的あるいは，解剖学的脾機能低下症 免疫不全
環境因子	混雑した環境 寮に住む大学生 発症者が家族内にいる場合（濃厚接触） 軍隊への入隊 喫煙 最近の上気道炎
治療因子	エクリズマブ投与

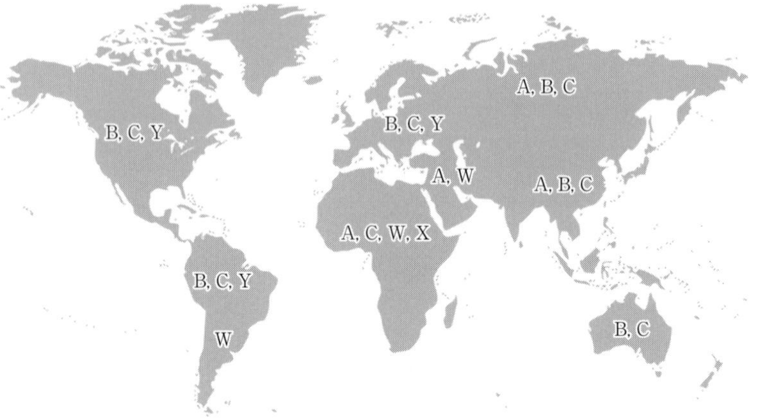

図 13.1　世界における主な髄膜炎菌血清群の分布[3)]

患に対する治療の保険適用を受けている．しかしながら，この治療によって補体活性が低下し，髄膜炎菌感染症のリスクが上がることが知られている．

2. 病原体：形態，構造蛋白質，遺伝子，増殖様式

髄膜炎菌は，好気性のグラム陰性双球菌であり，内膜と外膜をともに持ち，外膜は，多糖体に包まれている．その多糖体の性質から，少なくとも 13 の血清群（A，B，C，D，E，H，I，J，L，W，X，Y，Z）に分類される．臨床的に重要な血清群は，A，B，C，Y，W の五つである．これらの血清群は，世界各地域で分布に差がある．A 群は，主にアフリカで流行，B と C 群は世界中に散発的にみられ，Y 群は北米，W 群はアフリカ，中東等で小流行をきたすことが知られているが，その傾向は各地域，時代によって大きく変化している[2)]．なお，血清群 X は，西アフリカでアウトブレイクを起こしたことがあるが，無症候性のキャリアから検出されることが多い．世界における髄膜炎菌血清群の分布を図 13.1 に示した[3)]．

3. 疫　学

a. 国内での疫学

日本国内での IMD の報告は，毎年数十例にとどまっている．しかしながら，医療関係者が IMD を診断する経験が少なく，疾患が見逃されている可能性がある．また，特に抗菌薬の前投与がある症例では，血液，髄液培養が陽性になりにくいことから，実際の患者数は，報告よりも多いことが推定される．国内では，2011 年に，宮崎県の高校の寮で集団発生があり，4 例が罹患，1 例が死亡した事例が報告された[4)]．この事例を受けて，2012 年，学校保健安全法の改定で，髄膜炎菌性髄膜炎を，第二種感染症（飛沫感染するもので学校において流行を広げる可能性が高い感染症），

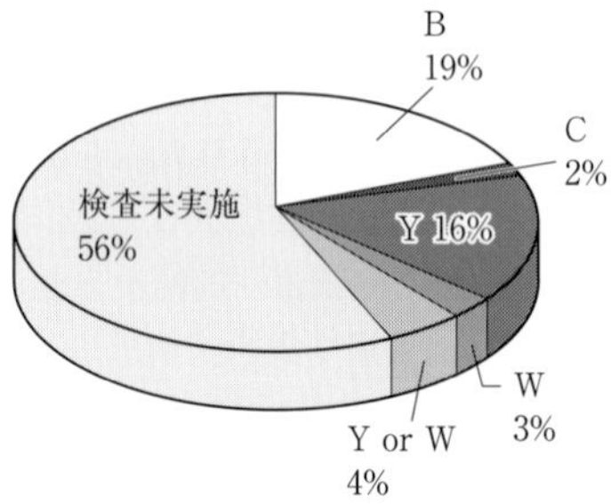

図 13.2　国内における侵襲性髄膜炎菌感染症患者から検出された髄膜炎菌血清群の内訳（2005 年 1 月～2013 年 10 月）[5)]

また，2013 年からは，感染症法の五類感染症の「髄膜炎菌性髄膜炎」が「侵襲性髄膜炎菌感染症」に変更され，髄膜炎以外の重症感染症（菌血症等）の届出が必要となった．

国内での血清群の疫学データは，限られている．図 13.2 は，2005 年 1 月～2013 年 10 月までに国内で調査された髄膜炎菌の血清群のまとめである[5)]．血清群 B と Y がそれぞれ 19%，16% 程度であるが，その約半分以上において検査が未施行であり，十分なデータが存在しない．IMD の報告が開始された 2013 年におけるデータでは，年間 38 件の報告があったが，Y が 39% で最も多く，次いで C が 13%，B と W がそれぞれ 3% であった．検査がされていないものが 42% であった．

b. 世界の疫学

IMD の頻度は，世界全体で 0.5～5 人/10 万人であるが，特にアフリカのサハラ砂漠の南の地域（Sub-Saharan Africa）が “Meningitis Belt” と呼ばれ，流行地域として知られている．その地域での発生頻度は，200～300 人/10 万人であり，世界全体の平均と比べ，40～600 倍の高い頻度である．それ以外にも，世

表 13.3　髄膜炎菌感染症接触者に対して，予防抗菌薬投与が推奨される場合（文献 6 をもとに作成）

家族内の接触者（特に 2 歳未満）
発症者が発症する 7 日前までの間に，保育所等の集団生活の場で接触があった乳幼児
発症者が発症する 7 日前までの間に，患者の分泌物と濃厚な接触があった者（キス，歯ブラシの共有，フォーク，スプーンの共有など）
発症者が発症する 7 日前までの間に，患者に口-口を介した蘇生，飛沫感染予防のない状態での気管内挿管などをした者
発症者が発症する 7 日前までの間に，患者と頻回に同じ場所で寝た者
8 時間以上，同じ飛行機で隣の席にいた者

界各地で流行が報告されている．

4. 対　策

髄膜炎菌感染症患者に対しては，飛沫感染対策が必要となる[6]．すなわち，患者は，原則個室管理とし，患者と接触する者は，標準予防策に加え，サージカルマスクを着用し，飛沫感染対策を行う．患者は，抗菌薬投与後，24 時間経過すると飛沫感染予防を解除してよい．また，患者と濃厚接触があった者に対しては，接触者対応が必要となる．患者の濃厚接触者に対しては，鼻咽頭の除菌を目的として抗菌薬の予防投与を 24 時間以内に行う．濃厚接触者の定義を表 13.3 にまとめた．投与薬剤として，成人では，シプロフロキサシン 500 mg/日 1 回投与，小児では，リファンピシン 10 mg/kg dose 12 時間おき，2 日間計 4 回の投与が推奨されている．

5. 治　療

髄膜炎菌感染症の患者は，ショックや髄膜炎症状等を伴い，重篤な状態で来院することが多い．したがって，髄膜炎菌が同定される前の初期治療としては，ほかに同様の重篤な病態をきたす肺炎球菌等をカバーできる広域の抗菌薬を用いる（バンコマイシンと第 3 世代セフォロスポリン等）．培養から髄膜炎菌が検出されたら，速やかにペニシリン G（小児：30 万単位/kg/day，4〜6 時間おき，最大量 1200 万単位/day，成人：2400 万単位/day，4 時間おき）等の狭域の抗菌薬に変更する．また，投与回数が少ない（24 時間おき）第 3 世代セファロスポリンであるセフトリアキソンも，外来治療やペニシリン G に対しての最小阻止濃度が 0.12〜1 μg/mL の場合に使用される．髄膜炎菌感染症に対する抗菌薬の投与期間は，菌血症，髄膜炎ともに 5〜7 日であり，他の起因菌による感染症と比べて短くてよい．

B. ワクチンの製品と性状について

髄膜炎菌に対するワクチンは，①多糖体ワクチン，②結合型ワクチン，③非莢膜多糖体ワクチンの三つが存在する[7]．①に関しては，2〜4 群の血清群を含んだ複数のワクチンが存在し，現在，欧州等で一部認可されているが，ほとんど使用されていない．ここでは，②と③について記載する．

a. 髄膜炎菌結合型ワクチン（meningococcal conjugate vaccines：MCV）

髄膜炎菌に対するワクチンは，現在，結合型ワクチンがその主流である．その一覧を表 13.4 にまとめた．大きく三つに分けられ，単価ワクチン，4 価ワクチン，そして *Haemophilus influenzae* type b（Hib）との混合ワクチンである．結合型ワクチンのキャリア蛋白としてジフテリア毒素，あるいは，CRM197 が使われている．

1）単価ワクチン　単価ワクチンの多くは，血清群 C に対するワクチンであるが，近年，アフリカ諸国における血清群 A に対するワクチンが効果を上げ，注目されている．

MenAfrivac®（Serum Institute of India）（国内未承認）：　このワクチンは，欧米の大手製薬会社ではなく，インドの製薬会社が開発に成功し[8]，途上国で作ることでその製造工程のコストを大幅に下げ，1 ワクチンの価格を 50 セント（約 55 円，2018 年 6 月現在，1US ドル 110 円として計算）に抑えることに成功し，アフリカ諸国での血清群 A による発生率を大幅に下げることに成功した．発展途上国におけるワクチン接種は，さまざまなハードルがあるが，価格を下げることによって，接種率を上げ，疾患のコントロールに成功した素晴らしい例といえる．

2）多価ワクチン

（1）Menactra®（Sanofi Pasteur）：　血清群 A，C，Y，W に対する結合型ワクチンで，国内で初めて導入された髄膜炎菌に対するワクチンで 2015 年 5 月に販売された．筋肉内接種で単回接種が基本で，2〜55 歳がその接種対象者である．1 回接種が基本であるが，米国では，11〜12 歳に 1 回接種した後，抗体価の減衰が認められたため，16 歳時に再接種することが推奨されている．なお，11〜12 歳の初回接種を逃したものは，13〜15 歳で初回接種をした場合，16〜18 歳で追加接種，16 歳以降で初回接種をした場合は，1 回接種でよいこととなっている．

（2）Menveo®（Novartis Vaccines）（国内未承認）：　血清群 A，C，Y，W に対する結合型ワクチンであ

表 13.4　結合型髄膜炎菌ワクチン一覧

	商品名	製造会社	抗原量（μg）（血清群）	結合蛋白	アジュバント	接種年齢
単価ワクチン	MenAfrivac	Serum Institute of India	10（A）	破傷風トキソイド	リン酸アルミニウム	1～29 歳
	Meningitec	Pfizer	10（C）	CRM_{197}	リン酸アルミニウム	≥2 か月
	NeisVac-C	Baxter Bioscience	10（C）	破傷風トキソイド	水酸化アルミニウム	≥2 か月
	Menjugate	Novartis Vaccines	10（C）	CRM_{197}	水酸化アルミニウム	≥2 か月
多価ワクチン	Menveo	Novartis Vaccines	10（A） 5（C, Y, W）	CRM_{197}	なし	2 か月～55 歳
	Menactra＊1	Sanofi Pasteur	4（A, C, Y, W）	ジフテリアトキソイド	なし	2～55 歳＊2
	Nimenrix	GlaxoSmithKlein	5（A, C, Y, W）	破傷風トキソイド	なし	1～55 歳＊2
混合ワクチン	MenHibrix	GlaxoSmithKlein	5（C, Y）	破傷風トキソイド	なし	6 週～18 か月
	Menitorix	GlaxoSmithKlein	5（C）	破傷風トキソイド	なし	初回 6 週～2 か月 追加 12 か月～2 歳

＊1：国内で唯一販売
＊2：米国では，生後 9 か月から

る．製剤は，血清群 A と血清群 C，Y，W の二つに分かれており，接種時に二つを一つのシリンジに混注して筋肉内接種する．接種回数は，接種年齢によって異なり，生後 2 か月では，生後 2，4，6，12 か月の 4 回接種，生後 7～23 か月では，2 回接種で，1 回目を接種して少なくとも 3 か月をあけて 2 回目を 2 歳以降に接種する，そして，2～10 歳では 1 回接種である．また，2～5 歳で髄膜炎感染症のリスクを持続的に持つものは最初の接種から 2 か月後に追加接種が可能である．11～55 歳では，1 回接種である．

(3) 髄膜炎菌ワクチンを含む混合ワクチン：　髄膜炎菌ワクチンを含むワクチンは，Hib ワクチンと混合ワクチンの 2 種類あり，血清群 C のみのものと，C と Y を含むものの 2 種類がある．欧州では，生後 2 か月から接種されることが多い．

b.　非莢膜多糖体ワクチン（血清群 B に対するワクチン，Bexsero® GSK）（国内未承認）

血清群 B は，主に北米や欧州で流行する血清群で，特に乳児において発生頻度が高く，長年，ワクチンの開発が期待されていた．しかしながら血清群 B に対するワクチンは，莢膜多糖体とヒトの自己抗原との類似性や，主な外膜蛋白の多様性等から，他の血清群に比べ，その製造が困難であった．このワクチンは，“Reverse Vaccinology”[9] の技術を用いて作られた初めてのワクチンである．“Reverse Vaccinology” とは，全ゲノムシークエンスの技術から可能になったもので，微生物の全遺伝子から作られる蛋白をスクリーニングし，それらをワクチンの抗原として使用し，動物実験によってその微生物を抑制する蛋白を網羅的に検索し，それを人間に応用した技術である．髄膜炎菌血清群 B に対するワクチンは，29 の候補となる抗原をみつけ[10]，その中でも，ナイセリアヘパリン結合抗原（*Neisserial* heparin-binding antigen：NHBA），H 因子結合蛋白（factor H-binding protein：fHbp），髄膜炎菌アドヘシン A（*Neisseria meningitidis* adhesin A：NadA）の 3 抗原を入れたワクチンである．

このワクチンは，血清群 B に対する初めてのワクチンで，欧州で 2013 年に販売された．10～25 歳に適応があり，筋肉内接種で 2 回，少なくとも 1 か月以上の間隔をあけて接種する．臨床試験でみられたワクチンの副反応は，接種部位の疼痛（≥83%），筋痛（≥48%），紅斑（≥45%），疲労（≥35%），頭痛（≥33%），硬結（≥28%），嘔吐（≥18%），関節痛（≥13%）等であった[11]．

C.　接種法

1.　接種対象者と接種法

先進国における接種の状況を表 13.5 にまとめた．各国によって，その接種するワクチン，年齢，対象はさまざまである．米国では上記の 10 歳代の接種以外に，髄膜炎菌感染症の危険因子のある者は接種が推奨される．具体的には，補体欠損症患者，解剖学的脾臓欠損者，細菌検査室で *Neisseria meningitidis* と常に接触のある技師，軍隊へ入隊する者（集団生活があるため），髄膜炎菌の流行地域に旅行する者等があげられる．結合型ワクチンはすべて筋肉内接種される．

2.　禁　忌

髄膜炎菌結合型ワクチンに対する禁忌は，ワクチンの内容物に対して，あるいは，過去の同じワクチンに

表 13.5　先進国における髄膜炎菌ワクチンの接種時期（文献 12～16 をもとに作成）

国　名	血清群	初回接種	追加接種
米国	A, C, Y, W	11～12 歳	16 歳
カナダ（オンタリオ州）	C	12 か月	
	A, C, Y, W	12～17 歳（Grade 7～12）	
英国	B	2，4 か月	12 か月
	C	3 か月	12 か月
	A, C, Y, W	9～13 歳，19～25 歳（初回の大学生）	
オーストラリア	A, C, Y, W	12 か月（Hib との混合ワクチン）	
ドイツ	C	11～23 か月（接種未の者は 2～17 歳）	
フランス	C	12～23 か月（接種未の者は 2～24 歳）	
イタリア	C	2 か月～2 歳（ハイリスクのみ）	

対して強いアレルギー症状をきたした者である．また，接種時に中等度，あるいは，重篤な急性疾患に罹患している者も禁忌となる．

3．効果判定

髄膜炎菌ワクチンの効果判定は，ワクチン接種後の抗体価の測定によって行われる．SBA-BR（serum bactericidal assay using baby rabbit complement）抗体価が，1：128 以上になると防御効果があるといわれており，MCV を接種した 98%以上がこの抗体価に至ることが知られている．

4．副反応

ワクチンの副反応の頻度は，各ワクチンによって異なるが，多くが局所反応，発熱，頭痛，疲労感，食欲不振等の全身症状が知られている．その頻度は，報告によって差があり，局所反応で 4～48%，発熱で 3%，全身症状で 3～60% であり，多くのものは軽度である．各ワクチンによって，特徴的な副反応は現時点で報告されていない．

〔齋藤昭彦〕

文　献

1) Rosenstein NE, Perkins BA, *et al*：Meningococcal disease. *N Engl J Med* **344**：1378-1388, 2001
2) Harrison LH, Trotter CL, *et al*：Global epidemiology of meningococcal disease. *Vaccine* **27** Suppl 2：B51-63, 2009
3) Hedari CP, Khinkarly RW, *et al*：Meningococcal serogroups A, C, W-135, and Y tetanus toxoid conjugate vaccine：a new conjugate vaccine against invasive meningococcal disease. *Infect Drug Resist* **7**：85-99, 2014
4) 宮崎県における髄膜炎菌感染症集団発生事例．*IASR* **32**：298-299，2011
5) 侵襲性髄膜炎菌感染症 2005 年～2013 年 10 月．*IASR* **34**：361-362，2013
6) American Academy of Pediatrics. Committee on Infectious Diseases: Report of the Committee on Infectious Diseases. 29th ed., American Academy of Pediatrics, 2018
7) Plotkin SA, Orenstein WA, *et al*：Vaccines, 6th ed., Saunders/Elsevier Philadelphia, 2012
8) Frasch CE, Preziosi MP, *et al*：Development of a group A meningococcal conjugate vaccine, MenAfriVac（TM）. *Hum Vaccin Immunother* **8**：715-724, 2012
9) Delany I, Rappuoli R, *et al*：Vaccines, reverse vaccinology, and bacterial pathogenesis. *Cold Spring Harb Perspect Med* **3**：a012476, 2013
10) Pizza M, Scarlato V, *et al*：Identification of vaccine candidates against serogroup B meningococcus by whole-genome sequencing. *Science* **287**：1816-1820, 2000
11) FDA: https://www.fda.gov/downloads/biologicsbloodvaccines/vaccines/approvedproducts/ucm431447.pdf
12) Centers for Disease Control and Prevention（U. S.）：National Immunization Program（Centers for Disease Control and Prevention）. Epidemiology and prevention of vaccine-preventable diseases, 12th ed., Dept. of Health & Human Services, Public Health Service, Atlanta, v, 2012
13) 2015 Recommended Immunizations for Children from Birth Through 6 Years Old. http://www.cdc.gov/vaccines/parents/downloads/parent-ver-sch-0-6yrs.pdf
14) Publicly Funded Immunization Programs in Canada－Routine Schedule for Infants and Children including special programs and catch-up programs（as of March 2014）. http://www.phac-asp.cgc.ca/im/ptimprog-progimpt/table-1-eng.php
15) European Centre for Disease Prevention and Control. http://vaccine-schedule.ecdc.europa.eu/Pages/Scheduler.aspx.
16) National Immunisation Program Schedule. http://www.immunise.health.gov.au/internet/immunise/publishing.nsf/content/nips

14 腸チフスワクチン

A. 疾患の概略

1. 疫 学

腸チフスは，チフス菌（*Salmonella enterica* subspecies *enterica* serovar Typhi）によって起こる重篤な全身性感染症である．チフス菌はヒトのみが保菌することから，病原巣はヒトであり，患者および無症状病原体保有者（保菌者）の糞便や尿で汚染された食品や水を介して，あるいは直接の接触（手指から口）によって感染する．現在，世界で腸チフスは年間で約2690万人が罹患し，うち1%が死亡していると推測されている[1]．衛生水準の高くない開発途上国でまん延しており，特に南アジア，東南アジアでの罹患率は高いとされ，中南米，アフリカ等でも発生がみられる[2,3]．先進国における腸チフスの発生は散発的であり，その多くは上記の流行国への渡航者が帰国後に発症する輸入事例である[4]．わが国でも昭和初期～終戦直後までは腸チフスは年間約4万人の患者の発生がみられていた．衛生環境の改善によって1970年代までには，年間約300例の発生まで減少した．さらに1990年代に入ってからは100例前後まで減少し，その後は50例程度で推移している．国内例の発生の減少に伴って，海外からの輸入事例の割合は増加し，8割程度を占めるようになった．しかしながら2013年，2014年では，4割以上が発症前に明らかな海外渡航歴のない国内での感染が疑われた症例であった（図14.1）．腸チフスの国内における集団感染が疑われる事例は，1993年に関東地方を中心に起きた分離菌がファージ型M1に型別された50名の腸チフス患者，2013年に遺伝的関連性の高いチフス菌を原因とする15例の集積，2014年に18名の患者が確認された食中毒事例があげられる[5-7]．そのほかに，まれに保菌者を介して感染したと思われる家族内感染がみられる．

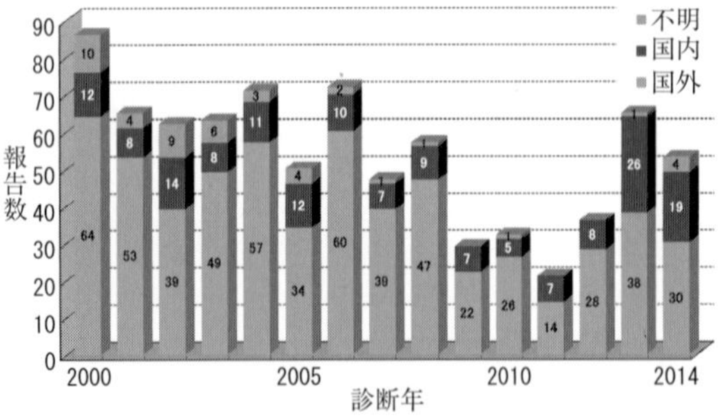

図14.1 腸チフスの年別・感染地域別報告数（2000～2014年）（感染症発生動向調査より）

腸チフスは感染症法における三類感染症であり，チフス菌は同法において四種病原体に位置づけられ，かつ食品衛生法では細菌性食中毒の病因物質として取り扱うことが通達されている．また，1966年11月の厚生省公衆衛生局長通知「腸チフス対策の推進について」（衛発第788号）に基づき，感染経路等の疫学解析と患者の把握のため，国内で分離されたチフス菌（およびパラチフスA菌）は，地方衛生研究所を通じて国立感染症研究所に送付される．国立感染症研究所に集められたすべての株はファージ型別が行われ，その結果は地方衛生研究所や保健所に返送される．ファージ型は感染経路の追求に非常に有効な方法であり，集団発生のときには菌のファージ型解析の結果が感染経路の追求に利用される．現在，チフス菌は106のファージ型に分類されて，疫学情報として利用されている．さらに株が同一かどうか詳しく調べるときは分子疫学解析として，パルスフィールドゲル電気泳動（PFGE）もしくは反復配列多型解析法（multiple-locus variable-number tandem-repeats analysis：MLVA）が行われる．これら分子疫学解析の結果とファージ型別の結果を総合的に勘案し，菌株が同一であることが推察される場合は，感染源が共通である可能性が示唆される．

2. 病原体

チフス菌は腸内細菌科に属するグラム陰性桿菌で，周毛性鞭毛を持ち，運動性がある．チフス菌は細胞内寄生性細菌でありマクロファージ内で増殖することができる．チフス菌は鞭毛抗原であるH抗原，菌体由来のO抗原，莢膜多糖抗原であるVi抗原を持っている．O抗原はO9，H抗原はdを持つが，H抗原dを持たずに，jまたはZ_{66}を持つものが分離されることもある．O抗原やH抗原はサルモネラの血清型を決定するうえで非常に重要な情報となる．Vi抗原は，抗体やマクロファージの貪食に抵抗する作用があり，チフス菌の病原性と関連があると考えられている．チフス菌は宿主特異性があり，ヒトにのみ感染し，病気を起こす．ヒト以外の動物にはチフス性疾患を引き起こすことはない．ヒトの糞便で汚染された食物や水が媒介体となり，新たな感染を起こす．しかし，感染源がヒトに限られているため，衛生水準の向上とともに発生頻度は低下する．

1999年4月から施行された感染症法において，腸チフスは二類感染症に指定されていたが，2007年4月施行の法改正により類型の見直しがなされ，三類感染症に移行した．患者および無症状病原体保有者（保菌者）を診断した医師は，速やかに保健所長を通じて都道府県知事に届け出るように義務づけられている．

3. 病 態

チフス菌は，腸内細菌科のサルモネラ属であるが，宿主特異性があり，ヒトのみに感染して病気を引き起こす．チフス菌が経口的に体内に摂取された後，腸管内に侵入してリンパ節等の細網内皮系のマクロファージの中で増殖し，血流中に放出されて全身性に移行する．そのため，腸チフスは類似症状を示す疾患であるパラチフスとともにチフス性疾患と総称され，急性胃腸炎を主症状とする一般のサルモネラ感染症（非チフス性疾患）とは区別される．飲食物に混じって経口的に摂取されたチフス菌は小腸下部に達すると腸粘膜に付着，侵入し，その直下のリンパ節（パイエル板）に移行しM細胞から侵入する．その後，マクロファージ内に取り込まれ，細胞内で増殖を開始する．増殖した菌は血管内にも侵入し，全身に拡散して菌血症となる．血行性に拡散した細菌は全身臓器に広がる．特に，肝臓，骨髄，腎臓に多くみられ，やがて胆汁，糞便，尿からも検出されるようになる．

4. 臨床症状（表14.1）

通常，1～3週間（幅：3～60日）の潜伏期間を経て，頭痛，食欲不振，全身倦怠感，発熱等の症状から発症する．定型的な経過は四病期に分けられ，病期とともに症状や所見が変化する．

第一病期：　段階的に体温が上昇し39～40℃に達する．腸チフスの三主徴とされる比較的徐脈，バラ疹（胸腹部に現れる淡紅色の発疹），脾腫が出現する．下痢は必ずしもみられない．

第二病期：　極期であり，40℃台の稽留熱が続き，チフス性顔貌と呼ばれる無欲状顔貌，気管支炎等が現れる．下痢と便秘を交互に呈する．重症時には心不全，意識障害，難聴等がみられることもある．

第三病期：　弛張熱を経て徐々に解熱に向かう．この時期は潰瘍形成期であるため，腸出血や腸出血後に2～3%の患者に腸穿孔が起きることがある．

第四病期：　解熱し，自覚症状は急速に改善され，回復に向かう．

最近の三主徴の出現率は50%を下回っており，持続する39～40℃の発熱以外，特異的な症状がないことが多い．かつては病初期に下痢がみられないことが，特徴の一つとされていたが，最近では高率に下痢がみられている．生化学的検査では，急性期には白血球は軽度に減少し，3000/mm^{3}近くまで低下する．AST，ALTは軽度上昇する（200 IU/L程度）．LDHも中程度に上昇し，1000 IU/L以上となることもある．赤沈亢進やCRPの増加は中等度である．超音波検査では，肝脾腫，急性肝炎類似所見，回盲部の壁肥厚とリンパ節腫脹等がみられる．

5. 診 断

臨床診断は，症状および過去1か月以内の発展途上国等への海外渡航歴を参考にする．確定診断は，臨床材料（血液，糞便，胆汁）からチフス菌を検出することであるため，検査時期により高い検出率を示す材料の選択が重要である．有熱期の血液培養で高い検出率を示す．保菌者，無症状者では糞便培養，胆汁培養を行う．その他，尿培養や関節液からもまれに菌が検出される．臨床的には，持続性の発熱患者，特に不明熱の患者をみた場合には，腸チフスの可能性を考慮すべきであるが，本症は比較的まれな疾患であるため，感冒等と誤診されることも多く，診断に時間を要するこ

表14.1 腸チフスの症状，病理学的病像の経過[8)]

病 期	症状・所見	病理学的変化	血液培養	便培養
第一病期	階段状体温上昇（39～40℃），比較的徐脈，バラ疹，肝脾腫，頭痛，倦怠感，筋肉痛	髄様腫脹期：腸管リンパ組織内での菌の増殖・伝播，菌血症に進行する	陽性	陰性
第二病期	稽留熱（40℃），腹部膨満，鼓動，無欲状顔貌（チフス性顔貌），意識障害，気管支炎，下痢もしくは便秘	痂皮形成期：腸管リンパ組織壊死，持続的菌血症による網内系での菌の増殖	陽性	陽性
第三病期	徐々に解熱，腸出血，腸穿孔	潰瘍形成期：パイエル板周囲に潰瘍形成	陰性*	陽性
第四病期	解熱，回復もしくは再発，体重減少	治癒期：肉芽組織，再生上皮による修復，組織破壊の回復	陰性*	50%陽性

＊：再発や病気の持続があれば陽性

とがある．海外渡航歴があり，不明熱を主訴とする患者を診察するときに，鑑別すべき疾患としては腸チフス，パラチフス，レプトスピラ症，マラリア，デング熱，A 型肝炎，つつが虫病，紅斑熱，ウイルス性出血熱等があげられる．

6．治　療

腸チフスには抗菌薬の投与による治療が行われる．治療薬剤は，チフス菌の感受性検査結果や患者の推定感染地域，基礎疾患，治療経過等を考慮する必要がある．従来は，クロラムフェニコール，アンピシリン，ST 合剤のいずれかによる治療が行われてきた．しかしながら，これらの抗菌薬が効かない多剤耐性チフス菌の出現により，1992 年頃から，多剤耐性チフス菌の治療のためにニューキノロン薬が使用されるようになり，現行の第一選択薬とされている[9]．ところが，ニューキノロン系抗菌薬非感受性チフス菌が増加した現在，第三世代セファロスポリン系抗菌薬が単独でまたはニューキノロン薬と併用されるようになってきている．国内では保険適用外となるが，アジスロマイシンの有効性も示されており，第三世代セファロスポリン系抗菌薬に対して耐性を示すチフス菌の出現も相まって，実際に治療に利用されている例もある．海外では第二選択薬とされている[10-12]．世界中で腸チフスの治療にニューキノロン薬が使用されるようになってから，逆に使用率の低下したクロラムフェニコールに対して感受性を示すチフス菌が増加してきたという報告もある[12]．今後，腸チフスの治療に当たっては，耐性菌の情報に注意を払い適切な抗菌薬を使用するという姿勢が必要となってきている．

B．ワクチンの種類と性状[13-15]

腸チフスの予防は第 1 に飲食物の衛生管理，患者の隔離，保菌者の管理が重要である．しかし流行地は多くが発展途上国であるため衛生状態の改善は，容易ではない．そこで，ハイリスクな人には能動的に腸チフスに対する免疫を誘導し，腸チフスの発生をコントロールする目的でワクチン接種が行われるようになった．また，ハイリスクで人口の多い流行地での腸チフス等の伝染病のコントロールには，ワクチン接種が最も有望な方法であると考えられている．以下に各ワクチンの詳しい性状を述べるとともに，WHO の腸チフスワクチンインフォメーションシートに記載されているワクチンの商品名を紹介する．

1．全菌体不活化ワクチン（加熱フェノール不活化またはアセトン不活化ワクチン）

加熱フェノール不活化ワクチンは，日本でも腸チフス・パラチフス混合ワクチンとして，1974 年まで使用されていたものである．わが国では腸チフス患者が激減したこと，および重篤な副反応が生じたことから使用を中止した．

初回 4 週間隔で 2 回皮下接種し，3 年ごとに追加接種を行う．効果は 2～3 年持続する．いくつかの発展途上国で使用される等，コストも高くない．野外実験では，不活化ワクチン有効性は 51～67％であった．副反応はかなり強い．注射箇所の反応としては，発赤，腫脹，疼痛等を認める．全身反応は，悪寒，発熱，頭痛，全身倦怠感，めまい，嘔吐，下痢，腹痛，関節痛，発疹をみることがある．野外実験では，ワクチン接種者の 2～17％が短期間学校や仕事を休み，9～34％の人に発熱や全身性の反応を起こすような副反応があった．このように比較的高頻度で全身性の副反応を引き起こすことから，WHO は使用を推奨しておらず，弱毒生ワクチン，莢膜多糖体ワクチンに取って代わられた．

2．弱毒生菌ワクチン（表 14.2）

腸チフス弱毒株 Ty21a 株を使用したワクチンである．商品としては，Vivotif®，Zerotyph cap®がある．

Ty21a 株は 1970 年代に化学的な処理による突然変異の誘導により Ty2 株から作られた菌株である．Ty21a 株はその後の遺伝子解析により，UDP-ガラクトース-4-エピメラーゼに欠陥がある *galE* 変異株であることがわかった[8]．また，Ty21a 株はチフス菌の病原性に関係する Vi 抗原を持たない．さまざまな解析が進むにつれ，Ty21a 株の病原性の低下はいままでは UDP-ガラクトース-4-エピメラーゼと Vi 抗原の欠損で説明されてきたが，この二つの欠損だけでは説明がつかないことがわかった．非特異的な化学処理による変異の誘導で起こった別の突然変異が病原性の低

表 14.2　ワクチン接種の副反応

ワクチンの種類	症　状	率（％）
弱毒生菌ワクチン	発熱	0.3～48
	嘔吐	0.5～2.3
	下痢	1.2～3.9
莢膜多糖体ワクチン	発熱	0～2
	局所紅斑	3～21
	痛み	8～33
	腫脹	2～17
莢膜多糖体結合型ワクチン	注射部痛	データなし
	発熱	データなし

下に関与していることが考えられた．その後ゲノム解析が実施され，上記の二つの変異（*galE* 変異による不完全 LPS 合成，Vi 抗原の欠損）に加えて，イソロイシン，バリン要求性，ガラクトース存在下で溶菌する等の複数の性状変化が，ゲノム上の 16 部位の変異で説明されている．また，ワクチン株の変異は安定して保持されていることも示されている[16]．このワクチンは，凍結乾燥された菌がゼラチンカプセルの中に入っているもので，腸管内で溶けるように作られている．ワクチンは腸溶錠として経口で投与される．

6 歳以上の人に投与が可能である．現在のところ，3 歳未満の子どもへの投与の実験は行われておらず，安全性や効果等のデータはない．投与方法は腸溶カプセル 1 個ずつを 1 日おきに 4 回，食事の 1 時間前に冷水で飲む．5 年間は効果が持続するといわれている．追加免役の必要があれば最初に飲んでから 5 年目に同量を服用すると効果が持続する．副作用は少なく，抗体は 2 年以上持続する．アジア，アフリカ，ヨーロッパ，北米，南米等の国で使用されている．

感染防御は接種した量によく相関する．通常は 4 カプセルの投与だが，2，3 カプセルを投与してその効果をみた野外実験も行われている[8]．1 カプセルの投与では効果はほとんどないが，2 カプセルの投与では効果は 50％程度，3 カプセルでは 60％程度であることが明らかになっている．4 カプセルでは 80％以上の効果があり，投与量が多くなれば効果も高まるといった相関関係がある．ワクチンを投与すると，感染防御効果は最後に投与した日から 7 日後から現れる．流行地の人には 3 年ごとの追加接種が勧められている．非流行地から流行地への旅行者は 1 年ごとに追加投与することが勧められている．

感染防御効果は，チリで行われた 10 万人の小学生による野外実験によると，最後の投与から 3 年後で 67％であった[8]．また，チリで行われた 5〜19 歳の 3 万 6000 人以上を対象とした野外実験では 79％の有効性があり，最長で 5 年間効果が持続した[8]．ワクチン投与の前後 3 日間はプログアニル（抗マラリア薬）や抗菌薬を飲まないようにする必要がある．副反応は激しいものではないが，軽い下痢，腹痛等がみられる．このワクチンの禁忌は妊娠中の女性および細胞性免疫機能が低下する免疫疾患に罹っている人であるが，HIV 陽性者では無症状で CD4 陽性 T 細胞が 200 個/mm^3 以上ある人には投与できる．このワクチンは，ポリオ，コレラ，黄熱病，風疹，麻疹，流行性耳下腺炎等ほかの生ワクチンと同時に投与しても問題がない．腸チフス弱毒株 Ty21a 株に他の病原菌（赤痢菌，炭疽菌）の病原因子を発現させる新規ワクチンの開発も試みられた[17-19]．

3. 莢膜多糖体ワクチン（表 14.2）

莢膜多糖類ワクチンはフランスの Pasteur-Merieux 社（現在の Sanofi Pasteur 社）がチフス菌の Vi 莢膜多糖抗原を精製して開発したワクチン（Typhim Vi®）がある．そのほか Typherix®（GlaxoSmithKline 社），TypBar®（Bharat Biotech 社），Shantyph®（Shanta Biotech 社），Typho-Vi®（BioMed 社），Zerotyph inj®（Boryung Pharmaceutical 社），Typhevac-inj®（Shanghai Institute of Biological Products 社）が同様のワクチンとして販売されている．

皮下注射または筋肉注射により 1 回 25 μg 投与する．ワクチン投与の効果は投与後 7 日から現れる．1 回の筋肉注射で効果が 2〜3 年持続する．2 年ごとに追加接種をすることが望まれる．全菌体不活化ワクチンと同じような副作用があるが，その程度は比較的軽い．2 歳以下には使用が認められていない．推奨される保存温度は 2〜8℃である．しかし，他のワクチンと異なり，室温（22℃）でも約 3 年間保存可能である．さらに，冷蔵庫がない高温地域でも室温保存が可能である（37℃で約 6 か月間）．ヨーロッパ，アフリカ，アジア，オーストラリア，南北アメリカ等で使用されている．

5〜44 歳の人を対象にして行ったネパールの野外実験では，投与後 20 か月間観察した結果，培養で陽性になった腸チフスに対して 75％防御できるという結果であった[8]．南アフリカでの野外実験では，5〜16 歳の子どもを対象とし，3 年間で 55％の有効性があるという結果が得られた[8]．ワクチン接種から 10 年後にこれらの対象者の血中の抗 Vi 抗体を調べたところ，58％の人が感染防御に有効な 1 μg/mL 以上の抗 Vi 抗体を持っていた．しかし，インドネシアで行った 2 歳以下の子どもの接種ではほとんど効果がみられなかった．これは，2 歳以下の子どもは免疫機能が発達しておらず，有効な免疫が誘導できないためであると考えられた．

ワクチンの効果を持続させるため 3 年ごとの再接種を推奨している．黄熱病や A 型肝炎ワクチンといった海外旅行者が接種しなければならないワクチンと同時に接種することもできる．禁忌はワクチン成分に対する重篤な全身反応を起こす人である．それ以外に特に禁忌はない．このワクチンは HIV 感染者にも安全である．しかし，感染防御に有効な量の抗体産生は CD4 陽性 T 細胞の数に直接相関しているため，CD4 陽性 T 細胞が極端に少ない HIV 感染者には投与しても免疫が誘導されない．副反応は，発熱（0〜1％），頭痛（1.5～3%），局所の紅斑・硬結（7%）に限られている．

4．莢膜多糖体結合型ワクチン（表14.2）

チフス菌のVi莢膜多糖抗原を担体となるキャリア蛋白に結合させたワクチンである．Vi多糖体の由来は，チフス菌もしくは *Citrobacter freundii* sensu lato 株等があげられ，またキャリア蛋白もジフテリアトキソイド，破傷風トキソイド，組換え緑膿菌エキソプロテインA，ジフテリア毒素の無毒化変異体等があげられる．現在のところ，Vi多糖体を破傷風トキソイドと結合させたPeda-typh（BioMed）がインドで認可され，販売されている．このワクチンは筋肉注射により1回0.5 mL投与する．生後3か月の乳幼児から接種可能であり，ワクチン投与の効果は投与後4週間で現れる．追加免疫は2年半～3年後に行われる（http://biomed.co.in/typh_prescribing.html）．

一方，組換え緑膿菌エキソプロテインAを使用した結合型ワクチンを用いた野外実験が行われている．結合型ワクチンを接種されたチフス流行地域の未就学児および小学生は，多糖体ワクチンを接種された集団に比べて，より高い抗Vi抗体価を維持していた．また，結合型ワクチンの免疫原性は接種した量に相関し，1回接種後，成人で10年間，子どもで8年間，抗Vi抗体が検出された．2～5歳を対象にして行ったベトナムの野外実験では，4年後の有効性が89%であった[8]．またベトナムの乳幼児に対して，生後2か月，4か月，6か月に結合型ワクチンを接種し，抗Vi抗体をELISAにより検出し，幾何平均濃度を求めた．臍帯血では0.66 ELISAユニットであったのに対して，生後7か月では17.4 ELISAユニットであった．生後12か月では4.76 ELISAユニットになったが，追加免疫を行い，1か月後には50.1 ELISAユニットになった．追加免疫された集団の95%以上は感染防御に有効であると考えられる3.5 ELISAユニット以上を記録した[8]．

その他にも *C. freundii* sensu lato 株由来のVi多糖体とジフテリア毒素の無毒化変異体の結合型ワクチンの開発も行われている．*C. freundii* sensu lato 株のVi多糖体は分子量分布に違いがあるものの，チフス菌のVi多糖体と構造的に類似しており，免疫学的には区別されない．このワクチンの接種を腸チフスに罹患したことのないヨーロッパ在住の成人を対象に行ったところ，抗Vi-IgG抗体が顕著に誘導された[8]．

〔森田昌知・大西　真〕

文　献

1) Waddington CS, Darton TC, *et al*：The challenge of enteric fever. *J Infect* **68**（Suppl 1）：S38-S50, 2014
2) Crump JA, Luby SP, *et al*：The global burden of typhoid fever. *Bull World Health Organ* **82**：346-353, 2004
3) Mogasale V, Maskery B, *et al*：Burden of typhoid fever in low-income and middle-income countries：a systematic, literature-based update with risk-factor adjustment. *Lancet Glob Health* **2**：e570-e580, 2014
4) Jensenius M, Han PV, *et al*：Acute and potentially life-threatening tropical diseases in western travelers-a GeoSentinel multicenter study, 1996-2011. *Am J Trop Hyg* **88**：397-404, 2013
5) 中村明子，寺嶋　淳，ほか：首都圏を中心に多発したファージ型M1による腸チフスの疫学的解析．感染症学雑誌 **68**（臨時増刊号）：201, 1994
6) 齊藤剛仁，砂川富正，ほか：国外渡航歴のない腸チフス感染例由来菌株の分子疫学的解析ならびに薬剤感受性試験の状況．病原微生物検出情報 **35**：115-116, 2014
7) 市川健介，西山裕之，ほか：生サラダが原因と推定されたチフス菌による食中毒事例-東京都．病原微生物検出情報 **36**：162-163, 2015
8) WHO：Guidelines on the quality, safety and efficacy of typhoid conjugate vaccines. 2013.（http://www.who.int/biologicals/areas/vaccines/TYPHOID_BS2215_doc_v1.14_WEB_VERSION.pdf?ua=1&ua=1）
9) Bhan MK, Bahl R, *et al*：Typhoid and paratyphoid fever. *Lancet* **366**：749-762, 2005
10) Ericsson CD, Hatz C, *et al*：Enteric（typhoid）fever in travelers. *Clin Infect Dis* **41**：1467-1472, 2005
11) 今村顕史，水野芳樹，ほか：腸チフス・パラチフスに対する最近の治療 2005～2008年-感染性腸炎研究会の調査から．病原微生物検出情報 **30**：93-95, 2009
12) Wain J, Hendriksen RS, *et al*：Typhoid fever. *Lancet* **385**：1136-1145, 2015
13) WHO：The immunological basis for immunization series：module 20：*Salmonella enterica* serovar Typhi（typhoid）vaccines, 2011
14) WHO：Guidelines on the quality, safety and efficacy of typhoid conjugate vaccines, 2013
15) WHO：Information sheet observed rate of vaccine reactions：typhoid vaccine, 2014
16) Kopecko DJ, Sieber H, *et al*：Genetic stability of vaccine strain *Salmonella* Typhi Ty21a over 25 years. *Int J Med Microbiol* **299**：233-246, 2009
17) Formal SB, Baron LS, *et al*：Construction of a potential bivalent vaccine strain：introduction of *Shigella sonnei* form I antigen genes into the *galE Salmonella typhi* Ty21a typhoid vaccine strain. *Infect Immun* **34**：746-750, 1981
18) Baron LS, Kopecko DJ, *et al*：Introduction of *Shigella flexneri* 2a type and group antigen genes into oral typhoid vaccine strain *Salmonella typhi* Ty21a. *Infect Immun* **55**：2797-2801, 1987
19) Baillie LW：Is new always better than old?：The development of human vaccines for anthrax. *Hum Vaccines* **5**：806-816, 2009

15 コレラワクチン

A. 疾患の概略

1. 臨床と診断

コレラは数時間～5日，通常1日前後の潜伏期で，激しい水様性の下痢を主徴とする細菌性の感染症である．水あるいは食品を介して摂取された菌が小腸上皮で定着増殖し，菌の産生するコレラ毒素（cholera toxin：CT）が上皮細胞に作用して下痢を惹起する．ヒトのみを宿主とする．世界中で毎年130～400万人が感染し，およそ2.1～14.3万人の死者が発生していると推定されている．

感染症法では，コレラは三類感染症に分類され，「コレラ毒素（CT）産生性のO1血清群およびO139血清群の *Vibrio cholerae* の感染」と定義している．WHOも同一の定義である．したがって病原体診断が必要であることから，疑似症患者は届出対象とはならない．

2. 病原体

原因菌 *Vibrio cholerae* は *Vibrionaceae* に属するグラム陰性の桿菌で，このうち，コレラ様の下痢を示すものはCTを産生するものだけであり，行政上コレラとして定義されるものはO1およびO139の二つの血清群のみである．さらに血清群O1には小川，稲葉，彦島の三つの血清型が存在する（今日では彦島型が分離される例はない）．血清群O1は生物型も古典型（またはアジア型）とエルトール型の2種類存在しているが，血清群O139には古典型に相当するものはない．

コレラ菌の産生するCTはBサブユニット5分子からなりホモオリゴマーに1分子のAサブユニットが会合した AB_5 の構成となっている．リング様構造を形成しているBサブユニットホモオリゴマー（ペンタマー）が上皮細胞側のリセプターであるGM1ガングリオシドに結合し，Bペンタマーの中心を通ってAサブユニットが小腸上皮細胞内に注入される．Aサブユニットは，ヒト細胞内のアデニル酸シクラーゼ（adenylate cyclase）をADPリボシル化して抑制型のG蛋白質の結合を阻害し，アデニル酸シクラーゼを常に活性化することで，ヒト細胞内でのcAMPの産生量を増加させる．結果として，塩素イオンや重炭酸イオンの分泌が起こり，細胞内のイオンバランスの崩壊により，大量の水分やミネラルが分泌される．

3. 疫 学

紀元前400年頃から存在したといわれるコレラは元来インドで流行していた風土病であった．1817年に始まった第一次世界流行（パンデミー）以来，1961年より今日まで続いている第七次パンデミーへと200年以上にわたって世界を席巻している．血清群はO1のみがコレラ症状を示す原因菌であったが，1992年にインドからベンガル地域でまったく同様の症状を示す *Vibrio cholerae* 血清群O139“Bengal”が発生した[1]．

今日でも世界的にみればコレラの発生はここ数年減少傾向ではあるが，いまだにアジア，アフリカを中心として起こっている．2010年に発生したハイチ大地震後の衛生状況悪化に伴うコレラの大流行があり，2010年末～2011年にかけて患者数，死亡者数の増大がみられた．2014年にWHOに報告のあった（未報告の国があるため，数字はいずれも過小評価であるが）コレラの発生数は，42か国で事例数19万549例，死者2231例であった（表15.1）[2]．

現在まだ第七次パンデミーの最中であるが，国内の発生数は過去30年，多くて100例ほどである．しかもそのほとんどが海外渡航者による輸入例である．2007年の検疫法の改正により，対象疾患からコレラが外れたため，検疫所からの報告は皆無となった（表15.2）[3]．

表15.1 世界のコレラ患者数[2]

年	患者数	死亡者数
2004	101383	2345
2005	131943	2272
2006	236896	6311
2007	177962	4031
2008	190130	5143
2009	221226	4946
2010	317534	7543
2011	589854	7816
2012	245393	3034
2013	129064	2102
2014	190549	2231
2015	172454	1304

表 15.2　わが国のコレラ発生状況[3)]

年	患者報告*1				病原体報告		
					V. cholerae CT＋報告数		
	総数	国内	国外	国内か国外か不明	地研 国内*2	地研 国外	検疫所
2000	35	10	25	−	6	7	5
2001	37	10	27	−	6	8	6
2002	34	16	16	2	9	6	5
2003	15	2	13	−	−	3	4
2004	78	10	67	1	7	22	17
2005	46	10	35	1	5	12	6
2006	34	6	28	−	4	19	6
2007	12	4	8	−	3	3	1
2008	45	23	22	−	14	10	−
2009	16	−	16	−	−	7	−
2010	11	2	9	−	−	1	−
2011	12	1	11	−	1	3	−
2012	3	−	3	−	−	3	−
2013	4	−	4	−	−	3	−

＊1：患者と無症状病原体保有者（疑似症を除く）：*V. cholerae* O1&O139 CT^+
＊2：国内/国外不明も含む．
患者報告は感染症発生動向調査（2015 年 7 月 8 日現在報告数）
病原体報告は病原微生物検出情報（2015 年 7 月 8 日現在報告数）

4. 対　策

コレラ患者に対する適切な処置や，衛生状態の改善，特に飲料水に対する対策が重要である．また，それをその地域に教育していくことがまず必要となる．さらに，大流行が近隣地域に拡散するのを抑制するために，ワクチン接種が推奨される．あるいは，大災害や紛争地域の復興支援のために流行地へ人員を派遣する場合にも，ワクチン接種が推奨される．

5. 治　療

脱水に対する水分と電解質の補給が重要であり，経口輸液（oral rehydration solution：ORS）として GES（glucose-electrolytes-solution：水 1 L に対し，食塩 3.5 g，塩化カリウム 1.5 g，ブドウ糖 20 g，重炭酸ナトリウム 2.5 g を溶解させたもの）を通常下痢便相当の量を投与する．重度の脱水や嘔吐が激しく経口輸液を受け付けない場合は，静脈からブドウ糖加乳糖リンゲル液を点滴注入する．ただし，K^+の濃度が低いので，嘔吐がみられなくなったら速やかに経口輸液に切り替える．

重症の場合は抗生物質を投与する．抗生物質の投与は，症状の軽減と経過の短縮，排菌期間の短縮に効果がある．第 1 選択薬としてはニューキノロン系薬剤を常用量，3 日間用いる．テトラサイクリンやドキシサイクリンも有効であるが，これらに耐性の場合はエリスロマイシンや ST 合剤等を使用する．

B.　ワクチンの製品と性状について[4)]

大きく分けて皮下に死菌体等を接種する非経口ワクチンと，口から死菌体あるいは遺伝子組換えの生菌を飲ませる経口ワクチンがある．

a.　非経口ワクチン

コレラ流行に伴って古くからワクチンによる流行拡大抑制が試みられてきた．1896 年に Kolle によって全菌体加熱死菌ワクチンが開発され，このタイプのワクチンが大規模に使用されたのは 1902 年わが国においてであった．

わが国で認可されているワクチンは，Kolle のタイプのワクチンである．古典型の稲葉菌（NIH35A3）と小川菌（NIH41）をホルマリンで処理したものを 1 mL 当たり各 40 億個ずつ含むものである．しかし，現在このワクチンは国内では製造も販売もされていない．

b.　経口ワクチン

経口ワクチンも古くは 1893 年にすでに試みられている．1920 年頃に行われた死菌を乾燥錠剤として投与する野外実験でも 82%の高い効果を示していたが，対照との差は認められなかった．また，当時は胆汁とともに投与されたため吐き気や急性の下痢等の副作用が認められた．その後コレラの大きな流行もなかったこととあいまって発展しなかったものと考えられている．

1960 年代の第七次世界流行になってワクチンの開発が開始され，経口ワクチンの検討が行われた．経口ワクチンにも CT トキソイドや菌体成分ワクチンが検討されたが，十分な効果は得られなかった．

1） 死菌ワクチン 現在市販されている全菌体死菌ワクチンは，Dukoral®，Shanchol®の 2 製品のみである（Shanchol®と同様の mORCVAX という製品もあるが，ベトナムでしか流通していない）．

Dukoral®はコレラ菌（O1 血清群のみ）を 1 回当たり 10^{10}〜10^{11} 含む重曹-クエン酸緩衝液（胃酸を中和する目的）に，免疫原性を高めるとされる CT の B サブユニットを添加してある（WCV/rBS）．CT の B サブユニットは今日では遺伝子組換えによって生成されたもの（rBS）を使用している．B サブユニットを添加した方が，防御効果は高いものの B サブユニット精製技術を必要とする．したがって，設備や技術のない地域では B サブユニットを添加しない死菌のみの製剤の検討も行われている．また，このワクチンは妊娠中や授乳児を持つ女性にも使用可能である．

WCV-rBS 株は野外実験での成績では，古典型，エルトール型，稲葉株，小川株のいずれにも良好である．

Shanchol®は O1 血清群と O139 血清群の両者を含む 2 価タイプのワクチンである（BivWCV）．また，重曹等の中和剤を必要とせず，そのまま服用する．CT の B サブユニットは含まれていない．

どちらのワクチンもわが国では製造も販売もされていないが，上記ワクチンを輸入して接種している医療機関はある．

2） 生菌ワクチン 遺伝子組換え技術の進歩により，野生株の病原性に関係する遺伝子を不活化し弱毒化したワクチン株を開発することが可能になった．

CVD103 株は古典型稲葉 569B 株から *ctxA* だけを不活化したものである．CVD103 株をさらに改良して CVD103-HgR 株が作製された．CVD103-HgR 株は CVD103 株の溶血毒の遺伝子に Hg^{2+} の耐性遺伝子を導入したものである．野生株のコレラ菌には Hg^{2+} の耐性遺伝子が存在しないことから，ワクチン株と容易に見分けがつくこと，死菌経口ワクチンとは異なり 1 回投与で十分な効果が得られるという利点がある．また，このワクチンは HIV 感染者においても有効であることが示されている．

CVD103-HgR 株は野外実験での成績では，古典型，エルトール型，稲葉株，小川株のいずれにも良好で，現行の生菌ワクチンはこのタイプである．商品名 Orocol® あるいは Mutacol® で Swiss Serum and Vaccine Institute 社から市販されていたが，2004 年に製造を中止している．しかし，現在新たに米国 PaxVax 社により再び製造が計画されており，第 III 相の臨床試験中である．

CVD103-HgR 以外にも経口生ワクチン候補は開発されている．野外実験は行われていないが，Peru-15 株はエルトール稲葉株の *ctxA* 不活化株で，さらに *recA* と運動性を不活化してあり，高い防御効果が認められている．CT が CTXΦ によって再導入されて CT 産生性の野生株に戻る危険性をなくすため，ファージ挿入部位を欠失させ，より安全性を高めることも試みられている．

c. *V. cholerae* O139 ワクチン

2 価タイプの Shanchol®のみが *V. cholerae* O139 には有効である．すなわち非経口，経口にかかわらず血清群 O1 型菌のみで作られているワクチンは血清群 O139 に対しては無効である．

C. 接種法

1． 接種対象者と接種法

a. 非経口死菌ワクチン

13 歳以上あるいは成人では初回に 0.5 mL，2 回目に 1.0 mL を 5〜7 日間の間隔をあけて皮下接種する．それより年少の場合，7〜12 歳では初回 0.35 mL，2 回目に 0.7 mL を，4〜6 歳では初回 0.25 mL，2 回目に 0.5 mL を，4 歳未満には初回 0.1 mL，2 回目に 0.25 mL をそれぞれ皮下接種する．有効期間は初回接種の 6 日後から 6 か月で，有効期間内に追加接種（初回接種と同量）を受ければさらに 6 か月間が有効となる．効果は 2 回目接種後 6 日目からで野外実験の結果からおよそ 30〜50%となっている．

b. 経口死菌ワクチン（WCV/rBS）

（1）Dukoral®： 古典型，エルトール型それぞれの稲葉株，古典型の小川株を含む 10^{11} の死菌と 1 mg の CT-B サブユニットを 1 回として，胃酸中和のための重曹-クエン酸緩衝液で 150 mL にしたものを空腹時に服用する．服用 2 時間前と 1 時間後は飲食しない．これを 7〜42 日間の間隔で 2 回服用する．2〜6 歳の場合は半量の 75 mL を 1 回とする．追加免疫が必要な場合は成人では 2 年後に，2〜6 歳では 6 か月後に服用する．効果は 2 回目服用後 7 日目からで野外実験の成績では 6 か月後で 85%，12 か月後で 62%，36 か月後で 50%の防御効果があった．しかし，2〜5 歳では 36 か月後には 26%にまで低下していた[5)]．

一方，このワクチンは毒素原性大腸菌に対しても防御効果が認められている．毒素原性大腸菌の産生する易熱性毒素（heat-labile toxin：LT）は CT との相同性は約76%である．野外実験から得られた防御効果は3か月後で67%，12か月後で21%であった[6]．

（2）Shanchol®：　古典型（加熱死菌），エルトール型（ホルマリン死菌）それぞれの稲葉株，古典型の小川株（ホルマリンと加熱死菌を等量），O139型菌（ホルマリン死菌）を1回当たり1.5 mLにそれぞれ2.5×10^{10}含み，懸濁液をそのまま，あるいは針なしシリンジで服用する．必要であれば，その後水を飲んでもよい．1歳以上の全年齢層で同量を2週間の間隔で2回服用する．効果は2回目服用後7〜10日目からで，野外実験の成績では少なくとも2年間で67%の防御効果があった[7]．

c．経口生ワクチン（CVD103-HgR）

CVD103-HgRは古典型稲葉株569Bを遺伝学的に改変したもので（Bの2）生菌ワクチン（経口ワクチン）参照），Orochol®あるいはMutacol®の場合，菌体の凍結乾燥末（5×10^{8} cfu）と緩衝液末に分かれて包装されている．菌体末の方には甘味料としてアスパルテーム（アスパルチルフェニルアラニンメチルエステル）を使用しているため，フェニルケトン尿症患者には使用してはいけない．両粉末を冷水またはぬるま湯（体温以上にしてはいけない）100 mLに溶かし，1回服用する．追加服用についての検討はされていないが，6か月ごとの服用が推奨されている．効果は服用後8日目からで野外実験の成績では62〜100%，6か月後で60%の防御効果があった[8]．

2．禁　忌

コレラワクチンに対する特別な禁忌はない．

3．副反応

（1）非経口ワクチン

全菌体を接種するため接種局所での発赤，腫脹や発熱，不快感や頭痛がみられるが，通常2，3日で消失する．

（2）経口死菌ワクチン

特に目立った副反応はない．

（3）経口弱毒生菌ワクチン

軟便を認めることがある．

4．免疫の持続性

どのワクチンも小腸上皮という限局された場所での感染防御に対する免疫反応を惹起させるには，小腸上皮での分泌型の抗体の力価の上昇がなければいけない．しかしながら，野外実験でも腸管分泌型の抗体価の測定は行われていない．防御効果は免疫後に野生株を投与して，コレラ症状を示すかどうかで判定してワクチンの持続性を求めている．それによれば，非経口ワクチンは長くて6か月であり，経口死菌ワクチンでは2年くらい持続する例もあるが，流行地域等接触機会の多い地域の場合は6か月ごとに追加免疫することを推奨している．経口弱毒生菌ワクチンもほぼ同様と考えられ，6か月ごとの追加免疫を推奨している．特に年少の子どもの場合は持続性が短いので，6か月を目安にするのが妥当であると考えられる．

5．WHOの方針

WHOが最近発表した方針文書では，非経口ワクチンはこれまでどおり推奨しておらず，死菌経口ワクチンのWCV/rBS（Dukoral®）の2回投与または死菌経口ワクチンのBivWCV（Shanchol®）の2回投与を推奨している．

〔大西　真〕

文　献

1) Ramamurthy T, Garg S, *et al*：Emergence of novel strain of *Vibrio cholerae* with epidemic potential in southern and eastern India. *Lancet* **341**：703-704, 1993
2) WHO：Cholera, 2014. *Wkly Epidemiol Rec* **90**：517-544, 2015. http://www.who.int/wer/2015/wer9040.pdf
3) 国立感染症研究所：特集コレラ2006〜2010年．病原微生物検出情報 **32**：2011. http://idsc.nih.go.jp/iasr/32/374/tpc374-j.html
4) WHO：Cholera vaccines：WHO position paper. *Wkly Epidemiol Rec* **85**：117-128, 2010. http://www.who.int/wer/2010/wer8513.pdf
5) Lucas ME, Deen JL, *et al*：Effectiveness of mass oral cholera vaccination in Beira, Mozambique. *N Engl J Med* **352**：757-767, 2005
6) Peltola H, Siitonen A, *et al*：Prevention of travellers' diarrhoea by oral B-subunit/whole-cell cholera vaccine. *Lancet* **338**：1285-1289, 1991
7) Mahalanabis D, Lopez AL, *et al*：A randomized, placebo-controlled trial of the bivalent killed, whole-cell, oral cholera vaccine in adults and children in a cholera endemic area in Kolkata, India. *PLoS One* **3**：e2323, 2008
8) Tacket CO, Losonsky G, *et al*：Onset and duration of protective immunity in challenged volunteers after vaccination with live oral cholera vaccine CVD 103-HgR. *J Infect Dis* **166**：837-841, 1992

第 III 部

ウイルスワクチン

16 ポリオワクチン

A. 疾患の概略

1. 臨床と診断

a. 病態と臨床経過

「ポリオ（poliomyelitis）」は「急性灰白髄炎」とも呼称される疾患であり，特徴的な症状は，急性弛緩性麻痺（acute flaccid paralysis：AFP）である．流行期には小児が罹患することが多く，医学用語ではないが一般には「小児麻痺」とも呼ばれる．病原体はポリオウイルス（poliovirus）であり，3 種類の血清型（1 型，2 型，3 型）に分類される（後述）．野生株ポリオウイルス（wild poliovirus）以外に，弱毒化された生ワクチン株によっても頻度は低いながらも麻痺をきたす場合がある[1-3]．

ポリオウイルス感染後，発熱等の初期症状が始まるまでの潜伏期間（incubation period）は 3〜6 日，麻痺を発症するまでの日数は 7〜21 日と考えられている．

麻痺をきたす例においても，初発症状は発熱であることが多い（図 16.1）[1]．数日間の発熱が持続した後，突然に筋力低下が出現する．麻痺に気づく頃には解熱傾向となっている場合も多い．麻痺の特徴としては，左右非対称性で，数日間程度で急速に進行する．脳幹が侵された場合は，球麻痺（bulbar paralysis）をきたす．

ポリオウイルスは下位運動ニューロンを障害するため，筋緊張の低下した弛緩性麻痺を急性期も遠隔期も呈する．深部腱反射（deep tendon reflex）は低下ないし消失する．腰髄の侵される頻度が高いため，麻痺の出現部位としては下肢が最も多い．歩行開始前の乳児では，筋力低下発症の直後は症状に気づきにくい場合もある．

病初期から著明な筋萎縮（muscle atrophy）を認めることも，ポリオの特徴である．これは，非可逆性の運動神経細胞障害による脱神経のために生じると考えられ，廃用性萎縮に比べて出現時期が早く，筋萎縮の程度も強い．

典型例では，ポリオという疾患の病態と臨床的特徴を知っていれば診断は困難でないが，個々の症例により麻痺や筋萎縮の程度はさまざまである．症状の左右差があまり目立たない例や，軽症例も存在する．筆者自身が海外で診察したポリオの症例を示す（図 16.2，16.3，16.4）[4]．いずれの症例も，糞便から野生株ポリオウイルスが分離された．

ポリオウイルスによる神経細胞障害は非可逆的と考えられるので，軽症例は侵された神経細胞の数が少ない症例と推察される．鑑別診断が必要な代表的疾患として，ギラン・バレー症候群（Guillain–Barré syndrome）や脊髄炎（myelitis）があげられる（表 16.1）[1]．軸索が侵されるタイプの筋萎縮が目立つギ

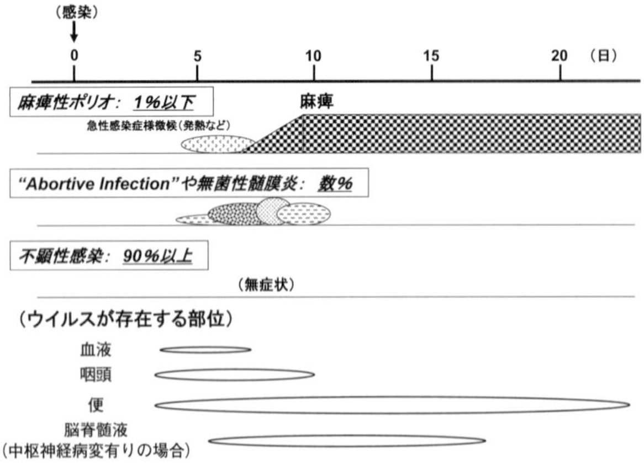

図 16.1　ポリオウイルス感染と臨床病型の頻度，ウイルスの所在[1]

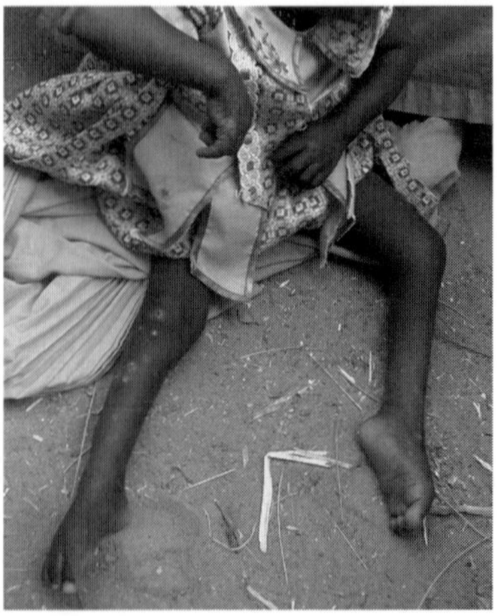

図 16.2　ポリオの症例 1（2004 年，ニジェール）[4]
本症例は症状の程度が強度な重症例で，右下肢の筋力低下と筋萎縮が最も著明であったが，左下肢，両側上肢，腹壁にも麻痺を認めた．

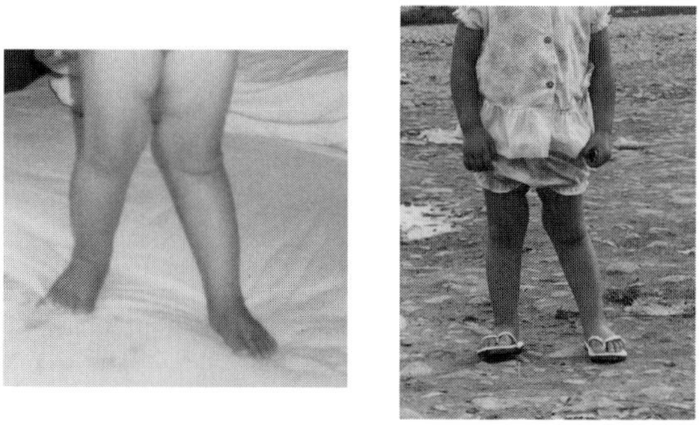

(急性期)　(回復期)

図 16.3 ポリオの症例 2（1996 年，ミャンマー/中国国境地域）[4]
本症例は図 16.2 の症例と比べると，麻痺の程度は軽い．左下腿に筋力低下と筋萎縮を認め，その影響で膝関節から遠位が外転位である．急性期と回復期の写真を示す．

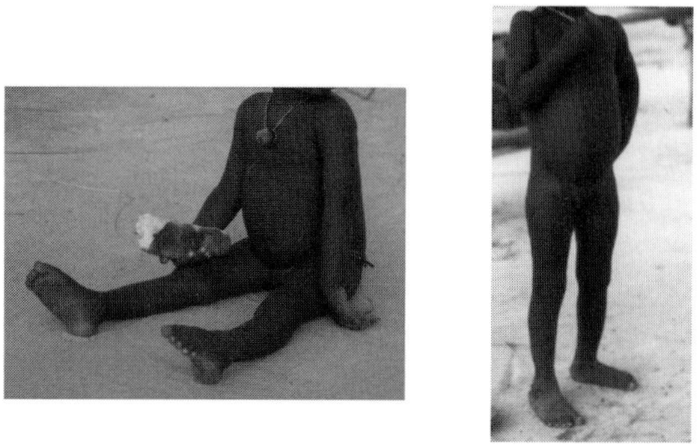

図 16.4 ポリオの症例 3（2005 年，ニジェール）[4]
本症例は両下肢に筋力低下と筋萎縮を認めたが，症状の左右差に乏しく，臨床所見のみからはギラン・バレー症候群との鑑別が困難であった．しかし，糞便から野生株ポリオウイルスが分離され，ウイルス学的検査の重要性を示す症例であった．

表 16.1 筋力低下をきたす疾患の臨床症状による鑑別診断[1]

	ポリオ	ギラン・バレー症候群	脊髄炎
原因	ポリオウイルス（急性感染症）	各種ウイルス，カンピロバクター，その他（自己免疫疾患）	非ポリオエンテロウイルス，その他．神経病原性ウイルスによる直接侵襲，あるいは感染後の自己免疫発症と二つの病型がある
麻痺の左右差	非対称性のことが多い	対称性のことが多い	非対称性が多いが，病変部によりさまざま
筋萎縮	早期から出現し，著明（左右差あり）	遅れて出現（廃用性萎縮）．ただし軸索型では，筋萎縮の程度が強い	発現時期や程度は，病変部によりさまざま
筋緊張	低下する（弛緩性麻痺）	低下する（弛緩性麻痺）	上位ニューロンの障害があれば高まる（痙性麻痺）が，急性期と慢性期とで変化する．病変部の局在によっては，弛緩性麻痺のこともある
深部腱反射	消失あるいは低下（左右非対称性）	消失あるいは低下（左右対称性）	病変部，病期によりさまざま
バビンスキー反射	出現せず	出現せず	出現することがある
感覚障害	認めない	頻度は高くないが，認めることがある	認めることがある
自律神経障害	認めない	認めたとしても一過性のことが多い	膀胱直腸障害などが出現する場合がある
急性感染症徴候	発熱中，あるいは数日の発熱直後に筋力低下（“熱い”病期に麻痺出現）	発熱は認めないか，解熱して日数を経てから筋力低下（“冷たい”病期に麻痺出現）	病型によりさまざま
後遺症の有無	機能障害（運動障害）を残す場合が多い	筋力低下は徐々に回復する場合が多い	重症度によりさまざまである

ラン・バレー症候群や非ポリオエンテロウイルス（non-polio enterovirus：NPEV）による脊髄炎の中には，ポリオとの鑑別が困難な症例も存在する．

不顕性感染（subclinical infection）の頻度が高いこともポリオウイルスの特徴である（図 16.1）[1]．感受性者が野生株ポリオウイルスの感染を受けた場合，90％以上は何も症状を呈さない不顕性感染の経過をたどる．短期間の軽度の発熱，倦怠感，消化器症状等感冒と区別がつかない程度の症状のみが現れる病型は，不全型感染（abortive infection）と呼ばれる．予後良好な無菌性髄膜炎（aseptic meningitis）や“abortive infection”のみで治癒する頻度が数％とされている．したがって，野生株ポリオウイルスの感染により麻痺性ポリオ（paralytic poliomyelitis）を発症する頻度は，感染者数百例のうち 1 例と低い[1-3]．

ポリオ発症後 30〜40 年経過してから，筋力低下，筋萎縮，筋痛等の新たな神経・筋肉症状が出現することがある．ポストポリオ症候群（post-polio syndrome）と呼ばれ女性に多いとされるが，原因ははっきりしていない．

b. 診断方法

発症後なるべく早期に，糞便からポリオウイルスを分離し，確定診断する．咽頭や脳脊髄液からウイルスを分離できる場合もあるが，糞便に比べて陽性率は低い（図 16.1）[1]．

分離されたポリオウイルスが，野生株かワクチン株かワクチン由来ポリオウイルス（vaccine-derived poliovirus：VDPV）かを鑑別するためには，リアルタイム RT-PCR 法および VP1 領域の塩基配列解析等により分離ウイルス遺伝子を解析する必要がある．「VDPV」は，親株である経口生ポリオワクチン（oral polio vaccine：OPV）株からの VP1 全領域における変異率により定義され，1 型および 3 型は 1％以上の変異率（VP1 領域における親株からの変異数が 10 塩基以上）を有するポリオウイルス，2 型については VP1 領域における変異数が 6 塩基以上のポリオウイルスを VDPV とする[5-7]．

血清診断は，急性期と回復期のペア血清（paird serum）を用いて中和抗体を測定するが，結果の解釈が困難な症例もある．

臨床検査所見では，他のウイルス感染症と同様に特異的所見に乏しい．中枢神経系に病変が及んだ場合には 20〜300/μL 程度の髄液細胞数増多を呈し，2 週間くらいで正常化する．髄液蛋白値は，2 週目頃に 50〜100 mg/dL まで上昇する．

かつてのポリオ流行時は診断に有用な画像検査が存在しなかったが，近年のワクチン関連麻痺（vaccine-associated paralytic poliomyelitis：VAPP）症例では画像所見の報告がある[8]．MRI 検査の T2 強調画像で，病変部の脊髄前角に高信号領域が確認されれば典型的な所見である．馬尾神経の造影効果が認められたという報告もある．

神経伝導速度など神経生理学的検査では，脊髄前角細胞など運動神経細胞の障害を裏づける所見が得られる．

2. 病原体：形態，構造蛋白質，遺伝子，増殖様式

ポリオウイルスは，ピコルナウイルス科エンテロウイルス属（family *Picornaviridae*，genus *Enterovirus*）に属する，エンベロープを有しないプラス鎖一本鎖 RNA ゲノムを持つ比較的小型の RNA ウイルスである[9,10]．約 7500 塩基のゲノム RNA を中心に，4 種類のカプシド蛋白質が規則的に配置された正二十面体の粒子構造を有する．ヒトエンテロウイルスは，分子系統学的に 4 種類の species（A〜D）に分類されており，ポリオウイルスは，C 群エンテロウイルス（*Enterovirus* C）に属する．すべてのポリオウイルスは例外なく，カプシド蛋白質の抗原性の違いにより 3 種類の血清型（1，2 および 3 型）に分けられる．

約 7500 塩基のポリオウイルスゲノムは，5′ 末端から順に，5′ 非翻訳領域（5′untranslated region；5′UTR），構造蛋白質（VP4-VP2-VP3-VP1）領域，非構造蛋白質（$2A^{pro}$-2B-2C-3A-$3B^{VPg}$-$3C^{pro}$-$3D^{pol}$）領域，3′ 非翻訳領域（3′untranslated region：3′UTR）および 3′ 末端の poly（A）により構成されている[9]．ポリオウイルスゲノム 5′ 末端には，VPg と呼ばれるポリペプチドが共有結合により付加している．5′UTR には，ウイルス RNA 合成に関与する cloverleaf 構造及び cap 非依存性翻訳をつかさどる internal ribosome entry site が存在する．

ヒト細胞表面に存在する受容体 human poliovirus receptor（CD155）へのポリオウイルス粒子の結合，さらに，ウイルス-受容体相互作用によるウイルス粒子構造変化により，ウイルスゲノムが細胞質内へ侵入する（uncoating）．細胞質内では，ウイルスゲノムを鋳型とした cap 非依存性翻訳により，単一のフレームからなる長鎖の polyprotein が合成され，polyprotein はさらにプロテアーゼにより切断され，前駆体あるいは成熟蛋白質として，感染細胞内でのウイルス遺伝子複製およびウイルス粒子形成過程で機能する．

ポリオウイルスは，酸性条件でウイルス粒子が比較的安定なことから，経口感染したウイルスが胃を通過して腸管に達し，腸管で増殖する．感染初期には上気道からの飛沫を介して，より一般的には，感染性を有する糞便材料を介した経口感染により，ヒトからヒトへ伝播する．RNA ウイルスであるポリオウイルスゲノムは比較的変異しやすく，自然感染あるいは OPV 接種後のウイルス増殖過程で遺伝子変異を蓄積し，また，他のエンテロウイルスとの遺伝子組換えウイルスが高い頻度で出現・伝播する．

3. 疫学：日本の疫学，世界の疫学

紀元前古代エジプト王朝の都市から出土した石版画にポリオ患者とみられる人物がすでに描かれ，有史以来われわれを苦しめてきた疾患である．19 世紀終わりから 20 世紀にかけては，感染する病気として世界各地で集団流行が報告された．後遺症につながる四肢の麻痺をきたす重篤な疾患であるが，呼吸筋麻痺，脳幹や脳神経障害による呼吸不全は生命をも脅かす．「鉄の肺（iron lung）」は，患者の首から下を気密タンクに入れ，タンク内を間欠的に陰圧にすることで患者の胸郭を広げ吸気を起こす，人類初の人工呼吸器であるが，1920 年代に米国でポリオによる呼吸不全を治療するために開発された（図 16.5）．かつてのポリオ

流行時には，「鉄の肺」で人工呼吸を受けるポリオ患者で病棟が埋め尽くされた記録写真も残っている．

わが国は1960年に未曽有の大流行を経験した[11,12]（図16.6）．最初に北海道で患者の多発が検知され，流行期の夏に向かって全国に拡大し，年間の報告患者数は5000名を超えた．患者は小児に好発し，夏が過ぎて流行はいったん沈静化したが，次シーズンに備える手段，すなわち当時はまだ予防ワクチンが国内にはなく，海外で開発されて間もない頃であったが，その導入についての議論は，医学界のみならず国全体を巻き込んでの社会問題となった．

1961年1〜3月には，「行政指導」という形で生後6か月から1歳半までの児を対象に，米国でJonas E. Salk（ソーク）らが開発した不活化ポリオワクチン（inactivated polio vaccine：IPV）の「希望接種」が実施された[11]．全国から多数の申し込みがあり，輸入されたIPVの本数では希望者全員に行き渡らなかった．1961年の春を迎えた頃，この年は九州で流行が始まった．NHKテレビは，4月から毎日「ポリオ患者発生数即日集計」を全国放送した．国内各地で患者が発生し，国産IPVが検定不合格になったこともあり，ワクチンの供給はまったく不十分であった．また，いつの時代にもある予防接種にはつきもののワクチン不信をあおるニュースであるが，IPVの「希望接種」を済ませた者からの発症も報告された．

当時ソビエト等では，Albert B. Sabin（セービン）らによるOPVの野外試験における有効性が報告されていた．母親たちは，わが子をポリオから守りたい一心で，OPVの早期導入を求めて厚生省（当時）に押し寄せた[11]．前年の勢いに劣らないポリオ患者増加の中で，世論はOPVの緊急導入に積極的であった．そして，1961年6月10日羽田空港にOPVの原液がまず5万人分到着した．6月21日夕方，古井厚生大臣による「（OPV導入に関する）責任はすべて私にある」という談話とともに，1300万人分のOPV緊急輸入決定が発表された．6月26日，最も大きな流行が認められていた九州でOPVの「実験投与」が始まった．押し寄せるポリオ流行の波に押されるように，OPVは各地で使われ，7月21日には全国の子どもたちを対象とした国内一斉投与が開始された．そして，ポリオ患者の発生が減少傾向に転じたのは，500万人程度がOPV内服を済ませたと推計される7月末のことであった[11]．その後，わが国では定期接種（routine immunization）としてOPVの2回接種が開始され，再びポリオが流行することはなかった（図16.6）．

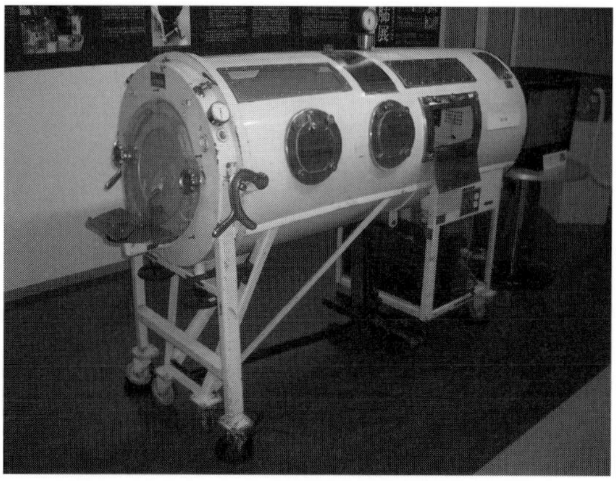

図16.5　米エマーソン社製の人工呼吸器「鉄の肺」
長さ約190 cm，直径約80 cmの筒状の機密タンク内に，患者は首から下を覆って横たわる．タンク内の気圧を下げて陰圧にしたり，戻したりして呼吸を補助することで人工呼吸を行う．「鉄の肺」はポリオによる呼吸不全を治療するため1920年代に米国で開発された．日本では1951年に第1号機が米国から寄贈され，1960年代には国内に100台超があったといわれる（静岡市立静岡病院「鉄の肺展」で田中敏博先生撮影，2015年9月）．

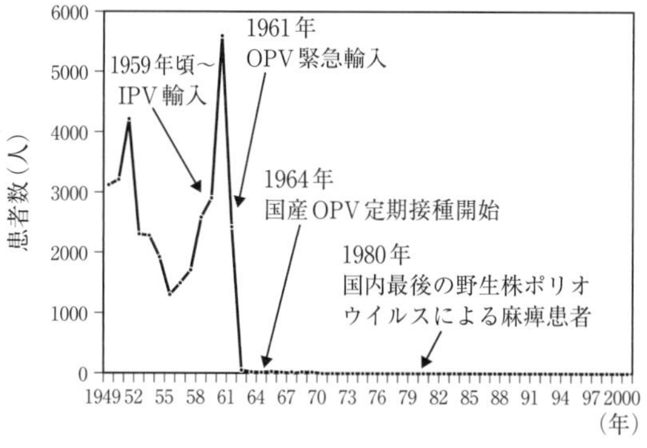

図16.6　わが国におけるポリオ届出患者数の推移

国立感染症研究所は，感染症流行予測調査による年齢/年齢群別のポリオ抗体保有状況[13]を公表している．日本では1960年代以降ポリオの流行はないので，高齢の一部の者を除けば，彼らが有する免疫はワクチンにより獲得されたものである．わが国では長らくOPVが使用され，定期接種がIPVに切り替えられたのは2012年であった．OPVの接種をうけた世代では，ポリオウイルスによる麻痺の発症を防げるとされる1：8以上の血清中和抗体価を有する者の割合は2型で最も高いが，3型では陰性あるいは低値の者が一定数存在する．これは，ポリオウイルス血清型によるOPV株の腸管での増殖効率の差異を反映していると考えられる．IPVは3型に対しても1型や2型と同等の免疫原性があり，IPVの定期接種を済ませた世代の者においては大多数が1：8以上の血清中和抗体

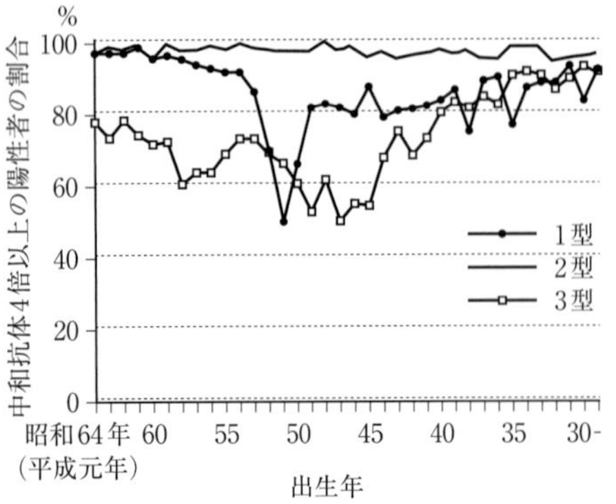

図 16.7　出生年別のポリオ中和抗体保有状況[14)]

価を有する．

感染症流行予測調査による血清疫学調査は，近年，毎年継続して実施されている．その結果によれば，1975〜77（昭和 50〜52）年生まれの世代では，1 型に対する中和抗体価の陰性者や低値の者が占める割合が他の年齢層と比べて多い（図 16.7）[13,14)]．彼らがポリオ流行地へ渡航する等病原体への曝露が予想される場合には，ワクチンの追加接種を考慮する．

4. 対　策

ポリオに対して最も優先される対策は，ワクチンによる予防である．わが国の予防接種法において，ポリオは定期接種対象の A 類疾病に位置づけられている．ポリオワクチンの詳細については後述する．

糞便中には，大量のポリオウイルスが長期間排泄される．したがって，ポリオ患者や不顕性感染者の糞便は感染源としてリスクが高い．ポリオウイルスは，下水など自然環境中でも一定期間，感染性を維持する．感染初期，咽頭からもウイルスが検出される場合があることから，咽頭分泌液も感染源となりうる．

ポリオは 1954（昭和 29）年に伝染病予防法による「届出伝染病」に規定されたが，1959 年には法定伝染病に準じた法律による予防法の施行を必要とする伝染病（指定伝染病）に指定された[15)]．1999 年には「感染症の予防及び感染症の患者に対する治療に関する法律」（感染症法 infectious diseases control law）が制定され，ポリオは二類感染症に定められた．ポリオ患者を診断した医師は，直ちに最寄りの保健所に届け出る必要がある．報告のための基準を表 16.2 に示すが[16)]，野生株ポリオウイルス以外にワクチン株ポリオウイルスや VDPV による患者および無症状病原体保有者も届出の対象である．ただし，1 型および 3 型ワクチン株ポリオウイルスによる無症状病原体保有者は届出の対象ではない．

わが国の学校保健安全法（school health and security law）では，ポリオは第一種の感染症に分類される．急性期の症状が治癒または固定するまでは出席停止であるが，慢性期は麻痺が残っていても出席停止の必要はない．

ポリオは，天然痘に次ぐ根絶（eradication）の目標対象となっている疾患であり，国際的な感染症対策の動向も忘れてはならない．2014 年の初頭は国境を越えたポリオの拡大が報告され，WHO は 2014 年 5 月 5 日に緊急声明を発表し，各国に予防接種の徹底等警戒を呼びかけた．国際保健規則（International Health Regulation：IHR）に則り招集された緊急委員会は，2014 年におけるポリオの増加は「国際的に懸念される公衆衛生上の緊急事態（Public Health Emergency of International Concern：PHEIC）」であると宣言，国際的に連携して対応することが不可欠であると勧告した[17)]．

また，世界ポリオ根絶計画（global polio eradication programme）の進展に伴い，病原体管理に関して注意がより必要となった．2 型の野生株ポリオウイルスについては，1999 年の症例を最後に世界中で検出されていない．「ポリオ根絶最終段階戦略計画 2013-2018 "The Polio Eradication & Endgame Strategic Plan 2013-2018"[18)]」では，2 型のポリオウイルスについては野生株に加えてワクチン株についても病原体管理を徹底し，不必要なポリオウイルスの廃棄とポリオウイルス保有施設リストの提出が求められている．それに基づいて，わが国では "厚生労働省健康局結核感染症課長通知：健感発 1211 第 1 号平成 27 年 12 月 11 日"[19)]が発出された．内容を抜粋すると，①感染性のある 2 型野生株ポリオウイルスを含む材料は可能な限り平成 27 年 12 月末までに，遅くとも平成 28 年 1 月末までに廃棄すること，②感染性のある 2 型ワクチン株ポリオウイルスを含む材料については平成 28 年 7 月末までに廃棄すること，③これらの期日を超えて感染性のあるポリオウイルスを含む材料を継続して保管する必要がある場合は，上記期日までに施設等の責任者から厚生労働省健康局結核感染症課に連絡をすること，の 3 点が記載されている．

5. 治　療

ポリオに対する病原体特異的な抗ウイルス薬は存在せず，対症療法，支持療法を行う．

急性期においては，脳幹や脳神経障害，呼吸筋麻痺，肺炎（pneumonia）や無気肺（atelectasis）の合併による呼吸不全が，最も生命予後を左右する．

後遺症である機能障害に対しては，リハビリテー

表 16.2　感染症法に基づく医師及び獣医師の届出について（急性灰白髄炎）[16]

(1) 定義	ポリオウイルス 1〜3 型（ワクチン株を含む）の感染による急性弛緩性麻痺を主症状とする急性運動中枢神経感染症である．また，ポリオウイルス 1〜3 型には，地域集団において継続的に伝播している野生株ポリオウイルス，ワクチン由来ポリオウイルス（VDPV）＊1及びワクチン株ポリオウイルス＊2がある
(2) 臨床的特徴	潜伏期は 3〜12 日で，発熱（3 日間程度），全身倦怠感，頭痛，吐き気，項部・背部硬直などの髄膜刺激症状を呈するが，軽症例（不全型）では軽い感冒様症状または胃腸症状で終わることもある．髄膜炎症状だけで麻痺をきたさないもの（非麻痺型）もあるが，重症例（麻痺型）では発熱に引き続きあるいはいったん解熱し再び発熱した後に，突然四肢の随意筋（多くは下肢）の弛緩性麻痺が現れる．罹患部位の腱反射は減弱ないし消失し，知覚感覚異常を伴わない
(3) 届出基準	ア　患者（確定例） 医師は，(2) の臨床的特徴を有する者を診察した結果，症状や所見から急性灰白髄炎が疑われ，かつ，(4) に掲げる検査方法により，急性灰白髄炎患者と診断した場合には，法第 12 条第 1 項の規定による届出を直ちに行わなければならない．この場合において，検査材料は (4) に定めるもののいずれかを用いること イ　無症状病原体保有者 医師は，診察した者が (2) の臨床的特徴を呈していないが，(4) に掲げる検査方法により，急性灰白髄炎の無症状病原体保有者と診断した場合には，法第 12 条第 1 項の規定による届出を直ちに行わなければならない．ただし 1 型および 3 型ワクチン株ポリオウイルス＊2による無症状病原体保有者は届出の対象ではない．この場合において，検査材料は (4) に定めるもののいずれかを用いること ウ　感染症死亡者の死体 医師は，(2) の臨床的特徴を有する死体を検案した結果，症状や所見から，急性灰白髄炎が疑われ，かつ，(4) に掲げる検査方法により，急性灰白髄炎により死亡したと判断した場合には，法第 12 条第 1 項の規定による届出を直ちに行わなければならない．この場合において，検査材料は (4) に定めるもののいずれかを用いること エ　感染症死亡疑い者の死体 医師は，(2) の臨床的特徴を有する死体を検案した結果，症状や所見から，急性灰白髄炎により死亡したと疑われる場合には，法第 12 条第 1 項の規定による届出を直ちに行わなければならない
(4) 検査	検査方法：分離・同定による病原体の検出 検査材料：便，直腸ぬぐい液，咽頭ぬぐい液，髄液 ①ポリオウイルス 1〜3 型の検出は便検体が基本であり，発症後できるだけ速やかに，24 時間以上の間隔をあけて，少なくとも 2 回以上採取し，いずれか一つの便検体からポリオウイルス 1〜3 型が検出された場合は，直ちに届出を行うこと ②直腸ぬぐい液，咽頭ぬぐい液，髄液からポリオウイルス 1〜3 型が検出された場合も，検査陽性として，直ちに届出を行うこと

＊1　VDPV は，親株である OPV 株からの VP1 全領域における変異率により定義され，1 型及び 3 型は 1% 以上の変異率（VP1 領域における親株からの変異数が 10 塩基以上）を有するポリオウイルス，2 型については VP1 領域における変異数が 6 塩基以上のポリオウイルスを VDPV とする

＊2　野生株ポリオウイルス・VDPV 以外のポリオウイルスをワクチン株ポリオウイルスとする

ション（rehabilitation）や装具装着，整形外科手術の適応を考慮する．

6.　予防とワクチンの役割

ポリオは代表的なワクチン予防可能疾患（vaccine-preventable disease：VPD）であり，OPV と IPV という弱毒生・不活化という 2 タイプの，これほどまでに予防効果の高いワクチンが存在する疾患はほかにない．

これら 2 種類のワクチンは，ともに 1950 年代半ばに世に送り出された[12]．OPV は強固な腸管粘膜局所免疫（intestinal mucosal local immunity）を付与し，優れた集団免疫効果（herd immunity）を発揮する．しかし，発生頻度は数百万接種に 1 例程度と高いわけではないが，OPV 弱毒株の宿命である病原性の復帰，すなわち副反応である VAPP（vaccine associated paralytic polio）が問題視されるようになり，1990 年代終盤頃から IPV への転換を行う国が増えた．OPV と IPV の比較を表 16.3 に示した[1]．

ワクチンの評価は社会と連動する．ポリオが流行していた頃は，OPV の素晴らしい予防効果は何よりの恩恵であったが，より安全なワクチンが求められる時代となり，すでにポリオ流行がなくなった先進諸国は，定期接種として IPV を用いるようになった．わが国における野生株ポリオウイルスによる麻痺患者は，1980 年を最後に発生していない．欧米諸国が OPV から IPV への移行を進める中で，わが国の IPV 導入は 10 年以上の後れをとった．いわゆる「ワクチンギャップ」（vaccine gap）の一つであるが，2012 年 9 月から単独 IPV，同年 11 月からジフテリア・百日咳・破傷風混合ワクチン DPT と IPV の四種混合ワクチン（DPT-IPV）が使われるようになった．

わが国の IPV は，抗原として用いられる株の差異により二つの種類があり，一つは Salk らが 1950 年代

表 16.3　OPV と IPV の比較[1]（長所に○，短所に▲を付した）

	OPV	IPV
接種後の腸管局所免疫	強力に獲得される（○）	獲得の期待は薄い（▲）
接種後の血清中和抗体	良好に上昇（○）	非常に良好に上昇（○）
便からのワクチン株ウイルス排泄	あり（▲）	なし（○）
ワクチン関連性麻痺（VAPP）の発生	数百万接種に 1 例あり（▲）	なし（○）
伝播型ワクチン由来ポリオウイルス（cVDPV）	あり（▲）	なし（○）
集団免疫効果（herd immunity）	あり（○）	期待は薄い（▲）
高温曝露によるワクチンのダメージ	失活著明（▲）	失活する（▲）
投与法	経口で簡便（○）	注射が必要（▲）
他のワクチンとの混合製剤製造	期待薄い（▲）	可能（○）
価格	安価（○）	高価（▲）

半ばに初めて IPV を開発した頃から使われている株で製造したもの（conventional IPV（cIPV），あるいは野生株（強毒株）ポリオウイルスを不活化してワクチンを製造することから wild strain derived IPV（wIPV）と呼称される），もう一つは Sabin の開発した OPV 弱毒株を不活化してわが国で初めて製剤化された Sabin-derived IPV（sIPV）である（後述）．

B.　ワクチンの製品と性状について

1.　種類と特性

OPV と IPV の基本となる成分は，50 年以上前に開発され，いずれも長年の使用経験により有効性と安全性についての広範な実績を有する優れたワクチンである[9]．

OPV は，効果的な腸管免疫・血中中和抗体誘導能を有するうえ，安価で接種の容易な，有効性と安全性のバランスに優れたポリオワクチンであり，長年，日本を含む多くの国・地域で使用されてきた．その一方，OPV 接種は接種者あるいは接触者における VAPP，および，伝播型ワクチン由来ポリオウイルス（circulating vaccine-derived poliovirus：cVDPV）によるポリオ流行の原因となる（表 16.3）．

IPV は，ポリオウイルスをホルマリン処理することにより，ウイルス粒子の抗原性を保ったまま感染性を完全に消失させた不活化ワクチンで，複数回の接種により血中中和抗体を誘導する．ポリオウイルス感染後のウイルス血症は，感染初期過程で重要な役割を果たしており，血中中和抗体の効果的な誘導は，ウイルス血症制御を介してポリオ発症予防効果をもたらす．

OPV および IPV はいずれも効果的に血中中和抗体を誘導し，ポリオ発症予防効果を示す．OPV は，効果的に腸管免疫を誘導し，優れたポリオウイルス感染・伝播抑制効果を示すことから，世界ポリオ根絶計画の達成に不可欠なワクチンである．

2.　経口生ポリオウイルスワクチン（OPV）

OPV は，安全性および有効性に優れたワクチンとして，日本におけるポリオ流行の制圧に寄与し，また，世界ポリオ根絶計画の達成のために現在も世界の多くの地域で用いられている．3 価経口生ポリオワクチン（trivalent OPV：tOPV）は，3 種類の血清型の弱毒化ポリオウイルスを混合したワクチンで，わが国では，1960 年代初頭よりポリオの予防接種に用いられてきたが，2012 年 9 月の定期接種への IPV 導入にともない定期接種ワクチンから外れた[20]．

WHO は，2016 年前半に，いまだ多くの国々で使われている tOPV 接種を世界的に停止し，2 型弱毒株を除いた 2 価経口生ポリオワクチン（bivalent OPV：bOPV）を世界的に導入する準備を進めた[18]．tOPV の使用停止により VAPP の発生頻度は低下し，2 型 VDPV 伝播によるポリオ流行のリスクは，将来的には，ほぼゼロになる．世界的 tOPV 接種停止に伴い，わが国でも，2016 年後半以降，tOPV の使用はできなくなり，国内承認された OPV 製剤はなくなる．

3.　不活化ポリオウイルスワクチン（IPV）

a.　日本における IPV 導入

日本でも，かねてより OPV 固有の重篤な副反応のない IPV 導入の必要性が指摘されており，2012 年後半に，複数の IPV 含有ワクチンが定期接種に導入された．わが国で，定期接種に導入された IPV 製剤は，海外で広く用いられている強毒株ポリオウイルス不活化抗原を含む cIPV 含有ワクチンと世界に先駆けて日本で開発された弱毒株ポリオウイルス不活化抗原を含む sIPV 含有ワクチンに分けることができる[20]．2018 年 1 月現在，日本では cIPV 含有ワクチン 2 種類，sIPV 含有ワクチン 2 種類，計 4 種の IPV 含有ワクチンが導入されている（表 16.4）．

b.　単独 cIPV

2011 年，サノフィパスツール社は cIPV 単独ワクチンの国内開発を開始し，2012 年 9 月に定期接種に導入された（イモバックスポリオ® 皮下注．表 16.4）．イモバックスポリオ® 皮下注は，Vero 細胞で増殖した強毒株ポリオウイルス（1 型：Mahoney 株，2 型：MEF-1 株，3 型：Saukett 株）不活化抗原からなる単独 cIPV 製剤で，1 シリンジ（0.5 mL）中に，抗原量（D antigen unit：DU）として，40 DU（1 型），8 DU（2 型），および，32 DU（3 型）の cIPV 抗原を含有している．保存は凍結を避け，2～8℃で遮光保存する．有効期間は製造日から 3 年である[21]．

c.　sIPV 含有四種混合ワクチン

2012 年 11 月に定期接種に導入された沈降精製百日せきジフテリア破傷風不活化ポリオ（セービン株）混合ワクチン（sIPV 含有四種混合ワクチン）は，日本で新たに開発された弱毒株ポリオウイルス（Sabin 株）不活化抗原を含む IPV で，世界で初めて実用化された sIPV 含有ワクチンである（クアトロバック® 皮下注シリンジ，およびテトラビック® 皮下注シリンジ（表 16.4））．sIPV 含有四種混合ワクチンは，Vero 細胞で増殖した弱毒株ポリオウイルス（1 型：Sabin 1 株，2 型：Sabin 2 株，3 型：Sabin 3 株）不活化抗原と，沈降精製百日せきジフテリア破傷風（diphtheria-tetanus-pertussis：DTP）抗原の混合ワクチンで，いずれのワクチン製剤もアルミニウム塩アジュバントを含む．保存は凍結を避け，10℃以下で遮光保存する．有効期間は，製造日～2 年（クアトロバック®）[22]，あるいは，製造日～27 か月（テトラビック®）[23] である．

sIPV 含有四種混合ワクチン（クアトロバック® およびテトラビック®）は，国内臨床試験における有効性評価を踏まえ，1 シリンジ（0.5 mL）中，1.5 DU（1 型），50 DU（2 型），50 DU（3 型）の sIPV 抗原を含む製剤として実用化された[20]．なお，sIPV 抗原量は，cIPV 抗原量と抗原量測定方法が異なるため，cIPV と sIPV の DU を，そのまま比較することはできない．

d.　cIPV 含有四種混合ワクチン

2015 年 12 月に定期接種に導入された沈降精製百日せきジフテリア破傷風不活化ポリオ（ソークワクチン）混合ワクチン（cIPV 含有四種混合ワクチン）は，Vero 細胞で増殖した強毒株ポリオウイルス（1 型：Mahoney 株，2 型：MEF-1 株，3 型：Saukett 株）不活化抗原を含む cIPV 含有ワクチンで，1 シリンジ（0.5 mL）中に，40 DU（1 型），8 DU（2 型），および，32 DU（3 型）の cIPV 抗原を含有するスクエアキッズ® 皮下注シリンジ（表 16.4）である．アジュバントとしてアルミニウム塩を含む．保存は凍結を避け，10℃以下で遮光保存する．有効期間は製造日から 30 か月である[24]．

e.　海外における IPV 含有ワクチン

IPV 導入国で用いられている IPV 製剤の種類は，その国・地域の予防接種政策により異なるが，DPT-cIPV 抗原と，ヘモフィルスインフルエンザ菌 b 型（Hib）や B 型肝炎等，他の不活化抗原を組み合わせたさまざまな混合ワクチン製剤が実用化されている[3]．2016 年の tOPV 接種の世界的停止直後は，2 型ポリオウイルスに対する集団免疫の低下により 2 型 VDPV 流行のリスクが一時的に増加する可能性がある．そのため WHO は，少なくとも 1 回の IPV 接種を定期接種に導入することを求め，世界的に IPV の供給体制を整備している．

表 16.4　わが国の IPV 製剤（2018 年 1 月時点）[20]

製剤名《商品名》	成分	接種量当たりの IPV 抗原量（D 抗原価：DU）	開発メーカー	開発時期と定期接種への導入
不活化ポリオワクチン（ソークワクチン）《イモバックスポリオ® 皮下注》	cIPV	Type 1：40 cDU Type 2：8 cDU Type 3：32 cDU	サノフィパスツール社	薬事承認申請（2012 年 2 月 23 日） 薬事承認（2012 年 4 月 27 日） 定期接種導入（2012 年 9 月 1 日）
沈降精製百日せきジフテリア破傷風不活化ポリオ（セービン株）混合ワクチン《テトラビック® 皮下注シリンジ》	DPT-sIPV	Type 1：1.5 sDU Type 2：50 sDU Type 3：50 sDU	阪大微生物病研究会	薬事承認申請（2011 年 12 月 27 日） 薬事承認（2012 年 7 月 27 日） 定期接種導入（2012 年 11 月 1 日）
沈降精製百日せきジフテリア破傷風不活化ポリオ（セービン株）混合ワクチン《クアトロバック® 皮下注シリンジ》	DPT-sIPV	Type 1：1.5 sDU Type 2：50 sDU Type 3：50 sDU	化学及血清療法研究所	薬事承認申請（2012 年 1 月 27 日） 薬事承認（2012 年 7 月 27 日） 定期接種導入（2012 年 11 月 1 日）
沈降精製百日せきジフテリア破傷風不活化ポリオ（ソークワクチン）混合ワクチン《スクエアキッズ® 皮下注シリンジ》	DPT-cIPV	Type 1：40 cDU Type 2：8 cDU Type 3：32 cDU	北里第一三共ワクチン社	薬事承認申請（2013 年 2 月 20 日） 薬事承認（2014 年 7 月 4 日） 定期接種導入（2015 年 12 月 9 日）

C. 接種法

1. 接種対象者と接種法

a. 定期接種

2018年1月現在，わが国では定期接種のポリオワクチンとして，IPVを含有する四種混合ワクチンDPT-IPVが用いられる．生後3か月以上90か月未満の者が定期接種の対象であり，3か月齢になったらできるだけ早くに接種することが望ましい．初回免疫として3～8週間隔（4週間が標準）で3回接種し，その後追加免疫として初回免疫終了後6～18か月（1年後が標準）に単回接種する．すなわち，計4回接種である．

過去にOPVの接種を2回完了している者は，定期接種としてIPVを追加接種する必要はない．流行国への渡航等の場合は，個々に対応する．

OPVを1回，あるいは未承認IPVを1回～複数回接種済みの者に対しては，ポリオワクチンとして計4回接種して基礎免疫が完了する[25,26]．この場合も，3回目の接種と4回目の接種の間隔は6か月以上あける．

b. cIPVとsIPVの互換性

基礎免疫を付与するための計4回の接種について，最初に開始したワクチン（cIPVあるいはsIPV）で4回の接種を完遂することが，原則的には望ましい．ただし，国内の臨床研究により，現状でcIPVとsIPVの互換性（interchangeability）には，免疫原性（immunogenicity）や安全性（safety）の点で大きな問題のないことが確認されている[27,28]．すなわち，同一の接種対象にcIPVとsIPVを併用して，規定回数の接種を行うことも可能である．

c. 成人への接種（任意接種）

1） 未接種や不完全接種の成人　わが国では未接種の成人に対する接種回数や間隔についての指針は見当たらないが，米国で接種歴のない成人に対しては，IPVを用いて1か月～2か月の間隔をあけて2回の初回免疫を行い，2回目接種から6か月以上経過した時点で1回の追加免疫，すなわち計3回の接種が推奨されている[29]．

接種回数が規定回数に満たない場合は，米国では不足分の回数を接種することが推奨されているが，わが国ではOPVの定期接種の回数は2回であった．1回のみしか接種を済ませてないわが国の成人では，1回のIPV追加接種である程度の免疫獲得ができる可能性も考えられるが，2回の追加接種を行えばより確実である．その場合，接種間隔は4週間以上あける．

ポリオ未接種の成人で，ジフテリア・百日せき・破傷風混合ワクチン（DPT）の過去の接種回数が規定に満たない者に遭遇する場合も想定される．しかし成人では，四種混合ワクチン（DPT-IPV）ではなく，単独のIPVを接種する．その理由は，わが国のDPT-IPVに関する薬事承認上の規定では，小児（15歳未満）が接種対象とされているからである．

2） ポリオ流行地への渡航者　わが国のOPV定期接種の回数は2回であったこともあり，ポリオ流行地への渡航に際しては，確実な予防を心がけることが大切である．また，わが国の血清疫学調査のデータによると，1975～77（昭和50～52）年生れの世代では，特に1型に対する抗体価の低い者が，他の世代に比べて目立つこと[14]は前述した．彼らがポリオ流行地へ渡航する等ポリオウイルスへの曝露が予想される場合には，是非ともワクチンの接種を推奨したい．

接種回数については，過去に2回のOPV接種歴があれば，IPVを1回追加接種することで良好な免疫誘導が期待できる[30]．過去の接種回数がないか不十分な場合は，ポリオワクチンとしてトータルの接種回数が3回以上となるように追加接種を行う．接種対象が1975～77年生れの者であっても，同様の対処でよいと考えられる[30]．

3） 2歳以降に追加接種を行う必要性はあるのか：今後の検討事項　海外諸国でも定期接種として乳児期にIPVが接種されるが，多くの国では2歳以降に追加の接種を行っている（表16.5）[28]．小学校就学前や10歳代に追加接種を実施する場合が多い．米国やスウェーデンは，通算の接種回数は計4回でわが国と同じであるが，4回目の接種はわが国より年長で実施しており，たとえば米国では「4歳以降」という規定がある．接種スケジュールを参照すると（表16.5），初回免疫2回と追加免疫1回で基礎免疫が成立し，その後年長になってさらに1回の追加接種で確実な免疫付与，すなわち「2回＋1回＋1回」で計4回の接種という印象を受ける．IPVを導入している国々の中で，2歳以降の接種を実施していない国はスペインやスロベニア等数少ない．

2011年～2012年に開催された厚生労働省「不活化ポリオワクチンの円滑な導入に関する検討会」，2013年以降開催されている厚生労働省「厚生科学審議会予防接種・ワクチン分科会研究開発及び生産・流通部会」においても，①抗体保有率の経年変化の観察，②不活化ポリオワクチンの5回目接種の必要性および必要な場合においてはその接種時期についての検討，が必要であることが議論されている[28]．

2歳以降の接種を実施していないスペイン，スロベ

表 16.5　海外諸国の不活化ポリオワクチン接種スケジュール[28]

接種スケジュール		国　名
2回+1回+1回	月齢2，4+6～18か月+4～6歳	米国
	月齢3，5+11～12か月+5～6歳	スウェーデン，スロバキア，イタリア，ノルウェー，デンマーク，フィンランド
	月齢3，5+12か月+14歳	アイスランド
	月齢2，4+6-18か月+4～6歳	ギリシャ
3回+1回+0回	月齢2，4，6+18か月	スペイン
	月齢3，4～5，6+12～18か月	スロベニア
3回+0回+1回	月齢2，4，6か月+4歳	オーストラリア，アイルランド，ポルトガル，韓国
	月齢2，3，4か月+4～6歳	英国
3回+1回+1回	月齢2，4，6+18カ月+4～6歳	スイス，オーストリア，カナダ，クロアチア，イスラエル，ルーマニア
	月齢2，3，4+11～18か月+5～7歳	ハンガリー，ベルギー，フランス，ルクセンブルク
	月齢2，3，4+11～14か月+9歳	ドイツ
	月齢3，4，5+18か月+10歳	チェコ共和国
	月齢3，4，5+12か月+4歳	オランダ
	月齢3，4.5，6+18～24か月+6～7歳	エストニア，ラトビア，リトアニア

ニアでは，長期の抗体保有に関するデータは報告されておらず，不活化ポリオワクチンの最終接種が2歳までに行われた場合に，終生免疫（life long immunity）またはそれに近い免疫の維持が獲得されることを示したエビデンスは入手できない．一方，4歳以降に追加接種を実施している場合には，ある程度長期間にわたって免疫を維持できることを示唆する報告がある[28,31]．

今後わが国でも，不活化ポリオワクチンで免疫を獲得した小児について，抗体保有率や抗体価の推移について経年変化を観察することの必要性が提唱されており，具体的には「感染症流行予測調査事業」や公的研究費による研究事業の中で実施されている[27,28,32]．

4）OPV を使用していた頃の接種スケジュール

わが国が定期接種として OPV を用いていた頃のスケジュールは，世界には類をみない2回のみの接種であった．6週間以上の間隔をあければ可とされていたが，自治体ごとに接種日を設定して，春と秋の年2回実施していたところも多かった．

2．禁　忌

IPV については，本ワクチンに特異的な禁忌者は存在せず，定期予防接種の接種不適当者や接種要注意者の基準に則って接種を行う．

OPV については，免疫不全者，特に B 細胞機能不全など液性免疫に異常を有する者では，弱毒ワクチン株を体内から排除することができずに糞便中へのウイルス排泄が長期化し，その間に変異により神経病原性を獲得した例（VDPV in immunocompromised host：iVDPV）も報告されている．iVDPV からのウイルス排泄は時には数十年にも及ぶ．

OPV については，接種後1か月以内の神経や筋肉への侵襲は VAPP のリスクを増加させることが報告されている（provocation poliomyelitis）．外傷や手術，扁桃腺摘出，筋肉注射等がその例としてあげられる．ただし，OPV 接種後1か月以内であっても，緊急手術の必要がある場合は，それを優先させる．

3．効果判定

a．免疫原性

一般にポリオにおいては，2の3乗，すなわち8倍以上の中和抗体価を個体が保有すれば，発病の予防に十分な免疫があるとされている．IPV および DPT-IPV 接種後に獲得される中和抗体価は，この標準的な防御閾値抗体価をはるかに上回っており，臨床的な発病予防効果が期待される．

IPV および DPT-IPV ともに，定期接種のスケジュールである初回免疫3回接種後には，1型，2型，3型とも数百倍～1000倍を超える中和抗体価が獲得され，4回目の追加免疫接種後には数千倍の中和抗体価へとさらに上昇する[24,33-37]．各種ワクチンで獲得された免疫の持続については，前ページの3)で述べたように，わが国の小児において追跡調査を実施中である．

b．sIPV の野生強毒株ポリオウイルスに対する予防効果は

弱毒セービン株由来の sIPV で誘導される免疫で，野生強毒株ポリオウイルスによるポリオを防御できるかということがしばしば議論される．

テトラビック® 皮下注シリンジの第Ⅲ相試験では，cIPV に用いられるポリオウイルス（1型：Mahoney株，2型：MEF-1株，3型：Saukett株）に対する中和抗体価も併せて測定し，交差反応性が検討され

た[36]．その結果，弱毒株ポリオウイルスに対する中和抗体価と比べて低い傾向が認められ，特に1型ではその差が大きかったが，いずれの型についても中和抗体価の平均値は発症防御レベルとされている8倍（2^3倍）以上の抗体価を獲得しており，4回接種後の中和抗体陽性率は全ての型で100%であった．

クアトロバック® 皮下注シリンジの後期第Ⅱ相試験においては，1型の強毒株ポリオウイルスに対する中和抗体価は，発症防御レベルとされている8倍（2^3倍）よりはるかに高い抗体価ではあったが，2型や3型と比して強毒株に対する中和抗体価が低い傾向を示した[37]．そこで，National Institute for Biological Standards and Controlより配布されている国際標準血清を用いて，被験者の強毒株に対する中和抗体価を中和抗体濃度（IU/mL）に変換し，cIPVを用いた海外の臨床試験の文献成績と比較した．その結果，初回免疫および追加免疫後に誘導される1型強毒株に対する中和抗体濃度は，cIPVによって誘導される中和抗体濃度と遜色のない値であった．

4. 副反応

a. 単独cIPV製剤

単独cIPV製剤は，海外ではすでに長年にわたって広く用いられ，安全なワクチンと位置づけられている．接種部位の発赤（2%以内），硬結（数～10%），圧痛（10～30%）等が報告されているが，重篤な副反応（adverse reaction）は認められていない[3]．ただし，本剤との因果関係は明確ではないが，接種後にギラン・バレー症候群や急性散在性脳脊髄炎（acute disseminated encephalo-myelitis：ADEM）の報告はある．

国内第Ⅲ相臨床試験では，本剤接種後7日間の注射部位および全身の反応が観察された．問題となる重篤な副反応の報告はなく，接種後に偶発的に出現する事象の頻度も考慮すれば，現状で安全性に関する大きな懸念事項はないと考えられた[12,26,35]．

b. DPT-IPV製剤

国内臨床試験では，DPT-IPV接種群と対照群（DPT接種群）との注射部位反応および発熱等の全身反応が比較検討された．その結果，DPT-IPV製剤と対照群であるDPT接種群との間で，副反応の発現頻度に大きな差異はなかった．また，症状の程度が強い副反応（局所反応が強い，発熱が高熱）の発現頻度も，DPT接種群と比較してDPT-IPV群で高くはなかった．すなわち，DPT-IPV製剤は，現行のDPTと同程度の副反応であると考えられた[12,24,26,36,37]．

D. 世界の状況

世界ポリオ根絶計画は1988年にWHO総会で採択され，その歩みが始まった．天然痘の次なるターゲットとして，サーベイランスとワクチンの普及により，一つの病原体を地球上から駆逐してしまおうという壮大な計画である．WHOの地域管轄区分では，アメリカ地域（1994年確認），西太平洋地域（2000年確認），ヨーロッパ地域（2002年確認），南東アジア地域（2014年確認）から野生株ポリオウイルスは消滅した．しかしながら，2016年8月にはナイジェリアで1型野生株による患者が報告されている．

2018年1月の時点で，土着の野生株ポリオウイルスの伝播が続く国はパキスタン，アフガニスタン，ナイジェリアのみとなった．また，ウイルス学的にも根絶に向けての大きな進捗が認められ，2型野生株ウイルスは1999年，3型野生株ウイルスは2012年を最後に分離されていない．すなわち，限定された地域にのみ残る1型野生株ウイルスを消滅させれば，野生株ポリオウイルスは地球上から姿を消すことになる．

しかし，ポリオには天然痘では経験しなかった課題が存在する．OPVの成分である弱毒株は，神経病原性を復帰してポリオと同様の症状をきたす場合がある．OPVによるVAPPという避けられない副反応は，ワクチン開発当初から知られていたが，cVDPVの存在が明らかになったのは根絶計画進展の過程においてであった．

根絶の最終段階に差しかかり，これまで広く使われていたtOPVは2016年にbOPVに切り替えられた．それと並行して，途上国を含むすべての国・地域において，全小児を対象に最低1回のIPV接種が行われることになる．

30年近い歳月をかけて，達成に向けて取り組んできたポリオ根絶計画は，病原体の根絶がなされなければ，費用対効果を生む一大事業として完結しない．地球上で暮らすすべての者たちが一致団結できた証しとしても，その成功を祈りたいものである．

〔中野貴司・清水博之〕

文　献

1) 中野貴司：ポリオ．日常診療に役立つ小児感染症マニュアル2012，改訂第3版（日本小児感染症学会編），pp482-489，東京医学社，2012
2) Sutter RW, Kew OM, *et al*：Poliovirus vaccine-live. Vaccines, 6th ed.（ed. by Plotkin SA, Orenstein WA, *et al*, pp598-645, Saunders, Philadelphia, 2013
3) Vidor E, Plotkin SA：Poliovirus vaccine-inactivated. Vaccines, 6th ed.（ed. by Plotkin SA, Orenstein WA, *et al*,

pp573-597, Saunders, Philadelphia, 2013
4) 中野貴司：「渡航歴のある症例，下肢が動かない」．専門医がリードする小児感染症ケースカンファレンス（岡田賢司監修），pp155-164，南山堂，2016
5) 国立感染症研究所：ポリオウイルス感染症の実験室診断マニュアル．http://www.niid.go.jp/niid/images/lab-manual/polio.pdf
6) WHO：Polio laboratory manual 4th ed, 2004.WHO/IVB/04.10. http://whqlibdoc.who.int/hq/2004/WHO_IVB_04.10.pdf
7) Global Polio Eradication Initiative. Classification and reporting of vaccine-derived polioviruses (VDPV), GPEI guidelines. August 2016. http://polioeradication.org/wp-content/uploads/2016/09/Reporting-and-Classification-of-VDPVs_Aug2016_EN.pdf
8) 中野貴司：ポリオワクチン―生と不活化どちらがよいか．小児科診療 **75**：624-630, 2012
9) Pallansch MA, Oberste MS, *et al*：Enteroviruses：polioviruses, coxsackieviruses, echoviruses, and newer enteroviruses. Fields Virology 6th ed. (ed. by Knipe DM, Howley P), pp490-530, LWW.com, 2013
10) 国立感染症研究所：ポリオワクチンに関するファクトシート，平成22年7月7日版．http://www.mhlw.go.jp/stf/shingi/2r9852000000bx23-att/2r9852000000bybl.pdf
11) 上田　哲：根絶，社会思想社．1967.
全文公開 URL：http://www.geocities.jp/hokukaido/konzetu/e-mokuji.htm
12) 中野貴司：ポリオ根絶に向けた世界の現状と不活化ポリオワクチンの導入．公衆衛生 **78**：109-115，2014
13) 国立感染症研究所：感染症流行予測調査グラフ；年齢/年齢群別のポリオ抗体保有状況，2014年．http://www.niid.go.jp/niid/ja/y-graphs/5499-polio-yosoku-serum2014.html
14) 国立感染症研究所：日本のポリオ 1962～1995.IASR 18, 1997. http://idsc.nih.go.jp/iasr/18/203/tpc203-j.html
15) 日本公衆衛生協会：急性灰白髄炎．感染症予防必携第3版（編集委員長岡部信彦），pp220-224，日本公衆衛生協会，2015
16) 厚生労働省：感染症法に基づく医師及び獣医師の届出について（急性灰白髄炎）．http://www.mhlw.go.jp/bunya/kenkou/kekkaku-kansenshou11/01-02-01.html
17) WHO Media Centre：WHO statement on the meeting of the International Health Regulations Emergency Committee concerning the international spread of wild poliovirus. 5 May, 2014. http://www.who.int/mediacentre/news/statements/2014/polio-20140505/en/
18) Global Polio Eradication Initiative：Polio Eradication and Endgame Strategic Plan 2013-2018, 2013 http://www.polioeradication.org/Resourcelibrary/Strategyandwork.aspx
19) 厚生労働省：世界的なポリオ根絶に向けた，不必要なポリオウイルスの廃棄について（周知及び協力依頼）（厚生労働省健康局結核感染症課長通知：健感発1211第1号平成27年12月11日　都道府県·保健所設置市・特別区　衛生主管部（局）長宛）．http://www.mhlw.go.jp/bunya/kenkou/polio/dl/topics_20151211.pdf
20) Shimizu H：Development and introduction of inactivated poliovirus vaccines derived from Sabin strains in Japan. *Vaccine* **34**：1975-1985, 2016
21) サノフィ株式会社：イモバックスポリオ® 皮下注薬剤添付文書．2016年12月改訂（第6版）
22) 化学及血清療法研究所：クアトロバック® 皮下注シリンジ薬剤添付文書．2015年12月改訂（第3版）
23) 阪大微生物病研究会：テトラビック® 皮下注シリンジ薬剤添付文書．2016年1月改訂（第7版）
24) 北里第一三共ワクチン株式会社：スクエアキッズ® 皮下注シリンジ薬剤添付文書．2015年12月改訂（第3版）
25) 厚生労働省：第3回不活化ポリオワクチンの円滑な導入に関する検討会（平成24年4月23日）資料．http://www.mhlw.go.jp/stf/shingi/2r9852000002935e.html
26) 中野貴司：ポリオワクチン．感染症内科 **2**：264-273，2014
27) 平成23-25年度厚生労働科学研究費補助金（新型インフルエンザ等新興・再興感染症研究事業）「予防接種に関するワクチンの有効性・安全性等についての分析疫学研究」（主任研究者：廣田良夫）．平成24年度総括・分担研究報告書．2013年3月
28) 厚生労働省：第3回厚生科学審議会予防接種・ワクチン分科会研究開発及び生産・流通部会（平成25年7月19日）資料．http://www.mhlw.go.jp/stf/shingi/2r98520000036w4i.html
29) CDC：Poliomyelitis. Epidemiology and Prevention of Vaccine-Preventable Diseases, The Pink Book：Course Textbook 12th ed., pp249-262, CDC, Atlanta, 2012
30) 中野貴司，ほか：エンテロウイルスの制御に関する臨床医学的研究．厚生労働科学研究費補助金　新型インフルエンザ等新興・再興感染症研究事業「エンテロウイルス感染症制御のための診断・予防治療に関する国際連携研究（研究代表者　清水博之）」．平成24年度総括・分担研究報告書，pp81-87, 2013
31) Böttiger M：Polio immunity to killed vaccine：an 18-year follow-up. *Vaccine* **8**：443-445, 1990
32) 岡田賢司，ほか：沈降精製百日せきジフテリア破傷風不活化ポリオ（セービン株）混合ワクチン（DTaP-sIPV）接種後の抗体価推移と追加接種の必要性の検討．平成25年度厚生労働科学研究費補助金（新型インフルエンザ等新興・再興感染症研究事業）「ワクチンにより予防可能な疾患に対する予防接種の科学的根拠の確立及び対策の向上に関する研究（主任研究者：大石和徳）」．平成24年度～平成26年度総合研究報告書，pp89-91, 2015
33) 中野貴司：ポリオワクチン．化学療法の領域 **29**：219-227, 2013
34) 中野貴司：四種混合ワクチン．化学療法の領域 **30**：493-500, 2014
35) 都築大祐：不活化ポリオワクチンの有効性と安全性（1）―イモバックスポリオ™ 皮下注の有効性と安全性．小児科臨床 **65**：2289-2296, 2012
36) 小川博暢，石川豊数：不活化ポリオワクチンの有効性と安全性（2）―沈降精製百日せきジフテリア破傷風不活化ポリオ（セービン株）混合ワクチン（テトラビック® 皮下注シリンジ）．小児科臨床 **65**：2297-2306, 2012
37) 塩先巧一，城野洋一郎：不活化ポリオワクチンの有効性と安全性（3）―沈降精製百日せきジフテリア破傷風不活化ポリオ（セービン株）混合ワクチン（クアトロバック® 皮下注シリンジ）．小児科臨床 **65**：2307-2317, 2012

17 麻しんワクチン，MR ワクチン

A. 疾患の概要

1. 臨床と診断

麻疹（measles, rubeola）は麻疹ウイルスによる急性感染症で，わが国では一般に「はしか」と呼称されている．麻疹は空気感染（飛沫核感染），飛沫感染，接触感染で感染伝播し，感受性者の集団で一人の麻疹患者が発生した場合，平均何人が感染するかを示した基本再生産数（R_0）は 12～18 と高い[1]．

経気道的に体内に侵入した麻疹ウイルスは気道内の免疫細胞や所属リンパ節で増殖した後，第一次ウイルス血症を起こす．その後，網内系で増殖した後，第二次ウイルス血症を起こし，ウイルスは全身に運ばれ増殖する．この期間は潜伏期間として明らかな臨床症状は認められない．潜伏期間は感染後 7～21 日（平均 10～12 日）である．

発症時の症状は発熱，カタル症状（咳嗽，鼻汁等），眼球結膜の充血等で，麻疹に特異的な症状ではないことから，麻疹と気づかれないことが多い．発症前日～解熱後 3 日を経過するまでは周りへの感染力があるとされているが，その中でも「カタル期」の感染力が最も強い．カタル期は数日間続くが，カタル期の後半になると，口腔粘膜の臼歯対面に麻疹に特徴的とされる粘膜疹（コプリック斑）が出現する．コプリック斑が出現するといったん発熱は下がったかのようにみえるが（1℃程度の下降），すぐに 39℃以上の高熱となり，さらに数日間高熱が持続する．コプリック斑が出現した翌日には鮮紅色紅斑が耳介後部周辺から出現し，その後，顔面，躯幹，四肢へと 1～2 日の経過で急速に拡大する．カタル症状ならびに眼脂を伴う眼球結膜の充血はさらに増悪し，下痢を伴うことも多い．コプリック斑は発疹出現後 1～2 日で消退し，紅斑は健康皮膚面を残して融合し，この時期を「発疹期」と呼ぶ．発疹期は数日間持続する．合併症を併発しなければ，その後解熱傾向となり，全身に拡大した紅斑は色素沈着を残した後，消退するが，落屑を伴うこともある．不顕性感染の割合はきわめて低く，感受性者が感染すればほぼ全員が顕性発症する．

麻疹はさまざまな合併症を併発することが知られており，5 歳未満と 20 歳以上で合併症発症率は特に高く，その中でも肺炎，中耳炎の合併率が高い[2]．肺炎は細菌の二次感染による肺炎と，麻疹ウイルスの増殖に伴う免疫反応・炎症反応による肺炎，細胞性免疫不全者等に発症する巨細胞性肺炎がある．低年齢児では熱性けいれんを伴うことが多い．20 万～30 万人規模の流行となった 2000 年当時のわが国では平均入院率は 40%であり，思春期以降では 70～80%にのぼる[3]．また，頻度は 0.1%と低いものの回復傾向にある時期に発症する麻疹脳炎（measles encephalitis）はきわめて重篤で，致命率は約 15%とされる[2]．肺炎とともに麻疹の主な死因となっている．また，リンパ球数の減少，ツベルクリン反応の陰転化，結核の再燃等，罹患後長期間にわたって細胞性免疫機能が抑制される．麻疹罹患中あるいは罹患後の水痘（varicella）は重症化することが知られている．麻疹の免疫抑制効果には B リンパ球ならびに T リンパ球の減少が関与していることが示され，免疫抑制状態は 2～3 年以上に及ぶことが報告された[4]．1980 年代後半～1990 年代の米国での麻疹の致命率は 0.2%とされており[2]，医療が進んだ先進国であっても，きわめて重篤な疾患であることに変わりはない．麻疹罹患後数年～10 年程度経ってから発症する亜急性硬化性全脳炎（subacute sclerosing panencephalitis：SSPE）は（きわめて）予後不良の脳炎で，性格の変化，学業成績の低下，奇異な行動等で発症し，その後不随意運動（ミオクローヌス），運動障害，筋緊張の亢進，昏睡状態となり，数か月～数年の経過を経て死に至る疾患である[5]．

検査診断のためには，発疹出現後 7 日以内の血液（EDTA 血），咽頭ぬぐい液，尿の 3 点セットを，保健所を通して地方衛生研究所に搬送する[6]．地方衛生研究所では RT-PCR 法あるいはリアルタイム RT-PCR 法により麻疹ウイルス遺伝子の検出を試み，一部の症例ではウイルス分離も実施される[7]．尿からは比較的長く麻疹ウイルス遺伝子が検出されると報告されている．一つ以上の検体から麻疹ウイルス/ウイルス遺伝子が検出されれば，麻疹（検査診断例）とする．またウイルス遺伝子/ウイルスの検出と平行して医療機関では，麻疹 IgM 抗体価の測定を実施する．発疹出現後早期は陰性のことが多いため，発疹出現後 4～28 日に EIA 法で測定する．麻疹以外の発熱・発疹性疾患（特に伝染性紅斑でその頻度が高かった）で偽陽性率が高かった麻疹 IgM 抗体測定キットは改良され，現在は偽陽性率が低いキットが用いられてい

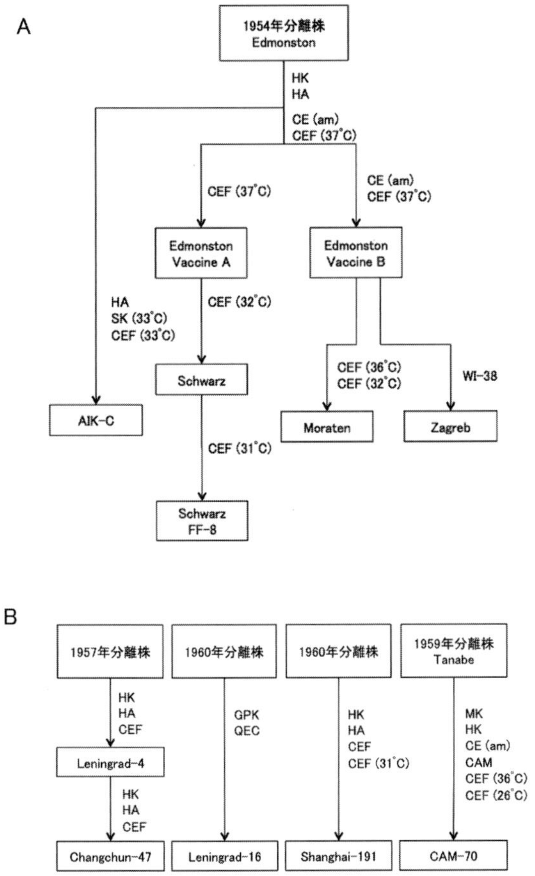

図 17.1　Edmonston 株に由来するワクチン株の継代歴（A）と Edmonston 株以外の分離株に由来するワクチン株の継代歴（B）

HK：ヒト腎細胞，HA：ヒト羊膜細胞，CE(am)：発育鶏卵羊膜腔，CEF：ニワトリ胚線維芽細胞，SK：ヒツジ腎細胞，DK：カモ腎細胞，WI-38：ヒト二倍体細胞，GPK：ミドリザル腎細胞，QEC：ウズラ胚細胞，MK：サル腎細胞，CAM：発育鶏卵漿尿膜腔．

る．また急性期と回復期のペア血清で麻疹 IgG 抗体価の陽転，または有意な上昇を確認するとさらに確実である．一方，麻しん含有ワクチンの接種後で発症予防には不十分な抗体を保有していた場合，移行抗体が残存している乳児期前半，発症予防に免疫グロブリン製剤を投与した場合等では，典型的な麻疹に比較して症状が軽症の修飾麻疹を発症する場合がある．この場合，麻疹ウイルス遺伝子/ウイルスの検出，麻疹特異的 IgM 抗体の検出率は典型例より低く，ウイルス遺伝子/ウイルスの検出可能期間も限られている．また，急性期から麻疹 IgG 抗体価が著明に高いことも特徴の一つである．麻疹の診断は，臨床症状と検査所見の両方を総合的に判断することが求められている．

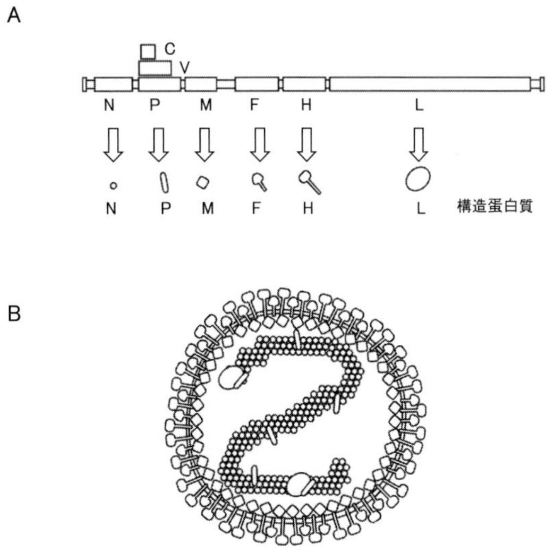

図 17.2　麻疹ウイルスの構造

A：ゲノム構造．ゲノムの 3′ 端から 5′ 端に向けて六つの遺伝子（N，P/V/C，M，F，H，L）が並んでいる．各遺伝子が，構造蛋白 N，P，M，F，H，L をコードしている．P 遺伝子には，P 蛋白に加えて，二つの非構造蛋白（C，V 蛋白）がコードされている．B：粒子構造．ゲノムには N 蛋白が結合しヌクレオカプシドを形成し，さらに，L，P 蛋白が結合することによってリボ核蛋白複合体を形成している．エンベロープには，H 蛋白と F 蛋白がスパイク状に突き出ている．M 蛋白は，エンベロープを裏打ちし，また H や F，リボ核蛋白複合体と結合している．

2.　病原体：形態，構造蛋白，遺伝子，増殖様式

麻疹ウイルスは，1954 年に Enders と Peebles によって初めて分離された．そのときの分離株である Edmonston 株や，1950 年代，1960 年代に分離された数種類の麻疹ウイルス株を用いて弱毒生麻しんワクチンが開発された（図 17.1）．麻疹ウイルスは，パラミクソウイルス科のモルビリウイルス属に分類される．エンベロープを持つ直径 100〜300 nm の多形性の球状粒子で，ゲノムは非分節型の一本鎖マイナス鎖 RNA である．ゲノムの長さは，約 16K 塩基で，ゲノムの 3′ 端から 5′ 端に向けて六つの遺伝子（N，P/V/C，M，F，H，L）が並んでいる（図 17.2A）．各遺伝子が，一つの構造蛋白（N，P，M，F，H，L 蛋白）をコードしている（図 17.2A）．P 遺伝子には，P 蛋白に加えて，二つの非構造蛋白（C，V 蛋白）がコードされている．V 蛋白は，転写の過程でゲノムにはコードされていないグアニンを一つ付加された（RNA 編集）mRNA から翻訳されて発現し，C 蛋白は，P 蛋白と異なる読み枠にある開始コドンを用いて翻訳されることで発現する．ゲノムには，N 蛋白が整然と並んで結合し，らせん対称のヌクレオカプシドを形成し，さらに，ポリメラーゼを構成する L，P 蛋白が結合することによって，鋳型活性を持つリボ核蛋

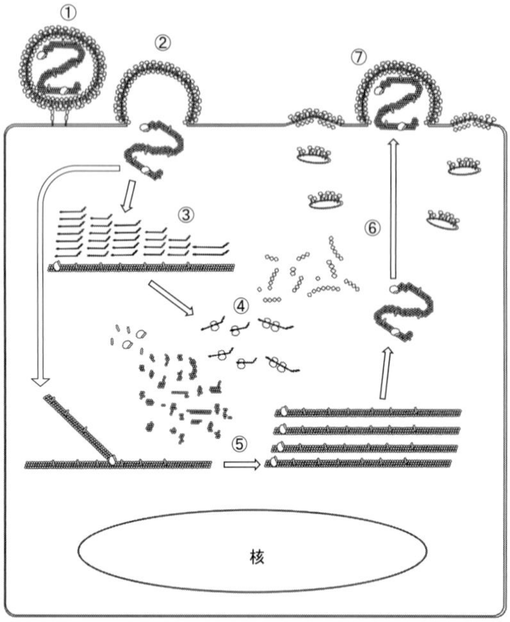

図 17.3　麻疹ウイルスの感染サイクル
①受容体への結合，②ウイルスエンベロープと細胞膜の融合，③ウイルスゲノムの転写，④ウイルス蛋白の翻訳，⑤ウイルスゲノムの複製，⑥ウイルス蛋白の輸送，⑦ウイルス蛋白の集合とウイルス粒子の出芽

白複合体を形成している（図 17.2B）．エンベロープには，2 種類の膜蛋白（受容体と結合する H 蛋白と膜融合活性を持つ F 蛋白）がスパイク状に埋め込まれている（図 17.2B）．M 蛋白は，ウイルス粒子内部でエンベロープ，ウイルス膜蛋白（H と F），ならびにリボ核蛋白複合体のそれぞれと結合しており，ウイルス粒子形成に重要な働きがある．非構造蛋白 C と V は，感染細胞内部でインターフェロンの発現や機能を抑制する働きを持っている．

麻疹ウイルスの感染は，ウイルスエンベロープ上の H 蛋白が，細胞の形質膜上の受容体に結合することで始まる（図 17.3）．樹状細胞，マクロファージ，リンパ球等の免疫細胞が発現している SLAM（signaling lymphocyte activation molecule，もしくは CD150），ならびに上皮の接着結合部分に発現しているネクチン 4 が，麻疹ウイルスの受容体である（図 17.4）[8-10]．気道から吸い込まれた麻疹ウイルスは，主に肺胞内のマクロファージや樹状細胞に SLAM を使って感染することでヒトに感染し（図 17.5），一次リンパ節でさらに増殖した後，ウイルス血症を起こして，全身のリンパ系臓器へ広がっていく．これらの過程では，SLAM が受容体として利用されている．感染が進むと，上皮に侵入した免疫細胞からネクチン 4 を介して上皮へと感染が広がり，気道へと子孫ウイルスが放出

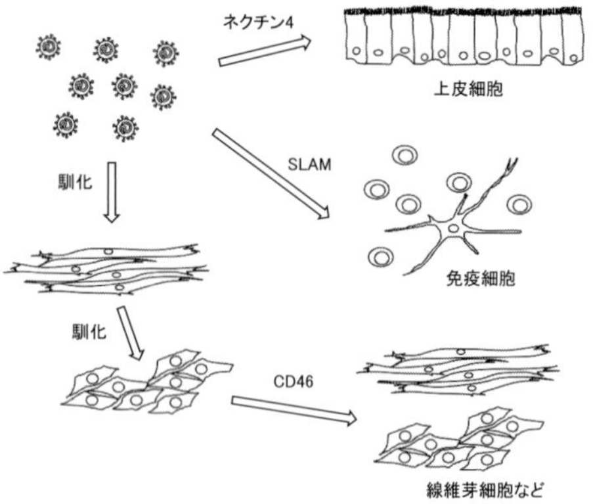

図 17.4　麻疹ウイルスの受容体
上皮細胞が発現しているネクチン 4 と免疫細胞が発現している SLAM が，麻疹ウイルスの本来の受容体である．ワクチン株は，それら二つの受容体に加えて補体の制御因子である CD46 を受容体として利用できるように変異している．この性質は，さまざまな培養細胞で継代される過程で引き起こされたと考えられている．

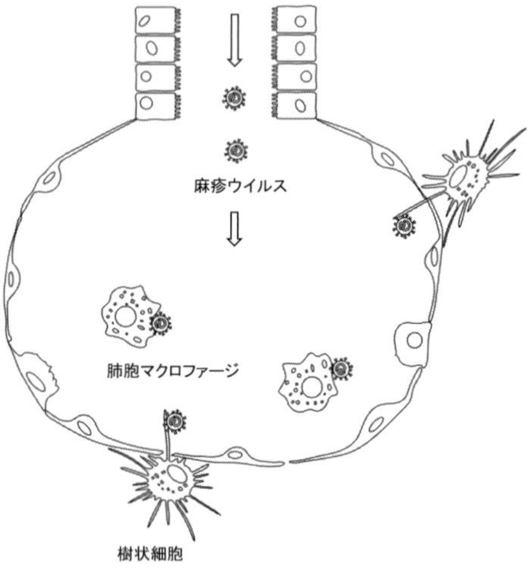

図 17.5　麻疹ウイルスのヒトへの侵入
麻疹ウイルスは経気道的に感染する．気道から吸い込まれた麻疹ウイルスは，主に肺胞内のマクロファージや樹状細胞に SLAM を使って感染することでヒトに感染すると考えられている．

される（図 17.6）．

麻疹ウイルスの本来の受容体は，SLAM とネクチン 4 であるが，ワクチン株はそれら二つの受容体に加えて補体の制御因子である CD46 を受容体として利用できるように変異している（図 17.4）．麻疹ウイルスには，赤血球凝集（HA）活性があるとされ，赤血球凝集阻止（HI）を指標に抗体価の測定にも利用されているが，麻疹ウイルスの HA 活性は CD46 への結合能によるものであり，通常の臨床分離株には HA 活性はない．また，ヒトの CD46 と相同性の高い分子

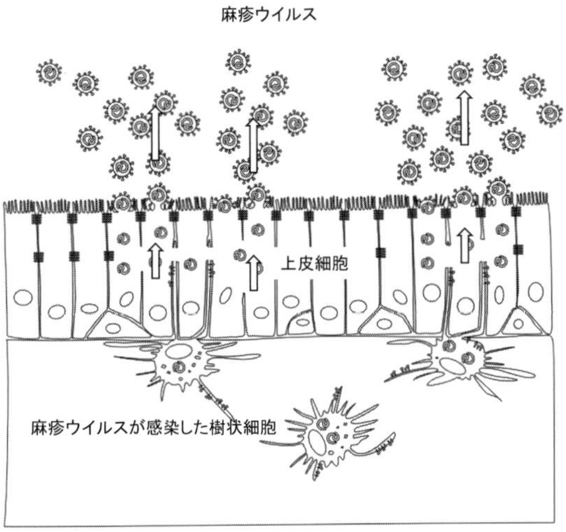

図 17.6 麻疹ウイルスの感染者からの放出
感染が進むと麻疹ウイルスに感染した免疫細胞（樹状細胞等）からネクチン 4 を介して上皮へと感染が広がり，上皮で増殖したウイルスが気道へと放出される．

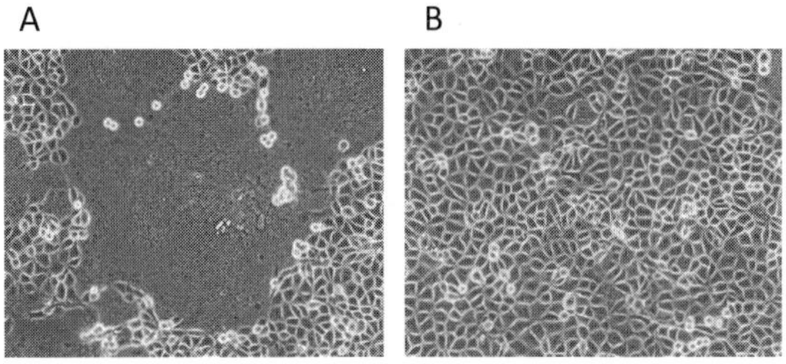

図 17.7 麻疹ウイルスによる細胞変性効果（CPE）
麻疹ウイルスが感染した Vero/hSLAM 細胞（A）と，非感染 Vero/hSLAM 細胞（B）．感染細胞では，多数の細胞同士が融合した多核巨細胞が観察できる（画像：感染後 48 時間）．

を発現しているアフリカミドリザルの赤血球を用いた場合に観察される活性であり，ニワトリやモルモット等の赤血球に対しては HA 活性を示さないので注意が必要である．

受容体に結合したウイルス粒子は，F 蛋白の機能によってウイルスのエンベロープと細胞の形質膜との膜融合が起こり，リボ核蛋白複合体が細胞質内に放出され，ゲノムの転写や複製が開始される（図 17.3）．ゲノムの転写複製は，細胞質内で行われ，核へは侵入しない．新規に生成された構造蛋白が集合し，形質膜から子孫粒子が放出される（図 17.3）．感染した細胞の形質膜上には，ウイルス膜蛋白（H と F）が発現しており，そのため隣接した細胞と融合が起こり（cell-to-cell fusion），多核巨細胞が形成される（図 17.7）．麻疹ウイルスの分離を行うときの，ウイルス分離の指標となる．麻疹ウイルスの分離には，多くの場合 SLAM を発現するように遺伝子操作された Vero 細胞（Vero/hSLAM 細胞）が用いられる．

3. 疫学：日本の疫学，世界の疫学

a. 日本の疫学[11)]

わが国では 1982 年から，厚生省感染症発生動向調査（感染症サーベイランス）で麻疹患者数が調査されてきた．不活化ワクチン（K）との併用による弱毒生麻しんワクチン（L）の任意接種（KL 法）は 1966 年から始まっていたが，異型麻疹発症の問題により KL 法は中止となり（後述），1969 年からは高度弱毒生麻疹ワクチンによる単独接種が始まった．しかし，接種率は低く，麻疹の発生をコントロールするには至っていなかった．1978 年 10 月から麻疹は，予防接種法に基づく定期の予防接種（以下，定期接種）対象疾患に導入され，徐々に患者数は減少傾向となった（図 17.8）．定期接種の対象者は生後 12 か月以上 72 か月未満の幼児であったが，当時は生後 18～36 か月が標準的な接種年齢とされていた．しかし，接種率は十分とはいえず，数年ごとに大規模な流行を繰り返していた．1994 年の予防接種法改正により，1995 年 4 月から接種対象年齢が生後 12 か月以上 90 か月未満となり，小学校入学後の確認で未接種であることが判明した場合には，接種の勧奨が行えるように接種機会が拡大された．1989 年 4 月～1993 年 4 月の期間においては，麻疹の定期接種の際に，弱毒生麻しんおたふくかぜ風しん混合（measles-mumps-rubella：MMR）ワクチンを選択することが可能となった．しかし，おたふくかぜワクチン株による無菌性髄膜炎の多発により，MMR ワクチンの接種は中止され，2018 年現在，わが国では MMR ワクチンの接種は実施されていない．

1999 年第 14 週から感染症法に基づく感染症発生動向調査が始まった．全国約 3000 か所の小児科定点から麻疹の患者数が報告され，全国約 500 か所の基幹（病院）定点から成人麻疹（2006 年 3 月までは 18 歳以上，2006 年 4 月以降は 15 歳以上）の患者数が，毎週報告されるようになった．2000 年から始まった流行は 2001 年には推計患者数 20 万～30 万人の全国流行となり，0～2 歳児が多く発症し，同時に 10～20 歳代の若年成人にも患者が多く発生した．人口動態統計によると，2001 年の流行では 21 人が麻疹により死亡した．その後，全国の小児科医を中心に，1 歳になったらすぐの麻しんワクチンの接種が勧奨されるようになり，小児の患者数は減少した．2006 年 4 月から麻疹の定期接種は原則，乾燥弱毒生麻しん風しん混合（measles-rubella：MR）ワクチン（以下，MR ワク

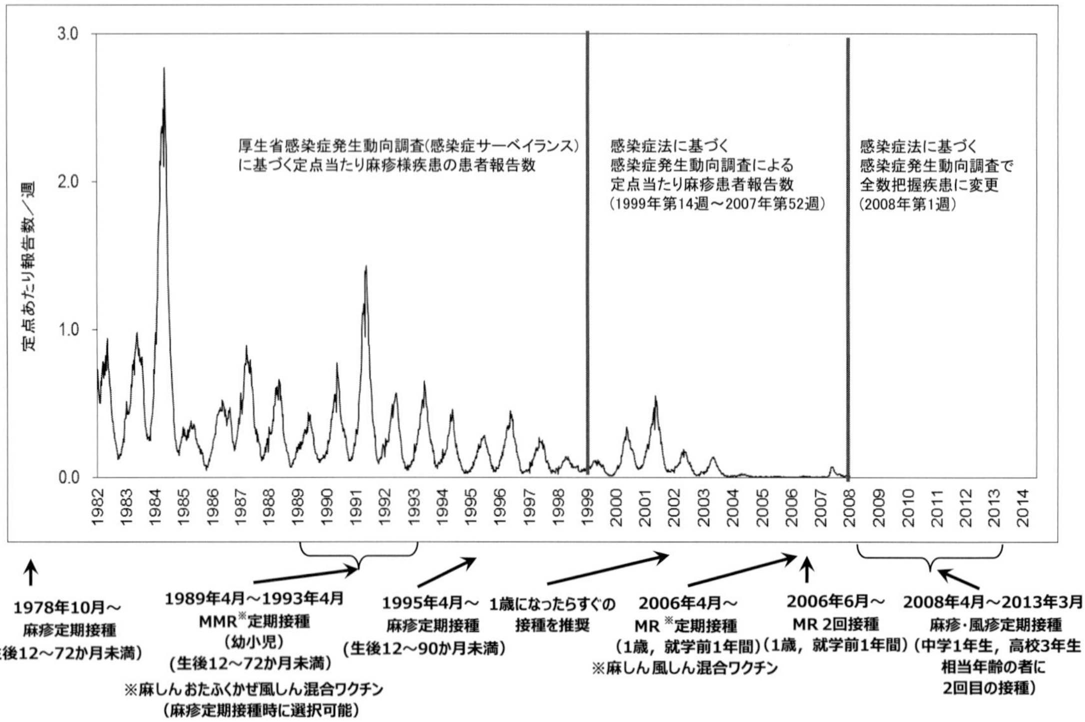

図 17.8　小児科定点当たり麻疹患者報告数の推移（1982 年第 1 週～2007 年第 52 週（感染症発生動向調査：2014 年 6 月 25 日現在報告数））と，麻疹の患者サーベイランス制度ならびに麻疹の予防接種制度の変遷

チン）を使用することになり，接種年齢も 1 歳児（第 1 期）と 5 歳以上 7 歳未満で小学校就学前 1 年間の幼児（第 2 期）となった．2006 年 6 月 2 日から第 1 期と第 2 期の 2 回接種制度が始まったが，2006 年春に茨城県南部ならびに千葉県で発生した麻疹の地域流行は，2007 年に全国流行となり，特に 10～20 歳代で多く患者が発生したことから，大学や高等学校の多数が麻疹で休校となった．さらに，麻しん含有ワクチンの不足，麻疹抗体測定用検査キットの不足等，社会的な問題にも発展した．

これを受けて厚生労働省は，「麻しんに関する特定感染症予防指針」を告示し，2012 年度までに麻疹を排除（elimination）し，その状態を維持することを目標に掲げた．同時に，麻疹を感染症法に基づく五類感染症全数把握疾患に変更し，2008 年 1 月からすべての医療機関に診断後 7 日以内の届出が義務づけられた．また，2008 年 4 月から 5 年間の時限措置として，中学 1 年生（第 3 期）と高校 3 年生相当年齢の者（第 4 期）を対象に，2 回目の定期接種を原則 MR ワクチンで実施することが定められた．さらに，患者が 1 人発生したところで迅速な感染拡大予防策を講じることが推奨され，2009 年以降患者数は激減した（図 17.9）．しかし，2011 年にヨーロッパで麻疹が大規模に流行し，フランスからの輸入例をきっかけに小規模な地域流行が発生した（図 17.9 左側矢印）．

2011 年当時は届出患者のうち約 30％は臨床診断例

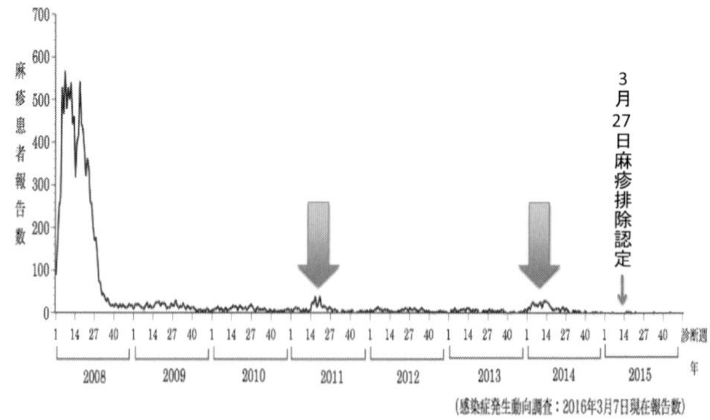

年	2008年	2009年	2010年	2011年	2012年	2013年	2014年	2015年
患者報告数	11,012人	732人	447人	439人	283人	229人	462人	35人

図 17.9　麻疹患者報告数の推移（全数）：2008 年第 1 週～2015 年第 52 週（感染症発生動向調査：2016 年 3 月 7 日現在報告数）
2008 年は 1 万人を超える大規模な全国流行となったが，その後の患者数は激減した．2011 年にはヨーロッパでの麻疹の流行により，フランスからの輸入例を発端として地域流行が発生し（左側矢印），2013 年末～2014 年にかけてはアジアでの麻疹の流行により，フィリピンからの輸入例を発端として地域流行が発生した（右側矢印）．その後の対策が功を奏し，WHO 西太平洋地域事務局から 2015 年 3 月 27 日に日本の麻疹排除が認定された．

であり，検査診断例のうち約 60％は IgM 抗体検査のみで，直接的なウイルスあるいはウイルス遺伝子の検出は行われていなかった．そこで，医療機関から保健所を通して，地方衛生研究所に急性期の臨床検体（EDTA 血，咽頭ぬぐい液，尿の 3 点セット）を搬送し，全例の検査診断が求められることとなった．また，地方衛生研究所では麻疹ウイルス遺伝子の検出/麻疹ウイルスの分離に加えて，麻疹ウイルスの遺伝子型が解析されるようになった．麻疹ウイルスの血清型は単一であるが，24 の遺伝子型に分類されている．麻しんワクチン株は遺伝子型 A であるが，遺伝子型が異なっていてもワクチンの効果に変わりはない．当時，日本の土着株は遺伝子型 D5 とされていたが，2010 年 5 月の患者を最後に国内では検出されていない．2013 年 4 月には，改正された「麻しんに関する特定感染症予防指針」が施行され，「2015 年度までに麻疹の排除を達成し，WHO による麻疹排除の認定を受け，かつ，その後も麻疹の排除の状態を維持すること」が新たな目標となった．2013 年末～2014 年にかけてアジアで麻疹が大規模に流行し，フィリピンからの輸入例をきっかけに麻疹の地域流行が発生した（図 17.9 右側矢印）．検査診断例は増加し 2014 年には 90％以上が検査診断例となった．

麻疹排除認定会議（National Verification Committee（NVC）for Measles Elimination in Japan）により，日本は麻疹の排除状態であることを示す Progress Report of Measles Elimination in Japan を WHO に提出した結果，2015 年 3 月 27 日に，WHO 西太平洋地域事務局により，日本の麻疹排除が認定された．麻疹排除とは，次にあげる三つの状態を証明する必要がある．①最後に確認された土着の麻疹ウイルス株（12 か月以上地域循環した麻疹ウイルス）の存在から少なくとも 36 か月が経過し，土着の麻疹ウイルス株の地域循環がなくなっていることが示されること，②麻疹排除の確認が可能なサーベイランスがあること，③土着の麻疹ウイルス株の伝播がなくなっていることを支持する遺伝子型の証拠が存在すること．

2018 年現在，麻疹と臨床診断した時点で直ちに最寄りの保健所に「麻疹（臨床診断例）」として届け出ることが義務づけられており，その後の迅速な感染拡大予防策につなげるため，さらに麻疹排除の維持を確認することを目的として，全例の検査診断が継続して実施されている．検査診断で麻疹と確定すれば，病型を麻疹（検査診断例）に変更し，麻疹が否定されれば，届出を取り下げる．また，1 例発生した時点で迅速な積極的疫学調査を実施して，感染拡大予防策を講じることが重要であることから，2014 年の法改正で，2015 年 5 月 21 日から，麻疹と臨床診断した場合は，患者の氏名・住所・職業等の個人情報を含めて直ちに最寄りの保健所に届け出ることが義務づけられた．

b. 世界の疫学

世界の 5 歳未満の小児の死亡原因における麻疹の割合は，2000 年～2003 年にかけて約 4％であり[12]，2000 年の麻疹による死亡者数は，推計 54 万人である[13]．国際的な麻疹対策の取組みによって，2013 年の麻疹による死亡者数は推計 15 万人へと大幅に減少し[13]，小児の死亡原因における麻疹の割合は，2013 年では約 2％となっている[14]．麻疹による死亡者の多くは，WHO の地域区分によるとアフリカ地域（AFR），東地中海地域（EMR），南東アジア地域（SEAR）でみられ，2013 年では，AFR で約 7 万人，EMR で約 3 万人，SEAR で約 4 万人と推計されている[13]．一方，アメリカ地域（AMR），西太平洋地域（WPR），ヨーロッパ地域（EUR）では，麻疹による死亡者は少なくなっている[13]．WHO では，麻疹排除の定義を，「優れたサーベイランスのもとで，12 か月以上にわたり，特定の国や地域において，（常在する麻疹ウイルス株による）麻疹の伝播がみられないこと」としている[15]．AMR では 2002 年に地域全体で麻疹の排除を達成し，その状態を長らく維持してきたが[16]，麻疹流行国からの輸入症例の報告は続いており，2014 年 12 月～2015 年 1 月にかけて，カリフォルニアのテーマパークで麻疹の流行が発生し，複数の州，さらにはメキシコやカナダ等近隣国へ流行が伝播した[17]．EUR では，2015 年を麻疹排除の目標年としていたが，複数の国において依然として流行が発生しており，2013 年に約 3 万 2000 名，2014 年で約 1 万 6000 例の麻疹症例が報告されている[18]．日本が属する WPR は，AMR に次いで対策が進んでいる地域であり，2012 年まで順調に麻疹の症例数が減少していた．中国では，2010 年に大規模な補足的ワクチン接種キャンペーンが計画され，8 か月から最大で 14 歳までを対象に 1 億 200 万人への一斉ワクチン投与が実施され，患者数の大きな減少がみられた．しかしながら，2013 年以降，中国では再び患者数の増加がみられている[19]．また，2014 年には，フィリピン，ベトナム，パプアニューギニアで大きな麻疹の流行があり[19]，日本でもフィリピンからの輸入症例が多数報告された．流行が続く国がある一方で，2014 年にオーストラリア，モンゴル，韓国，マカオが，2015 年にブルネイ，カンボジア，そして日本が，WPR の麻疹排除認定委員会によって麻疹排除状態にあることが認定された．しかし，モンゴルでは，2015 年に麻疹の大きな流行が発生しており，麻疹排除の状態を維

表 17.1　麻疹患者予防接種歴（2008〜2015 年）（感染症発生動向調査：2016 年 3 月 7 日現在報告数）

接種歴	2008	2009	2010	2011	2012	2013	2014	2015
なし	4914	173	108	130	79	52	216	16
1 回あり	2933	349	193	139	76	50	87	6
2 回あり	132	31	29	26	17	9	32	0
不明	3034	179	117	144	111	118	127	13
計	11013	732	447	439	283	229	462	35

予防接種歴なし，予防接種歴不明が多く，2 回接種者は少ない．

持することの困難さが浮き彫りになっている．

4．対　策

最も重要な対策は，2 回の麻しん含有ワクチンの定期接種率をそれぞれ 95％以上に上げて，2 歳以上のすべての年齢で麻疹抗体保有率を 95％以上に高く維持しておくことである．小学生以上で 2 回の麻しん含有ワクチンの接種の記録がない場合は，任意接種として不足している回数分のワクチンを受けておくことも対策の一つである．0 歳での接種は免疫獲得率が低いことから接種回数には数えず，1 歳以上で 2 回の予防接種の記録を各自が保管しておくことが重要である．

集団免疫（herd immunity）が確立されていれば，たとえ海外から麻疹ウイルスが持ち込まれても大規模な感染拡大を予防できる．世界にはまだ麻疹が流行している国が多く存在していることから，麻疹未罹患で麻しん含有ワクチン未接種／接種歴不明／1 回接種の場合は，流行国に渡航する前にトラベラーズワクチンとして麻しん含有ワクチン（MR ワクチン）の接種を受けることも重要な対策の一つである．国内土着の麻疹ウイルスは排除（elimination）されたことが認定されていることから，この状態を維持するためには，流行国での感染を予防し，国内に麻疹ウイルスが持ち込まれても感染拡大しないように国民の抗体保有率を高めておくことが必要である．

麻疹は感染力がきわめて高く，重篤な感染症であることから，1 例患者が発生した時点で迅速に積極的疫学調査を実施して，感染拡大予防策を講じることも重要な対策である．医療機関では臨床診断の時点で直ちに最寄りの保健所に患者氏名，住所，職業等の個人情報とともに届出を行い[20]，全例について地方衛生研究所での麻疹ウイルス遺伝子／麻疹ウイルスの検出／分離同定と，健康保険を用いた麻疹抗体価の測定を平行して実施する．

検査診断した麻疹確定例からの感染拡大予防策を行政機関，医療機関，保育／教育機関，研究機関等が協力して進めることで少なくとも三次感染以降を予防できる．特に医療関係者，保育・教育関係者では 1 歳以上で 2 回の予防接種歴を記録で確認しておく，あるいは記録がない場合は，1 か月以上の間隔をあけて 2 回の予防接種を受けるかまたは抗体検査を実施して感染予防に不十分な抗体価であった場合はワクチンを受けておくことが重要である．抗体検査を受けて，陰性あるいは低い抗体価であることが確認されたにもかかわらず，その後のワクチンを受けないのであれば，抗体検査を実施する意義は低くなる．ハイリスク者に麻疹ウイルスを感染させないためにも，平常時からの予防が最も重要である．

5．治　療

麻疹ウイルスに特異的な治療法はなく，対症療法のみで回復を待つ以外有効な手立てがない．細菌の二次感染を合併した場合は，抗菌薬の投与が行われる．麻疹はワクチンによる予防が最も重要な疾患である．

6．予防とワクチンの役割

定期接種の対象年齢は 1 歳以上であるが，緊急避難時には生後 6 か月から任意接種として接種可能である．最も重要な予防方法は，1 歳になったらすぐに定期接種として MR ワクチンの接種を受けることであり，小学校就学前 1 年間（6 歳になる年度）の MR ワクチンの 2 回目の定期接種を忘れないようにすることである．

感染症流行予測調査による麻しん含有ワクチンの接種回数別のゼラチン粒子凝集（particle agglutination：PA）抗体陽性率は文献 21 を参照．PA 法は EIA 法と同等の高い感度を有する抗体測定方法であり，1：16 未満が陰性で，成人の平均抗体価は 1：512〜1：1024 である．1：64 以下では確実な発症予防ができず，修飾麻疹として発症する場合があることから 1：128 以上の抗体価が求められている．1 回接種では 97.4％の PA 抗体陽性率であり，2 回以上の接種では 98.5％の陽性率であった．1 回接種群では 1 歳児（89.8％）を除いて 95％以上の高い抗体陽性率であった[21]．

もし，感受性者が麻疹ウイルスに曝露した場合には，曝露後 72 時間以内に麻しん含有ワクチンの緊急接種を実施することで発症を予防できる可能性がある．曝露後すでに 72 時間以上が経過し 6 日以内の場合や，麻しん含有ワクチンの接種不適当者の場合は，発症予防あるいは重症化予防として免疫グロブリン製剤の投与が検討される場合がある．ただし，その予防効果は限定的で，免疫グロブリン製剤は血液製剤としてのリスクもある．健康保険適用があるのは筋注用製剤のみであるが，麻疹の予防および症状の軽減には，免疫グロブリン G として通常体重 1 kg 当たり 1 回 15～50 mg（0.1～0.33 mL）を筋肉内に注射することから投与量が多く，疼痛も強い．

2008～2015 年に感染症発生動向調査に基づいて報告された麻疹患者の予防接種歴を表 17.1 に示す．接種歴なしあるいは接種歴不明が多く，2 回接種者の数・割合はともに低い．

B.　ワクチンの製品と性状について

麻疹のワクチンは，弱毒生ワクチンである．現在，日本では麻しんワクチンの成分だけを含んだ単味の製剤（乾燥弱毒生麻しんワクチン）と，風しんワクチン（同じく弱毒生ワクチン）の成分と混合した製剤（MR ワクチン）があり，北里第一三共ワクチン株式会社（北里），武田薬品工業株式会社（武田），ならびに一般財団法人阪大微生物病研究会（微研）の 3 社から製造販売されている．MR ワクチンに関しては，北里が 2011 年，武田が 2006 年，微研が 2005 年から，それぞれ販売を開始している．定期接種が，通常 MR ワクチンで実施されるため，近年，製造販売される大部分が MR ワクチンである（2015 年度生産実績：乾燥弱毒生麻しんワクチンが約 25 万本，MR ワクチンが 390 万本[22]）．凍結乾燥製剤であり，使用時に添付の注射用蒸留水 0.7 mL で溶解して，0.5 mL を皮下に注射する．感染価（plaque forming unit：PFU，focus forming unit：FFU，または $TCID_{50}$）として，5000 以上を含んでいる．

弱毒生麻しんワクチンとは，麻疹患者から分離された臨床分離株を，さまざまな培養細胞で継代することにより弱毒化された生のウイルスを成分としたワクチンである．成分となっている麻疹ウイルスは，臨床検体からの分離の段階や継代の過程で，サルの腎臓由来，ヒトの腎臓や羊膜由来の培養細胞，または発育鶏卵等で継代培養され，最終的にはニワトリ線維芽細胞で低温培養（26～33℃）を何代も繰り返すことによって弱毒化が行われている[23,24]（図 17.1）．北里，武田，微研のおのおのが独自に開発した AIK-C 株，Schwarz FF8 株，CAM-70（田辺）株を使用している．AIK-C 株と Schwartz FF8 株はともに，1954 年の最初の分離株である Edmonston 株を親株にして開発され，一方，CAM-70 株は，わが国で 1959 年に分離された田辺株を親株にして開発されている[24]（図 17.1）．AIK-C 株は，高温（39～40℃）ではプラーク形成能が大幅に制限されるという特徴（温度感受性．temperature-sensitivity：ts）を持ち，高温条件下では，培養細胞に対して細胞変性効果（CPE）も非常に弱く，増殖能もきわめて低い[25]．一方，Schwarz FF8 株，CAM-70 株については，高温においてもプラーク形成能を保っている[25]．ただし，Schwarz FF8 株は，CPE を起こしたり，プラークを形成したりする性質は高温条件下でもみられるが，増殖性は非常に低くなる[24,25]．ワクチン株は CD46 を受容体として利用できるように変異しているが，これはヒトやサルの腎臓，羊膜等の培養細胞で繰り返し継代されたために獲得した性質であると考えられている（図 17.4）．そのほかにも，ワクチン株ごとに特有の遺伝子変異もみられ，一部の変異は，受容体への結合能や抗自然免疫能を低下させていると考えられている[26,27]．AIK-C 株の温度感受性は，P 遺伝子の変異によることが示されている[28]．Schwarz FF-8 株と AIK-C 株の遺伝子配列が非常に似通っていることが指摘されているが，Schwarz FF-8 株には，AIK-C 株の ts 性に関与しているとされる P 遺伝子の変異はみられない[29]．このように，ワクチン株ごとに特徴はみられるものの，ワクチンの有効性や安全性にはっきりとした違いはみられていない．いずれのワクチンにおいても，抗体獲得率は 95% 以上であり，一方，副反応としての 37.5℃以上の発熱率は 15～30% 程度である[24,30]．海外で用いられているワクチン株では，Moraten，Schwarz，Edmonston-Zagreb，Leningrad-16，Shanghai-191，Chang-47 等がある．このうち，Moraten，Schwarz，Edmonston-Zagreb は，Edmonston 株を親株として開発されたワクチン株であり，一方，Leningrad-16，Shanghai-191，Chang-47 は，1957～1960 年に分離されたそれぞれ異なる臨床分離株を用いて開発されている[23]．このように，現在用いられているワクチン株は，すべて半世紀以上前に分離されたウイルス株を親株に用いているが，ワクチン接種によって誘導される中和抗体は，ワクチン株に対しても，現在流行している野生のウイルス株に対しても等しく有効であることがわかっており，麻疹ウイルスの抗原性の安定性を裏づけている[31]．

生ワクチンの場合，継代を繰り返すことにより，ワクチン株の性質に変化が生じる可能性が否定できないため，継代数には制限が設けられている．麻しんワクチンの場合，最終製品に含まれる生ワクチンウイルスは，製造承認を受けた製造用株から，継代数が5代以内でなくてはならない．継代にはニワトリ胚初代培養細胞が用いられる．製造用承認株から，マスターシードロットが作られ，マスターシードロットからワーキングシードロットが作られる．ニワトリ胚初代培養細胞にワーキングシードロットを接種し，ワクチンウイルスが十分に増殖した段階で培養上清を集め，保存のための安定剤（乳糖水和物，D-ソルビトール，L-グルタミン酸ナトリウム等）を加えて遠心操作や濾過等の工程を経て不純物を取り除いた後に，ワクチン原液としていったん凍結保存される．最終段階では，溶解した原液を適当な希釈液で至適倍率に希釈した後に，バイアルに分注して凍結乾燥される．製造に用いるニワトリ胚初代培養細胞は，SPF（specific pathogen free：特定された病原体に汚染されていない）グレードの鶏卵から用意され，製造工程はGMP（good manufacturing practice：適正製造基準）によって厳重に管理されている．培養細胞を用いた生のワクチンであるため，病原体の不活化工程はない．ワクチン以外の病原体の紛れ込みがないことを確認するために，無菌試験や外来性ウイルス等否定試験等が複数の製造工程において実施される．麻しんワクチンにおいては，製造工程においてマカカ属のサルを用いた弱毒確認試験が実施され，弱毒性と免疫原性が確認されるが，動物愛護の観点からも，原液において5回試験を実施して，同ワクチン株の性質の安定性が確認されれば，以後の原液においては，本試験の実施は行われない．MRワクチンの場合には，原液から最終製剤を製造する工程で，麻しんワクチン成分に加えて，風しんワクチン成分が加えられる．北里が高橋株を，武田がTO-336株を，微研が松浦株を用いている．わが国では，1989年～1993年にかけて，MMRワクチンが使用されたが，副反応による無菌性髄膜炎の発生頻度が高かったことから中止され，現在は，MMRワクチンの製造は行われていない．一方，先進国の多くでは，わが国とは異なるワクチン株を用いたMMRワクチンが定期接種に用いられている．

C．接種法

1．接種対象者と接種法

わが国の麻しんワクチンは，1966年に不活化ワクチン（K）の後に弱毒生ワクチン（L）を接種するKL法で始まったが，不活化ワクチンの接種後に麻疹に自然罹患すると，異型麻疹と呼ばれる重篤な麻疹（39～40℃台の発熱が1週間程度続き，肺炎，胸水貯溜，四肢に好発する非定形発疹，四肢末端の浮腫等）を発症することから[3]，1969年から高度弱毒生ワクチン単独の任意接種に切り替えられた．現在，異型麻疹は存在しない．

麻しんワクチンの定期接種は1978年10月に始まった（図17.1）．生後12か月以上72か月未満の幼児が対象で，標準的には生後18～36か月の幼児に麻しんワクチンの1回接種が実施された．1989年4月～1993年4月までの4年間は，麻疹の定期接種の際にMMRワクチンの選択が可能であったが，おたふくかぜワクチン株に起因する無菌性髄膜炎の多発により，MMRワクチンは中止となった．

1994年の予防接種法改正により，1995年4月から接種対象年齢が生後12か月以上90か月未満で1回になり，2006年4月からは原則MRワクチンで実施することとなった．接種対象年齢も2006年4月から1歳児（第1期）と小学校就学前1年間（6歳になる年度）（第2期）に変更となった．さらに，2006年6月からMRワクチンによる第1期と第2期の2回接種が始まり，2008年4月～2013年3月までの5年間に限っては，中学1年生（第3期）と高校3年生相当年齢の者（第4期）に2回目の定期接種を原則MRワクチンで実施することになった．2012年5月～2013年3月については，高校2年生相当年齢の者も，学校から修学旅行等で海外に渡航する場合においては，第4期として定期接種可能となった．

10歳代への免疫強化を目的として実施した第3期，第4期の定期接種は一定の効果をあげて終了した．2013年4月からは再び，1歳児（第1期）と小学校就学前1年間（6歳になる年度．第2期）の2回接種に戻っているが，第1期の接種率は95%以上を連続して達成しており，第2期はあと少しで目標の95%以上となる．接種方法は，添付の溶解液（日本薬局方注射用水）0.7 mLで凍結乾燥製剤であるワクチンを溶解し，そのうち0.5 mLを皮下に接種する．

2．接種不適当者

下記にあげる者は，麻しんワクチンならびにMRワクチンの接種不適当者である．

(1) 明らかな発熱を呈している者（明らかな発熱とは通常37.5℃以上をいう）
(2) 重篤な急性疾患にかかっていることが明らかな者
(3) 本剤の成分によってアナフィラキシーを呈した

ことがあることが明らかな者

(4) 明らかに免疫機能に異常のある疾患を有する者および免疫抑制をきたす治療を受けている者

(5) 妊娠していることが明らかな者

(6) 上記に掲げる者のほか，予防接種を行うことが不適当な状態にある者

免疫機能抑制状態の者に麻しんワクチンあるいはMR ワクチンの接種を行うと，ワクチン株の感染による症状が重篤化したり，持続感染の可能性があることから，下記にあげる薬剤は併用禁忌である．特に長期，大量に投与を受けている者や，投与中止後6か月以内の者には十分な注意が必要である．

①副腎皮質ステロイド剤：　プレドニゾロン等

②免疫抑制剤：　シクロスポリン，タクロリムス，アザチオプリン等

これ以外にも，輸血や免疫グロブリン製剤投与後3か月以内の者や，免疫グロブリン製剤大量投与（200 mg/kg 以上）後6か月以内の者は，ワクチンの効果が十分に得られない可能性が高いため，接種を延期する．大量投与を受けた場合で，麻疹ウイルスに感染する危険性が低い場合は11か月以上接種を延期する．

複数のワクチンを別々の場所に接種する同時接種は，医師が特に必要と認めた場合に可能であるが，わが国では生ワクチンを接種した後は28日以上，不活化ワクチン・トキソイドを接種した場合は7日以上の間隔をあけて接種する独自の制度がある．また，麻しんワクチンあるいはMR ワクチン接種後別の種類のワクチンを接種する場合は27日以上あける．

次にあげる者は，接種不適当者ではないが，接種に際しては注意を必要とする接種要注意者である（ワクチン添付文書より）．

(1) 心臓血管系疾患，腎臓疾患，肝臓疾患，血液疾患，発育障害等の基礎疾患を有する者

(2) 予防接種で接種後2日以内に発熱のみられた者および全身性発疹等のアレルギーを疑う症状を呈したことがある者

(3) 過去にけいれんの既往のある者

(4) 過去に免疫不全の診断がなされている者および近親者に先天性免疫不全症の者がいる者

(5) 本剤の成分に対してアレルギーを呈するおそれのある者

接種前の問診を丁寧に行うことで接種不適当者と接種要注意者の見極めを行い，接種不適当者に接種することがないように十分に注意する．接種要注意者に該当する場合は，かかりつけ医あるいは専門医での接種を検討する等，接種が可能な体調かどうかの見極めを行ってから接種する．

3. 効果判定

全国の関係者ならびに国民一人ひとりの積極的な麻疹対策の成果により，わが国は2015年3月27日にWHO 西太平洋地域事務局から麻疹排除が認定された．排除を維持していくためには，高い予防接種率を維持していく必要がある．

医療関係者のためのワクチン接種ガイドライン（第2版）には，抗体価の考え方を示した表が掲載されている[32]．医療関係者を対象としていることから比較的高い抗体価を基準に用いているが，この表は，抗体陽性（基準を満たす）になるまでワクチンを受け続けることを意図したものではない．抗体陽性（基準を満たさない）の場合は，あと1回の接種を実施して，記録を保管して終了する．抗体陰性の場合は，少なくとも1か月以上の間隔をあけてあと2回の接種を実施する．

4. 副反応

MR ワクチン接種後28日間の健康状況調査を示す（表17.2）[33]．第1期は発熱，局所反応，けいれん，蕁麻疹，発疹，リンパ節腫脹ともに，その出現率が第2期，第3期，第4期より高く，関節痛は第4期で最も頻度が高かった．第1期接種後の発熱は接種当日が0.8%，翌日が1.7%で，接種後5～10日の頻度が高かった．

予防接種後健康状況調査は比較的頻度の高い接種後の健康状況の変化をみるために実施されているが，頻度は低いものの重篤な副反応（有害事象）は別に報告が求められている．下記の症状はワクチンの添付文書に記載されている重大な副反応で，医療機関に対しては予防接種法に基づく届出義務が求められている症状である．

1. ショック，アナフィラキシー（0.1%未満）
2. 血小板減少性紫斑病（0.1%未満）
3. 急性散在性脳脊髄炎（ADEM）（頻度不明）
4. 脳炎・脳症（0.1%未満）
5. けいれん（頻度不明）

予防接種法の改正により，2013（平成25）年4月から医療機関に接種後の副反応疑い報告が義務づけられた．報告様式は厚生労働省および国立感染症研究所，医薬品医療機器総合機構（PMDA）のホームページからダウンロード可能である（http://www.mhlw.go.jp/file/06-Seisakujouhou-10900000-Kenkoukyoku/saishin.pdf）．報告基準にある算用数字を付している症状については，「その他の反応」を除き，それぞれ定められている時間までに発症した場合は，因果関係の有無を問わず，国に報告することが予防接種

表 17.2　MR ワクチン接種後 28 日間の健康状況調査(平成 24 年度累計)(平成 27 年 3 月第 14 回厚生科学審議会予防接種・ワクチン分科会副反応検討部会資料より)

	MR1 期		MR2 期		MR3 期		MR4 期	
対象者数	4018		3233		1630		818	
異常発生者数	894		325		95		29	
	人数	%	人数	%	人数	%	人数	%
発熱	669	16.7	196	6.1	41	2.5	9	1.1
37.5～38.5℃以上	274	6.8	80	2.5	24	1.5	5	0.6
38.5℃以上	395	9.8	116	3.6	17	1.0	4	0.5
局所反応	136	3.4	88	2.7	42	2.6	9	1.1
けいれん	9	0.2	7	0.2	1	0.1		
37.5℃未満	2	0.0	6	0.2	1	0.1		
37.5℃以上	7	0.2	1	0.0				
蕁麻疹	88	2.2	41	1.3	6	0.4	3	0.4
発疹	151	3.8	24	0.7	5	0.3	3	0.4
リンパ節腫脹	26	0.6	13	0.4	6	0.4	4	0.5
関節痛	4	0.1	26	0.8	7	0.4	7	0.9
計	1083	27.0	395	12.2	108	6.6	35	4.3

MR1 期：1 歳，MR2 期：6 歳になる年度，MR3 期：中学 1 年生相当，MR4 期：高校 3 年生相当

表 17.3　予防接種法施行規則(省令)に基づいて医師に報告義務がある接種後の症状と接種から症状発現までの期間

対象疾病	症　状	期　間
麻疹，風疹	1. アナフィラキシー	4 時間
	2. 急性散在性脳脊髄炎（ADEM）	28 日
	3. 脳炎・脳症	28 日
	4. けいれん	21 日
	5. 血小板減少性紫斑病	28 日
	6. その他の反応	－

法等で義務づけられている（有害事象報告，表 17.3）.「その他の反応」については,「入院，死亡又は永続的な機能不全に陥る又は陥るおそれがある場合」であって，それが予防接種を受けたことによるものと疑われる症状について，報告が求められている．報告様式の 2 ページ目に記載されている a～w の症状の中に該当するものがある場合にはそれを選択する．表 17.3 に記載されている発生までの時間を超えて発生した場合であっても，それが予防接種を受けたことによるものと疑われる症状については,「その他の反応」として報告する．報告基準は，予防接種後一定の期間内に現れた症状を報告するためのものであり，予防接種との因果関係や予防接種健康被害救済と直接に結びつくものではない．

報告された副反応（有害事象）は，厚生科学審議会予防接種・ワクチン分科会副反応検討部会と薬事・食品衛生審議会医薬品等安全対策部会安全対策調査会の合同会議で検討されているが，報告内容については厚生労働省のホームページに公表されている[34]．

D. 世界の状況

2000 年の国連ミレニアム・サミットにおいて,「国連ミレニアム宣言」が採択され，それに伴い八つのミレニアム開発目標（Millennium development goal：MDG）が掲げられた．MDG とは，より安全で豊かな世界作りを目指す 21 世紀の国際社会の目標であり，MDG の 4 番目の目標（MDG4）として，乳幼児死亡率の削減が掲げられた．麻疹の流行は，公衆衛生上重要な医療サービスの行き届かない地域で起こるため，麻疹が小児医療サービスの到達度を示すよい指標となると考えられた．そのため，1 歳児の麻しんワクチンの予防接種率が MDG4 の進展を評価する重要な指標とされた．麻疹は，非常に伝染力が強い感染症であるが，ワクチンの効果は非常に高く，抗原性も変化しないため，人口の多い地域でも 95％以上の人が免疫を獲得することによって，その地域から排除することができることが示されている．麻疹排除は，重要な国際目標となっており，2012 年の WHO 総会で支持を受けた世界ワクチン接種行動計画（Global Vaccine Action Plan：GVAP）では，2020 年までに WHO が区分する六つの地域の五つ以上の地域において麻疹を排除することが目標となっている．世界各国のさらなる国際協力，国際協調が重要である．

〔多屋馨子・竹田　誠・駒瀬勝啓〕

文 献

1) Guerra FM, Bolotin S, *et al*：The basic reproduction number（R0）of measles：a systematic review. *Lancet Infect Dis* **17**：e420-e428, 2017
2) Centers for Disease Control and Prevention：Measles. Epidemiology and Prevention of Vaccine-Preventable Diseases（The Pink Book）. 2016 年 4 月現在. http://www.cdc.gov/vaccines/pubs/pinkbook/index.html
3) 国立感染症研究所感染症情報センター（現：国立感染症研究所感染症疫学センター）：麻疹の現状と今後の麻疹対策について．麻疹輸出国から麻疹排除国へ～麻疹排除に至るまでの 15 年間のあゆみ～（国立感染症研究所感染症疫学センター編），pp334-366，FETP-J，国立感染症研究所，2016
4) Mina MJ, Metcalf CJ, *et al*：Long-term measles-induced immunomodulation increases overall childhood infectious disease mortality. *Science* **348**：694-699, 2015
5) 細矢光亮（プリオン病及び遅発性ウイルス感染症の分子病態解明・治療法開発に関する研究班 SSPE 治療研究グループ事務局）：亜急性硬化性全脳炎（SSPE）．2016 年 4 月現在．http://prion.umin.jp/sspe/gaiyo.html
6) 国立感染症研究所感染症情報センター麻疹対策技術支援チーム：2014 年改訂：最近の知見に基づく麻疹の検査診断の考え方．http://www.niid.go.jp/niid/images/idsc/disease/measles/pdf01/arugorizumu2014.pdf
7) 駒瀬勝啓，染谷健二，ほか：麻疹（第 3.3 版）．病原体検出マニュアル，平成 27（2015）年 8 月．2016 年現在．http://www.niid.go.jp/niid/images/lab-manual/Measles.V3.3.20150814.pdf
8) Tatsuo H, Ono N, *et al*：SLAM（CDw150）is a cellular receptor for measles virus. *Nature* **406**：893-897, 2000
9) Noyce RS, Bondre DG, *et al*：Tumor cell marker PVRL4（nectin 4）is an epithelial cell receptor for measles virus. *PLoS Pathog* **7**：e1002240, 2011
10) Mühlebach MD, Mateo M, *et al*：Adherens junction protein nectin-4 is the epithelial receptor for measles virus. *Nature* **480**（7378）：530-533, 2011
11) 国立感染症研究所：麻疹，2016 年現在．http://www.nih.go.jp/niid/ja/diseases/ma/measles.html
12) Bryce J, Boschi-Pinto C, *et al*：WHO estimates of the causes of death in children. *Lancet* **365**：1147-1152, 2005
13) WHO：Global progress towards regional measles elimination, worldwide, 2000-2013. *Wkly Epidemiol Rec* **89**：509-516, 2014
14) Liu L, Oza S, *et al*：Global, regional, and national causes of child mortality in 2000-13, with projections to inform post-2015 priorities：an updated systematic analysis. *Lancet* Sep 30, 2014
15) WHO：Framework for verifying elimination of measles and rubella. *Wkly Epidemiol Rec* **88**：89-99, 2013
16) Castillo-Solorzano CC, Matus CR, *et al*：The Americas：paving the road toward global measles eradication. *J Infect Dis* **204**（Suppl 1）：S270-278, 2011
17) McCarthy M：Measles outbreak linked to Disney theme parks reaches five states and Mexico. *BMJ* **350**：h436, 2015
18) Muscat M, Ben Mamou M, *et al*：The State of Measles and Rubella in the WHO European region. *Rev Esp Salud Publica* **89**：345-351, 2015
19) WPRO：Measles-Rubella Bulletin, 2015（12）
20) 厚生労働省：感染症法に基づく医師及び獣医師の届出について「麻しん」，2016 年現在．http://www.mhlw.go.jp/bunya/kenkou/kekkaku-kansenshou11/01-05-14-03.html, http://www.mhlw.go.jp/bunya/kenkou/kekkaku-kansenshou11/pdf/01-05-14-03b.pdf
21) 国立感染症研究所感染症疫学センター/厚生労働省健康局結核感染症課：感染症流行予測調査，2016 年現在．http://www.nih.go.jp/niid/ja/yosoku-index.html
22) 日本ワクチン産業協会：2014（平成 26 年）ワクチンの基礎―ワクチン類の製造から流通まで
23) Rota JS, Wang ZD, *et al*：Comparison of sequences of the H, F, and N coding genes of measles virus vaccine strains. *Virus Res* **31**：317-330, 1994
24) Hirayama M：Measles vaccines used in Japan. *Rev Infect Dis* **5**：495-503, 1983
25) Fukuda A, Sugiura A：Temperature-dependent growth restriction in measles vaccine strains. *Jpn J Med Sci Biol* **36**：331-335, 1983
26) Bankamp B, Takeda M, *et al*：Genetic characterization of measles vaccine strains. *J Infect Dis* **204**（Suppl 1）：S533-548, 2011
27) Kato S, Ohgimoto S, *et al*：Reduced ability of hemagglutinin of the CAM-70 measles virus vaccine strain to use receptors CD46 and SLAM. *Vaccine* **27**：3838-3848, 2009
28) Komase K, Nakayama T, *et al*：The phosphoprotein of attenuated measles AIK-C vaccine strain contributes to its temperature-sensitive phenotype. *Vaccine* **24**：826-834, 2006
29) Ito C, Ohgimoto S, *et al*：Remarkable similarity in genome nucleotide sequences between the Schwarz FF-8 and AIK-C measles virus vaccine strains and apparent nucleotide differences in the phosphoprotein gene. *Microbiol Immunol* **55**：518-524, 2011
30) Okuno Y, Ueda S, *et al*：Studies on further attenuated liver measles vaccine. VII. Development and evaluation of CAM-70 measles virus vaccine. *Biken J* **14**：253-258, 1971
31) Nagai M, Xin JY, *et al*：Modified adult measles in outbreaks in Japan, 2007-2008. *J Med Virol* **81**：1094-1101, 2009
32) 日本環境感染学会ワクチンに関するガイドライン改訂委員会：医療関係者のためのワクチンガイドライン第 2 版　麻疹，風疹，流行性耳下腺炎，水痘ワクチン．環境感染誌 **29**（Suppl Ⅲ）：S5-S10, 2014
33) 予防接種・ワクチン分科会副反応検討部会，厚生労働省健康局結核感染症課：予防接種後健康状況調査集計報告書，累計（平成 24 年 4 月 1 日～平成 25 年 3 月 31 日）
34) 第 18 回厚生科学審議会予防接種・ワクチン分科会副反応検討部会：乾燥弱毒生麻しん風しん混合ワクチン（MR）の副反応報告状況について．平成 28 年度第 1 回薬事・食品衛生審議会医薬品等安全対策部会安全対策調査会　資料，2016 年現在．http://www.mhlw.go.jp/stf/shingi2/0000121045.html

18 風しんワクチン

A. 疾患の概略

風疹は，風疹ウイルス（rubella virus）が原因である．また妊娠中の風疹罹患によって胎児に先天性風疹症候群（congenital rubella syndrome：CRS）を起こすことがある．このウイルスは，トガウイルス科（*Togaviridae* family）のルビウイルス属（*Rubivirus*）に属し，エンベロープを持つ RNA ウイルスである．風疹ウイルスの宿主はヒトのみ，感染様式は飛沫感染で，潜伏期間は 14〜21 日，通常 16〜18 日である．約 25〜50％は不顕性感染であるため，発疹を認めないこともある．風疹ウイルス感染後，免疫は長期間維持されるが，再感染の多いことが知られている．自然感染後でも 3〜10％に，風しんワクチン RA27/3 株の接種後 14〜18％に再感染する[1)].

風疹および CRS は，感染症法の五類全数把握疾患であり，特定感染症予防指針が提出されている．疑えば，可能な限り 24 時間以内に最寄りの保健所に届け出る．また可能な限り検査診断が求められている．学校保健安全法では第二種で，発疹が消退するまで出席停止となる．

1. 臨床と診断

a. 問　診

風疹を疑うために参考になることは，まず地域における感染症情報である．疑ったら，約 2 週間前に発疹のある人との接触歴やアジア諸国への旅行歴，風疹ワクチン接種歴を聴取する．

b. 症状の特徴

(1) 発疹

年少児では，成人に比べ発熱が軽度で，発疹が唯一の症状であることが多い．発疹は顔面から始まることが多く，その後全身へ広がっていく．麻疹と比較すると，紅斑の色は薄く，丘疹の程度も軽く，融合傾向も少ない．また色素沈着もほとんどない．発疹は約 3 日間続き，たまに軽い掻痒感を訴えることもある．発疹出現前，約 20％で軟口蓋に rose spots（Forschheimer spots）を認める．

(2) リンパ節腫脹

発疹出現の約 1 週間前から，耳介後部や後頸部，後頭部のリンパ節腫脹をきたすことが多い．その後数週間持続する．特異的な症状ではない．

(3) 関節痛（関節炎）

成人や思春期以降の女性が感染した場合，関節痛および関節炎は約 70％に認めるが，小児や男性では多くない[2)]．手や指等の小関節に腫脹，圧痛，関節液貯留等を示す多関節炎が認められることが多い．期間は一般に数日から 2 週間であるが，まれに 1 か月以上持続することがある．

c. 検査診断

酵素免疫測定法（EIA）では風疹特異的 IgM 抗体陽性で初感染と診断できるが，偽陽性や偽陰性に注意が必要である．急性期の初期（発疹後 3 日以内）では陽性となっていないこと（偽陰性）もある．また風疹 IgM 抗体は，麻疹 IgM 抗体と同様に偽陽性があるが，頻度は高くない．IgM 抗体が低値の陽性でペア血清で変動が少ない場合は，偽陽性の可能性が高い．できるだけペア血清で測定し，IgG 抗体あるいは赤血球凝集抑制（hemaggulutination--inhibition：HI）抗体価が有意に変動するかを確認したい．ペア血清（急性期および回復期）で HI 法による抗体価は陽転化ないし 4 倍以上の増加，EIA 法による IgG 抗体価では 2 倍以上の増加によって確定診断できる．風疹を疑ったが風疹と確定診断できなかった場合には，修飾麻疹や伝染性単核球症（特に抗菌薬投与後），伝染性紅斑，エンテロウイルス感染症等との鑑別診断を要する．

2014 年に風疹に関する特定感染症予防指針が策定された．それによって，風疹を疑い最寄りの保健所に届出すると，非流行地域で集団発生した等，感染対策の必要に応じて各都道府県衛生研究所で咽頭ぬぐい液，血液（EDTA 血），尿を検体とした RT-PCR 法やウイルス分離が実施される．

d. 修飾麻疹との鑑別

修飾麻疹と風疹を臨床的に鑑別することはできない．修飾麻疹は典型的な麻疹と異なり，麻疹に対する残存免疫によってその症状や経過が修飾された非典型的な麻疹のことである．2008 年の麻疹流行では，罹患者の約 25％は麻しんワクチン接種歴があり，修飾麻疹（カタル症状や Koplik 斑がなく，発熱の程度が軽く，発疹は風疹様）が多くなっていた．また 2007 年麻疹報告数が増加すると風疹報告数が増加しており，修飾麻疹を風疹と誤診している可能性が高いと考えられた．修飾麻疹の原因は，麻しんワクチン 1 回接種後の secondary vaccine failure が最も多い．その場合，麻疹 IgM 抗体が陰性のままであることも多いので，麻疹 IgM 抗体のみでは確定診断できず，ウイルス分離や RT-PCR，ペア血清で風疹，麻疹 IgG および IgM 抗体の測定が必要である．

e. 風疹の合併症

風疹によって死亡することはまれだが，血小板減少性紫斑病や脳炎等の合併症がある．また最も大きな問題は CRS である．

(1) 血小板減少性紫斑病

風疹の約 1/3000 例に認められる．出現時期は発疹出現後 2〜14 日に多い．多くの症例は急性型で，慢性型に移行せず寛解に入ることが多い．

(2) 脳炎

約 1/6000 例の頻度である．程度はさまざまで死亡率は約 20%である[1]．発疹出現後 2〜7 日に発症することが多い．頻度は小児より成人の方が多い．程度は神経学的後遺症も残さず 1〜3 週間で治癒するものが多いが，重症例も存在する．

(3) 肝炎

成人や年長児に合併することが多い．肝機能酵素の軽度〜中等度の上昇を認める．ほとんどが 8 週間以内に治癒する．肝生検では炎症細胞の浸潤がなく，非特異性反応性肝炎の所見である．

(4) 溶血性貧血

まれな合併症で，発疹出現後 3〜7 日に腹痛，嘔気，嘔吐，黄疸，顔色不良で発症する．

(5) 進行性風疹全脳炎

非常にまれな合併症で，男性のみ 8〜21 歳で発症する．たいていの患者は CRS の症状である白内障，難聴，精神運動発達遅滞を持つ．風疹の SSPE（subacute sclerosing panencephalitis）版と考えられ，病理学的にも近似している．診断は血清および髄液における風疹抗体価の異常高値，脳細胞やリンパ球からのウイルス分離および遺伝子学的証明である．

f. 先天性風疹症候群と先天性風疹感染

母体のウイルス血症に伴って経胎盤感染が起こり，胎児に感染する．特に妊娠初期の胎児感染は，種々の臓器における細胞傷害や細胞分裂の停止によって障害が発生することになる．CRS は妊娠 1 か月以内なら約 50%以上に，妊娠 2 か月以内なら 20〜30%に，妊娠 3 か月以内なら約 5%に認める[3]．別の報告では，妊娠第 4 週以内なら約 85%，妊娠第 2 か月以内なら 20〜30%，妊娠 3〜4 か月以内でも約 5%に認める[4]．妊婦が抗体陽性でも必ずしも再感染を防止できるとは限らず，風疹ウイルスの再感染によってまれに CRS が発生することがある[5-13]．CRS の障害は眼科疾患もしくは疾病（白内障，網膜症，先天性緑内障），循環器疾患もしくは疾病（動脈管開存症，肺動脈狭窄症），耳鼻科疾患もしくは疾病（感音性難聴），精神神経学疾患もしくは疾病（行動異常，髄膜脳炎，精神遅滞）等を認める．そのうち，難聴の頻度が最も高い．

風疹ウイルスによる胎児感染を起こしたが出産時 CRS の症状がない場合があり，先天性風疹感染（congenital rubella infection：CRI）と呼ばれる．しかし，出産後に白内障，難聴，末梢性肺動脈狭窄症が遅れて発症することもあるので，少なくとも 1 歳までは経過を観察する必要がある．

g. 先天性風疹症候群の診断

児の CRS を疑うときは，妊娠中に風疹ウイルスの感染が疑われて確定診断がされた場合や児の所見からである．ただし妊婦が不顕性感染であっても CRS を発生することがある．しかし，症状がなく妊娠初期の風疹 HI 抗体価が 512 倍を超えただけでは，確定ではなく疑うことにしかならない．われわれの調査では，風疹非流行時に妊婦全体の約 8.5%が HI 抗体 512 倍以上であった．風疹 IgM 抗体およびペア血清による抗体価の変動で確定すべきである．各地区ブロックに対応できる相談窓口（二次施設）が決められているので，診断に困る例等相談できるようになっている．

(1) CRS の臨床診断

表 18.1 に示すように臨床症状では主要三徴（先天性白内障または緑内障，先天性心疾患，感音性難聴）の 2 項目以上あるいは主要三徴の 1 項目と参考項目が 2 項目以上，先天性心疾患または感音性難聴と参考項目の網膜症が合併したときに臨床的に CRS と判定する．軽症例（難聴のみ）を落とさないように注意する必要がある．CRI は出産時 CRS の臨床診断ができなくても，風疹の病原体診断ができた場合をいう．

(2) CRS の病原体診断

確定診断するためには，病原体診断が必要である．①児から風疹ウイルスの分離，②児の咽頭ぬぐい液，

表 18.1 先天性風疹症候群の届出基準（届出には，臨床症状と検査診断のどちらも必要）

臨床症状（主要三徴は下線で示す）	1）<u>白内障または先天性緑内障</u>，<u>先天性心疾患</u>，<u>難聴</u>，色素性網膜症 2）紫斑，脾腫，小頭症，精神発達遅滞，髄膜脳炎，X 線透過性の骨病変，生後 24 時間以内に出現した黄疸 典型例は，「1）から 2 項目以上」あるいは「1）から 1 項目と 2）から 1 項目以上」 軽症例は，1）あるいは 2）から 1 項目以上
検査診断（いずれか 1 つ以上）	ウイルス分離同定 PCR による遺伝子診断 IgM 抗体の検出 HI 抗体価/月の低下率が 1/2 未満

唾液，尿から RT-PCR による遺伝子診断，③児の血清中に風疹特異的 IgM 抗体の証明，④児の HI 抗体が時間とともに低下せず，経胎盤移行抗体ではなく児の抗体産生があること（HI 抗体価低下率/月が 1/2 でない）のうち，少なくとも一つ以上を示すことが必要である．

2.　病原体：形態，構造蛋白質，遺伝子，増殖様式

風疹ウイルスのほかに本属に分類されるウイルスはみつかっていない[14]．

風疹ウイルス粒子は脂質エンベロープに包まれた約 60〜70 nm の球形であり，脂質エンベロープ上には E1 および E2 蛋白質がスパイク複合体を形成して突出している（図 18.1）．エンベロープ内にはキャプシド蛋白質とゲノム RNA からなるヌクレオキャプシドが包含されている．スパイク複合体は，細胞への感染の第 1 段階である宿主レセプターへの結合ならびに膜融合に関与する．ウイルス粒子は赤血球凝集活性を保有しており，本活性にもスパイク複合体が関与する．E1 蛋白質は主要な抗原蛋白質であり，中和抗体ならびに赤血球凝集抑制（HI）抗体が誘導される．主要な中和抗体エピトープはウイルス株間で保存されており，血清学的に亜型のない単一の抗原型を示す．血清学的な検査には，測定の容易さから HI 抗体測定法やウイルス粒子に対する抗体を検出する酵素免疫測定法（EIA）等が一般的に用いられる．

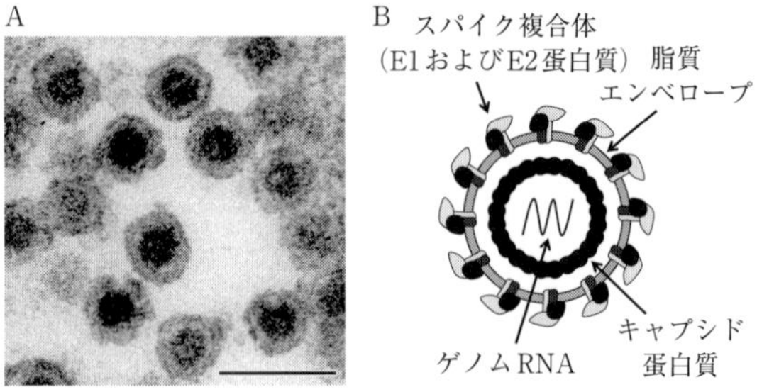

図 18.1　風疹ウイルスの形態

A：風疹ウイルスの電子顕微鏡像．写真内のバーは 100 nm．国立感染症研究所感染病理部片岡紀代撮影．B：風疹ウイルス粒子の模式図．

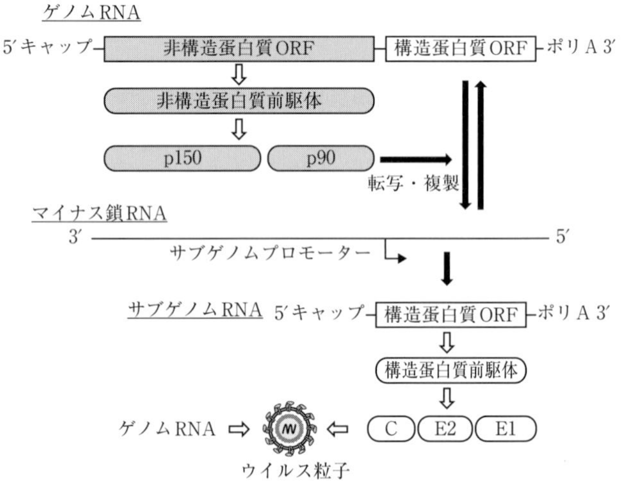

図 18.2　風疹ウイルスゲノムの構造と転写・複製・翻訳過程

ゲノム RNA は約 9.8 kb のプラス一本鎖 RNA であり，その G+C 含量は 69.5％と非常に高い（図 18.2）．ゲノム RNA の 5′ 末端にはキャップ構造，3′ 末端にポリ A 鎖が付加されており，細胞内に侵入した後，そのまま mRNA として機能する．ゲノム RNA には二つの蛋白質読み枠（open reading frame：ORF）が存在し，5′ 側 ORF および 3′ 側 ORF には，それぞれ非構造蛋白質前駆体および構造蛋白質前駆体がコードされている．ゲノム RNA からは主に非構造蛋白質前駆体が翻訳される．転写されたマイナス鎖 RNA にはサブゲノムプロモーターが存在し，3′ 側 ORF を含むサブゲノム RNA が転写される．サブゲノム RNA からは構造蛋白質前駆体が翻訳される．非構造蛋白質前駆体は自身のプロテアーゼ活性によって開裂し，p150 および p90 となる．両蛋白質ともに細胞内でゲノム転写，複製に働く．構造蛋白質前駆体は宿主のシグナルペプチダーゼによってキャプシド，E2 および E1 の各蛋白質へと開裂し，ウイルス粒子に形成に働く．

構造蛋白質遺伝子の配列比較から風疹ウイルスは二つの分岐群（Clade 1 および Clade 2）に分類され，さらにそれぞれ 10 の遺伝子型（1a，1B，1C，1D，1E，1F，1G，1H，1I，1J）および 3 種類の遺伝子型（2A，2B，2C）に細分化される[15,16]．簡易的に E1 遺伝子のある一部分を各遺伝子型の参照株と比較解析することによっても遺伝子型分類が可能であり，ウイルス分子疫学解析などに用いられている．

風疹ウイルスはヒトのみを自然宿主とする．しかし，さまざまな動物種の培養細胞で増殖可能であり，ワクチン株の樹立およびワクチンの製造に使用されている．実験小動物にも感染成立するが，ウイルスの増殖性ならびに病態の発現が弱く，風疹および先天性風疹症候群の病態モデルとしては十分に確立されていない．

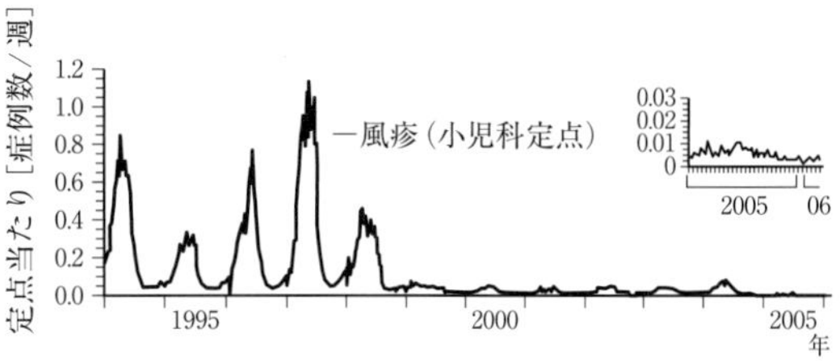

図 18.3　定点当たりの風疹報告数（1994〜2006 年）[17]

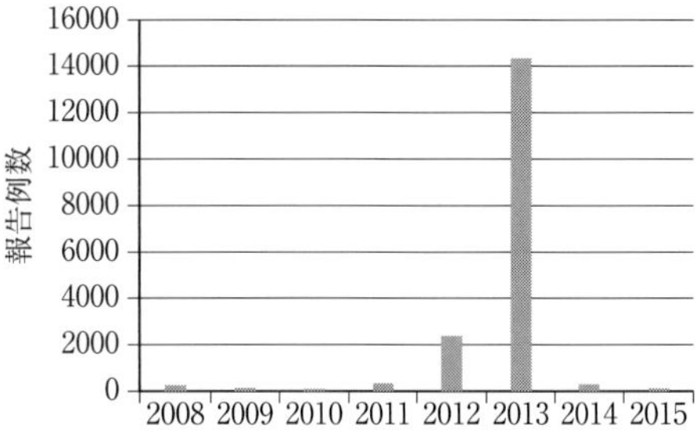

図 18.4　全数把握における風疹報告数（2008〜2015 年）

3. 疫学：日本の疫学，世界の疫学

a. 世界の疫学

1964〜65 年に米国で風疹患者が 1000 万人を超える大流行があり，CRS 2 万名，新生児死亡 2100 名，脳炎 2000 名が発生した[2]．そして，その後米国で風しんワクチンが開発された．米国では麻しん・おたふくかぜ・風しん混合ワクチン（MMR ワクチン）の 2 回接種の徹底によって，2005 年に風疹を排除できた．さらに 2009 年以降南北アメリカ大陸では土着の風疹ウイルスによる流行はみられず，2015 年正式に風疹は排除されたと宣言された．

一方，風しん含有ワクチンを定期接種していない国々では，まだ周期的な流行があり，WHO では CRS は年間 11 万例発生していると推定している．最近の海外の風疹流行は，2011 年ベトナム，2012 年ルーマニア，2013 年ポーランド等のアジアや東欧で認められた．

b. 日本の疫学

1964〜65 年米国での風疹流行時に返還前の沖縄でも米軍が持ち込んだと思われる流行があり，沖縄で 408 名の CRS が確認された．過去のわが国における風疹流行は毎年数十万人，5 年おきに百万人規模の大流行があったと推計されている．最近では，1982 年サーベイランス開始以降，図 18.3 に示すように，風疹の流行は 1997 年以降減少していたが[17]，2002〜04 年に地域的な小流行が発生した．2008 年に定点報告から全数把握となった後，図 18.4 に示すように 2011 年から増加に転じ，2013 年 1 万 4357 名の流行があった．2013 年風疹の報告数は，図 18.5 に示すように，男性が女性の約 3 倍多く，20 歳代以上が男性で 9 割，女性で 8 割を占めていた[18]．その理由は，わが国では 1994 年以前男性に風しんワクチンを定期接種していなかったことや，過渡期の年代では接種率が低かったことと考えられている．風疹感受性者は 25〜45 歳の男性で約 400 万人，女性でも約 50 万人存在すると推定されている．

外国人がわが国に持ち込む例も増加している．また 2013 年の流行当初，男性がアジア諸国への海外出張中に感染して日本に持ち帰り，勤務先の会社を中心に流行していた．それらを裏づけることとして，2010 年までわが国では東南アジアで広く流行中の風疹ウイルス遺伝子型 2B の報告はなかったが，この遺伝子型が流行時に増加していた．

わが国の CRS は全数把握となった 1999 年から年間 1 例程度の発生を認めていたが，図 18.6 に示すように 2004 年風疹の小流行とともに 10 例と増加した．その後は 2011 年まで風疹の流行はなかったが，インドやフィリピン，ベトナム等外国での感染による CRS 発生が少数認められていた．しかし，2011 年からの風疹の増加に伴って CRS が増加し，CRS は 2012 年 4 例，2013 年 32 例，2014 年 9 例の発生があった．

4. 対　策

2014 年 3 月 28 日に策定された風疹に関する特定感染症予防指針[19]では，わが国において早期に CRS の発生をなくすとともに，2020 年度までに風疹を排除することを目標とし，排除の定義は「適切なサーベイランスによって土着株による感染が 1 年以上確認されないこと」としている．そのため，迅速な正しい発生動向調査が必要で，五類全数把握疾患であるが可能な限り 24 時間以内に届出を行うことが求められている．また臨床診断ではなく可能な限り検査診断を行い，感染対策の必要に応じて地方衛生研究所で RT-PCR やウイルス分離を実施することになった．さらにウイルス遺伝子情報を収集して，流行状況の把握や伝播経路の確認を行われている．また 2015 年「自治体における風疹発生時対応ガイドライン」が作成された[20]．

a. 予　防

MR ワクチン定期接種の 1 期（1 歳）と 2 期（就学前 1 年間）による接種率を 95% 以上に維持することを目標としている．また妊娠を希望する女性や抗体を持たない妊婦の家族に対して，抗体検査や風しん含有ワクチンの勧奨を行っている．図 18.7 に男女別，年齢別風しんワクチン接種歴を示した．特に昭和 37 年

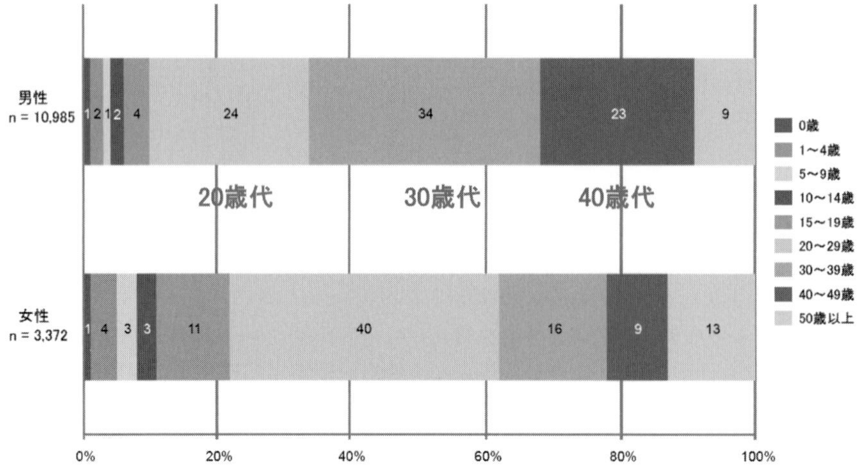

図 18.5　男女別，年齢群別の風疹報告数（2013 年）[18]
グラフ内の数字は%.

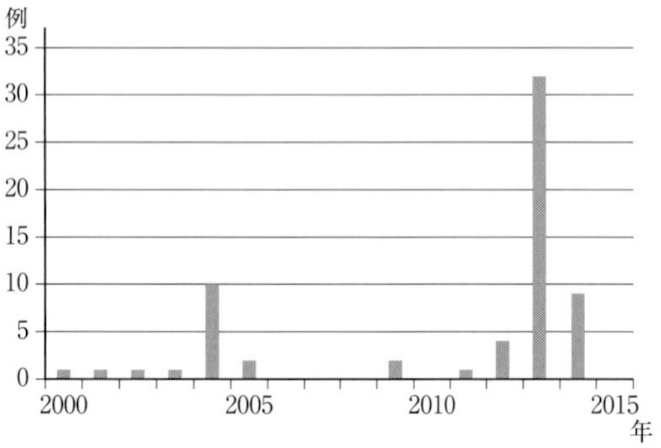

図 18.6　先天性風疹症候群の届出数
2005 年はインド，2009 年はフィリピン，2011 年はベトナムで，各 1 名ずつ感染.

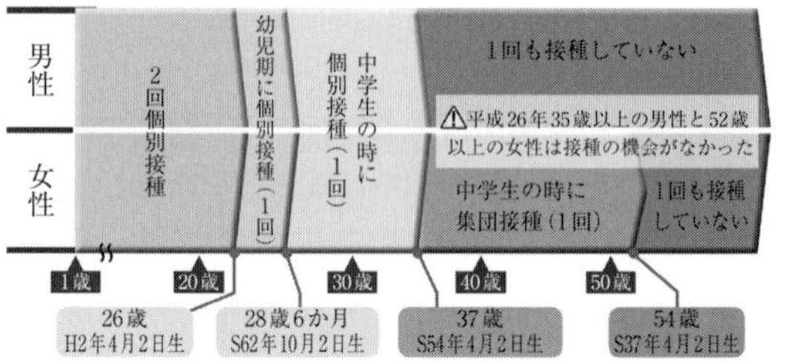

図 18.7　男女別，年齢別風しんワクチン接種歴（年齢は平成 28 年 4 月 1 日時点）

度から平成元年度以前に出生した男性や昭和 54 年度から平成元年度に出生した女性は風しんワクチン接種を受けた割合が低いので，風疹抗体の測定やワクチン接種を勧奨すべきと思われる．また妊婦検診で風疹抗体価が陰性あるいは低い妊婦は産褥期早期に風しんワクチンを接種して，次の妊娠に備えることを推奨している．2014 年「医療機関における風疹対策ガイドライン」[21] や「職場における風疹対策ガイドライン」[22] が作成され，医療関係者，児童福祉施設等の職員，学校等の職員についても同様に抗体検査や風しん含有ワクチンの接種が推奨されている．また職場の産業医の役割も重要である．

b.　感染管理

学校保健安全法では，発疹が消失するまで出席停止となる．風疹は飛沫感染対策が必要である．外来では，疑い患者は外来隔離室や空き診察室で待ってもらい，できないときはマスクを提供し，少し離れた場所で待ってもらう．病棟では個室に隔離し，担当となる医師および看護師は免疫状況や妊娠希望等から決定する．医療従事者はあらかじめ既往歴や接種歴および抗体測定し，必要であれば予防接種をしておく必要がある．発疹が消退した時点ではウイルス排出量はピークを過ぎているが排出を認めるので，入院施設では 7 日間の隔離が望ましい[3]．ただし，CRS 児は長期間ウイルスを排泄する場合があるため，新たな感染源とならないように注意する必要がある．

c.　先天性風疹症候群の児からの二次感染防止

CRS 患者の約 10%は 1 歳でも風疹ウイルスを唾液や尿から排出するため，二次感染予防が必要である[23]．生後 3 か月以降で 1 か月間以上あけて 2 回，咽頭ぬぐい液や唾液，尿から RT-PCR 法で検出することがなければ，感染するおそれがないと考えられる．それまでは，CRS や CRI の患者は感受性者との接触を避け，病院では個室隔離とし，標準予防策と接触予防策を実施する．また咳等がある場合は，飛沫感染予防策も必要となる．

d.　先天性風疹症候群児のフォローアップ

母親や保護者のカウンセリングが必要である．「風

表 18.2　先天性風疹症候群における遅発性の臨床像[24)]

比較的多い	まれに認める
末梢性肺動脈狭窄	高度の近視
精神発達遅滞	甲状腺炎
中枢性言語障害	甲状腺機能低下
糖尿病	慢性発疹
免疫複合体病	肺炎
低ガンマグロブリン血症	進行性全脳炎

疹をなくそうの会『hand in hand』」という患者会の情報を伝えることも大切である．また耳鼻科，眼科，小児循環器科，小児神経科等多数の科との連携が必要になることが多い．また表 18.2 に示すように，遅発性の症状が出現する場合もある[24)]ので，フォローアップが必要である．ただし，RT-PCR 法でチェックし，CRS 児から感染の可能性の有無を伝えたうえで，他科へコンサルトする．CRI であっても遅発性症状が発現する場合もあるので，フォローアップが必要である．

e.　先天性風疹症候群防止対策

2013 年の風疹流行と CRS の増加により，各市町村によって風疹の抗体検査やワクチン接種の費用補助等が実施されるようになっている．また 2014 年には国として妊娠を望む男女に無料で抗体検査を実施し，ワクチン接種を勧奨した．海外からの麻疹患者も増加しており，風しん単独ワクチンより MR ワクチンの接種が望ましい．検査やワクチンの補助についての実施状況は，それぞれの市町村で確認が必要である．

5.　治　療

現在のところ，風疹ウイルスに対する抗ウイルス薬はなく，有効な治療方法は存在しない．そのため，対症療法が中心である．高熱時には解熱薬としてアセトアミノフェンを投与する．また関節痛が強い場合，アセトアミノフェンや非ステロイド系抗炎症薬の適応になることがある．患者と接触した場合，ワクチン緊急接種やガンマグロブリンの有効性は低く勧められていない．

6.　予防とワクチンの役割

風しん含有ワクチン

わが国では風疹単独ワクチンも使用できるが，2006 年 4 月 1 日より麻しん・風しん混合（MR）ワクチンが使用可能となり，同年 6 月より MR ワクチンの 2 回の定期接種が実施されている．諸外国ではほとんど MMR（麻しん・おたふくかぜ・風しん）ワクチンによる 2 回接種が実施されており，わが国でも 1989 年に MMR ワクチンの使用が開始された．しかし，おたふくかぜワクチン株による無菌性髄膜炎が多発したため 1993 年に MMR ワクチンの接種は中止となった．その経緯から，わが国では現在も MMR ワクチンが使用できない．風しんワクチン株は，中国を除く諸外国では，ほとんど RA27/3 株が使用されている．現在，わが国の使用ワクチン株は，日本で開発された高橋株（北里），松浦株（阪大微研），TO-336 株（武田）の 3 種類である．わが国のワクチン株における接種後抗体陽転率は 97.8〜100％と良好である．

B.　ワクチンの製品と性状について

全世界で使用されている風しんワクチンは，すべて弱毒生ワクチンである．風しんワクチンは単味製剤のほかに，他の弱毒生ワクチンとの混合製剤として，麻しん・風しん混合ワクチン（MR ワクチン），麻しん・おたふくかぜ・風しん混合ワクチン（MMR ワクチン），ならびに麻しん・おたふくかぜ・風しん・水痘混合ワクチン（MMRV ワクチン）が存在する．日本においては国内メーカーによる MMR ワクチンが使用されていた時期があるが，すでに述べたとおり現在では製造販売されておらず，MR ワクチンまたは風しん単味ワクチンのみが使用されている．MMRV ワクチンは国内未承認である．

1960 年代に風疹ウイルスが培養細胞で分離が可能になって以来，風疹ウイルスをさまざまな培養細胞に継代することで弱毒ワクチン株の樹立が試みられた[25-29)]．日本においては独自の風しんワクチン株が樹立され，松浦株，高橋株，TO-336 株，松葉株および TCRB19 株によるワクチンが承認された[21)]（表 18.3）．それぞれのワクチン株は樹立過程で継代歴（培養細胞の種類ならびに継代数）が異なるものの，いずれも 39℃で増殖できない温度感受性株となっている[30,31)]．体温が高いモルモットに風疹ウイルス野生株を接種した場合，増殖して抗体誘導するが，これらのワクチン株を接種した場合には，増殖できず抗体誘導がみられない．この性質を利用して，ワクチンに含まれるウイルスがワクチン株であることを確認する「マーカー試験」が，生物学的製剤基準に定められている．

海外では RA27/3 株，HPV-77 株，Cendhill 株ならびに BRD-II 株が弱毒ワクチン株として樹立された．米国で使用されていた HPV-77 株および Cendhill 株は承認が取り下げられ，現在では RA27/3 株が海外での主要なワクチン株となっている．BRD-II 株を用いたワクチンは中国で使用されている．

表 18.3　風しん含有ワクチンに用いられるワクチン株

ワクチン株	主要な使用国	メーカー	継代細胞（継代数）*2	ワクチン製造細胞*2	参考文献
松浦	日本	阪大微生物病研究会	GMK(14)，E(65)，Q(11)	Q	29)，30)
高橋	日本	北里第一三共ワクチン株式会社	GMK(4)，RT(36)，RK(1)	RK	29)，30)
TO-336	日本	武田薬品工業株式会社	GMK(7)，GPK(20)，RK(3)	RK	29)，30)
松葉*1	日本	化学及血清療法研究所	GMK(3)，SK(60)，RK(6)	RK	29)，30)
TCRB19*1	日本	千葉県血清研究所	GMK(1)，BK(53)，RK(3)	RK	29)
RA27/3	全世界（日本を除く）	Merck, GSK, Sanofi Pasteur 等	HDCS(WI-38)(25)	HDCS(WI-38，MRC-5)	28)
HPV-77*	米国		GMK(77)，DE(5) GMK(77)，DK(12)	DE DK	25)，26)
Cendhill*	米国			RK	25)，27)
BRD-II	中国				

＊1　現在では該当ワクチン株を使用したワクチンは製造されていない.
＊2　GMK：アフリカミドリザル腎細胞，E：ニワトリ胚羊膜細胞，Q：ウズラ胚細胞，RT：ウサギ睾丸細胞，RK：ウサギ腎細胞，GPK：モルモット腎細胞，SK：ブタ腎細胞，BK：ウシ腎細胞，HDCS：ヒト 2 倍体細胞株，DE：アヒル腎細胞，DK：イヌ腎細胞.

ワクチンはシードロットシステムによって管理されたウイルス株を用いて製造される．松浦株はウズラ胚由来初代培養細胞，高橋株および TO-336 株はウサギ腎由来初代培養細胞に接種して増殖させる．得られたウイルス浮遊液に適当な安定剤（乳糖水和物，L-グルタミン酸ナトリウム，L-グルタミン酸カリウム等）が添加される．さらに遠心および濾過などによって細胞などが除去され，混合されて原液となる．原液は適当なウイルス濃度になるよう希釈されて（MR ワクチンの場合にはさらに適当に希釈された麻しんワクチン原液と混合され），最終バルクとなる．さらにバイアルに分注後，凍結乾燥され，最終製品が製造される．すべてのロットについて，生物学的製剤基準で各製造過程に設定された試験が製造業者によって行われるのに加え，原液ならびに最終製品について一部の試験が国家検定として実施され，すべてに合格したロットのみが出荷を認められる．使用時には添付の注射用水で溶解された後，接種される．ワクチン株が不活化されないように乾燥製剤は遮光冷蔵保存され，定められた期間内に使用，溶解後は速やかに使用されなくてはならない．

C. 接種法

1. 接種対象者と接種法

わが国では CRS の防止を主目的に，1977 年から風しんワクチンを女子中学生にのみ集団接種していた．しかし，流行の中心である小児が対象でなかったため，5 年おきに大流行があった．また接種率も約 70% のため，流行とともに CRS が発生していた．1994 年予防接種法改正時に，風疹の流行自体をなくし，それによって CRS をなくす目的で，対象を女子中学生から生後 12〜90 か月の幼児（男女）に変更された．そして過渡期となる生後 90 か月から中学生までの小児は中学生で集団接種から個別接種することにした．その結果，幼児の接種率は約 70% 以上になったが，中学生の接種率は約 30〜40% と以前より低くなった[32]．

しかし，2006 年からの MR ワクチンの接種開始によって，風しんワクチンの接種率自体は大きく改善した．MR ワクチン接種以前の大学生において風しんワクチン接種率を調査してみると，風しんワクチン接種率は麻しんワクチンより約 10% 低く，さらに男性は女性より約 20% も接種率が低かった[33]．MR ワクチン接種により風しんワクチン接種率は麻しんワクチンの接種レベルと同じとなり，また男女差もなくなった．風疹は麻疹より感染力が弱いため，接種率が約 85% 以上で集団予防できると考えられている．最近，1 期および 2 期の MR ワクチン接種率は 90% を超えている．

2. 禁　忌

予防接種不適当者は，①明らかな発熱を呈している者（37.5℃ 以上），②重篤な急性疾患にかかっていることが明らかな者，③予防接種の接種液の成分によってアナフィラキシーを呈したことがあることが明らかな者，④妊娠していることが明らかな者，⑤免疫機能に異常のある疾患を有する者および免疫抑制をきたす治療を受けている者である．

a. 風しんワクチン接種の注意点

風しんワクチンおよび風しん含有ワクチン（MR ワクチン）は生ワクチンであるので，理論上 CRS リスクがある．そのため接種後 2 か月間妊娠は避けなければいけない．添付文書上成人女性では，接種前 1 か月間避妊した後接種することが求められている.

b. **妊婦への誤接種，接種後妊娠判明例に対する対応**

風しんワクチンを妊婦に誤接種した場合，あるいは接種後2か月以内に妊娠が判明した場合でも，CRS児が出生する可能性は低く，人工中絶する必要はない．米国の疾病対策センター（CDC）は1971〜88年に妊娠中のワクチン接種登録を実施し，妊娠初期3半期に風しんワクチンを接種し出産まで至った321例を検討した．CRS例はなかったが，約1〜2%に不顕性胎児感染が認められた．その結果，CRSの95%リスク信頼区間は0〜1.2%で，最高の理論的リスクは1.6%であるとした[34]．その他，英国やドイツでも，それぞれ51例と194例の同様な検討からCRSは1例もなかった．もともと健康な新生児が先天的障害を持つリスクは3.5〜4.5%あり，最高理論的リスクの2倍以上高いことから，人工中絶する必要がないと考えられている．またブラジルにおける誤接種2000例以上の経験でも，CRSはなかった．しかし，3.5%は胎児感染し，そのうち11%は低出生体重児であったと報告されている[35]．

3. 効果判定

a. ワクチン接種基準の抗体価

厚労省研究班「風疹流行にともなう母児感染の予防対策構築に関する研究」（平原班）で接種基準が検討された．抗体陽性でも必ずしも再感染を防止できるとは限らず，再感染によってまれにCRS児を出産することもある[5-13]．CRS発生を防止するために，接種対象をHI抗体価16倍以下（陰性：8倍未満）と少し高めに勧告した[36]．さらに2009年に続いて2014年日本環境感染学会から「院内感染対策としてのワクチンガイドライン」が提出された[37]．それでは，原則として風しんワクチン2回接種が求められ，2回接種ができない場合HI抗体価16倍以下あるいはEIA-IgG抗体（デンカ生研キット）で8.0未満を接種対象とした．

一方，外国における風疹抗体価の接種基準について，1992年米国の臨床研究所規格委員会（NCCLS）は陽性カットオフ値を15 IU/mLから10 IU/mLに暫定的に下げた．そして，3年間の暫定期間中に問題のないことを確認した後，1995年にこれを正式に決定した[38]．またWHOの報告書や主要論文でも，10 IU/mLが防御抗体（protective antibody）として報告されている[39,40]．米国NCCLSは疫学的検討や報告をもとにカットオフ値を下げても大多数（vast majority）において罹患を防御できるとした[38]．わが国は，残念ながら多く利用されている検査会社のEIAはIU/mLで抗体価が示されていないが，10 IU/mLはHI抗体価で8倍未満に相当していた[41]．またさまざまな抗体測定法における基準値への読み替えについても報告されている[42]．わが国では抗体価では正確に再感染防止を予測できないことから，接種基準の抗体価が高く設定されている．しかし，抗体価によって再感染防止を予測するには限界のあることを理解すべきである．

b. 接種基準における問題

風疹HI抗体の陰性およびHI抗体価32倍以下の大学生200名に風しん単独ワクチンを接種し，接種1か月後と2年後に抗体を測定して抗体価の変動を検討すると，図18.8のように接種後抗体価は右へ移動したが，2年後再び左に移動した[43]．ワクチン接種後有意に抗体価が増加したものは，接種前HI抗体価8倍未満では98%，8倍では87%，16倍では67%，32倍では32%で，抗体価が高いとブースターがかかりにくいことを示した．各HI抗体価によるワクチン接種基準を設定し，接種2年後においてその基準を満足しない割合を検討すると，表18.4のようにHI抗体8倍未満は4%であったが，8倍以下で22%，16倍以下で43%，32倍以下では74%と，抗体価の基準を上げると不満足例が増加した[43]．また接種対象数は，HI抗体陰性（8倍未満）を基準にすると，HI抗体価8倍以下では1.5倍，16倍以下で2.5倍，32倍以下で4.7倍に増加した．つまり，わが国の接種基準では，接種1か月後に対象者の67%は有意な抗体上昇を認めたが，2年後には43%が再びHI抗体価16倍以下

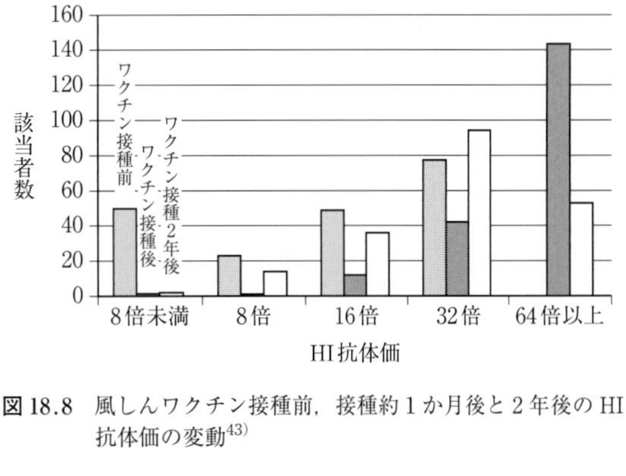

図18.8 風しんワクチン接種前，接種約1か月後と2年後のHI抗体価の変動[43]

表18.4 各ワクチン接種基準による接種後の基準不満足の割合[43]

接種基準（HI抗体価）	接種前対象者	接種後4〜6週	接種後2年
8倍未満	50例	1例（2.0%）	2例（4.0%）
8倍以下	73例	2例（2.7%）	16例（21.9%）
16倍以下	122例	14例（11.5%）	52例（42.6%）
32倍以下	200例	56例（28.0%）	147例（73.5%）

に低下していた．

c．細胞性免疫と再感染防止の関連

再感染防止には，血液中の特異血清抗体だけでなく，粘膜上の特異分泌型 IgA 抗体，細胞性免疫等が総合的に働く．しかし，特異分泌型 IgA 抗体や細胞性免疫の測定は困難なため，現在簡便な方法として抗体が免疫の有無についての判断基準として用いられている．

風疹に対する細胞性免疫（CMI）と抗体価を検討した報告では，抗体価と CMI には低い相関しかなかった[44-47]．すなわち抗体陽性で CMI 陰性や，逆に抗体陰性でも CMI 陽性があった．抗体と CMI のどちらも存在すれば再感染することはないと考えられる．抗体陰性で CMI だけがある場合，再感染防止できるか不明であるが，CMI によって早く抗体産生やキラー T 細胞による応答ができるため，再感染防止が可能かもしれない．しかし，抗体のみ陽性で CMI がない場合，抗体産生の半減期が数年の short-lived plasma cells が CMI 依存性であることから，長期間抗体産生を維持することが困難となるため，時間経過とともに抗体価が低下し再感染防止力も低下すると思われる．抗体陽性でも CMI 陰性が抗体陽性者における再感染の原因の一つであると示唆される．よって抗体測定のみでは再感染の予測は困難と考えられる．

風疹抗体 HI 16 倍以下を対象にワクチン接種すると，HI 抗体価は有意に増加したが，インターフェロン γ の releasing assay による IFN 値（CMI）は有意に増加しなかった[47]．また自然感染群（ワクチン接種歴なしで抗体陽性）とワクチン既接種群に分けると，接種前も自然感染群がワクチン既接種群より IFN 値が有意に高かった．またワクチン接種後も，自然感染群の IFN 値はワクチン既接種群接種後より有意に高かった．すなわち抗体価が同じでも，ワクチン接種後群は自然感染群に比して CMI が弱いことが判明した．

ワクチン接種歴のある抗体陰性者 7 例のうち 5 例（57%）は CMI 陽性であり，また 2 回目の接種後も 4/7 例は HI 抗体陰性のままであった．風しんワクチン接種後液性免疫や細胞性免疫の反応は Class1 HLA タイプと関連すると報告されている[48]．一部のタイプはどちらか一方しか応答せず，風しんワクチン接種後における宿主の免疫応答多様性を示している．これが風しんワクチンを数回以上接種しても抗体陽性とならない理由と思われる．次に風しんワクチンを 2 回接種以上で再感染を防止できるか検討すると，表 18.5 に示すように 2 回以上接種しても CMI 陽性とならない例は 1/4 もあること[47] から，2 回以上接種しても再感染はなくならないと考えられる．

4．副反応

接種後の健康状況の変化すべてを有害事象とし，ワクチンとの関連性が高いと考えられるものを副反応とする．しかし，明確に有害事象と副反応を区別することはできないので，ここでは副反応は有害事象を含む副反応として記載している．

a．風しん単独ワクチンの副反応

風しんワクチンの副反応は，発疹や蕁麻疹，発熱，接種部位の発赤や腫脹，リンパ節腫脹，関節痛等を認める．重大な副反応してはアナフィラキシー（0.1% 未満）や血小板減少性紫斑病（100 万人接種当たり 1 人）がある．

b．MR ワクチンの副反応

表 18.6 に示すように，副反応は MR ワクチンを風しん単独ワクチンに比較すると，局所反応，けいれん，蕁麻疹，発疹は若干増加するが同等であった[48]．MR ワクチンを麻しん単独ワクチンと比較すると，発

表 18.5　風しんワクチン 2 回以上接種後の免疫応答[47]

	2 回接種 28 例	3 回接種 3 例	計 31 例
抗体(＋)& CMI(＋)	11	2	13（42%）
抗体(＋)& CMI(－)	7	1	8（26%）
抗体(－)& CMI(＋)	6	0	6（19%）
抗体(－)& CMI(－)	0	0	0
その他	4	0	4（13%）

表 18.6　接種後の主な有害事象[48]

	対象者数（人）	発熱（%）	局所反応（%）	けいれん（%）	蕁麻疹（%）	発疹（%）	リンパ節腫脹（%）	関節痛（%）
平成 17（2005）年度麻疹	3850	23.0	2.9	0.4	3.3	9.8	—	—
平成 17（2005）年度風疹	4375	11.0	1.2	0.1	1.1	2.5	0.4	0.2
平成 23（2011）年度 MR 1 期	3683	16.8	2.5	0.4	2.4	4.3	0.5	0.0
平成 23（2011）年度 MR 2 期	2742	6.2	2.4	0.0	1.0	0.8	0.6	1.0
平成 23（2011）年度 MR 3 期	1324	2.0	1.4	—	0.4	—	0.4	0.8
平成 23（2011）年度 MR 4 期	750	1.5	1.1	—	0.3	0.2	0.4	0.8

麻しん，風しん，麻しん風しん混合（MR）ワクチン接種後の健康状況調査（予防接種後健康状況調査より）

表 18.7　接種後の主な有害事象[50]

MR ワクチン	発熱(%)	発疹(%)	腫脹(%)	発赤(%)
2回目の発現率	6.8	4.7	6.1	11.5
1回目の発現率	24.2	10.0	1.3	6.8

熱，発疹は減少するが，リンパ節腫脹や関節痛は増加した[49]．MR ワクチン 2 回接種では，2 回目の接種はすでに 1 回目の接種で免疫ができていることがほとんどなので，ワクチン株ウイルスの増殖が抑制される．そのため，その副反応の頻度は減少する．表 18.7 に示すように MR ワクチンの 2 回目の接種である MR2〜4 期は MR1 期に比較して，副反応は減少していた．

他の報告でも，2 回接種後の発熱の頻度は 1 回目の接種時より有意に 27.3%から 14.9%に（$P<0.05$），発疹の頻度も 12.2%から 6.8%に減少した（$P>0.05$）．一方，接種部位の発赤や腫脹は，それぞれ 7.3%から 10.8%，2.9%から 8.1%に増加した（$P>0.05$）[50]．

MR ワクチンの重篤な有害事象は非常に少ない．ワクチン分科会副反応検討部会における報告では，2013 年 4 月〜2014 年 10 月までの 1.5 年間（接種延べ人数 456 万人）で重篤な副反応は 0.001%と報告されている[49]．

D.　世界の状況

風しんワクチンを公的に実施している国は 2012 年時点で 132 か国あるが，未実施の国もあるため世界的には周期的な流行が続いている．WHO 推定では風疹の患者数は不明であるが，世界の CRS 数は年間 11 万人とされている．わが国の所属する西太平洋地域では，まだ定期接種でない国もあり，周期的な流行が続いている．2012 年開催の WHO 加盟国による世界保健総会において，2020 年までに世界 6 地域のうち 5 地域において風疹の排除を目標とすることが決められた．

WHO の 6 地域での流行状況

a.　西太平洋地域（Western Pacific Region：WPR）

2011 年現在，所属 29 か国中 24 か国（83%）で風しん含有ワクチンが定期接種されている．カンボジア，パプアニューギニア，ソロモン諸島，バヌアツ，ベトナムの 5 か国で定期接種されていない．2011 年ベトナムでは風疹の大流行とそれに伴う CRS の増加が報告され，そのウイルス遺伝子型は 2B であった[51]．

2011 年および 2012 年の風疹報告数からみると，人口 100 万当たり 10 例を超えている国はカンボジア，マレーシア，モンゴル，フィリピン，ベトナム，フィジーであった．2009 年ではあるが，中国は人口 100 万当たり 52.6 例と多かった．中国の流行ウイルス遺伝子型は 2001 年以降，1F や 2B から 1E に置き換わっている[52]．

b.　アメリカ地域（American Region：AMR）

35 か国すべての国で風しん含有ワクチンが定期接種されている．2009 年以降，地域的な流行も認められておらず，南北アメリカにおいて風疹排除の状態が維持されている．

c.　ヨーロッパ地域（European Region：EUR）

53 か国すべての国で，風しん含有ワクチンが定期接種されている．しかし，2012 年 34 か国から風疹と CRS の発生が報告された．そのほとんどは少ないが，ポーランドでは人口 100 万当たり 163.4 例，ルーマニアでは人口 100 万当たり 970.8 例の風疹の大きな流行が報告された[52]．

d.　東地中海地域（Eastern Mediterranean Region：EMR）

所属 21 か国中 15 か国（71%）で風しん含有ワクチンが定期接種されている．風疹排除を目標としている．

e.　南東アジア地域（South-East Asia Region：SEAR）

所属 11 か国中 4 か国（36%）でしか風しん含有ワクチンが定期接種されていない．風疹が流行していると思われるが，流行状況は不明である．

f.　アフリカ地域（African Region：AFR）

所属 46 か国中 2 か国（4%）でしか風しん含有ワクチンが定期接種されていない．風疹が流行していると思われるが，流行状況は不明である．

〔寺田喜平・森　嘉生〕

文　献

1) Maldonado Y：Rubella. Nelson Textbook of Pediatrics 16th ed.（ed. by Behrman RE, Kliegman RM, *et al*）, p951, Saunders, Philadelphia, 2000
2) Centers for Disease Control and Prevention：Rubella（German Measles, Three-Day Measles）About Rubella, Complications. https://www.cdc.gov/rubella/about/complications.html
3) Gotoff SP：Rubella. Infectious Diseases of Children 9th ed.（ed. by Krugmans S, Katz S, *et al*）, pp381-401, Mosby Year Book, St. Louis, 1992
4) Committee on Infectious Diseases, American Academy of Pediatrics：Rubella. 2003 Red Book, Report of the Committee on Infectious Diseases 26th ed., pp 536-541, American Academy of Pediatrics, 2003
5) Partridge JW, Flewett TH, *et al*：Congenital rubella affecting an infant whose mother had rubella antibodies

before conception. *BMJ* **282**：187-188, 1981
6) Braun C, Kampa D, *et al*：Congenital rubella syndrome despite repeated vaccination of the mother：a coincidence of vaccine failure with failure to vaccinate. *Acta Paediatr* **83**：674-677, 1994
7) Hornstein L, Levy U, *et al*：Clinical rubella with virus transmission to the fetus in a pregnant woman considered to be immune. *N Engl J Med* **319**：1415-1416, 1988
8) Best JM, Banatvala JE, *et al*：Fetal infection after maternal reinfection with rubella：criteria for defining reinfection. *BMJ* **299**：773-775, 1989
9) Gilbert J, Kudesia G：Fetal infection after maternal reinfection with rubella. *BMJ* **299**：1217, 1989
10) Weber B, Enders G, *et al*：Congenital rubella syndrome after maternal reinfection. *Infection* **21**：118-121, 1993
11) O'Shea S, Corbett KM, *et al*：Rubella reinfection；role of neutralising antibodies and cell-mediated immunity. *Clin Diagn Virol* **2**：349-358, 1994
12) Bullens D, Smets K, *et al*：Congenital rubella syndrome after maternal reinfection. *Clin Pediatr*（*Phila*）**39**：113-116, 2000
13) 牛田美幸，岡田隆滋，ほか：母体の再感染による先天性風疹症候群―自験例と日本における 23 症例の検討―．病原微生物検出情報 **21**：7, 2000
14) Hobman TC：Rubella virus. Fields Virology 6th ed.（ed. by Knipe DM, Howley PM, *et al*）, pp 687-711, Lippincott Williams & Wilkins, Philadelphia, 2013
15) WHO：Standardozation of the nomenclature for genetic characteristics of wild-type rubella viruses. *Wkly Epidemiol Rec* **80**：126-132, 2005
16) WHO：Rubella virus nomenclature update：2013. *Wkly Epidemiol Rec* **88**：337-343, 2013
17) http://idsc.nih.go.jp/iasr/27/314/graph/f3141j.gif
18) http://www0.nih.go.jp/niid/idsc/idwr/diseases/rubella/rubella2013/rube13-52.pdf
19) http://www.mhlw.go.jp/file/06-Seisakujouhou-10900000-Kenkoukyoku/0000041928.pdf
20) http://www.niid.go.jp/niid/images/epi/rubella/rubella_gl_150310.pdf
21) http://www.niid.go.jp/niid/images/idsc/disease/rubella/kannrenn/iryoukikann-taisaku.pdf
22) http://www.niid.go.jp/niid/images/idsc/disease/rubella/kannrenn/syokuba-taisaku.pdf
23) Cooper LZ, Krugman S：Diagnosis and management：congenital rubella. *Pediatrics* **37**：335-338, 1966.
24) Maldonado Y In：Priciples and practice of pediatric infectious diseases, 4th ed., p1115, Elsevier, 2003
25) Meyer HM, Parkman PD, *et al*：Attenuated rubella viruses：laboratory and clinical characteristics. *Am J Dis Child* **118**：155-165, 1969
26) Hilleman MR, Buynak EB, *et al*：Live attenuated rubella virus vaccines：experiences with duck embryo cell preparations. *Am J Dis Child* **118**：166-171, 1969
27) Prinzie A, Huygelen C, *et al*：Experimental live attenuated rubella virus vaccine. clinical evaluation of Cendehill strain. *Am J Dis Child* **118**：172-177, 1969
28) Plotkin SA, Farquhar JD, *et al*：Attenuation of RA27-3 rubella virus in WI-38 human diploid cells. *Am J Dis Child* **118**：178-185, 1969
29) Shishido A, Ohtawara M：Development of attenuated rubella virus vaccines in Japan. *Jpn J Med Sci Biol* **29**：227-253, 1976
30) Ohtawara M, Kobune F, *et al*：Inability of Japanese rubella vaccines to induce antibody response in rabbits is due to growth restriction at 39℃. *Arch Virol* **83**：217-227, 1985
31) Otsuki N, Abo H, *et al*：Elucidation of the full genetic information of Japanese rubella vaccines and the genetic changes associated with in vitro and in vivo vaccine virus phenotypes. *Vaccine* **29**：1863-1873, 2011
32) Terada K：Rubella and congenital rubella syndrome in Japan；epidemiological problems. *Jpn J Infect Dis* **56**：81-87, 2003
33) 寺田喜平，戸部和夫，ほか：岡山県の大学入学時における既往歴および接種歴調査と接種勧奨．小児科診療 **69**：439-444, 2006
34) CDC：Rubella vaccination during pregnancy-United States, 1971-1988. *MMWR* **5**：289-293, 1989
35) da Silva e Sá GR, Camacho LA, *et al*：Seroepidemiological profile of pregnant women after inadvertent rubella vaccination in the state of Rio de Janeiro, Brazil, 2001-2002. *Rev Panam Salud Publica* **19**：371-378, 2006
36) http://idsc.nih.go.jp/disease/rubella/rec200408rev3.pdf
37) 日本環境感染学会：院内感染対策としてのワクチンガイドライン第 2 版．日本環境感染学会誌 **29**：suppl.Ⅲ, 2014
38) Skendzel LP：Rubella immunity-defining the level of protective antibody-. *Am J Clin Pathol* **106**：170-174, 1996
39) Nardone A, Tischer A, *et al*：Comparison of rubella seroepidemiology in 17 countries：progress towards international disease control targets. *Bull World Health Organ* **86**：118-125, 2008
40) Amanna IJ, Carlson NE, *et al*：Duration of humoral immunity to common viral and vaccine antigens. *N Engl J Med* **357**：1903-1915, 2007
41) 寺田喜平，井上美佳，ほか：風疹 HI 法の抗体価は EIA 法でどのくらいか．感染症学雑誌 **83**：26-30, 2009
42) http://www.niid.go.jp/niid/images/idsc/disease/rubella/RubellaHI-EIAtiter_Ver2.pdf
43) 寺田喜平，赤池洋人，ほか：風疹 HI 抗体価別ワクチン接種ブースターの長期効果．感染症学雑誌 **88**：110-116, 2014
44) Allmendinger J, Pradies F, *et al*：Determination of rubella virus-specific cell-mediated immunity using IFN gamma-ELISpot. *J Med Virol* **82**：335-340, 2010
45) Tosh PK, Kennedy RB, *et al*：Correlation between rubella antibody levels and cytokine measures of cell-mediated immunity. *Viral Immunol* **22**：451-456, 2009
46) Chaye HH, Mauracher CA, *et al*：Cellular and humoral immune responses to rubella virus structural proteins E1, E2, and C. *J Clin Microbiol* **30**：2323-2329, 1992
47) Terada K, Itoh Y, *et al*：Rubella specific cell-mediated and humoral immunity following vaccination in college students with low antibody titers. *Vaccine* **33**：6093-6098, 2015
48) Ovsyannikova IG, Jacobson RM, *et al*：Relationship between HLA polymorphisms and gamma interferon and interleukin-10 cytokine production in healthy individuals after rubella vaccination. *Clin Vaccine Immunol* **14**：115-122, 2007
49) 岡部信彦，多屋馨子：麻疹・風疹．予防接種に関する Q&A 集．pp 97-99，日本ワクチン産業協会，2015
50) 寺田喜平，尾内一信，ほか：麻疹・風疹混合（MR）ワクチンの 2 回接種における安全性と有効性．感染症学雑誌 **82**：414-418, 2008
51) Tran DN, Nguyen TQN, *et al*：Epidemiology of rubella epidemic in Vietnam. *J Med Virol* **84**：705-710, 2012
52) 坂田真史，森　嘉生，ほか：風疹の海外状況（地域別流行状況，予防接種などの対応），*IASR* **34**：91-92, 2013

19 おたふくかぜワクチン

A. 疾患の概略

1. 臨床と診断

a. 臨床

おたふくかぜは通称である．発症すると両側の耳下腺が腫れ，お多福のようになることからきている．学問的にはムンプス（mumps）が用いられ，感染症発生動向調査では流行性耳下腺炎が用いられている．日本では平安時代から知られた感染症である．

ムンプスは，パラミクソウイルス科ルブラウイルス属に属するムンプスウイルス（mumps virus，正式な種名はムンプスルブラウイルス，*mumps rubulavirus*）による全身性ウイルス感染症である．感染したムンプスウイルスは上気道粘膜で増殖した後，所属リンパ節を通って血中に入り，ウイルス血症により唾液腺，中枢神経系，内耳等のムンプスウイルスに対する感受性が高い臓器に運ばれ，そこで増殖して症状が出現する．各臓器で増殖するムンプスウイルスの増殖スピードや増殖量により，感染した個々の臨床症状は異なっている．潜伏期間は通常16～18日，最大25日である．飛沫感染する．

臨床上の特徴は，2日間以上持続する有痛性の急性耳下腺腫脹である．物をかむときに下顎角部の痛みが増強する．ムンプスの顕性感染率は，1歳児では20%であり，年齢が高くなるにつれ上昇し4歳以降では90%と高率になり，全体では70%である（表19.1）[1]．

表19.1 年齢群別顕性感染率（上）と耳下腺腫脹期間（下）（文献1より改変）

年齢別ムンプス顕性感染率

年齢	顕性感染率	P 値
1	5/25(20%)	
2	16/28(57%)	0.00578
3	36/45(75%)	<0.0001
4	15/17(88%)	<0.0001
5	11/12(92%)	<0.0001

年齢群別の耳下腺腫脹期間

年齢群	例数	腫脹期間（日）
1～3	21	4.4±1.4
4～5	30	5.7±2.3*1
6～7	14	6.3±1.8*2
8～9	18	6.3±2.8*1
10～13	13	7.4±2.1*3

＊1：$P<0.05$，＊2：$P<0.01$，＊3：$P<0.001$

腫脹する唾液腺は耳下腺が一番多く，次いで顎下腺である．両側の耳下腺，顎下腺，舌下腺が一度に高度に腫脹すると顔面浮腫を発症する．多くの例では左右の耳下腺が相前後して腫脹するが，時に片側が腫脹した後6～9日して反対側が腫脹することがある．耳下腺腫脹期間は，年少児では4日間程度と短期間であり，年齢が高くなるほど腫脹期間が長くなり，10～13歳児では7日間程度である[2]．成人では耳下腺腫脹期間が数日間の短期間群と10日程度の長期間群の2群がある．長期間群はムンプス初感染，短期間群はムンプス再感染と推察されている．発熱は耳下腺腫脹が始まる頃に出現する．発症時の年齢が高いほど，発熱率が高くなる．発熱が持続するときは無菌性髄膜炎を合併している．

中枢神経系はムンプスウイルスに対する感受性が高い臓器である．ムンプスウイルスは脈絡膜叢を介して中枢神経系に感染する．症状がなくても，ムンプス発症者の50%に髄液細胞数の増多が認められる（表19.2）[3]．頭痛，発熱，嘔吐，項部硬直等の臨床症状（ムンプス髄膜炎）を呈するのは，ムンプス発症者の3～10%である．ムンプス髄膜炎の発症率は，ムンプス発症時の年齢が高くなるほど上昇する．ムンプス流行時には，唾液腺腫脹を伴わないムンプスウイルスによる無菌性髄膜炎を発症する例がある．ムンプス髄膜炎の予後は良好である．ムンプスウイルスによる脳炎は0.02～0.3%と頻度は低いが，予後の悪い合併症である．時に中脳水道の狭窄をきたし，水頭症を合併す

表19.2 ムンプス自然感染の症状とワクチンの副反応（文献3より改変）

症 状	自然感染	ワクチン
耳下腺炎	70%	～3%
無菌性髄膜炎		
細胞数増多	50%	不明
症候性	3%～10%	1/2000～1/20000
脳炎	0.02%～0.3%	きわめてまれ
難聴	1/400～1/1000	きわめてまれ
精巣炎		
いずれか	25%*2	ほとんどなし*1
両側	10%*2	ほとんどなし
乳腺炎	15～30%*2	ほとんどなし
卵巣炎	5%*2	ほとんどなし
膵炎	4%*2	ほとんどなし

第1三半期の妊婦が罹患すると27%は自然流産する
＊1：詳細な頻度は不明，＊2：思春期以降の頻度（小児ではまれ）

ることがある.

内耳でムンプスウイルスが増殖すると，難聴やめまいを合併する．ムンプス急性期の難聴は一過性のときもある．成人ではムンプス急性期の難聴発症率は1/100であり，永久的な難聴（ムンプス難聴）を後遺症として残したものは1/400である[4,5]．一方，小児では永久的な難聴の発症率は1/1000であり，ムンプス難聴もムンプス発症時の年齢が高いほど頻度が増加する．ムンプス難聴は急性高度感音性難聴であり，多くは片側であるが，時に両側が発症することもある．耳下腺腫脹4日前～腫脹後18日以内に発症する．

思春期以降の男性がムンプスを発症すると，いずれかの精巣が有痛性腫脹（精巣炎）する頻度は25%，両側の精巣炎を発症するのは10%である．精巣炎治癒後精巣は萎縮し，産生される精子の数は減少するが，不妊症になるのはまれである．ムンプス精巣炎とその後の精巣癌との関係については一定の見解が得られていない．思春期以降の女性がムンプスに罹患すると，10～15%に乳腺炎（症状は乳房痛），5%に卵巣炎（症状は腹痛）を合併し，時に甲状腺炎（症状は甲状腺の腫脹）を合併する．

腎臓もムンプスウイルスの感受性が高い臓器である．遠位尿細管上皮細胞でムンプスウイルスが増殖する．時に腎腫大を合併する．腹痛が強いときは膵炎の合併を考慮する．

第1三半期の妊婦がムンプスを発症すると27%で自然流産するが，ムンプスウイルスに特異的な先天奇形は認められていない[2]．第1三半期に流産しなかった場合は，奇形を合併せずに児を出生する．第2三半期以降に妊婦がムンプスに罹患しても，妊婦，胎児ともに特別な異常は認められない．なお，ムンプスウイルスは胎盤を通過する．

b. 診　断

急性耳下腺腫脹をきたす疾患として，ムンプス以外にも，反復性耳下腺炎，化膿性耳下腺炎，唾液腺石等があり，耳下腺腫脹と紛らわしい疾患として頸部リンパ節炎がある．ムンプスの診断には臨床診断とウイルス学的診断がある．感染症発生動向調査におけるムンプスの臨床診断基準は，①「片側ないし両側の耳下腺の突然の腫脹と2日以上の持続があり，ほかに耳下腺腫脹の原因がない」としている．ムンプス流行時に臨床診断基準①を満たした場合，おたふくかぜワクチン歴の有無にかかわらず，その原因の多くはムンプスである．なお，ムンプス非流行時に急性耳下腺腫脹を認めた場合，多くはムンプス以外が原因であり[6]，耳下腺腫脹期間も2日以内の短期間である．

ムンプスのウイルス学的診断方法として，①ウイルス分離，②ウイルス遺伝子の検出，③ムンプス特異的IgM抗体の検出，④ムンプス特異的IgG抗体の有意上昇（急性期および回復期（発症後1週間以上経過）の血清を用いる），がある．生きたウイルスを検出するウイルス分離は，ウイルス学的診断のゴールドスタンダードであるが，ウイルス分離やウイルス遺伝子の検出は保険の関係で，IgG抗体の有意上昇は回復期の血清が得られにくいことや保険の関係で，あまり使用されない．臨床の現場では，特異的IgM抗体の検出が，ウイルス学的診断によく用いられている．

ムンプスウイルス分離または遺伝子の検出に用いるサンプルとして優れているのは唾液である．ステンセン管開口部に綿棒を当てて採取する方法，口をあけさせて口にたまった唾液を綿棒で採取する方法等がある．採取した唾液は2mLの生理食塩水に再浮遊させ，4℃でサンプルを移送させる．長期間サンプルを保存するときは−70℃以下のディープフリーザーで保管する．唾液以外に咽頭ぬぐい液，尿からもムンプスウイルスは分離されるが，分離率は唾液よりも低率である．

ムンプス感染時では，耳下腺腫脹3日前の唾液からウイルスは分離され始め，耳下腺がほぼ同時に腫脹した症例では，腫脹後5日を経過するとウイルスは分離されなくなる．一方，片側の耳下腺腫脹後6～9日経過して反対側が腫脹した症例では，初めに耳下腺が腫脹したときも，遅れて腫脹したときも唾液からムンプスウイルスは分離される．

ムンプスにおける唾液腺腫脹には，感染したムンプスウイルスの増殖とそれに反応するリンパ球の唾液腺への浸潤が関係しており，耳下腺腫脹時期にかかわらず，耳下腺腫脹が始まると唾液からムンプスウイルスが分離され，腫脹のピーク以降ではムンプスウイルスが分離されなくなる．なお，発症早期の唾液からのウイルス分離率は，初感染例では80%，おたふくかぜワクチン接種例では初感染例の約1/2であり，分離ができる期間も短期間である（表19.3）.

ムンプス髄膜炎を合併すると，発症早期の髄液からムンプスウイルスが分離される．髄液の細胞数が増加するとウイルス分離率は低下する（表19.4）[3]．髄液の保存条件も唾液と同じである．ムンプスウイルスの分離にはVero細胞やLLC-MK2細胞が用いられる．

ムンプスウイルス遺伝子を検出する方法として，リバーストランスクリプターゼ-ポリメラーゼチェインリアクション（reverse transcription-polymerase chain reaction：RT-PCR）法，リアルタイムPCR法，およびLAMP（loop-mediated isothermal amplification）法の3種類がある．LAMP法は簡便で短時間にウイルス

表 19.3 ワクチン歴による病日ごとのウイルス分離率

病日	ウイルス分離率		P 値
	V 歴あり	V 歴なし	
0	20/48 (42%)	76/94 (81%)	<0.001
1〜2	13/33 (39%)	64/78 (82%)	<0.001
3〜6	2/16 (13%)	29/47 (62%)	<0.005

表 19.4 髄液の細胞数とムンプスウイルス分離[3)]*

細胞数(/cmm)	ウイルス分離		OR	P 値
	陽性	陰性		(χ 二乗検定)
<300	17	6	16.7	0.00856
≥300	1	6		

髄液からのウイルス分離率；<300/cmm 群：73.9%，≥300 群/cmm：14.3%
ウイルス分離陽性群の平均細胞数 =151±191/cmm，中央値 =104/cmm
ウイルス分離陰性群の平均細胞数 =317±226/cmm，中央値 =295/cmm
*：国立病院機構三重病院で臨床的にムンプス髄膜炎と診断した症例

遺伝子が検出される．LAMP 法では，増幅された遺伝子を制限酵素で切断することで，野生株かワクチン株か鑑別する方法が確立している．RT-PCR 法では，増幅された相補 DNA（cDNA）の塩基配列を読んで，株の同定や遺伝子型に基づく系統解析が可能になる．おたふくかぜワクチン接種後に髄膜炎や脳炎を発症した場合，髄液を採取し，地方衛生研究所や国立感染症研究所で行う行政検査に委託するか，あるいはワクチンメーカーに依頼すれば由来株の同定が可能である．おたふくかぜワクチンの安全性評価のためには由来株の同定は必須である．

ムンプス特異的 IgM 抗体の検出は臨床現場で広く行われている検査である．ムンプス初感染であっても，ムンプス発症早期では一部陰性の症例があるため 3 病日（発症日を 1 病日とする）以降に検査することが勧められている．なお，過去にワクチン接種歴がある場合のムンプス発症例では，多くが特異的 IgM 抗体は陰性である（表 19.5）[3)]．

わが国ではムンプス特異的 IgG 抗体の測定には，酵素免疫法（enzyme immunoassay：EIA）が用いられている．IgG 抗体の有意上昇とは，測定誤差以上の抗体価の上昇であり，EIA 法では 2 倍である．急性期の血清と，その血清から 1 週間以上経過した回復期の血清を用いて抗体価を測定する．なお，ワクチン接種歴のある場合のムンプス発症例では発症早期から IgG 抗体が上昇しており，急性期血清の EIA-IgG 抗体価が，≥16EIA 価または ≥25.6EIA 価ならばムンプスの可能性が高い．

表 19.5 急性耳下腺腫脹例におけるムンプス抗体の特徴と診断[3)]

既往歴	ワクチン歴	IgM 抗体	IgG 抗体	診断*1
なし	なし	+〜++	+	ムンプス初感染*1
なし	なし	−〜±	+++*2	ムンプス再感染*3
なし	なし	−	−〜+*2	ムンプス以外の原因
なし	あり	+〜++	+	PVF*2
なし	あり	−〜±	+++	SVF*3
なし	あり	−	+	ムンプス以外の原因
あり	なし	−	+	ムンプス以外の原因
あり	なし	−〜±	+++	ムンプス再感染*3

PVF：一次性ワクチン不全，SVF：二次性ワクチン不全
*1：ムンプス初感染，PVF の多くは急性期 IgM 抗体 ≥1.2 抗体指数，IgG 抗体 <16.0 EIA 価
*2：ムンプスの顕性感染率は 70% であり，不顕性感染例がムンプスを発症すると再感染パターンを示す
*3：ムンプス再感染，SVF の多くは急性期 IgM 抗体 <1.2 抗体指数，IgG 抗体 ≥16.0 EIA 価

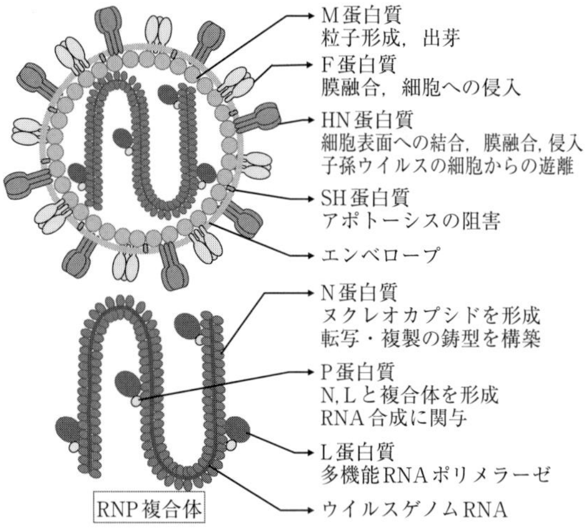

図 19.1 ムンプスウイルス粒子の構造

2. 病原体：形態，構造蛋白質，遺伝子，増殖様式

a. 形　態

おたふくかぜ（流行性耳下腺炎）の原因ウイルスはムンプスウイルスであり，モノネガウイルス目パラミクソウイルス科ルブラウイルス属に分類される．ウイルス粒子は，直径が 100〜600 nm（1 nm は 100 万分の 1 mm）の球形で，らせん構造をしたカプシドと，それを包み込む宿主細胞の細胞膜に由来した外被（エンベロープ）からなる（図 19.1）．

b. 構造蛋白質

カプシドは，ウイルスゲノムの本体である一本鎖 RNA と，その周りをらせん状に包むヌクレオカプシド（N）蛋白質，および，P（phospho）蛋白質と L（large）蛋白質から構成される複合体である．この複合体をリボ核蛋白質（ribonucleoprotein：RNP）複合体と呼び，この複合体がムンプスウイルスのゲノム複

製や転写の鋳型として働く[7].

ムンプスウイルスのエンベロープには3種類のエンベロープ蛋白質が存在する．エンベロープ外側の表面にはHN（hemagglutinin-neuraminidase）蛋白質とF（fusion）蛋白質の二つの膜蛋白質が多数突出しており，また，エンベロープの内部にはSH（small hydrophobic）蛋白質が存在する．さらに，エンベロープの内面はM（matrix）蛋白質によって裏打ちされている．HN蛋白質とF蛋白質は協働して，宿主細胞への結合と，膜融合を介した細胞内への侵入をつかさどる[8, 9]．また，HN蛋白質は，子孫ウイルスの宿主細胞からの放出にも関与する．宿主の液性免疫機構はこれらのエンベロープ蛋白質を認識して中和抗体を産生する．特にHN蛋白質は中和抗体の主要な標的抗原である[10, 11]．SH蛋白質の機能はよくわかっていないが，TNF-αによるアポトーシス誘導を阻害するという報告もある[12]．またSH蛋白質はムンプスウイルス蛋白質の中で最も分子量が小さく（57アミノ酸），SH蛋白質を発現しないウイルスが分離されることから，ウイルスの増殖に必須ではないと考えられている[13]．また，ゲノム上で塩基配列の多様性が最も高い領域であることから，その塩基配列情報に基づいた系統解析に用いられ，現在世界中でA～Nまで12の遺伝子型（E，Mは欠番）が報告されている[14]．一方で，中和抗原であるHNやF蛋白質のアミノ酸の多様性は限定的であるため，ムンプスウイルスは単一の血清型と考えられている．遺伝子型の同定は，ワクチンの副反応と自然感染との鑑別や，流行動態の解析，および感染ルートの特定等に有効な手段である．

c.　遺伝子

ムンプスウイルスのゲノムは1万5384塩基からなるマイナス極性の一本鎖RNAである．その構成は3′側から，リーダー配列，N，V/P/I，M，F，SH，HN，Lの各遺伝子，およびトレーラー配列，となっている（図19.2）．これらの遺伝子のうち，V/P/I遺伝子からはメッセンジャーRNA（mRNA）編集という機構によって3種類のV，P，およびI蛋白質が発現される．V蛋白質は宿主の抗ウイルス機構であるインターフェロンの産生を抑制する働きを持つ[15, 16]．I蛋白質の機能は不明である．P蛋白質は，NやL蛋白質と複合体を形成して，RNA合成酵素であるL蛋白質の機能を調節する．L蛋白質はムンプスウイルスのウイルス蛋白質の中で最も分子量が大きく（2262アミノ酸），転写，複製に関わるさまざまな酵素反応（開始，伸長，キャップ付加，ポリA付加，メチル化等）を担う．

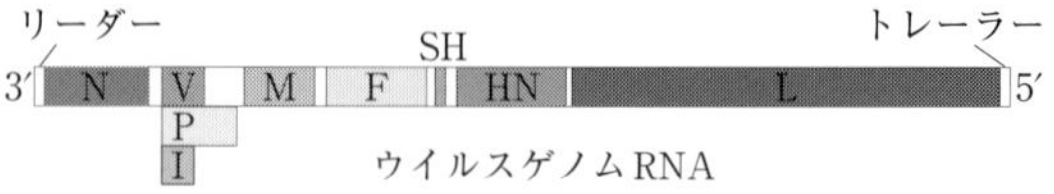

図19.2　ムンプスウイルスのゲノム構造

d.　増殖様式

ムンプスウイルスでは，エンベロープ表面に並ぶHN蛋白質が宿主細胞表面の糖鎖（シアル酸）に結合し，それに連動したF蛋白質の構造変化による膜融合を介して，ウイルス粒子内部のカプシド（RNP複合体）を宿主細胞内に放出する．ムンプスウイルスの一連の複製と転写はこのRNP複合体を鋳型として宿主の細胞質内で進行する．ウイルスゲノムの複製の行程は，まずマイナス鎖のゲノムRNAを鋳型として，プラス鎖RNAが合成され，さらにプラス鎖RNAを鋳型として大量のマイナス鎖ゲノムRNAが複製される．また，マイナス鎖ゲノムRNAを鋳型として，各遺伝子のmRNAが合成され，そこからウイルス蛋白質が翻訳される．各ウイルス蛋白質はそれぞれが異なるルートで細胞膜近傍に輸送され，宿主細胞の表面上でウイルス粒子を形成する．ムンプスウイルスの粒子形成過程はよくわかっていない部分もあるが，おおよそ以下のような過程をたどる．エンベロープ蛋白質であるHNやF蛋白質はトランス-ゴルジ網を介した輸送経路によって，細胞膜表面に運ばれる．一方，RNP複合体を形成するN, P, L蛋白質はゲノムRNAの合成と並行してゲノムRNAに絡みつき，RNP複合体を形成し，その後，宿主因子のRab11を介した微小管による輸送経路を利用して，細胞膜の直下に輸送される[17]．そこで細胞膜を裏打ちするように並んだM蛋白質を仲立ちとしてエンベロープ蛋白質とともに細胞表面から放出される（出芽）[18]．この出芽の過程にはM蛋白質が中心的な役割を担うと考えられている．

3.　疫学：日本の疫学，世界の疫学

ヒトからヒトに感染させる感染症の感染力を示す数字として，基本再生産数（R_0）（1人の感染者が感染させる未感染者の数）と集団免疫率（H）（その感染症の流行を阻止するために必要な集団の免疫率，ワクチン接種時に流行を阻止するために目標とする接種率）がある．基本再生産数が高い感染症ほど集団免疫率は高くなる．ムンプスはヒトだけに感染する感染症である．ムンプスにおける基本再生産数は7～10，集団免疫率は85～90%であり，麻疹，水痘に次ぐ感染力である．日本を含む温帯地方では冬～春にかけて流行する．日本の好発年齢は3～6歳である．

日本では，おたふくかぜワクチンは任意接種であるため，以前の接種率は30%と低率であった．低率であったときは感受性者が蓄積する4〜5年ごとに大きな流行が認められた．近年おたふくかぜワクチンの接種助成を行う市町村が増加したこと，保護者がおたふくかぜワクチンに前向きに取り組むようになってきたことから，接種率は以前よりも上昇している．接種率が上昇すると感受性者が蓄積するまでに期間を要するため，流行の間隔が延長し，発症者の年齢がいままでの好発年齢より，より高い年齢にシフトする．日本のムンプスの流行周期から2013/14年が流行時期であったが，2年遅れて2015年秋からムンプス患者数の増加が認められている．

第一次世界大戦頃までは，欧米ではムンプスは軍隊で罹患する感染症であった．第一次大戦後人口の増加と都市化に伴い，ムンプスは子どもの病気となった．第二次世界大戦後の1967年におたふくかぜワクチンが開発され，1回定期接種を行っている国では報告されるムンプス患者数が90%減少し，2回定期接種している国ではムンプス患者数が99%減少している[19]．現在欧米で話題になっているのは，おたふくかぜワクチンとしてJeryl-Lynn株を使用している国では，多くの人が2回接種を受けていても，大学生や高校生を中心にムンプスが時に流行することである．なお，多くの途上国では，おたふくかぜワクチンは定期接種になっておらず，ムンプスの流行が続いている．

4. 対　策

ムンプスでは，発症3日前からムンプスウイルスを排出していること，おたふくかぜワクチンの緊急接種の効果が劣ること等から，一度ムンプスの流行が始まると流行の抑制は困難である．ムンプスはワクチン予防可能疾患である．ワクチン予防可能疾患に対する感染症対策の基本はワクチン接種である．日本では任意接種であるため，医療関係者や感染症対策に関わる行政関係者は，保護者にムンプスにかかったときの重篤度とおたふくかぜワクチンの有効性および安全性を説明し，おたふくかぜワクチンの接種を推奨することが期待される．また，ムンプス流行時にはムンプス感受性者におたふくかぜワクチン接種を推奨し，接種率が高まれば，流行を早期に終息させることが可能である．ムンプス潜伏期におたふくかぜワクチンを接種しても問題はない．なお，国はおたふくかぜワクチンの有効性，安全性，医療経済性をタイムリーに評価し，有効性，安全性，医療経済性が認められるならば，定期接種化に前向きに取り組むべきである．

5. 治　療

ムンプスウイルスに対する特異的抗ウイルス剤はないので，対症療法となる．疼痛に対してはアセトアミノフェン等の鎮痛剤を使用する．ムンプス髄膜炎が疑われるときは，髄液を採取し減圧することで解熱することがある．発熱が持続するときに試みるべき方法である．急性期にムンプス難聴を発症したときは，突発性難聴に準じた治療が行われる．効果については不明である．ムンプス精巣炎は精巣の強い痛みを合併するため，鎮痛剤を使用する．精巣の冷却については，効果は不明である．

表19.6　主な生ワクチン緊急接種の効果（文献20より一部改変）

項　目	麻　疹	水　痘	風　疹	ムンプス
潜伏期間（日）	10〜14	14〜16	16〜18	16〜18
症状出現前の				
ウイルス排泄	あり	あり	あり	あり
ウイルス血症	一次/二次	一次/二次	一次/二次	一次/二次？
ワクチン後の免疫				
CMI出現(日頃)	7〜10	5〜13	10〜14	14
副反応出現(日)	7〜10	14〜	7〜14	18〜21
緊急接種	有効	有効	有効？*1	無効？*2
	72時間	3日	3日	

CMI: cell mediated immunity（細胞性免疫）
＊1：理論上は有効，＊2：家族内曝露当日では有効率57%

6. 予防とワクチンの役割

非特異的感染予防対策は，標準予防策に加えて飛沫感染予防策を行うことである．流水での手洗い，マスクの着用が基本である．ムンプス感受性者は，ムンプス患者から1.5 m以上離れることも大切である．

特異的感染予防対策はおたふくかぜワクチンの接種である．ムンプスの好発年齢である3〜6歳までにおたふくかぜワクチンを受けておきたい．おたふくかぜワクチンの接種歴がなく，ムンプス既往歴がない思春期以降の成人は，ムンプスを発症すると重篤になるリスクが高いので，気がついたときに受けておくことが大切である．なお，ムンプス患者と接触後に受けるおたふくかぜワクチンの緊急接種は，麻疹や水痘と比べると効果は劣っている（表19.6）[20]．その原因としておたふくかぜワクチンに使用されているワクチン株の，接種後における体内での増殖スピードが遅く，ワクチン接種によって誘導された免疫が，先に感染した野生株の増殖を抑制しきれないと推察されている．

B. ワクチンの製品と性状について

1. ワクチン開発の歴史

おたふくかぜワクチンの開発は1945年，米国のEndersらによって不活化ワクチンの検討から開始された[21]．しかし，不活化ワクチンでは免疫効果が不十分であったため，ワクチン開発の主流はウイルスの病原性を減弱させた弱毒生ワクチンへと転換した．現行のおたふくかぜワクチンはすべて弱毒生ワクチンである．ムンプスウイルスの弱毒化は通常，発育鶏卵や種々の培養細胞へ継代培養を繰り返す継代馴化によって行われる．これまでに世界中で10種類以上のワクチンが開発されてきた（表19.7）[22]．最初のおたふくかぜワクチンの実用化は1967年に米国でHillemannらによって開発されたジェリル・リン（Jeryl-Lynn）株である[23]．Jeryl-Lynn株は安全性に優れ，抗体誘導も良好であったため，以降この株が世界中で最も広く使用されることになる．その他，1966年に旧ソ連邦で開発が開始されたレニングラード3（Leningrad-3）株がある[24]．この株は後に，クロアチアでさらに改良され，レニングラード-ザグレブ（Leningrad-Zagreb）株として，東欧諸国，インド，モンゴル等で使用されている．

表19.7　これまでに開発されたムンプスワクチン株

株　名	遺伝子型	製造国	製造用細胞	備　考
Jeryl-Lynn	A	米国，英国	ニワトリ胚細胞	
RIT-4385	A	英国	ニワトリ胚細胞	JL株のメージャークローン
Rubini	A	スイス	MRC-5	過弱毒のため市場から撤退
占部-AM9	B	フランス	発育鶏卵	副反応のため英国から撤退
占部-AM9	B	日本	ニワトリ胚細胞	副反応のため市場から撤退
鳥居	B	日本	ニワトリ胚細胞	
星野-L32	B	日本	ニワトリ胚細胞	
宮原	B	日本	ニワトリ胚細胞	製造休止
NK-M46	B	日本	ニワトリ胚細胞	副反応のため製造中止
Leningrad-3	N	ロシア	ニワトリ胚細胞	水平感染
L-Zagreb	N	クロアチア	ウズラ胚細胞	水平感染
Sofia-6	不明	ブルガリア	モルモット腎	副反応のため市場から撤退
S-12	H	イラン	MRC-5	
BBM-18	H	スイス	MRC-5	S12株由来，効果不十分で撤退

おたふくかぜワクチンに関するファクトシート：H22.7.7版（国立感染症研究所）より加筆して引用．

表19.8　おたふくかぜワクチンと麻しんワクチンの継代数

ワクチン	株　名	親株からの継代数	平均継代数
おたふくかぜワクチン	星野-L32	22	22
	鳥居	29	
	宮原	30	
	占部-AM9	18/20	
	NK-M46	15	
	Jeryl-Lynn	17	
麻しんワクチン	AIK-C	95	132
	CAM-70	159	
	Schwarz FF8	201	
	TD97	74	

臨床とウイルス **36**：39-49, 2008より引用

日本国内で本格的な臨床研究が開始されたのは1972年のムンプスワクチン研究会の結成からである[25]．この臨床試験では阪大微研の占部Am9株，北里研究所（当時）の星野-L32株，武田薬品の鳥居株が検討され，1980年に占部株と星野株が国内で初めての製造承認を得[26, 27]，その翌年から任意接種が開始された．その後，1982年に鳥居株[28]，1989年に宮原株（化血研）[29]，1990年にはNK-M46株（千葉血清）が承認され[30]，計5種類もの国産ワクチンが上市された．しかし，1989年に定期接種化された国産の麻しんワクチン（AIK-C株，北里研究所），風しんワクチン（TO-336株，武田薬品）との3種混合（MMR）ワクチン（統一株MMRワクチン）に含まれていた占部株を原因とする無菌性髄膜炎の多発が問題となった[31]．一方で，阪大微研が麻しん，風しんワクチンを自社株で製造したMMRワクチン（自社株MMRワクチン）では同じ占部株を使用しているにもかかわらず無菌性髄膜炎の発生頻度が統一株MMRワクチンに比べて明らかに低いことや，統一株MMRワクチンの占部株に起因する二次感染が報告された[32, 33]．こうした事実を受け，さらなる調査の必要性があるとの理由から，1993年にMMRワクチンが中止され，占部株は市場から撤退した．それ以降，NK-M46株は副反応を理由に製造を中止し，宮原株は現在製造を休止している．2017年現在，国内で入手可能なおたふくかぜワクチンは，星野-L32株（北里第一三共ワクチン），および鳥居株の2製剤である．いずれも単味ワクチンとして任意接種されている．

2. ムンプスウイルスの特性

前述したように，ムンプスウイルスの弱毒化にはさまざまな培養細胞や卵での継代馴化法が広く用いられてきた．しかし，ムンプスウイルスは麻疹ウイルスや風疹ウイルスに比べて継代によって免疫原性を失いやすい特性があり（過弱毒化），それがワクチン開発を難しくしている一因である．たとえば，日本におけるおたふくかぜワクチン開発の先駆けとなった奥野らの研究においても，ワクチン候補株であったTowata株は過弱毒化のために実用化に至らなかった．また，スイス血清研究所によって開発されたRubini株はヒト二倍体細胞とニワトリ胚細胞への馴化によって作出されたが，過弱毒のため市場からの撤退を余儀なくされた．表19.8には，おたふくかぜワクチン株と麻しんワクチン株の継代数を示した．この表が示すとおり，

麻しんワクチン株の継代数に比べておたふくかぜワクチン株の継代数は平均で1/6であることがわかる．これは麻疹ウイルスに比べて，ムンプスウイルスが継代培養によっていかに弱毒化しやすいかを端的に示している．一方，統一株MMRに使用された占部株のように，弱毒化が不十分なワクチンでは無菌性髄膜炎が高頻度で発生することになり，おたふくかぜワクチンは安全性と有効性の両立が難しいワクチンであるといえる．

3. おたふくかぜワクチンの製造と品質管理

おたふくかぜワクチンの製造は，ワクチン株の継代馴化に使用された細胞や卵に種ウイルスを接種し，定められた条件下で培養した後の培養上清から調製される．生ワクチンの場合，ワクチンの性能（有効性と安全性）は種ウイルスの性状によって大きく規定されるため，種ウイルスの管理はシードロットシステムによって厳格に行われる．また，種ウイルスの変異を最小限にするために，生物学的製剤基準では製造承認を受けた元株（マスターシード）から定められた培養条件下で継代数5代以内でワクチンを製造することと定められている．また，製造されたワクチンウイルスの性状が変化していないことを担保するための試験として，サルにワクチンを投与して病原性を確認する弱毒確認試験，およびワクチンウイルスが細胞で増殖する際に形成されるプラークの大きさを過去のロットと比較するマーカー試験が実施される．

おたふくかぜワクチンのような生ワクチンでは，製造工程において不活化やゲル濾過のような外来性感染性因子を低減させる操作が加わらないため，原材料の段階から外来性感染性因子の混入をコントロールすることが重要になる．たとえば，ワクチンウイルス培養用の細胞基材としては特定の病原体に汚染されていない（Specific-Pathogen-Free：SPF）ニワトリに由来する卵から調製されたニワトリ胚細胞が広く使用されている．また，培養に用いるウシ血清やトリプシンについても，感染性因子の迷入リスクが低いものが用いられる．原材料の管理に加えて，製造されたワクチン液についても，さまざまな培養細胞や動物に接種することによって外来性因子の混入を否定するための外来性ウイルス等否定試験が行われる．

ワクチンの接種対象は健常人であるため，その品質管理には細心の注意が必要となる．そのために，一般薬とは異なり，製造されたすべてのロットについてメーカーと国とがダブルチェックで品質管理の試験を行う国家検定制度があり，ワクチン出荷の可否は国の責任で行われる．

4. おたふくかぜワクチンの剤型と用量

おたふくかぜワクチンは1人用をガラスのバイアルに小分け分注したものを凍結乾燥した凍結乾燥製剤である[34, 35]．製剤中にはウイルスの安定性を保つための保存安定材として乳糖等の糖類やソルビトールのような糖アルコール，およびグルタミン酸ナトリウム等のアミノ酸塩が加えられている．製剤の保存は遮光して5℃で行う．有効期間は製剤によって異なり，1年～1年6か月である．添付の溶剤（日本薬局方注射用水）を0.7 mL加えて溶解し，ここから0.5 mLを皮下接種する．1用量のワクチンに含まれるウイルス量（力価）は製剤によって異なるが，生物学的製剤基準では5000感染単位以上と定められている．

C. 接種法

1. 接種対象者と接種法

以前は，おたふくかぜワクチンの接種推奨年齢は，感染リスクが高くなる集団生活を送る前（幼稚園就園前：3～4歳）であった．しかし，おたふくかぜワクチンの副反応である耳下腺腫脹の発症率は1歳児が一番低く，接種時の年齢が上がるにつれ上昇する[3, 36]（表19.9, 19.10）．近年は安全性を考慮し，おたふくかぜワクチンの1回目接種は1歳児に接種することが推奨されている．

欧米ではおたふくかぜワクチンは2回接種が推奨されている．日本でも，おたふくかぜワクチン1回接種後の抗体価は低値であること，しかし，1回接種を受けていると幼稚園児の発症は少ないこと等から，日本小児科学会は小学校就学前に2回目の接種を推奨している．この年齢で2回目を接種すると効果的な二次免疫応答が認められている．

2. 禁　忌

おたふくかぜワクチンの接種禁忌者は，①重篤な急性疾患に罹患している者（回復後に接種），②先天性，後天性にかかわらず細胞性免疫が低下している者，③妊娠している者，④以前おたふくかぜワクチンを接種してアナフィラキシーを発症した者，である．なお，白血病児では水痘ワクチン接種基準を満たせば，おたふくかぜワクチンも安全に接種することが可能である．

卵アレルギー児への接種に関しては，おたふくかぜワクチンは生ワクチンであり，ニワトリ胚細胞（chick embryo cells：CEC）で増殖させて製造されるが，おたふくかぜワクチンに含まれるオボアルブミン

表 19.9　時期によるムンプスワクチン後の耳下腺腫脹例の検討（落合小児科）（文献 3 より一部改変）

年齢群		接種者	耳下腺腫脹			腫脹なし*	腫脹率*（%）	P 値
			野生株	V 株	陰性			
前半	1 歳	1641	4	6	6	1629	0.73	
	2〜3 歳	1102	9	8	7	1087	1.36	
	4〜6 歳	526	10	4	6	516	1.90	
	7〜10 歳	155	6	3	1	151	2.58	
合計		3424	29	21	20	3383	1.20	
後半	1 歳	1260	2	2	0	1258	0.16	
	2〜3 歳	187	0	0	2	185	1.07	
	4〜6 歳	106	0	0	0	106	0.00	
	7〜10 歳	24	0	0	0	24	0.00	
合計		1577	2	2	2	1573	0.25	0.001791

*：野生株分離例はワクチンによる腫脹なしとして計算，腫脹率は野生株による腫脹例を除いて計算（前半：〜2009.12，後半：2010.1〜2013.7）

表 19.10　おたふくかぜワクチン 1 回目接種後の耳下腺腫脹率（野生株分離例を除く）[36]

年齢群	接種者数	耳下腺腫脹	腫脹率	RR
1	3447	3	0.087	1.00
2	480	1	0.208	2.39
3〜5	844	4	0.474	5.45
6〜9	360	2	0.556	6.39
10〜19	205	2	0.976	11.21
20〜29	14	0	0.000	0.00
30〜39	27	0	0.000	0.00
40〜49	1	0	0.000	0.00
合計	5378	12	0.223	2.56

表 19.11　ムンプスワクチンの効果(三重県)[1]

場　所	発症率(%)		有効率(%)	P 値
	未接種群	接種群		
保育園				
K	64.7(33/51)*	6.5(2/31)	90.0	<0.0001
S	50.8(30/59)	10.6(5/47)	79.1	<0.0001
合計	57.3(63/110)	9.0(7/78)	84.3	<0.0001
小学校				
K	46.8(73/156)	8.0(14/176)	82.9	<0.0001
星野株		8.3(11/132)	82.3	
鳥居株		8.7(2/23)	81.4	
家庭	46.9(15/32)	10.3(4/39)	78.1	0.0006

*：発症率 = 発症者数/対象者数

濃度は 1 ng/mL 以下である．アナフィラキシーを誘発する蛋白質量は 1 µg（1000 ng）以上であるので，おたふくかぜワクチンに含まれる濃度では重篤な卵アレルギー児に接種しても，卵成分によるアナフィラキシーを誘発しない．

ガンマグロブリンの投与を受けた者に対しては，原則ガンマグロブリンに含まれるムンプス抗体が消失してから接種する．ガンマグロブリン中のムンプス抗体価は麻疹抗体価よりも低値であるが，麻しんワクチンの接種基準（ガンマグロブリン大量療法として 1000 mg/kg ならばガンマグロブリン投与後 6 か月以降）に準じて対応する．

3.　効果判定

ワクチンの効果を判定する方法の基本は，ある集団を，おたふくかぜワクチンを受けた群と偽薬（placebo）を受けた群（コントロール）の 2 群を作り，この集団でムンプスが流行したとき，おたふくかぜワクチンの受けた群の発症率（R_1）とコントロール群の発症率（R_2）から，おたふくかぜワクチンの有効率をみる方法である（有効率 $=(1-R_1/R_2)\times100$）．しかし，この方法はムンプス流行が大きかった時代の治験の段階の判定方法であり，おたふくかぜワクチンが市販され，ムンプスの流行規模が小さくなった時代には不適切である．

市販後のワクチンの効果をみる方法として，保育所，幼稚園，小学校等でムンプスの流行があったとき，ワクチンを受けていた群の発症率（R_1）とワクチンを受けていなかった群の発症率（R_2）から，おたふくかぜワクチンの有効率をみる方法がある．この方法で求めたときの日本のおたふくかぜワクチンの有効率は 80〜90% であり，星野株と鳥居株との間には有意な差は認められていない（表 19.11）[1]．なお，Jeryl-Lynn 株の市販後の有効率は，1 回接種では 78%（範囲 49〜92%），2 回接種では 88%（範囲 66〜95%）であり，ワクチン後の感染の原因は免疫の減衰である．

ムンプス流行規模がさらに小さくなると，保育所や幼稚園でムンプス流行を経験しなくなるため，流行時でのおたふくかぜワクチンの効果判定が困難となる．このときにワクチン効果の代替指標（surrogate marker）として使用されるのが抗体価である．おたふくかぜワクチン接種前，接種 4 週後以降の抗体価を

表 19.12　ムンプス抗体測定方法による抗体陽性値

方法	メーカー	単位	陰性	保留	陽性
NT		倍	<2	2	≧4
EIA	デンカ	EIA 価	<2.0	2.0〜4.0	≧4.0
	エンザイグノスト	倍	<250	250〜500	≧500
ELFA	バイダス	無名数	<0.35	0.35〜0.50	≧0.50
FIA	バイオ・ラッド	AI	<0.8	0.8〜1.1	≧1.1

NT：中和法，EIA：酵素免疫法，ELEA：酵素結合蛍光法，FIA：蛍光免疫測定法，AI：抗体指数(antibody index)

測定し，抗体価の上昇を調べる方法である．日本のおたふくかぜワクチンの初回接種および2回目の接種によって抗体価の有意上昇が認められている．初回接種の抗体陽転率は90〜95%である．

ムンプスにおいて，血清抗体を代替指標に用いるにあたって問題点が二つある．一つは国際標準血清がないことである．麻疹，風疹，水痘，A型肝炎，B型肝炎，パルボウイルス等では国際標準血清があり，欧米では抗体測定方法が異なっていても抗体価が国際単位で表示される．日本ではA型肝炎，B型肝炎で導入されているが，麻疹，風疹，水痘，パルボウイルスでは導入されていない．ムンプス抗体測定方法にも，中和法（neutralizing method：NT），酵素免疫法（enzyme immunoassay：EIA，デンカ生研とエンザイグノスト），酵素結合蛍光法（enzyme linked fluorescent assay：ELFA，バイダス），蛍光免疫測定法（fluorescent immunoassay：FIA，バイオ・ラッド）等があり，互換性が不明である（表19.12）．

二つ目の問題点は発症予防抗体価についてである．発症予防抗体価は，麻疹では120 mIU/mL，風疹では10 IU/mLとされているが，ムンプスでは発症予防抗体価が同定されていない．このため，各抗体測定方法のいずれの抗体価が発症予防であるか不明である．日本環境感染学会は測定方法にかかわらず，用いた測定方法で抗体が陽性であった場合発症予防効果があるとしている（表19.12）．なお，補体結合法（complement fixation：CF）および赤血球凝集抑制法（hemagglutination inhibition：HI）は感度が低く，免疫の有無を調べるために用いるのは不適切である．

4．副反応

おたふくかぜワクチンによる副反応の代表は，ワクチン接種後20日頃に認める急性耳下腺腫脹である．文献的には3%とされているが，日本のおたふくかぜワクチンの耳下腺腫脹率はこれよりも低率である（表19.9, 19.10）[3, 36]．しかも，ムンプスの流行規模が大きかったときには耳下腺腫脹率は1.2%と高かったが，公費助成等によりおたふくかぜワクチンの接種率

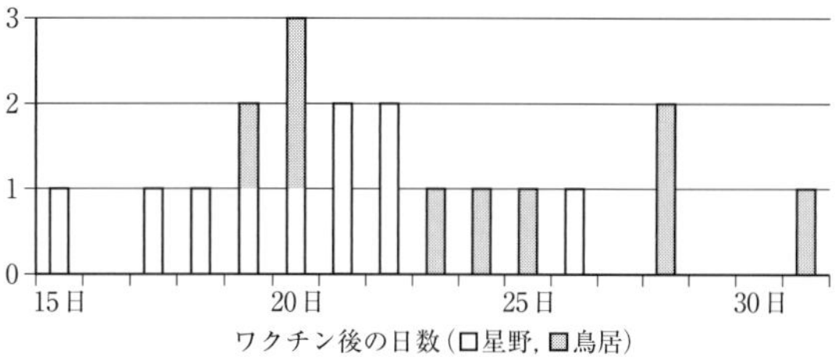

	データ数	平均値	不偏分散	標準偏差	標準誤差
鳥居	9.00	24.22	17.44	4.18	1.39
星野	10.00	20.10	9.43	3.07	0.97

$P = 0.02444$

図 19.3　株によるワクチン後の無菌性髄膜炎発症日（副反応報告制度）

が高まり，ムンプスの流行規模が小さくなった近年では耳下腺腫脹率はさらに0.22%に低下している．また，おたふくかぜワクチン接種後の耳下腺腫脹率は，1歳0.087%，2歳0.208%と，年齢が高くなるにつれ上昇する（表19.10）[36]．おたふくかぜワクチンは生ワクチンであり，病原性が減弱されているものの野生株の性質を残している．

おたふくかぜワクチン接種後に急性耳下腺腫脹を認めたときは，唾液を採取し，耳下腺腫脹の原因となったムンプスウイルスを分離し，由来株を同定することが大切である．ワクチン接種後15日以内ならば野生株，16〜18日ならば75%がワクチン株，19日以降ならばすべてワクチン株である．なお，ワクチン株が分離された例の多くは，腫脹は片側だけで，耳下腺腫脹期間も2日以内と短期間である．

2番目のおたふくかぜワクチンの副反応は無菌性髄膜炎である．おたふくかぜワクチン接種後15〜31日後（中央値21日後）に発症するが，株により発症時期が異なっている（図19.3）．星野株は接種後15〜26日（中央値20.5日），鳥居株は接種後19〜31日（中央値24日）と，鳥居株の方が，症状出現時期が遅くなっている．おたふくかぜワクチン接種後に無菌性髄膜炎が疑われた場合，髄液を採取し由来株を同定することが，おたふくかぜワクチンの安全性評価のために大切である．由来株の同定は国や自治体が行う行政検査，もしくはメーカーに依頼する．髄液の保存は，唾液と同様に短期間ならば4℃で，長期間ならば−70℃以下のデイープフリーザーに保管する．特にムンプス流行時には野生株による無菌性髄膜炎が，エンテロウイルス流行時にはエンテロウイルスによる無菌性髄膜炎が紛れ込む危険性がある．なお，おたふくかぜワクチンによる無菌性髄膜炎も，接種時の年齢が高くなるほど発症率が高くなる（表19.13）[37]．無菌性髄膜炎は予後良好である．

おたふくかぜワクチンで問題となるのは，株により

表 19.13　三重県における接種者の年齢構成から推測される無菌性髄膜炎発症リスク(平成 25 年 4 月～平成 26 年 7 月の副作用報告)[37)]

年　齢	副反応報告	接種者数	出庫数	発症	OR
	髄膜炎	三重県	全国	10 万接種	
1	2	850	1566105	0.13	1.00
2～3	2	243	447722	0.45	3.50
4～6	3	144	265317	1.13	8.85
7～9	1	56	103179	0.97	7.59
10～19	9	73	134501	6.69	52.40
20～29	1	2	3685	27.14	212.50
30～39	2	5	9212	21.71	170.00
40～49	1	1	1842	54.27	425.00
合　計	21	1374	2531563	0.83	6.50

無菌性髄膜炎の発症率が異なることである（表 19.14）．発症率が一番高かったのは，日本で 1989 年から始まった麻しん・おたふくかぜ・風しん三種混合（measles-mumps-rubella：MMR）ワクチンに使われたおたふくかぜワクチン占部-統一株である．髄膜炎の発症率が 1/500～1/900 接種と，予想以上に高かったため，日本の MMR ワクチンは 1993 年に接種中止となった．このときの総括で，おたふくかぜワクチンの定期接種化を目指すには「より安全性の高いワクチン株の導入」を考慮することとなった．

現在，わが国で使用されている星野株および鳥居株の無菌性髄膜炎発症率は 1/2000～1/20000 接種である．しかし，この頻度は 2000 年代の野生株が流行していたときの頻度である．2013 年に予防接種法が改正され，任意接種でも入院を要するような副反応が出現した場合，全数を医薬品医療機器総合機構（Pharmaceuticals and Medical Devices Agency：PMDA）に届け出ることになっている．おたふくかぜワクチン接種後の無菌性髄膜炎は入院加療を要する副反応である．全数が届けられていると仮定すると，出庫数から計算される無菌性髄膜炎の発症頻度は 0.83/100000 接種である（表 19.12）．しかも，三重県で接種されている年齢構成で日本中が接種されていると仮定すると，1 歳児の無菌性髄膜炎の発症頻度は 0.13/100000 に低下する．

世界で一番無菌性髄膜炎の発症頻度が低いのは，欧米で広く使用されている Jeryl-Lynn 株であり，その頻度は 0.1/100000 である．1993 年の総括で書かれた「より安全性の高いワクチン株の導入」は，Jeryl-Lynn 系の株（Jeryl-Lynn 株と RIT-4385 株）の導入を想定したものである．しかし，2013 年からの PMDA のデータでは，日本のワクチン株を 1 歳に接種したときの無菌性髄膜炎の頻度は，Jeryl-Lynn 系の株と同等である．この結果から，日本のワクチン

表 19.14　ムンプスワクチン株による有効性と安全性

株	有効性	無菌性髄膜炎発症率(/接種)
Jeryl-Lynn 株*1	有効率：1 回接種 49～92% 2 回接種 66～95% 2 回接種でも outbreak あり	1/1000000
Leningrad-Zagreb 株*2		1/2000～20000
占部-Sanofi 株*3	有効率：1 回接種 70～85%	1/20000～60000
占部-微研株		1/20000～60000
占部-統一株		1/500～900
星野株	有効率：1 回接種 80～90%	1/2000～20000
鳥居株	有効率：1 回接種 80～90%	1/2000～20000

＊1：Jeryl-Lynn 株は 2 種類の株が 5：1 で混ざった mixpopulation であり，優位株を単離したのが RIT-4385 株である．
＊2：Leningrad-Zagreb 株は旧ユーゴスラビアで開発された株で東ヨーロッパで使用されている．この株はインド血清研究所でも製造し，途上国向けに輸出されている．
＊3：占部-Sanofi 株，占部-微研株，占部-統一株はワクチン製造過程の継代方法が異なっている．

株はムンプス流行規模の縮小という時代背景によって，より安全性が高まっていると推察される．

その他の副反応として，おたふくかぜワクチンによる脳炎，ワクチン後の難聴および精巣炎はきわめてまれである．

D.　世界の状況

世界の先進国では，おたふくかぜワクチンは MMR ワクチンとして定期接種が行われている．経済協力開発機構（Organization for Economic Co-operation and Development：OECD）加盟 34 か国のうち，おたふくかぜワクチンが定期接種になっていない国は日本だけである．欧米の多くの国やオセアニアでは Jeryl-Lynn 系の株を用いた 2 回接種が行われている．ロシアでは Leningrad-3 株を用いて，東ヨーロッパの各国は Leningrad-Zagreb 株を用いて定期接種を行っている．

途上国の多くは，麻しんワクチンは定期接種となっているが，おたふくかぜワクチンや風しんワクチンは定期接種となっていない．インド血清研究所は Leningrad-Zagreb 株を用いたおたふくかぜワクチンを製造して途上国に輸出している．フランスのサノフィは，安全性は Jeryl-Lynn 株よりも劣るが，有効性が Jeryl-Lynn 株よりも優れている Urabe-Sanofi 株を用いた MMR ワクチンを製造し，途上国向けに

輸出している（表19.14）．なお，占部-統一株，占部-Sanofi株，占部-微研株については，ワクチンに用いる種ウイルスは同じ株であるが，ワクチン製造までの継代方法は異なっている．

WHOは，麻疹排除を目指しており，次のターゲットは風疹であるが，いまのところムンプスの排除を目指していない．ムンプスの排除を目指すならば，Jeryl-Lynn株よりも免疫原性に優れた株を用いる必要がある．　〔**庵原俊昭・木所　稔**〕

文　献

1) 庵原俊昭，落合　仁：ムンプスワクチン；定期接種化への流れ．臨床とウイルス **42**：174-182, 2014
2) 庵原俊昭，落合　仁：年齢によるムンプス臨床像の相違．小児科 **43**：217-222, 2002
3) 庵原俊昭：ムンプス．小児科 **54**：1753-1760, 2013
4) Vuori M, Lahikainen EA, *et al*：A study of 298 servicemen suffering from mumps. *Acta Otolaryngol* **55**：231-236, 1962
5) Hashimoto H, Fujioka M, *et al*：An office-based prospective study of deafness of mumps. *Pediatr Infect Dis J* **28**：173-175, 2009
6) 落合　仁，庵原俊昭，ほか：ムンプス流行時期による星野株接種後30日以内の急性耳下腺腫脹例の検討．小児科臨床 **61**：805-809, 2008
7) Whelan, SP, Barr JN, *et al*：Transcription and replication of nonsegmented negative-strand RNA viruses. *Curr Top Microbiol Immunol* **283**：61-119, 2004
8) Tanabayashi, K, Takeuchi K, *et al*：Identification of an amino acid that defines the fusogenicity of mumps virus. *J Virol* **67**：2928-2931, 1993
9) Waxham MN, Server AC, *et al*：Cloning and sequencing of the mumps virus fusion protein gene. *Virology* **159**：381-388, 1987
10) Orvell C, Alsheikhly AR, *et al*：Characterization of genotype-specific epitopes of the HN protein of mumps virus. *J Gen Virol* **78**：3187-3193, 1997
11) Kövamees J, Rydbeck R, *et al*：Hemagglutinin-neuraminidase（HN）amino acid alterations in neutralization escape mutants of Kilham mumps virus. *Virus Res* **17**：119-129, 1990
12) Wilson RL, Fuentes SM, *et al*：Function of small hydrophobic proteins of paramyxovirus. *J Virol* **80**：1700-1709, 2006
13) Takeuchi K, Tanabayashi K, *et al*：The mumps virus SH protein is a membrane protein and not essential for virus growth. *Virology* **225**：156-162, 1996
14) WHO：Mumps virus nomenclature update：2012. *Wkly Epidemiol Rec* **87**：217-224, 2012
15) Kubota T, Yokosawa N, *et al*：Mumps virus V protein antagonizes interferon without the complete degradation of STAT1. *J Virol* **79**：4451-4459, 2005
16) Nishio M, Garcin D, *et al*：The carboxyl segment of the mumps virus V protein associates with Stat proteins in vitro via a tryptophan-rich motif. *Virology* **300**：92-99, 2002
17) Katoh H, Nakatsu Y, *et al*：Mumps virus is released from the apical surface of polarized epithelial cells, and the release is facilitated by a Rab11-mediated transport system. *J Virol* **89**：12026-12034, 2015
18) Li M, Schmitt PT, *et al*：Mumps virus matrix, fusion, and nucleocapsid proteins cooperate for efficient production of virus-like particles. *J Virol* **83**：7261-7272, 2009
19) Galazka AM, Robertson SE, *et al*：Mumps and mumps vaccine：a global review. *Bull World Health Organ* **77**：3-14, 1999
20) 庵原俊昭：麻疹，風疹，水痘，ムンプスの患者に接触したときの感染予防措置はどうすればよいですか．小児内科 **43**：s559-561, 2011
21) Enders JF, Kane LW, *et al*：Immunity in mumps：I. Experiments with monkeys（*Macacus Mulatta*）. the development of complement-fixing antibody following infection and experiments on immunization by means of inactivated virus and convalescent human serum. *J Exp Med* **81**：93-117, 1945
22) Bonnet MC, Dutta A, *et al*：Mumps vaccine virus strains and aseptic meningitis. *Vaccine* **24**：7037-7045, 2006
23) Buynak EB, Hilleman MR：Live attenuated mumps virus vaccine. 1. Vaccine development. *Proc Soc Exp Biol Med* **123**：768-775, 1966
24) Smorodintsev AA, Luzianina TY, *et al*：Data on the efficiency of live mumps vaccine from chick embryo cell cultures. *Acta Virol* **9**：240-247, 1965
25) 宍戸　亮：おたふくかぜワクチンと開発の経緯．臨床とウイルス **8**：249-257, 1980
26) Yamanishi K, Takahashi M, *et al*：Studies on live mumps virus vaccine. Ⅲ. Evaluation of newly developed live mumps virus vaccine. *Biken J* **13**：157-161, 1970
27) Sasaki K, Higashihara M, *et al*：Studies on the development of a live attenuated mumps virus vaccine. I. Attenuation of the Hoshino 'wild' strain of mumps virus. *Kitasato Arch Exp Med* **49**：43-52, 1976
28) 星野正雄，西光正彰，ほか：弱毒ムンプスウイルス鳥居株（武田）の開発に関する研究 .I ムンプスワクチン株（鳥居株）の開発とその生物学的性状の解析．臨床とウイルス **9**：323-330, 1981
29) 吉川ひとみ，江藤　晶，ほか：弱毒おたふくかぜ宮原株ワクチン（化血研）の開発に関する研究．I. 弱毒おたふくかぜ宮原株ワクチン（化血研）の生物学的性状．臨床とウイルス **12**：200-206, 1984
30) 斉加志津子，木所　稔，ほか：弱毒おたふくかぜワクチン（千葉血清）の開発に関する研究．I. NK-M46株の開発とその生物学的性状．臨床とウイルス **13**：367-375, 1985
31) 植田浩司，宮崎千明，ほか：乾燥弱毒生麻しんおたふくかぜ風しん混合（MMR）ワクチン（統一株）接種後の副反応調査：前方視的調査．臨床とウイルス **21**：241-246, 1993
32) 木村三木夫，堺　春美，ほか：わが国における自社株および統一株MMRワクチンに関する研究．臨床とウイルス **23**：314-340, 1995
33) Sawada H, Yano S, *et al*：Transmission of Urabe mumps vaccine between siblings. *Lancet* **342**：371, 1993. WHO："Mumps virus vaccines". WHO position paper. *Wkly Epidemiol Rec* **82**：50-59, 2007
34) 星野株おたふくかぜワクチン添付文書．医薬品医療機器総合機構 HP19．http://www.pmda.go.jp/
35) 鳥居株おたふくかぜワクチン添付文書．医薬品医療機器総合機構 HP21．http://www.pmda.go.jp/
36) 庵原俊昭，二井立恵，ほか：三重県におけるムンプスワクチンの安全性調査〜第一報：2014年〜．三重県小児科医会会報 **97**：24-26, 2015
37) 庵原俊昭，落合　仁：おたふくかぜワクチンの効果と副反応：2回接種の必要性．日本小児科医会会報 **49**：55-60, 2015

20 水痘ワクチン

A. 疾患の概略

1. 臨床と診断

a. 感染発症病態

水痘ウイルス（varicella zoster virus：VZV）を含む水痘患者の気道分泌物，あるいは水疱内容が感受性者の気道粘膜，眼結膜から侵入し感染が成立する．水疱内容中の感染性ウイルス粒子による接触感染もあるが，水痘は麻疹，結核とならび空気感染する代表的な感染性病原体である．感染力は強く，家族内で曝露を受けた際の二次感染の発症率は61～100%とされている．一方VZVの再活性化に伴い発症する帯状疱疹は，水痘に比べ約1/5程度の感染力とされている．

水痘の感染病態は下記のように二つの仮説が提唱されている（図20.1）．Fennerが行ったマウスポックスウイルスの感染実験を基盤とした仮説では，上気道から侵入したVZVは局所のリンパ節で増殖した後，血中に入り第一次ウイルス血症を起こす．その後，肝臓，脾臓等の網内系でさらに増殖し再び血中に入り第二次ウイルス血症を形成．第二次ウイルス血症により皮膚に到達したウイルスがそこで増殖し水疱を形成し，その後ウイルスは水疱部の知覚神経終末から求心性に上行，あるいは血中から直接脊髄後根神経節へ到達し潜伏感染すると考えられている．この仮説を裏づけるように，水痘家族内感染の二次症例の解析で，潜伏期の後半，発症の数日前の血液からVZVが検出されている．

一方，ArvinらがSCIDhuマウスモデル（免疫不全マウスにヒトの臓器や細胞を移植）を使って，皮膚やリンパ球等におけるVZVの増殖動態を解析し異なる仮説を提唱している[1]．それによると，VZVは気道上皮に隣接した扁桃腺内に多く存在する活性化CD4陽性メモリーT細胞に効率的に感染し，その後VZV感染T細胞が速やかに皮膚へ運ばれ上皮細胞へ感染すると推測されている．皮膚局所に到達したVZVは，そこで宿主免疫反応に抵抗しながら新たなウイルス粒子を形成し，皮膚での水疱形成を引き起こす．

b. 臨床症状

感染後14日間の潜伏期間を経て発症する．皮疹は紅斑から始まり丘疹，水疱と進み，さらに膿疱を形成した後に痂皮化し治癒する．さまざまな皮疹が混在するのが特徴で，躯幹に多く四肢に少ない．有髪頭部にも皮疹が認められるのが特徴である．発熱を伴う場合もあるがその際も高熱を伴うことは少ない．家族内二次感染例では，一般に発端者（index case）より重症化し皮疹数は約2倍に達するとされている．合併症としては，皮疹部における細菌の二次感染が最も多い．

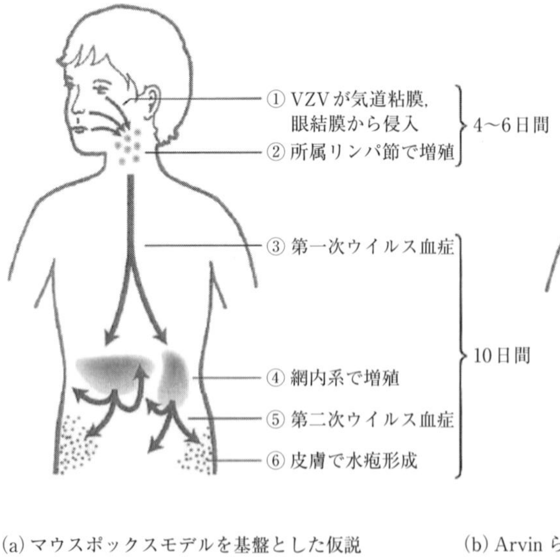

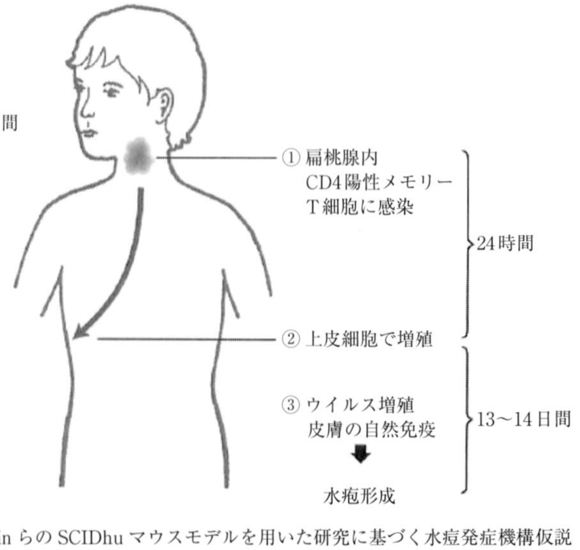

図20.1 水痘の発症病理仮説

黄色ブドウ球菌，溶連菌が主要な菌である．頻度は低いものの，水痘に引き続き劇症型溶連菌感染症を合併する場合もある．臨床的には，水痘の皮疹が痂皮化してから再び発熱する，四肢の疼痛を訴えるような場合に本合併症を考慮する．中枢神経系合併症としては，髄膜脳炎や急性小脳失調症さらに血管炎に伴う脳梗塞等がある．典型的なものは急性小脳失調症で，これはヘルペス脳炎と異なりいわゆる二次性脳炎であり，経過は一過性で予後も良好である．その他，肺炎，肝炎を合併することがあるが，小児例ではまれであり，成人の水痘患者の場合に注意が必要である．新生児，成人，妊婦，免疫抑制状態にある患者（白血病患者，臓器移植後患者，先天性免疫不全患者）等で水痘は重症化し，特に免疫抑制状態にある患者においては致死的な経過をたどることがある．

加齢や免疫抑制療法に伴い宿主の VZV 特異的細胞性免疫能が低下することにより，知覚神経節に潜伏感染していた VZV が再活性化し帯状疱疹を起こす．皮疹出現の 2〜3 日前から罹患デルマトームの違和感，疼痛等の前駆症状がみられることが多い．前駆症状に引き続き，免疫正常者であれば一般に単一デルマトームに一致し，体の片側に典型的な皮疹を生じる（皮疹は正中線を越えない）．このような患者においても，PCR（polymerase chain reaction）法で血中から VZV DNA が検出されるが，免疫不全宿主では VZV のウイルス血症が起こりウイルスは全身に散布される．その結果皮疹はデルマトームに限局せず汎発化し，disseminated zoster となる．このような患者では肝炎等重篤な臓器障害を伴い，時に致死的な経過をとることもある．

帯状疱疹の急性期，回復期には罹患部の疼痛が大きな問題となる．特に問題となる帯状疱疹後神経痛は，患者の年齢と発生頻度に関連性がある．40 歳以下の年齢では発生率が低く，50 歳以上になると発生頻度が上昇する．VZV の再活性化は皮疹を伴わないこともあり，その場合 zoster sin herpete と呼ばれる．

VZV の再活性化に伴う耳鼻科的合併症として，Ramsay Hunt 症候群がある．顔面神経の膝神経節に潜伏感染したウイルスが再活性化により，顔面神経麻痺と耳介の発赤・水疱形成や耳痛，難聴，めまい等を合併する．また，眼科的合併症として，急性壊死性網膜炎も VZV 再活性化が主要な原因の一つである．

c. 診　断

診断は臨床経過と周囲の流行状況，患児の既往ならびにワクチン接種歴を聴取することで可能である．免疫不全宿主における非典型的な臨床経過の場合には，ウイルス学的検査が必要になることもある．また，水痘ワクチン定期接種化に伴い今後ワクチン接種後罹患者数が増加すると，そのような患者においては皮疹がきわめて軽症となるため診断に苦慮する場合が増えると予想される．麻疹と同様，今後水痘においてもウイルス学的診断法の重要性は増すと考えられる[2]．

ウイルス学的検査としては，皮疹部からのウイルス分離，ペア血清での有意な抗体上昇により診断は確定する．ウイルス分離には，ヒト 2 倍体細胞を用いる．抗体測定法には間接蛍光抗体法，酵素免疫測定法，免疫粘着赤血球凝集反応法，中和抗体法等がある．単一血清での IgM 抗体陽性，ペア血清での抗体陽転あるいは有意な抗体価上昇で診断する．また，水疱内容の塗抹標本を，VZV 単クローン抗体を使って間接蛍光抗体法により検出する方法（Tzanck テスト）が確立されている．水疱性疾患の鑑別診断には有用であるが，実際には操作の煩雑性もあり広く一般には実施されていない．PCR 法あるいは LAMP（loop mediated isothermal amplification）法といった分子生物学的診断法は，高感度で特異性も高いため臨床現場での迅速なウイルス学的診断法として有用性が高い．水疱部のぬぐい液，痂皮等から DNA を抽出し，前記のような分子生物学的診断法で診断可能である．さらに，これら分子生物学的診断法は，遺伝子レベルでの野生株とワクチン株の鑑別が可能で，ワクチン接種者に認められた帯状疱疹様皮疹の診断時には大切な検査となる[3]．

水痘患者と接触した際に，ワクチンの緊急接種対象となるかどうか（水痘感染の既往があるか否かによって決まる）を速やかに決めなければならない．そのような場合には血清診断では間に合わないため，水痘ウイルス皮内抗原液を使用して皮膚の遅延型過敏反応で判定する．24〜48 時間で判定可能である．発赤径が 5 mm 以上の場合を陽性と判定する．

2. 病原体：形態，構造蛋白質，遺伝子，増殖様式

VZV は，ヘルペスウイルス科 α ヘルペス亜科に属する DNA ウイルスである．

線状二本鎖 DNA（約 125-kbp）をウイルスゲノムとしてウイルス粒子内に持ち，71 の ORF（open reading frame）をコードしている．そのゲノムは，UL（unique long）と US（unique short）からなり，おのおのの両端に TRL（terminal repeat long）と IRL（internal repeat long），TRS（terminal repeat short）と IRS（internal repeat short）の繰返し領域を持つ．TRL と IRL，TRS と IRS は同じ塩基配列で構成されており，反転した状態で UL および US の両側に位置している．複製起点（ori）は，繰返し領域に位置し

ていて，VZV の ORFs の約 2/3 が，*in vitro* でのウイルスの複製に必要である．VZV ゲノムがコードしているエンベロープ糖蛋白のうち，gB，gC，gE，gH，gI，gK，gL，gN の八つの糖蛋白が，他のヘルペスウイルスにおいても保存されている（図 20.2（a））．

ウイルス粒子は，直径約 120〜200 nm の大きさである．その構造は，VZV の直鎖状ゲノムを，正二十面体構造のカプシドに内包させたヌクレオカプシドがコアとなる．そして，そのヌクレオカプシドが，生体膜由来のエンベロープとその膜に突き刺さっているウイルス糖蛋白に包まれた構造をとっている．また，ヌクレオカプシドとエンベロープの間にはテグメントを含んでいる（図 20.2（b））．

VZV の感染増殖機構は，ウイルスエンベロープにあるウイルス糖蛋白が宿主受容体に結合することによって開始される．ウイルス粒子が宿主細胞に接着すると，エンベロープと細胞膜が融合し，ヌクレオカプシドやテグメントが細胞内に放出される．そのヌクレオカプシドが核近傍に輸送されウイルスゲノムを核内に放出し，ウイルスゲノムの両末端が結合することでゲノムが環状となり転写が開始され，ウイルス蛋白質が合成される．同時にウイルス DNA の合成が開始される．新しく合成されたウイルスゲノムが核内でウイルスカプシドにパッケージングされ，そして，ウイルス DNA を持つ未熟ウイルス粒子は，核膜腔を介して細胞質へと輸送される．そして，ヌクレオカプシドはテグメントを獲得し，さらにウイルス糖蛋白を持つ TGN（trans-Golgi network）あるいは TGN 由来の膜に出芽することによってウイルスエンベロープを獲得し，成熟ウイルス粒子となる．この成熟ウイルス粒子はエクソサイトーシスによって細胞外へ放出される．

VZV のヒトへの感染は，ウイルス粒子が粘膜上皮部位へ侵入することで始まる．感染局所の粘膜で増殖し，周囲のリンパ組織に伝播する．局所リンパ組織で増殖し，そこで感染した VZV 感染 T 細胞を介して上皮細胞へ伝播・感染し，皮膚に水痘の症状を呈する．また，知覚神経末端から逆行性に進み，知覚神経節である三叉神経節や後根神経節等の神経節で，終生，潜伏感染する．この潜伏感染中は，ウイルス粒子は産生されていないとされている．加齢や免疫抑制等のさまざまな要因により知覚神経節に潜伏感染していた VZV が再活性化し，ウイルスが増殖を始める．その後，VZV は知覚神経を今度は順行性に伝播し，神経支配領域にそった帯状疱疹を形成する．このように，VZV は上皮，T 細胞および神経細胞向性を持つとされている．VZV の T 細胞での感染では細胞融合が起こらないが，上皮細胞や神経細胞での感染では細胞融合が観察される．この細胞融合に関しては，主に神経細胞で発現しているミエリン関連糖蛋白質（myelin-associated glycoprotein：MAG）が，VZV の神経細胞への侵入に関わっているとされている．また，上皮細胞および神経細胞への侵入には，さらに gE と gI が関わっており，gE と gI の相互作用が必要である[4-6]．

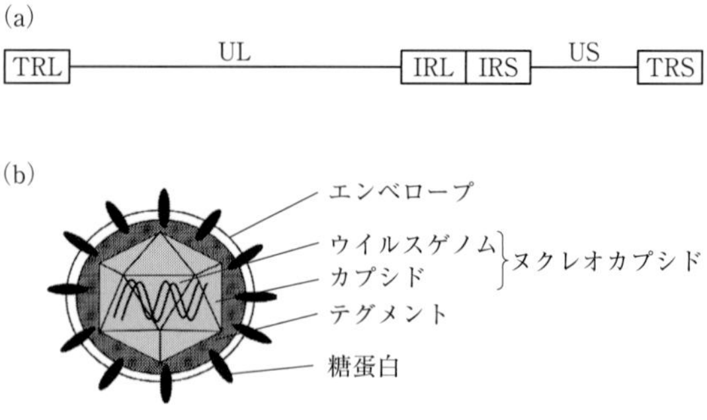

図 20.2　VZV のゲノム（a）とウイルス粒子（b）の構造

3．疫学：日本の疫学，世界の疫学

水痘は幼児，学童期前半に多く，通年性に発生するが特に冬〜春にかけて流行する．ワクチン導入前の調査では，欧米の多くの国々で小児期にほとんどの感受性者が VZV 感染を受けることが明らかにされている．ただし，5 歳までの感染率をみると各国で若干異なっており，40〜95% 程度と差がみられた．感染率は，同胞の数や人種，性別等の影響を受けるうえ，調査方法の相違も各国間の VZV 感染率の差に影響していると考えられる．一方，熱帯地域では VZV 感染はより年長児で起こるとされており，欧米の報告に比べ小児期の抗体陽性率は低い．

ワクチンの導入ならびに定期接種化により疫学は大きく変化する．米国では 1996 年から水痘ワクチンの universal immunization が開始され，年々水痘患者の発生率が低下し疫学が変化したことが明らかになっている（図 20.3）[7]．さらに，前述のように季節ごとの患者発生数のピークも不明瞭になり，水痘に合併する重篤な合併症や水痘に伴う入院にかかる医療費も減少した．

わが国でも水痘ワクチンが定期接種化されるまでは接種率が 40% 程度にとどまっていたため毎年流行が認められていたが，最近徐々に患者数が減少してきており，特にワクチン定期接種化直後の 2015（平成 27）年以降はその傾向が明らかである．定期接種化以前から，ワクチン接種費用を公費助成する地方自治体の数が増えてきたことから，ワクチン接種者数が増加した

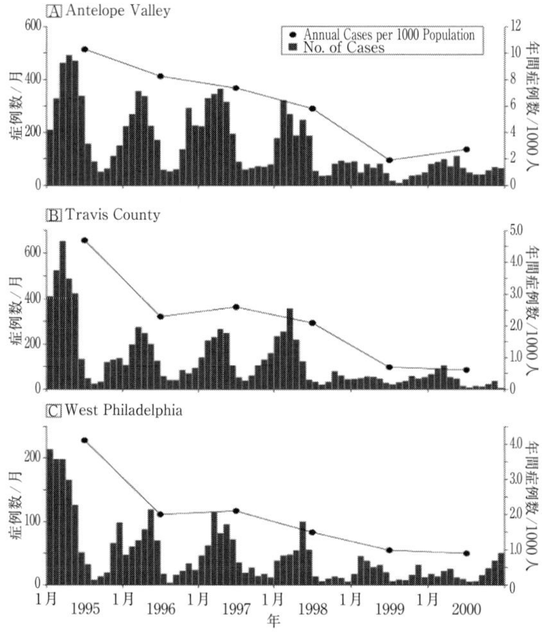

図 20.3　水痘ワクチン universal immunization 導入後の米国における疫学的変化[7)]

ことによると考えられる．患者の年齢分布をみると，定期接種化に伴い 1，2 歳児が減少し，より年長児の患者の割合が増加している．水痘ワクチン定期接種の対象から漏れた年長児に感受性者が蓄積し，将来的に年長児あるいは成人水痘患者が増加する可能性があることは今後の課題である．

4．対　策

VZV は前述のように空気感染と接触感染するため，感染予防には空気感染，接触感染予防策が必要である．学校保健安全法施行規則では，すべての皮疹が痂皮化するまで出席停止と決められている．

院内で水痘患者が発生した際に迅速に対応するため，入院患児については水痘の罹患歴，ワクチン接種歴を事前に把握しておくとよい．万が一入院患者が水痘あるいは帯状疱疹を発症した場合には，退院が可能であれば直ちに退院させる．不可能であれば個室管理（陰圧個室）とし，空気感染予防策，接触感染予防策をとる．そのうえで発端者と接触のあった入院患者から既往歴，ワクチン接種歴を聴取し感受性者を抽出する．患者と接触のあった感受性者には，接触後 72 時間以内に水痘ワクチンを接種する．免疫不全宿主についていては水痘ワクチン接種が不可能なため，ガンマグロブリン製剤（400 mg/kg）投与かアシクロビルの予防内服を考慮する．

ワクチン接種後罹患者は一般に軽症で，感染力も弱いことが予想されるが，皮疹が消失するまで通常の水痘患者同様の隔離が必要である．また，帯状疱疹患者は水痘患者に比べ感染力は弱いが，免疫不全宿主の帯状疱疹あるいは免疫学的健常者でも播種性帯状疱疹の場合には空気感染，接触感染予防策が必要である．

5．治　療

アシクロビルが有効である．アシクロビルはグアノシン類似体であり，細胞に取り込まれた後単純ヘルペスウイルスや VZV がコードするチミジンキナーゼによってリン酸化され，宿主細胞の酵素によって三リン酸化体となり，デオキシグアノシン三リン酸（dGTP）のアナログとして作用する．ウイルスの DNA に取り込まれるが，3′OH–構造を持たないためウイルス DNA の伸長を停止し，ウイルスの増殖を抑制する．作用機序から考えても水痘発症後早期に投与することが重要で，それによって水疱数，新生水疱の出現，水疱の持続，掻痒感の持続，発熱期間等の症状が軽減する．わが国では水疱出現後 3 日以内の投与が勧められている．家族内二次感染例，年長児や成人，アトピー性皮膚炎等の慢性皮膚疾患のある小児，喘息等に対しステロイド剤の投与（吸入，小量内服）を受けている患児等では水痘の重症化が予測され，早期のアシクロビル投与が望まれる．用法は 80 mg/kg/day を分 4，5 日間投与，1 回量の上限は 800 mg とされている．アシクロビルのプロドラッグであるバラシクロビルは，アシクロビルの欠点である消化管からの吸収効率が改善されている．そのため，服用回数を減らすことが可能（75 mg/kg/day を分 3）で服薬コンプライアンスの向上に寄与している．成人（体重 40 kg 以上の小児）はバルトレックス 1 回 2 錠（バラシクロビルとして 1000 mg）を 1 日 3 回，5 日間．帯状疱疹の場合は，ゾビラックス（400 mg）1 回 2 錠（アシクロビルとして 800 mg）を 1 日 5 回投与，あるいはバルトレックス 1 回 2 錠（バラシクロビルとして 1000 mg）を 1 日 3 回投与する．

VZV 再活性化により生じる帯状疱疹に対しては，アシクロビル，バラシクロビルに加え，これら薬剤と類似の作用機序で抗ウイルス活性を持つファムシクロビルも使用可能である．成人に対しファムシクロビル 500 mg を 1 日 3 回投与する．

6．予防とワクチンの役割

VZV 感染予防には，わが国で開発された弱毒生ワクチンが世界各国で使用されている．米国では，1996 年からこのワクチンを使った universal immunization が進められている．抗体陽転率は 95％で，問題となる副作用はない．ワクチン接種後の水痘罹患が約20%に認められるが，一般に症状は軽い．2014（平成26）年10月から，わが国でも小児の水痘予防のためにワクチンが定期接種化された．

水痘ワクチン接種により，VZVの感染制御に重要な特異的細胞性免疫能は速やかに誘導される．そのため，水痘感受性者が水痘患者と接触した場合，接種後72時間以内であれば本ワクチンの緊急接種によって感染後の発症予防あるいは重症化予防が可能である．ただし，ウイルス曝露後最長5日目までであればワクチン緊急接種の効果が期待できるため，VZV曝露後予防としての水痘ワクチン接種は，曝露後5日以内であれば考慮してもよい．緊急接種の対象者がすでに発端者と同時期に曝露を受けている可能性もあり，その場合には感染予防は不可能である．ただし，水痘の潜伏期間中にワクチンを接種することで，ワクチンの副反応が増強するという証拠はない．

免疫不全宿主の場合には弱毒生ワクチン緊急接種は不可能であるため，その場合はガンマグロブリン製剤の投与が推奨される．米国ではVZV抗体価の高いVariZIG（varicella zoster immune globulin）の投与が可能であるが，わが国では使用できないため通常の静注用ガンマグロブリン製剤を使用する．曝露後10日以内の重症化が予想されるVZV抗体陰性の免疫不全宿主には，静注用ガンマグロブリン製剤（400 mg/kg）を投与する．ただし本予防法を実施した場合，潜伏期間が曝露後28日まで延長する可能性があるので注意が必要である．

初感染後脊髄後根神経節等に潜伏感染したVZVは，VZV特異的細胞性免疫能の低下に伴い再活性化し帯状疱疹を起こす．高齢者や免疫不全宿主で好発し，治癒後に激しい疼痛が遷延する疱疹後神経痛が大きな問題である．Oxmanらにより，65歳以上の高齢者に水痘ワクチンを接種することでVZV特異的免疫能が増強され，帯状疱疹の発症予防，疱疹後神経痛の軽減効果があることが明らかとなった．よって，水痘ワクチンはVZVの初感染予防効果だけでなく，高齢者への接種により帯状疱疹予防効果もある[8)]．

その他の予防法として抗ウイルス剤の予防内服がある．ワクチンによる予防の実施時期を逸してしまったような場合，潜伏期後半（患者と接触後8日目～発症予定日（14日後））にアシクロビルを予防内服することにより，発症予防もしくは症状の軽症化，かつ有効な免疫獲得が可能である．投与方法の詳細は，患者との接触後7日目よりアシクロビルを40 mg/kg，1日4回，7日間経口投与する．なお，無症状で経過した症例については約2か月後にVZV抗体価を測定し未感染例には水痘ワクチン接種をしておくことが望ましい．本法は，感染の確率が高く，感染時期の特定が容易な家族内感染例においては有効な発症予防手段の一つと考えられる．

B.　ワクチンの製品と性状について

わが国においては，阪大微生物病研究会において製造され，田辺三菱製薬と武田薬品工業から発売されている乾燥弱毒生水痘ワクチン（販売名：ビケン）が使用されている．

水痘ワクチン株として使用されているのは，岡ワクチン株である．この岡ワクチン株は，わが国だけでなく，世界中で使用されており，この株は，大阪大学名誉教授である故・高橋理明博士が作製された．岡株の弱毒化は，野生株である岡原株をヒト胎児肺細胞，モルモット胎児細胞，ヒト2倍体細胞でそれぞれ複数回の継代をすることで行われた．米国のメルク社は，この岡ワクチン株を用いて，水痘ワクチン（Varivax），おたふくかぜ・麻しん・風しん・水痘の四種混合ワクチン（ProQuad），水痘帯状疱疹ワクチン（Zostavax）を開発している．

わが国で販売されている水痘ワクチンは，弱毒水痘ウイルス岡ワクチン株をヒト2倍体細胞で増殖させて，ウイルスを回収し，安定剤を加えて凍結乾燥をしたものである．1回の接種量である液剤0.5 mL当たり弱毒水痘ウイルスは，1000 PFU以上含まれているとされている．弱毒水痘ウイルス岡ワクチン株接種による高い抗体陽性率と，ワクチン接種後の長期にわたる液性免疫や細胞性免疫の持続が報告されている．また，副反応として，ごくまれに水痘様の水疱を認めることがあるが，一過性であり数日で消失する，痛みや発熱を伴わない等，症状は軽い[6,9,10)]．

C.　接種法

1.　接種対象者と接種法

2014（平成26）年10月から開始された定期接種の対象者は，水痘未罹患の生後12～36か月の間にある小児（1歳の誕生日の前日から3歳の誕生日の前日まで）である．2回接種が基本で，1回目の接種は標準的には生後12～15か月までの間に行い，2回目の接種は1回目の接種から3か月以上経過してから行うとされている．ただし，標準的には1回目接種後6～12か月あけて2回目接種を行うことが推奨されている．

表 20.1　MR1 期と水痘ワクチン同時接種における水痘抗体反応（a）と麻疹・風疹の抗体反応（b）[11)]

(a)

接種方法	測定法	接種前抗体陰性者	陽転率（%）	接種後平均抗体価（平均値±標準偏差）	P 値
VZV 単独（n=43）	IAHA 法	43	72.1	3.35±2.37*1	0.368
MR+VZV（n=82）		81	81.5	3.81±2.17*1	
VZV 単独	gp-ELISA 法	42	85.7	2.36±050*2	0.529
MR+VZV		82	90.2	2.38±0.40*2	

＊1：log2 を表記，＊2：log10 を表記
IAHA 抗体価≥2 を陽性（+），gp-ELISA 抗体価≥50 を陽性（+）とした

(b)

ウイルス	測定法	接種前抗体陰性者	陽転率（%）	接種後平均抗体価*1	接種前抗体陰性者	陽転率（%）	接種後平均抗体価*1	P 値
		MR+VZV（n=82）			MR（n=51）			
麻疹	NT 法	80	98.6	5.41±1.57	51	100.0	5.34±1.29	0.400
風疹	HI 法	80	96.3	5.54±1.74	51	96.1	5.63±1.62	0.520

＊1：log2 を表記：(平均値 ± 標準偏差)
麻疹 NT 抗体価 ≥2 を陽性（+），風疹 HI 抗体価 ≥8 を陽性（+）とした

表 20.2　水痘ワクチン追加接種の効果[11)]

	初回接種				追加接種				
	接種前		接種後		接種前		接種後		
Case	IAHA	gp-ELISA	IAHA	gp-ELISA	IAHA	gp-ELISA	IAHA	gp-ELISA	接種間隔
1	<2	<50	32	218	<2	211	128	30954	15
2	<2	<50	<2	<50	<2	250	32	3182	14
3	<2	<50	8	204	<2	198	64	5012	16
4	8	<50	32	180	<2	208	128	12813	13
5	<2	<50	<2	<50	<2	150	32	2102	17
6	<2	60	64	364	<2	334	128	7654	15
7	<2	73	<2	414	2	388	≥256	20948	15
8	<2	<50	64	770	64	5496	≥256	12694	15
9	<2	<50	32	148	4	371	128	15348	15
陽性率（%）			66.7	77.8	33.3	100	100	100	
平均抗体価（Ave.±SD）			3.3±2.6	2.3±0.4	1.0±2.0	2.5±0.5	6.9±1.4	4.0±0.4	15.0±1.1

MR 第 1 期と水痘ワクチンの同時接種者を対象として 1 年後に追加接種を実施（平均抗体価は IAHA 法：log2，gp-ELISA 法：log10 で表記）

現在の日本の水痘ワクチン接種状況からすると，まずは定期接種化により接種率をあげることが最優先課題である．その後患者数の減少に伴いブースター効果が減弱することでワクチン接種後罹患の増加が予想され，その予防策としての 2 回目接種が必要となる．実際に定期接種化を導入するに当たり，現行の予防接種スケジュールから考えて 1 期麻しん・風しん混合（MR）ワクチンと同時に接種するのが妥当と考えられる．米国の麻しん・おたふくかぜ・風しん混合（measles-mumps-rubella：MMR）ワクチンと水痘ワクチンの同時接種についての検討では，両ワクチンの同時接種群と 6 週間間隔で別々に接種した群間で効果や副作用発現頻度に差はなかった．その後，米国ではこれらすべてを混合した麻しん・おたふくかぜ・風しん・水痘混合（MMRV）ワクチンも認可されており，MMR ワクチンと水痘ワクチンの同時接種との比較試験も行われている．

一方，わが国では MMR ワクチンが導入されていないため，現行の MR ワクチンと水痘ワクチンの同時接種について効果と安全性が検討された[11)]．MR ワクチン 1 期接種時に水痘ワクチンを同時接種した 82 例と，年齢，性別に差がない水痘ワクチン単独接種 43 例または MR ワクチン単独接種 51 例間で比較検討した．その結果，両群間で水痘および麻疹，風疹の抗体陽転率と接種後平均抗体価に差がないことが明らかになっている（表 20.1）[11)]．

表 20.3　水痘ワクチン接種基準（環境感染学会：医療関係者のためのワクチンガイドライン 第2版から抜粋）

抗体価陰性	抗体価陽性 （基準を満たさない）	抗体価陽性 （基準を満たす）
EIA 法（IgG）：＜2.0 あるいは IAHA 法：＜1：2 あるいは中和法：＜1：2	EIA 法（IgG）：＜2.0〜4.0 あるいは IAHA 法：1：2 あるいは中和法：1：2	EIA 法（IgG）：4.0 以上 あるいは IAHA 法：1：4 以上 あるいは中和法：1：4 以上 あるいは水痘抗原皮内テストで陽性（5 mm）以上

次に2回接種の適切な接種スケジュールの設定が必要となる．前述のように米国では1回目と2回目を数年あけるスケジュールになっているが，同じく2回接種法で定期接種化しているドイツでは，1回目を11〜14か月と2回目を15〜23か月と間隔が狭い．この違いは，米国はナチュラルブースター効果の減衰による免疫低下を防止する点に主眼を置き，ドイツでは1回接種では不十分な抗体上昇しか得られない症例が約15%存在するため，そのような被接種者をなくすために短期間に追加接種している．日本でも，まずは低年齢層の水痘患者数を減少させることが重要で，1回接種だけでは十分な免疫獲得ができない者も多いため，ドイツのように水痘ワクチンの予防効果を確実にするための2回接種スケジュールが必要となる．前述の水痘ワクチンと MR ワクチンの同時接種の有効性，安全性評価に引き続き，接種後1年間に水痘未罹患であった9名に水痘ワクチンを追加接種した（接種間隔は平均 15.0±1.1 か月）結果，100%の抗体陽転率を示し，追加接種後の抗体価は初回接種後より高くブースター効果が認められている（表 20.2）[11]．接種後罹患のリスクは被接種者の生活環境にもよるが，同胞がいる，保育所へ通っているといったハイリスク環境下にある場合は，なるべく早期の追加接種が望ましい．

水痘ワクチンは，水痘の重症化が予想される免疫不全宿主への接種を主目的として開発されたため，そのような患者を対象とした臨床試験の結果から免疫不全宿主への接種基準が定められている．ただし，ワクチン開発当時には抗ウイルス剤がなく，免疫不全宿主での致死的経過を含む重症水痘に対応するにはワクチンしか手段がなかったが，現在は有効な抗ウイルス剤があるため生ワクチン接種に伴う副反応のリスクを考慮し免疫不全宿主への接種は慎重に行う必要がある．

急性リンパ性白血病患者の場合には，以下のような基準が設定されている．①完全寛解後少なくとも3か月以上経過していること．②リンパ球数が 500/mm^3 以上であること．③原則として遅延型皮膚過敏反応テストすなわち精製ツベルクリン（PPD），ジニトロクロロベンゼン（DNCB）またはフィトヘマグルチニン（PHA，5 μg/0.1 mL）による反応が陽性に出ること．④維持化学療法としての 6-メルカプトプリン投与以外の薬剤は，接種前少なくとも1週間は中止し，接種後1週間を経て再開すること．⑤白血病の強化療法，あるいは広範な放射線治療等の免疫抑制作用の強い治療を受けている場合には接種を避けること．さらに，悪性固形腫瘍患者の場合には，摘出手術または化学療法によって腫瘍の増殖が抑制されている状態にある症例には接種可能で，その場合の条件は白血病に準ずるとされている．ただし，急性骨髄性白血病，T 細胞白血病，悪性リンパ腫は，原疾患および各疾患特異的な化学療法によって急性リンパ性白血病より強い免疫不全状態に陥るため，副反応のリスクが高く免疫応答も悪いと考えられ水痘ワクチン接種は推奨されていない．

ネフローゼ，重症気管支喘息等で ACTH（副腎皮質刺激ホルモン），コルチコステロイド等が使用されている場合は，原則として症状が安定している症例が接種対象となる．その他薬剤等による続発性免疫不全が疑われる場合には，細胞免疫能遅延型皮膚過敏反応テスト等で細胞性免疫能が正常であることを確かめた後に接種する．ただし，この場合も過去に免疫不全宿主に対する水痘ワクチン接種によりきわめて重篤な副反応をきたした症例報告があり，接種に際しては十分な注意が必要である．

水痘ワクチン接種により VZV 特異的細胞性免疫能が速やかに誘導されるため，水痘感受性者が水痘患者と接触した際には感染予防あるいは重症化予防を目的とした緊急接種が可能である．

成人では水痘が重症になる危険性が高いので，水痘に感受性のある成人，特に医療関係者，医学生，妊娠時の水痘罹患防止のため成人女性も積極的な接種対象となる．医療関係者を対象とした水痘ワクチン接種基準が環境感染症学会から報告されており（表 20.3），そこに記されたフローチャートに沿って接種対象者への対応策を決定する．

2. 禁　忌

接種不適当者は他のワクチンと同様で，明らかな発熱を呈している者，重篤な急性疾患にかかっていることが明らかな者，ワクチン構成成分によってアナフィラキシーを呈したことのあることが明らかな者，妊婦

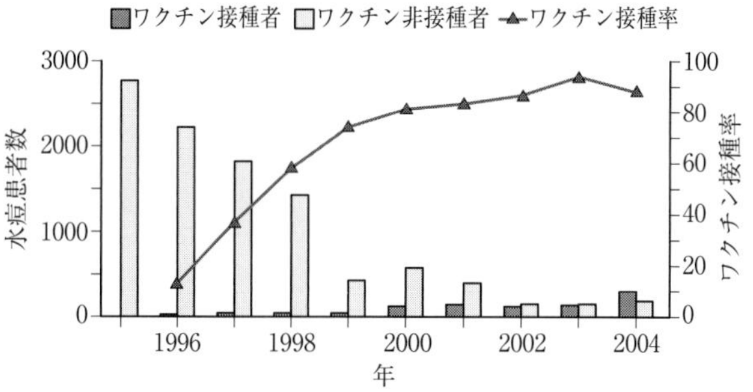

図 20.4　水痘ワクチン 1 回接種率の増加に伴い，ワクチン接種後水痘が増加[12)]
アンテロープバレーでの積極的サーベランスの結果.

等は不適とされている．ただし，妊婦に接種した際の安全性については，131 例について解析され先天性水痘症候群を起こした症例はなかったことが明らかにされている[12)].

3.　効果判定

わが国で実施された開発段階での臨床試験では，院内感染制御目的に水痘ワクチンを緊急接種し，被接種者において VZV 感染を防ぐことが可能でかつ VZV 特異的液性免疫応答が得られたことで有効性を証明している．その後欧米でいくつかの二重盲検プラセボコントロール試験が行われ，90～100%程度のワクチン防御効果が報告されている．さらに，低力価（630 あるいは 1260 PFU）と高力価（10000 あるいは 15850 PFU）のワクチンでの比較では，力価依存性に感染防御効果が上昇することも明らかになっている．その後の市販後調査の結果でも，Varivax®（Merck），Varilrix®（GSK）ともにすべての水痘患者におけるワクチン感染防御効果は 80%程度で，重症水痘予防の観点からは 96～99%といった非常に高い感染防御効果があることが示されている．

その後 1 回接種ではワクチン接種後罹患者の増加が認められたため（図 20.4）[13)]，米国では 2007 年以降は水痘ワクチンも 2 回接種が推奨されている[14)]．コネチカット州で実施された PCR 法で確定診断した水痘症例を対象とした研究では，1 回接種の感染防御効果が 86%であったのに対し，2 回接種の場合は 98%と 2 回接種の方が，感染防御効果が高いことが明らかとなっている．

4.　副反応

米国で実施された市販前臨床試験では，頻度の高かった有害事象として接種部位の局所反応，発熱，発疹があげられており，問題となる重篤な有害事象は認められていない．二重盲検プラセボコントロール試験でも，唯一局所反応（疼痛：26.4% vs 17.5%，発赤：5% vs 2.5%）だけがワクチン群で有意に高頻度だったと報告されている．MMRV と MMR と水痘ワクチンの同時接種を比較した結果，MMRV 群で麻疹様発疹，発熱，けいれんの発生率が高かったことが明らかになっており[15)]，今後わが国でも麻しん，風しん，水痘混合ワクチンを開発する際には，特にこれらの有害事象について十分検討する必要がある．ハイリスク患者に本剤を接種した場合，接種後 14～30 日に発熱を伴った丘疹，水疱性発疹が発現することがある．このような臨床反応は急性リンパ性白血病患者の約 20%で認められ，健康小児に比べ高率である．

まれな合併症の評価には，市販後調査の成績が必要である．1995～2005 年にかけて米国の Vaccine Adverse Event Reporting System（VAERS）に報告されたデータを解析した結果でも，市販前臨床試験と同様，接種部位の局所反応，発熱，発疹が最も頻度が高く全体の 67%を占めていた．重篤ではあるがまれな合併症としては，アナフィラキシー，血小板減少，小脳失調症，脳炎，死亡例等が報告されており，いずれもその発生頻度は 10 万接種当たり 0.1～0.3 程度とされている．さらにそれらの中でウイルス学的にワクチン株との因果関係が証明されているものはきわめて限られている[16)]．分子生物学的手法によりワクチン株と野生株を鑑別することは，水痘ワクチンの副反応を正確に評価するうえで必須である．ワクチン接種後 42 日以内に認められた皮疹についての検討では，野生株（中央値：8 日，1～20 日）によるものはワクチン株（中央値：21 日，5～42 日）に比べ早期に出現することが明らかとなっている．また，ワクチン接種者の帯状疱疹の解析では，ワクチン株（57 例中 26 例，46%）によるものは野生株（38 例中 5 例，13.2%）に比べワクチン接種部位に発症することが多い．

ウイルス学的にワクチン株との因果関係が証明されている重篤な副反応は，肺炎，肝炎，帯状疱疹，髄膜炎，二次感染である．多くは宿主が免疫不全であるが，中には免疫不全に気づかれていないあるいは健康な小児も含まれている．注意が必要な点は，ワクチン接種歴がある帯状疱疹に合併した髄膜炎でも野生株が検出された症例があり，野生株とワクチン株の鑑別の重要性が強調されている．

本剤接種後に帯状疱疹が生じることがあるが，その発生率は自然水痘に感染した非接種患者と比べて同等ないしは低率である．よって，水痘ワクチン接種に伴い将来の帯状疱疹発生リスクが減少すると考えられている．

D.　世界の状況

米国では水痘ワクチン1回目と2回目接種を数年あけるスケジュールになっているが，同じく定期接種として2回接種法を導入しているドイツでは，1回目を11～14か月と2回目を15～23か月と間隔が狭い．前述のように，米国はナチュラルブースター効果の減衰による免疫低下を防止する点に主眼を置き，ドイツでは1回接種では不十分な抗体上昇しか得られない症例をなくすために短期間での追加接種を行っている．日本でも，1回接種だけでは十分な免疫獲得ができない場合が多いために，ドイツ同様水痘ワクチンの予防効果を確実にするための2回接種スケジュールが必要である．現在は1歳時に2回接種することが推奨されているが，将来的に水痘患者数が減少すれば，米国同様わが国でもMRワクチンⅠ期，Ⅱ期接種に合わせ水痘ワクチンを接種するようにプログラムの変更が必要になる．

水痘は水痘患者からの感染のみならず，帯状疱疹患者からの感染でも起こる．また，ワクチン接種後罹患も20～30％の程度の頻度で認められる．米国の成績で明らかなように，1回接種のみでは接種後罹患が増加することは明らかで，水痘患者数を減らすには各国とも2回接種による免疫ブースターが必須である．

〔吉川哲史・村上宏起・森　康子〕

文　献

1) Ku CC, Besser J, *et al*：Varicella-Zoster virus pathogenesis and immunobiology：new concepts emerging from investigations with the SCIDhu mouse model. *J Virol* **79**：2651-2658, 2005
2) Chaves SS, Zhang J, *et al*：Varicella disease among vaccinated persons：clinical and epidemiological characteristics, 1997-2005. *J Infect Dis* **197**（Suppl 2）：S127-131, 2008
3) Higashimoto Y, Ihira M, *et al*：Discriminating between varicella-zoster virus vaccine and wild-type strains by loop-mediated isothermal amplification. *J Clin Microbiol* **46**：2665-2670, 2008
4) Fields BN, Knipe DM, *et al*：Fields Virology 6th ed., 2013
5) Zerboni L, Sen N, *et al*：Molecular mechanisms of varicella zoster virus pathogenesis. *Nat Rev Micro* **12**：197-210, 2014
6) Gershon AA, Breuer J, *et al*：Varicella zoster virus infection. *Nat Rev Dis Prim* **1**：15016, 2015
7) Seward JF, Watson BM, *et al*：Varicella disease after introduction of varicella vaccine in the United States, 1995-2000. *JAMA* **287**：606-611, 2002
8) Oxman MN, Levin MJ, *et al*：A vaccine to prevent herpes zoster and postherpetic neuralgia in older adults. *N Engl J Med* **352**：2271-2284, 2005
9) Kamiya H, Asano Y, *et al*：Varicella vaccine potency and stability during transport and delivery. *Kansenshogaku Zasshi* **85**：161-165, 2011
10) 乾燥弱毒生水痘ワクチン「ビケン」添付文書，2015
11) 大橋正博，河村吉紀，ほか：MRワクチンと水痘ワクチン同時接種の効果ならびに安全性．小児科学会雑誌 **117**：1416-1423，2013
12) Wilson E, Goss MA, *et al*：Varicella vaccine exposure during pregnancy：data from 10 Years of the pregnancy registry. *J Infect Dis* **197**（Suppl 2）：s178-184, 2008
13) Chaves SS, Gargiullo P, *et al*：Loss of vaccine-induced immunity to varicella over time. *N Engl J Med* **356**：1121-1129, 2007
14) Marin M, Güris D, *et al*：Prevention of varicella：recommendations of the Advisory Committee on Immunization Practices（ACIP）. *MMWR Recomm Rep* **56**（RR-4）：1-40, 2007
15) Klein NP, Fireman B, *et al*：Measles-mumps-rubella-varicella combination vaccine and the risk of febrile seizures. *Pediatrics* **126**：e1-8, 2010
16) Galea SA, Sweet A, *et al*：The safety profile of varicella vaccine：a 10-year review. *J Infect Dis* **197**（Suppl 2）：S165-169, 2008

21 日本脳炎ワクチン

A. 疾患の概略

1. 臨床と診断

日本脳炎ウイルス（Japanese encephalitis virus：JEV）感染の臨床的典型例は日本脳炎である．JEV感染の多くは不顕性感染や軽度の熱性疾患で終わるが，初感染者100～1000人（平均約250人）に1人の率で脳炎（脊髄炎，髄膜炎等も含める）を発症すると考えられる．脳炎として発症する場合，潜伏期は5～15日．急な高熱で発症し，頭痛，悪寒，食思不振，悪心，嘔吐，めまい，傾眠等の症状が2～4日持続する．その後，項部硬直等の髄膜刺激症状，羞明，味覚異常，意識障害，けいれんへと進行する．その他，無気力顔貌，筋強直，不随意運動，振戦等の基底核症状，麻痺，病的反射等がみられる（図21.1）[1,2]．

脳炎の極期～解熱期にかけて死亡することが多く，死亡率は約30％（わが国では20％弱）とされ，生存例の約半数に重篤な後遺症がみられ，完全治癒は約30％とされる．高齢者で致死率が高く，小児期で後遺症が残る例が多い．病状の早い進行，コントロール不良のけいれん，呼吸不全，高熱の遷延，錐体外路徴候等は予後不良徴候である．一方，脳炎症状を呈さず他のウイルス性髄膜炎と同様，予後のよい経過をとる例もある．

日本脳炎の病態としては，非神経組織で一次増殖したのちウイルス血症を経て，脳脊髄関門を通過し中枢神経系に達すると神経組織の破壊が起こる．ウイルス抗原は神経細胞の体部，軸索，樹状突起等にみられ，神経細胞間感染で広がる．病理学的には，脳や髄膜にうっ血，リンパ球やマクロファージを中心とした血管周囲リンパ球浸潤がみられる．神経細胞の変性と貪食，ミクログリアの増殖の小結節形成，微小出血が観察される．小脳ではプルキンエ細胞の脱落とグリアの増生がみられる．視床や黒核に最も強い病変がみられるが，脳，脳幹，脊髄等に炎症が広くみられ，脳浮腫が起こる[2-4]．

慢性期病変として，視床，黒核，アンモン角に対称性（時に片側性）の病変がみられ，広汎なミクログリアの増殖や，壊死組織を取り巻くように形成された小結節が散在性に観察される．血中や髄液中和抗体，IFN-α（interferon-α）が感染の広がりを制御する一方，neurofilamentやミエリン塩基性蛋白に対する抗体が悪化要因になるとの報告もある．

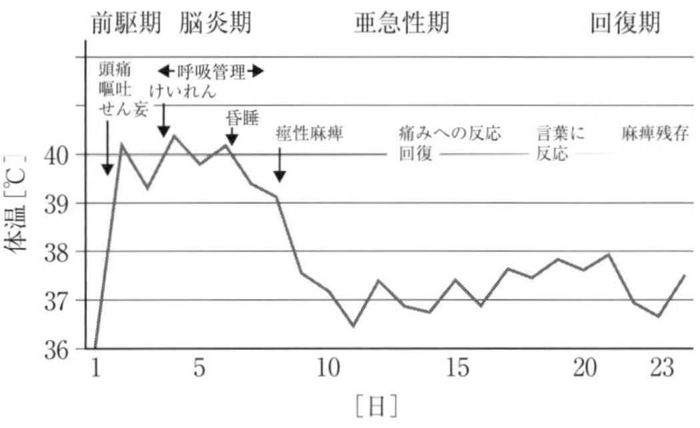

図21.1 日本脳炎の臨床像（典型例の経過）[1]

臨床検査データでは病初期に末梢血白血球数の増多がみられる．脳脊髄液検査では，細胞数増多（20～500/μL：初期には好中球優位からリンパ球優位へ変化），蛋白の軽度上昇（50～100/dL），糖正常，髄液圧の亢進等がみられる．脳圧亢進が疑われる場合には先にCT/MRIをとり，治療で脳圧を下げてから髄液を採取する必要がある．尿所見として，無菌性膿尿，顕微鏡的血尿，蛋白尿等がよくみられる．

CTでは広汎な白質の浮腫や視床，基底核，橋等の造影剤で増強されない低吸収域等がみられる．MRIのT2強調画像では，多くは両側性に視床や基底核の異常所見や出血がみられ，さらには脊髄にも異常所見を認めることがある[3]．脳炎期における脳波所見は広汎なδ波を認め，鋭波やけいれん波はあまりみられない．

髄液や血液からのウイルス分離率は高くない．髄液，および血清のIgM捕捉ELISA法によるJEV特異的IgM抗体や，RT-PCR法等によるウイルス検索を行う[1]．赤血球凝集抑制（HI）試験，補体結合（CF）試験，中和（NT）試験，ELISA法等で，急性期と回復期のペア血清（2週間あける）で抗体陽転または4倍以上の上昇を確認する．死亡例では剖検または経鼻腔的な脳底部穿刺による組織材料において視床，中脳，海馬，側頭葉皮質，小脳プルキンエ細胞，脳幹網様体等にJEV抗原や遺伝子が検出できる．夏～秋に発生した脳炎患者や髄膜炎患者ではJEV感染を必ず鑑別する．血清抗体価は他の近縁フラビウイルスと血清学的な交差があるので注意する．

2. 病原体

JEV は，フラビウイルス科フラビウイルス属に分類される．フラビウイルス属にはデングウイルス，黄熱ウイルス，ウエストナイルウイルス，ジカウイルス等があり，これらはいずれも蚊によって媒介される．エンベロープに覆われた直径約 50 nm の球状ウイルスである．ウイルス遺伝子は（＋）センスの一本鎖 RNA を有し，RNA は約 11 kb の長さである．5′ 末端側に C，prM，E の構造蛋白，E に続いて 7 種類の非構造蛋白をコードする遺伝子が 3′ 末端側に存在する．日本脳炎ウイルスの媒介蚊は，わが国ではコガタアカイエカ（*Culex tritaeniorhynchus*）であり，ウイルス保有蚊の吸血により感染し，局所のリンパ組織で増殖した後ウイルス血症を起こし，血液・脳関門を通って中枢神経系に入ると日本脳炎を発症すると考えられている．

3. 疫　学

JEV は日本，朝鮮半島，オーストラリア北部，中国，東南アジア，インド，ネパール，パキスタン等に広く分布し，JEV の自然宿主としては渡り鳥等が想定されているが，東南アジアから渡り鳥等によって中国等を経由して日本にもたらされていることが JEV の分子疫学で判明してきた．

ブタは JEV が感染しても無症状であるが高いレベルのウイルス血症を起こす JEV の増幅動物である．その血液を吸ったコガタアカイエカの中腸で JEV が増殖し，吸血時に唾液を介してヒトに感染する．ヒトやウマは脳炎を起こすが終末宿主であり，ウイルス血症は一過性で量も少なく，ヒト-ヒト感染はない．わが国では 4～10 月に未感染ブタの間で感染が広がり，患者発生は 8～10 月に多くみられる．

戦後の人口動態統計や伝染病届出等の資料によれば，わが国では 1960 年代までは年間数千人の日本脳炎患者が発生し，千人以上が死亡していた．現在のアジアでの流行同様，ワクチン登場前の日本脳炎は小児患者が中心で，成人になるまでに頻回の不顕性感染によって国民の多数が免疫を得ていたので成人の患者数は相対的に少なかった．1954 年にマウス脳を使った不活化日本脳炎ワクチンがわが国で開発され，1955 年から勧奨接種が始まり，その後特別対策等がとられた．1950～60 年代（数千例），1970 年代（数百例），1980 年代（数十例），1990 年代以降（10 例未満）と，患者発生数は確実に減少していった（図 21.2）．人口動態統計によれば，日本脳炎の死亡者数は先に小児患者が減少し，遅れて成人患者が減少しており，これはワクチン効果を間接的に示すものである（図 21.3）．

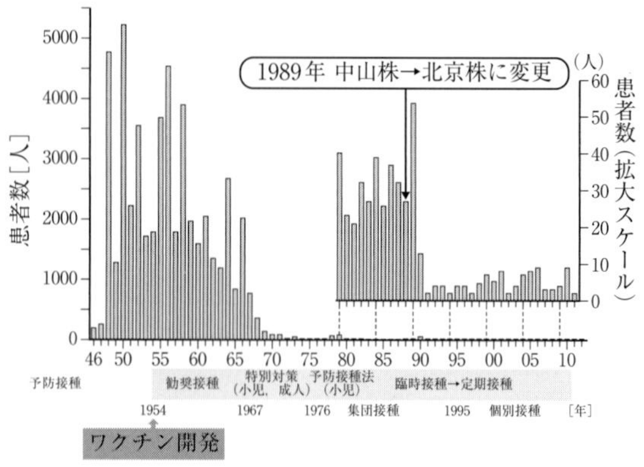

図 21.2　日本脳炎患者発生状況の推移，1946～2012 年（厚生労働省ホームページをもとに作成）

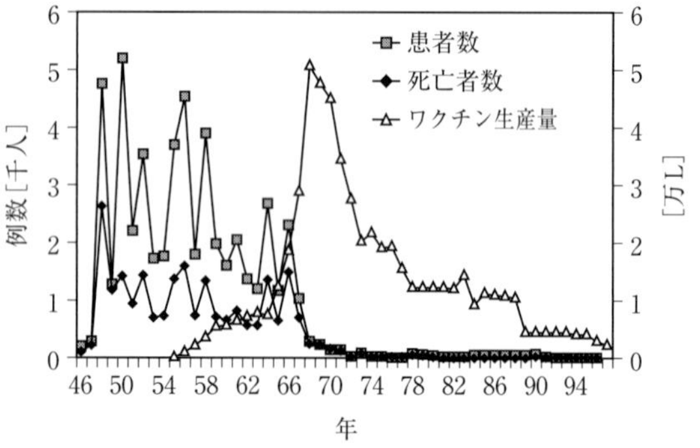

図 21.3　日本脳炎患者数と死亡数とワクチン生産量（日本ワクチン学会編：ワクチンの事典，朝倉書店，2004 をもとに作成）

また，1990 年代前半に主な流行株は遺伝子型Ⅲ型から遺伝子型Ⅰ型への変化がみられた．

1992 年以降，11 例以下（患者の約 8 割は 40 歳以上）の発生にとどまっているが，西日本を中心にブタの JEV 感染率は高く患者発生も西日本に多い傾向がある．全体として患者発生が激減した理由は，広汎なワクチン接種の継続のほか，水田耕法の変化，豚舎の大規模集約化，エアコンの普及等，ウイルスとヒトとの接触の減少が関与していると思われる．

2006～2015 年までの 10 年間に全国で 57 例の日本脳炎患者の報告があり，インドで感染した 1 例を除く 56 例の推定感染地の内訳は，沖縄 1 例，九州地方 23 例（熊本 9 例，福岡 8 例，長崎 4 例，佐賀 1 例，大分 1 例），中国・四国地方 14 例（岡山 3 例，山口 3 例，高知 3 例，島根 3 例，徳島 1 例，鳥取 1 例），近畿地方 9 例（三重 3 例，兵庫 2 例，京都 2 例，大阪 1 例，奈良 1 例），中部地方 5 例（愛知 2 例，石川 2 例，静岡 1 例），関東地方 3 例（茨城 2 例，千葉 1 例）．10 歳以下の小児（0～10 歳）が 8 例であった．

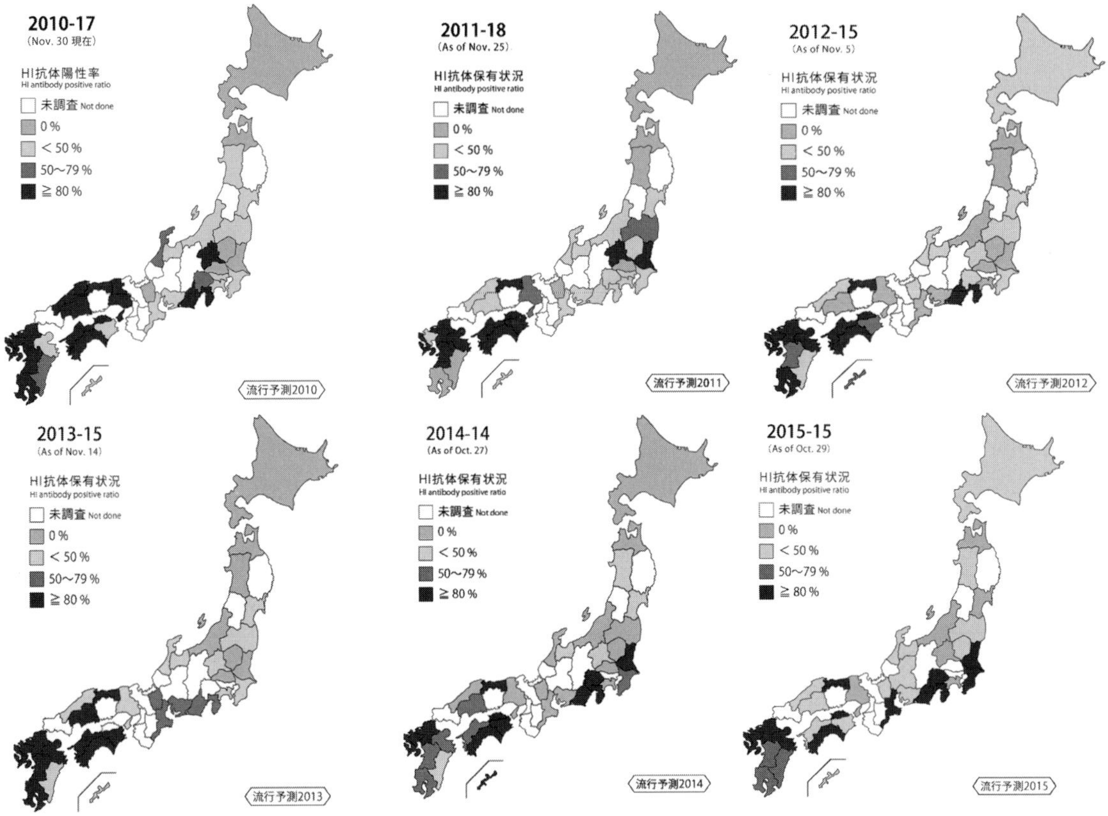

図 21.4　ブタの日本脳炎抗体陽性率
※地図の色分けは調査期間中における抗体陽性率（HI 抗体価 1：10 以上）の最高値を示す（速報掲載時点の抗体陽性率とは異なる場合がある.）（国立感染症研究所感染症疫学センター：感染症流行予測事業，ブタの日本脳炎抗体保有状況．各年度報告より）

JEV の増殖動物と考えられている若いブタの感染率を国立感染症研究所（NIID）が毎年発表しているが，西日本地域ではいまなお高いブタの抗体陽性率を示しているのでウイルスと感染蚊は広範に存在している（図 21.4）．したがってヒトの発症リスクは持続しており，患者も発生している．しかし九州内でも福岡県，熊本県，長崎県などでは患者数が比較的多いが，鹿児島県や宮崎県（ブタの飼育頭数が全国 1 位，2 位の県）で少ない．JEV の主な媒介蚊であるコガタアカイエカは繁殖場所として水田を好む傾向があり，水田面積や人口規模が影響しているのかもしれない．

国立感染症研究所感染症疫学センターによる感染症流行予測事業におけるヒトの日本脳炎抗体保有率調査では，接種勧奨の差し控えとは無関係に，成人における抗体保有率の低下がみられている．具体的には 30 歳頃から抗体保有率（中和抗体で 10 倍以上）が低下し，現在の 40〜50 歳代で最低（40〜50％）になり，高齢者で再上昇する（図 21.5）．しかし，成人における中和抗体陰性者がすべて JEV に感受性であり日本脳炎発症のリスクがあるとは単純にはいえない．現在の 50 歳代の年齢群が 15〜20 歳であった 1980 年頃の同調査では抗体陽性率が 80％前後であったことが示されている．したがって，国の予防接種施策の推進に

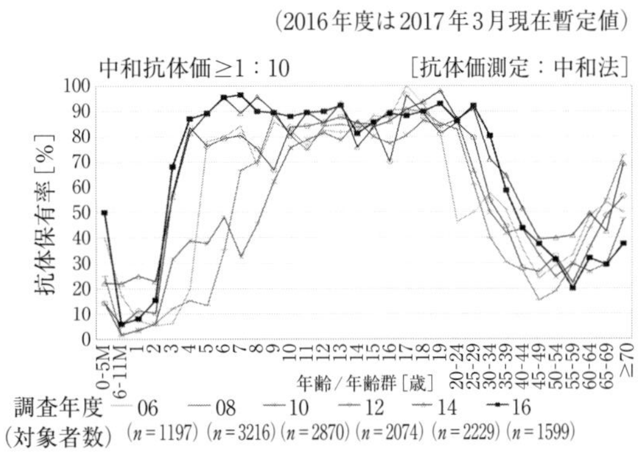

図 21.5　年齢/年齢群別の日本脳炎抗体保有状況の年度比較，2006〜2016 年（国立感染症研究所感染症疫学センター：感染症流行予測調査 2016 年より）

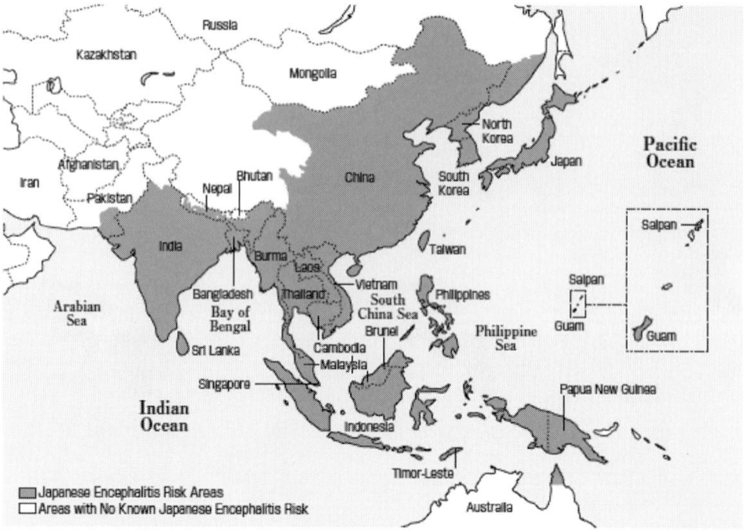

図 21.6　日本脳炎の流行地域（CDC：Geographic distribution of Japanese encephalitis）

表 21.1　諸外国の日本脳炎の概況（文献 6 より改変）

国　名	初発例	農村部における JE 曝露人口（%）	最近の年間発生数（－：調査なし）	発生数のトレンド	予防接種プログラム
日本	1924	4 万 3969（34%）	＜10	安定	実施
オーストラリア	1995	－	＜1	安定	実施
バングラデシュ	1977	10 万 6385（75%）	－	増加	実施せず
カンボジア	1965	1 万 1293（80%）	－	増加	実施せず
中国	1940	42 万 2532（32%）	8000～10000	減少	実施
インド	1955	59 万 7542（54%）	1500～4000	増加	実施せず
インドネシア	1960	11 万 6114（52%）	－	増加	実施せず
北朝鮮	1933	8606（38%）	－	－	－
大韓民国	1933	9194（19%）	＜20	安定	実施
ラオス	1989	4643（78%）	－	増加	実施せず
マレーシア	1952	8854（35%）	50～100	減少	実施
ミャンマー	1965	3 万 5077（69%）	－	増加	実施せず
ネパール	1978	4567（20%）	1000～3000	安定	実施
パプアニューギニア	1995	5109（87%）	－	－	－
パキスタン	1983	1 万 8536（12%）	－	増加	－
フィリピン	1950	3 万 1081（37%）	10～50	安定	実施せず
シンガポール	1952	0	＜1	安定	実施せず
スリランカ	1968	1 万 6381（79%）	100～200	減少	実施
タイ	1964	4 万 3364（68%）	1500～2500	減少	実施
ベトナム	1960	6 万 1729（73%）	1000～3000	安定	実施

よってこの年代の 8 割以上はいったんワクチンによる免疫を獲得したが，社会環境の変化によってその後 JEV に自然曝露（感染）する機会がなく，抗体価が徐々に低下して陰性化した可能性が高い．一方，65 歳以上の高齢者の抗体陽性率が再上昇する理由は，JEV の自然感染をより多く経験しているので抗体保有率が低くならない，または JEV 感染コガタアカイエカに曝露を受ける地域や職業に高齢者が比較的多いなどの解釈が考えられる．ただし，各年ごとの同報告書を詳細にみると，60 歳以上の年齢群の検体数が少ないので，参考値としてみるのがよい．いずれにしても，成人における抗体陰性者数の合計は 4000 万人を超えるが，未感染でワクチン未接種である感受性者は人口の 2 割程度と推測される．しかし，日本脳炎患者が中高年に多くみられるという事実もあるので，この世代の抗体保有率の低下は無視できない面がある．また，感染症流行予測事業における予防接種未接種者における抗体保有率のデータから，年間の JEV 自然曝露率は，東日本で 0.3%，西日本で 1.9%（全国で 1.0%）と推計されている．

海外の状況について述べる．WHO が 2011 年に出した報告によれば，日本脳炎は，アジアの多くの国においてウイルス性脳炎の主な原因であり，WHO の南東アジア地域と西太平洋地域の 24 か国で日本脳炎が常在し，30 億人以上に感染するリスクがあるとしている．リスクの高い地域は西はインド，パキスタン，東はインドネシア，オセアニア，オーストラリアの一部等に分布し（図 21.6），毎年約 6 万 8 千人の患者が発生し，最大で 2 万 400 人が死亡しているとしている．安全で有効なワクチンがあり，WHO は，日本脳炎が公衆衛生上の問題として認識されているすべての地域で予防接種を推奨している[6,7]．

各国の予防接種施策と患者数の動向をみると，ワクチンの定期接種を行っている国では患者発生はごく少数かまたは横ばいで，ワクチンを広く接種していない国では増加傾向にある（表 21.1）．患者発生調査が不十分な国や地域もあり，実態はより深刻であると思われる．

日本脳炎の大規模な集団発生は，2〜15 年ごとにみられ，媒介蚊が増加する雨期に多発しやすく，新たな地域における日本脳炎の拡大は，灌漑を伴う農業開発と集約的な米の栽培に関連していたとしている．

4．対 策

日本脳炎対策には，①ヒトを対象とした感受性者対策，②媒介蚊を対象としたベクターコントロール，③増幅動物である幼若ブタ対策等がある．この中で現実的で実効的で効果が証明されているのはヒトに対するワクチン接種である．主な媒介蚊であるコガタアカイエカは水田を好み，夕方〜夜に活動する蚊で，その飛翔距離も数 km である．エアコンや網戸，流行地域での流行期の夜間の活動に際して蚊に刺されないよう気をつけることは理論上有効であろうが，確実性に欠け，ベクターコントロールが成功した例はない．また，幼若ブタはわが国で年間 1 千万頭以上が飼育され，屠殺されるので，毎年多量のワクチンが必要になる．ヒトへのワクチンが最も有効であり，日本脳炎ワクチンを定期接種に組み入れた国では患者が激減している．

加えて，基礎データとして，ヒトの患者発生動向と血清疫学，ブタの抗体検査や媒介蚊からのウイルス分離等によって JEV の活動性や遺伝子型をモニターすること，予防接種率の把握等も重要な対策である．

5．治 療

まず脳炎に対して救命目的に集中的な全身管理を行う．特異的抗ウイルス療法はないので補助療法が予後を左右する．脳浮腫対策（マンニトールやその他の脳圧を下げる薬剤），水・電解質バランスの維持，抗けいれん剤，呼吸管理，錐体外路症状に対する薬剤（トリヘキシフェニジルやドパミン類似薬），二次感染の予防と治療等を行う．IFN-α やデキサメタゾン，リバビリン，ガンマグロブリン製剤等の効果は確立していない．致死的な例は通常発症ほぼ 5 日以内に死亡する．1 週間以上経過すると治癒過程に入ってくる．亜急性期〜回復期にかけて筋力低下，萎縮，強直，麻痺等がみられることがあり，早期からの理学療法等のリハビリテーションが必要となる．ヒト-ヒト感染はないので日本脳炎と診断されれば急性期も患者隔離の必要はない（標準予防策をとる）．中枢神経系以外にも，心筋，肺，肝臓，脾臓，リンパ節等の網内系の増殖等が病理学的に観察されている[1]．後遺症として，運動麻痺，知的退行，てんかん，高次脳機能障害等がみられることがある．

6．予防とワクチンの役割

わが国の JEV 予防接種の歴史

日本脳炎はワクチンによって予防できる．わが国では Vero 細胞を用いた乾燥細胞培養日本脳炎ワクチンが 2009 年から市販され，定期接種として使用されている[8]．

歴史的にはわが国では 1954 年にマウス脳由来ワクチンが開発され，勧奨接種，特別対策，臨時接種等で日本脳炎患者は激減し，1992 年以降は年間 11 人以下の患者発生である．

2005 年 5 月からマウス脳由来の旧ワクチンの積極的勧奨が差し控えられ，接種率が約 5％に低下した．2009 年に乾燥細胞培養日本脳炎ワクチンが市販され，2010 年 4 月から段階を追って接種勧奨が再開され，一時非常に低下していた小児の抗体保有率が徐々に回復してきた（図 21.5）．通常の定期接種年齢以外に，接種勧奨の差し控えにより接種機会を逃した特例対象者（1995 年 4 月 2 日〜2007 年 4 月 1 日）は 20 歳未満まで定期接種ができる[3]．その後接種勧奨再開と特例対象者の救済策等により，接種数は大きく上昇した．接種漏れ者への接種を含むため，厚生労働省が発表する予防接種実施率（接種予定者に対する実際の接種者数）は一時的に 100％を超えているが，実際の接種率は 1 期で 80％程度であり，接種勧奨差し控え前と類似の傾向を示している．動向調査では，通年的に接種が行われるが，6〜8 月と年度末の 3 月に接種数が増加する．

B．ワクチンの製品と性状について

日本で使われているワクチンは不活化ワクチンで，Vero 細胞によってウイルスを増殖させ，ホルマリンにより不活化している（図 21.7）．日本脳炎不活化ワクチンは 1954 年にマウス脳でウイルスを増殖させ，日本で開発された．ワクチン製造用株は中山株を使用しており，これは国内用製造株としては 1988 年まで使用された．1962 年には，生物学的製剤基準に「精製」の項が加わり，脳乳剤の遠心上清が硫酸プロタミ

Vero細胞由来ワクチン	マウス脳由来ワクチン
Vero細胞培養	健康幼若マウス
ウイルスの細胞への接種：北京株	ウイルスの脳内への接種：北京株
培養上清（ウイルス液）の採取	マウス脳の採取
ウイルス浮遊液の濾過・濃縮	ウイルス浮遊液の調整（脳乳剤）
ウイルスの不活化：ホルマリン	硫酸プロタミン処理
（硫酸プロタミン処理*1）	ウイルスの不活化：ホルマリン
高度精製：蔗糖密度勾配超遠心	高度精製：蔗糖密度勾配超遠心
（アフィニティークロマトグラフィー*2）	ウイルス画分の採取／透析／濾過
ウイルス画分の採取／透析／濾過	ワクチン原液
ワクチン原液	液状
凍結乾燥	ワクチン
ワクチン	

図21.7　ワクチン製造工程の比較
＊1：微研製，＊2：化血研製．

ン処理および活性炭末等による吸着濾過処理が施されるようになった．その後，アルコール沈殿法や超遠心精製法が確立し，1988年には製造用株に関して中山株以外も選定可能となり，国内のワクチン製造株が，多様な日本脳炎ウイルス分離株に対しより高い中和能を付与する[9]とされる北京株（Beijing 1）に変更された．2009年に乾燥細胞培養日本脳炎ワクチンが製造販売承認され，それに伴い蛋白質含量がこれまでの半分である40 μg/mLに引き下げられた．また，培養細胞の規格試験と原液の細胞由来DNA含量試験が基準に付加された[10]．

中国では不活化ワクチン（Beijing P-3株）も使用されているが，主として弱毒生ワクチン（SA14-14-2株）が使用されている．

JEVにはデングウイルスのような血清型はないものの，遺伝子型がⅠ～Ⅴ型まで存在する．世界で使用されている現行のワクチンは遺伝子型Ⅲ型のウイルスで製造されている．日本を含む多くの日本脳炎まん延地域では，1980年代までⅢ型が主要型であったが，1980年代後半より国内でⅠ型株が分離されるようになり，1990年代前半中には分離されるウイルスはほぼⅠ型に置き換わった．現在国内でⅢ型ウイルスが分離同定されることはほとんどない．同様の傾向は海外でも起こっている．Ⅰ型ウイルスに対するⅢ型ワクチンの効果に関する論文が数報発表されており，若干効きにくいとの報告もあるが，ワクチン接種国で患者数が近年増加に転じているとの報告はいまのところない[11]．

C.　接種法

1.　接種対象者と接種法

1994年の予防接種法改正後は定期接種の1類として規定回数を皮下接種する．なお，北海道は道の判断で日本脳炎ワクチンの接種の必要が認められない地域に指定し定期接種を行ってこなかったが，2016（平成28）年4月からその指定を取り消すこととした（北海道保健福祉部健康安全局地域保健課長通知，平成27年9月3日）．

a.　定期接種

（1）定期接種の1期（初回免疫）：　生後6月以上90月に至るまでの間にある者（標準として3～4歳）が対象となる．

・初回接種は0.5 mLを6日以上（標準的には6～28日：通常の言い方では1～4週）の間隔をおいて2回皮下接種する．ただし，3歳未満の者には0.25 mLを同様の方法で2回接種する．初回接種の1回から2回目までの間隔が発熱等の医学的理由等で4週以上あいた場合でも，要因が除去されて速やかに接種すれば厚労省も定期接種とみなせる[2]．間隔があいてもワクチン効果は十分に認められる．

・追加接種：初回接種後6月以上（標準的にはおおむね1年）を経過した時期に，0.5 mLを1回皮下接種する．ただし3歳未満の者には0.25 mLを同様に接種する．

（2）定期接種の2期：　9歳以上13歳未満の者（標準として9歳）に0.5 mL皮下接種する．

なお，3期の定期接種は2005（平成17）年7月28日付けで廃止された．

1期の標準的な接種年齢が3～4歳とされているのは，3歳未満では日本脳炎患者発生が少なかったこと，乳幼児期には他のワクチン接種スケジュールが混み合う等の理由で設定されたもので，医学的には3歳未満の接種も問題ないので，地域の日本脳炎患者の発生状況や海外渡航前等の事情があれば生後6月以上3歳未満で接種してもかまわない（むしろ推奨される）．

また，I期2回接種後おおむね1年後に追加接種するとなっているが，これも日本における日本脳炎患者発生時期が8〜10月頃に集中しており，臨時接種の時代から初回接種を流行期前に接種し，次年度の追加接種も同様の時期に接種していたことを踏襲した規定なので，1か月以上あければ追加免疫効果は十分あるとされている．1年中接種できるし，種々の事情で追加接種が1年以上（数年）間隔がひらいても追加免疫効果はある．

予防接種の特例　2005年5月〜2010年3月までの定期予防接種の積極的勧奨の差し控えに伴い，接種を受ける機会を十分に与えられなかった年齢層に対して国は，特例対象者を定め，本来の定期接種年齢を越えても定期接種として接種可能とした．

(1) 実施規則附則第4条の対象者（平成19年4月2日から平成21年10月1日に生まれた者で，平成22年3月31日までに日本脳炎の1期の予防接種を終了していない者で，生後6月から90月または9歳以上13歳未満にある者）

ア．残り2回の場合：既接種の1回目から6日以上あけ，6日以上の間隔で2回接種．

イ．残り1回の場合：既接種の2回目から6日以上の間隔で1回接種．

ウ．未接種の場合：6日以上（標準的には6日から28日までの間隔をおいて2回，追加接種は2回目接種から6月以上（標準的にはおおむね1年）を経過した時期に1回接種．

上記の対象者が2期接種を受ける場合には1期接種終了後6日以上の間隔をおいて1回接種する．

(2) 実施規則第5条の対象者（平成7年4月2日から平成19年4月1日に生まれた者で，20歳未満にあるもの：接種勧奨差し控えで1期，2期の接種が行われていない可能性のある者）

ア．残り3回の場合（1期接種を1回終了）：6日以上の間隔をおいて残り2回接種し，2期接種は9歳以上の者に対して1期終了後6日以上の間隔をおいて接種．

イ．残り2回の場合（1期接種を2回終了）：6日以上の間隔をおいて1期追加接種を行い，2期接種は9歳以上の者に対して1期終了後6日以上の間隔をおいて接種．

ウ．残り1回接種の場合（1期接種終了）：2期接種として9歳以上の者に対して1期終了後6日以上の間隔をおいて接種．

エ．未接種の場合：6日以上（標準的には6日から28日までの間隔をおいて2回，追加接種は2回目接種から6月以上（標準的にはおおむね1年）を経過した時期に1回接種．

上記の対象者が2期接種を受ける場合には1期接種終了後6日以上の間隔をおいて1回接種する．

上記以外の年齢層であっても，定期接種年齢内での回数不足や接種間隔超過には種々の状況が想定されるが，基本的には最低3回の接種で基礎免疫と考え，その後に追加接種を加える．

初回接種1回のみで標準的な接種間隔である28日を超えて経過した場合，6日以上の間隔で1回接種する．追加接種は6月以上（標準的にはおおむね1年）の間隔をおいて行う．また，初回接種2回後に数年経過した場合には直ちに1回追加接種を行う．

定期接種年齢を超過した未接種者は，どの年齢でも，定期接種と同じ用量・用法で直ちに接種を始める．2回接種1年後に追加接種する．近々海外渡航を控えている場合には2回接種後の追加接種を1年待たずに2回接種後1か月以上あければ効果がある．

接種歴不明者は血清抗体価を調べる方法もあるが，基礎免疫から始めてもよい[2)]．

b.　任意接種

定期接種年齢をはずれた者は任意接種（法に基づかない接種）として接種する．用法・用量は定期接種と同様である．30歳代以上の成人・高齢者はかつて特別対策や臨時接種で接種を受けていた世代であるが，中和抗体陰性者が少なくないので（追加）接種が望ましいとする意見もある．

c.　海外渡航前接種

日本脳炎は広く東南アジア，中国，インド，ネパール，パプアニューギニア，オーストラリア北部でも患者発生がみられ，必ずしも夏とはかぎらない．WHOはこれらの地域で年間2万人以上の患者発生を見積もっているので渡航前には基礎免疫をつけたり，基礎免疫を小児期につけてから長い期間がたっている場合には1回の追加接種が望まれる．現行ワクチンの免疫効果は4〜5年以上あると思われるので，成人における任意接種ではそれを参考に追加接種する．米国では日本製のマウス脳由来ワクチンが使用されていたが，現在はIXIARO®（アジュバント添加Vero細胞培養由来不活化ワクチン，製造用ウイルス株はSA-14-14-2）が認可されている．CDCは，アジアへの渡航において，JEV感染リスクは高くないが流行地域に1か月以上渡航する場合や，短期であっても農村地域等で活動する場合にはワクチン接種を勧めている．生後2月以上2歳までは0.25 mL，3歳以上成人までは0.5 mLを，28日間隔で2回筋肉内接種し，その1年以上後，または渡航前に追加接種を勧めている．

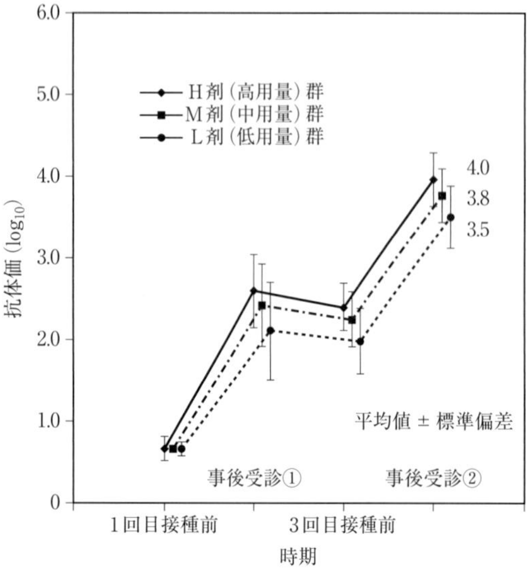

図 21.8　阪大微研製細胞培養日本脳炎ワクチンの接種後抗体価（阪大微研資料より）

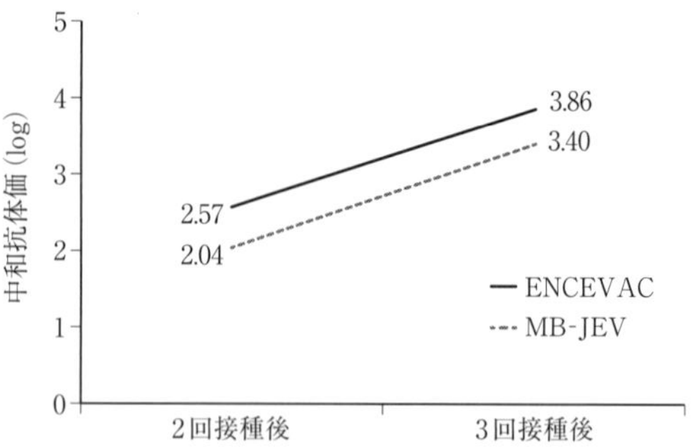

図 21.9　化血研製細胞培養日本脳炎ワクチン接種後の抗体価（化血研資料より）

2. 禁　忌

通常のワクチン同様，接種不適当者（禁忌者）には接種できない．すなわち，①明らかな発熱を呈している者，②重篤な急性疾患に罹患していることが明らかな者，③ワクチン成分に対してアナフィラキシーを呈したことがある者，④その他接種医が不適当と認めた者である．日本脳炎ワクチン特有の禁忌はない．乾燥細胞培養日本脳炎ワクチンは不活化ワクチンなので妊婦は禁忌にはあたらないが，原則接種しないこととし，接種要注意者として，予防接種の有益性が危険性を上回ると判断した場合のみ接種できる．

3. 効果判定

一般的には接種後抗体測定は行わない．乾燥細胞培養日本脳炎ワクチンは，マウス脳由来ワクチンより少ない抗原蛋白量でより高い免疫原性を有している（図21.8，21.9）．乾燥細胞培養日本脳炎ワクチンは臨床試験で，1期初回の2回接種後に日本脳炎に対する中和抗体が 10^2 以上に上昇し，その後抗体価が低下してくるが，2期接種前後では 10^2～$10^{3\sim4}$ まで再上昇する．細胞培養ワクチンが使われ始めて約6年なので，長期効果に関してはデータがないが，臨床試験で1期接種を受けた対象者の平均7年後には抗体価は 10^2 以上に維持され，さらに追加（4回目）の接種で $10^{3\sim4}$ に上昇することが示されている．マウス脳由来ワクチ

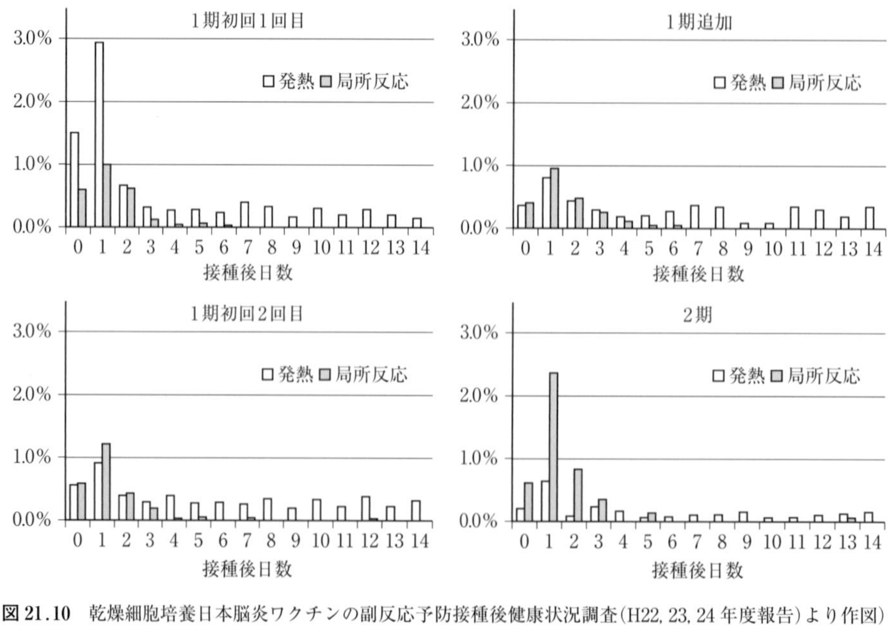

図 21.10　乾燥細胞培養日本脳炎ワクチンの副反応予防接種後健康状況調査（H22, 23, 24 年度報告）より作図）

ンより抗体上昇がよいので，少なくとも20歳代までは抗体が維持できることが期待される．また，マウス脳由来ワクチンとの互換性データも出されている．

4．副反応

通常みられる副反応は，接種後の発熱と局所反応である．予防接種後健康状況調査によれば，1期初回接種第1回目に数％の発熱がみられる．接種1日目がピークで2.7％（38.5℃以上1.6％）．次いで0日目2.2％（同1.1％），3日目0.5％（同0.4％）となっている．第2回接種，1期追加接種（3回目），2期接種ではほとんど発熱はみられず，局所反応（腫脹等）発生率も高くないが，2期接種で他よりやや高い率で認められている（図21.10）．その他，まれに熱性けいれん，きわめてまれに神経学的異常やアナフィラキシーが有害事象として観察される．

マウス脳由来ワクチンは3期接種後の重症急性散在性脳脊髄炎（ADEM）症例の健康被害認定に伴い，積極的勧奨が差し控えられた．しかしマウス脳由来ワクチンも製造方法の改良によって脳組織由来成分はほとんど除去されていたので，国の説明は科学的根拠に乏しかった[2]．

2009年6月に阪大微生物病研究会製乾燥細胞培養日本脳炎ワクチンが市販され，2011年4月に化学及血清療法研究所製の製品が市販された．二つのワクチンはともに北京株をVero細胞で増やし，高度に精製したワクチンである．予防接種後副反応疑い報告は比較的重篤な副反応（正確には有害事象）を厚生労働省（平成26年11月25日からは医薬品医療機器総合機構：PMDA）に報告するもので，予防接種・ワクチン分科会のもとにある副反応検討部会に報告される．それによれば乾燥細胞培養日本脳炎ワクチン接種後のADEMの副反応（正確には有害事象）報告は表21.2のとおりであり，マウス脳由来ワクチンと大差ない．

D．世界の状況

前述のように，日本脳炎は，東アジアおよび西太平洋地域の24か国で常在し，30億人以上に感染するリスクがあるとされ，毎年約6万8千人の患者が発生し，最大で2万400人が死亡していると推計されている[12]．

世界的には大別して4種のワクチン（マウス脳由来不活化ワクチン，Vero細胞培養由来ワクチン，弱毒生ワクチン，黄熱生ワクチンとのキメラワクチン）がある[13]．近年，中国製弱毒生ワクチンが常在国（特に中国とインド）で最も広く使用されたワクチンになったが，その他の国では不活化ワクチンが主体である．わが国をはじめ先進国では細胞培養由来不活化ワクチンが主に使用されるようになってきた（表21.3）．

日本と同様に，疾患が減少した国々でもウイルスとその媒介蚊は常在しているので，日本脳炎のリスク地域に渡航するときには予防接種が重要である．

表21.2　乾燥細胞培養日本脳炎ワクチン接種後のADEM報告頻度
副反応報告と薬事法に基づく報告の合計2009（H21）年6月～2014（H26）年9月末

	報告数	接種回数	報告頻度
2009（H21）年度	0	152万6771	0
2010（H22）年度	3	436万7716	146万回接種に1例
2011（H23）年度	7	561万1321（推定）	80万回接種に1例
2012（H24）年度（9月末）	1	294万5263（推定）	295万回接種に1例
2013（H25）年度～2014（H26）年度（9月末）	6	547万7097（推定）	92万回接種に1例
合計	17	1992万8160（推定）	117万回接種に1例
備考	・副反応報告と薬事法に基づく報告を合わせた数 ・接種日を基準に分類・重複例，取り下げ例を除く ・2013年度と2014年度症例は副反応検討部会資料を参照．うち2例は他のワクチンとの同時接種	・2009年度は旧ワクチンの実績（2か月分）を含む ・2011年度および2012年度（9月末まで）は，2010年度の出荷数と被接種者数の比を用いて計算した数値 ・2013年度以降は医療機関への納入数量を接種回数として計上	

第7回厚生審議会感染症分科会予防接種部会日本脳炎に関する小委員会，資料2．新ワクチンでのADEM報告頻度．
（第9回，第12回，第14回厚生科学審議会予防接種ワクチン分科会副反応検討部会資料より作表）

表21.3　世界で使用されている日本脳炎ワクチン

クラス	企業	株（すべてG3）
マウス脳由来不活化	**Green Cross**, AdImmune Corp. VaBiotech JE VAX(Biken)-used as reference for non-inferiority for new generation vaccines	Nakayama（中山）
	GPO	Beijing-1
Vero細胞由来不活化	Biken, Kaketsuken	Beijing-1
	Liaoning Chengda, Beijing Tiantan	Beijing P-3
	Valneva/Novartis/CSL, Biological E*	SA 14-14-2
	Bharat Biotech	Kolar strain(JEV 821564XY)
弱毒生	**Chengdu Institute of Biological Products(CDIBP)***, Wuhan Institute of Biological Products, Lanzhou Institute of Biological Products	SA 14-14-2
弱毒生キメラ	**Sanofi Pasteur***	SA 14-14-2

太字：internationally distributed，*：WHO事前承認

まとめ

WHOも日本脳炎に対して本格的に取り組み始めている．環境対策やベクター対策には限界があり，有効なワクチンはあるが発展途上国に行き渡っていないのが現状である．わが国は日本脳炎ウイルスの実験室的検査に関しても国立感染研が世界で中心的な役割を果たしている．また安全で有効なワクチンも開発しており，アジア地域へのワクチン供給に対して大きな貢献ができるのではないかと思われる．国際貢献も含め，官民一体となった日本脳炎対策がアジア各国へも進んでいくことを期待したい．　〔宮崎千明・髙崎智彦〕

文　献

1) 宮崎千明：日本脳炎．小児科臨床増刊号（小児疾患臨床のための病態生理1改訂5版）**46**：1027-1030，2014
2) 高見沢明久：日本脳炎ワクチン．ワクチンの事典（日本ウイルス学会編），pp. 68-79，朝倉書店，2004
3) Shoji H, Hiraki Y, *et al*：Japanese encephalitis in Kurume region of Japan：CT and MRI findings. *J Neurology* **236**：255-259, 1989
4) Halstead SB, Jacobson J, *et al*：Japanese encephalitis vaccines. Vaccines 6th ed.（ed. by Plotkin SA, *et al*）pp. 312-351, Elsevier, 2013
5) 多屋馨子，佐藤　弘，ほか：わが国の日本脳炎に関する疫学情報（その2）．第8回厚生科学審議会感染症分科会予防接種部会日本脳炎に関する小委員会資料，2012
6) Erlanger TE, Weiss S, *et al*：Past, present and future of Japanese encephalitis. *Emerging Infect Dis* **15**：1-7, 2009
7) 森田公一：アジアにおける日本脳炎疫学状況．小児科 **47**：296-302, 2006
8) 宮崎千明：日本脳炎ワクチン—乾燥細胞培養ワクチンと接種勧奨の再開—．医学のあゆみ **244**：79-85, 2013
9) Kitano T：Immunogenicity and field trial of Beijing-1 vaccine. WHO working group on Japanese encephalitis vaccine, Osaka, 1987
10) 合田英雄，石川優二：日本脳炎ワクチン．日本のワクチン（山崎修道監修），pp. 218-223，医薬ジャーナル社，2014
11) Erra EO, Askling HH, *et al*：Cross-protective capacity of Japanese encephalitis（JE）vaccines against circulating heterologous JE virus genotypes. *Clin Infect Dis* **56**：267-270, 2013
12) Campbell GL, Hills SL *et al*：Estimated global incidence of Japanese encephalitis：a systematic review. *Bull WHO* **89**：766-774, 2011.
13) Upadhyay RK：Epidemiology, disease transmission and pathogenesis caused by JE virus：its prevention and control. *Am J Infec Dis Microbiol* **3**：38-64, 2015

関連のウェブサイト　その他，以下の関連サイトを広範に参考にした．

国立感染症研究所ウイルス第一部．http://www.niid.go.jp/niid/ja/diseases/na/je.html

国立感染症研究所感染症疫学センター：感染症流行予測調査．http://www.niid.go.jp/niid/ja/yosoku-index.html

厚生労働省健康局結核感染症課：予防接種後健康状況調査集計報告書平成24年度．http://www.mhlw.go.jp/file/05-Shingikai-10601000-Daijinkanboukouseikagakuka-Kouseikagakuka/0000077644.pdf

WHO：Japanese encephalitis, fact sheet No 386, 2014. http://www.who.int/mediacentre/factsheets/fs386/en/

CDC：Use of Japanese Encephalitis Vaccine in Children：Recommendations of the Advisory Committee on Immunization Practices, *MMWR* **62**：898-900, 2013. http://www.cdc.gov/mmwr/preview/mmwrhtml/mm6245a3.htm

CDC：Japanese Encephalitis. http://www.cdc.gov/japanese-encephalitis/

22 インフルエンザワクチン

22-1 季節性インフルエンザワクチンとパンデミック・プレパンデミックワクチン

インフルエンザ（influenza）の予防にはインフルエンザワクチンが中心的な役割を担う．インフルエンザワクチンの有効性を大きく損なう要因には，ワクチン株と流行ウイルスとの抗原性の不適合がある．このため，ワクチン株は流行ウイルスの変化に応じて毎年見直しが行われ，必要に応じて変更される．加えて，ワクチンは発育鶏卵（卵）で製造されるため，製造過程でワクチン株が卵に馴化した変異を獲得し，それにより抗原変異を起こす．これもワクチン効果を大きく低下させる原因になっている．その回避策として，ヒト社会で流行するウイルスに抗原性が近いウイルスでワクチンが製造できる細胞培養ワクチンの導入が予定されており，実用化に向けた準備が進められている．2015/16 シーズンからわが国でも 4 価ワクチン（A 型ウイルス 2 種類，B 型ウイルス 2 種類からなる）の供給が始まった．これにより，ヒト社会で流行しているすべての季節性インフルエンザに対する予防が可能となった．一方，新型インフルエンザ対策の一つとして，プレパンデミック A(H5N1) ワクチンの国家備蓄が 2006 年から進められてきたが，A（H5N1）鳥インフルエンザウイルスの遺伝的，抗原的多様性が進み，ヒトから分離される最近のウイルスに対する備蓄ワクチンの有効性は低い可能性がわかってきた．プレパンデミックワクチンの備蓄戦略は見直しの時期にきている．

A. 季節性インフルエンザワクチン

1. ワクチン株の決定プロセス

わが国におけるインフルエンザワクチン株の選定と決定は，厚生労働省（厚労省）健康局長の依頼に応じて 2～4 月上旬にかけて国立感染症研究所（感染研）で 3 回に分けて開催される『インフルエンザワクチン株選定のための検討会議』で選定し，それを健康局長が決定し，5 月中旬頃までに事務処理を経て地方自治体，ワクチン製造メーカーへ通達するという手順で進められる[1)]．この検討会議では，国の感染症発生動向調査事業により収集された約 5000～8000 の流行株の約 10% について，感染研で実施した抗原性や遺伝子解析の成績，世界保健機関（WHO）の世界インフルエンザ監視対応システムで収集された諸外国の流行株の解析情報，さらにウイルス増殖性など国内ワクチンメーカーで実施したワクチン製造効率の評価等の成績が総合的に議論され，それらの分析結果に基づいてワクチン株が選定される．

一方，全世界向けには毎年 2 月（北半球向け）と 9 月（南半球向け）に WHO からワクチン推奨株が発表され，その類似株リストが WHO の web site に掲載される[2)]．各国でのワクチン株の選定は，WHO の推奨株およびその類似株を参考にしながら，それぞれの国の責任において最終決定することになっている．多くの場合は，掲載リストにある複数のワクチン候補株の中から選定されるため，海外で供給されているワクチンは，メーカーによってワクチン株が異なっている．一方，わが国では WHO の推奨株と国内流行株の解析情報をもとに各亜型・型からそれぞれ 1 株のワクチン株が指定され，それ以外の類似株でワクチン製造することを認めていない[3)]．よって，国内で供給されるワクチンは全メーカー同一のワクチン株で製造される．

2. 4 価インフルエンザワクチン

ヒト社会で流行する季節性インフルエンザウイルスには A(H1N1)pdm09，A(H3N2) および B/山形系統と B/Victoria 系統の 4 種類があり，これらは毎年比率を変えながら混在流行する．国内で製造供給される季節性インフルエンザワクチンはウイルス粒子をエーテル処理したスプリット型の不活化ワクチンで，これまで A(H1N1)pdm09，A(H3N2) および B 型から 1 株が盛り込まれた 3 価ワクチンであった．このため，B 型インフルエンザについては，ワクチンに入っていない系統が流行した場合は，予防効果は期待できなかった．さらに，最近では B 型ウイルスは 2 系統が拮抗した比率で混合流行するため，両系統を確実にカバーできるように 2 種類の B 型ウイルスを含む 4 価ワクチンの供給が望まれていた．そこで，WHO が 2013 年の南半球向けのワクチン株選定会議から A 型ウイルス 2 株，B 型ウイルス 2 株をワクチン株に推奨するようになり[4]，これを受けて 2013/14 シーズンから米国では生ワクチンで，翌シーズンからは不活化ワクチンでも 4 価ワクチンの製造供給が開始された．

わが国では季節性インフルエンザワクチンは生物学的製剤基準により，各ウイルスの HA 蛋白含量は 30 μg/mL 以上，総蛋白量は 240 μg/mL 以下と下限値と上限値が規定されている．このため，ワクチンに 4 種類のウイルスを盛り込むと総蛋白量の上限値を超えることから，4 価ワクチンの導入は不可能であった．

そこでわが国でも 4 価ワクチンの導入ができるように，2015（平成 27）年度に生物学的製剤基準を見直し，上限値を 400 μg/mL 以下に引き上げた．それと並行して，総蛋白含量が増えることで副作用や副反応が強く出ることが懸念されたことから，小児における安全性に関する臨床研究が行われ，副反応やアナフィラキシー等の出現頻度はそれまでの 3 価ワクチン頻度を超えるものではないことが確認された．これでわが国でも 4 価ワクチン導入の環境が整ったことから，2015/16 シーズンから 4 価ワクチンの製造供給が開始されることになった[3]．

3．ワクチン製造株の卵馴化による抗原変異

国内外で使用されているインフルエンザ不活化ワクチンは卵で分離したウイルスを使用することになっている．ヒトの臨床検体からウイルスを卵で分離すると，卵の細胞（鳥類細胞）に馴化した変異を獲得したものが優位に卵の中で増殖するため，多くの場合はもとの臨床検体に含まれるヒトウイルスから抗原性が大きく変化する．A(H3N2) ウイルスや B/Victoria 系統ウイルスでは，ほぼ例外なくこの卵馴化変異が起こる[5]．このため，卵馴化で変異したウイルスを用いて製造される A(H3N2) ワクチンや B/Victoria 系統ワクチンで誘導されるヒト血清抗体は，流行株との反応性が低く，これにより，ワクチンの有効性に大きく影響している[6]．この問題は，世界中のワクチン製造国に共通しており，卵をワクチン製造に使う限り解決法はみつかっていない．

4．細胞培養季節性インフルエンザワクチン

a．ワクチン導入の経緯

海外では細胞培養季節性インフルエンザワクチンの承認申請に向けて十数年前から欧米の大手メーカーで準備が進められていた．しかし，細胞培養ワクチンの製造効率は現行の卵製造ワクチンより下回る可能性があり，製造コストが高くなるリスクが懸念された．また，新規のワクチンとなるため製造承認取得には，安全性，品質管理や有効性に関する現行の卵培養ワクチンには求められない多くの要件をクリアーしなければならない．このため，導入計画当初に参加していたほとんどのワクチンメーカーは細胞培養ワクチンの実用化から撤退し，現在では 1 社のみが製造承認を取得し供給している．

一方，わが国の細胞培養インフルエンザワクチンへの取組みは，世界的には後発組としてスタートした．これは，もともと国の新型インフルエンザ対策の一環としての対応であり，半年間で全国民分をカバーできるパンデミックワクチンの供給体制の構築が目的であった．しかし，パンデミックワクチンの製造は，パンデミックが発生したときに行われることから，通常時では製造施設は休眠状態となる．このため，毎年供給が見込める季節性インフルエンザワクチンを培養細胞で製造し，通年で施設を稼働しておき，パンデミック発生時には速やかにパンデミックワクチン製造へ切り替えるという戦略が考えられた．細胞培養季節性インフルエンザワクチンの実用化に向けた準備は，感染研インフルエンザウイルス研究センターが牽引役となり国内 4 社および厚労省健康課との連携で進められており，数年後に導入が予定されている[7]．

b．利点と課題

細胞培養季節性ワクチンは，現行のワクチンと同じ不活化スプリットまたは不活化サブユニットという剤形である．本ワクチンに切り替える最大のメリットは，卵製造ワクチンで起こる卵馴化によるワクチン株の抗原変異を回避でき，それに起因するワクチンの有効性の低下を防ぐことにある．ワクチン製造の出発材料となるワクチン種ウイルスは，感染研が新規に開発した品質と安全性が検証された MDCK 細胞（NIID-MDCK 細胞）を用いて感染研のワクチン種ウイルス準備施設で臨床検体から分離される．ワクチン種ウイルスとして一定の適正条件を満たしたものは，ワクチン製造候補株として各メーカーに配布される[7]．

本ワクチン実用化の課題は，国内各ワクチンメーカーが所有するワクチン製造用細胞が，EB66 細胞（アヒル幹細胞由来），Vero 細胞（アフリカミドリザル腎臓細胞由来），MDCK 細胞とそれぞれ異なるため，感染研の NIID-MDCK 細胞で準備したワクチン種ウイルスが各メーカーの細胞との相性によっては，効率よく増殖できない可能性がある．その場合は，ワクチンの供給不足という事態を招く可能性がある．このため，ワクチン株の選定に当たっては，各メーカー細胞での増殖効率を毎回事前に検討する必要があり，ワクチン株の検索，選定には卵製造ワクチンより長時間を要する．

さらに，培養細胞で増殖させたウイルス粒子には，宿主細胞由来の蛋白質の混入が卵製造ウイルスより多い．このため，ワクチンウイルスの純度に起因した副反応・副作用が頻発する可能性があり，ワクチンの品質管理の基盤整備も細胞培養季節性ワクチンの普及にとっては重要な課題となる．

B.　パンデミックワクチンとプレパンデミックワクチン

1.　パンデミックワクチン

パンデミックワクチンは動物由来（鳥やブタ等）のインフルエンザウイルスによってパンデミックが起こった際にその流行株を用いて製造され，接種対象は全国民である．そのため，ワクチンの供給は流行のピークには間に合わない．パンデミックワクチンの剤形は各メーカーの製造承認書に依存するが，不活化全粒子ワクチンまたは不活化スプリットワクチンにそれぞれアジュバントを添加したものになる予定である．

2009年にブタ由来のA(H1N1)pdm09ウイルスでパンデミックが発生した際に供給されたパンデミックワクチンは，季節性インフルエンザA(H1N1)ウイルス（通称ロシア亜型ウイルス）とのT細胞エピトープの類似性[8]から初感染者に対しても免疫原性が良好で，アジュバントは不要であった．一方，これまでヒトに感染した事例のある動物由来ウイルスA(H5Nx)，A(H7N9)，A(H9N2)，A(H10N2)は亜型ごとにヒトに対する免疫応答が異なるため，ワクチンの剤形とアジュバント添加の必要性については，それぞれで検討が必要となる．これまでA(H5N1)，A(H7N9)亜型ワクチンを用いた臨床研究では，これらはヒトでの免疫原性がきわめて低いことから，適切なアジュバントの添加は不可欠であることがわかっている．海外ではスクワレンタイプのアジュバントAS03やMF59さらにはISCOMATRIXをアジュバントに採用した剤形のワクチンで行われた臨床研究で良好な成績が得られている[9-11]．わが国では，ヒトでの使用が承認されている水酸化アルミアジュバントを添加した沈降ワクチンの使用が予定されているが，2015（平成27）年に培養細胞で製造した不活化スプリットA(H5N1)ワクチンにAS03を添加した乳濁ワクチンが製造承認されたことから，アジュバントの選択肢が広がりつつある．

2.　プレパンデミックワクチン

a.　国家備蓄プレパンデミックワクチン

わが国では新型インフルエンザ対策政府行動計画・ガイドラインに基づいて[12,13]，パンデミック発生時に医療従事者等優先接種群1000万人に速やかにワクチン接種ができるように，平常時にパンデミックリスクのあるウイルスを用いて製造されたプレパンデミックワクチンを2006（平成18）年度から国家備蓄している．

A(H5N1)ウイルスは遺伝子進化系統樹的には多岐に分かれたグループ（クレード）を形成し，大まかに分類すると，クレード1，クレード2.1，クレード2.2，クレード2.3となる．ヒト感染例はいずれのクレードからも報告されており，最近ヒトで感染例が多発しているのはエジプトでまん延しているクレード2.2ウイルスによる[14]．これら異なるクレードに分類されるA(H5N1)ウイルスで誘導される抗体は，他クレードウイルスとはほとんど交差反応しないほど抗原性が異なるため，わが国では4種類のクレードのワクチンを総数で3000万人分国家備蓄している[15]．備蓄ワクチンの有効期限は3年であるため，3年ごとに廃棄，再備蓄という戦略で4クレードを順繰りに更新している．しかし，プレパンデミックワクチンの国家備蓄に要する経費は膨大であり，経費節減も検討されている．その検討策の一つは，4クレードに広く交差反応する抗体を誘導できるA(H5N1)ワクチン株を特定し，その1株に絞って備蓄するというもの．検討策の第2は，プレパンデミックワクチンの有効期限3年からの延長であり，当面は1年の延長に向けて調査研究が進められている[16]．

b.　ワクチンの剤形

A(H5N1)プレパンデミックワクチンは卵で製造された不活化全粒子ワクチンで，水酸化アルミアジュバントを添加した沈降ワクチンである．2015（平成27）年にはEB66細胞で製造した細胞培養不活化スプリットワクチンにAS03アジュバントを添加した乳濁A(H5N1)ワクチンやVero細胞で製造したA(H5N1)不活化全粒子ワクチン等が製造承認され，供給可能となったことから，今後の備蓄ワクチンは細胞培養ワクチンに切り替わっていくことになっている．

c.　ワクチンの有効性の評価

現在備蓄されている3株のA(H5N1)ワクチンは，卵で製造した不活化全粒子ワクチンに水酸化アルミアジュバントを添加した沈降不活化ワクチンである．本ワクチンで誘導されたヒト血清抗体の異クレードA(H5N1)ワクチン株および野生株に対する交差反応性をもとに，ワクチンの有効性が評価された．その結果，各備蓄ワクチンは接種したワクチン株そのものに対しては有効レベルの血清抗体を誘導できるが，同一クレードの野生株および異なるクレードのワクチン株，野生株に対しては交差反応性をほとんど示さないことが明らかになった[16]．パンデミック発生時に実際に流行するウイルスは野生株であり，この結果は，アルミアジュバント添加の沈降A(H5N1)ワクチンの有効性は低いことを示している．

一方，2015（平成27）年から供給可能となったスクワレンタイプのAS03を添加した乳濁型細胞培養A(H5N1)インドネシア株ワクチンについて検討したところ，高い抗体誘導能および他のクレードのワクチン株に対しても広い交差免疫性を示すことが示された[16]．しかし，異なるクレードの野生株に対しては交差反応性は低く，AS03添加の乳濁ワクチンといえども，ワクチンと流行株とのクレードがマッチしなければ，期待したワクチンの効果が得られないことが示された[16]．また，AS03アジュバントは，季節性A(H1N1)pdm09ワクチンでナルコレプシーが小児で発生した事例が海外で報告されており[17,18]，アナフィラキシー反応を含めてAS03アジュバントの使用についてはさらなる調査検討が必要である．

まとめ

わが国で使用されている季節性インフルエンザワクチンは，高い精製技術と品質管理に基づいて製造されており，剤形も諸外国と同様のスプリットタイプであるため副反応の少ない安全なワクチンである．その反面，免疫原性の低下は否めない．一方，新型インフルエンザ対策として準備されているワクチンウイルスはヒトでの低い免疫原性のため適切なアジュバントの添加が不可欠で，わが国ではこれまで水酸化アルミアジュバントが採用されてきた．最近の臨床研究から，当該アジュバントでは広い交差反応性の血清抗体が誘導できないことがわかっていることから，アジュバント戦略を早急に再検討すべきであろう．ワクチンの剤型，アジュバント戦略，備蓄ワクチン株の選定戦略等を見直す時期にきており，対応すべき課題は多い．

〔**小田切孝人**〕

文　献

1) 小田切孝人：平成27年度（2015/16シーズン）インフルエンザワクチン株の選定経過．*IASR* **36**(11)：217-220, 2015. http://www.nih.go.jp/niid/ja/allarticles/surveillance/2319-iasr/related-articles/related-articles-429/6071-dj4298.html

2) WHO：Recommended composition of influenza virus vaccines for use in the 2016-2017 northern hemisphere influenza season. http://www.who.int/influenza/vaccines/virus/recommendations/2016_17_north/en/

3) 厚生労働省健康局長：平成27年度インフルエンザHAワクチン製造株の決定について（通知）．http://www.mhlw.go.jp/file/05-Shingikai-10601000-Daijinkanboukouseikagakuka-Kouseikagakuka/0000087674.pdf

4) WHO：Recommended composition of influenza virus vaccines for use in the 2013 southern hemisphere influenza season. http://www.who.int/influenza/vaccines/virus/recommendations/2013_south/en/

5) 渡邉真治，中村一哉，ほか：卵馴化におけるインフルエンザワクチン（製造）株の抗原性の変化および流行株との抗原性の一致性の評価．*IASR* **35**(11)：269-271, 2014. http://www.nih.go.jp/niid/ja/iasr-sp/2301-related-articles/related-articles-417/5131-dj4177.html

6) Skowronski DM, Janjua NZ, *et al*：Low 2012-13 influenza vaccine effectiveness associated with mutation in the egg-adapted H3N2 vaccine strain not antigenic drift in circulating viruses. *PLoS One* **9**：e92153, 2014. doi：10.1371/journal.pone.0092153

7) 信澤枝里：細胞培養季節性インフルエンザワクチン実用化への取り組み．厚生科学審議会予防接種・ワクチン分科会研究開発及び生産・流通部会．http://www.mhlw.go.jp/file/05-Shingikai-10601000-Daijinkanboukouseikagakuka-Kouseikagakuka/siryou3_1.pdf

8) Greenbaum JA, Kotturi MF, *et al*：Pre-existing immunity against swine-origin H1N1 influenza viruses in the general human population, *Proc Natl Acad Sci USA* **106**：20365-20370, 2009

9) Schuind A, Segall N, *et al*： Immunogenicity and Safety of an EB66 Cell-Culture-Derived Influenza A/Indonesia/5/2005（H5N1） AS03-Adjuvanted Vaccine：A Phase 1 Randomized Trial. *J Infect Dis.* Feb 25. pii：jiv091, 2015

10) Mulligan MJ, Bernstein DI, *et al*：Serological responses to an avian influenza A/H7N9 vaccine mixed at the point-of-use with MF59 adjuvant：a randomized clinical trial. *JAMA.* **312**：1409-1419, 2014. doi：10.1001/jama.2014.12854

11) Chung KY, Coyle EM, *et al*： ISCOMATRIX™ adjuvant promotes epitope spreading and antibody affinity maturation of influenza A H7N9 virus like particle vaccine that correlate with virus neutralization in humans. *Vaccine* **33**：3953-3962, 2015. doi：10.1016/j.vaccine.2015.06.047

12) 内閣官房：新型インフルエンザ等対策政府行動計画．平成25年6月7日．http://www.cas.go.jp/jp/seisaku/ful/keikaku/pdf/koudou.pdf

13) 新型インフルエンザ等に関する関係省庁対策会議：新型インフルエンザ等対策ガイドライン．平成25年6月26日．http://www.cas.go.jp/jp/seisaku/ful/keikaku/pdf/gl_guideline.pdf

14) WHO：Antigenic and genetic characteristics of zoonotic influenza viruses and development of candidate vaccine viruses for pandemic preparedness. http://www.who.int/influenza/vaccines/virus/201502_zoonotic_vaccinevirusupdate.pdf?ua=1

15) 健康局結核感染症課新型インフルエンザ対策推進室：新型インフルエンザ対策におけるプレパンデミックワクチンの備蓄について．http://www.mhlw.go.jp/file/05-Shingikai-10601000-Daijinkanboukouseikagakuka-Kouseikagakuka/0000088600.pdf

16) 健康局結核感染症課新型インフルエンザ対策推進室：新型インフルエンザ対策におけるプレパンデミックワクチンの備蓄について．http://www.mhlw.go.jp/file/05-Shingikai-10601000-Daijinkanboukouseikagakuka-Kouseikagakuka/0000106818.pdf

17) Wijnans L, Lecomte C, *et al*：The incidence of narcolepsy in Europe：before, during, and after the influenza A（H1N1）pdm09 pandemic and vaccination campaigns. *Vaccine* **31**：1246-1254, 2013. doi：10.1016/j.vaccine.2012.

12.015
18) Montplaisir J, Petit D, *et al*：Risk of narcolepsy associated with inactivated adjuvanted（AS03）A/H1N1（2009）pandemic influenza vaccine in Quebec. *PLoS One* **9**：e108489, 2014. doi：10.1371/journal.pone.0108489

22-2　経鼻インフルエンザワクチン

インフルエンザはインフルエンザウイルスが上気道の表面に存在する上皮細胞に感染して引き起こされる急性の呼吸器感染症である．ワクチンが有効な予防法として考えられるが，ここではこれからのワクチンとして期待される経鼻インフルエンザワクチンについて概説する．経鼻インフルエンザワクチンが注射型の不活化ワクチンよりも有効性が高い可能性は1960年代から示唆されていた．その根拠の一つとして，インフルエンザウイルスを感染（経鼻）させたマウスの方が，不活化ワクチンを注射したマウスよりもA型内の異なるウイルスのチャレンジ感染に対する交差防御能力が高い，という報告があげられる[1]．インフルエンザは急性呼吸器感染症であり感染が気道の粘膜上皮細胞に限局して起こるという特徴と，その防御には全身の免疫機構のみでなく粘膜の免疫機構が重要な働きをしていることの知見が集まってきた．

1.　インフルエンザに対する免疫

経鼻インフルエンザワクチンにより誘導される免疫の特徴とその有効性の理解のためには，インフルエンザウイルス感染によって誘導される気道局所での粘膜と全身の免疫機構を理解する必要がある．

インフルエンザウイルスに初めて感染すると，感染局所である上気道粘膜で，病原体に共通の防御機構である自然免疫が働き，非特異的な抗ウイルス環境が作られる．それには，免疫関連細胞や感染細胞によるさまざまな生理活性物質（インターフェロンやIL-1等のサイトカインやさまざまなケモカイン）の産生が関与する．IL-1等のサイトカインは発熱・全身倦怠等のインフルエンザ症状を引き起こすが，発熱はウイルスの増殖を抑制するために起こる生体の防御機構である．また，ウイルスの特異抗原を貪食した樹状細胞等（抗原提示細胞）は局所の粘膜関連リンパ組織や全身のリンパ組織に移動して特異的なT細胞クローンを刺激する．これらT細胞クローンは，B細胞クローンと相互作用し，特異的な抗体産生を促す．また，T細胞クローンは，感染細胞を標的とする細胞傷害性T細胞を活性化する．これらインフルエンザウイルスに特異的な防御機構（獲得免疫）の働きによって，感染後5日目くらいからのHAやNAに対するIgAやIgG抗体が誘導される．粘膜の上皮下で産生された二量体等の多量体IgA抗体は，上皮細胞のポリIgレセプター（pIgR）に結合して細胞内を輸送小胞で運ばれ，粘膜上に能動的に分泌され，分泌型IgA抗体となる．またIgG抗体は，血中から上皮細胞間隙を通って濃度勾配に従って受動的に粘膜上や肺胞内にしみ出す．これら分泌型IgAや血清由来のIgG抗体は，上皮細胞上のあるいは上皮細胞内で増殖しているウイルスのHAやNAと結合して感染や感染拡大を阻止し，インフルエンザからの回復を促進する．また，感染後5日目くらいに一過性に細胞傷害性T細胞が出現する．すでに初感染によって免疫が成立している宿主がインフルエンザウイルスに再感染すると，初感染と再感染ウイルスが同一株の場合，速やかに多量の抗体が産生され，再感染ウイルスが直ちに排除される．また再感染ウイルスが初感染と同一亜型内の異なる変異株である場合，既存の抗体と再感染ウイルスの交差反応性に依存して，再感染ウイルスが排除される．

インフルエンザウイルスの感染によって誘導される防御機構のうち感染防御に有効な免疫は，上気道に能動的に分泌され，ウイルスを中和するワクチン特異分泌型IgA抗体であり，経鼻インフルエンザワクチンによって誘導されるインフルエンザウイルスの感染防御免疫でもある．

2.　経鼻インフルエンザワクチンの特徴

インフルエンザワクチンを注射ではなくウイルスの感染と同様に気道粘膜経由で投与した方が感染防御効果が高い，という動物レベルでの実験結果が数多く報告されてきている[2-5]．注射ワクチンによっては全身の免疫系のみが刺激され血清中のIgG応答しか誘導されないが，経鼻ワクチン投与によっては全身の免疫系のみならず感染局所での粘膜免疫応答系が刺激され，血清のIgG抗体と気道の分泌型IgA抗体応答を同時に誘導することができる．分泌型IgA抗体は気道の粘膜局所に能動的に分泌され，血清IgG抗体は肺胞領域において滲出して分布する．ウイルス感染や経鼻ワクチン投与後に誘導されたワクチン特異抗体は感染局所に分泌され感染阻止に働く．また分泌型

IgA 抗体は二量体またはそれ以上の多量体であることが明らかとなり，単量体の IgG 抗体と比較して交差反応性が高く，同じ亜型の変異ウイルス株の感染をも交差阻止することができる[6]．肺胞領域に滲出する IgG 抗体は，インフルエンザ肺炎等の重症化の防止に働く．

経鼻ワクチンに誘導されるこれら局所の粘膜免疫と全身免疫によってインフルエンザの感染そのものを阻止することができ，さらにワクチン株と異なる変異ウイルスが侵入しても，インフルエンザに罹りにくくなる．

経鼻インフルエンザワクチンとしては，鼻から投与される弱毒生インフルエンザワクチン（live attenuated influenza vaccines：LAIV）がロシアで使われ，ついで 2003 年米国で食品医薬品局（FDA）によって低温馴化生ウイルスワクチン（FluMist®, MedImmune®）が認可され，2011 年からは欧州でも FluMist® の使用が認可されている．また国内でも承認に向けた治験が行われている．一方，経鼻不活化ワクチンは，開発途上にある．同じ経鼻経由で投与されるワクチンでも，生ウイルスワクチンと不活化ワクチンでは，その免疫応答の質や量が異なる．

3．経鼻弱毒生ワクチン（低温馴化生ウイルスワクチン）の特徴

LAIV である低温馴化生ウイルスワクチン（cold-adapted influenza vaccines，商品名 FluMist®）は，二つの A 型インフルエンザウイルス株，弱毒親ウイルス株（野生株の増殖が制限される 25℃でよく増殖する株）と病原性のある野生型（流行予測）ウイルス株間の遺伝子再集合によって作られる．流行予測ウイルス株由来の HA・NA 遺伝子と低温馴化弱毒親ウイルス株由来の他の遺伝子から作られている．このワクチン株のウイルスは，比較的低温の上気道で増殖し，比較的高温の下気道では増殖しない性質があり，軽微なインフルエンザ症状を誘導する．このワクチンは，専用の噴霧器（sprayer）を使って両鼻腔に 100 μL ずつ噴霧され，注射による苦痛がなく，投与が容易である．生ウイルスの感染によって免疫を誘導するため，全身の免疫応答だけでなく粘膜免疫応答をも誘導する．

この LAIV は，2007 年以降，2 歳以上 49 歳以下の妊娠中でない健康な人に投与されている．2～8 歳で初めてワクチンを受ける場合は，少なくとも 1 か月間隔で 2 回接種をする．9～49 歳までの人は毎年 1 回接種する．このワクチンは，インフルエンザウイルスに対する既存の免疫がない小児で免疫を誘導するのに特に有効である．2003 年の 2 万 228 人の試験投与では，5～17 歳で 87%の予防効果がみられている．一方，既存の免疫がある小児や 18～49 歳の成人では，その有効性は現行の注射型不活化インフルエンザワクチンと同等か，それよりも低いことが報告されている．

このワクチンは，2 歳未満への投与が認められていない．また，喘息の小児や過去 12 か月間に喘鳴がみられた 2～4 歳には投与されない．造血幹細胞移植を受けた患者のような隔離環境におかれている免疫不全の人の家族や世話する人はワクチンの接種を受けられない．妊娠中の人も接種を受けられない．インフルエンザウイルスの感染によって病状が悪化する（合併症を起こす）ようなハイリスクの人々，たとえば，65 歳以上の高齢者，肺や心臓血管系に慢性的な疾患・糖尿病を含む慢性代謝疾患・腎機能障害・ヘモグロビン異常症・免疫不全（エイズ患者・癌患者等）の小児や成人，長期のアスピリン治療を受けている小児や青年，呼吸機能・気道の分泌機能等が低下している人（たとえば，認知機能障害，脊髄損傷，けいれん，その他神経筋異常等の状況にある人），医療介護が必要な人や彼らを世話する看護施設の住人，卵アレルギーの人等には，このワクチンを接種してはならない．抗インフルエンザウイルス剤と同時接種できない．

小児でよくみられる副作用として，鼻水，鼻詰まり，頭痛，筋肉の痛み，喘鳴，腹痛，嘔吐，発熱などがある．また，成人にみられる副作用として，鼻水，鼻詰まり，頭痛，のどの痛み，咳等がある．

LAIV（弱毒生ワクチン）は，鶏卵で増やされるため卵の蛋白質を微量含むが，チメロサールは含まない．接種後 1 日の小児にはウイルスの放出が観察され，野生株との遺伝子再集合のリスクや免疫抑制状態のヒトへの感染のリスクがある．また，ワクチンの保存は 2～8℃でなければならない．また，インフルエンザに対する既存の免疫があるヒトの場合，ウイルス増殖が起こりにくく，ワクチンの有効性が低くなる．

この低温馴化生ウイルスワクチンの有効性は，現行の注射型ワクチンと同様に，防御を準備する血清の HI 抗体価の誘導能力によって評価されている．このワクチンは経鼻経由で投与され，自然のウイルス感染と同様に，血清の HI 抗体のみでなく，気道の感染阻止抗体である IgA 抗体の誘導があるにもかかわらず，その有効性の評価は配慮されていない．2012 年からの 3 年間におよぶ CDC の調査によると，H1N1 に対する有効性が認められなかったことから 2016/17 シーズンからアメリカでは推奨しないと報告されている．一方，英国では有効性が認められたが，異なる結果が得られ，その原因は明らかにされていない．

4.　経鼻不活化インフルエンザワクチン

経鼻不活化ワクチンにはいくつかの試みがあるが，いずれも開発途上であり，まだ承認されていない．しかし，不活化ワクチンは生ワクチンと異なり，接種後にワクチン由来のインフルエンザウイルスが伝播するリスクがない．比較的長期保存に安定である．さらに，既存の粘膜免疫の影響をあまり受けない等の利点がある．生ワクチンを投与できない，高齢者・免疫欠損患者・妊婦・糖尿病等の患者への投与も可能と思われる．

経鼻不活化ワクチンの臨床研究の試みのいくつかは，現行の注射型ワクチンよりも有効性が高いことを示しており，近い将来，注射型ワクチンに代わるものとして，あるいは注射型ワクチンと並立して承認されることが期待される．以下に，経鼻不活化ワクチンの主な臨床研究例をあげ，その実状について述べる．

a.　スプリットワクチン

現行の注射によるスプリットワクチンに含まれるHA含量は，それぞれのH1N1亜型，H3N2亜型，B型2株について15 μgである．

45 μgのHAを含む1価のスプリットワクチン（A/Uruguay/710/07，H3N2）を数人の成人（23〜43歳）に3週間隔で5回経鼻噴霧投与する試験において，投与回数が増すごとに血清のHI応答が高くなること，HI抗体よりもおよそ4倍高い抗体価を示す中和抗体価によって，特異抗体価の増加を感度高く検出できること，等が明らかになっている．スプリットワクチンの場合，3倍高濃度のワクチンの経鼻投与の場合でも，既存の免疫を持つ18〜60歳の被験者において，投与回数を上げるとHI価も増加するが，2〜3回のワクチン投与でEMAの基準を満たす血清のHI抗体応答を誘導できない[7]．このことは，現行の注射用スプリットワクチン単独の経鼻投与ではEMAの有効性の基準を超えるHI抗体応答を誘導するのは難しく，適当なアジュバントの併用が不可欠であることを示している．

b.　不活化全粒子ワクチン

インフルエンザウイルス1価の不活化全粒子ワクチン（A/Victoria/210/2009, H3N2）（45 μgのHAを含む，ホルマリン不活化）を成人被験者50人（男性36人，女性14人，22〜69歳）に3週間隔で2回投与した臨床研究がある．接種前後の血清のHIおよび中和抗体価と鼻洗浄液の濃縮液（鼻粘液の1/10濃度相当）のHIおよび中和抗体価を測定した．また，血清および鼻洗浄液のELISA-IgAおよびIgG抗体価も測定した．60歳以下の被験者46人において，ワクチン2回接種3週後の血清のHI価に関して，抗体変化率が3.9，抗体陽転率が40%，抗体保有率が72%と，EMAの基準を満たした．同時に，鼻腔洗浄液のHI価に関しても，抗体変化率が2.97，抗体陽転率が40.8%，抗体保有率が44.9%と，血清に対するEMAの基準相当を満たした．中和抗体のレベルは，HI価のおよそ4倍と相関し，ワクチン2回接種3週後の血清の中和抗体価と鼻洗浄液の中和抗体価はともに高いレベルを示した[8]．また，血清には高いレベルの抗HA IgG-ELISA抗体が，鼻腔洗浄液には高いレベルの抗HA IgA-ELISA抗体が検出された．

上記の臨床研究から，経鼻投与された不活化全粒子ワクチンがスプリットワクチン（45 μgのHAを含む）よりも免疫原性が高いことが示された．その理由として，インフルエンザウイルスの遺伝子RNA（単鎖）がTLR7を介して抗原提示細胞の機能を亢進し，内因性のアジュバントとして働いていることが考えられる[9,10]．以上の結果は，季節性インフルエンザウイルスの不活化全粒子ワクチンが，血清のHI価によるEMAの基準を満たす不活化経鼻ワクチンとして，実用化候補の一つになりうることを示唆している．

この不活化全粒子ワクチンは，スプリットワクチンの製造工程の途中産物であるため，製造コストが安価であるという長所がある．臨床治験においてすでに免疫がある成人および既存の免疫がない幼児・小児においての有効性の検討がなされねばならない．

c.　大腸菌易熱性毒素併用スプリットワクチン

現行の3価スプリットワクチンを，大腸菌易熱性毒素（LT）の無毒の成分であるBサブユニット（LTB）に1%のLTを添加したもの（LTB*）をアジュバントとして，健康成人（73人，平均年齢35歳）に4週間隔で2回経鼻投与し，2週後の唾液中のIgA抗体また血清中のHI抗体応答を検討した．結果は，3種類のワクチン株の少なくとも一つのHI抗体価が接種前の4倍以上増加した人が49.3%，唾液IgA抗体価が接種前よりも有意に高くなった人が50.7%であった．

一方，スイスのBerna Biotech社は，大腸菌易熱性毒素（LT，4.1 μg）併用3価ビロゾーム・サブユニットワクチン（HAを15 μg以上含む）を1週間隔で2回，健康成人（30人）に経鼻投与し，鼻洗浄液のIgA抗体と血清HI抗体応答を検討するII相試験を実施している．その結果，血清中のHI抗体価によって評価される抗体陽転率が，H1N1亜型が63.3%，H3N2亜型が40%，B型が46.7%と，EMAの基準（>40%）を満たしていた．また，鼻洗浄液のIgAの幾何平均抗体価の接種前と接種後の比（抗体変化率）が2.5倍以上ある被験者はH1N1亜型が

56.7%，H3N2亜型が50%，B型が53.3%であった．

このLT併用不活化ワクチン（Nasalflu®）は，その有効性がEMAの基準を満たすことから認可され，2000/01年のインフルエンザシーズンに使われたが，ワクチンを接種した一部のヒトに顔面麻痺（Bell's palsy）が発症したためその臨床使用が中止された．そのときの顔面麻痺発生率は，自然発生率（0.03%）の18倍であった[11]．

経鼻インフルエンザワクチンの実用化に際しては，経鼻経由での異物侵入（ホルマリンなどのワクチン不活化剤，外因性のアジュバントの副作用等）に伴う病的状態発生に対して，特別の安全性の観点からの配慮が必要である．

まとめ

経鼻インフルエンザワクチンは感染防御効果が期待でき，変異株に対する交差防御効果を有することが期待される．毎年流行する季節性のインフルエンザに対しても，さらに流行するウイルスの予測が不可能なパンデミックに対しても粘膜免疫の有利な点を利用した経鼻インフルエンザワクチンの効果が高いと考えられる．インフルエンザウイルスがヒトに感染したときの免疫応答には血清中の抗体だけでなく粘膜表面での粘膜免疫応答がある．それら自然感染時に起こる事象を解析しその生体応答を利用することにより，安全で効果的な防御が可能になる．粘膜ワクチンである経鼻粘膜投与型インフルエンザワクチンはインフルエンザウイルスの新しい感染防御手段となることが期待され，その効果は特に流行株の予測が不可能な新型インフルエンザに対して高いことが期待される．効果の高いインフルエンザワクチンとして1日も早い実用化が望まれる．　〔長谷川秀樹・田村慎一〕

文　献

1) Schulman JL, Kilbourne ED：Induction of partial specific hetrotypic immunity in mice by a single infection with influenza A virus. *J Bacteriol* **89**：170-174, 1965
2) Murphy BR, Clements ML：The systemic and mucosal immune response of humans to influenza A virus. *Curr Top Microbiol Immunol* **146**：107-116, 1989
3) Waldman RH, Kasel JA, *et al*：Influenza antibody in human respiratory secretions after subcutaneous or respiratory immunization with inactivated virus. *Nature* **218**：594-595, 1968
4) Tamura S, Kurata T：Intranasal immunization with influenza vaccine（Chapter 32）. Mucosal Vaccines（ed. by Kiyono H, Ogra PL, *et al*), pp425-436, Academic Press, San Diego, 1996
5) Tamura S, Kurata T：Defense mechanisms against influenza virus infection in the respiratory tract mucosa. *Jap J Infect Dis* **57**：236-247, 2004
6) Suzuki T, Kawaguchi A, *et al*：Relationship of the quaternary structure of human secretory IgA to neutralization of influenza virus. *Proc Natl Acad Sci USA* **112**：7809-7814, 2015
7) Ainai A, Tamura S, *et al*：Characterization of neutralizing antibodies in adults after intranasal vaccination with an inactivated influenza vaccine. *J Med Virol* **84**：336-344, 2012
8) Ainai A, Tamura S, *et al*：Intranasal vaccination with an inactivated whole influenza virus vaccine induces strong antibody responses in serum and nasal mucus of healthy adults. *Hum Vaccin Immunother* **9**：1962-1970, 2013
9) Lund JM, Alexopoulou L, *et al*：Recognition of single-stranded RNA viruses by Toll-like receptor 7. *Proc Natl Acad Sci USA* **101**：5598-5603, 2004
10) Diebold SS, Kaisho T, *et al*：Innate antiviral responses by means of TLR7-mediated recognition of single-stranded RNA. *Science* **303**：1529-1531, 2004
11) Mutsch M, Zhou W, *et al*：Use of the inactivated intranasal influenza vaccines and the risk of Bell's palsy in Switzerland. *New Eng J Med* **350**：896-903, 2004

23 ロタウイルスワクチン

A. 疾患の概略

1. 臨床と診断

a. 臨床所見

急性感染性胃腸炎は世界における乳幼児の死亡者，罹患者数の最も多い病気であるが，ロタウイルス（rotavirus）はその主要な原因である．死亡例のほとんどは発展途上国から報告されているが，ロタウイルスは環境中でも安定で，感染力が非常に強いため，たとえ衛生状態が改善されている先進国でもウイルスの感染予防はきわめて難しい[1]．そのため，生後6か月から2歳をピークに，3〜5歳までに世界中のほぼすべての乳幼児がロタウイルスに感染し，胃腸炎を発症するとされている[2]．

ロタウイルスは小腸の腸管上皮細胞に感染し，微絨毛の配列の乱れや欠落などの組織病変の変化を起こす．これにより腸からの水の吸収が阻害され下痢症を発症する．通常2日間の潜伏期間をおいて発症し，主に乳幼児に急性胃腸炎を引き起こす．主症状は下痢（血便，粘血便は伴わない），嘔気，嘔吐，発熱，腹痛であり，通常1〜2週間で自然に治癒するが，脱水がひどくなるとショック，電解質異常，時には死に至ることもある．通常は発熱（1/3の小児が39℃以上の発熱を認める）と嘔吐から症状が始まり24〜48時間後に頻繁に水様便を認める．成人も感染，発病しピークは20〜30歳代と50〜60歳代に認められる．ロタウイルスは遺伝子型が異なってもある程度の交差免疫が成立するため，初感染が顕性感染であれ，不顕性感染であれ，感染を繰り返すごとに症状は軽くなっていく．しかし，一度ロタウイルスに感染しただけでは免疫は不完全であり，乳幼児以降も再感染を繰り返すが，感染を繰り返すと重症化に対する防御効果がみられることがわかっている．一般的に新生児はおそらく母体由来の免疫によると考えられているが，不顕性感染に終わることが多く，乳幼児期以降ロタウイルスの感染を受け，年長児期以降の再感染では再び不顕性感染が多くなる．ロタウイルスに感染している子どもと接触した成人のうち30〜50%が感染するといわれているが，ほとんどの場合，それ以前の感染の影響で不顕性感染に終わることが多いと考えられている．

合併症としては，脱水症とそれに伴う各種の病態が主である．脱水の程度や臨床的重症度は他のウイルス性胃腸炎より重いことが多く，主に4〜23か月児に重度の脱水症を認める．このほか，重度脱水症から生じる腎前性腎不全や高尿酸血症とそれに続く尿酸結石，腎後性腎不全等の報告もある．また，感染後のウイルス血症も明らかにされ，胃腸炎以外の疾患，たとえば肝炎，播種性血管内凝固症候群（DIC），さらには脳炎，脳症，けいれんといった中枢神経疾患との関連性を疑わせる症例報告がある．ロタウイルス脳炎・脳症の特徴としては，けいれんが難治性で，後遺症を残した症例が38%にのぼり予後不良であることがあげられる．ロタウイルス自体が中枢神経障害の原因となるウイルスであり，わが国の急性脳炎（脳症を含む）のサーベイランス結果（2007〜2013年）によると，0〜4歳の中で，ロタウイルスは全体の6%を占めており，インフルエンザ，HHV6/HHV7に次いで3番目に多くなっている（図23.1）[3]．臨床所見や下痢便は非特異的でほかの病原体の感染症と判断がつきにくい．したがってロタウイルスの確定診断を行うには検査室診断が必要となる．

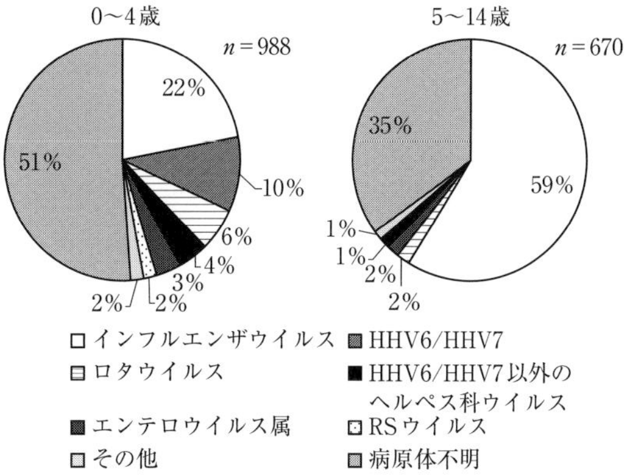

図23.1 16歳未満の急性脳炎（脳症を含む）の年代別原因病原体別内訳：2007〜2013年感染症発生動向調査[3]

b. 診　断

簡便な方法で最も臨床現場で用いられる迅速診断キットによる糞便中のロタウイルス抗原の検出法として，イムノクロマト法，ELISA法，ラテックス凝集法等がある．また，ウイルス遺伝子検査にはRT-PCR法，real-time PCR法がある．直接ウイルス粒子を観察するには，糞便からウイルスを精製濃縮した後，ネガティブ染色して透過型電子顕微鏡で観察する．

1）抗原検出法　簡便な方法で最も臨床現場で用いられるロタウイルスの診断法は，迅速診断検査（イムノクロマト法）を用いた診断法が一般的である．便を用いてウイルス抗原を抗原抗体反応で検出する方法であり，15分程度で結果が判明する．保険適用もあり医療機関で医師が医学的に必要と認めた場合に行われ，診断の補助に用いられている．遺伝子診断法をゴールドスタンダードとしてイムノクロマト法を評価した結果感度は95%前後となっており，また市販されているキット同士の比較でも大きな差は認められていない．ただし，この検査法はA群ロタウイルスに対する抗体を使用しているため，C群ロタウイルスは検出できない．

ロタウイルス抗原に対するELISAキットとしてロタクロン（TFB）などが販売されている．所要時間は2～3時間とイムノクロマト法より長いが，比較的簡便で検出感度も高い．

2）遺伝子検出法　現在よく行われているRT-PCR法はVP7遺伝子を標的とする方法である．VP7遺伝子の両末端は塩基配列が高度に保存されており，この領域に対応したプライマーセットで1回目のPCRを行い，次に遺伝子型特異的プライマーを用いてsemi-nested PCRを行ってVP7遺伝子を増幅する．この方法により，ロタウイルスの検出とともにGタイプを決定することや野生株とワクチン株の鑑別を行うことも可能である．また，最近は，ロタウイルスに加え，ノロウイルスなどいくつかの胃腸炎ウイルスを同時に一つの検体から検出するmultiplex RT-PCR法も行われるようになっている．

real-time PCRにより，便中のロタウイルスを定量的に測定できる．また，野生株とワクチン株の鑑別も行うことが可能である．

2．病原体：形態，構造蛋白質，遺伝子，増殖様式

a．形態と分類

ヒトロタウイルスは，1973年に胃腸炎児の十二指腸の超薄切片を電子顕微鏡観察することにより発見され，当初は，レオウイルス様粒子と称されていた．その後，ウイルス粒子の外観が車輪に似ていることから，車輪を意味するラテン語rota（ロタ）にちなんで，ロタウイルスと名づけられた（図23.2）．粒子は正二十面体で，VP4のスパイク（通常のネガティブ染色では観察されない）を含めると直径100 nmとなる．

ロタウイルスはレオウイルス科（*Reoviridae*）のロタウイルス属に分類される．ロタウイルスにはA群～H群が知られているが，ほとんどはA群である．ヒトではほかに，B群，C群，H群が報告されている．B群は，中国，インド，バングラデシュ，ネパールで検出されているが，わが国での検出の報告はない．C群はA群の約1/200の頻度で検出される．H群の検出はきわめてまれである．

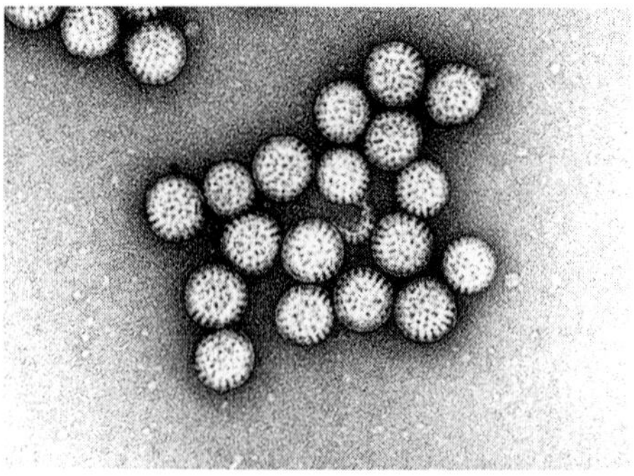

図23.2　ロタウイルスの電子顕微鏡写真（谷口孝喜）

b．構造蛋白質

ビリオンは，コア，内層，外層の3層からなる．コアはRNA依存RNAポリメラーゼであるVP1，グアニリルトランスフェラーゼであるVP3，および足場となるVP2からなり，内層を構成するVP6が結合して一重殻粒子を形成し，さらに外層を構成するVP7とスパイク蛋白質であるVP4で覆われ二重殻粒子つまり感染性粒子となる．コアはあまり観察されず，疎水性が高いため多くは凝集してゲノムを含まない粒子となっている．バキュロウイルス発現系で，VP2とVP6を共発現させると中空の一重殻粒子が，VP2, VP6, VP4, VP7を共発現させると二重殻粒子が自己集合する．これらは，ウイルス様中空粒子（virus-like particle：VLP）と呼ばれる．

c．遺伝子

ゲノムは分節しており，11本の二本鎖RNA（dsRNA）で構成される．抽出RNAをポリアクリルアミドゲル電気泳動法（polyacrylamide gel electrophoresis：PAGE）で解析すると，容易にロタウイルスに特徴的なRNAパターンを観察することができる（図23.3）．また，株ごとに個々の分節RNAの移動度が異なるので，RNAパターンを比較することで，流行ウイルス株の同定，伝播経路の特定などの疫学調査が可能である．RNAパターンの解析と塩基配列決定により，ゲノムの多様性が明らかとなっている．この多様性は，点変異の蓄積，分節RNAのリアソートメント（遺伝子再集合），そしてリアレンジメント（再編）による[4]．リアソートメントは，異なる二つの株が同一細胞内に感染した場合の分節RNAの交換をいい，リアソートメントを起こしたウイルスをリアソータント（遺伝子再集合体）という．リアソートメ

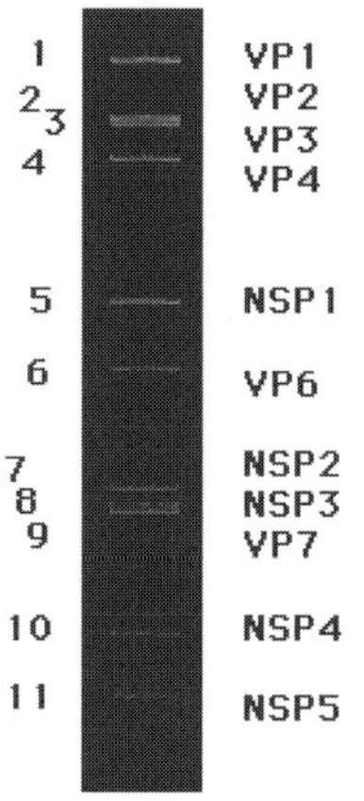

図 23.3 ロタウイルスのゲノム（11本の二本鎖 RNA で構成される）のポリアクリルアミドゲル電気泳動による解析（谷口孝喜）

ントは，試験管内では高頻度で起きるが，自然界では濃厚な混合感染が生じた場合等を除き，頻度は低い．近縁のウイルス間ではより頻度が高いがロタウイルスでの異なる群間ではリアソートメントは起きない．リアソートメントでの各分節の交換は，必ずしもランダムではなく，特定の分節同士が同時に組み合わさる場合がある．リアレンジメントは，比較的長い配列の欠失や部分的な ORF（open reading frame）の重複による．

ゲノムの多様性は，遺伝子型の多様性に反映される．ウイルス粒子の外層蛋白質である VP7 と VP4 はそれぞれ G タイプと P タイプを規定する．本来，血清学的に分類するのであるが，便宜上，それら蛋白質をコードする VP7 遺伝子と VP4 遺伝子の推定アミノ酸配列の同一性（identity）の程度で分類されている．ヒトを含めた多くの哺乳動物，鳥類から検出されるロタウイルスは，少なくとも G1〜G32 の G タイプと少なくとも P[1]〜P[47] の P タイプが報告されている．しかし，ヒトロタウイルスの 80%以上は，G1P[8]，G2P[4]，G3P[8]，G4P[8] および G9P[8] で占められる[5]．ただ，年により場所により，その分布頻度は大きく変わる．最近は，VP7 と VP4 の遺伝子型のみならず，ロタウイルスの 11 本の遺伝子のすべての遺伝子型を表記することが多くなってきた．つまり，VP7-VP4-VP6-VP1-VP2-VP3-NSP1-NSP2-NSP3-NSP4-NSP5 の遺伝子型を Gx-P[x]-Ix-Rx-Cx-Mx-Ax-Nx-Tx-Ex-Hx（x に各遺伝子の遺伝子型を示す）と表す[6]．ヒトロタウイルスでは，Wa 遺伝子グループと DS-1 遺伝子グループがほとんどで，それぞれ，G1-P[8]-I1-R1-C1-M1-A1-N1-T1-E1-H1 と G2-P[4]-I2-R2-C2-M2-A2-N2-T2-E2-H2 の遺伝子型を呈する．

各分節 RNA の機能の詳細を明らかにするには，各分節 RNA に人工的に変異を加えて，その変異 RNA を有する感染性ウイルス粒子を得て，その形質を解析するという，リバースジェネティクスの手法が最も有用である．最近，ロタウイルスにおいても，リバースジェネティクスの系が開発された[7]．

d. 増殖様式

ロタウイルスの増殖過程は，すべて細胞質内で起こる．増殖速度は，ウイルス株によりかなり違いがある．増殖効率のよい SA11 株で 10〜12 時間，効率の悪いヒトロタウイルスでは 18〜22 時間である．ロタウイルスの増殖には，粒子のスパイク蛋白質である VP4 が，トリプシンにより VP5* + VP8* に開裂することが必要である[1]．

1) 吸着と侵入 ヒトロタウイルスは，糖脂質の内部のシアル酸や多糖の修飾を受けたシアル酸等，たとえば GM1 ガングリオシドのシアル酸をレセプターとしているようである．シアル酸と結合するのは，VP4 の VP8* の溝で，シアル酸との結合により，VP4 のコンフォメーションが変化し，VP5* を介してインテグリン $\alpha 2\beta 1$ と相互作用する．その後，VP5* と VP7 が，hsc70，$\alpha v\beta 3$，$\alpha x\beta 2$，$\alpha 4\beta 1$ と結合する．

2) 転写 ウイルス粒子が細胞内に入ると，外側の VP4 と VP7 がはずれ，一重殻粒子となり，dsRNA のマイナス鎖 RNA を鋳型として，プラス鎖 RNA が合成される．dsRNA からプラス鎖 RNA を合成する酵素はウイルス自身がコードしている．合成されたプラス鎖 RNA は，正二十面体粒子の頂点に存在するタイプⅠチャネルを介して細胞質内に放出される[1]．転写においては，dsRNA は環状構造をとり，転写が次から次へと回転するように進行すると考えられている．

3) 翻訳 プラス鎖 RNA は，子孫となる粒子のゲノムとなるとともに，翻訳されウイルス蛋白を合成する．ロタウイルスのプラス鎖 RNA はポリ A を持たず，ポリ A 結合蛋白質（polyA binding protein：PABP）の代わりに NSP3 が 3′ 末端に結合するとともに，5′ 末端と結合する eIF4G にも結合することでプラス鎖 RNA の環状構造が安定化し，ウイルス蛋白の効率的な翻訳が起こる．NSP3 と PABP の eIF4G との結合部位はオーバーラップしており，また，NSP3 と eIF4G の親和性は PABP と eIF4G の親和性よりも強いため，宿主の mRNA の翻訳よりもロタウイルスの翻訳がより効率的に進むと思われる．こうして，ウイルスは宿主の翻訳装置を乗っ取り，宿主蛋白質の合成をシャットオフする[1]．

4) 複製 合成されたプラス鎖 RNA は，NSP2 と NSP5 からなるウイルス工場（viroplasm）に運ばれる．VP1-VP3 複合体がプラス鎖 RNA と結合しつつ，VP2 が結合して五量体になり，次いで，正二十面体に集合するとの一連のプロセスが考えられている．粒子内でプラス鎖 RNA を鋳型として 1 回のみマイナス鎖 RNA が合成され，dsRNA となる．したがって，ロタウイルス感染細胞では，フリーの dsRNA は細胞質内には存在しないことになる．

5）組立て　コア粒子に VP6 が結合してできあがった一重殻粒子は，小胞体に入り，一時的にエンベロープを被り，その過程で VP4 と VP7 が粒子に結合する[1]．小胞体上の NSP4 と VP7 そして，細胞質内の VP4 の局在が観察されている．この過程はいまだ不明な点が多く，諸説がある．最終的に完全粒子（ビリオン）が完成し，細胞溶解とともに，細胞外に放出される．

3. 疫　学

a. 日本の疫学

ロタウイルスワクチン導入前は，全国約 3000 か所ある小児科定点医療機関のうちおおむね 10％に当たる，約 300 か所の医療機関が病原体定点に指定され，五類感染症定点把握疾患である「感染性胃腸炎」の患者から採取された検体を地方衛生研究所（地衛研）に送付して病原体の検出が実施されてきた（病原体サーベイランス）．2005〜2010 年に A 群が検出された 4072 例の年齢分布をみると，75％が 0〜2 歳で，その中でも 1 歳が 38％と最も多く，0 歳代 20％（ロタウイルスの場合，0 歳児では月齢 6 か月以上が多い），2 歳 16％の順に報告患者数が多かった．また，感染性胃腸炎の流行曲線を描くと，毎年年末年始にピークがあり，秋口にかけて減少をたどるが，ここからロタウイルスだけを抽出すると患者は年末から報告されるようになり，ピークは春先に認められる（図 23.4）[8]．

ロタウイルスワクチン導入に伴い，病原体サーベイランスと並行し，ロタウイルス胃腸炎の中でも特に重症が疑われる症例の報告数を検討するために，2013 年 10 月 14 日（第 42 週）から，五類感染症定点把握疾患として全国約 500 か所の基幹定点（ベッド数 300 床

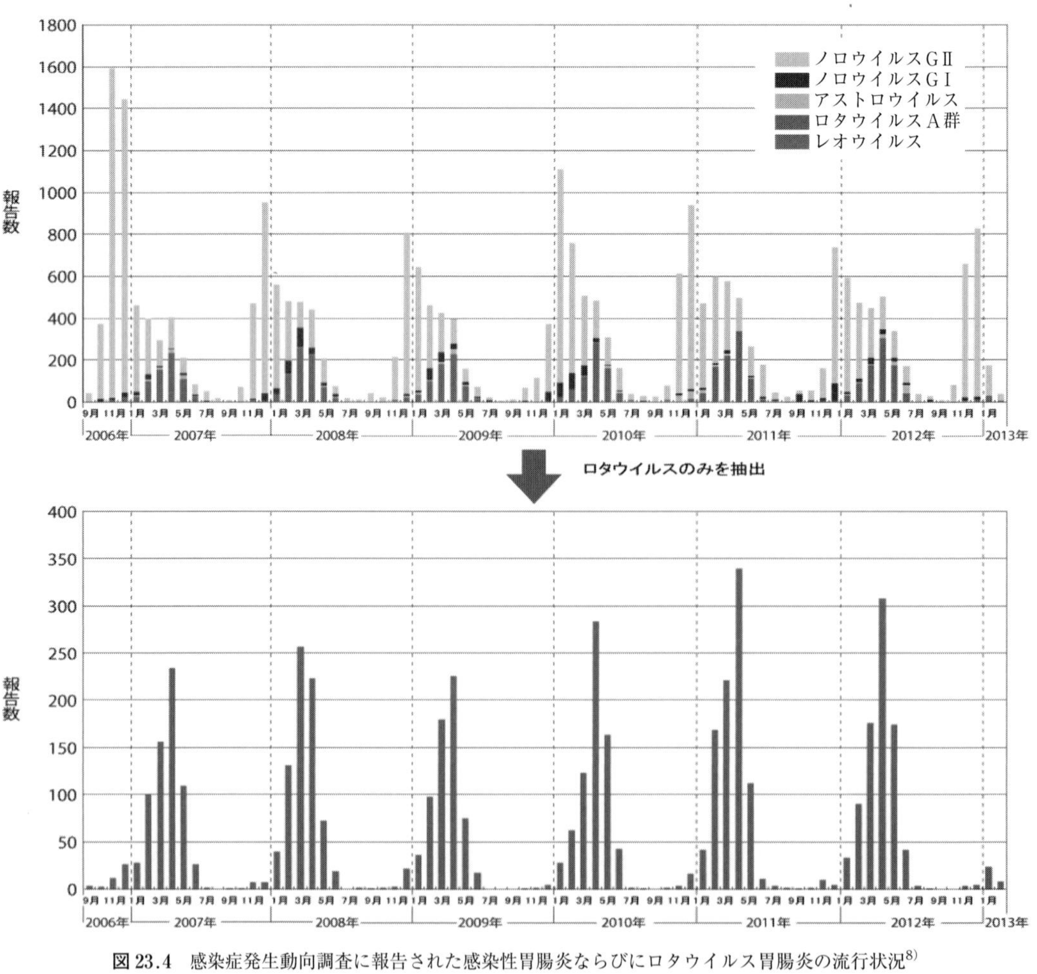

図 23.4　感染症発生動向調査に報告された感染性胃腸炎ならびにロタウイルス胃腸炎の流行状況[8]

表 23.1　感染症法に基づく医師および獣医師の感染性胃腸炎（病原体がロタウイルスであるものに限る）[9)]

<table>
<tr><td>届出基準</td><td>指定届出機関の管理者は，当該指定届出機関の医師が，臨床的特徴を有する者を診察した結果，症状や所見からロタウイルス胃腸炎が疑われ，かつ，届出に必要な要件を満たし，ロタウイルス胃腸炎患者と診断した場合には，法第 14 条第 2 項の規定による届出を週単位で，翌週の月曜日に届け出なければならない．</td></tr>
<tr><td>届出に必要な要件</td><td>以下のアの（ア）及び（イ）かつイを満たすもの
ア　届出のために必要な臨床症状
（ア）24 時間以内に，3 回以上の下痢又は 1 回以上の嘔吐
（イ）他の届出疾患によるものを除く
イ　病原体診断の方法
<table>
<tr><th>検査方法</th><th>検査材料</th></tr>
<tr><td>分離・同定による病原体の検出</td><td rowspan="3">便検体</td></tr>
<tr><td>抗原の検出（イムノクロマト法による病原体抗原の検出）</td></tr>
<tr><td>PCR 法による病原体の遺伝子の検出</td></tr>
</table></td></tr>
</table>

以上で，内科と外科の両方を標榜する医療機関）から，「感染性胃腸炎（病原体がロタウイルスであるものに限る）」の患者数が毎週届けられることになった（表 23.1）[9)]．

このロタウイルス胃腸炎患者サーベイランスに 2013 年第 42 週（10 月 14～20 日）から 2015 年第 20 週（5 月 11～17 日）までに届けられた累積患者報告数は 7436 例，男性がやや多く，年齢中央値 2 歳で，5 歳未満の報告が全体の 83.7%を占めた．ロタウイルス胃腸炎のシーズン別週別定点当たり報告数の推移をみると 10 月中旬よりシーズンがスタートし，3 月下旬から 5 月上旬にかけてピークを迎え，7 月末までにシーズンが終了する周期をたどっている（図 23.5）．これはワクチン導入前と変化はない．

また，各都道府県市の地衛研から報告された，病原体定点におけるロタウイルスの病原微生物検出情報によると，毎シーズン検出されるロタウイルスは A 群である．2014/15 シーズンの例を示すが（図 23.6）[10)]，この傾向もワクチン導入前後で変化はない．

ワクチンを正しく使用し，その効果を正確に評価するためには，ロタウイルス胃腸炎の疾病負荷（ベースライン）を把握しておく必要があるため，三重県を中心とした laboratory confirmed population-based サーベイランスが実施されている[11,12)]．三重県内の 3 市（津市，伊勢市，松阪市-前向き調査のみ）における 5 歳未満小児の急性下痢症入院例を後ろ向き（2003-2007 年）と前向き（2007 年 11 月 1 日～2010 年 10 月 31 日）の観察研究として調査した．後ろ向き調査は入院例の性別，年齢，入院月別にロタウイルス検査の実施の有無を調べ，それぞれのグループの検査陽性率を検査未実施群に適応してロタウイルス感染性胃腸炎

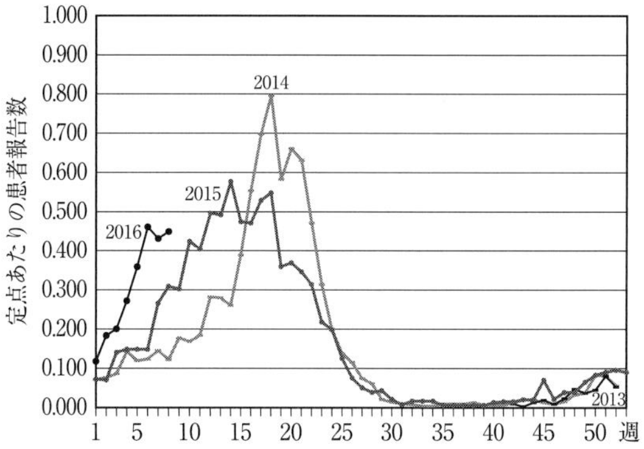

図 23.5　ロタウイルスワクチン導入後の定点当たり報告数

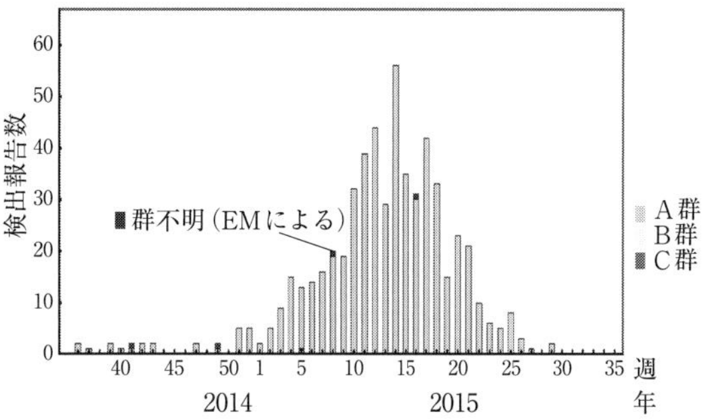

図 23.6　検出されたロタウイルスの内訳（病原微生物検出情報：2016 年 3 月 11 日）[10)]

入院例を推測した．前向き調査は急性胃腸炎入院例に対し，便サンプルを採取しロタウイルス迅速検査を実施した．この結果から 5 歳未満児のロタウイルス感染による感染性胃腸炎入院例を表 23.2 のように推測した[11,12)]．

表 23.2　三重県 3 市（津，伊勢，松阪）におけるロタウイルス胃腸炎入院例サーベイランスにおける患者報告数と，検査結果，年齢，性別，入院月により調整された患者数を用いた入院率（2007～2009）

市	5 歳未満の人口＊1	ロタウイルス陽性入院症例数（2 年間）	入院率（1000 人・年）＊2	調整後ロタウイルス陽性入院症例数（2 年間）	調整後入院率（1000 人・年）＊2	5 歳までに入院するリスク＊3
津	12549	111	4.4（95% CI：3.6，5.3）	121	4.8（95% CI：4.0，5.7）	1 in 40
松阪	7487	70	4.7（95% CI：3.6，5.9）	81	5.4（95% CI：4.3，6.7）	1 in 37
伊勢	5775	33	2.8（95% CI：2.0，4.0）	36	3.1（95% CI：2.1，4.3）	1 in 61

＊1：2005 年国勢調査の人口を使用，　＊2：Fisher's exact test，　＊3：2007 年出生数．津（2434），松阪（1517），伊勢（1097）．

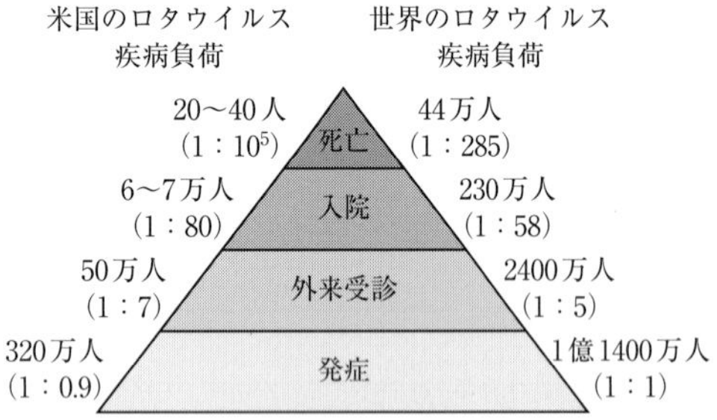

図 23.7　ロタウイルス疾病負荷（世界，米国）[16]
上段：推定患者数，下段：リスク．

この入院率はロタウイルスワクチンをすでに導入している先進国のワクチン導入前の入院率と大差はなかった（米国 2.7，英国 5.2/1000 人・年）．このほか，秋田県や京都府で行われたロタウイルス胃腸炎の調査研究[13,14]の結果を合わせると，わが国における感染性胃腸炎患者のうち，ロタウイルスの占める割合は年間を通して 42～58% と推計され，入院率は 5 歳未満の小児で 4.4～12.7（1000 人・年当たり），すなわち 5 歳までにロタウイルス胃腸炎で入院するリスクは 15～43 人に 1 人と推計できる．この結果をもとに全国の 5 歳未満のロタウイルス胃腸炎入院患者を推計すると年間約 2 万 7000～7 万 8000 人が入院していることになる．

同様に，外来例についても三重県津市で検討した．津市における 5 歳未満小児の急性下痢症の前向き観察研究であり観察期間は 2011 年 1 年間で実施した．三重県津市内で小児科を標榜する医療機関から急性胃腸炎と診断した患者の性別，月齢，受診月情報を収集し（津市周辺の小児科標榜施設からは津市在住の患者が受診した場合報告），さらに，津市内の定点医療機関では，急性胃腸炎と診断された患者に関して可能な限りロタウイルス迅速検査を実施，性別，年齢，入院月別に得られた検査陽性率を検査未実施群に適応し，ロタウイルス感染性胃腸炎患者数を推測した．入院例と同じ手法を用いて定点医療機関の検査結果をもとに外来でのロタウイルス感染性胃腸炎患者数の把握を試みた．ロタウイルス感染性胃腸炎外来受診例は 1 歳に最も多く，5 歳未満の人口に基づいた受診率は 134.8/1000 人・年であった．したがって入院例の結果と合わせると，三重県津市のロタウイルス急性胃腸炎入院率は発症者の約 4% と考えられた[15]．

b.　世界の疫学

ロタウイルス胃腸炎の患者は世界中で認められている（図 23.7）．まず，重篤なロタウイルス胃腸炎はほとんどが低所得国で発生しているが，WHO の試算では 2008 年には約 45 万人ものロタウイルス胃腸炎関連死亡例があり，その 95% 近くが低所得国で発生している[17]．この頻度の高い重症化は感染前からの低栄養状態に加え，医療設備の不足，アクセスの悪さが原因と考えられている．また，高所得国では通常ロタウイルス胃腸炎は冬から春にかけて流行しており，季節性が認められるが，低所得国ではロタウイルス胃腸炎は年間を通して流行しており，頻度，疾病負荷の両面からロタウイルス感染症は低所得国では特に深刻な公衆衛生上の問題である．

4.　対　策

ロタウイルスはヒト以外の哺乳類にも感染するが，動物からヒトへの感染伝播はきわめてまれで，実際に起こったとしても発症しないと考えられている．また，汚染された水や食品からの感染もまれであるが，汚染された便の付着した玩具などからの感染は報告されている．したがって家族内や院内感染，保育所などでのアウトブレイクは国内外問わず報告されている．ロタウイルス感染による獲得免疫についてはまだあまり理解されていないが，VP7 や VP4 に対する血清や粘膜の中和抗体が感染予防に対して重要な役割を担うと考えられている．初回自然感染した児について観察した研究によると，重症下痢症の発症予防効果は 87%，いかなる下痢症の発症予防効果も 77% で，それ以外の児は再感染を認め，またその年齢はまちまちであったとの報告がある[17]．ただし，感染の回数が増えるにつれて軽症で済むことも報告されている．ロタウイルスは感染力が非常に強く，感染は10個程度の感染性粒子で成立するとされており，患者の便1g中には100万個から100億個ものウイルスが排出されることを考えると，感染を上記の方法のみで完全に予防することは事実上不可能である．そのため，初感染時の症状が最も重症化しやすいというロタウイルスの性質を逆手にとって，初感染前にワクチンによって免疫を獲得させ，胃腸炎の重症化予防を行うことが最も効果的な対策と考えられる．

5. 治　療

臨床的にロタウイルス胃腸炎に特異的な治療法はなく，下痢，脱水，嘔吐に対する治療を行う．ロタウイルス胃腸炎は他のウイルス性胃腸炎と比較し，嘔吐，下痢の程度がひどく，脱水に陥りやすいとされている．治療法としては点滴，経口補液，整腸薬の投与がある．一般的に臨床的重症度が軽症の場合は経口補液，あるいは外来での静脈輸液を行う．中等症以上の場合は入院して静脈輸液，経口補液を併用する．また，合併症があるときには合併症に準じた治療を行う．

6. 予防とワクチンの役割

ロタウイルスの感染経路は主にヒトとヒトとの間で起こる糞口感染が主なルートと考えられており，主に汚染された手指を介して感染する接触感染と，汚染された箇所（汚れた手指で触れたおもちゃやドアノブ，テーブル）などを介して感染する接触感染が考えられている．したがって，おむつの適切な処理，手洗い，汚染された衣類等の消毒等が感染拡大防止の基本となる．調理や食事の前，排便の後は，手洗い・手指消毒を行うことが重要である．特に，赤ちゃんのおむつ交換後，子どもの排泄処理後はしっかり手洗い・手指消毒を実施することが大切で，ロタウイルス罹患者の便によって汚れた物品の表面は，せっけんと水で洗うことが好ましい．0.02%次亜塩素酸ナトリウムや70%エタノール消毒液は，ロタウイルスを不活化し感染伝播を防ぐ可能性が高まると考えられている．また，熱水洗濯（98℃ 15〜20分，多くの場合は80℃での10分洗浄でも可）も有用とされている．

しかし，前述したとおり，ロタウイルスは感染力が非常に強く，感染は10個程度の感染性粒子で成立すると考えられており，上記の予防法で完全にロタウイルス感染症を防ぐことは不可能である．感染力が強く，どのような環境でも感染する可能性がある疾患であるからこそ，しっかりとワクチンを用いて免疫を誘導しておくことが得策である．

B. ワクチンの製品と性状について

ロタウイルスの自然感染では，重症化は初感染時にみられ，その後の再感染ごとに症状は和らいでいく．また，初感染での免疫応答は遺伝子型特異的であることが多いが，再感染ごとに交差反応は強くなる傾向を示す．現在世界各地で接種されている2種のロタウイルスワクチン，ロタリックス®とロタテック®は，こうした自然感染での様態を基盤に開発された経口生ワクチンであり[18-21]，93か国で定期接種されている（2017年12月現在）．日本国内ではロタリックス®が2011年7月に薬事承認され，2011年11月21日から，同様にロタテック®は2012年1月に薬事承認され2012年7月20日から接種が始まっている．

これら2種のワクチンは，ともに生ワクチンであるので，ヒトの小腸内で増殖するため，感染性ウイルスが便に排泄される．ただし，野生株に比較して，排泄されるウイルス量は少なく，排泄期間も短い．しかし，ワクチンを受けていない感受性のある乳児に感染する可能性や，頻度はきわめて低いものの，野生株との間で，リアソータントが生成される可能性もある．

a. ロタリックス（Rotarix）®

ロタリックス®は，最も高頻度に存在するG1P[8]の遺伝子型を有するヒトロタウイルス89-12株由来である．アフリカミドリザル腎臓株化細胞で33回継代後，3回限界希釈し選択された株をさらに7回Vero細胞で継代し，弱毒化したものである．本ワクチンは単価ワクチン（RV1）であり，抗原型の異なるG2P[4]に対する交差防御能が懸念されたが，十分な交差防御能を認めた[18]．VP7，VP4上の交差性中和抗体，内部蛋白質（特にVP6）に対する免疫応答が寄与していると思われる．ロタリックス®のもととなった89-12株は，実は，ロタテック®のベースとなったウシロタウイルスWC3株の臨床試験に参加していた下痢症患者由来の便から分離されたウイルスである．2種のワクチンの間には不思議な縁がある．

b. ロタテック（RotaTeq）®

ロタテック®は，RotaShield®（1998年に開発された，サルロタウイルスRRVをベースとしてヒトロタウイルスG1，G2，およびG4のVP7遺伝子を組み込んだリアソータント3種とG3であるRRVの4価の生ワクチン）のウシロタウイルス版であり，ウシロタウイルスをベースとし，遺伝子型がG1，G2，G3，お

表 23.3　2 種のロタウイルスワクチンと代表的野生株の全 11 遺伝子の遺伝子型

コード遺伝子		VP7	VP4	VP6	VP1	VP2	VP3	NSP1	NSP2	NSP3	NSP4	NSP5
遺伝子型数		(32)	(47)	(24)	(18)	(17)	(17)	(28)	(18)	(19)	(24)	(19)
野生株	Wa	G1	P[8]	I1	R1	C1	M1	A1	N1	T1	E1	H1
	DS-1	G2	P[4]	I2	R2	C2	M2	A2	N2	T2	E2	H2
ワクチン株	Rotarix®	G1	P[8]	I1	R1	C1	M1	A1	N1	T1	E1	H1
	RotaTeq®											
	WI79-9	G1	P[5]	I2	R2	C2	M1	A3	N2	T6	E2	H3
	SC2-9	G2	P[5]	I2	R2	C2	M1	A3	N2	T6	E2	H3
	WI78-8	G3	P[5]	I2	R2	C2	M2	A3	N2	T6	E2	H3
	BrB-9	G4	P[5]	I2	R2	C2	M2	A3	N2	T6	E2	H3
	WI79-4	G6	P[8]	I2	R2	C2	M2	A3	N2	T6	E2	H3

よび G4 ヒトロタウイルスの VP7 遺伝子のみを組み込んだ単一遺伝子リアソータント（2 種については二つの遺伝子がヒトロタウイルス由来）4 種，およびヒトロタウイルスに最も多い遺伝子型 P[8] の VP4 遺伝子を含む単一遺伝子リアソータント 1 種，計 5 種のリアソータントの混合物で 5 価ワクチン（RV5）である（表 23.3）．VP7 に対する血清型特異的中和抗体，VP4 に対する中和抗体による感染防御効果を期待したものである．

C.　接種法

1.　接種対象者と接種法

ロタリックスはチューブに入った 1 回分（1.5 mL）のワクチンを，生後 6～24 週までの間に 2 回経口接種を行う．2 回目は 1 回目の接種から 27 日（4 週間）以上間隔をあけて接種する．ロタテック® はチューブに入った 1 回分（2.0 mL）のワクチンを 6～32 週までに 3 回経口接種を行い，各接種の間隔を 27 日（4 週間）以上あけて 3 回接種する．

ロタウイルス感染による急性胃腸炎は，乳児期早期に罹患（初回感染）する際に最も重症化しやすく，入院が必要となる場合もあるため，乳児期早期にロタウイルスワクチン接種を開始することが好ましい．加えて以前使用されていたロタウイルスワクチン（RotaShield®：すでに市場から撤退）の経験から，正確な因果関係は不明であるものの，ロタウイルスワクチンの副反応として腸重積症が知られているが，特に初回のロタウイルスワクチン接種後腸重積症発症のリスクが高まる時期があることがわかっている．より安全に，また最大限にワクチンの効果を得てもらうためにも，どちらのワクチンも 1 回目の接種はできるだけ早く（生後 90 日頃までに）実施することが好ましい．

なお，ロタウイルスワクチンは生ワクチンであり，ワクチン接種後 1 週間程度は便中にウイルスが排泄される．確率は非常に低いが，排泄されたウイルスによって胃腸炎を発症する可能性があるため，おむつ交換等の際には注意が必要である．また，ワクチン株による発症事例やワクチン株と野生株とのリアソータントが起こる可能性がある．それに従い，検出されたロタウイルスが野生株かワクチン由来であるかを判定しなければならない事例も増加することが予想される．

わが国において同じ病気に対してそれぞれの投与方法が異なる 2 種類のワクチンが存在するという状況は珍しい．基本的には同一のワクチンでシリーズを完遂することが理想であるが，二つのワクチンが認可されているので，すでに 1 種類のワクチンを打っている乳児に別の種類のワクチンを接種してしまうような状況が生じうる．わが国においてはそれぞれのワクチンは有効性，安全性について確立しているが，各ワクチンは弱毒化の方法，接種回数が異なるため，互換性（mix and match or interchangeability）に関しての安全性，有効性は確認されていない．ただし，米国の予防接種諮問委員会（ACIP）からは以前のワクチン接種歴が不明な場合，あるいは 1 回でも RV5 の接種歴がある場合は，合計 3 回接種する，との勧告が出ている[22]．

2.　禁　忌

ロタウイルスワクチンの接種禁忌者は，ワクチンの構成物に対して重症なアレルギー反応（アナフィラキシー）を起こした既往のある者があげられる．また RV1 の容器にはラテックスを含んだゴムが使われており，ラテックスアレルギーを持つ児は RV1 を接種すべきではない．また，ロタウイルスワクチン特有の副反応として腸重積症があげられる．したがって腸重積症の発症を高める可能性のある未治療の先天性消化管障害（メッケル憩室等）を有する者，腸重積の既往のある者は接種禁忌となっている．また，重症複合型免疫不全（SCID）も接種禁忌者のリストに加えられているが，接種前に SCID と判明していない可能性もあるので注意が必要である．ただし，SCID 患者にワクチンが接種された場合，下痢が遷延するという報告はあるが，症状が重症化（死亡を含む）するという報告はいまのところ認められていない．

ロタウイルスワクチンは一般的に急性の重篤な下痢症，あるいはその他の急性疾患の患者には接種されるべきではない．しかし，急性下痢症やその他急性疾患でも症状が軽症であれば接種可能である．特に見合わせることで最初の接種が 15 週以降にずれ込む可能性があればなおさらである．

低出生体重児のロタウイルス感染症による入院のリスクは 2 歳頃まで高い．治験の結果では非常に少ない症例数ではあるものの，低出生体重児へのワクチン投与による副反応は少ないとの報告がある．米国では実年齢が 6 週以上で健康であれば，低出生体重児に対して NICU から退院時にワクチン接種することを推奨している．また，家族に免疫不全者や妊婦がいる乳児に対してのワクチン接種もワクチン接種後に便に含まれるワクチン由来のロタウイルスに感染して発症するリスクよりも，乳児がロタウイルスに自然感染するリスクの方がはるかに危険度が高いという理由で接種が推奨されている．ただし，接種後一定の期間便中にワクチン由来のロタウイルスが含まれるため，おむつ等の取り扱いには細心の注意を払う必要はある．

3. 効果判定

米国では，2006 年 2 月に RV5 が，2008 年 8 月に RV1 が小児予防接種プログラムに導入された．ワクチン導入後 2 年間でワクチン導入前と比較して，ロタウイルスの流行期間が短縮し，また流行時の便検体のロタウイルス陽性率も大幅に減少するという結果を認めた[23]．また，1999 年に設立された New Vaccine Surveillance Network（NVSN）と呼ばれるネットワークに参加する病院から三つの定点病院を選び，それぞれの退院台帳からロタウイルス，あるいはロタウイルスに関連性のある病名の患者を抽出し，入院患者数や救急外来受診者数の変化をモニタリングした．その結果では，ワクチン導入後 6～11 か月児，12～23 か月児ではロタウイルスワクチン接種率の上昇とともに入院患者数の減少を認めた．さらに，24～35 か月児では，グループのワクチン接種率が 1%程度であったにもかかわらず，入院患者の著明な減少が認められており，ロタウイルスワクチンの高い直接効果に加えて，間接効果の影響も大きいことを示唆した[24]．このほかにも，全米各地の病院で調査が行われ，ワクチン導入 2 年目の 2008 年と導入前の状況を比較すると，ロタウイルス胃腸炎による入院患者が 84～95%減少したとの報告があり，ワクチン導入後比較的短期間に効果が認められている[25]．メキシコでは 2007 年から RV1 が定期接種として国の予防接種プログラムに導入された．翌年の 2008 年には 1 歳未満のワクチン接種率は 51%（2 回接種者）であったが，ワクチン導入前の平均値と比較すると，感染性胃腸炎による 1 歳未満の死亡者が 41%減少した[26]．このほか，オーストラリア，ベルギー，エルサルバドル等からも同様の報告がなされており，これらの結果はロタウイルスワクチンが多くの子どもを重症ロタウイルス胃腸炎から救うポテンシャルがあるという事実を明確に示している．

アジア，アフリカ諸国からの報告では，重篤な胃腸炎に対する有効率は，マラウイ（RV1）49.4%，南アフリカ共和国（RV1）76.9%，ガーナ（RV5）55.5%，ケニア（RV5）63.9%，マリ（RV5）17.6%，バングラデシュ（RV5）45.7%，ベトナム（RV5）72.3%であった[27-29]．有効率は先進国と比較し低いが，これは乳児において，経胎盤により血中あるいは母乳中の抗体価が高いこと，栄養不良のための児の免疫能の低下，腸内細菌叢による干渉，分布するロタウイルスの遺伝子型の違い等が原因として考えられている．しかし，これらの国々では重篤な胃腸炎を起こす症例数が非常に多いため，有効率は低いもののワクチンの効果としてはきわめて高いと考えられる．

わが国では，三重県津市および伊勢市においてワクチン導入後も前述のロタウイルス胃腸炎入院患者サーベイランスを継続中である．津市の 5 歳未満児のロタウイルス胃腸炎ワクチン導入前入院率は，2007/08～2010/11 シーズンで 3.1～5.5（1000 人・年当たり）であったが，2011/12 シーズンで 3.0（1000 人・年当たり），2012/13 シーズンで 3.5（1000 人・年当たり），2013/14 シーズンで 0.8（1000 人・年当たり）と入院率の低下傾向が観察されている（図 23.8）．2014 年 1～3 月に 1 歳半健診でロタウイルスワクチン接種率を調査したところ，2 回接種が 54.9%に達しており，導入後数年である程度の接種率を達成したことで重症化症例の予防効果が認められてきたことが示唆された[30]．

外来におけるワクチン導入前後の感染性胃腸炎の患者数の検討では，三重県津市および千葉県いすみ市において定点医療機関を受診した患者数の推移をみている．千葉県いすみ市では 2013 年 4 月よりロタウイルスワクチンの全額公費助成を開始しているため，定点医療機関を受診し，ロタウイルス胃腸炎と診断された患児を市内在住と市外在住に分けてロタウイルスワクチンの効果検討を行っている．5 歳未満のロタウイル

	07～08	08～09	09～10	10～11	ワクチン導入 11～12	12～13	13～14
入院症例数	68	53	38	46	35	41	9
津市の5歳未満人口	12270	12339	12279	11755	11775	11794	11687
入院率（1千人・年）	5.5	4.3	3.1	3.9	3.0	3.5	0.8
ワクチン接種例	−	−	−	−	1	1	1

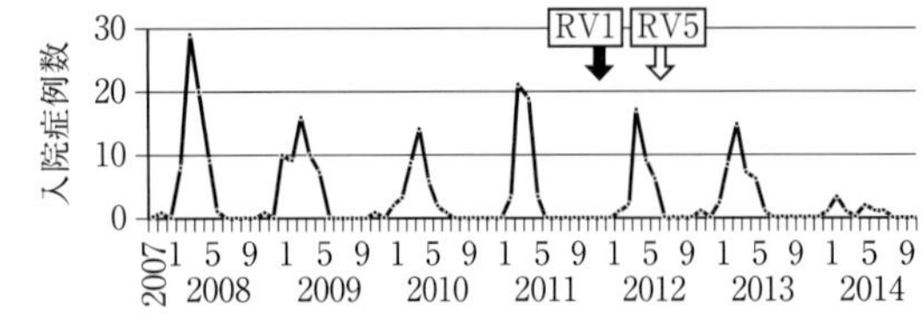

図 23.8　ロタウイルスワクチン導入前後の三重県津市在住の5歳未満のロタウイルス胃腸炎入院患者数の推移
RV1：ロタリックス，RV5：ロタテック．

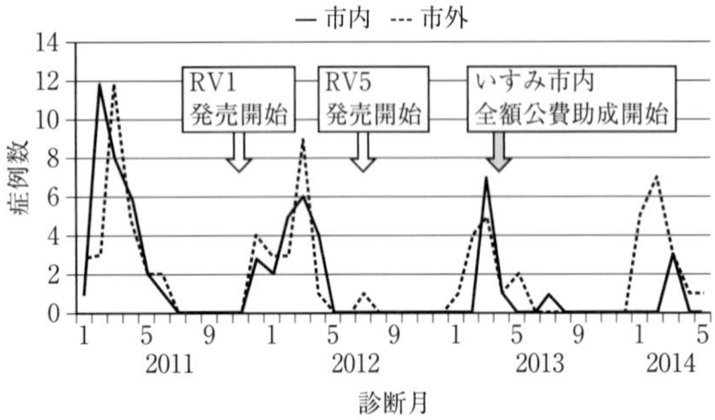

図 23.9　千葉県いすみ市における5歳未満児ロタウイルス胃腸炎患者数の推移
（小児科外来における受診者数の推移）
RV1：ロタリックス　RV5：ロタテック．

ス胃腸炎患者数の推移をみると，ワクチンが全額公費助成となった翌シーズンから市内在住の患者数の減少が観察されている（図 23.9）[31]．この傾向は津市の外来調査でも同様であった．

4. 副反応

RotaShield® の経験から，二つのワクチンに対しては約 13 万人規模の治験が実施され，ワクチン接種後の追跡調査が慎重に行われたが，プラセボ群と比較しワクチン接種群の腸重積症の発生頻度の上昇は認められなかった[32,33]．また，腸重積以外の副反応に関しても，治験においてワクチン接種後 7～8 日後から嘔吐（15～18%），下痢（9～24%），不機嫌（13～62%），発熱（40～43%）を認めたものの，プラセボ群と比較し有意に高くはなく，そのほか重篤な副反応も認められなかった[32,33]．しかし，各国でワクチンが認可され，定期接種として導入され接種数が増加するのに伴い，ワクチンは接種後（特に初回接種後 7 日間）に若干の腸重積症の発生リスクの上昇が認められるという報告が各国から出始めている．米国のほか，ブラジル，メキシコ，オーストラリア等から報告があり，これらをまとめるとロタウイルスワクチンを乳児 2 万～10 万人に接種すると 1 例の割合で腸重積症が認められることになる[34-38]．ただし，米国 CDC や WHO は，この値は市場から撤退した RotaShield® 接種後の腸重積症発症のリスクを下回っており，また，各国のロタウイルス胃腸炎の疾病負荷を考慮に入れるとワクチンの重症例（合併症発症例を含む入院例，死亡例）予防効果のメリットの方が腸重積症発症のリスクをはるかに上回ると判断し，引き続きロタウイルスワクチン接種を推奨する，と結論づけている．このように，ロタウイルスワクチンを導入するに当たっては，ワクチンによる利益の方がリスクを上回るが，腸重積症の発生リスクがゼロではないことを家族に十分理解させる努力が必要であり，ワクチンを接種される子どもの保護者はワクチン接種後，どれぐらいの期間どのような症状について注意して子どもの様子を監視すべきかしっかりと説明されることを担保しなくてはならない．また，実際にそのような状況になった場合，どの医療機関に受診すべきか，という点についても十分理解しておくことが必要である．同時に，ロタウイルスワクチンの接種本数の増加が予想されるわが国においても，ロタウイルスワクチン接種後の腸重積症のリスクの評価に関しては，発生した腸重積症の患者数だけでなく，ワクチン導入前の腸重積症の発生頻度，ワクチン導入前のロタウイルス胃腸炎の疾病負荷，ならびにワクチンによって予防できた重症例を含むロタウイルス胃腸炎の症例数を把握し，諸外国同様リスクとベネフィットを比較し総合的に判断する必要がある（現在厚生労働省研究班にて腸重積症サーベイランスを実施中）．

腸重積症以外の副反応としては，易刺激性，下痢等が国内臨床試験で報告されているが，いずれも一過性で数日以内に回復し，重篤なものはまれである．

D. 世界の状況

WHO はロタウイルスワクチンはすべての国の定期接種に含まれるべきであるとし，特にロタウイルス胃腸炎関連の死亡率が高い国（東南アジア，サハラ砂漠以南のアフリカ等）ではその優先順位は高いと提言した[16]．この提言に世界的な NPO 団体である PATH（Program for Appropriate Technology in Health）や GAVI アライアンス（The Global Alliance for Vaccines and Immunization），ビル＆メリンダ・ゲイツ

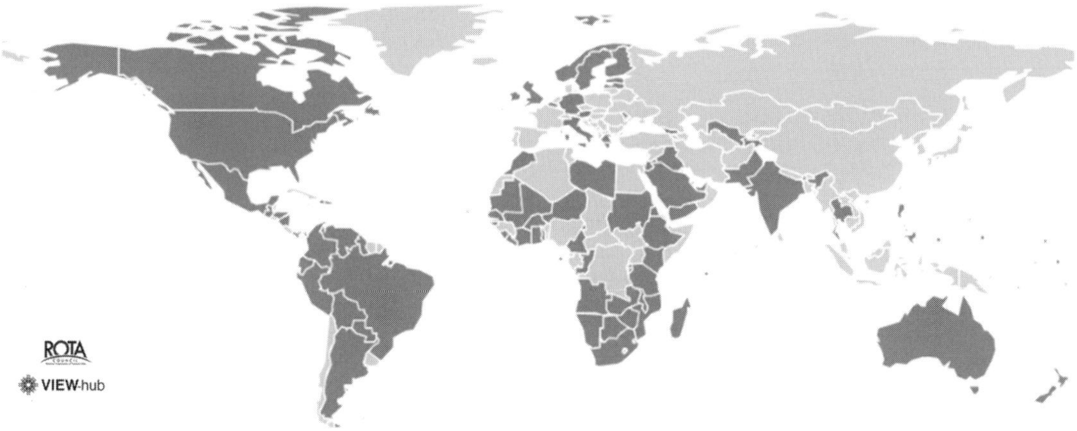

図 23.10　2017 年 12 月現在，ロタウイルスワクチンを定期接種として導入している国々
cited on Feb 15, 2018, VIEW-hub, International Vaccine Access Center, Johns Hopkins Bloomberg School of Public Health

財団等が同調し，ロタウイルスワクチン供給への多大なサポートが実現し，2017 年 12 月現在では全世界 100 か国以上で接種が可能となり，うち 93 か国で定期接種に導入されている（図 23.10）.

ただし，ワクチン接種により得られる直接効果はもちろんのこと，集団免疫効果は高いワクチン接種率が達成されて初めて認められるため，高いワクチン接種率の達成，維持が可能な環境を整備する必要がある．たとえば米国では，米国食品医薬品局（FDA）は RV1，RV5 に関して，それぞれ 1 回目接種は 14 週 6 日目と 12 週まで，2 回目接種（RV5 は 3 回目接種）を 24 週，32 週までにそれぞれ終了する，という認可を行った．しかし，これでは二つのワクチンの接種回数や接種可能時期が異なり，医療現場における混乱が生じ，誤接種や missed opportunity（接種機会を逸すること）が多発し，接種率が低下する懸念があった．そのため，米国ワクチン専門家会議（Advisory Committee on Immunization Practices：ACIP）は安全性を考慮しつつ，RV1，RV5 ともに最も早く接種可能な年齢を生後 6 週間，1 回目の接種終了時期を 14 週 6 日，シリーズ終了（RV1 は 2 回目接種，RV5 は 3 回目接種）を 8 か月 0 日まで，最短の接種間隔は 4 週間という独自の recommendation（この場合は FDA の認可外のワクチンの使用＝off label use）を作成し，ロタウイルスワクチンを接種しやすい環境を整えた[22]．また，ワクチン導入後，ワクチンの接種方法に関する研究が多数実施され，これらの報告を WHO はロタウイルスワクチンを最も安全に，かつ効果的に使用するには，生後 6 週間が経過したらできるだけ早く三種混合ワクチン（DTaP）と一緒にロタウイルスワクチンを接種し，ロタウイルスが自然感染する前にワクチンにより免疫をつけることであるとまとめ，そのようなワクチン接種を推奨している[16]．世界的にロタウイルスワクチンは，地域のロタウイルス胃腸炎の疫学状況を鑑みながら，最も安全に，かつ効率よく接種できる方法が選択され，高い効果を残している．

〔**神谷　元・谷口孝喜**〕

文　献

1) Estes MK, Greenberg HG：Rotaviruses. Fields Virology 6th ed.（ed. by Knipe DM, Howley PM），pp1347-1401, Lippincott Williams & Wilkins, Philadelphia, 2013
2) Velázquez FR, Matson DO, *et al*：Rotavirus infection in infants as protection against subsequent infections. *N Engl J Med* **335**：1022-1028, 1996
3) 奥野英雄，多屋馨子：わが国の急性脳炎（脳症を含む）の発生動向と今後の課題．小児科 **56**：831-837，2015
4) Taniguchi K, Urasawa S：Diversity in rotavirus genomes. *Sem Virol* **6**：123-131, 1995
5) Santos N, Hoshino Y：Global distribution of rotavirus serotypes/genotypes and its implication for the development and implementation of an effective rotavirus vaccine. *Rev Med Virol* **15**：29-56, 2005
6) Matthijnssens J, Ciarlet M, *et al*：Uniformity of rotavirus strain nomenclature proposed by the Rotavirus Classification Working Group（RCWG）. *Arch Virol* **156**：1397-1413, 2011
7) Kanai Y, Komoto S, *et al*：Entirely plasmid-based reverse genetics system for rotaviruses. *Proc Natl Acad Sci USA* **114**：2349-2354, 2017
8) 国立感染症研究所感染症情報センター：ロタウイルス感染性胃腸炎とは．http://www.nih.go.jp/niid/ja/kansennohanashi/3377-rota-intro.html
9) 厚生労働省：感染症法に基づく医師及び獣医師の届出について．感染性胃腸炎（病原体がロタウイルスであるものに限る．）．http://www.mhlw.go.jp/bunya/kenkou/kekkaku-kansenshou11/01-05-39.html

10）国立感染症研究所：病原微生物検出情報「検出されたロタウイルスの内訳」. http://www0.nih.go.jp/niid/idsc/iasr/Byogentai/Pdf/data13j.pdf
11）Kamiya H, Nakano T, *et al*：A retrospective evaluation of hospitalizations for acute gastroenteritis at 2 sentinel hospitals in central Japan to estimate the health burden of rotavirus. *J Infect Dis* **200**（Suppl 1）：S140–146, 2009
12）Kamiya H, Nakano T, *et al*：Rotavirus Epidemiology Study Group. Rotavirus-associated acute gastroenteritis hospitalizations among Japanese children aged ＜ 5 years：active rotavirus surveillance in Mie Prefecture, Japan. *Jpn J Infect Dis* **64**：482–487, 2011
13）Nakagomi T, Nakagomi O, *et al*：Incidence and burden of rotavirus gastroenteritis in Japan, as estimated from a prospective sentinel hospital study. *J Infect Dis* **192**（Suppl 1）：S106–110, 2005
14）Ito H, Otabe O, *et al*：The incidence and direct medical cost of hospitalization due to rotavirus gastroenteritis in Kyoto, Japan, as estimated from a retrospective hospital study. *Vaccine* **29**：7807–7810, 2011
15）神谷　元，砂川富正，ほか：ロタウイルス胃腸炎サーベイランス～エビデンスに基づいたワクチンの導入と評価を目指して～．*IASR* **35**：71–73，2014
16）Center for Disease Control and Prevention：Rotavirus. Epidemiology and Prevention of Vaccine Preventable Diseases 13th ed.（ed. by Hamborsky J, Kroger A, *et al*）, Public Health Foundation, Washington DC, 2015
17）WHO：Rotavirus vaccines. WHO position paper – January 2013. *Wkly Epidemiol Rec* **88**：49–64, 2013
18）Vesikari T, Karvonen A, *et al*：Efficacy of human rotavirus vaccine against rotavirus gastroenteritis during the first 2 years of life in European infants：randomized, double-blind controlled study. *Lancet* **370**：1757–1763, 2007
19）Ruiz-Palacios GM, Pérez-Schael I, *et al*：Safety and efficacy of an attenuated vaccine against severe rotavirus gastroenteritis. *N Engl J Med* **354**：11–22, 2006
20）Vesikari T, Matson DO, *et al*：Safety and efficacy of a pentavalent human-bovine（WC3）reassortant rotavirus vaccine. *N Engl J Med* **354**：23–33, 2006
21）Matthijnssens J, Joelsson DB, *et al*：Molecular and biological characterization of the 5 human-bovine rotavirus（WC3）-based reassortant strains of the pentavalent rotavirus vaccine, RotaTeq. *Virology* **403**：111–127, 2010
22）Center for Disease Control and Prevention：Prevention of rotavirus Gastroenteritis among infants and children recommendations of the Advisory Committee on Immunization Practices（ACIP）. *MMWR* **58**（RR02）：1–25, 2009
23）CDC：Reduction in rotavirus after vaccine introduction — United States, 2000–2009. *MMWR* **58**：1146–1149, 2009
24）Payne DC, Staat MA, *et al*：Direct and indirect effects of rotavirus vaccination upon childhood hospitalizations in 3 US Counties, 2006–2009. *Clin Infect Dis* **53**：245–253, 2011
25）Rha B, Tate JE, *et al*：Effectiveness and impact of rotavirus vaccines in the United States–2006–2012. *Exp Rev Vaccines* **13**：365–376, 2014
26）Richardson V, Hernandez-Pichardo J, *et al*：Effect of rotavirus vaccination on death from childhood diarrhea in Mexico. *N Engl J Med* **362**：299–305, 2010
27）Armah GE, Sow SO, *et al*：Efficacy of pentavalent rotavirus vaccine against severe rotavirus gastroenteritis in infants in developing countries in sub-Saharan Africa：a randomized, double-blind, placebo-controlled trial. *Lancet* **376**：606–614, 2010
28）Madhi SA, Cunliffe NA, *et al*：Effect of human rotavirus vaccine on severe diarrhea in African infants. *N Engl J Med* **362**：289–298, 2010
29）Zaman K, Dang DA, *et al*：Efficacy of pentavalent rotavirus vaccine against severe rotavirus gastroenteritis in infants in developing countries in Asia：a randomized, double-blind, placebo-controlled trial. *Lancet* **376**：615–623, 2010
30）浅田和豊：ロタウイルスワクチン．小児科臨床 **68**：2671–2677，2015
31）Ito H, Kuroki H, *et al*：Impact of rotavirus vaccine on rotavirus gastroenteritis-related visits in an outpatient pediatric clinic in Isumi City, Japan. Abstract 5th Asian Vaccine Conference Hanoi Vietnam, 2015
32）Vesikari T, Matson DO, *et al*：Safety and efficacy of a pentavalent human-bovine（WC3）reassortant rotavirus vaccine. *N Engl J Med* **354**：23–33, 2006
33）Ruiz-Palacios GM, Pérez-Schael I, *et al*：Safety and efficacy of an attenuated vaccine against severe rotavirus gastroenteritis. *N Engl J Med* **354**：11–22, 2006
34）Buttery JP, Danchin MH, *et al*：Intussusception following rotavirus vaccine administration：post-marketing surveillance in the National Immunization Program in Australia. *Vaccine* **29**：3061–3066, 2011
35）Velázquez FR, Colindres RE, *et al*：Postmarketing surveillance of intussusception following mass introduction of the attenuated human rotavirus vaccine in Mexico. *Pediatr Infect Dis J* **31**：736–744, 2012
36）Patel MM López-Collada VR, *et al*：Intussusception risk and health benefits of rotavirus vaccination in Mexico and Brazil. *N Engl J Med* **364**：2283–2292, 2011
37）Weintraub ES, Baggs J, *et al*：Risk of intussusception after monovalent rotavirus vaccination. *N Engl J Med* **370**：513–519, 2014
38）Yih WK, Lieu TA, *et al*：Intussusception risk after rotavirus vaccination in U.S. infants. *N Engl J Med* **370**：503–512, 2014

24 A型肝炎ワクチン

A. 疾患の概略

1. 臨床と診断

A型肝炎はA型肝炎ウイルス（hepatitis A virus：HAV）の感染による急性肝炎である（表24.1）．HAVに感染すると約28日（15～50日）の潜伏期間を経て発症する（図24.1）．発症前から患者の便中には多量のウイルスが排出されており，潜伏期間でも感染拡大のおそれがある．ウイルスの排出は発症時に最多となり，発症後2週間あまりで消失すると考えられていたが，RT-PCR法による高感度遺伝子検出法を用いた最近の知見では，発症後1～2か月経過してもウイルスの排出が続く可能性が示されている．A型肝炎の初期症状は倦怠感や発熱，頭痛，筋肉痛等であり，一般的な風邪やインフルエンザと間違われて確定診断が遅れる例も報告されている．典型的な症状では，黄疸，肝腫脹，黒色尿，白色便等をみる[2]．肝機能検査では血清ビリルビン，アスパラギン酸アミノトランスフェラーゼ（AST），アラニンアミノトランスフェラーゼ（ALT），乳酸脱水素酵素（LDH），アルカリホスファターゼ（ALP），γグルタミルトランスペプチダーゼ（γ-GTP）の各値は他の急性肝炎より高い傾向があるが，異常値が正常化するまでの期間は最も短い．AST，ALTが正常値に戻るのに，3～6か月かかる遷延例や，いったん正常化したAST，ALT値が再上昇し治癒するまでに6か月以上を有するような再燃例も時にみられるものの慢性化はせず，予後良好である．B型やC型急性肝炎に比べて，症状が著しく，末梢血の異型リンパ球の出現頻度，TTT（チモール混濁試験），免疫グロブリンM（IgM）が高いのも特徴である．A型肝炎は他の急性ウイルス性肝炎と血清学的診断で鑑別診断できる．疾病の急性期におけるIgM型HAV抗体の検出がA型肝炎の確定診断になる．IgM型HAV抗体は感染してから2～3か月後まで検出される．免疫グロブリンG（IgG）型HAV抗体は感染初期にはIgM型HAV抗体と一緒に検出される．IgG型HAV抗体のみが検出される場合は過去の感染を意味する．また，RT-PCR法が普及し，患者検体（便・血清）中のHAVを検出，分類することで，診断や，感染ルートの解明に利用されてい

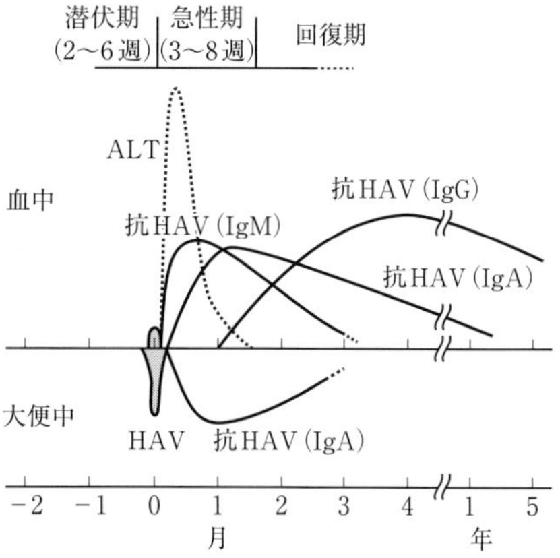

図24.1 臨床ウイルス学的経過[1]

表24.1 ウイルス性肝炎

病　名	原因ウイルス	主な感染経路	症　状	ワクチン（国内）
A型肝炎	ピコルナウイルス科 A型肝炎ウイルス	経口感染	急性肝炎：すべて共通 ・発熱，倦怠感，食欲不振，吐き気，黄疸等 慢性肝炎：B型肝炎・C型肝炎のみ ・自覚症状はなく，健康診断等で偶然見つかることが多い ・慢性肝炎から肝硬変・肝癌に進行することがある	あり
B型肝炎	ヘパドナウイルス科 B型肝炎ウイルス	非経口感染 ・性感染 ・違法薬物を使用する際の注射針の共有 ・母子感染・輸血（いずれも現在はきわめてまれ）		あり
C型肝炎	フラビウイルス科 C型肝炎ウイルス	非経口感染 ・違法薬物を使用する際の注射針の共有 ・性感染（まれ） ・輸血（現在はきわめてまれ）		なし
E型肝炎	ヘペウイルス科 E型肝炎ウイルス	経口感染		なし

る．食材からのウイルス検出も可能ではあるが，A 型肝炎は潜伏期間が長く，患者が診断される頃には食材が残ってないことが多い．このため，A 型肝炎の感染源調査は困難である．

A 型肝炎の臨床症状の程度は年齢に依存する[3,4]．小児では不顕性感染や軽症ですむことが多く，6 歳以下の黄疸出現率は 10% 以下である．これに対して成人は 40〜70% が黄疸を示し，臨床症状も肝障害の程度も強い傾向がある．上述したとおり，一般的に予後は良好であり，慢性肝炎や肝硬変などの病態を生じることはないが，回復までに 1 か月程度の安静，入院加療を必要とすることが多く，一時的とはいえ，Quality of Life（QOL）の損失は大きい．また，罹患年齢の上昇とともに重症例・死亡例が増加する傾向にある．推定死亡率は，15 歳未満の小児，15〜39 歳，40 歳以上成人の順に，0.1%，0.3%，2.1% と顕著に悪化する．

A 型肝炎に感染すると顕性，不顕性にかかわらず高力価の防御抗体（HAV 抗体）を獲得する．HAV 抗体は長期間にわたって感染を防御し，HAV に対して抵抗性であることを意味するとともに，個人の A 型肝炎既往歴を示す．HAV 抗体保有率は地域の A 型肝炎流行状況の指標となり予防対策を立てるうえで重要な情報である．また，定期的に抗体保有率を追うことで，A 型肝炎流行状況や，衛生状態の時代に伴う変化を知ることができる．ワクチンでも抗体を得ることができるが，少なくともわが国においては，自然感染によってもたらされる抗体保有率に影響を与えるほどの使用量には至っていない．

2．病原体：形態，構造蛋白質，遺伝子，増殖様式

HAV はピコルナウイルス科の，エンベロープを持たない，直径 27 nm の小型球形ウイルスである[3]（図 24.2）．1973 年にウイルスが発見されてからしばらくの間，HAV はエンテロウイルスの仲間に分類されていたが，1991 年に独立した属「ヘパトウイルス（hepatovirus）」に再分類された．

HAV ゲノムは全長約 7500 塩基のプラス鎖の一本鎖 RNA である（図 24.3）．ゲノムの 5′ 端には VPg 蛋白が共有結合し，3′ 端にはポリ A を持つ．5′ 非翻訳領域（UTR）と 3′ UTR は株間でよく保存されており，この領域の高次構造がウイルスの翻訳，複製に重要であると考えられている．ゲノム中央部 6681 塩基にアミノ酸 2227 残基のオープンリーディングフレーム（ポリ蛋白 P0 に相当）がコードされている．ポリ蛋白 P0 はゲノムの 5′ 側から P1，P2，P3 の各蛋白で構成され，P1 蛋白からウイルス粒子が作られる（構造蛋白質）．P1 蛋白は 2 か所で切断され，VP0，VP3，VP1 の 3 種類のポリペプチドに分かれる．感染性成熟ウイルス粒子では VP0 から VP4 が切り離されて VP2 となる．VP1，VP2，VP3 が一つずつ集合してプロトマーを形成する．さらにこのプロトマーが五つ集まってペンタマーを形成する．HAV は 12 個のペンタマー（60 個のプロトマー）からなる正二十面体粒子である．VP4 は他のピコルナウイルスに比べて小さく，ウイルス粒子の内部にとどまり外部には露出しない．

エスケープミュータントを使った実験によると，HAV の中和抗原部位は VP1，VP2，VP3 それぞれに存在し，各中和抗原部位が集合して立体構造依存性の高い抗原決定基を形成すると推測される．このため，各ポリペプチドや合成ペプチドによる中和抗体誘導は困難である．ワクチンは精製ウイルスの立体構造を壊

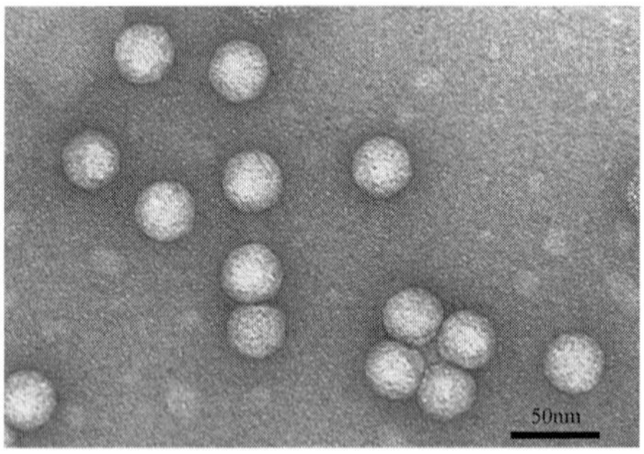

図 24.2　HAV 粒子（撮影：国立感染症研究所）

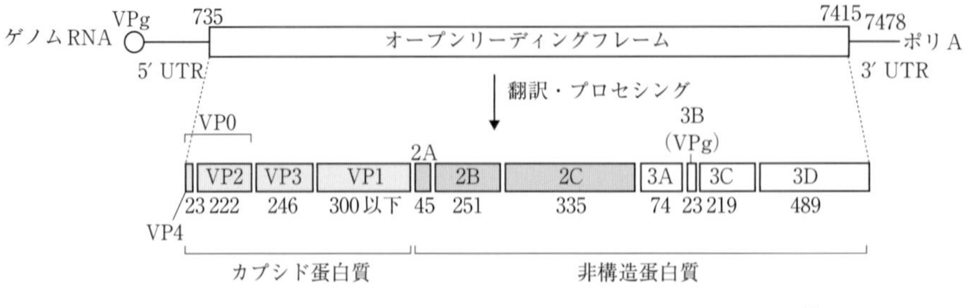

図 24.3　A 型肝炎ウイルスの遺伝子構造（塩基番号は HM175 株に基づく[3]）

さないようにホルマリンで不活化処理して製造される．

HAV は，P1 蛋白と P2 蛋白の境界領域のカプシド蛋白（VP1）とプロテアーゼ（2A）の一部をコードする 168 塩基の塩基配列による遺伝子型分類が用いられ，これによってⅠ～Ⅵの 6 種類の遺伝子型に分けられる．以前はⅦ型も存在していたが，遺伝子型ⅡB に再分類された[3]．

自然宿主はヒトとサルに限られている．ヒトから分離された HAV の遺伝子型はⅠ型，Ⅱ型，Ⅲ型の 3 種類に分類され，それぞれ A，B の亜型に分かれる．ⅠA 型はヨーロッパ，北米を中心に世界的に分布しており，日本でも多く報告される．また，日本ではⅢB 型も報告されており，日本で開発されたワクチンのシード・ウイルスもⅢB 型である．ⅠB 型は中近東，アフリカからの報告が多いが，日本国内でも，渡航歴がない患者から検出されることがある．ⅢA 型はヨーロッパおよび南アジアを中心としたアジア地域に多くみられる．遺伝子型の多様性にかかわらず，血清型は一つである．どの遺伝子型の HAV 株から作られたワクチンでもすべての HAV の感染に対して有効である．ヒトのほかにはサルからのウイルス分離が報告されている（遺伝子型Ⅳ，Ⅴ，Ⅵ型）．1970 年代には野生で捕獲した霊長類からヒトへの感染が疑われる A 型肝炎の集団発生が報告された[4]．マーモセット類のクチヒゲタマリン，ムネアカタマリンはヒト型 HAV に感受性があり，ワクチン開発の感染モデルとして使用された．

HAV は酸，有機溶媒，乾燥，熱，凍結に対して抵抗性である[4,5]．60℃ 1 時間程度の加熱には耐性を示し，85℃ 1～2 分で不活化される．胆汁，消化管内蛋白分解酵素にも抵抗性なので不活化されることなく患者便中に排出され，経口感染が成立する．一般に HAV による培養細胞の細胞変性作用（CPE）は認めない．HAV が直接肝細胞を傷害するのではなく，生体内でウイルスによって惹起される免疫応答によってウイルス感染細胞が攻撃，排除され，この結果肝炎症状を示すと考えられている．

3. 疫　学

一般的に，A 型肝炎の感染ルートは患者便で汚染された飲食物の経口感染であるため，その流行状況は国や地域の公衆衛生環境や社会経済に密接に関連している（図 24.4）[6]．公衆衛生環境が未発達な国や地域では上水が下水に汚染される機会が多く，HAV に汚染された飲み水を介した糞便-経口感染が成立する．一方，社会経済が発達し公衆衛生環境が整うとともに患者は減少し，罹患年齢は上昇する．患者年齢が上がると顕性感染が増え，疾病としての A 型肝炎が社会問題となる．さらに衛生環境が発達して感染の機会が減少すると，防御抗体を持たない HAV 感受性者が増加・蓄積する．つまり，A 型肝炎の発生が少なくなればなるほど，感染リスクが増えるというパラドックスが成立する．

（1）A 型肝炎高頻度地域：High endemicity countries/areas

経口感染である A 型肝炎が常在するのは上下水道の整備等公衆衛生環境整備が不十分で安全な飲料水の確保が困難な地域である．これらの地域では，ほとんどの住民が幼児期に感染して防御抗体を獲得するため，ワクチンの有用性は低い．年齢別抗体保有率は 10 歳未満で 90％を超える．幼児期の感染は不顕性に終わることが多く，一見これらの地域では疾病としての A 型肝炎は少ない．

（2）A 型肝炎中程度地域：Intermediate endemicity countries/areas

公衆衛生が改善されるにつれて HAV 感染は減少し，防御抗体を持たない HAV 感受性者が増加していく．感受性者が蓄積した環境に HAV が侵入すると A 型肝炎の大流行を引き起こす．衛生環境が整備されている地域と整備が遅れている地域が混在している場合，たとえば新興国の都市部と郊外の関係等に当たる．1988 年に中国上海市で発生した約 30 万例の大流行がこの例に相当する．また，内戦によるインフラや医療システムの破綻と人の移動，難民キャンプ等でも同様の問題が危惧される．これらの地域では A 型肝炎予防に小児期のユニバーサルワクチネーションが有効であるが，費用と財源の確保が課題となる．抗体獲得年齢は上昇し，年齢別抗体保有率は 15～30 歳で 50％を超える．

（3）A 型肝炎低頻度地域：Low, Very low endemicity countries/areas

さらに公衆衛生環境が改善されると感染ルート対策が進み，A 型肝炎は減少する．患者の発生スタイルも，流行よりは散発例が多く報告されるようになる．このような地域では，HAV に曝露されるリスクが低く，防御抗体を持っていない HAV 感受性者が人口の多くを占める．年齢別抗体保有率は 30 歳でも 50％以下である．この状態が長く続くと，感受性者の高齢化がさらに進み，患者の重症化・死亡率の増加を招く．北米，北欧，西欧，日本等の先進諸国がこれに相当する．これらの地域では，高頻度地域からの輸入食材による HAV 感染，HAV に感染した食品取扱い業者から広がる流行，不顕性感染した子どもが発端となる家

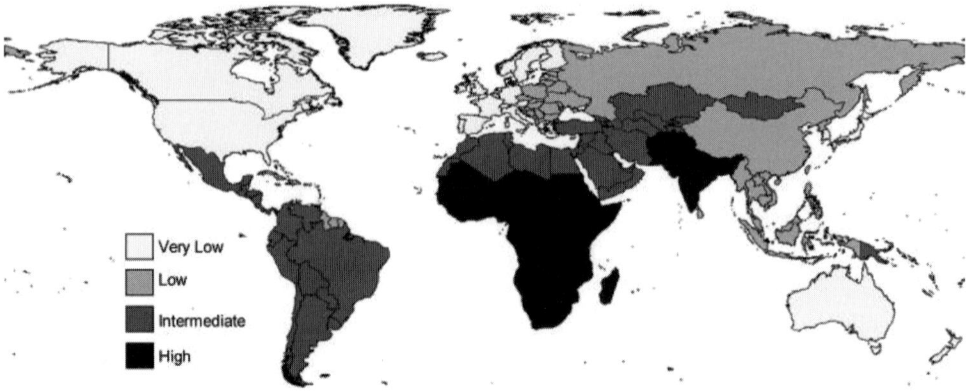

図 24.4　A 型肝炎の分布[6)]

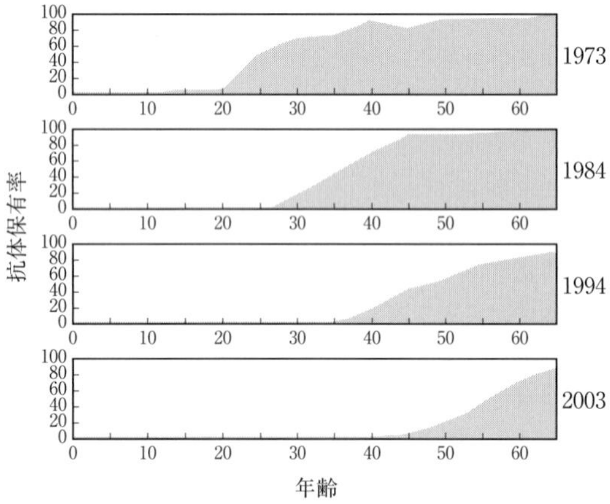

図 24.5　HAV 感受性者（無色）と抗体保有者（網かけ部）の比率の推移（文献 8 より改変）

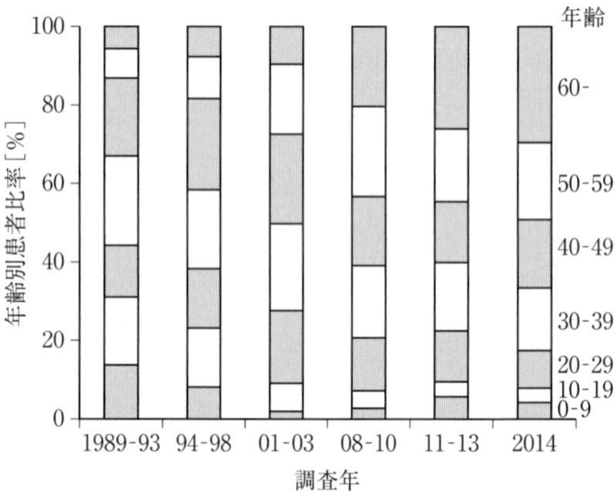

図 24.6　患者（A 型肝炎）の年齢比率[9)]

族内感染も報告されている．経口感染以外にも 1992 年から 1993 年にかけてヨーロッパで血液製剤中に混入した HAV による感染例が報告されたが，製造工程の改善によりリスクは低くなった[4)]．まれなケースであるが，ドナーが HAV に感染し，潜伏期間に提供した血液に起因するレシピエントの HAV 感染例もある[7)]．

患者家族，保育施設・障害者施設関係者，医療従事者等や，A 型肝炎高頻度地域への旅行者，MSM（men who have sex with men）等感染リスクが高い人たちや，感染した場合に重症化のおそれがある肝臓疾患の既往歴がある高齢者等がハイリスク群にあげられ，ワクチン接種が勧められる．

日本の疫学

現在，日本は世界的にみて，最も A 型肝炎の少ない地域の一つである（図 24.4）[6)]．A 型肝炎は感染症法によって単独疾患として感染症発生動向調査の四類感染症に分類され，無症状病原体保有者を含む全診断症例の届出が義務づけられている．報告のための基準は以下のとおりである．

診断した医師の判断により，症状や所見から当該疾患が疑われ，かつ，以下のいずれかの方法によって病原体診断や血清学的診断がなされた者．

- 血清抗体の検出　例：特異的 IgM 抗体が陽性の者
- 病原体遺伝子の検出　例：RT-PCR 法による遺伝子の検出

2003 年の血清疫学調査[8)]では，50 歳以下では，ほとんどの人が HAV 感受性者であることが明らかになった（図 24.5）．抗体保有者と感受性者の割合の経時変化をみると，1973 年の抗体保有者は感受性者より多かったが，1984 年になると同率になり，1994 年では感受性者が過半数を占めるようになった（図 24.5）．2003 年になるとさらに感受性者は増加している．感受性者の年齢は年々高齢層に及び，その結果，

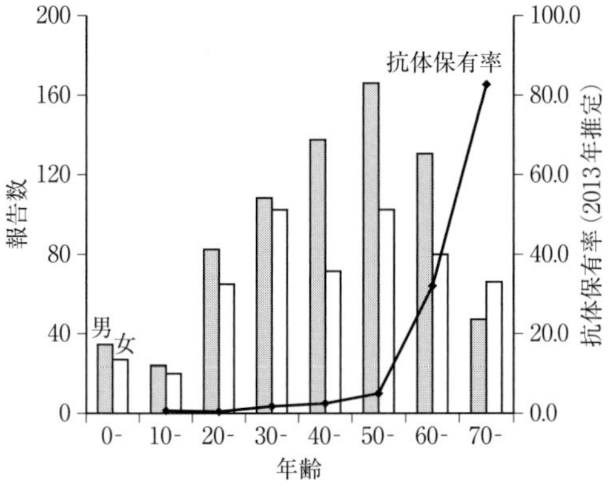

図 24.7　性・年齢別報告数と抗体保有率[8,9]

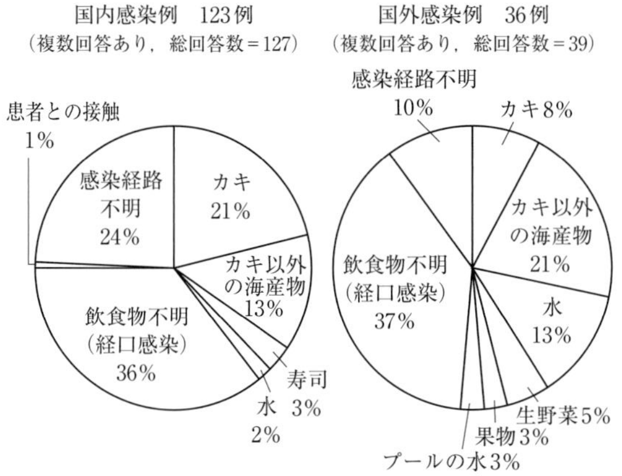

図 24.8　A 型肝炎の推定感染経路/推定感染源（2005 年）[10]

表 24.2　A 型肝炎報告数の推移[9]

感染地域	2010	2011	2012	2013	2014	合計
国内	287	116	106	87	376	972
[%]	(83.9)	(63.7)	(67.5)	(68.5)	(86.4)	(78.2)
海外	55	66	51	40	59	271
[%]	(16.1)	(36.3)	(32.5)	(31.5)	(13.6)	(21.8)
総数	342	182	157	127	435	1243

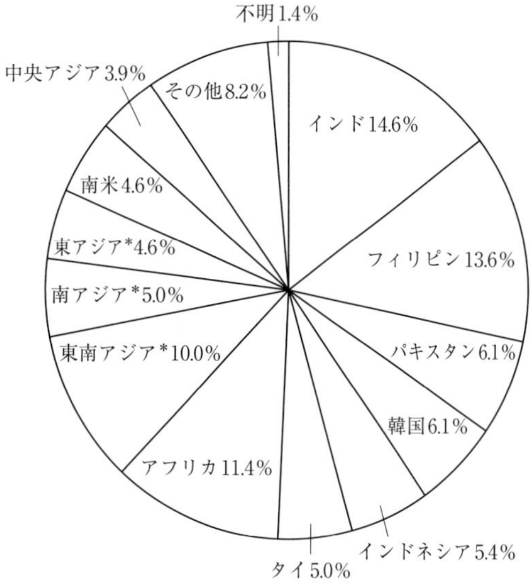

図 24.9　海外感染者の渡航先[9]　*：既出国除く

中高年齢層の患者が増加している（図 24.6）．2003 年データをもとに算出した 2013 年の推定年齢別抗体保有率カーブを年齢別患者数（2010～2014 年）[9]に重ね合わせると，不顕性感染が多い若年層を除くと，抗体保有率と患者数は反比例していた．特に抗体保有率が 80% を超える 70 歳以上では患者報告数も減少し，HAV 感染防御における免疫の効果を明確に示した（図 24.7）．

わが国の A 型肝炎は年間報告数 200 例前後で推移している（表 24.2）．推定感染地域は国内が 7～8 割，海外が 2～3 割を占める．

国内感染者の多くは散発例，または，小規模な集団発生である．喫食調査ではカキ・魚介類等生ものの報告が多い（図 24.8）[10]．2010 年と 2014 年には全国規模の流行が起こったこともあり，年間報告数は 300 例を超えた[11]．両年の流行を起こした株は異なるが，どちらも同一株が多地域で一斉に散発例を起こした．原因は特定されていないが，食品流通網を介して同一株に汚染された食品が多地域に拡散されたためと考えられる．

国内感染においては，家族内感染の比率も大きい[12,13]．

海外での感染が疑われる症例において，感染者の渡航先はほとんどが A 型肝炎高頻度国または中程度国であった（図 24.4，24.9）．つまり，ハイリスク地域への渡航者の間で感染予防意識が高まれば，A 型肝炎の発生は 2～3 割抑制されることになる．

4．対　策

感染源（患者排泄物，汚染食材等）および感染経路（経口感染）対策が重要である．HAV は丈夫なウイルスなので，用便後，調理前，食前の手洗いや，患者の汚物処理等の衛生管理の徹底，十分な加熱調理，塩素剤，ホルマリン等による消毒等の対策を講じる[2]．A 型肝炎のハイリスク群はワクチンによる感染予防が望ましい．

5．治　療

特異的な治療法はない．一般的に予後良好であり，急性期には安静および十分な栄養補給が大切である．感受性者の高齢化に伴い重症例・死亡例が増加している点は留意すべきである．

6. 予防とワクチンの役割

a. 曝露前の感染予防

A 型肝炎対策は予防が重要である．予防には衛生管理とワクチンが有効である．A 型肝炎ワクチンは 2 回接種で抗体陽転率 100％に達する．規定の接種回数（海外ワクチン 2 回，日本のワクチンは 3 回）で感染防御効果を長期間維持することができる．抗体保有率が低い A 型肝炎低頻度国でハイリスク群に該当する人は，ワクチン接種による感染予防が望ましい．

ワクチンが開発されるまで A 型肝炎の予防には免疫グロブリンが推奨されていた．免疫グロブリンの利点は即効性であり，HAV 曝露後でも，2 週以内に投与すれば発症予防効果がある．免疫力が弱い高齢者，免疫機能不全患者にも有効である．一方で，免疫グロブリンの欠点は受動免疫であるために予防効果の持続期間が短いこと，血液由来製剤であり，HAV 抗体保有者の減少によってヒト血清プールから作られる免疫グロブリン中の含有 HAV 抗体価の低下が危惧されていることである．

b. 曝露後の発症予防

従来，HAV 曝露後の発症予防には免疫グロブリンのみが有効とされてきたが，海外で使用されている不活化 A 型肝炎ワクチンも曝露後発症予防に有効であることが認められている．

（1）米国予防接種諮問委員会（ACIP）は，免疫応答能に応じて，曝露後発症予防措置をカテゴライズしている[14]．

1. 12 か月以上 40 歳以下の健康人は年齢に応じた用量のワクチンを 1 回接種する．
2. 40 歳からは免疫グロブリンを第 1 選択とし，不都合があればワクチンを接種する．
3. 12 か月未満の小児，もしくは免疫不全，慢性肝炎患者，ワクチンで副作用が予測される者は免疫グロブリンを接種する．

（2）英国では曝露後発症予防措置として以下の用法を推奨している[15]．

1. 感染者に対しては，衛生管理，および，黄疸発症から 7 日間は職場，学校を欠席するよう指導する．可能な限り，感染源の調査を行う．
2. 感染者との接触から 14 日未満の場合
   - ・1～50 歳の健常者：ワクチン接種．
   - ・2～12 か月齢の健常児：三次感染防止のため，接触児の世話をする大人にワクチンを接種する，あるいはワクチン接種（ただし英国で使用されているワクチンは 1 歳未満は適用外），あるいは幼児施設を欠席させる．
   - ・2 か月齢未満：三次感染防止のため，接触児の世話をする大人にワクチンを接種する．
   - ・50 歳以上の健常者，慢性肝疾患，B 型および C 型肝炎患者にはワクチンと免疫グロブリンを併用する．
3. 感染者との接触から 14 日以上の場合
   - ・複数回患者との接触があり，接触から 8 週以内の場合は三次感染防止のため，A 型肝炎ワクチンを接種する．
   - ・接触者が慢性肝疾患，あるいは B 型/C 型肝炎患者で，接触から 28 日未満の場合はワクチンと免疫グロブリンを併用して重症化を防ぐ．
   - ・接触者が飲食業従事者の場合はリスクアセスメントを行う．
4. その他のケース
   - ・初発患者が飲食業従事者，就学前児童，小学生の場合は，三次感染を防ぐために曝露後予防処置が必要であるか，リスクアセスメントを行う．

抗原量，アジュバントの有無などが異なるため，一概に同じとはいえないが双方の抗体誘導能から鑑みて日本のワクチンも曝露後予防効果が期待される．

B. ワクチンの製品と性状について

A 型肝炎ワクチンは，患者由来の HAV を培養細胞に馴化・増殖させ，中和抗原部位の立体構造を損なわないようにウイルス粒子をホルマリンで不活化したものが一般的である．欧米のワクチンはアルミニウムアジュバントや保存剤が添加された液状製剤である（表 24.3）．日本では 1994 年に乾燥組織培養不活化 A 型肝炎ワクチンが承認された[1,16]．これも培養細胞で増殖させた HAV をホルマリン処理した不活化ワクチンであるが，ユニークな特徴は，アジュバントも保存剤も添加されていない凍結乾燥製剤であることである．適用の年齢制限はなく，WHO の勧告に従って 1 歳以上からの接種が薦められている．

日本で開発された A 型肝炎ワクチンは 1979 年に福岡県の患者から分離された KRM003 株に由来する．KRM003 株は遺伝子型ⅢB であるが，中和抗原部位は他の遺伝子型のウイルス株と共通であり（1 血清型），交差防御性を示す．製造用ウイルス株は，KRM003 株をアフリカミドリザル腎培養細胞

表 24.3 A 型肝炎ワクチン

ワクチン名	エイムゲン®	VAQTA®	HAVRIX™
製造所	化学及血清療法研究所	Merck & Co.	GlaxoSmithKline
ワクチン株(genotype)	KRM003C3(Ⅲ B)	CR326[F' variant](Ⅰ A)	HM175(Ⅰ B)
ウイルス増殖用培養細胞	GL37(アフリカミドリザル・腎)	MRC-5(ヒト 2 倍体・肺)	MRC-5(ヒト 2 倍体・肺)
適用年齢	年齢制限なし(1 歳以上推奨)	1 歳以上	1 歳以上
抗原量*/成人用量	0.5 μg	50 U	1440ELU
抗原量*/小児用量	0.5 μg	25 U	720ELU
アジュバント	なし	水酸化アルミニウム	水酸化アルミニウム
保存剤	なし	なし	2-phenoxyethanol
剤形	凍結乾燥	液状	液状
接種回数(時期)	3 回(初回，4 週後，24 週後)	2 回(初回，6〜18 か月後の間)	2 回(初回，6〜12 か月後の間)
成人における抗体陽転率(抗体価)			
初回免疫後	100%(265 mLU/mL)	95%(37 mLU/mL)	96%(335〜637 mLU/mL)
2 週間後に 2 回目を接種したとき	100%(535 mLU/mL)	-	-
1 か月後に 2 回目を接種したとき	100%(593 mLU/mL)	-	-
6 か月後以降に 2 回目を接種したとき	100%(1785 mLU/mL)	100%(6013 mLU/mL)	100%(3318〜5925 mLU/mL)
6 か月後以降に 3 回目を接種したとき	100%(2771 mLU/mL)	-	-

*：抗原量の単位は製造所によって異なり，一元的な比較はできない．

(AGMK) に 72 代継代し，限界希釈継代法によりクローン化した KRM003C3 株である．患者便中の KRM003 株はマーモセットに対し病原性を示すが，KRM003C3 株には病原性がない．ワクチン製造には AGMK 由来の GL37 細胞を用いる．増殖したウイルスはポリエチレングリコール存在下の塩析沈殿，分画遠心，クロロホルム処理，核酸分解酵素と蛋白分解酵素処理，ゲル濾過により高度に精製される．精製 HAV 抗原の純度規格は 98% 以上である．細胞由来 DNA 含量は HAV 抗原蛋白 500 ng 当たり 10 pg 以下と規定されている．ウイルス不活化のためホルマリン処理 (1：4000，37℃) の期間は，試験的に確認された完全不活化に必要な日数の約 4 倍に相当する 12 日間である．不活化処理後は細胞接種試験により感染性ウイルスがないことを確認する．不活化処理後，濃度を調整し，安定剤を加えて小分け分注，凍結乾燥する．外観は白色の乾燥製剤であり，添付の溶剤（日本薬局方注射用水）0.65 mL で溶解すると，無色の澄明な液剤になる．溶解は接種直前に行い，一度溶解したものは直ちに使用する．保存条件は遮光した状態で，10℃以下，有効期間は検定合格日から 3 年（最終有効年月日は外箱等に表示）である．

品質保証体制

ワクチンの品質は，製造業者による製造工程および品質管理，医薬品医療機器総合機構（PMDA）による GMP（good manufacturing practice）調査，国家検定および市販後調査等によって守られている．ワクチンは生物学的製剤基準および製造販売承認書に従って製造され，各種の試験を受ける．製造業者は，承認書に従って製造工程を管理し，各種の工程管理試験および規格試験を行う．GMP 調査では，PMDA の調査官により定期的に製造現場への立ち入り検査が行われる．国家検定では，全ロットに対して，承認書に従って適切に製造されたことを書類上確認する製造・試験記録等要約書（SLP）審査と生物学的製剤基準の中でも重要な試験が，国立感染症研究所において実施される．市販後調査はワクチン接種後に起こった有害事象が医療機関および製造販売業者から PMDA に報告され，ワクチンとの因果関係を検討するシステムであり，品質管理にもフィードバックされる．

C. 接種法

1. 接種対象者と接種法

a. 接種対象者

A 型肝炎ワクチンの接種を勧奨されるのは以下のハイリスク群である．

- A 型肝炎低頻度地域から，高頻度地域への渡航者．
- 職業上，A 型肝炎感染リスクがある者，または感染リスクが高くなると考えられる者．例：介護施設職員，医療従事者，下水処理作業従事者，ヒト以外の霊長類と接する者，等．
- 患者家族等の濃厚接触者．
- 血友病患者のように生涯にわたって血液製剤の投与を受ける者．
- 免疫不全や慢性肝疾患など，A 型肝炎が重症化するリスクのある者．
- 性嗜好が感染リスクを増加させる者．例：MSM．

b. 接種法

国内承認ワクチン「乾燥組織培養不活化A型肝炎ワクチン：エイムゲン®」は，凍結乾燥製剤である[16]．添付の溶剤（日本薬局方注射用蒸留水）0.65 mLで溶解し，0.5 μg/0.5 mLの不活化A型肝炎ウイルス抗原を含む注射用液とする．0.5mLずつを2～4週間隔で2回，筋肉内または皮下に接種し，さらに初回接種後24週を経過した後に同用量を追加接種する．海外渡航直前等の免疫賦与を急ぐ場合には，2週間隔の2回接種でも感染防御抗体を得ることができる．しかし，予防効果を長期間維持するためには3回目の接種を追加することが望ましい．他のワクチンとの接種間隔は，生ワクチンの接種を受けた場合は，通常，27日以上，不活化ワクチンの接種を受けた場合は，通常，6日以上間隔を置いてエイムゲン®を接種する．また，医師が必要と認めた場合には，他の製剤と同時に接種することができるが，エイムゲン®と他のワクチンを混合して接種してはならない．製剤別に，異なる部位に接種する．

海外製品はアジュバントが添加された液状製剤であったり混合ワクチンであったり，剤形もバイアルの他にシリンジ剤等が存在する．接種方法も筋肉内接種のみが指定されている等，製剤によって異なるので，接種医は添付文書を必ず確認する．

c. ワクチンの互換性

基本的に，A型肝炎ワクチンは2回接種，あるいは3回接種を同一製品で完了する．しかしながら，完了前の長期海外赴任等で同一製品を接種するのが難しい場合，異なるメーカーの製品を接種することもある．WHOでは不活化A型肝炎ワクチンの互換性を認めている[4]．

2. 禁　忌

①明らかな発熱を呈している者．
②重篤な急性疾患にかかっていることが明らかな者．
③ワクチン成分によってアナフィラキシーを呈したことがある者．
④接種医の判断で不適当と考えられる者．

その他の注意点は以下のようなものである．

- 接種時にすでにA型肝炎に感染している場合，予防効果は不明である（タイミングによる）．
- 血液透析や免疫不全によって十分な抗体を獲得できないことが考えられる．そのような場合は追加接種が求められる．
- すでにHAV抗体を持っていても接種禁忌には当たらない．
- 接種後の健康監視：　すべての注射製剤と同じく，ワクチン接種後，まれに起こるアナフィラキシーショック，心因的な反応による失神・昏倒に対する適切な医療処置を整えておく．

3. 効果判定

一般的に，HAV抗体価が10 mIU/mL以上であれば感染防御に有効と考えられている．エイムゲンの臨床試験結果によれば，規定どおりに接種を行った場合，10歳以上の健康人におけるHAV抗体陽転率は2回接種後100%（抗体価は筋肉内，皮下接種の順に，501 mIU/mL，417 mIU/mL），3回接種後100%（抗体価は筋肉内，皮下接種の順に，3388 mIU/mL，2344 mIU/mL）であった[16]．抗体の推定有効期間は3～5年とされている[17]．

一般的に，血液透析患者や免疫不全（臓器移植，HIV感染等）がある場合，ワクチン接種後の免疫応答が健常人に比べて低いことが知られている．HIV感染者のA型肝炎ワクチン接種後抗体陽転率は52～94%で，抗体価も健常人に比して低い傾向にあった[3]．加齢によっても免疫応答は悪くなる．1回の接種の後，若年成人では100%がHAV抗体陽転を示すのに対し，50歳以上の抗体陽転率は65%であった．しかしながら，2回接種すると抗体陽転率は97%まで改善された．ワクチン接種後に抗体価を測定することは必須ではないが，抗体獲得に不安がある場合や，確実な免疫賦与が必要な場合は，最終接種の1か月後に抗体価を確認することが望ましい．

4. 副反応

不活化A型肝炎ワクチンがヨーロッパで最初に市販された1992年から現在まで，接種スケジュールやメーカーに関係なく，ワクチン接種による重篤な副反応は報告されていない．約4万例の小児を対象とした副反応調査，1万1273例の小児および2万5467例の成人を対象とした副反応調査，2000例を対象とした年齢別副反応調査のいずれにおいても，ワクチンに起因すると考えられる重篤な副反応は認められなかった[5]．ワクチン接種後にみられる主な副反応は，接種部位の発赤，疼痛，発熱等で，数日後には消失する．

エイムゲン®の場合，10歳以上の健康人を対象とした臨床試験において，延べ接種例数2710例中162例（6%）に副反応が認められた[16]．主な副反応は全身倦怠感76例（2.8%），接種部位の疼痛43例（1.6%），接種部位の発赤27例（1.0%），発熱17例（0.6%），頭痛13例（0.5%）等で特に重篤なものは認められない．また，2回目，3回目の接種において副反応が増強することはなかった．全般的に A 型肝炎ワクチンは安全なワクチンであると考えられている[5]．

D.　世界の状況

日本国内での A 型肝炎の発生はまれになったが，国外では A 型肝炎が常在する国も多い（図 24.4）．世界的に公衆衛生が整い，A 型肝炎は減少の傾向にあるが，2015 年の推計では年間 140 万人の患者が発生している．グローバル化が進み，国際的な人的交流が増えていく中で，A 型肝炎低頻度地域から高頻度地域または中程度地域へ渡航する機会はますます増加すると考えられる．日本と同様に A 型肝炎の発生が少なく，抗体保有率が低い欧米の国々では，A 型肝炎ワクチンの積極的な導入（ユニバーサルワクチネーション，入学時接種等）が行われているが，日本では任意接種である．欧米では渡航外来が普及し，渡航先に応じて必要なワクチンを接種することが認識されているが，日本ではまだ発展途上の段階である．2000 年にはカトマンズの旅行者クリニックでは，他国に比べて日本人の A 型肝炎患者が多く来院することが報告されている[18]．2008 年に報告された，開発途上国に長期滞在している海外在留邦人を対象にした調査によると，A 型肝炎ワクチンの接種率は全体の 50％弱（有効回答者数 2082 人）であった[19]．患者数は 21 人（有効回答者数 1905 人）で，このうち 18 人はワクチン未接種者であった．患者の大部分がワクチンを接種していないという実情は，いかにワクチン接種が疾病予防に有効であるかを明示している．

渡航だけでなく，高頻度地域からの移民や養子の A 型肝炎対策，流行発生時の二次感染対策，中程度国での流行防止など，A 型肝炎ワクチンは世界的に多種多様な需要があり，HAV 抗原だけの単味ワクチンのほかに，B 型肝炎ワクチンや他の小児用ワクチンとの混合ワクチンが存在する．

〔清原知子・脇田隆字〕

文　献

1)　森次保雄，戸塚敦子：A 型肝炎ワクチン．ワクチンハンドブック（国立予防衛生研究所学友会編），pp235-242，丸善，1994
2)　佐田通夫：A 型肝炎．肝臓病学（戸田剛太郎ほか編）pp294-305，医学書院，1998
3)　Hollinger FB, Emerson SU：Hepatitis A virus. Fields Virology（ed by Knipe DM, Howley PM, *et al*），pp911-947, Lippincott Williams & Willkins, Philadelphia, 2007
4)　WHO, Department of Communicable Disease Surveillance and Response：Hepatitis A. 2000. http://www.who.int/csr/disease/hepatitis/whocdscsredc2007/en/index.html
5)　WHO：WHO position paper on hepatitis A vaccines — June 2012. *Wkly Epidemiol Rec* **87**：261-276, 2012
6)　Jacobsen KH, Wiersma ST：Hepatitis A virus seroprevalence by age and world region, 1990 and 2005. *Vaccine* **28**：6653-6657, 2010
7)　Hughes JA, Fontaine MJ, *et al*：Case report of a transfusion-associated hepatitis A infection. *Transfusion* **54**：2202-2206, 2014
8)　Kiyohara T, Sato T, *et al*：Shifting seroepidemiology of hepatitis A in Japan, 1973-2003. *Microbiol Immunol* **51**：185-191, 2007
9)　厚生労働省/国立感染症研究所感染症疫学センター：感染症発生動向調査 2016 年 1 月 19 日現在
10)　厚生労働省/国立感染症研究所：A 型肝炎— 2006～2008 年（速報）．感染症発生動向調査週報 **11**：14-20, 2009
11)　石井孝司：A 型肝炎の分子疫学的解析．肝胆膵 **71**：983-990，2015
12)　国立感染症研究所感染研感染症疫学センター，ウイルス第二部：A 型肝炎の家族内感染についての疫学的分析（2014 年上半期を中心に）．病原微生物検出情報 **36**：8-9，2015
13)　斎藤博之，秋野和華子，ほか：<速報>死亡例を含む A 型肝炎の家族内感染事例—秋田県．病原微生物検出情報 **36**：87，2015
14)　CDC：Prevention of hepatitis A after exposure to hepatitis A virus and in international travelers. Updated recommendations of the Advisory Committee on Immunization Practices（ACIP）. *MMWR* **56**：1080-1084, 2007. http://www.cdc.gov/mmwr/preview/mmwrhtml/mm5641a3.htm
15)　Health Protection Agency（UK）：Hepatitis A infection：prevention and control guidance, 2009. https://www.gov.uk/government/publications/hepatitis-a-infection-prevention-and-control-guidance
16)　医薬品インタビューフォーム「エイムゲン」2014 年 9 月（改訂第 9 版）
17)　遠藤　修，中田克明，ほか：不活化 A 型肝炎ワクチン接種後の抗体価の長期観察．臨床とウイルス **25**：43-47，1997
18)　Basnyat B, Pokhrel G, *et al*：The Japanese need travel vaccinations. *J Travel Med* **7**：37, 2000
19)　飯田　稔，酒井　章，ほか：トラベルワクチンで予防可能な疾患について海外在留邦人のワクチン接種と罹患状況調査研究．厚生労働科学研究費補助金，新興・再興感染症研究事業，海外渡航者に対する予防接種のあり方に関する研究．平成 19 年度総括・分担研究報告書（主任研究者：尾内一信），8-15，2008

25 B型肝炎ワクチン

A. 疾患の概略

1. 臨床と診断

a. 臨　床

B型肝炎はB型肝炎ウイルス（hepatitis B virus：HBV）が皮膚や粘膜から血液中に侵入し，肝細胞に感染して起こす病気である．ウイルスそのものには肝細胞障害作用はなく，感染した肝細胞の破壊はウイルスに対する免疫応答による．

HBVに初めて感染した際の免疫応答は感染したウイルスの性質や量により異なる．一度に多くの肝細胞が破壊された場合は発熱・全身倦怠感・食欲低下等の非特異的症状に加え，肝細胞の破壊・胆汁排泄の低下により血中に胆汁色素（ビリルビン）が放出され，皮膚や粘膜に沈着して黄疸を発症する．このような症状は急性肝炎の約30%の症例にみられる．さらに有症例の約2%は急性肝不全を合併する．急性肝不全の定義は初発症状出現から8週以内に血液凝固異常（プロトロンビン時間40%以下あるいはPT-INR 1.5以上）を合併することであり，意識障害を伴う場合が昏睡型（従来の劇症肝炎）である[1]．

初感染後にウイルスに対する細胞性免疫がきちんと作動した場合，感染したウイルスの大部分は肝内から排除される．細胞性免疫の作動の悪い小児や免疫寛容状態にある成人では持続感染（慢性肝炎）への移行が起きる．また最近では欧米由来の遺伝子型Aを中心として免疫正常例からの慢性化が問題になっている[2]．慢性肝炎の経過は感染時の年齢，宿主の状態，ウイルス遺伝子型や変異によりさまざまであるが，肝炎が持続した場合，年率約2%で肝硬変に移行し，肝細胞癌，肝不全に進展する．

b. 診　断

B型肝炎は肝細胞で産生されたウイルスが血中に放出される疾患であるため，診断は血液中のウイルス抗原（HBs抗原）検査で可能である．HBs抗原はウイルス粒子（virion）だけではなくその100倍から10万倍産生される中空粒子（empty particle）の表面を構成する蛋白であるため，ウイルスを高感度に検出することが可能である．ウイルス粒子そのものはHBV DNAの測定により定量が可能である．

HBVにより肝炎が起きていることは，肝細胞中に含まれる酵素（aspartate aminotransferase：AST，alanine aminotransferase：ALT）の上昇により判断される．

2. 病原体：形態，構造蛋白質，遺伝子，増殖様式

a. 形　態

HBVは“hepadna”ウイルス科に分類されるDNAウイルスである．表面にエンベロープを有し，その構成成分はHBs抗原，preS抗原の2種類の糖蛋白質・脂質である．エンベロープ内部にはコア粒子がある．コア粒子の表面にはHBc抗原活性があり，粒子内部にはHBV DNAや逆転写酵素等が含まれている．

b. 遺伝子と構造蛋白質

HBVゲノム（DNA）は全長3.2 kbとウイルスゲノムの中でも最も短いものの一つである．HBV DNAは，ゲノム全長をカバーしHBV mRNAと相補的な配列を持つマイナス鎖DNAと，全長の約2/3長しか持たないプラス鎖DNAとの不完全二重鎖を作っている．宿主の核内に入るとこれが完全二重鎖となり，4種類のmRNAが読み取られる．最も長い3.5kb mRNAからはプレコア/コアmRNAとポリメラーゼmRNAが読み取られる．3.5kb RNAはmRNAだけではなく，ウイルス自身の複製に必要なプレゲノムRNAとしても機能している．2.4kb mRNAからはlarge S蛋白（preS1蛋白＋preS2蛋白＋S蛋白）が，2.1 kb mRNAからはmiddle S（preS2蛋白＋S蛋白）およびsmall S蛋白（S蛋白自身）が，0.8kb mRNAからはX蛋白がそれぞれ読み取られる（図25.1）[3]．

コア蛋白はヌクレオカプシド（nucleocapsid）蛋白であり，コア領域のすぐ上流にはプレコア領域がある．コア領域から読み取られたHBc抗原はエンベロープに内包され，ウイルス粒子外には流出しないが，プレコア/コア領域から読み取られた蛋白は疎水性残基が切断された後，血中に可溶性蛋白として流出する．これがHBe抗原である（図25.2）．

ウイルス粒子のエンベロープを構成する蛋白にはlarge S蛋白，middle S蛋白，small S蛋白の3種類がある（図25.1）．preS1蛋白にはヒト肝細胞への特異的な結合部位が，preS2蛋白にはポリアルブミン受容体が存在するが，その意義は不明である．

ポリメラーゼ蛋白はウイルスの複製に必要な酵素で

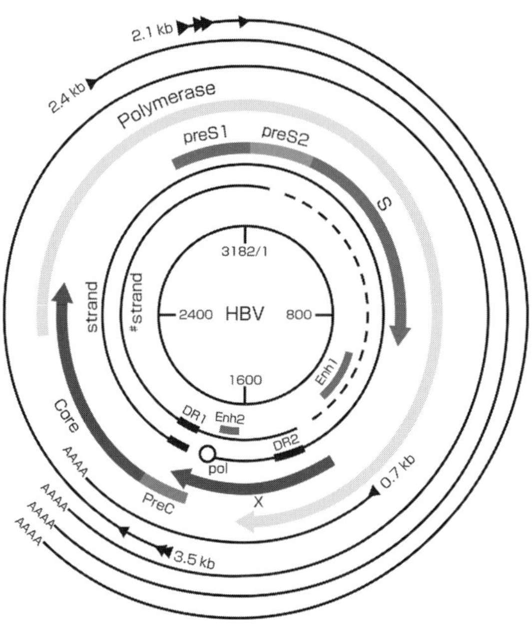

図 25.1 B型肝炎ウイルスの構造[3)]

ある．治療薬として核酸アナログを用いた場合，ポリメラーゼ蛋白を構成するアミノ酸に変異が入り核酸アナログの耐性株を生じることが臨床では問題になる．X蛋白は多くの宿主遺伝子の転写に影響を及ぼす蛋白であることがわかっている．HBV関連発癌に密接な関連があることが知られている．

c. 増殖・複製

HBVは胆汁酸のトランスポーターでもあるhNTCP（human sodium taurocholate cotransporting polypeptide）を介して肝細胞に取り込まれ複製・増殖する[4)]．HBVは前述のとおり完全マイナス鎖と不完全プラス鎖とからなるDNAウイルスであり，宿主肝細胞の核内でマイナス鎖DNAから4種類のmRNAが生成される．このうち最長の3.5 kb RNAから読み取られたプレゲノムRNAを鋳型にしてマイナス鎖DNAが，マイナス鎖DNAを鋳型としてプラス鎖DNAがそれぞれ合成される．前者はRNA→DNAという逆転写の過程であり，HBVのコードする逆転写酵素の作用が必要である．

完成した二重鎖DNAは正二十面体のヌクレオカプシドの中に内包（エンカプシデーション）された後，さらにエンベロープ蛋白に包まれ（パッケージング），肝細胞外に放出される．

3. 疫 学

a. 日本の疫学

B型肝炎は感染症法で五類の全数届出疾患に当たっており，毎年200人程度の報告がある．そのほとんどはB型急性肝炎である．その一方，病院の入院データから推測されるB型急性肝炎患者は年間2000人程度とされており，こちらがより実態に近いものと考えられる[5)]．

B型慢性肝炎の患者数は献血者データ，レセプトデータなどから推計されるが全国で約80万人と考えられる．

b. 世界の疫学

世界には約2億5000万人のB型肝炎キャリアがいると推計されている．その多くは中国・インドを中心としたアジア諸国，アフリカ諸国に住んでおり，治療を受けることのできない人が多い．年間60万人がB型肝炎（多くは肝細胞癌）のために亡くなっている．

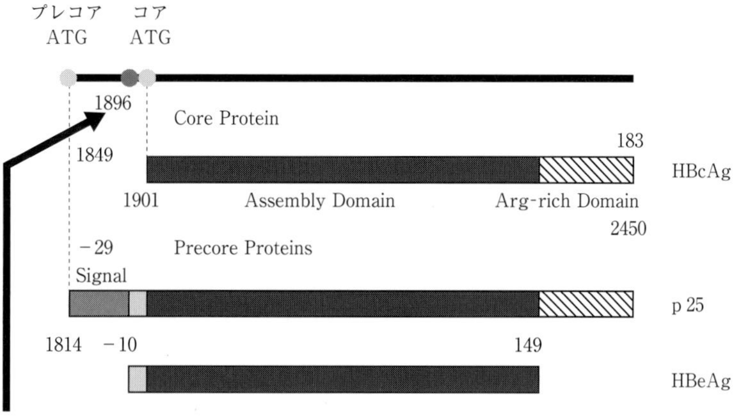

図 25.2 プレコア/コア遺伝子とHBc抗原・HBe抗原
プレコア1896番の遺伝子がGからAに変わるとプレコア28番目のアミノ酸が停止コドンになり，HBe抗原は作られなくなる．

4. 対　策

B 型肝炎の対策としては，①新たに感染する人を減らすこと，②持続感染している人が肝細胞癌，肝硬変を合併するのを防ぐことが重要である．

①のためにはワクチンによる予防が最も重要である．②のためには線維化が進行しないうちに核酸アナログ製剤の投与を行うことが最も効果が高いと思われ，WHO はこの両者を推奨している．

5. 治　療

B 型急性肝炎は自然治癒傾向の強い疾患であり，原則として治療は行わない．肝不全への移行が危惧される場合（プロトロンビン時間の延長・直接ビリルビン/総ビリルビン比の低下）は核酸アナログ製剤の投与を行う．

B 型慢性肝炎の治療対象は，日本肝臓学会から出されているガイドラインによれば，慢性肝炎では“ALT 30 IU/L 超かつ HBV DNA 4 log copies/mL 以上”，肝硬変では“HBV DNA 陽性”である[6]．

治療に当たってはインターフェロンの投与をまず考える．これはインターフェロンを使った治療を行うことにより HBs 抗原の消失，さらには発癌の大幅な抑制が期待できるからである．具体的にはペグインターフェロン α の投与（週 1 回，48 週間）を行う．

インターフェロンは注射薬であり，副反応を高率に伴う．また非代償性肝硬変には禁忌である．したがって実臨床ではインターフェロンを使用できない場合も多い．インターフェロンの使用が困難な場合は核酸アナログ製剤を使用する．第 1 選択薬はエンテカビルまたはテノホビルである．いずれも 1 日 1 回の内服である．

6. 予防とワクチンの役割

B 型肝炎ウイルスに感染した場合，HBs 抗原消失後も肝細胞内には微量のウイルスが残存し，免疫抑制を人為的に行った場合，HBV の再活性化，肝炎の再燃をみることがある．したがって HBV そのものの感染を防ぐ B 型肝炎ワクチン（HB ワクチン）の役割は重要である．HBV には A から J までの遺伝子型が存在し，異なる遺伝子型間では 8％以上の遺伝子配列が異なるが，HB ワクチンはどの遺伝子型の感染も予防できる．

B. ワクチンの製品と性状について

現在日本で発売されているワクチンは，HBV の S 領域の遺伝子を酵母で発現させた HBs 抗原粒子を精製したものである．

表 25.1　HB ワクチン

	ヘプタバックス®Ⅱ	ビームゲン®
製造方法	酵母を用いて S 領域を発現	酵母を用いて S 領域を発現
HBV Genotype (Subtype)	A（adw）	C（adr）
チメロサール添加	なし	あり
規格	0.5 mg	0.5 mg，0.25 mg

HB ワクチンには遺伝子型 A の HBV 由来のもの（商品名ヘプタバックス® II）と遺伝子型 C の HBV 由来のもの（商品名ビームゲン®）の 2 種類がある（表 25.1）．ともに液状の製剤である．ヘプタバックス®-II は 0.5 mL（10 μg）1 規格であり，小児には半量を投与する．ビームゲン® は 0.5 mL（10 μg），0.25 mL（5 μg）の 2 規格が用意されている．また，ビームゲン® には保存剤としてチメロサールが添加されている．チメロサールの量は 0.0025 mg（0.25 mL 中），0.005 mg（0.5 mL 中）である．アジュバントとして水酸化アルミニウム，アルミニウム硫酸塩がアルミ換算で 0.25 mg/0.5 mL である．

C. 接種法

1. 接種対象者と接種法

現在接種が健康保険で認められているのは“B 型肝炎ウイルス母子感染の予防”のみであり，皮下注射のみが認可されている．接種の時期は従来出生 2 か月後，3 か月後，5 か月後の 3 回であったが，2014 年 3 月から出生直後（ヒト免疫グロブリン（HBIG）と併用），1 か月後，6 か月後の 3 回に変更になった（図 25.3）．1 回 0.25 mL（5 μg）を皮下注射する．

母親が HB キャリアである場合以外の HB ワクチンに関しては 2016 年 10 月から 0 歳児を対象に定期接種が導入された．接種時期は出生 2 か月後，3 か月後，7〜8 か月後の 3 回である．1 回 0.25 mL（5 μg）を皮下注射する．

これ以外の小児および成人に対しては任意接種が行われる．HB キャリアと同居している場合等 HBV との接触の機会が多い場合には接種が推奨される．

10 歳以上の子供および成人には 1 回 0.5 mL（10 μg）を皮下または筋肉内注射する．初回，1 か月後，4〜5 か月後が目安である．3 回目の接種の時期は前後しても差し支えない．

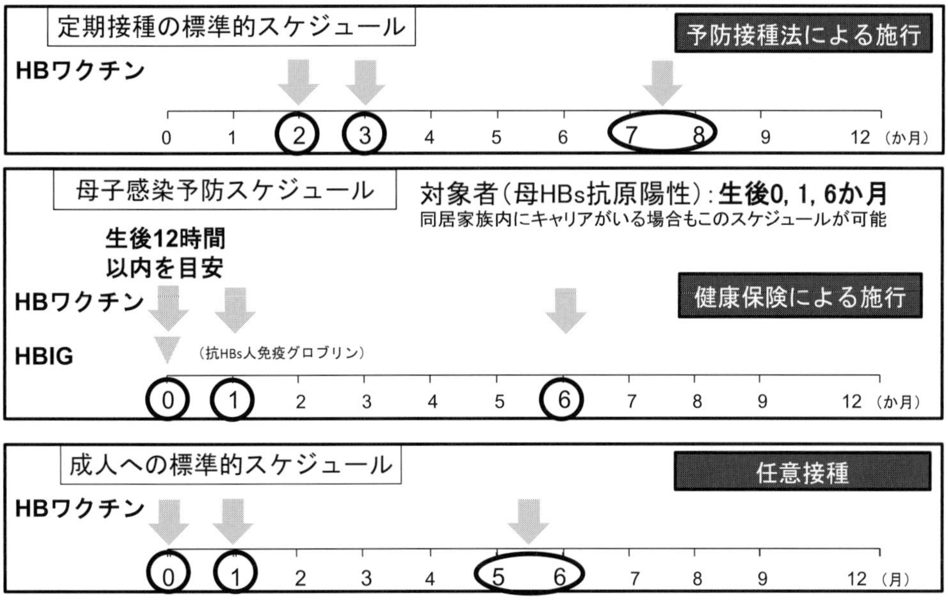

図 25.3　HB ワクチン接種スケジュール（標準的）
（筑波大学　須磨崎亮先生・酒井愛子先生に提供頂いた資料をもとに筆者が作成）

2. 禁　忌

添付文書では以下の場合に接種を行わないように定めている．①明らかな発熱を呈している者，②重篤な急性疾患にかかっていることが明らかな者，③本剤の成分によってアナフィラキシーを呈したことがあることが明らかな者，④上記に掲げる者のほか，予防接種を行うことが不適当な状態にある者．

3. 効果判定

3 回接種の 1〜3 か月後に HBs 抗体を測定し，10 mIU/ mL 以上の抗体価が獲得された場合に免疫を獲得したと判断する．一度獲得した免疫は 30 年持続することが最近になり報告された．

4. 副反応

接種部位の局所症状（疼痛，腫脹，硬結，発赤，瘙痒感，熱感），過敏症（発熱，発疹），全身倦怠感，頭痛，筋肉痛，関節痛，消化器症状があげられているが 5%未満の頻度であり，程度も軽度である．

D. 世界の状況

HB ワクチンは安全かつ効果の高いワクチンである．また，一度 B 型肝炎に罹患した場合，肝細胞にはウイルスが長期にわたり残存する．このため，B 型肝炎の予防には HB ワクチンが重要であり，WHO は CDC の勧告を受けてすべての国が乳児期の HB ワクチン接種を行うように推奨してきた[7]．現時点では世界 184 か国が HB ワクチンの定期接種を導入している．また，年長者に対するキャッチアップはそれぞれの国の事情に合わせて進められている．

E. その他

1. ワクチン不応

乳幼児にワクチンを接種した場合はほぼ全例で HBs 抗体が陽転化するが，成人には 10%前後のワクチン不応例が存在する．ワクチン不応者の割合は加齢に伴って高くなることが知られている．また，透析患者や HIV 感染症合併者では抗体獲得率が低いことが報告されている．しかしながらワクチン不応の理由は十分にはわかっていない．

ワクチン不応例への対策として CDC では 3 回の接種を再度行うことが推奨されている[8]．preS 領域を含んだワクチンや免疫原性を強めるアジュバントを加えたワクチンの投与等が行われている国もある．わが国ではワクチンが酵母由来の組換えワクチン 2 種類のみということもあり，不応例への対応に関しては一定の見解がない．

ワクチン接種によって獲得した抗体の力価は次第に

低下していく．WHO では 10 mIU/ mL の抗体価を感染防御に必要な最低の抗体価，100 mIU/ mL を感染防御に十分な抗体価と定めているが，100 mIU/ mL 以上の抗体価を獲得しても多くの例で 3〜5 年の間に抗体価が 10 mIU/ mL 未満になることがわかる．このような症例に対する追加接種（ブースター）は欧米では必要がないとされている．ワクチンにより抗体を獲得した場合，ウイルスが体内に侵入後数週間で抗体が作られ，仮に感染が起きても肝炎の発症は防げることが報告されている[9]．

2．エスケープ変異株

1990 年，英国の Carman らは母子感染を防御できなかった乳児の血液から母親と異なるアミノ酸配列を持つ HBV を検出した．この HBV は S 領域 145 番目のアミノ酸がグリシンからアルギニンに置換されていた（G145R）[10]．S 領域 145 番のアミノ酸は，“a”抗原決定基内を形成する二つのループ構造のうち一つの先端部に位置する．このため G145R は HBs 抗体の結合からエスケープする変異株である．同じ変異が翌年日本からも報告された．

1992 年には日本から 126 番目のアミノ酸変異が報告されたが，これまでの肝炎発症例の報告は主として G145R によるものである．〔四柳　宏〕

文　献

1) 持田　智，滝川康裕，ほか：急性肝不全の成因分類，診断基準の確立．厚生労働省科学研究費補助金（難治性疾患克服研究事業）「難治性の肝・胆道疾患に関する調査研究」班，ワーキンググループ-1，研究報告．肝臓 **55**：132-135, 2014

2) Yotsuyanagi H, Ito K, *et al*：High levels of hepatitis B virus after the onset of disease lead to chronic infection in patients with acute hepatitis B. *Clin Infect Dis* **57**：935-942, 2013

3) Morales-Romero J, Vargas G, *et al*：Occult HBV infection：A faceless enemy in liver cancer development. *Viruses* **6**：1590-1611, 2014. doi：10.3390/v6041590

4) Yan H, Zhong G, *et al*：Sodium taurocholate cotransporting polypeptide is a functional receptor for human hepatitis B and D virus. *eLife*. **1**：e00049, 2012. doi：10.7554/eLife.00049

5) Sako A, Yasunaga H, *et al*：Acute hepatitis B in Japan：Incidence, clinical practices and health policy. *Hepatol Res* **41**：39-45, 2011

6) 日本肝臓学会 編：B 型肝炎治療ガイドライン．http://www.jsh.or.jp/medical/guidelines/jsh_guidlines/hepatitis_b

7) Centers for Disease Control and Prevention：Hepatitis B virus：a comprehensive strategy for eliminating transmission in the United States through universal childhood vaccination. recommendations of the Immunization Practices Advisory Committee (ACIP). *MMWR* **40**：1-25, 1991

8) Hepatitis B. in Epidemiology and Prevention of Vaccine-Preventable Diseases. The Pink Book：Course Textbook - 13th ed. 2015. http://www.cdc.gov/vaccines/pubs/pinkbook/hepb.html

9) Stramer SL, Wend U, *et al*：Nucleic acid testing to detect HBV infection in blood donors. *N Engl J Med* **364**：236-247, 2011

10) Carman WF, Jacyna MR, *et al*：Mutation preventing formation of hepatitis B e antigen in patients with chronic hepatitis B infection. *Lancet* **2**：588-591, 1989

26 ヒトパピローマウイルスワクチン

A. 疾患の概略

1. 臨床と診断および治療[1-3]

a. 子宮頸癌の前駆病変と HPV

子宮頸部上皮内でのヒトパピローマウイルス（human papillomavirus：HPV）持続感染が，前駆病変を経て癌に進行する．子宮頸癌では，その前駆病変として，「異形成」の概念が確立している．癌検診においてもこれを診断できる．異形成は，軽度異形成，中等度異形成，高度異形成の三つに分類される．異形成と上皮内癌を包括した病変の概念として，子宮頸部上皮内病変（cervical intraepithelial neoplasia：CIN）という用語が使用されている．

CIN1 は軽度異形成を指し，核異型を伴う細胞層が上皮の基底層側 1/3 に限局する組織像を示す．病変が消失する例が圧倒的に多く，2 年で約 50%，10 年で 90% と高率である．CIN3 以上に進行する率はきわめて低く，CIN1 が癌に進展するのは約 1% といわれている．前駆病変というよりも，むしろ HPV 感染によって引き起こされた組織反応としてとらえられつつある．

CIN2 は，中等度異形成を指し，基底層から 2/3 まで異型細胞を認める組織像を示す．CIN2 が癌に進行する率は約 10% である．形態学的に CIN2 は，CIN1 あるいは CIN3 と明確に鑑別することが必ずしも容易でないが，CIN1 とは一線を画し，癌化の可能性を考慮する．欧米では，CIN2 を一般に治療対象とするが，わが国では経過観察することが多い．

CIN3 は高度異形成と上皮内癌を指し，全層に著明な異型細胞を認める組織像を示す．高度異形成では，20～30% の症例で病変が持続するか，上皮内癌を含めて子宮頸癌に進行する．CIN3 は治療対象となり，通常，子宮頸部円錐切除術で診断・治療を行う．

2014 年に発刊された WHO 組織病理学用語では，前駆病変の病理診断は，子宮頸部前駆病変は軽度扁平上皮内病変（low-grade squamous intraepithelial lesion：LSIL）と高度扁平上皮内病変（high-grade squamous intraepithelial lesion：HSIL）の 2 段階分類にすることが提唱された．後に記す細胞診の分類と同様に病理診断においても，CIN1 を LSIL，CIN2 と CIN3 を HSIL に分類することが広がっていくであろう．

b. 子宮頸癌検診と細胞診

子宮頸癌検診は，細胞診によって行われる．進行癌のみでなく，前駆病変も診断し，その精度は感度 50～85%，特異度 90% 以上で有用性が高い．子宮頸部細胞診の報告様式は，長く日母（日本産婦人科医会の旧名称に基づくパパニコロウ変法）分類が使用されてきたが，2013 年よりベセスダシステムに変更，統一された．新しい検診方法として HPV DNA 検査が用いられる傾向にある．

検診で発見される病変は，ほとんどが前駆病変であり自覚症状はない．子宮頸癌および前駆病変は，扁平上皮-円柱上皮境界部（squamo-columnar junction：SCJ）に発生し頸管内へ進展するので，細胞診はここから細胞採取を行う．

子宮頸癌の発生が HPV に起因していることについて，患者に上手に説明する必要がある．性に関するネガティブな印象を持ちやすく，性教育の徹底していない日本においては，中途半端な情報提供が子宮頸癌への偏見をきたす危険性がある．

ほとんどの成人女性（約 80%）が一度は HPV にかかり，ほとんど（約 90%）は自然に消える．20 歳代での感染は約 50% に及ぶ（図 26.1）．30 歳以降に前駆病変や癌が発生する．

① HPV は健康な女性にも存在しており，細胞診で異常がなければ治療の必要がない．

②子宮頸部はもともと細胞の変化が起きやすく，HPV 感染が持続しやすい．

③免疫や喫煙等の要因が加わり，高度異形成や癌に進行する．

④子宮頸癌はありふれたウイルスのまれな合併症である．

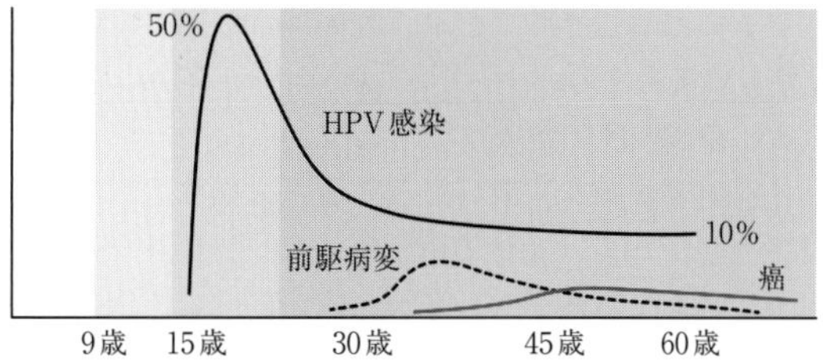

図 26.1 年齢と HPV 感染，病変の発生（文献 4 より作成）

c.　子宮頸癌前駆病変

1）　前駆病変（CIN）の診断と臨床　検診で発見されたCIN1および2は経過観察し，CIN3に至ったものは子宮頸部円錐切除術という頸部だけの手術を行う．その後の妊娠・分娩が可能である．コルポスコピーや頸管内膜掻爬では異常所見が得られないが，細胞診で異常所見が持続する場合や，微小浸潤癌を疑う場合には，診断的な子宮頸部円錐切除術による組織検査を行うこともある．円錐切除術にはLEEP（loop electrosurgical excision procedure），コールドナイフ，CO_2 レーザー等で切除を行う．閉経後女性では，SCJが十分に目視できない場合は円錐切除術で病変の完全切除に至らない場合があり単純子宮全摘術を選択する．

円錐切除術の合併症は，術後早期には出血，感染等があるが，後期のものには子宮頸管の狭窄，閉鎖等がまれにある．なかでも最も問題になるのは，以下の周産期合併症である．

2）　CIN手術の周産期合併症（早産，低体重出生児の増加）に及ぼす影響　CIN3に対する治療はLEEPが最も普及している．レーザーによる円錐切除術もよい方法であるが，機器が非常に高価である．LEEPおよびablative technique（蒸散技術）である凍結療法，CO_2 レーザー蒸散では，早産および低体重出生児等のリスク要因の増加はない．一方，レーザー円錐切除術は1500 gまたは2000 g未満の低体重出生児の増加がみられ，コールドナイフによる円錐切除術では，周産期死亡が2.87倍，32～34週の早産が2.78倍，28～30週の早産が5.33倍，2000 g未満の低体重出生児が2.86倍，いずれも増加する．ただし，LEEPといえどもすべて安全というわけではない．子宮頸部の切除深度（切除する標本の大きさ）が重要である．円錐切除術の切除深度と早産のリスクには明らかな関係がある．切除深度が10 mm以下では早産のリスクは増加しないが，10 mmを超えると早産のリスクは有意に高くなり，2.61倍になる．切除深度は最小限にとどめる必要がある．決して切除深度が深くならないよう，円錐よりはむしろ浅いドーム状に切除すべきである．LEEP後2～3か月以内は早産リスクが高まると報告されており，妊娠許可に関しては術後3か月以降とする．

d.　子宮頸癌の臨床

不正性器出血を主訴に受診する子宮頸癌患者の多くは進行癌である．進行子宮頸癌では，腟鏡診での肉眼所見と内診で診断する．進行子宮頸癌では臨床所見とコルポスコピー所見や膀胱鏡，IVP，直腸鏡，直腸・膀胱粘膜生検の結果も参考として，総合的に診断する．進行子宮頸癌では，不正出血や異常帯下がみられるが，必ずしもみられないこともある．隣接臓器への浸潤が起きている場合には，下腹部痛・腰痛，排便痛・血便，リンパ節腫大，咳・胸水等がみられることもある．子宮頸癌の進行期（FIGO臨床進行期分類）は，他の婦人科悪性腫瘍と異なり，内診所見に基づいて治療前に決定される．この進行期診断が治療方針に直結する．

浸潤癌に対しては広汎子宮全摘術といわれる侵襲の大きな手術が行われる．子宮のほかに骨盤周囲および深部の諸靭帯組織と骨盤リンパ節を切除する．場合によっては術後に，排尿障害や下肢のリンパ浮腫等が残ることもある．4 cm以上の浸潤癌では，手術や放射線だけでは治療が不十分で，放射線抗癌剤同時併用療法等の治療が必要になる．検診で発見される前駆病変を診断・治療を受ける場合と，このような重い治療を受け，その後の再発の不安を抱えて生活していく場合では，大きな違いがある．

子宮頸癌の治療　子宮頸癌の70～80％は扁平上皮癌であり，20～30％が腺癌，その他のまれな組織型が数％を占める．腺癌は扁平上皮癌に比して，病変発見が遅れる傾向にあることと生物学的に治療抵抗性であることから，治療の内容が若干異なる．

予後：2013年に報告された，日本産婦人科学会腫瘍統計治療年報（2004年）の5年生存率は，Ⅰ期91.5％，Ⅱ期73.7％，Ⅲ期53.9％，Ⅳ期28.4％である．0期（上皮内癌）は，ほとんど再発例は認められない．

2.　病原体：形態，構造蛋白質，遺伝子，増殖様式

HPV感染は，世界中で最も頻度の高い性にまつわる感染（sexually transmitted infection（必ずしも疾病を発生していないので，疾病＝性感染症 sexually transmitted disease ではない infection））である[5]．HPVは多くの場合，性行為という人にとっての自然の営みによって感染すると考えられていて，すべての女性が子宮頸癌になる可能性を持っている．HPV感染は自覚症状がなく，ウイルス血症を生じさせない．初期の感染では細胞を調べても異常が生じない．HPVの発癌メカニズムは，主に子宮頸癌において研究されてきた．大多数の女性はHPVに感染し，その90％は1～2年以内に細胞性免疫によってクリアされるが10％は感染が持続し，癌に進行するリスクが上がる．その10％のうち，ごく一部が最低5年以上あるいは30年以上という長期間を経て癌に至る[6]．

HPVは，エンベロープを持たない二本鎖DNAウイルスで，パピローマウイルス科に属する．HPV分

離株は「型」として分類され，発見された順に番号が割り当てられている[7]．型はゲノムの特定領域のヌクレオチド配列に基づいて割り当てられる．HPVは，現在，100種類以上の型が特定されており，このうち40種以上が性器等の粘膜に感染する[8]．PV（papillomavirus）系統樹を図26.2に示す．皮膚型のPVは主に皮膚の病変を作り，粘膜型のPVが子宮頸癌をはじめ本章で論ずる病変を作る．HPVは発癌リスクで分類されている．低リスクHPV（6型や11型など）では，良性または軽度の子宮頸部細胞変化，性器疣贅，再発性呼吸器乳頭腫等が生じることがある．一方，高リスクHPVは子宮頸癌やその他の肛門・性器癌や中咽頭癌の発癌因子になる[9,10]．高リスクに分類されるのは16，18，31，33，35，39，45，51，52，56，58，59，68，69，73および82型で，軽度および高度の子宮頸癌前駆病変ならびに肛門性器癌前駆病変を引き起こし，その一部が癌に至る[8]．

いずれの型のHPVも，主要カプシド蛋白L1と微量カプシド蛋白L2からなるカプシド殻の内部に8kbの環状ゲノムを持つ．これらの構造遺伝子（L1およびL2）以外にも，ゲノムは，ウイルスの転写・複製を可能にして宿主ゲノムと相互に作用するいくつかの初期遺伝子（E1，E2，E4，E5，E6およびE7）をコードしている．高リスク型HPVのE6遺伝子およびE7遺伝子には不死化機能と形質転換機能が備わっている．高リスク型HPVのE6およびE7蛋白は，主要な癌蛋白であり，細胞周期調節因子を操作して染色体異常を誘発し，アポトーシスを阻害する[11]．

HPVの子宮頸部病変細胞内の存在様式には二つの種類がある．すなわち，上記のようなHPVの感染からウイルス粒子感染までのいわゆる「感染」の様式をとる“episomal”と，ヒトの遺伝子の中に「組込み」が行われた様式の“integrated”である．前者はHPVの「一過性感染」であり，ウイルスはヒト細胞核内で自身の遺伝子フルサイズをコピーし，自己の遺伝子の種の保存と複製を図るが，いずれヒト細胞から除去される．一方，後者では5〜10年以上の長期間の「持続感染」を経て形態変化をきたした異型細胞は高度異形成から上皮内癌，浸潤癌に進行する．この場合はHPVの遺伝子は核内にフルサイズでは存在しておらず，前述のE6，E7のみがフラグメントとして存在し癌遺伝子としての機能を発揮する．

HPV感染は，局所の炎症を引き起こさないので免疫反応に大きな影響を与えず，多くのHPVは細胞性免疫（CTLなど）によって排除される[12]．HPVの自然感染では50〜60%の女性だけが抗体価の上昇があるにすぎず，その程度も低い．したがって，自然感染

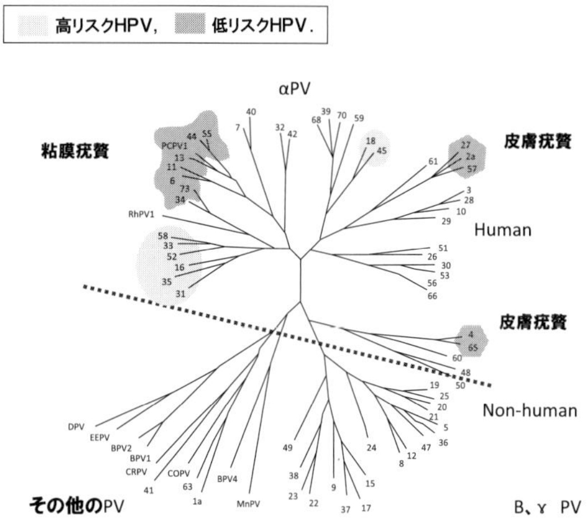

図26.2　PVの系統樹

による免疫反応，特に液性免疫が関与する抗体価の上昇は十分でない．自然感染後に一度排除したものと同じ型のHPVに関して，これを有効に予防することができず，同じHPV型への感染も起こると考えられている．

3．疫学：日本の疫学，世界の疫学

HPV感染のリスクは性行動を始めた後の思春期〜成人若年期に最も多いが，その多くが消失する[13,14]．HPVはほとんどが性行為で伝播するが，感染には必ずしもpenetrative sexが必要なわけではない．皮膚（あるいは粘膜）と皮膚（たとえば，陰茎と外陰の接触）でも伝播する[15-17]．HPV感染の後の癌化関連因子には免疫学的因子のほかに，多産，早い初交・初産，喫煙等が加わる[18]．HIV感染もHPV感染のリスクファクターであり，HIV感染者はHPV関連癌に罹患するリスクが増加する[19]．子宮頸癌の約70%がHPV感染によって引き起こされるが，より軽度の病変や無症候性頸部にも，HPV感染はみられる．世界では，子宮頸癌から検出されるHPV DNAは，16型が最も多く約50%，次が18型で，両者で約70%を占める[20]．わが国では，HPV16型および18型の子宮頸癌における検出率は20歳代では90%，30歳代では76%と若年者に高い傾向がある[21]．

子宮頸癌（上皮内癌を除く）のわが国での罹患者数は，1990年代半ばまでは漸減傾向にあったが，以後，増加傾向にあり，2013年の子宮頸癌の罹患数は1万520人であった．また，死亡者数は緩やかな増加傾向にあり，2016年では2710人であった（国立がん研究センターホームページを参照）[22]．ただし，人口動態統計では子宮頸癌でも体癌でもない，子宮癌の死亡者

表 26.1　米国における HPV 関連癌の推測発生数（USCS publication criteria（2006-2010 に基づく））

癌の局在	HPV 関連癌			HPV が引き起こしている割合	HPV が引き起こしている患者数		
	男	女	男女		男性	女性	男女
肛門	1549	2821	4370	91%	1400	2600	4000
子宮頸部	0	11422	11422	91%	0	10400	10400
中咽頭	9974	2443	12417	72%	7200	1800	9000
陰茎	1048	0	1048	63%	700	0	700
腟	0	735	735	75%	0	600	600
外陰	0	3168	3168	69%	0	2200	2200
計	12571	20589	33160		9300	17600	26900

数が相当数あるので，実際には 3000 人以上に及ぶと思われる．1 日に約 10 人が死亡していることになる．日本人が死亡する原因の第 1 位は癌だが，子宮頸癌は女性の癌としては乳癌に次いで多く，30 歳では最も多い癌である．2011 年の死亡者数は 25～29 歳で 19 例，30～34 歳で 68 例，35～39 歳で 118 例，40～44 歳で 202 例，45～49 歳で 221 例となっており[22)]，39 歳までに約 200 例，一般に生殖可能年齢とされる 44 歳までに約 400 例の若い女性が命を失っている非常に悲しい現実がある（国立がん研究センターホームページを参照）．世界では，子宮頸癌に毎年 50 万人が罹患し，その半分以上が死亡する．半数はアジア諸国の患者である．

尖圭コンジローマ（肛門性器疣贅）の日本での年間推定患者数は約 3 万 9000 例，男性 1 万 8400 例，女性 2 万 800 例程度である．発生のピークは女性では 20～24 歳，男性では 25～29 歳にあり，30 歳以降では常に男性の患者数が多い．米国では成人の約 1%が罹患しているといわれる．英国では年々患者数が増加しているが，わが国の定点観測では，2005 年をピークに若干減少している．

米国における HPV 関連癌の推測発生数を表 26.1 に示す．2006～2010 年までの HPV 関連癌の状況をみると，毎年，子宮頸癌患者数は約 1 万 400 例であるが，中咽頭癌患者数が男性で 7200 例，女性で 1800 例，合計で 9000 例に達する[23)]．日本には残念ながら，頭頸部癌の発生状況を示す詳細なデータベースはないが，男女ともに頭頸部癌は増加の一途にある．世界で，中咽頭癌は約 13 万 7000 例発生し，約 9 万 6000 例の患者が死亡している（2008 年）といわれている．子宮頸癌の次の課題は中咽頭癌であることは間違いない．

4．対　策

女性のヘルスプロモーションの鍵を握るのは，① safer sex，② screening，③ no smoking，④ vaccination である．子宮頸癌予防には，このすべてが重要であるが，特にワクチンと検診によって征圧できる時代になった．

50 年以上前から行われてきた子宮頸癌検診による二次予防に加えて，HPV ワクチン開発と臨床応用によって一次予防も可能になり，疾患の征圧を視野に入れた予防活動が世界的に繰り広げられている．一方，分子疫学の発展により，子宮頸癌以外の性器・肛門癌や頭頸部癌の多くにも HPV が関連していることが認められ，予防・検診・治療に新しい展開がみられる．

しかし，残念ながらわが国の子宮頸癌検診受診率は 25～30%と低迷している．日本での検診受診率が低い理由は，国民の多くが癌検診について教育されていないので，検診がどういうものであるか，どこに行ったら受けられるのか，どれだけ有効なのかを知らないことにある．学校における性教育実施の難しさは，よく知られているところであるが，癌やワクチン・検診といった最も当たり前の健康教育さえも，実施されていない．先進国といえない状況である．大人になったらがん検診を受ける，子どもから大人まで適切な年齢でワクチンを接種して病気を予防する，それが誰にでもわかるシンプルで重要な健康教育である．

5．予防とワクチンの役割

子宮頸癌予防のための HPV ワクチン開発には重要なコンセンサスが必要であった．子宮頸癌と HPV 感染の自然史は，前述のようにほぼ明らかにされている．HPV への初回感染から子宮頸癌発生までの期間は，通常，数年～数十年であり，感染から癌に至る割合は 0.1～1%程度である．また，子宮頸癌に至るまでに前駆病変である CIN2，CIN3 や AIS（上皮内腺癌）を必ず経過する．前駆病変は通常，HPV 感染から 5 年未満で生じることが多い．HPV ワクチン開発の当初の段階で，WHO では専門家および各国の規制当局関係者を集めてコンセンサス形成会議を行った．その結果，規制当局は，HPV ワクチンの有効性試験の臨床的エンドポイントを真のエンドポイントである浸潤子宮頸癌ではなく，CIN2，3 および AIS をワクチンの代替エンドポイントとした[24]．実際，子宮頸癌をプラセボやコントロールワクチンを用いた二重盲検試験のエンドポイントとすることは，倫理的な理由から許されない．

CIN2，CIN3 および AIS を臨床的エンドポイントとして検討する多施設共同無作為化二重盲検第Ⅱ相・第Ⅲ相試験が，4 価ワクチンについて 15～26 歳の女性を対象とし[25]，2 価ワクチンについて 15～25 歳の女性を対象として実施された．4 価ワクチンの第Ⅱ・第Ⅲ相試験も，15～26 歳の女性を対象として肛門性器疣贅および外陰部・膣の上皮内腫瘍を臨床的エンドポイントとして検討している[26]．女児または思春期女児から子宮頸部の検体を採取することは，非倫理的・非現実的であるため，9～14 歳の女児と 15～26 歳の女性とでワクチンの免疫原性を比較する免疫ブリッジング試験の結果を用いて，低年齢集団における臨床的有効性が評価された．

HPV ワクチンは，2006 年に米国で最初に 4 価ワクチン（ガーダシル®，MSD 社）が承認され，ついで 2007 年に EU およびオーストラリアで 2 価ワクチン（サーバリックス®，グラクソ・スミスクラインおよびジャパンワクチン社）が承認され，接種が始まった．2 価ワクチンは，HPV16 型に対するワクチンと HPV18 型に対するワクチンをそれぞれ作製しこれを混合させたものであり，4 価ワクチンも同様に，6,11,16,18 型のワクチンをそれぞれ混合させたものである．

HPV ワクチンはウイルス表面の殻を構成する蛋白質である L1 カプシドといわれる抗原（virus-like particle：VLP）を遺伝子工学的に作製したもので，殻の中には遺伝子を持たず，病原性はまったくないサブユニットワクチン（不活化ワクチンの一種）である．子宮頸部における HPV の自然感染では液性免疫の関与は乏しく，抗体産生が十分に起こらないが，これらのワクチンを筋肉内に接種すると高濃度の IgG を産生し，血中から子宮頸部粘膜に滲出し，中和抗体として HPV の感染を防御する．また，アジュバントも抗体価の上昇に寄与する．

B. ワクチンの製品と性状について

1. 接種対象者と接種法

a. HPV ワクチンの接種対象者

わが国では，臨床試験が 2006 年に開始され，2009 年に 2 価 HPV ワクチンが承認され，4 価 HPV ワクチンは 2011 年に承認された．

1) 2 価ワクチン（サーバリックス®） サーバリックス®は，HPV16，18 型に起因する子宮頸癌（扁平上皮癌，腺癌）およびその前駆病変（CIN2，CIN3）を予防するワクチンである．わが国における 20～25 歳女性を対象にした臨床試験では，HPV16 型，18 型に対してワクチン接種後 6 か月間で 100%の感染予防を示した[26]．また，サーバリックス®接種後 4 年を経過した段階で，HPV に感染例のない思春期女子を想定する集団（TVC naïve）では，CIN3 以上の病変を HPV16 および 18 型を原因とする場合に 100%予防した．さらに，HPV の型を問わない CIN3 以上の病変をも 100%予防したことが明らかになった[28]．さらに，ワクチンの 3 回接種を遵守した感染既往のある女性も含む集団（ATP-E）では，HPV16 および 18 型の感染を 100%予防し，HPV16 または 18 型以外の HPV 型による CIN2 以上の病変に関して 77.3%の予防効果を示した（表 26.2）[29]．また，海外の臨床試験においても，HPV16，18 型に起因する CIN3 以上の病変に対しては，21～25 歳の TVC naïve 群ではわが国と同様に 100%の有効性，15～25 歳の TVC naïve 群では 93.2%の有効性を示した[29,30]．これは，2 価ワクチンといわれるサーバリックス®が，HPV16 および 18 型の感染予防として期待される 70%より，結果的に高い有効性を示したということになる．いわゆるクロスプロテクション（交差防御）に基づくものと説明されている．また，予防効果の持続期間は，臨床試験での経過観察で 9.4 年間は十分な抗

表 26.2 サーバリックス® 国内臨床試験成績（文献 27 より作成）

	TCV（主試験/延長試験統合）			TVC-naïve（主試験/延長試験統合）		
	n/N		有効性（95% CI）	*n/N*		有効性（95% CI）
	ワクチン群	対照群		ワクチン群	対照群	
HPV の型を問わない臨床評価項目						
CIN1＋	31/464	68/463	56.7%(32.6～72.6)	9/254	22/251	61.0%(11.8～84.2)
CIN2＋	19/464	41/463	54.9%(20.5～75.3)	3/254	11/251	73.9%(1.1～95.3)
CIN3＋	9/464	14/463	36.4%(−57.8～75.7)	0/254	2/251	100%(−417.0～100.0)
HPV の型を問わない有効性（TVC および TVC-naïve）						

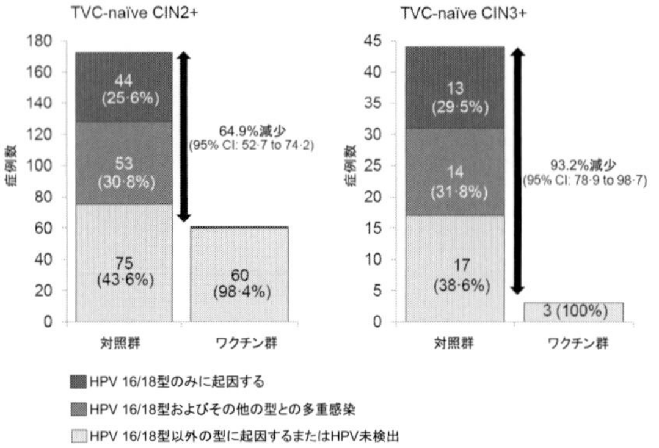

図 26.3　サーバリックス®による HPV16/18 およびそれ以外の型の HPV に起因する CIN2＋および CIN3＋の抑制効果（TVC-naïve）（文献 30 より作成）

体価の持続と病変予防が確認されている（図 26.3）．

2）4 価ワクチン（ガーダシル®）　ガーダシル®は，HPV6,11,16 および 18 型の感染に起因する子宮頸癌（扁平上皮癌および腺癌）およびその前駆病変（CIN1〜3 および AIS），外陰上皮内腫瘍（VIN）1〜3 および膣上皮内腫瘍（VaIN）1〜3，尖圭コンジローマを予防する．日本における 18〜26 歳を対象とした臨床試験ではワクチン接種後 2.5 年（中央値）の経過観察で HPV16,18 型関連の持続感染または生殖器疾患を 94.5%，HPV6,11 型関連の持続感染または尖圭コンジローマを 73.1%予防した（表 26.3）[31]．海外の臨床試験（FUTURE Ⅰ，16〜26 歳を対象）において，HPV6，11，16 および 18 型に関連する CIN1〜3 および AIS，VIN1〜3 および VaIN1〜3 および尖圭コンジローマに対する予防効果はいずれも 100%であった（表 26.4）[32]．また，FUTURE Ⅱ試験（16〜26 歳を対象）では，CIN1〜3，AIS に対しては 96.9%，VIN1〜3 および VaIN1〜3 ならびに尖圭コンジーマに対して 98.7%の予防効果であった[33]．

3）両者のワクチンの違い　2 価ワクチン（サーバリックス®），4 価ワクチン（ガーダシル®）と呼ばれるが，子宮頸癌予防のターゲットは両者ともに，HPV16 および 18 型である．後者ではコンジローマ等の原因となる 6 型と 11 型のワクチンが加えられている．英国の医療経済学（モデリング）の研究者は，「4 価ワクチンはヘルスケアコストおよび QOL 損失の削減（癌以外のコンジローマ等を含む）に有用であり，2 価ワクチンは癌による死亡率減少に有用である」，と評価している[34]．すなわち，両者は性格の異なる HPV ワクチンであり，接種者へそれぞれのメリットを正しく説明することが望まれる．

両者の接種対象者の年齢が 9 歳および 10 歳と異なるが，臨床試験の際の年齢が異なっていたことに起因するので根本的な差異はない．

b.　接種法

HPV ワクチンの接種前には以下の事項を接種者本人および保護者に説明する．子宮頸癌のおよそ 70%以上の予防が期待できる．しかし，ワクチン接種を受けた女性でも 16 型，18 型以外の発癌性 HPV に感染

表 26.3　ガーダシル®の予防効果（16〜24 歳）（FUTURE Ⅰ主要解析結果）

評価項目	ガーダシル群 N=2717		プラセボ群 N=2725		予防効果（%）	95% 信頼区間
HPV6，11，16，18 型関連疾患	n	発生例数	n	発生例数		
CIN1〜3，AIS，子宮頸癌	2241	0	2258	77	100	（95.1，100）
尖圭コンジローマ，VIN/VaIN1/2/3，膣癌，外陰癌	2261	0	2279	74	100	（94.9，100）

表 26.4　ガーダシル®予防効果国内臨床試験成績

評価項目	4 価 HPV ワクチン群		プラセボ群		予防効果（%）	95% CI
	n	発生例数	n	発生例数		
HPV6,11,16 および 18 型関連						
持続感染または生殖器疾患	419	3	422	24	87.6	（59.2，97.6）
持続感染	418	3	422	23	87.2	（57.5，97.5）
生殖器疾患	419	0	422	5	100.0	−
HPV16,18 型関連						
持続感染または生殖器疾患	415	1	417	18	94.5	（65.2，99.9）
持続感染	414	1	416	18	94.6	（65.5，99.9）
HPV6,11 型関連						
持続感染または生殖器疾患	400	2	376	7	73.1	（−41.1，97.3）
持続感染	399	2	376	6	68.9	（−74.1，96.9）

するリスクがある．

①子宮頸癌や前駆病変，既存の HPV 感染に対する治療効果はない．②ワクチン接種後も，成人女性は子宮頸癌検診を受ける必要がある．③ワクチン接種前に HPV-DNA 検査は原則として行う必要はない（HPV 抗体の測定は臨床的に行われていない）．

1) 筋肉内接種について 日本国内で生産され実施されているワクチン（ポリオ生ワクチンを除く）は原則として，皮下接種で行われてきた．その背景には，かつて医療過誤として問題視された抗生物質や解熱薬の「筋肉内接種による大腿四頭筋短縮症」が禍根となり筋肉内接種をなるべく避けるべきものとされたことがあげられる（大腿四頭筋短縮症は予防接種によって発生したものではない）．海外におけるワクチンは筋肉内接種が主流であるため，輸入ワクチンは筋肉内接種用となっているものが多い．米国 CDC では，特にアジュバントを含むワクチンは，皮下または皮内接種では局所刺激，硬結，皮膚変色，炎症，肉芽腫形成を起こすリスクがあるため，筋肉内接種が推奨されている．HPV ワクチンは L1 カプシド蛋白の VLP（virus-like particle）とアジュバントによって構成されており，これを筋肉内接種することにより，リンパ流や血流への抗原アクセスを容易かつ迅速にし，局所リンパ節にも到達しやすくなる．VLP とアジュバントは，抗原提示細胞に対する強力な活性化物質であるため，免疫原性がきわめて高い．筋肉中の樹状細胞を活性化し，ヘルパー T 細胞を良好に誘導する．活性化ヘルパー T 細胞は B リンパ球を活性化し，IgG 抗体を産生し血中を巡る一方，免疫記憶も成立させる[35]．

2) HPV ワクチン接種のスケジュールどおりできない場合の考え方 2 価 HPV ワクチンは，0，1，6 か月，4 価ワクチンは 0，2，6 か月の接種スケジュールで合計 3 回接種することが基本である．しかしながら，何らかの事情や接種者の都合で，接種間隔を既定のスケジュールから変更せざるをえない場合は，以下の米国予防接種諮問委員会（ACIP）[36] の公式見解に示されているように考えるのが妥当であろう．WHO のポジションペーパーにも同様の記載がある[37]．「ワクチンは可能な限り既定の接種スケジュールで接種されるべきである．推奨される回数を接種されなければ，期待される予防効果は得られないが，接種間隔が既定のスケジュールより延びてしまっても抗体価が減少することはない．接種間隔があいても 1 回目から接種し直す必要はない」[38]．逆に，既定の接種スケジュールよりも短い間隔で接種した場合は，十分な抗体価の上昇が期待できない．むしろ，既定の接種スケジュールよりも短い間隔で接種しないよう注意が必要である．

2. 禁忌および接種の注意

a. 禁忌

以下の対象は接種を避ける．① 2 価ワクチンは 10 歳未満の女児，4 価ワクチンは 8 歳未満の女児．②明らかに発熱している者．③重篤な急性疾患にかかっている者．④本剤の成分に対して過敏症を呈したことがある者，その他予防接種を行うことが不適当な状態にある者．

b. 接種要注意者

以下は接種の判断を行うに際し，注意を要する者である．

①血小板減少症や凝固障害を有する者（本剤接種後に出血が現れるおそれがある）．②心臓血管系疾患，腎臓疾患，肝臓疾患，血液疾患，発育障害等の基礎疾患を有する者．③予防接種で接種後 2 日以内に発熱のみられた者．④過去にけいれんの既往のある者．⑤過去に免疫不全の診断がなされている者および近親者に先天性免疫不全症の者がいる者．⑥妊婦または妊娠している可能性のある者．

c. 重要な基本的注意

重要な基本的注意を以下にあげる．

①「予防接種実施規則」および「定期接種実施要領」に準拠して使用する．②被接種者について，接種前に必ず問診，検温および診察（視診，聴診等）によって健康状態を調べる．③被接種者またはその保護者に，接種当日は過激な運動は避け，接種部位を清潔に保ち，また，接種後の健康監視に留意し，局所の異常反応や体調の変化，さらに高熱，けいれん等の異常な症状を呈した場合には，速やかに医師の診察を受けるよう事前に知らせる．④ワクチン接種直後または接種後に注射による心因性反応を含む血管迷走神経反射として失神が現れることがある．失神による転倒を避けるため，接種後 30 分程度は座らせる等したうえで状態を観察することが望ましい．⑤発生機序は不明であるが，ワクチン接種後に，注射部位に限局しない激しい疼痛（激しい筋肉痛，激しい関節痛，激しい皮膚の痛み等），しびれ，脱力等が現れ，長期間症状が持続する例が報告されているため，異常が認められた場合には，神経学的・免疫学的な鑑別診断を含めた適切な診療が可能な医療機関を受診させる等の対応を行う．⑥他の HPV ワクチンとの互換性に関する安全性，免疫原性，有効性のデータはない．

d. 妊婦・産婦・授乳婦等への接種

以下の点に注意する．

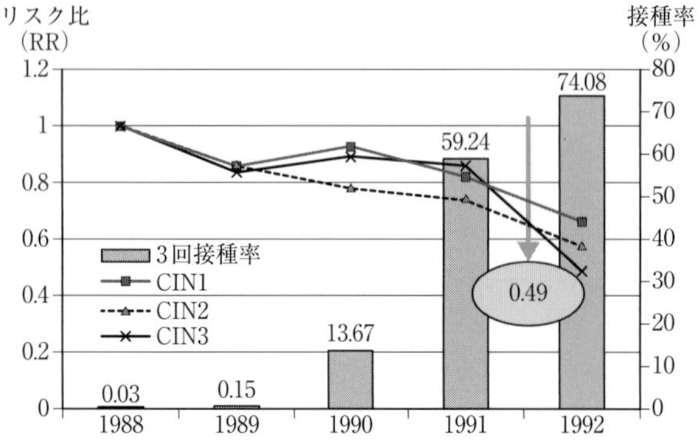

図 26.4　スコットランド：2価ワクチン接種による誕生コホート（＝接種率）別の子宮頸部病変発生率（文献 38 より作図）

①妊婦または妊娠している可能性のある者への接種は妊娠終了まで延期することが望ましい（妊娠中の接種に関する有効性および安全性は確立していない）.
②授乳中の接種に関する安全性は確立していないので，授乳婦には予防接種上の有益性が危険性を上回ると判断される場合にのみ接種する.

3.　効果判定

HPV ワクチンを接種することで HPV16 型と HPV18 型の感染をほぼ 100％防ぐことができ，ワクチン接種のみで子宮頸癌の 70％を抑制できることが多くの臨床試験で証明されてきた．しかし，小児の感染症ワクチンと異なり，HPV ワクチンの効果発現は接種される思春期ではなく，成人以降の子宮頸癌をどれだけ予防したかによって明らかになる．これには，接種から最低でも 5 年以上の時間を要することを念頭におく必要がある．現実社会での子宮頸癌初期（上皮内癌）や高度異形成を含む CIN3 等の高度病変発生の評価が，ワクチン接種を受けた少女が成人に達し，検診を受けたことによってその効果判定が明らかになってきた.

2 価ワクチンを使用したスコットランドでは，1988 年生まれのコホートでは接種率がほぼゼロであった（ワクチンが定期接種になっていなかった）が，1992 年生まれのコホートでは接種率が（定期接種となったおかげで）74％まで上昇した．その結果，CIN3 の発生率が，1988 年コホートに比べて，51％減少した（図 26.4）[38].

4 価ワクチンを使用したオーストラリアでは，2007 年から定期接種となり，12～26 歳までが接種の対象となった．2007 年 4 月 1 日～2011 年 3 月 31 日の間に初めて子宮頸癌検診を実施した女性を対象に，ケースコントロール研究により高度病変の発症率を比較した.

11～27 歳のコホートでは，接種歴のない女性に比べて 3 回接種している場合には，高度病変発生が 46％減少していた[39]．このように，HPV ワクチン接種を政策として進めている国では，確実な公衆衛生上の予防効果がみえてきた.

子宮頸癌は，20 歳代前半での発症は少なく，30 歳以上で発症が増加することは周知のことである．したがって，今後は時の流れとともに子宮頸癌の前駆病変の発生に引き続き，進行癌の発生の抑制が徐々にみえてきて，効果が顕著になることは間違いない.

4.　副反応

a.　失　神

思春期女子に対するワクチン接種の副反応の一つとして失神が発生することが知られている．これは，思春期の多感な女子の注射や痛みに対する精神的な恐怖，興奮等の血管迷走神経反射によるもので HPV ワクチンに特異的なものではない．筋肉内投与は 25G の細い針で行われるので，一般に激痛といわれるほどではなく，痛みが原因で発生する失神ではない．予防のためには，接種に際しできる限り不安の除去を行い，注意深く観察を行うことが求められる．失神を起こした際には，立っていると転倒による大けが等が起きる可能性があるので，座って接種することが重要である．また，失神を起こす気配がある場合には，あらかじめベッドに臥床のうえで接種する方法もある．筋肉内投与による筋痛は，接種後 1～3 日に発生する．中高生の女子では体育やクラブ活動で上肢の運動に若干の支障があるかもしれないことは伝えたほうがよい．なお，失神とアナフィラキシー反応はまったく別の機序で起こる．アナフィラキシー反応は一般にワクチン接種 10 万例当たり 1 例程度には発生する．この場合は，救急蘇生が必要になることがあるので，ショック対策がとれるように外来に準備しておくことが必要である．2009 年 12 月～2013 年 9 月末までの約 880 万回の延べ接種当たりの，2 種類のワクチンの接種後の主な副反応（10 万接種当たり）は，失神は 0.9，発熱 0.9，過敏症 0.3，アナフィラキシーは 0.2 であった.

b.　日本における HPV ワクチン副反応騒動

わが国では，HPV ワクチンが定期接種に認定される間際の 2013 年 3 月から，一部のメディアが，HPV ワクチン接種後の女子が全身の痛みや不随意運動（慢性疼痛や運動障害）で苦しんでいるとの扇情的な報道を始めた．実際には，医学的根拠，因果関係は検証されていたものではなかったにもかかわらず，HPV ワクチン接種後に発生した病気・不調を何例も紹介し，その怖さを暗喩することによって，因果関係があるかのような印象を与えた.「ワクチン被害者」と名乗る痛みに苦しむ女子や家族がメディアに登場した．センセーショナルなビデオクリップ等を繰り返し用いて，マスコミは反 HPV ワクチンの報道を繰り返した．一方で，子宮頸癌の疾病の悲惨さや国民への負担の大きさ，それを予防するための HPV ワクチンの重要性（有効性と安全性）に触れられることはなく，国民の多くが「あの重篤な症状はこのワクチンによる副反応である」と信じ込む状況となった.

2013 年 6 月 14 日，厚生労働省は，HPV ワクチンの安全性を提示できないとし，接種勧奨の差し控えがなされた[40]．一方，その前日の 6 月 13 日，WHO のワクチン安全性に関する諮問委員会（GACVS）は HPV ワクチンの安全性に関する最新情報を検討し，安全性声明を出した．HPV ワクチンは世界で 1 億 7000 万接種分以上が供給され，多くの国で国家接種プログラムにて接種され，安全性が改めて確認されたというものである[41]．わが国で報告されている慢性疼痛症例については特別に言及し，日本以外の世界各国で，同じような懸念が認められないなか，ワクチンとの因果関係を疑う根拠がないと結論づけていた.

2014 年 2 月の副反応検討部会では，慢性疼痛・運動障害等は機能性身体症状によるものであるという結論が出された[42]．2014 年 7 月の第 10 回の同検討部会においては，販売開始～2014 年 3 月末までに国内で接種を受けた延べ約 890 万人を対象とした有害事象が検討され，慢性疼痛・運動障害等は 176 件で 10 万接種当たり 2 件の頻度であると報告された[43]．その後の研究においても，これらの症状とワクチン成分との因果関係を示す科学的根拠はない．しかしながら，各自治体がワクチン接種を勧奨できない状況が継続し，その結果，現在は接種率はほとんどゼロにまで低下している[44]．日本医学会・医師会，都道府県，日本産婦人科学会・医会，日本小児科学会・医会等は接種再開のための環境作りや要望・声明発表に取り組んだが，その効果は乏しい．HPV ワクチンに反対する政治家は厚生労働省に対して圧力をかけ，接種差し控えの解除に抵抗している．この問題は最早，科学ではなく政治課題となった．2016 年 2 月現在，HPV ワクチンの接種勧奨は差し控えられたままである.

c. 慢性疼痛，運動障害と HPV ワクチン

HPV ワクチン接種後の慢性疼痛や運動障害の症状は，厚生労働省副反応検討部会で「機能性身体症状」であるという結論が出されている．HPV ワクチンが導入される前からその存在は専門家には知られており，「紛れ込み」である可能性が高い．国民基礎調査によれば，10～14 歳女子の心身の不調の症状発生は，背景発生率に比べて，HPV ワクチン導入前後（2007 年と 2013 年）で増加はない[45]．一方，HPV ワクチン導入前の時期で，10～14 歳女子と 15～19 歳女子の心身の不調の訴えを比較すると，明らかに後者で増加がみられる．すなわち，現在，マスコミや一部の医師が HPV ワクチンの副反応であるといっているものは，思春期の女子が中学生から高校生へ成長するに伴って発生した心身の不調をとらえている可能性が高い．2015 年 12 月に発表された名古屋市の HPV ワクチンの接種に関する疫学調査でも，中学生から高校生と年齢が進んだ場合に心身の不調が訴えられ，HPV ワクチンとの因果関係がないことが報告された[46].

機能性身体症状は，患者の心と体の両方を考慮したカウンセリング，認知行動療法，鎮痛，リハビリテーション等の学際的治療により治る．因果関係が証明されたものではない多くの扇情的な風説は，メディア，ごく少数の弁護士や政治家，その他による歪曲であり懐疑論である．仮説や風評で，国民の命や健康を危機に曝してはならない.

5. 世界の状況

a. 有害事象と副反応

世界的なコンセンサスとして，ワクチン接種後に生じた好ましくない事象は「有害事象（adverse event following immunization：AEFI)」と称される[47]．これにはワクチンとの因果関係の有無は問わない．たとえ重篤な AEFI であっても，因果関係があるとは限らない．AEFI が因果関係のある副反応と誤解された場合，有用なワクチンで予防できる疾患を拡大させてしまう危惧がある．副反応は英語では（side） reaction に相当する．副反応という用語は，因果関係がある，あるいは，その疑いがある場合に用いられるものである.

WHO では AEFI を次のように分類している[47].

①ワクチンの製品に関する副反応（vaccine product-related reaction)，②ワクチンの品質の欠陥に関する副反応（vaccine quality defect-related reaction)，③予防接種過誤に関する副反応（取扱い，接種方法，処方間違い等，予防可能なもの．immunization error-related reaction)，④予防接種への不安に関する副反応（immunization anxiety-related reaction)，⑤紛れ込み事象（上記のワクチン製品自体，予防接種過誤，不安以外のもの．coincidental event).

ワクチン接種後という時間的前後関係があるものを

有害事象と呼び，因果関係のある，またはその可能性の高いものを副反応と呼ぶという，定義に基づいて明確に使い分けるべき用語である．しかし，日本ではこの両者をすべて副反応と呼んでおり（予防接種法の用語となっており，厚生労働省はこれを使用），報道機関もすべて「副反応」のみを使用している．ここに，定義の時点から間違った医学用語が法律上の用語となった誤りがある．早急に，予防接種法の改正を行い，有害事象と副反応の定義をし直すべきである．予防接種プログラムへの信頼を維持するためには，有害事象と副反応の定義を正しくしたうえで，背景発生率（background rate，ワクチン導入前の介入がない状態での発生率）の情報を用いて，これが紛れ込みであることを示すべきである．背景発生率と比べて，増加していないという確かな説明があれば，有害事象の紛れ込みであり，副反応ではないと理解できる．世界的な医薬品の監視制度との協調のためにも重要な課題である．

b.　日本から世界へ副反応の誤解：世界の対応

HPV ワクチンの接種勧告が 2 年半以上も差し控えられているのは唯一日本だけである．WHO および国際産科婦人科連合（FIGO）等の世界の保健機関は最新の世界中のデータ解析結果に基づいて HPV ワクチンの安全性と有効性を繰り返し確認している．HPV に起因する癌予防のために，国家プログラムによる HPV ワクチン接種を強く推奨している．EMA（欧州医薬品庁）は日本から世界に広がった副反応の懸念である CRPS（complex regional pain syndrome）や POTS（postural orthostatic tachycardia syndrome）に関して因果関係を調査した．その結果，これらの発生数は前者が 10～19 歳の女子では年間 150 例/100 万人，後者は若年女性で年間 150 例/100 万人であり，ワクチン接種とは関係なく発症することが示された[48]．WHO は 2015 年 12 月にも，再度，日本の政策を名指し危惧する声明を発信している．「(日本では）専門家の副反応検討委員会は子宮頸癌ワクチンと副反応の因果関係はないとの結論を出したにもかかわらず，国は接種を再開できないでいる．以前から GACVS が指摘しているとおり，薄弱なエビデンスに基づく政治判断は安全で効果あるワクチンの接種を妨げ，真の被害をもたらす可能性がある」[49]．

c.　9 価 HPV ワクチンの承認：思春期女子から男女への接種へ移行

米国では，Gardasil 9（MSD の 9 価 HPV ワクチン：HPV6,11,16,18 に加えて，31,33,35,52,58 型のワクチンを含む）が 2014 年 12 月に FDA の承認を受けた．このワクチンは子宮頸癌の原因となる HPV のほぼすべてを網羅し，90％以上の予防が臨床試験で示された．米国ではすでに，男女への接種が勧告されており，2015 年 2 月には，ACIP の接種勧告に修正が加えられた[50]．要点は以下のとおりである．

9 価，4 価または 2 価 HPV ワクチンは，11 あるいは 12 歳の女性に対してルーチンの接種として使用される，また，以前に接種をしなかった，あるいは，3 回接種を終えていない 26 歳までの女性にも接種できる．ワクチン接種は 9 歳からでも開始できる．4 価および 9 価 HPV ワクチンは，11 歳あるいは 12 歳の男性に対してルーチンの接種として使用される，また，これまで接種をしなかった，あるいは，3 回接種を終えていない 21 歳までの男性にも接種できる．また，MSM（men who have sex with men）あるいは免疫抑制状態（HIV 感染を含む）の男性には，以前にワクチン接種をしていない場合は 26 歳までの接種を勧告する．このように，HPV ワクチンは，すでに子宮頸癌予防のためのワクチンの域を出て，HPV 関連癌予防のためのワクチンとなっているのが理解できよう．

d.　HPV ワクチンの 15 歳以下の女子への 2 回接種の勧告

WHO は，2014 年 10 月，ワクチン費用の有効活用の点から，ワクチンの有効性と費用対効果の関連を検討して，以下のような勧告を発表した．「15 歳未満の女子では，6 か月間の間隔をおいた 2 回接種を推奨する．15 歳以上ではこれまでどおり，3 回接種を推奨する」．これによって，限られた財源しかない発展途上国等ではより多くの対象に HPV ワクチンを接種することが可能となった．すでに，3 回接種から 2 回接種に移行した国が増えている[51]．

最近，日本の HPV ワクチンの子宮頸部病変に対する大規模な病理学的有効性評価を報告した[52]．2015 年度の 20～29 歳の子宮頸癌検診受診者 22743 例のうち，HPV ワクチン接種率は 20 歳，21 歳で 24.8％，38.9％，20 歳台で 8.7％だった．病理学的 CIN2+（子宮頸部高度病変）は接種群 0.20％，非接種群 0.66％であり，69％減少という有効性が得られた．crude relative risk 0.31（95％ CI：0.11-0.83；p-value=0.013 by normal approximation），0.31（95％ CI：0.08-0.80；p-value =0.009 by the exact Poisson regression）．年齢補正後でもワクチンの有効性は変わらずに確認された．子宮頸癌予防のために，検診の拡充ならびに検診受診者におけるワクチン接種の評価（有効性と安全性）がきわめて重要である．そのために，がん登録―検診登録―ワクチン登録の徹底が不可欠である．　〔今野　良〕

文　献

1) 今野　良編：知っておきたい子宮頸がん診療ハンドブック，中外医学社，2012
2) 日本婦人科腫瘍学会編：子宮頸癌治療ガイドライン 2011 年版，金原出版，2011
3) 日本産科婦人科学会・日本病理学会・日本医学放射線学会・日本放射線腫瘍学会編：子宮頸癌取扱い規約第 3 版，金原出版．2012
4) Garland S, Cuzick J, *et al*：Recommendations for cervical cancer prevention in Asia Pacific. *Vaccine* **26**（Suppl 12）：M89-98, 2008
5) Baseman JG, Koutsky LA：The epidemiology of human papillomavirus infections. *J Clin Virol* **32**（Suppl 1）：S16-24, 2005
6) Schiffman M, Wentzensen N, *et al*：Human papillomavirus testing in the prevention of cervical cancer. *J Natl Cancer Inst* **103**：368-383, 2011
7) de Villiers EM, Fauquet C, *et al*：Classification of papillomaviruses. *Virology* **324**：17-27, 2004
8) Muñoz N, Bosch FX, *et al*：Epidemiologic classification of human papillomavirus types associated with cervical cancer. *N Engl J Med* **348**：518-527, 2003
9) NIH Consensus Statement：Cervical cancer. *NIH Consens Statement* 1996 **14**：1-38, 1996
10) WHO：IARC monographs on the evaluation of carcinogenic risks to humans：human papillomaviruses. 1995
11) Duensing S, Münger K：Mechanisms of genomic instability in human cancer：insights from studies with human papillomavirus oncoproteins. *Int J Cancer* **109**：157-162, 2004
12) Stanley M：Immune responses to human papillomavirus. *Vaccine* **24**：S16-22, 2006
13) Castle PE, Schiffman M, *et al*：A prospective study of age trends in cervical human papillomavirus acquisition and persistence in Guanacaste, Costa Rica. *J Infect Dis* **191**：1808-1816, 2005
14) Kjaer SK, Chackerian B, *et al*：High-risk human papillomavirus is sexually transmitted：evidence from a follow-up study of virgins starting sexual activity（intercourse）. *Cancer Epidemiol Biomarkers Prev* **10**：101-106, 2001
15) Winer RL, Lee SK, *et al*：Genital human papillomavirus infection：incidence and risk factors in a cohort of female university students. *Am J Epidemiol* **157**：218-226, 2003
16) Fairley CK, Gay NJ, *et al*：Hand-genital transmission of genital warts? An analysis of prevalence data. *Epidemiol Infect* **115**：169-176, 1995
17) Rintala MA, Grenman SE, *et al*：High-risk types of human papillomavirus（HPV）DNA in oral and genital mucosa of infants during their first 3 years of life：experience from the Finnish HPV Family Study. *Clin Infect Dis* **41**：1728-1733, 2005
18) Castellsagué X, Muñoz N：Cofactors in human papillomavirus carcinogenesis-role of parity, oral contraceptives, and tobacco smoking. *J Natl Cancer Inst Monogr* **31**：20-28, 2003
19) Clifford GM, Goncalves MA, *et al*：Human papillomavirus types among women infected with human immunodeficiency virus：a meta-analysis. *AIDS* **20**：2337-2344, 2006
20) Muñoz N, Bosch FX, *et al*：Against which human papillomawirus types shall we vaccinate and screen? The international perspective. *Int J Cancer* **111**：278-285, 2004
21) Onuki M, Matsumoto K, *et al*：Human papillomavirus infections among Japanese women：age-related prevalence and type-specific risk for cervical cancer. *Cancer Sci* **100**：1312-1316, 2009
22) http://gdb.ganjoho.jp/graph_db/gdb4?dataType=30
23) http://www.cdc.gov/cancer/hpv/statistics/
24) Pagliusi SR, Aguado MT：Efficacy and other milestones for human papillomavirus vaccine introduction. *Vaccine* **23**：569-578, 2004
25) FUTURE II Study Group：Prophylactic efficacy of a quadrivalent human papillomavirus（HPV）vaccine in women with virological evidence of HPV infection. *J Infect Dis*, **196**：1438-1446, 2007
26) Paavonen J, Jenkins D, *et al*：HPV PATRICIA study group. Efficacy of a prophylactic adjuvanted bivalent L1 virus-like-particle vaccine against infection with human papillomavirus types 16 and 18 in young women：an interim analysis of a phase III double-blind, randomised controlled trial. *Lancet* **369**：2161-2170, 2007
27) Konno R, Tamura S, *et al*：Efficacy of human papillomavirus type 16/18 AS04-adjuvanted vaccine in Japanese women aged 20 to 25 years：final analysis of a phase 2 double-blind, randomized, controlled trial. *Int J Gynecol Cancer* **20**：847-855, 2010
28) Konno R, Yoshikawa H, *et al*：Efficacy of the human papillomavirus（HPV）-16/18 AS04-adjuvanted vaccine against cervical intraepithelial neoplasia and cervical infection in young Japanese women. *Hum Vaccin Immunother* **10**：1781-1794, 2014
29) Lehtinen M, Paavonen J, *et al*：Overall efficacy of HPV-16/18 AS04-adjuvanted vaccine against grade 3 or greater cervical intraepithelial neoplasia：4-year end-of-study analysis of the randomised, double-blind PATRICIA trial. *Lancet Oncol* **13**：89-99, 2012
30) Wheeler CM, Castellsaqué X, *et al*：Cross-protective efficacy of HPV-16/18 AS04-adjuvanted vaccine against cervical infection and precancer caused by non-vaccine oncogenic HPV types：4-year end-of-study analysis of the randomised, double-blind PATRICIA trial. *Lancet Oncol* **13**：100-110, 2012
31) Yoshikawa H, Ebihara K, *et al*：Efficacy of quadrivalent human papillomavirus（types 6, 11, 16 and 18）vaccine（GARDASIL）in Japanese women aged 18-26 years. *Cancer Sci* **104**：465-472, 2013
32) Garland SM, Hernandez-Avila M, *et al*：Quadrivalent vaccine against human papillomavirus to prevent anogenital diseases. *N Engl J Med* **356**：1928-1943, 2007
33) FUTURE II study group. Quadrivalent vaccine against human papillomavirus to prevent high-grade cervical lesions. *N Engl J Med* **356**：1915-1927, 2007
34) Jit M, Chapman R, *et al*：Comparing bivalent and quadrivalent human papillomavirus vaccines：economic evaluation based on transmission model. *BMJ* **343**：d5775, 2011
35) 岡部信彦，多屋馨子：予防接種に関するＱ＆Ａ集，細菌製剤協会，2010
36) CDC：General Recommendations on Immunization（Recommendations of the ACIP）. *MMWR* **60**：1-60, 2011
37) WHO：*Weekly Epidemiol Rec* **84**：117-132, 2009
38) Pollock KG, Kavanagh K, *et al*：Reduction of low- and high-grade cervical abnormalities associated with high uptake of the HPV bivalent vaccine in Scotland. *Br J Cancer* **111**：1824-1830, 2014
39) Crowe E, Pandeya N, *et al*：Effectiveness of quadrivalent human papillomavirus vaccine for the prevention of

cervical abnormalities : case-control study nested within a population based screening programme in Australia. *BMJ* **348** : g1458, 2014
40) http://www.mhlw.go.jp/bunya/kenkou/kekkaku-kansenshou28/pdf/leaflet_h25_6_01.pdf
41) GACVS（Global Advisory Committee on Vaccine Safety）safety uptade on HPV Vaccines Geneva, 13 June 2013
42) 第8回厚生科学審議会予防接種・ワクチン分科会副反応検討部会（2014年2月26日）
43) 第10回厚生科学審議会予防接種・ワクチン分科会副反応検討部会（2014年7月4日）
44) Hanley SJ, Yoshioka E, *et al* : HPV vaccination crisis in Japan. *Lancet* **385** : 2571, 2015
45) https://www.e-stat.go.jp/stat-search/files
平成19年，平成25年国民生活基礎調査　有訴者率
46) Suzuki S, Hosono A : No association between HPV vaccine and reported post-vaccination symptoms in Japanese young women : Results of the Nagoya study. *Papillomavirus Res* **5** : 96-103, 2018. doi : 10.1016/j.pvr.2018.02.002. Epub 2018 Feb 23
47) http://www.wpro.who.int/topics/immunization_safety/ImmunizationSafetySurveillance.pdf
48) http://www.ema.europa.eu/ema/index.jsp?curl=pages/medicines/human/referrals/Human_papillomavirus_vaccines/human_referral_prac_000053.jsp&mid=WC0b01ac05805c516f
49) http://www.who.int/vaccine_safety/committee/GACVS_HPV_statement_17Dec2015.pdf?ua=1
50) http://www.cdc.gov/mmwr/preview/mmwrhtml/mm6411a3.htm
51) http://www.who.int/immunization/position_papers/pp_hpv_oct2014_extended_ref_list.pdf?ua=1
52) Konno R, Konishi H, *et al* : Effectiveness of HPV vaccination against high grade cervical lesions in Japan. *Vaccine*. 2018 May 21. [Epub ahead of print]

27 狂犬病ワクチン

A. 疾患の概略

狂犬病は狂犬病を発症したイヌ，ネコ，コウモリ等の野生動物による咬傷によって感染する代表的な人獣共通感染症である．まれに経気道感染，ヒト-ヒト感染，臓器移植を介した感染が報告されている．狂犬病は世界150以上の国と地域で発生しており，アジア，アフリカを中心に年間6万人が発症していると推計されている[1)]．また狂犬病患者の約40%が15歳以下の子どもである．子どもの狂犬病に対するリスクが高い原因として，一般に子どもは，①動物への好奇心が高く警戒心は低い，②狂犬病危険動物との接触について保護者に話さないことが多い，さらに③低身長により顔や頭あるいは手に咬傷を受けることが多く，狂犬病の潜伏期が短くなるためであると考えられる[2)]．狂犬病を発症するとその治療法はなく，死亡率はほぼ100%である．狂犬病の潜伏期は1〜3か月であり，長いときで数年に及ぶ（表27.1）．この長い潜伏期を利用して，狂犬病危険動物に接触後すぐに狂犬病ワクチンを接種すること（曝露後免疫：post exposure prophylaxis：PEP）によって狂犬病の発症を予防することができる．

1. 臨床と診断

a. 狂犬病の臨床と診断

狂犬病は狂犬病ウイルス（rabies virus：RV）の感染により発症する急性進行性の神経疾患であり，狂犬病ウイルスに曝露された場合，狂犬病の発症を防ぐにはワクチン以外に効果的な方法はない．

前駆期は2〜10日間継続し発熱，頭痛，咽頭痛等の風邪様症状，受傷部位の知覚過敏・掻痒感，けいれん，不安，興奮を呈する．急性神経症状期は2〜10日ほど継続し，間欠的に強い不安感に襲われ，発熱，錯乱，幻覚，嘔吐，窒息，運動失調，攻撃性を呈する．患者の約半数に咽頭喉頭筋群のけいれんに起因する嚥下障害が起こる．このけいれんは飲水あるいは顔面への微風により誘発され強い痛みを伴うため患者はその原因となる水や風を避け，恐れるようになり恐水発作および恐風症状を呈する（狂躁型）．昏睡期に入ると全身けいれん，低血圧，不整脈，心不全，呼吸不全等を呈しやがて死に至る．一方，患者の20%程度は麻痺が主な症状である麻痺型の狂犬病を呈す．麻痺型の狂犬病では通常思考能力は障害されず，恐水発作や恐風症等の狂犬病に特異的な症状もほとんど呈さず死亡する．したがって原因不明の急性進行性脳炎では狂犬病を考慮するべきである[1,3)]．

b. 狂犬病の実験室診断

狂犬病の実験室診断においては，ウイルス抗原，ウイルス遺伝子，ウイルス分離と髄液中の中和抗体の検出があげられる．ウイルス抗原の検出方法として，角膜塗抹標本，頸部の毛嚢，気管吸引材料，唾液腺の生検材料および脳組織を用いた蛍光抗体法が行われる[4)]．蛍光抗体法の主なターゲットはN蛋白質である．またウイルス遺伝子の検出方法として唾液，髄液，脳組織および脳乳剤を用いたRT-PCR法が有効である．培養細胞あるいはマウス脳を用いて患者唾液からのウイルス分離も行われる．血清学的診断法として，髄液中の抗体を検出する迅速蛍光フォーカス抑制試験（RFFIT）法またはELISA法が用いられる[3)]．

表27.1 イヌ，ネコ，ヒトの狂犬病の症状の比較

	イヌ	ネコ	ヒト
潜伏期	2週間〜2か月	2〜3週間	1〜3か月
前駆期	元気・食欲低下，行動や性格の変化，不穏	軽度の発熱，引きこもり，異常な愛情表現	発熱，頭痛，咽頭痛，受傷部位の掻痒感，不安，興奮
狂躁期（急性神経症状期）	目の前の物に咬みつく，攻撃，嗄声，無目的に走り回る，協調運動障害，下顎の下垂，舌麻痺	流涎，神経質，嗄声，軽度で進行性の運動障害，鳴き続ける，威嚇を伴わない攻撃，瞳孔散大，可視粘膜，鼻鏡，掌球等の紅潮	錯乱，幻覚，恐風症状，恐水発作，嘔吐，窒息
麻痺期（昏睡期）	横臥，流涎，意識低下	流涎の増加，全身麻痺，けいれん，昏睡	流涎，意識低下

c. 感染病理

狂犬病は主に狂犬病を発症した動物による咬傷，傷口，粘膜を介して発症動物の唾液に曝露されることにより動物から動物，動物からヒトに感染するウイルス性の急性進行性脳炎である[5]．まれにエアロゾルの吸入により嗅神経から侵入することがある．狂犬病を発症した動物から咬傷を受けると傷口から侵入した唾液中の狂犬病ウイルスは局所で増殖し，末梢神経に侵入する．このときウイルス血症は認められない[5,6]．末梢から神経細胞に侵入した狂犬病ウイルスは神経細胞軸索を1日に8〜20 mmの速度で上行性に移動して脊髄に達し，さらに脊髄から上行性に脳へ感染を拡大する[7]．脳で増殖した狂犬病ウイルスは神経線維を下行性に移動し網膜，角膜，唾液腺，舌，腸，膵，副腎，筋肉，皮膚，毛嚢等の神経細胞に広がる．唾液腺で増殖したウイルスは唾液中に排出され，個体間の感染の主な経路となる．狂犬病ウイルスによる脳炎の病理組織像は病理変化に乏しいが，ネグリ小体の検出あるいは蛍光抗体法によるウイルス抗原の検出は狂犬病の確定診断となる．ネグリ小体はN蛋白質で構成された細胞質内封入体であり，好酸性に染まり内部に好塩基性に染まる顆粒が観察される[4,6]．

2. 病原体：形態，構造蛋白質，遺伝子，増殖様式

a. 形態と構造

狂犬病ウイルスはモノネガウイルス目（*Mononegavirales*）ラブドウイルス科（*Rhabdoviridae*）リッサウイルス属（*Lyssavirus*）に分類される一本鎖のエンベロープを有する（−）RNAウイルスであり，直径約60 nm，長さ約180〜300 nmの弾丸型の形態をとる．狂犬病ウイルスの成熟粒子はゲノムRNAと五つのウイルス蛋白質（N，P，M，G，およびL）で構成されている[5,7]．ウイルスエンベロープ表面にはG蛋白質が約400個の三量体を形成しスパイク状に突出している．ウイルス表面のスパイクは細胞表面の受容体との相互作用，およびpH依存性の膜融合活性を持ち，狂犬病ウイルスの細胞内侵入時にエンベロープとエンドソームの膜融合に関与する[5,8,9]．エンベロープの内側にはM蛋白質が局在する．M蛋白質はエンベロープとリボヌクレオプロテイン（RNA-protein complex：RNP）とそれぞれ強固に相互作用し，弾丸型のウイルス粒子を形成する．RNPはウイルスRNAとN，LおよびP蛋白質により形成される．ウイルスRNAはN蛋白質と結合してらせん構造をとる．N蛋白質は最も保存性の高いウイルス蛋白質であり，リン酸化されることによりP蛋白質との相互作用が安定化する．P蛋白質はL蛋白質とも相互作用し，RNPの形成を仲介する．P蛋白質は酵素活性を持たず，RNA依存性RNAポリメラーゼ（RdRp）活性を持つL蛋白質の補酵素として働く．L蛋白質は複合酵素作用を持ち，RNAの転写と複製に関与する[5,7]．

b. 遺伝子と増殖様式

ウイルス遺伝子は全長約12 kbのアンチセンスの一本鎖RNAであり，3′末端よりN，P，M，GおよびL蛋白質の順にコードされている．宿主の受容体と相互作用したウイルス粒子はクラスリン依存性エンドサイトーシスによりエンドソームに取り込まれる．エンドソームに取り込まれたウイルスエンベロープは低pH下でエンドソームと膜融合し，脱殻する[8-10]．脱殻し細胞内にRNPが放出されると，L蛋白質のRdRp（RNA依存性RNAポリメラーゼ）活性によりウイルスRNAを鋳型としてleader RNAと各蛋白質をコードするmRNAが転写される[5,10]．転写された各mRNAはL蛋白質によりキャッピングとポリアデニル化され，遊離のリボソームにおいて各蛋白質に翻訳される．複製過程においてウイルスゲノムの鋳型となる（＋）鎖のフルゲノムを含むヌクレオキャプシドが産生される．（＋）鎖のフルゲノムを鋳型に産生されたウイルスゲノムは，N蛋白質によってヌクレオキャプシドを形成し再び転写過程に移行するか，あるいはM蛋白質と相互作用して粒子形成し，さらに細胞膜からバディングしてエンベロープを被ったウイルス粒子となる[10]．

c. リッサウイルスの分子疫学

リッサウイルスは12の遺伝子型（genotype）に分類され，1型の狂犬病ウイルスのほかにラゴスコウモリウイルス（2型），モコラウイルス（3型），ドゥベンヘイジウイルス（4型），ヨーロッパコウモリリッサウイルス1（5型），ヨーロッパコウモリリッサウイルス2（6型），オーストラリアコウモリリッサウイルス（7型），アラバンウイルス（8型），ホジェンドウイルス（9型），イルクーツクウイルス（10型），西コーカサスコウモリウイルス（11型），シモニコウモリウイルス（12型）が報告されている（表27.2）[1,7,9]．ラゴスコウモリウイルス以外のリッサウイルスは，ヒトに狂犬病様の脳炎を起こすことが知られている．またリッサウイルスは系統学的に三つの系統群（phylogroup）に分類できることが知られており，遺伝子型1，4，5，6，7は系統群Ⅰ，遺伝子型2，3，12は系統群Ⅱに属する．二つの系統群は互いに血清学的に交叉せず，系統群Ⅱに分類される遺伝子型のリッサウイルスは現在使用されている狂犬病ワクチンで防御できない．西コーカサスコウモリウイルス

およびイコマリッサウイルスは近年の系統学的解析により系統群Ⅲに分類される（表 27.2）[1].

3. 疫学：日本の疫学，世界の疫学

a. 狂犬病の生態学

狂犬病は古くから知られた人獣共通感染症であり，ヒトの狂犬病の 99％はイヌを介して感染するためイヌは狂犬病の重要な媒介動物である．狂犬病の感染環は主に人の生活圏を中心に流行が発生する都市型と野生動物の間で流行する森林型に分けることができる．森林型の流行はキツネ，ジャッカル，オオカミ（イヌ科），スカンク，テン，イタチ（イタチ科），マングース，ミーアキャット（マングース科），アライグマ（アライグマ科）そしてコウモリ（翼手目）等の間で流行している．森林型の流行は主に野犬を介して人の生活圏に持ち込まれ，野犬からヒトあるいは野犬から飼い犬を介してヒトに感染することにより都市型の流行が発生する[1,11].

表 27.2 リッサウイルスの分類とその分布域

ウイルス	主な宿主	分布域	系統群	遺伝子型
狂犬病ウイルス（Rabies virus：RABV）	食肉目，翼手目	世界のほとんどの地域（日本，オーストラリア等を除く）	Ⅰ	1
ラゴスコウモリウイルス（Lagos bat virus：LBV）	オオコウモリ	サハラ砂漠以南のアフリカ	Ⅱ	2
モコラウイルス（Mokola virus：MOKV）	不明	サハラ砂漠以南のアフリカ	Ⅱ	3
ドゥベンヘイジウイルス（Duvenhage virus：DUVV）	食虫性コウモリ	サハラ砂漠以南のアフリカ	Ⅰ	4
ヨーロッパコウモリリッサウイルス 1（European bat lyssavirus 1：EBLV-1）	食虫性コウモリ（主にコウライクビワコウモリ：*Eptesicus serotinus*）	ヨーロッパ全域（スペインからウクライナ）	Ⅰ	5
ヨーロッパコウモリリッサウイルス 2（European bat lyssavirus 2：EBLV-2）	食虫性コウモリ（主にヌマホオヒゲコウモリ：*Myotis dasycneme* とドーベントンコウモリ：*M. daubentonii*）	北西ヨーロッパ	Ⅰ	6
オーストラリアコウモリリッサウイルス（Australian bat lyssavirus：ABLV）	オオコウモリ，食虫性コウモリ（*Saccolaimus flaviventris*）	オーストラリア	Ⅰ	7
アラバンウイルス（Aravan virus：ARAV）	食虫性コウモリ（ホオヒゲコウモリ属：*Myotis blythi*）	中央アジア	Ⅰ	8
ホジェンドウイルス（Khujand virus：KHUV）	食虫性コウモリ（ヨーロッパホオヒゲコウモリ：*Myotis mystacinus*）	中央アジア	Ⅰ	9
イルクーツクウイルス（Irkut virus：IRKV）	食虫性コウモリ（テングコウモリ：*Murina leucogaster*）	東アジア	Ⅰ	10
西コーカサスコウモリウイルス（West Caucasian bat virus：WCBV）	食虫性コウモリ（ユビナガコウモリ属：genus *Miniopterus*）	南東ヨーロッパ	Ⅲ	11
シモニコウモリウイルス（Shimoni bat virus：SHIBV）	食虫性コウモリ（*Hipposideros commersoni*）	ケニア	Ⅱ	12
ボクローコウモリリッサウイルス（Bokeloh bat lyssavirus：BBLV）	食虫性コウモリ（タイリクノレンコウモリ：*Myotis nattereri*）	ドイツ	Ⅰ	未分類
イコマリッサウイルス（Ikoma lyssavirus：IKOV）	不明	タンザニア	Ⅲ	未分類

b. 日本の疫学

日本では1897年から多いときで年間数百例のヒトの狂犬病および年間数千例のイヌの狂犬病が記録されており，1924年にはヒト235例，イヌ3200例以上の狂犬病の発生があった[5,6,12]．1950年にヒト54例，イヌ875例，その他の動物55例の狂犬病の報告があったが，1950年にイヌの狂犬病を対象とした狂犬病予防法が制定され，生後3か月以上のイヌの飼い主にはイヌの登録と毎年春と秋の2回の狂犬病ワクチンの接種が義務づけられた．同時に野犬あるいはワクチンを受けていないイヌの捕獲と，輸入されたイヌに対する最長180日間の動物検疫が行われるようになった[5]．狂犬病予防法が制定された時点のイヌ用ワクチンは動物神経組織由来ワクチンであったが，その後イヌ用ワクチンの改良が行われ1985年にRC-HL株をハムスター肺細胞で増殖させ濃縮・精製して製造された細胞培養ワクチンに切り替わり，イヌに対するワクチンの接種は年1回となった[5]．

狂犬病予防法制定後，1956年のヒトの狂犬病症例および1957年のネコの症例を最後に狂犬病の国内流行はない[5,11]．しかしながら1970年にはネパールからヒトの輸入症例が1例，2006年にはフィリピンからヒトの輸入症例が2例報告され，いずれも予後不良であった．フィリピンからの2例の輸入症例はいずれも60代の男性であった[4,11,13]．最初の患者は入院85〜69日前と37〜19日前にフィリピン滞在歴があった．入院7日前頃に発熱，咳，鼻汁，左手のしびれを自覚し，入院3日前より水が飲み込みにくいという症状が出現した．入院当日，幻視症状が出現，恐水症状や，恐風症状を呈した．患者本人はフィリピンでの動物との接触を否定したが，入院翌日に家族から約2か月半前のフィリピン滞在中に，患者が左手をイヌに咬まれたことを聴取したため，狂犬病を疑った．入院4日後に唾液のRT-PCR法により狂犬病ウイルスの遺伝子が検出され，後頸部の毛根神経組織に狂犬病ウイルス抗原が陽性となったため，狂犬病と確定診断された．横紋筋融解が進行し，多臓器不全で入院5日後に死亡した[13]．

2例目の患者はフィリピン滞在者で，発症3か月前に友人の飼いイヌに右手首を咬まれており，狂犬病ワクチン歴はなかった．入院5日前に倦怠感と右肩甲骨痛を呈し，入院2日前に飲水困難，入院当日に発熱，呼吸苦が出現，意識清明，易興奮性，恐水・恐風発作あり，四肢麻痺なし，知覚障害なし，四肢末梢冷感あり，項部硬直なし，右手首に約2cmの線状の咬傷痕が認められた．本人・家族同意取得のうえ，人工呼吸器管理とした．入院翌日に唾液のRT-PCR法により狂犬病ウイルス遺伝子が検出されたため，狂犬病と確定診断された．患者は入院18日後に多臓器不全により死亡した[13]．いずれのケースも当初は風邪と診断されており，狂犬病の可能性はまったく認識されていなかった．したがって臨床現場での患者の渡航歴の有無および動物との接触歴の確認が重要である．

c. 世界の疫学

狂犬病ウイルスは南極大陸を除く世界のすべての大陸に分布し，野生動物および家畜に感染する．現在でもアジア，アフリカを中心に33億人が狂犬病ウイルスの感染リスクにさらされ，年間約6万1000人（95% CI：3万7000，8万6000）が狂犬病により死亡している[1]．また犠牲者の約40%は子どもであり，WHOにより最も重要なneglected diseaseの一つに指定されている[1,14]．

1) アジア　アジアは世界で最も狂犬病による被害が多い地域であり，年間3万人（95% CI：8100，6万1400）が狂犬病の犠牲になっている[1]．特にインドでの狂犬病による被害は大きく，年間2万565人が狂犬病により死亡しており，100万人がPEPを受けている[1,5,6,12]．タイでは狂犬病が1980年の370例から1995年の74例へと減少したが，これはイヌに対する狂犬病予防対策のためではなく，狂犬病のイヌに咬まれたヒトに直ちにPEPを行うことによって達成されたものである[12]．中国では1987〜1989年に毎年5200例以上の狂犬病が報告され，1995年には200例まで低下したが，2006年に3209例報告されている．中国では現在も狂犬病が流行しており，毎年500万人にPEPが実施されている[11,12]．

2) アフリカ　アフリカでのヒトの狂犬病も主にイヌを介して感染しており，年間2万3700人（95% CI：6900，4万5900）が死亡している．しかしながらアフリカの多くの国では狂犬病に対する調査を実施しておらず，その実態は不明である．またアフリカではPEPのための狂犬病ワクチンもほとんど供給されていない．現在サハラ砂漠以南のアフリカではイヌの狂犬病予防接種プログラムについて取り組み始めている[1,14]．

3) 中南米　中南米では過去20年にわたってイヌの狂犬病予防接種プログラム等の狂犬病対策が実施され，大きな成果をあげてきた．この地域においてイヌの狂犬病は急激に低下し，それに伴って，イヌから感染したヒトの狂犬病は，1990年に250例であったが，2010年には10例以下に低下した．しかしながらハイチを含む多くの国では現在も狂犬病が流行している[1]．

4. 対　策

イヌは狂犬病の重要な媒介動物であり，PEP の 90%はイヌの咬傷を原因として実施されているため，狂犬病予防にはイヌのコントロールが重要である[1,14]．WHO はイヌの狂犬病をコントロールするためにイヌの狂犬病ワクチン接種率を 80%以上とすることを推奨している．ヒトの狂犬病は「感染症の予防及び感染症の患者に対する医療に関する法律」で四類感染症に指定されており，診断した医師は直ちに保健所を経由して都道府県知事に届け出ることが求められる[11]．また，ヒト用狂犬病ワクチンは狂犬病清浄国であるわが国では渡航者ワクチンとして重要である[11,12]．海外に渡航する場合は狂犬病の危険性を認識しイヌや野生動物との接触を避け，現地の流行状況や活動範囲等から必要があれば曝露前ワクチン（pre-exposure prophylaxis：PrEP）の接種を受けることが勧められる．また狂犬病流行国で動物と接触した場合は，帰国を待たずに渡航先の医師の指示に従ってできるだけ速やかに PEP を受ける必要がある．したがって狂犬病を予防するためには，海外渡航者への注意喚起，渡航先の狂犬病流行状況の把握および医療機関，行政，研究機関の一層の協力体制の確立が重要である．

5. 治　療

狂犬病には特異的治療法はなく，ひとたび発症すればほぼ 100%死亡するが，狂犬病を発症する前に狂犬病ワクチンを投与することにより，狂犬病の発症を予防することができる[1,2,12,15,16]．したがって狂犬病の動物と接触した場合は，できるだけ早期にワクチンと抗狂犬病免疫グロブリン（rabies immunoglobulin：RIG）を投与する必要がある．狂犬病のイヌと接触した場合，石けんを使った流水により速やかに傷口の洗浄を約 15 分間行い，ヨード剤等で消毒する．そして速やかに PEP を受け，RIG を投与する（表 27.3）．世界では毎年 1500 万人以上が PEP を受けており，毎年 32.7 万人の狂犬病の発症を防いでいると推定されている[1,2,16]．

6. 予防とワクチンの役割

フランスの Pasteur は 1885 年に狂犬病固定毒を減弱させた狂犬病生ワクチンを開発し人体に応用した．Pasteur は，まず狂犬病固定毒を感染させたウサギの脊髄を取り出し，狂犬病ウイルスを減弱させるために，取り出したウサギの脊髄を塩化カリウム（KCl）とともにデシケーター内で 1〜15 日間乾燥させた[16,17]．そして乾燥させたウサギ脊髄を 5 mm 程度に細切し 1 回分として食塩水乳剤を作製した．作製した食塩水乳剤を注射することにより，狂犬病を発症したイヌから咬傷を受けた 9 歳の少年の PEP に初めて成功した．パスツールワクチンによる最初の PEP では，まず生残ウイルス量の少ない 15 日乾燥脊髄（15 日苗）から出発し，順次短期間乾燥したものを打ち，最後は 3 日苗を注射して 10 日間に合計 13 回の連日免疫を行った[16]．乾燥前のウイルス量は約 10^5 程度，3 日苗は 10^1〜10^2 の生ウイルスを含んでいたと考えられる[17]．パスツールワクチンはその後も広く長期間にわたり用いられていたが，ワクチン株による死亡事故例があったためその後も狂犬病ワクチンには多くの改良がなされた．その方向を要約すると，ワクチンの力価を向上させるためにウイルスの培養基を脊髄からウイルス濃度の高い脳に替え，フェノール，グリセリン，紫外線，熱処理等による減弱化，弱毒化，不活化が試みられた．

Semple は 1911 年にヤギやヒツジ等の動物の脳で増殖させた狂犬病ウイルス固定毒をフェノールで不活化したセンプル型ワクチンを開発した[1,16,17]．センプル型ワクチンは多くの国々で受け入れられたが，このワクチンにも重篤な副反応が伴った．副反応の原因はワクチン原材料の脳組織に含まれるミエリンであった[12]．さらに神経組織成分を除くために培養基が検討され，脳由来ミエリンの含量が少ない乳飲みマウス脳由来不活化ワクチンが 1956 年に Fuenzalida により開発された（フェンザリダ型ワクチン）[16]．またさらに神経組織を含まない狂犬病ワクチンの研究が各国で行われ，アヒル胎児（Peck，1955 年），ニワトリ一日卵胚（吉野，1963 年），ハムスター腎細胞（Kissling，1963 年），ヒト 2 倍体細胞（Wiktor，1965 年）およびニワトリ胚細胞（近藤，1965 年）等のさまざまな培養基を用いて不活化ワクチンが開発された[16-18]．

日本では 1950 年頃までパスツールワクチンがヒトに使用された[19]．その後 1953〜1973 年までの間，狂犬病固定毒株西ヶ原株をウサギまたはヤギに感染させて得られた脳乳剤にフェノールを加えて不活化したセンプル型ワクチンが用いられた[17,19]．また 1960〜1973 年まで紫外線不活化ワクチンも併用された．さらに 1973 年から乳飲みマウス脳を原材料とし，フェノールあるいは紫外線で不活化したフェンザリダ型の不活化ワクチンが開発され，「不活化狂犬病ワクチン」として生物学的製剤基準に制定された[15,18]．本ワクチンは 4 日齢以内の乳飲みマウスを使用したので，ミエリンの含量が低く，従来のヤギ，ウサギ脳由来ワクチンと比較して安全とされた．しかしながら神経組織を原材料としており，低速遠心で脳物質を沈殿除去するほかは脳物質を特に除去，精製することなく製品化しているので，依然としてアレルギー性神経炎による接種後麻痺等の副反応を起こす可能性が残されていた[18]．そこで現行の乾燥組織培養不活化狂犬病ワクチンが旧国立予防衛生研究所（現国立感染症研究所）の近藤らによって1965年に開発され，1980年に認可された[19]．乾燥組織培養不活化狂犬病ワクチンはニワトリ胚初代培養細胞で増殖させたウイルス浮遊液をβプロピオラクトンで不活化後，さらに超高速遠心機により濃縮精製し凍結乾燥したもので脳物質を含まず蛋白窒素含量も低く，アレルギー性神経炎による麻痺発現の懸念がほとんどない[15,18,19]．

B. ワクチンの製品と性状について

1. 組織培養由来および卵胚由来不活化ワクチン

組織培養由来および卵胚由来不活化ワクチン（cell culture and embryonated egg-based rabies vaccine：CCEEV）は動物神経組織由来不活化ワクチンと比較して精製度が高いため力価が高く，また神経組織由来物質の混入がないため副反応もほとんどない．

a. 精製ニワトリ胚細胞ワクチン（KMB）（purified chick embryo cell-culture vaccine-Kaketsuken：PCECV-K，近藤ワクチン）

PCECVである乾燥組織培養不活化狂犬病ワクチンはKMバイオロジクス社が製造する日本で1980年に認可されたニワトリ胚由来の不活化狂犬病ワクチンである[6,15,18,19]．PCECV-Kは初代培養ニワトリ線維芽細胞で増殖させた狂犬病固定毒であるHEP-Flury株をβプロピオラクトンで不活化し，さらに超高速遠心法で濃縮精製して製造されている[18,19]．バイアル中の凍結乾燥されたPCECV-Kを添付の溶解剤で接種直前に溶解し，1 mLを皮下注射する[12,15,17,19]．狂犬病ウイルスFlury株は1939年米国ジョージア州においてヒトの狂犬病よりJohnsonが分離した株であり，HEP-Flury株はFlury株をニワトリヒナ脳で継代後，Koprowskiがニワトリ胚で130代以上継代・馴化して弱毒化し1954年に報告された株である[16,17]．PCECV-Kの種ウイルスであるHEP-Flury株は吉野がさらに1日卵胚に馴化し，続いて近藤が7日齢卵のニワトリ胚細胞に，無血清培地を用いて100代以上継代し，弱毒化したものを原株ウイルスとして発育ニワトリ卵胚の初代細胞を用いて培養したものである[18]．

b. 精製ニワトリ胚細胞ワクチン（purified chick embryo cell-culture vaccine：PCECV）

PCECVであるラビピュール® はドイツで1984年に認可されたニワトリ胚由来の不活化狂犬病ワクチンである[1,2,16]．PCECVは初代培養ニワトリ線維芽細胞で増殖させた狂犬病固定毒であるLEP-Flury株をβプロピオラクトンで不活化し，さらに超高速遠心法で濃縮精製して製造されている[2,15,16]．

c. 精製Vero細胞ワクチン（purified Vero cell rabies vaccine：PVRV）

PVRVはPitman-Moore株をアフリカミドリザル腎由来Vero細胞を用いて増殖させ，βプロピオラクトンで不活化し，濃縮精製した凍結乾燥製剤である．ヨーロッパで1985年に認可された．Vero細胞を培養基として用いることによりマイクロキャリアを用いた大量培養が可能となった[1,15,16]．

d. その他のCCEEV

その他のCCEEVとして，ヒト2倍体細胞ワクチン（human diploid cell vaccine：HDCV）[15,16]，ハムスター腎細胞不活化濃縮狂犬病ワクチン（primary hamster kidney cell rabies vaccine：PHKCV）[16]，吸着型ワクチン（rabies vaccine adsorbed：RVA）[15,16]，アヒル胎児由来精製不活化狂犬病ワクチン（purified duck embryo vaccine：PDEV）[12,16]等が開発されている．

2. 動物神経組織由来不活化ワクチン

現在世界で製造されている動物神経組織由来不活化ワクチン（nerve tissue vaccine：NTV）には，センプル型ワクチンとフェンザリダ型ワクチンがある[1,16,20]．NTVの特徴はCCEEVに比較して重篤な副反応と低い免疫誘導能である．したがってWHOは1984年以来NTVの製造を中止するように勧告している．1984～2013年までの間にNTVの製造を中止した国は，バングラデシュ，ブータン，インド，インドネシア，ネパール，スリランカ，タイ，カンボジア，中国，ラオス，フィリピン，ベトナム，ブラジル，チリ，ドミニカ共和国，エルサルバドル，メキシコ，ニカラグア，パラグアイである[1]．

C. 接種法

1. 接種対象者と接種法

狂犬病はひとたび発症すると死に至るため，狂犬病を発症した動物と接触した場合はPEPにより発症を防ぐ．また狂犬病の流行地に渡航する場合はそのリスクに応じてPrEPを考慮する．

表 27.3　曝露後免疫(PEP)の推奨基準(WHO)

カテゴリー	狂犬病疑い動物との接触の度合い	治療法
I	動物に触れる，給餌する	治療の必要なし
II	①皮膚を動物に軽くかじられる，②出血のない引っかき傷・擦傷（表皮剝離）	ワクチン接種，傷口の処置
III	①1か所以上の皮膚の咬傷・引っかき傷，②傷口あるいは粘膜を舐められる，③コウモリとの接触	迅速なワクチン接種，狂犬病免疫グロブリンの投与，傷口の処置

a.　PEPの接種対象者と接種法

1)　接種対象者　狂犬病の流行地で狂犬病危険動物に咬まれた場合は，帰国を待たず速やかに渡航先の医師の指示に従いPEPを受けるべきである．狂犬病を発症した動物に咬まれた場合，石けんと流水による咬傷局所の約15分間の洗浄，ヨード剤等による消毒，ヒトRIGあるいはウマRIGの投与および狂犬病疑いの動物との接触後数時間以内のPEPにより狂犬病の発症を予防することができる[12,21]．特に狂犬病の流行のない国内ではRIGの製造も輸入も行われておらず，RIGの入手は困難なため，現地での曝露後速やかなRIGの投与とPEPが必要である．また医療従事者は狂犬病疑いの患者に対して接触予防に十分注意を払い，狂犬病と確定された場合には直ちにPEPを受ける必要がある．WHOは狂犬病危険動物との曝露を三つのカテゴリーに分類している（表27.3）．カテゴリーIは動物に触れるあるいは給餌した場合であり，この場合治療は必要としない．カテゴリーIIは皮膚を動物に軽くかじられる，出血のない引っかき傷・擦傷（表皮剝離）を受ける，あるいは甘噛みを受けた場合で，この場合，傷口の処置とPEPを受ける必要がある．カテゴリーIIIは1か所以上の皮膚の咬傷・引っかき傷，傷口あるいは粘膜を舐められる，あるいはコウモリとの接触を受けた場合で，この場合傷口の処置，迅速なワクチン接種とRIGの投与を受ける必要がある．

2)　エッセン方式　CCEEVの免疫開始日を0日として，0，3，7，14，28および90日に筋肉内接種する（エッセン-6回投与方式）[15]．本法はエッセン方式と呼ばれ，CCEEV開発当初から国際的に狂犬病曝露後発症予防の標準法となっており，PCECV-Kは皮下接種によりこの方式を採用している．しかしながらエッセン-6回投与方式において90日後の6回目の免疫による中和抗体価の追加免疫効果が乏しいことから，WHOは1992年にエッセン方式をアップデートし，0，3，7，14，および28日に筋肉内接種を行うエッセン-5回投与方式を推奨した[1]．さらに米国では2009年より米国におけるワクチンの供給不足とエッセン-5回投与方式において28日後の5回目の免疫による追加免疫効果が認められなかったデータをもとに筋肉内接種を0，3，7，14日に行うエッセン-4回投与方式を推奨している．WHOはWHOが認証したワクチンについてエッセン-4回投与方式を推奨しているが，これは健康であるカテゴリーIIの曝露者あるいは健康であるカテゴリーIIIの曝露者で傷口の処置およびRIGの投与が確実に実施された者に対する処置であることが条件として付加している[1,16]．なお，現在までにWHOの認証を受けたワクチンはPCECVとPVRVのみである[1,21]．

3)　ザクレブ方式　CCEEVの免疫開始日を0日として，0日に2ドーズ接種し，7，21日にそれぞれ1ドーズ筋肉内接種する[15,16,21]のがザグレブ方式（The Zagreb four-dose regimen）である．

4)　タイ赤十字方式　ワクチンの接種量を節約するために，少量のワクチンを数か所に分けて皮内接種する方式が考案され，タイ赤十字方式として実施されている．WHOは2017年より狂犬病ウイルスに曝露後0，3，7日（2-2-2）にPVRVあるいはPCECV 0.1 mLを2か所ずつ皮内接種する方式を推奨している[21]．かつては曝露後0，3，7日に2か所ずつ，28，90日に1か所ずつ（2-2-2-1-1）接種する方式であった[15,16]．

b.　PrEPの接種対象者と接種法

1)　接種対象者　獣医師，獣医医療関係者，動物検疫所職員，動物商，洞窟探検家，狂犬病ウイルス研究者，狂犬病生物製剤製造所職員，流行地における動物管理者，流行地における野生動物従事者はPrEPを受けるべきである．またCCEEVは目立った副反応がないため狂犬病の流行地に滞在する者のうち，特に動物との接触を予定している者，医療機関が近くになく適切な医療が限られている場所を訪れる者はPrEPを受けることが勧められている[1,16,21]．

2)　日本式曝露前免疫　力価が2.5 IU以上であるPCECV-Kを0，30日に皮下接種し，さらに6か月後に1回接種する方式で日本ではPrEPを実施している．最初の2回の免疫で多くのヒトは抗体陽性となるが，確実に抗体陽性とするために3回目のワクチンを受けることが求められる．PrEPを受けていても，狂犬病危険動物に咬まれた場合は，PEPを行う必要がある[15,19]．

3)　WHO式曝露前免疫　WHOは2017年よりPrEPを0，7日に皮内接種の場合は2か所に，筋肉内接種の場合は1か所にそれぞれ接種するように推奨している．PrEPを受けていても，狂犬病危険動物に咬まれた場合は，PEPを行う必要がある．WHOは

PrEP 済みのヒトが狂犬病の疑われるイヌに咬まれた場合は皮内接種 1 か所の場合は 0 と 3 日の 2 回，皮内接種 4 か所の場合は 0 日のみ，筋肉内接種 1 か所の場合は 0 と 3 日の 2 回それぞれを受けるように勧告している[1,16,21]．

2．禁　忌

狂犬病を発症した場合は死に至るため，PEP のためにはアレルギー反応の既往歴がある者にもワクチンを接種せざるをえない．PEP において子どもや妊婦は禁忌事項に当たらない．狂犬病ウイルスの母子感染（経胎盤感染）も報告されており，狂犬病危険動物と接触した妊婦は速やかに PEP を受けるべきである[2]．また PCECV および RIG を併用した妊婦に対する PEP 例において，PEP による出産への影響は報告されていない[2,21]．

3．効果判定

PrEP において一般の渡航者に対して狂犬病ワクチンの追加接種は必要とされていない．WHO は中和抗体価 ≥0.5 IU/mL を十分な免疫効果としている．狂犬病に感染するリスクの高い職種に従事している者は血清学的検査を実施し，抗体価が 0.5 IU/mL を下回る場合には追加免疫を受ける．PEP の場合，加害動物が狂犬病であるか否かの確認は必ずしもできず，狂犬病危険動物との接触による狂犬病ウイルスの感染有無を判別することはできないため，その効果判定は難しい．狂犬病と実験室診断されたイヌに咬まれたヒトに対する PCECV を用いた PEP 試験では，狂犬病の発症は 100% 抑えられている[2]．

4．副反応

CCEEV の接種による副反応は NTV を接種した場合と比較して穏やかであり，全身症状として発熱，局所症状として発赤，腫脹，疼痛等を一過性に認めることがある．NTV は使用量が多いため接種による副反応は強く，高率に発生する．主な NTV による副反応としては発赤，腫脹，発熱のほかに神経合併症として，①ギラン・バレー症候群，②上行性麻痺を伴う急性脳脊髄炎，③脳炎を伴わない脊髄炎がある．死亡率は 1000〜2000 人に 1 人といわれる[1,17]．

D．世界の状況

1．イヌの狂犬病排除国

ヒトの狂犬病の 95〜99% はイヌを介して感染しており，狂犬病対策としてイヌの狂犬病を予防することが重要である．日本を含む国々においてイヌの狂犬病予防対策が行われている．現在狂犬病が発生していない国と地域は日本，アイルランド，アイスランド，ノルウェー，スウェーデン，ハワイ，グアム，フィジー，オーストラリア，ニュージーランドである．また現在イヌの狂犬病が排除された国と地域は西ヨーロッパ，カナダ，米国，マレーシアと一部の中南米諸国である[1,5,12]．WHO は，2030 年までにイヌの狂犬病による死者をゼロにすることを目標としている[21]．

2．野生動物の狂犬病

野生動物の間で森林型の狂犬病が流行している場合，狂犬病の清浄化は困難である．台湾は 1961 年以来狂犬病清浄国であった．しかしながら 2013 年に 3 頭のイタチアナグマの検体が狂犬病陽性であったことが報告された．台湾では 2014 年 7 月までに狂犬病のイタチアナグマ 384 頭，トガリネズミ 1 頭，イヌ 1 頭が報告され，現在もその流行は継続している．また統計学的解析により台湾では森林型の狂犬病の流行が長い間維持されていたことが示された[1,22]．韓国では 1984 年に狂犬病の発生件数がゼロとなったが，1993 年に再び発生がみられた．韓国ではタヌキにおける森林型狂犬病の流行が問題となっている．ヨーロッパでは，キツネ，オオカミ，コウモリにおける狂犬病が問題であり，米国では加えてスカンク，アライグマ等において森林型の狂犬病が流行している．また南米では吸血コウモリを介した狂犬病により家畜に大きな被害が発生している[1,11,12]．日本には森林型狂犬病の流行はこれまでに報告されていない．

まとめ

狂犬病に対して現行のワクチンは有効であり，狂犬病の流行地域に渡航する際は必要に応じて PrEP を行うのが望ましい．さらに狂犬病に対する治療法はなく，狂犬病疑いのイヌに曝露された場合は接触後，数時間以内の PEP が有効である．わが国においては 1956 年以来ヒトにおける国内発生は認められていないが，現在も多くの国において狂犬病が流行している．したがってわが国においても引き続き狂犬病対策が重要である．　〔林　昌宏〕

文　献

1) WHO expert consultation on rabies（Second report）. WHO technical report series 982, WHO Geneva, 2013
2) Giesen A, Gniel, D, *et al*：30 years of rabies vaccination with Rabipur：a summary of clinical data and global experience. *Expert Rev Vaccines* 14：351-367, 2015

3) 林　昌宏：致死的な人獣共通感染症である狂犬病．日本医事新報 **4749**：49, 2015
4) 飛梅　実，長谷川秀樹，ほか：劇症型感染症の病理（狂犬病の病理）．病理と臨床 **28**：374-380, 2010
5) 三舟求眞人：狂犬病研究の最近の進展と各国の狂犬病防疫対策．日本獣医師会雑誌 **46**：445-453, 1993
6) 加藤茂孝：狂犬病―パスツールがワクチン開発．モダンメディア **61**：63-71, 2015
7) Warrell MJ, Warrell DA：Rabies and other lyssavirus diseases. *Lancet* **363**：959-969, 2004
8) Gaudin Y, Ruigrok RW *et al*：Low-pH conformational changes of rabies virus glycoprotein and their role in membrane fusion. *J Virology* **67**：1365-1372, 1993
9) Weir DL, Annand EJ, *et al*：Recent observations on Australian bat lyssavirus tropism and viral entry. *Viruses* **6**：909-926, 2014
10) Lahaye X, Vidy A, *et al*：Functional characterization of Negri bodies（NBs）in Rabies virus-infected cells：Evidence that NBs are sites of viral transcription and replication. *J Virology* **83**：7948-7958, 2009
11) 井上　智：狂犬病．モダンメディア **56**：25-31, 2010
12) 高山直秀：狂犬病の現況．日本救急医学会雑誌 **13**：351-360, 2002
13) 井上　智，二宮　清：狂犬病．ウイルス感染症の検査・診断スタンダード（田代眞人，牛島廣治編），pp80-86，羊土社，2011
14) Scott TP, Coetzer A, *et al*：The Pan-African Rabies Control Network（PARACON）：A unified approach to eliminating canine rabies in Africa. *Antiviral Res* **124**：93-100, 2015
15) 高山直秀：狂犬病ワクチン．ワクチンの事典（日本ワクチン学会編），pp218-229，朝倉書店，2004
16) Rupprecht C Plotkin S：Rabies vaccines. Vaccines 6th ed.（ed. by Plotkin SA, Orenstein WA, *et al*），pp646-668, Elsevier, 2013
17) 近藤　昭：狂犬病組織培養ワクチンの抗原性．臨床とウイルス **3**：19-24, 1975
18) 山田　昭，坂本国昭，ほか：乾燥組織培養不活化狂犬病ワクチンに関する研究（Ⅰ）―初代ニワトリ胚細胞における狂犬病ウイルスの増殖とワクチンの調整―．基礎と臨床 **13**：3181-3188, 1979
19) 近藤　昭：狂犬病の新しいワクチン．総合臨床 **31**：471-474, 1982
20) Odontsetseg N, Uuganbayar D, *et al*：Animal and human rabies in Mongolia. *Rev Sci Tech* **28**：995-1003, 2009
21) WHO：Weekly Epidemiological Record **92**：729-748, 2017
22) Lin YC, Chu PY, *et al*：Spatial temporal dynamics and molecular evolution of re-emerging rabies virus in Taiwan. *Int J Mol Sci* **17**：392, 2016

28 黄熱ワクチン

A. 疾患の概要

現在，世界ではエボラ出血熱やSARS，新型インフルエンザ等の新興・再興感染症や生物，化学，核テロ等の「国際的に脅威となる公衆衛生緊急事態」に対応するために国際間の協定として2005年に国際保健規則（International Health Regulations：IHR）を制定し各国の体制強化を図っている．黄熱（yellow fever）は国際的な流行を起こす可能性のある疾患としてIHRが規定する管理対象の疾患となっており，各国は自国への入国者に対してワクチン接種証明書の提示を求めることができる．ここでは黄熱の疾患の特徴とその対策であるワクチンについて記載する．

1. 疾患の歴史

黄熱は中央アフリカの熱帯森林にすむオナガザルにウイルスが感染することによって存続していたと考えられており，旧石器時代から森林地帯に入った人類が黄熱に感染するということは散発的に起こっていたと考えられている．

かつてアフリカの森林にとどまっていたこの疾患がコロンブスの新大陸発見後，奴隷貿易によりウイルスを持つ媒介蚊が中南米の森林に持ち込まれ，この地のサルにウイルスが定着し，ここでも風土病化したとされている．

多くの人が住む地域にウイルスが持ち込まれ，ヒトに吸血する媒介蚊にウイルスが侵入すると都市部での大規模な流行が起こることになる．17世紀には中米での大規模流行の報告がされており，その後も中米やカリブ海での流行が相次ぎ起こり，米国では19世紀のキューバとの戦争時に黄熱による死亡者を多く出した．このとき従軍した兵士がウイルスを北米へ持ち帰り，フィラデルフィア等都市部での大流行を起こした原因になったと考えられている．

米国政府から疾患の原因と治療方法の究明を行うよう命令が出され，蚊が疾患を媒介していることが突き止められたことによって感染の規模が縮小された．その後1937年に米国のMax Theiler（マックスタイラー）によりワクチンが開発され，今日まで感染予防の最も有効な手段として使用されている．

2. 臨床と診断・治療

黄熱の臨床経過を図28.1に示す．感染すると3～6日の潜伏期間後，発熱，筋肉痛，頭痛，悪寒，食欲減退，嘔気，嘔吐，結膜充血，蛋白尿等の症状が現れる．多くの患者は軽症で3～4日後には回復するが，重症例では初期の症状消退後24時間以内に中毒期である第2期に移行する．症状としては悪寒戦慄を伴う再度の高熱，比較的徐脈（Fagetの徴候）や3徴候である黄疸・出血傾向・蛋白尿がみられるようになり，5～50%の罹患者では肝障害や腎障害が進み，発症後1週間前後に乏尿・心不全・肝性昏睡を呈し死に至る．現地の人の死亡率は5%程度だが，旅行者の感染では死亡率は50%にもなるとされている．日本の感染症法では四類に分類されており，診断した医師は直ちに届出をする義務がある．また国際保健規則により世界保健機関（WHO）に発生届を提出する必要がある．

臨床症状，リスク地域での活動の有無や血液検査結果を参考として診断を行う．病初期には白血球減少（好中球の減少）がみられ，多くの場合第10病日までには正常化する．血小板数は正常または減少することがあり，出血傾向や黄疸がある場合は凝固時間，プロトロンビン時間，部分トロンボプラスチン時間等の異常が認められる．重症例では総ビリルビン（直接ビリルビン）の増加，AST（aspartate transaminase）の顕著な増加（特に黄疸例）が認められるようになる．

熱帯地域の発熱疾患としては，マラリアやデング熱との鑑別が重要となる．末梢血の塗抹標本でのマラリア原虫の検索や，デング熱迅速診断キットの利用が求められる．

確定診断はウイルスの検出，PCR法によるウイルス遺伝子の検出あるいは中和試験や黄熱IgM抗体の検出等によってなされるが，症状が顕著になる時期に

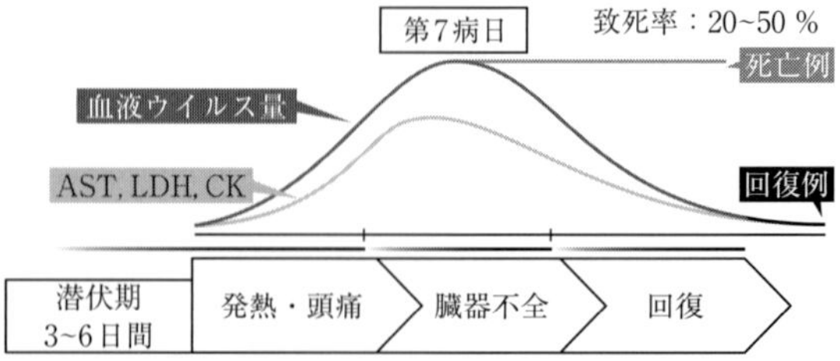

図28.1 黄熱の臨床経過[1)]

はウイルス検出が困難なことが多く，それ以外の検査を実施することを検討する必要がある．いずれの検査も地域の衛生研究所への依頼が必要となる．

3. 病原体と伝播経路

黄熱ウイルスはフラビウイルス属のアルボウイルスであり，蚊が最も重要な媒介動物である．蚊は宿主から他へとウイルスを伝播し，最も重要なのはサルの間の感染媒介だが，サルからヒトへ，そしてヒトからヒトへ伝播することによってヒトでの流行を起こす．*Aedes* 属（シマカ）と *Haemogogus* 属のいくつかの異なる種の蚊がウイルスを媒介する．

伝播経路としては図 28.2 に示すように熱帯雨林（森林）型サイクル，都市型サイクル，中間（サバンナ）型サイクルの三つがあげられる[3]．

(1) 熱帯雨林（森林）型サイクルは，森林内でのサル（霊長類）の間での伝播であり，アフリカでは *Aedes africanus*，南アメリカでは *Haemagogus* 属および *Sabethes* 属の蚊が媒介する．森林にヒトが入ることによって，サルからヒトへの感染が散発的に起こっている．

(2) 都市型サイクルは，ヒト間での感染伝播で，ヒトにより都会に持ち込まれたウイルスがネッタイシマカ（*Aedes aegypti*）により伝播されることにより流行が起こることになる．

(3) 中間（サバンナ）型サイクルはアフリカのジャングルの周辺境界部でみられ，ヒト-蚊-ヒト以外の霊長類の間での感染環で維持されている．いずれも蚊を媒介して感染が成立し，ヒトの体液等からの直接感染は起こらないとされている．

4. 疫 学

アフリカでは北緯 15 度から南緯 10 度の熱帯地方，南アメリカでは北はパナマから南緯 15 度の熱帯地方で，黄熱の患者発生報告が認められている[4]．リスク国・地域において，9 億人が感染リスクにさらされていると推測される．

やや古いデータではあるが WHO がまとめた発生者数を表 28.1 に示す[5]．地域の報告体制の不備から実際の数はこの報告より多く，WHO の試算では，年間 8 万 4000～17 万例の患者が発生し，最大で死者が 6 万例に及ぶとされている[6]．黄熱の正確な患者数は不明であるが，2013 年にアフリカで 13 万例の患者が発生し，7 万 8000 例が死亡したとする試算もある[7]．

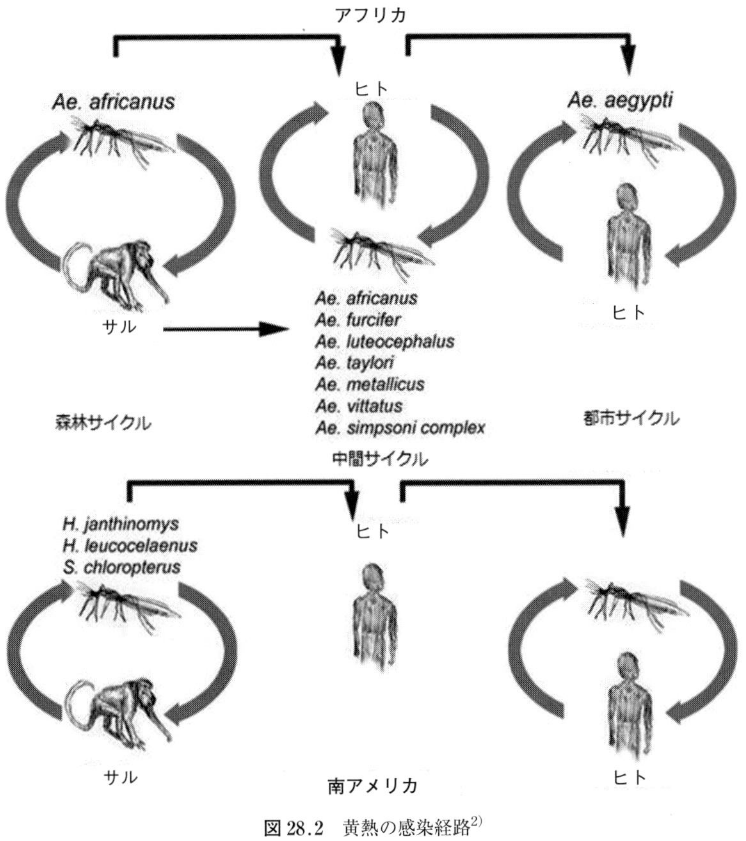

図 28.2 黄熱の感染経路[2]

表 28.1　黄熱患者数[5)]

年　次	1990	1991	1992	1993	1994	1995	1996	1997	1998	1999	2000
患者数	4336	2712	295	393	1439	974	424	190	303	208	-
死亡者数	410	751	102	117	491	247	223	89	117	101	-

表 28.2　黄熱感染リスクのある国（文献 8 より改変）

アフリカ	中央および南部アメリカ
アンゴラ，ウガンダ，エチオピア，ガーナ，ガボン，カメルーン，ガンビア，ギニア，ギニアビザウ，ケニア，コートジボワール，コンゴ共和国，コンゴ民主共和国，シエラレオネ，スーダン，赤道ギニア，セネガル，チャド，中央アフリカ，トーゴ，ナイジェリア，ニジェール，ブルキナファソ，ブルンジ，ベナン，マリ，モーリタニア，リベリア，ルアンダ	アルゼンチン，エクアドル，ガイアナ，コロンビア，スリナム，トリニダードトバゴ，パナマ，パラグアイ，ブラジル，フランス領ギアナ，ベネズエラ，ペルー，ボリビア

表 28.3　国内の黄熱ワクチン接種施設（厚生労働省検疫所 HP より）

小樽検疫所
千歳空港検疫所支所
仙台空港検疫所
仙台医療センター
盛岡病院
成田空港検疫所
成田国際空港クリニック
東京検疫所
国立国際医療研究センター病院
東京医科大学病院渡航者医療センター
横浜検疫所
新潟検疫所
中部空港検疫所支所
大阪検疫所
関西空港検疫所
神戸検疫所
広島検疫所
高知出張所
福岡検疫所
門司検疫所支所
長崎検疫所支所
鹿児島検疫所支所
那覇空港検疫所支所
日本検疫衛生協会東京診療所

表 28.2 にあげられている国が，現在 WHO の専門家によるワーキンググループの報告をもとに感染リスク地域とされている．

感染可能地域の居住者に比べて他の地域からの旅行者の罹患リスクは低く，1970～2010 年の間に報告された中南米への旅行者の感染者数は 9 例にすぎない．旅行者に関してはその行動様式によりかなりリスクは異なるためリスク推定は困難だが，CDC の推定ではワクチンを受けずに 2 週間流行地域を旅行した場合の罹患リスクと死亡リスクはアフリカで旅行者 10 万人に対してそれぞれ 50 人と 10 人，中南米では 5 人と 1 人とされている．最近 20 年では森林地帯の開発等で患者数が増加する傾向にあり，輸送手段の発達により国境を越えた感染の拡大も懸念されている．

5. 予防とワクチンの役割

黄熱の治療方法はなく発症すれば致命率が高い疾患であり，対策としてはワクチン接種が最も重要である．また，国際保健規則により黄熱ウイルスの侵入を防ぐために，それぞれの国は入国者に対して黄熱ワクチン接種を求めることが認められており，接種していない場合に入国を拒否する場合がある．このためアフリカあるいは中南米への渡航を計画している場合，渡航先の国が黄熱ワクチン接種を求めているか，あるいはその国での黄熱罹患リスクがあるか等を検討し接種するかどうかを決めることになる．黄熱ワクチン接種の必要性についての情報は CDC[9)]，WHO[10)] の Web site から入手できる．黄熱ワクチン接種ならびに接種証明書発行は国が指定した医療機関で実施することが求められている．またワクチンに関しては WHO が承認したワクチンを使用して行うことが要求されている．ワクチンの効果が有効となるのは接種後 10 日目以降であり，入国時に接種証明書の提示を求めている国に渡航する場合には 10 日以上前の接種が求められる．海外では接種医療機関の人員が研修を受けていることや施設の設備の整備状況等を評価して基準を満たしていれば指定医療機関としてワクチン接種はできるが，わが国では現在のところそのような制度はなく，接種医療機関が限られている．日本国内の黄熱ワクチン接種医療機関を表 28.3 に示すが，詳細は検疫所 Web site FORTH を参照されたい．

B. ワクチンの特徴

黄熱ワクチンのウイルス株は，1927 年に Asibi という名の患者から分離された黄熱ウイルスを種々の培養初代細胞で頻回継代し，最終的に鶏胎児胚細胞で増殖させて弱毒化したものである．これを発育鶏卵に接種して弱毒生ワクチンが作られた．現在17DDと17D-204の2系統が使われているがどちらも変異なく安定的にワクチン株として使用されている．日本には17D-204から作られたSanofi社製のワクチンYF-VAX®が米国から輸入され使用されている．WHOは，黄熱ワクチンは非常に有効かつ，安全であると述べている．しかし2001年に重篤な副反応が報告されて以来[11]，接種の安全性と罹患のリスクを検討し接種が必要な旅行者だけに実施することが推奨されている．

黄熱予防接種証明書（イエローカード）の有効期間はこれまで接種10日後〜10年後までとされていたが，ワクチンによる予防効果が実際に持続する期間は10年より長いとされ，2016年7月から証明書は生涯有効となった．そして，これまでに交付された有効期間の経過したイエローカードであっても，手続きをすることなく自動的に生涯有効の証明書となった．

C. 接種方法

1. 接種対象者と接種方法

黄熱ワクチン接種対象者は入国する国の要求によって3群に分類される．

(1) ワクチン接種が入国の条件となっている国では接種禁忌対象者以外はすべての人が接種対象者となる（例：アンゴラ）．

(2) 黄熱リスク国からの入国には接種が要求される国がある（例：ケニアからタンザニア入国の場合）．

(3) 接種の要求はないが感染リスクがある国へ入国する場合，行動によっては接種を検討する（例：ブラジル）．

また，接種に当たり被接種者の状態によっては接種禁忌の場合や一層の注意を要する場合があり，接種前の診察で十分な評価が必要である．表28.4にその対象者を示す．

ワクチン成分に対して強度のアレルギーのある者や，疾患や治療薬により免疫不全の状態にある者が接種禁忌対象となる．免疫力が低下していると想定される者は接種要注意者として接種する利益が，接種による副反応出現のリスクより確実に上回る場合にのみ接種を行う．黄熱ワクチン接種後ワクチンウイルスは2か月程度体内に残っている可能性があり，妊娠可能年齢の女性の場合には接種後2か月間は避妊することを指導する．また授乳中の9か月未満の乳児がいる場合にも母親の接種は控えることが望ましい．

接種不適当と判断した場合には，接種しない理由を記入した接種免除証明書を発行することが医療機関には求められる．

表28.4 黄熱ワクチン接種禁忌対象者と要注意者

接種禁忌	要注意
ワクチン成分へのアレルギー	発熱性疾患罹患時
6か月以下の乳児	6〜8か月の乳児
症候性HIV	60歳以上
CD4Tリンパ球値 $<200/mm^3$ または6歳未満の小児で総リンパ球15%未満	無症候性HIV
胸腺異常	CD4Tリンパ球値 $200〜499/mm^3$
免疫不全	6歳未満の小児で総リンパ球の15〜24%未満
悪性腫瘍	妊娠
臓器移植	授乳
免疫抑制状態	

2. 効果

ワクチン接種後80〜100%の人で10日以内に黄熱に対する効果的な免疫がつき，30日以内では99%に免疫ができる．1回の黄熱ワクチンで黄熱に対し十分な免疫が獲得され，生涯予防するのに十分な免疫を得ることができ，黄熱ワクチンの追加接種（ブースター）を行う必要はないとされている．地域で流行が起こらないようにするためには住民の60〜80%がワクチン接種を受けていることが求められ，アフリカのリスクのある国では集団接種キャンペーンを通じてワクチン接種を実施している．

3. 副反応

黄熱ワクチン接種後の副反応として注意すべきことはアレルギー反応によるアナフィラキシーショックの起こる可能性と関節痛や筋肉痛，頭痛，発熱等の全身反応とワクチン株の異常な増殖による症状の出現である．黄熱で特に注意すべきアレルギーは卵，ゼラチンがあげられるが，他の内容物に対するアレルギーも否定できないため接種後30分は接種した医療機関にとどまって様子をみることを推奨している．

特異的な免疫反応によって起こる発熱や疼痛は免疫反応が起こる接種後2週間が多く，この期間に何らかの症状が起こった場合には医療機関受診を勧めている．

ワクチン株のウイルスによる重篤な副反応は大きく分けて神経障害と臓器障害の二つに分類される．ギラン・バレー症候群等の神経障害は多くは回復するが，肝不全や腎不全につながる臓器障害は重症になることが多く死亡率が65%と高い．接種後にこのような副反応の発現するリスクが高いとされる60歳以上の高齢者では，十分な経過観察が求められる（表28.5）．

表 28.5 黄熱ワクチン接種後重篤副反応の発生率（米国）[12]

神経障害

年齢	10万接種当たり
全年齢	0.8
60～69	1.6
70以上	2.3

熱性臓器不全

年齢	10万接種当たり
全年齢	0.4
60～69	1.0
70以上	2.3

アナフィラキシー

年齢	10万接種当たり
全年齢	1.8

しかしながらこのような全身副反応の発生はまれとされており，リスク地域への渡航の場合には接種が推奨されている．

D. 世界の状況[9)]

2015年12月末よりアンゴラでアウトブレイクが発生している．2016年5月11日までに，疑い例を含む2267例の患者（293例の死亡）が報告されている．首都ルアンダを中心に，流行が続いている．世界保健機関は，2016年2月より予防接種キャンペーンを展開しており，これまでに700万人に接種を行っている．

アンゴラからの輸入例として，2016年3月22日～5月4日までに，コンゴで39例の患者が報告されている．また，ケニア，ナミビアにおいても輸入例が報告されている．

コンゴでは，少なくとも2例の国内発生例が確認されており，その他に約10例の国内発生の疑い例が発生しており，現在疫学調査が実施されている．

ウガンダにおいても一部の地域において51例の黄熱疑い例と7例の確定例の発生が報告されているが，本症例集積についてはアンゴラのアウトブレイクとは疫学的に関係がないことが判明している．アンゴラ，コンゴの黄熱流行は，2017年2月終束宣言がWHOより出された．

南アメリカにおいては，2015年にはペルー，ボリビア，ブラジルの3か国で流行が確認されたが，2016年度は4月22日時点で，ペルー1か国からのみ25例が報告されている．その後2016年にブラジルで流行がおこり2017年にかけて周辺の6か国へ拡大し，2018年まで流行は続き，旅行者への感染も確認されているため，ワクチン接種が推奨されている．

〔金川修造〕

文 献

1) 加藤康幸：IHRとトラベラーズワクチン（黄熱ワクチン）．第6回トラベラーズワクチン講習会発表，国立国際医療研究センター，2016
2) Barrett AD, Higgs S：Yellow fever：a disease that has yet to be conquered. *Annu Rev Entomol* **52**：209-229, 2007
3) Staples JE, Gershman M, *et al*：Yellow fever vaccine：recommendations of the Advisory Committee on Immunization Practices（ACIP）. *MMWR Recomm Rep* **59**(RR-7)：1-27, 2010
4) Jentes ES, Poumerol G, *et al*：The revised global yellow fever risk map and recommendations for vaccination, 2010：consensus of the Informal WHO Working Group on Geographic Risk for Yellow Fever. *Lancet Infect Dis* **11**：622-632, 2011
5) WHO：Wkly Epidemiol Rec
6) Fact Sheet：Yellow fever, WHO. Mar 2016. http://www.who.int/mediacentre/factsheets/fs100/en/
7) Garske T, Van Karkhove MD, *et al*：Yellow Fever in Africa：estimating the burden of disease and impact of mass vaccination from outbreak and serological data. *PLoS Med* **11**：e1001638, 2014
8) CDC：Yellow Book
9) http://wwwnc. cdc. gov/travel/yellowbook/2016/infectious-diseases-related-to-travel/yellow-fever
10) http://www.who.int/csr/disease/yellowfev/en/
11) Vasconcelos PF, Luna EJ, *et al*：Serious adverse events associated with yellow fever 17DD vaccine in Brazil：a report of two cases. *lancet* **358**：91-97, 2001
12) CDC：Yellow Book
13) http://www. nih. go. jp/niid/ja/yellow-fever-m/1142-idsc/6489-yellow-fever-ra.html

第 IV 部

これからのワクチン

29 これからのワクチン開発の方向性

29.1 ワクチンの現状と問題点

Jennerが1796年に世界初のワクチンである「種痘」を実施してから200年余りの間にさまざまな種類のワクチンが開発，実用化され，全世界における感染症予防に大きな貢献を果たしている．その一方で，ワクチンに関する多岐にわたる問題点も現れており，これらの問題点を抜本的に解決するための新たなワクチン開発方法が求められている．ここでは，ワクチンに関するさまざまな問題点をあげたうえで，それらを克服するこれからのワクチン開発の方向性について概説する．

29.1.1 ワクチンに求められる条件

「ワクチンに求められている条件は何か？」これはワクチンの開発を行ううえで常に問いただされる命題である．これに対する答えはその対象となる感染症や疾患等によって多種多様であるが，基本的には，①対象となる感染症やその他疾患の発症を予防するもしくは，軽減するという，「ワクチンが本来持つ目的を達成する」意味での「ワクチン効果」，②ワクチン接種後の副反応や健康被害を誘導しないもしくは，最小限に抑制できる「ワクチンの安全性」，③ワクチンの品質が保たれた状態で安定的にワクチンを供給でき，貧富の差がなく安価に接種することができるために必要な「ワクチンの経済性」等が考えられる（図29.1）．

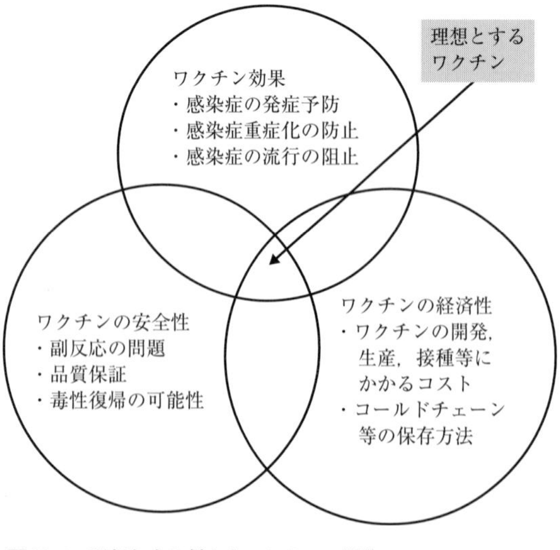

図29.1 理想とする新たなワクチンの開発
最低でも上の三つの問題を解決していく必要がある．

これまで実用化されたワクチンは，上述の条件を満たすべくさまざまな方法により開発されたものである．しかし，それらが必ずしも「完全無欠」なワクチンとして存在しているわけではなく，さまざまな問題点が指摘されている．これらの問題点について以下に概説する．

29.1.2 ワクチンの問題点

a. ワクチン抗原の性状に基づく問題点

ワクチン抗原の性状から，ワクチンを，①病原体を弱毒化したものをワクチン株としてそのまま接種する「弱毒生ワクチン」，②病原体を不活化（死菌化）したものあるいは，病原体の構成成分の一部をワクチンとして接種する「不活化ワクチン」，に大別することができる．

1) 弱毒生ワクチン　弱毒生ワクチンは，感染症の原因病原体を培養方法の工夫等によって弱毒化させた「弱毒生ワクチン株」を直接ヒトに接種する方法であり，感染症を発症することなく同感染症に対する防御免疫を誘導させる．一般に生産コストは安く，1〜2回の少ない接種回数によって有効かつ持続的なワクチン効果が誘導されるという長所を持つ．しかし，以下の問題点が指摘されている．

(1) 弱毒生ワクチン株の毒性復帰：　弱毒生ワクチン株を培養し続けることや，ヒトに感染・伝播するうちに，弱毒化前の状態に毒性復帰する可能性があり，安全性に関する不安定要素となっている．

(2) 強い副反応誘導の可能性：　弱毒化されたとはいえ，病原体そのものを接種することにより病原体を構成するすべての抗原に対する生体反応を誘導する．そのため，接種部位を中心として発赤，腫脹，疼痛や発熱，全身倦怠感等の副反応を惹起しやすい．また，非常に重篤な副反応を誘導するケースもまれに発生する．

(3) 開発に偶発性があり，科学的根拠に基づいた開発がしづらい：　これまでの弱毒生ワクチンは偶発的に開発されたものが多く，後述のように，科学的根拠に基づいた高いワクチン効果ときわめて低い副反応と高い安全性の両方を有する新たなワクチンの開発が求められている現在では，積極的に開発しづらい面がある．

2) **不活化ワクチン** 不活化ワクチンは死菌等不活化した全菌体や病原体の構成成分の一部を抗原として接種するものである．弱毒生ワクチンと比べて安全性に優れていることが多く，感染防御抗原に関する科学的根拠に基づいたワクチン開発を行うことができるという利点がある．しかし以下の問題点が指摘されている．

(1) ワクチン効果の問題： 数回の接種によるブースター効果を期待しなければ有効なワクチン効果を得ることができないことが多い．また，その効果も限定的であり，ワクチンの種類によっては感染症発症予防ではなく発症時の症状の軽減を主とすることもある．さらにワクチン効果の持続性が一般的に短い傾向にある．そのため，免疫賦活物質（アジュバント）を併用して免疫力を増強させ，これらの欠点を補うことが一般的に用いられている．

(2) 開発コストの問題： ワクチン開発に高い経費を伴うことが多く，ワクチン接種費用が高額になりやすい．

(3) 副反応の問題： 安全性において弱毒生ワクチンより優れているとはいえ，副反応を誘導するケースは存在し，まれに重篤な症状を引き起こすことがある．

b. ワクチン作製方法に関する問題点

1) **ワクチン抗原となる病原体培養** ワクチンの作製の中心は，その対象となる病原体もしくは，その弱毒株（ワクチン株）の培養である．多くの場合，病原体の培養は培養細胞を用いて行われるが，その方法で培養できない場合，動物の体内や鶏卵等に接種して培養することもある．

しかし，上記培養により作製される病原体量が少ないために十分な抗原量を供給できないこともありうる．また，培養中に病原体が変異を起こし，毒性復帰や抗原性の変化をもたらすことも考えられる．それに加えて，培養細胞中や接種した動物組織中の混在成分による重篤な副反応の誘導の危険性も起こりうる．そこで，製造現場においてはそのようなことが起こらないように国より認可を受けた製造工程を遵守し，品質管理を徹底するとともに，これらの問題発生の可能性を軽減させるために培養方法の変更や改良の研究が行われている．それでもなお不測の事態により問題が発

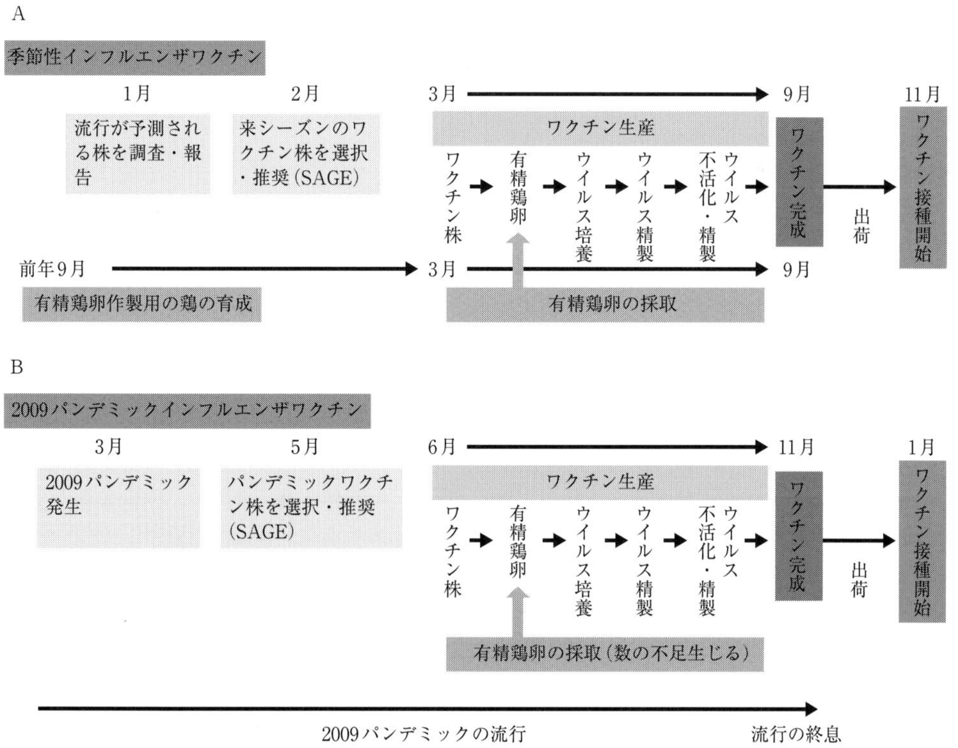

図 29.2 2009 年のインフルエンザパンデミックで露呈したインフルエンザ HA ワクチン作製手順の問題
ワクチンウイルスを鶏卵で作製していたために，パンデミック発生時に鶏卵数の不足で十分量のパンデミックワクチンを早急に作製することができなかった．A：平常時でのワクチン作製のスケジュール．B：2009 年パンデミック発生時でのワクチン作製のスケジュール．

生することもある．たとえば，2009年に発生したインフルエンザパンデミックでは，パンデミックウイルス株の鶏卵での培養が不十分であったことや鶏卵そのものの数の不足も相まって，パンデミックインフルエンザ用のワクチンの供給を十分に行うことができなかった（図29.2）．また，パンデミックが2009年春から秋にかけて早期に流行し，それまでにパンデミックインフルエンザ用のワクチンの出荷を間に合わせることができなかった．このため，パンデミック用を中心に，現行のインフルエンザウイルスの培養方法の改良が強く求められている[1)]．このように病原体の培養方法についてはさらなる改良や新たな培養方法を模索していく必要がある．

2）アジュバント　最近のワクチン開発傾向は，科学的根拠に基づいた防御抗原の設定による同抗原特異的免疫応答の誘導と，ワクチン抗原以外の抗原の誘導を極力抑制し副反応を最小限にするためのコンポーネントワクチン設計にある．しかし，特定抗原のみの免疫誘導はきわめて難しい．それを解決するため方法として使用されるのがアジュバントである．1970年以降にみられる免疫学研究の飛躍的発展やそれに伴う免疫学的根拠に基づいたコンポーネントワクチンの設計研究の進化に伴う形で新規アジュバント開発に関する研究も急速に進展している．しかし，アジュバントはワクチン抗原の防御免疫応答の誘導・増強を誘導する補助物質であり，ワクチン抗原以上に安全性の担保が必須である．この問題の解決は簡単なものではなく，実用化されているアジュバントの数は非常に少ない．そのため，さらなる安全性とワクチン効果の増強の両面を満たすアジュバントの開発が必要である．

c.　ワクチンの接種方法・経路

最近の免疫学研究の飛躍的な進展により，抗原の接種方法，接種経路によってその免疫応答が有効に働く部位等が異なることが明らかにされつつある．一般的にワクチンは皮下接種もしくは筋肉内接種を行うことが多い．この場合，全身のリンパ節に抗原が送り込まれ，そこで抗原特異的な免疫応答が誘導されることから，全身的（systemic）な免疫応答を誘導することが知られている．しかし，粘膜組織への免疫誘導を必要とする場合，ワクチンを経鼻・経口接種した方が，粘膜固有に存在する粘膜免疫を誘導させ，より効果的なワクチン作用を誘導することが知られている．また，ワクチン接種の大部分は注射器による接種であり，被験者，特に乳幼児に対して肉体的，精神的苦痛を伴う．そのため，注射による接種方法に代わる「痛くないワクチン」の開発の必要性も上がっている．

d.　経済性

感染症に対するワクチンの最大の目的は，感染症のまん延防止である．現在さまざまな感染症の蔓延地域は発展途上国に集中しており，これらの国民にワクチンの接種機会を増やしていくことは，全世界的な重要課題である．しかし，これらの国は財政的に苦しいところが多く，貧困に喘ぐ国民も多いため，いかにワクチンをコストのかからないように提供していくのかが課題となる．注射器等の接種器具や接種する医師等に対するコストの問題も存在するが，最も重要な問題はコールドチェーンに関するコストである．ワクチンの品質を保証するためにワクチンを冷蔵保存する必要があり，発展途上国へのワクチンの運搬や現地での保存にも冷蔵施設が必要である．この施設の必要性がさらなるコストの上昇を招いており，これらの問題を解決するための方策を検討する必要がある．

e.　有効なワクチン開発が果たされていない病原体

いまなお有効なワクチンが開発されず，世界中で多くの罹患者を有する疾患も数多く存在する．代表的なものとして，マラリア，後天性免疫不全症候群（AIDS），C型肝炎，RSV（respiratory syncytial virus）感染症，デング熱，エボラ出血熱等があるが，これらについて世界中で多くの研究者たちがワクチン開発研究を懸命に進めているところである．また，感染症以外のワクチン，たとえば癌ワクチンなどの研究も進められているが，今なお実用化されているものは存在しない．

29.2　これからのワクチン開発の方向性

以上のようにワクチンに関するさまざまな問題を取り上げたが，それらは一筋縄で解決できるほど簡単なものではない．これらの問題を解決すべく取り組むべき新たなワクチン開発研究の方向性はきわめて多面的であり，ワクチンの対象となる病原体の特徴や性状によっても変化する．そこで，現在までに，取り組まれているさまざまなワクチン開発について紹介する．

29.2.1　不活化ワクチンベース

ワクチンは健常者に接種することを前提としているため，副反応等不測の健康被害の発生を極力抑制することが必要である．そのため，現在のワクチン開発は不活化ワクチン，その中でも特にコンポーネントワクチンを軸に進められている．コンポーネントワクチンとは，ワクチン用の防御抗原となりうる蛋白（群）を単離することによって，あるいは，同蛋白コードする遺伝子を用いて，免疫学的根拠に基づいた予防効果を得るように設計することで作製されるワクチンを指す．コンポーネントワクチンをベースとしたワクチンの開発研究が進められているが，その方向性として，①防御抗原をコードする遺伝子を用いた組換え蛋白によるコンポーネントワクチン，②コンポーネントワクチン＋アジュバント，③ウイルス様粒子（VLP），④組換えウイルスベクター等をあげることができる．

a.　防御抗原をコードする遺伝子を用いたコンポーネントワクチン

最近病原体のゲノム解析が飛躍的に向上するとともに，防御抗原となりうる蛋白の遺伝子も明らかになりつつある．さらに，遺伝子組換え技術の確立によって，防御抗原をコードする遺伝子を用いた組換え蛋白の作製が可能となっている．この状況下で，ワクチン用標的遺伝子をクローニングすることにより，コンポーネントワクチンとして利用する可能性を検討し，一部実用化されているものもある．

たとえばB型肝炎（HBV）ワクチンは，当初HBVキャリアーの血液中に存在する小型HBs抗原粒子（HBV, Dane粒子エンベロープ蛋白成分，図29.3）の分離精製によるものであった．しかし，1970年末～80年代にかけてHBs抗原をコードする遺伝子を酵母ないし真核細胞に組み込んだ遺伝子組換えHBs抗原の作製に成功し，これが小型HBs抗原粒子と物理化学的免疫学的性状が同様であることからワクチンとして利用可能であることを明らかにした[3]．現在では，この組換えHBs抗原によるB型肝炎ワクチンも実用化されている．

このようにワクチン抗原になりうる病原体の遺伝子を検索し，その組換え蛋白を作製することによってワクチンとする方法は，科学的根拠に基づいた有効なワクチン効果の誘導とワクチン接種後における宿主の安全性の確保の両面を担保しやすいことが考えられる．そのため，現在多くの病原体に対する抗原候補となるものをコードする遺伝子を利用したワクチン開発研究が進められている．

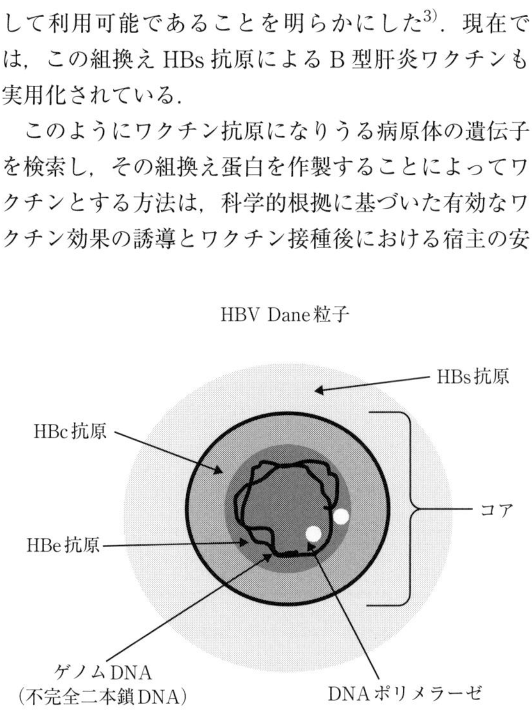

図29.3　HBVのDane粒子と抗原

b.　コンポーネントワクチン＋アジュバント

コンポーネントワクチンの作製は，科学的根拠に基づいた防御免疫効果を誘導し，副反応を抑制することが期待できる意味で重要な意味を持つ．しかし，単独の蛋白だけで十分な免疫効果を誘導することができないことが多いのがこの種のワクチンの問題である．このため，この免疫効果を増強するためにアジュバントを用いることが一般的である．基本的には，①抗原提示細胞によるワクチン抗原の取込みならびに抗原提示の増強，②ワクチン抗原特異的な細胞性ならびに体液性免疫応答の誘導の増強，を促し，その病原体の感染ならびに感染症発症の抑制を確実にさせる物質を指す．20世紀中，さまざまなアジュバントが検討されてきたが，実用化されたのは水酸化アルミニウム等ごく一部に限られてきた．しかし，今世紀初頭より，グラクソ・スミスクライン社（GSK）がAS04を，ノバルティス社がMF59を開発，実用化させる等，ヨーロッパを中心に新規アジュバントが次々と生み出されている．現在，AS04はGSK社のヒトパピローマウイルスワクチンの[4]，MF59はノバルティス社のインフルエンザワクチンの[5,6]，それぞれワクチンアジュバントとして実用または検討を進めている．

新規のアジュバントの開発・実用化については，ワクチン以上に副反応の発現が誘導されないよう，安全性に関する高い信頼性が要求されるため，長い時間を要すると考えられる．しかしながら，より効果的なワクチンの開発には不可欠な要素であることから，さまざまな材料を用いたアジュバント開発の研究が現在も積極的に進められている．

c.　コンポーネントワクチンとしてのウイルス様粒子（VLP）

ウイルスゲノムの解析が進むにつれて，ウイルス様粒子（VLP）を新たなコンポーネントワクチンとして作製する研究も進められている．VLPとは，ウイルス粒子の形成に関与する遺伝子群を大腸菌，酵母，あるいは真核動物由来の培養細胞に導入することにより作られる，中空のウイルス粒子を指す（図29.4）．VLPがワクチンとして利用されることの利点は，①抗原提示細胞が本来のウイルスと同様の方法で取り込むことにより抗原提示を行うため，ウイルス感染の場合とほぼ同じ有効かつ長期的な免疫応答が期待できる，②全粒子型であるが，不活化全粒子ワクチンのように蛋白が化学処理等によって変性されておらず，抗

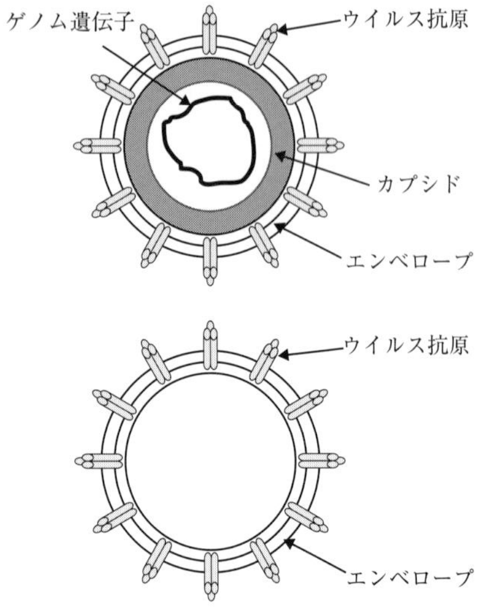

図 29.4　ウイルス粒子（上）と VLP（下）の模式図
ウイルス粒子は内部にカプシドにある蛋白とゲノム遺伝子が存在し，増殖可能であるが，VLP は，表層抗原と membrane のみで構成され，増殖能がない．

原性が保存されている，③ウイルスの感染および増殖に関与する遺伝子が含まれないため感染性を有しないこと，等である．このため，安全かつ有効なワクチン効果を発揮し，弱毒生ワクチンや不活化全粒子ワクチンに代わる有望なワクチンの剤形として期待されている．

現在実用化されているヒトパピローマウイルス（HPV）ワクチンも VLP ワクチンの一種である．現在，GSK 社では HPV16，18 型の L1 蛋白をコードする遺伝子をバキュロウイルス遺伝子に挿入し昆虫細胞に感染させて作製された VLP をワクチン抗原として，MSD 社では HPV6，11，16，18 型の L1 蛋白をコードする遺伝子を酵母に導入して作製された VLP をワクチン抗原として，それぞれ臨床使用している．

HPV 以外にも VLP をワクチン抗原として利用しようとする研究は活発に進められており，Kushnir らによれば，A 型肝炎，B 型肝炎，インフルエンザ，の各種ワクチンについて VLP の形態での実用化が認可されているほか，カンジダ症，HIV 感染症，ヒトパルボウイルス感染症，マラリア等の感染症，さらには，喘息，アルツハイマー病，2 型糖尿病，に対する VLP ワクチンが臨床試験中である[7]．

29.2.2　ウイルスベクター

最近の研究で，ウイルスをベクターとして遺伝子治療に応用する動きが活発化している．ウイルスは，感染の際にウイルス由来の遺伝子を宿主に導入することによって，急性・慢性感染症を中心にさまざまな生体反応を引き起こす．この現象は，宿主に対して無毒性あるいは弱毒性のウイルスにおいてもみられるが，病原性を発現する遺伝子が存在しない等のために疾患には至らない．そこで，これら無毒性・弱毒性のウイルスを改良したウイルスベクターによる疾病予防，治療，あるいはワクチン開発を目指す研究が進められている[8]．

これまで検討されているウイルスベクターとしては，レトロウイルス，アデノウイルス，アデノ随伴ウイルス，ポックスウイルス，ヘルペスウイルス，パラミクソウイルス等を由来としたものが存在する．しかし，安全面についていまなお課題が多く残されており，その解決が必要である．

日本でさかんに研究されているウイルスベクターの一つとして，センダイウイルスベクターがある．センダイウイルスは石田名香雄によって 1953 年に発見されたマウスパラインフルエンザ 1 型ウイルスであり，1957 年に岡田善雄によるセンダイウイルスの細胞感染による細胞融合現象の発見をきっかけとして，同ウイルスによる遺伝子導入に関する研究が進められてきた．センダイウイルスの RNA ゲノムは，全生活環を通じて感染した細胞質内で RNA の状態で存在するため，染色体へのゲノムの組込みによる挿入変異や染色体の構造変化を起こすことがない．また，①哺乳動物細胞膜上に存在するシアル酸と HN 蛋白を介して細胞内に侵入するため，幅広い細胞や組織への遺伝子導入が可能である，②細胞への進入が早いため，時間での導入が可能である，③細胞内でのゲノム自律複製がみられ，高発現の転写産物がみられる，④センダイウイルスがヒトへの病原性を有しない，⑤自然界でのウイルス遺伝子の組換えは報告されていない，等の理由により，これまで検討されてきた他のウイルスベクターと比較して，機能性安全性の面で優れた特徴を持つことが期待されている[9]．現在のセンダイウイルスベクターは，cDNA からリバース・ジェネティクス法によって作製される方法（導入細胞内へのベクターの自律複製に必要な N，P，L 遺伝子が含まれるが，他の遺伝子については一つもしくは複数欠損したものを用いる）が用いられ，ゲノム遺伝子へ導入目的とする外来遺伝子を組み込むことで，ベクターウイルスとしての機能を果たしている．

センダイウイルスベクターのワクチンベクターとしての応用を考えた場合，気道，鼻腔粘膜へのウイルス感染が起こりやすい性状から，経鼻接種としてのワクチンとして検討する可能性が高い．現在日本の研究機関で進められているものとして，ヒト免疫不全ウイルス（HIV）ワクチン，インフルエンザワクチン，アルツハイマー病ワクチン等があり[9]，センダイウイルスベクターのゲノム遺伝子にこれらの病原体の防御抗原をコードする遺伝子を組み込むものである．これらの防御抗原遺伝子を組み込んだウイルスベクターが宿主細胞に感染することにより，感染細胞あるいは抗原提示細胞にその抗原を認識し，抗原特異的な免疫応答を誘導することが可能となる．

29.2.3　弱毒生ワクチンウイルス株

ワクチンとして用いるウイルスベクターは，安全性が担保される必要がある．その安全性がある程度担保されているウイルスの一つにワクチンとして用いられている弱毒生ワクチンウイルス株が存在する．このウイルス株をベクターとして利用することによって，安全かつ効果的に病原体に対するワクチン効果を期待することが可能である．さらにベクターとして用いる弱毒生ワクチンの有する目的病原体に対するワクチン効果も加味されるため，多価ワクチンとしての応用も同時に期待できる．

a.　防御抗原遺伝子組込み弱毒生ワクチン

ワクチニアウイルスは，天然痘に対する弱毒生ワクチンとして長年用いられ，1980 年の天然痘撲滅に大きく貢献してきた．このウイルスのゲノムに外来遺伝子を大腸菌中に組み込み，この挿入用プラスミドDNA のトランスフェクションとワクチニアウイルスの感染を同時に行って培養細胞中で相同組換えによって他のウイルス抗原を組み込んだワクチニア組込み弱毒生ワクチンを作製し，新たなワクチンストラテジーとして利用する研究が進められている[8]．ワクチニアウイルスについては，100 万人当たり 10～20 人程度の脳炎・脳症の発症が報告されており，安全性を担保すべく，そのゲノムの改変が進められている．

b.　組換え水痘生ワクチンをベクターとした組換え多価ワクチン

水痘ワクチンは，水痘患児の水泡から分離した水痘帯状疱疹ウイルス（VZV）Oka 株（pOka 株）をヒト胎児肺細胞に 34℃で 12 代，モルモット胎児細胞で 11 代継代，さらにヒト 2 倍体細胞で数代継代して得られた弱毒ウイルス Oka ワクチン株（vOka 株）を用いた生ワクチンである．この水痘ワクチンの接種による水痘に対する体液性免疫応答および細胞性免疫応答の陽転率は約 90％であり，ワクチン接種後の水痘羅患率は 10％前後まで抑制され，しかも発症例のほとんども軽症例であったことから，同ワクチンは，ワクチン効果のきわめて高いことが実証されている．さらにワクチン接種後の副反応がほとんどみられないことから同ワクチンは世界保健機関（WHO）によって安全性有効性が認められており，現在でも全世界で広く使用されている[10,11]．

最近になって，vOka 株について全ゲノムを BAC

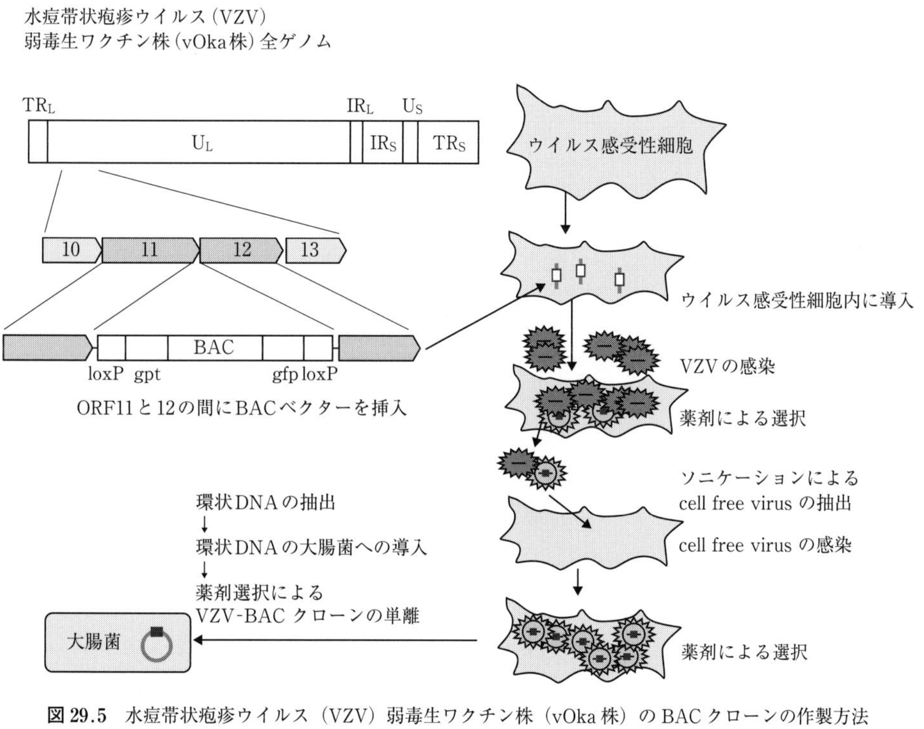

図 29.5　水痘帯状疱疹ウイルス（VZV）弱毒生ワクチン株（vOka 株）の BAC クローンの作製方法

（bacterial artificial chromosome）法を用いることによって組換え vOka 株の全ゲノムを BAC ベクターにクローニングすることに成功している[12,13]．BAC は，大腸菌内で維持される F 因子プラスミドに基づくクローニングベクターであり，このベクターには 300 kbp の DNA 断片をもクローニングでき，しかもこのクローン化された DNA は大腸菌の中で安定して維持，増幅することができる．方法は，BAC ベクターの両端にウイルスゲノム中の直列する ORF11 および 12 をつけて，その遺伝子配列をウイルス感受性細胞に導入し，その細胞に VZV を感染させる．薬剤選択により，感染細胞の一部に BAC ベクターを持った組換え VZV ができあがる（図 29.5）．さらに感染細胞よりそのウイルスを回収したうえでそのウイルスを感受性細胞に感染させ，感染初期に細胞中に存在する環状 DNA ウイルスを抽出し，それを大腸菌に導入する．この方法により大腸菌から BAC ベクターに組み込まれた VZV ゲノムのみを抽出でき，抽出したゲ

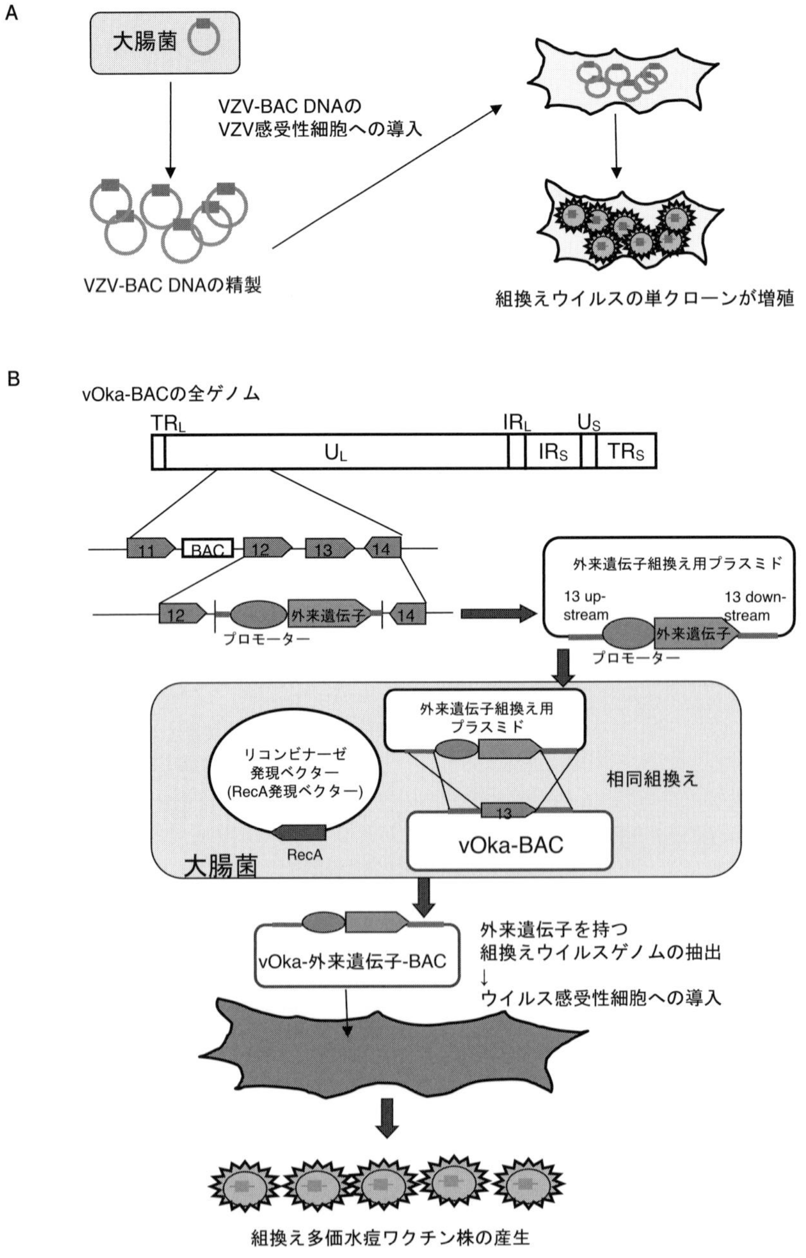

図 29.6　A：VZV-BAC クローンからの VZV クローンの作製手順と，
B：VZV-BAC クローンを用いた多価ワクチン作製の模式図

ノムをVZV感受性細胞に遺伝子導入することにより細胞から組換えウイルスを産生することが可能となった．

採取したrvOkaクローン株は，vOka株同様に弱毒化された株であることから，多価ワクチンのためのウイルスベクターとして利用することが可能である．そこで，上記のベクターを利用した水痘多価ワクチンの開発に向けた研究を進めている（図29.6）．現在動物実験において，ムンプスウイルスの防御抗原をコードする遺伝子を導入した組換え多価ワクチンの接種によって，双方の病原体に対する中和抗体の産生の誘導を確認している[14]．上記の方法が確立すれば，さまざまな外来遺伝子を水痘ワクチンゲノムに組み込むことによって多様な多価ワクチンの作製が可能となる．その結果，数種類のワクチンの接種が数回必要であった現行のワクチン接種を一度の接種で完了し，同等の効果的な終生免疫状態を誘導する可能性が期待される．

29.2.4　接種方法に着目した新規ワクチン

ワクチンの接種方法は，注射器による皮下もしくは筋肉内接種がほとんどである．しかし，この方法は疼痛と不快感が伴い，特に乳幼児にとっては大きなストレスとなることも多い．また，注射針を介した二次感染の危険性や使用済み注射器等の医療廃棄物の処理等バイオセーフティの管理に関する問題等も生ずる．

一方，免疫学研究の進歩により，ワクチンの接種経路によってワクチン効果の強弱が異なることが明らかにされ，たとえば，咽頭，気道粘膜感染で発症するインフルエンザに対するワクチンについては，皮下接種よりも経鼻接種の方がインフルエンザウイルスに対するより高い粘膜免疫応答を誘導し，高い予防効果を誘導することが示唆されている．

以上のことから，新規ワクチンの開発を検討する際，どのようなワクチン抗原を選択するかはもちろんのこと，そのワクチン抗原をどのような経路で接種するのかも非常に重要な要素となる．そこで，接種方法における新規ワクチン構築のストラテジーについて以下に記載する．

a.　皮下接種（筋肉内接種）ワクチン

皮下接種（筋肉内接種）ワクチンは，従来から行われている一般的なワクチン接種法である．一般に皮下にワクチン抗原が接種されると，皮下に存在するランゲルハンス細胞が抗原を認識し，二次リンパ組織等に移動してナイーブT細胞との抗原提示によって抗原特異的な免疫応答を開始する．その場合体液性免疫応答によって産生される抗体はIgMやIgGが中心で，血液やリンパ管を通じて各組織を循環する．しかし，消化管，気道，口腔，鼻腔等の粘膜組織には，前述の二次リンパ組織とは別に固有の粘膜リンパ組織を有しており，これらの粘膜に存在する抗原を認識し，粘膜組織に特化した免疫応答を行う（後述）．そのため，これら粘膜を初感染部位や原発巣とする感染症に対するワクチンを接種する場合，皮下接種が最良の効果を発揮することができないことも考えられる．

b.　粘膜接種型ワクチン

前述したように一般的な接種方法である皮下接種に代わる新しい方法として粘膜接種型ワクチンが注目されている．以前よりポリオ生ワクチンやロタウイルスワクチン等が経口接種方法として用いられているが，これまで積極的には導入されてこなかった．その理由として，粘膜表層は，pH環境や消化酵素等の存在によって，ワクチン抗原が抗原提示細胞に認識される前に分解され，有効な防御効果を誘導できないということがあげられる．しかし，最近の粘膜免疫学研究の飛躍的発展により，①抗原粘膜接種型ワクチンは，粘膜組織内にワクチン抗原を接種することにより，粘膜固有のリンパ節（腸管関連リンパ組織（GALT）や口蓋扁桃リンパ組織等）において抗原提示が行われ，粘膜組織固有の免疫応答が誘導されること，②その際，体液性免疫応答により産生される抗体は主に分泌型IgAである．IgA抗体はIgG抗体と異なり2量体以上の多量体で存在しており[15]，粘膜接種用インフルエンザワクチンの研究者等の報告から，IgG抗体と異なりインフルエンザ等にみられる抗原の突然変異体に対しても交差防御効果を有することが強く示唆されている[16]こと，等が明らかにされている．そのため，インフルエンザ，RSウイルス感染症，ノロウイルス感染症などの呼吸器や消化器，泌尿器等の粘膜等を原発巣とする各種感染症の予防手段としての粘膜ワクチンの必要性は高まっている．

接種方法としては，GALTへの抗原取込みを誘導する方法として経口接種等が，口蓋扁桃組織への抗原取込み等を誘導する方法として鼻への噴霧や点鼻（経鼻接種）や舌下部への接種等があげられる．実際，新しいインフルエンザワクチンとして欧米での使用が認可されているインフルエンザ弱毒生ワクチン「Flumist®」が噴霧による経鼻接種で行われている．また，日本でも国立感染症研究所と阪大微生物病研究会を中心に経鼻接種による不活化インフルエンザワクチンによるインフルエンザ予防効果に関する臨床実験を開始している．

一方，「食べるワクチン」の開発研究も進められている．これは，ある食物遺伝子の中にワクチン抗原の遺伝子を組み込むことにより，ワクチン抗原を成分中に多く含有する組換え食物を作製する．そして，これを摂取することによって安定的にGALTへの抗原取込みを行い，抗原特異的な粘膜免疫応答を誘導しようとするものである．この方法を用いることで，経口ワクチン設計の際に最大の障害となる消化管内での胃酸や各種酵素等による抗原の変性，分解等を食物の他の成分の保護によって抑制することが可能となる．さらに現行のワクチン管理での最大の問題であるコールドチェーン（冷蔵保存）についても常温保存可能な食物内にワクチン抗原を蓄積させることによって常温での長期保存が可能となりうる．以上より，「食べるワクチン」は，粘膜を感染源とする感染症を対象とした有効な粘膜免疫ワクチンとしての役割のみにとどまらず，注射器によるワクチン接種というストレスから解放，さらには大量の注射器の準備やコールドチェーンが困難な発展途上国でのワクチン接種に関する問題の抜本的解決にもつながることが期待される[17]．

その一例として清野らにより，コメ型経口ワクチンMucoRiceの研究開発が進められ[16]，MucoRiceにコレラ毒素Bサブユニット（CTB）を導入したコメの貯蔵蛋白質発現・集積システムを利用して発現したコメ型ワクチンMucoRice-CTBが実験小動物を用いた実験系でコレラ菌感染やコレラ毒素の曝露に対する下痢症状等の発症予防を示すことが報告されている[18]．

c.　皮膚貼付（経皮）ワクチン

ワクチンの皮膚への接種の利点は，真皮内に存在するランゲルハンス細胞と真皮樹状細胞による強い抗原提示を活かすことができる点である．本来ならば，皮下や筋肉内よりも皮内，特に真皮内にワクチンを接種する方がより高いワクチン効果を誘導できるとされる[19,20]．しかし，そのために皮膚表面にワクチンを塗布したとしても表面の角質層はケラチン，繊維状蛋白質，セラミド，中性脂質からなるバリア構造となっており，抗原を真皮内に透過することがきわめて困難である．そこで，注射器に代わる接種器具を用いた経皮ワクチンの開発が検討されている．岡田[21]によると，デリバリーシステムとして現在以下の方法が検討されている．

（1）Electroporation：　皮膚への電圧負荷により角質層に孔をあけて抗原を真皮内に送達する方法．皮膚細胞内に直接抗原を導入できる一方，装置が巨大でコストが高いことが問題とされる．

（2）Jet injector：　空気の圧力で抗原を皮膚内に送達する方法．臨床試験での有効性が報告されている．

（3）弾性リポソーム：　脂質や界面活性剤から形成された柔軟な二重膜を有するナノ粒子の中にワクチン抗原とアジュバントを内包させる方法で，毛包や汗腺，角質層間隙の透過も容易とされる．しかし，その材料についてはいまなお模索が続いている．

（4）パッチ型製剤：　皮膚に直接抗原を塗布する方法で，以前は角質層脂質部分を部分的に除去する前処理が必要とされた．しかし，岡田らが開発した親水性ゲルパッチではそのような前処理をせずに真皮内に抗原を浸透させることが可能となっている[21]．現在，真皮内に抗原を浸透させる効率をあげるための探索を進めている．

（5）マイクロニードル法：　多数の微小な針（マイクロニードル）のあるパッチを皮膚に貼付することにより角質層に孔をあけ，抗原を真皮内に浸透させる方法である．神経終末のある真皮深部や皮下組織までマイクロニードルが到達しないため，疼痛を伴わない．

29.3　交差反応性を必要とする新たなワクチン開発のコンセプト

ワクチンは，その抗原が対象となる病原体に常時保有し，しかも変異しないことがその有効性を左右する最大の要因となる．逆説的にいえば，抗原変異が絶えず起こりうる病原体に対するワクチンの作製は非常に難しいことを意味する．一本鎖のRNAウイルス等は，常にそのゲノム遺伝子が変異することが知られており，その代表例としてあげられるのがインフルエンザウイルスである．

インフルエンザウイルスは，オルソミクソウイルス科に属する一本鎖RNAウイルスである[22]．水禽を中心にヒトを含む多くの動物種に感染するA型，ヒトにのみ感染するB型，ヒトおよびブタに感染するC型の血清型が存在し，ヒトに病原性を示すのはA，B型である．インフルエンザウイルスは基本的に多形性の円形ないし紐状の粒子形態を示し，直径は約80～120 nmである．エンベロープを有し，そこにウ

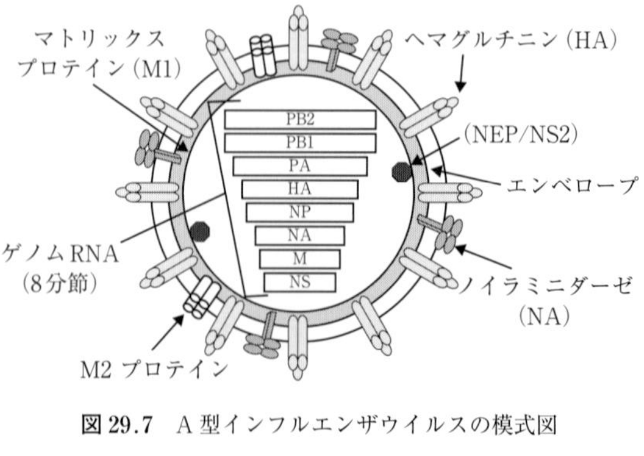

図29.7　A型インフルエンザウイルスの模式図

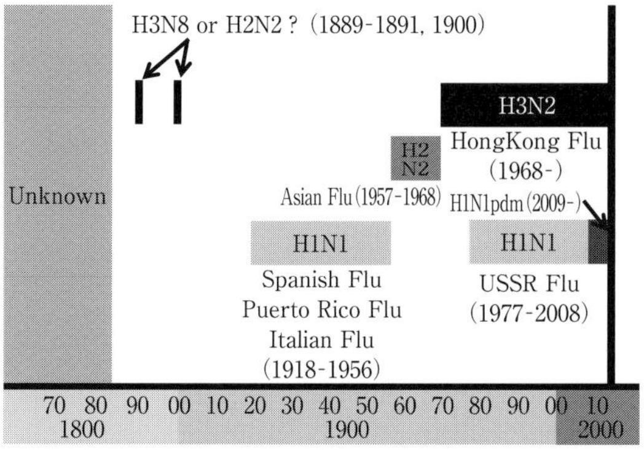

図 29.8　ヒトにおけるインフルエンザ流行の系図
横軸は年代（西暦）を表し，世紀ごとに網かけしている．

イルスヘマグルチニン（HA），ノイラミニダーゼ（NA），M1，M2 蛋白質が存在する（図 29.7）．その内部には A，B 型は 8 分節，C 型は 7 分節からなる（－）センス ssRNA が内在している．インフルエンザウイルスは，antigenic shift（大変異）と antigenic drift（小変異）が頻繁に発生し，そのたびごとにワクチン抗原の変更に迫られている．小変異は，ウイルス抗原遺伝子の突然変異によってその抗原の性質が変化することを示す．たとえば，1968 年の発生以来毎年流行を続けている A 香港型インフルエンザウイルス（A 型 H3N2 亜型）は，ワクチン抗原としても用いられている HA の変異が絶えず発生しており，ワクチン効果の減退を招く原因となっている[23]．そのため，HA 抗原の変異に合わせてワクチン株も変更している．一方大変異は，A 型インフルエンザウイルスのみに起こる現象であり，複数のウイルスが同一宿主内で感染した場合，その中で 8 分節のゲノム遺伝子の再集合によって新たなウイルスが作られることを示す．この大変異でできたインフルエンザウイルスに対する抗体を，ヒトは持ち合わせていないため大流行を引き起こす．これをインフルエンザパンデミックと呼ぶ．19 世紀後半以降，数回にわたってパンデミックが発生しており（図 29.8），多くの死者を出している．パンデミックのウイルスについてみると，たとえば，ヒトへ大流行した 2009 年パンデミックインフルエンザウイルスは，4 種類のトリ由来のインフルエンザウイルスが一部ヒトを介してブタに感染し，そのブタの中で 8 分節のウイルス遺伝子が新たに遺伝子再集合し，できあがったものである[24]（図 29.9）．このパンデミックを食い止めるインフルエンザワクチンのデザインは，現在実用化していない．そのため，世界中の人々はいつ新たなインフルエンザパンデミックが出現するのか戦々恐々としながら待つのみの状態である．

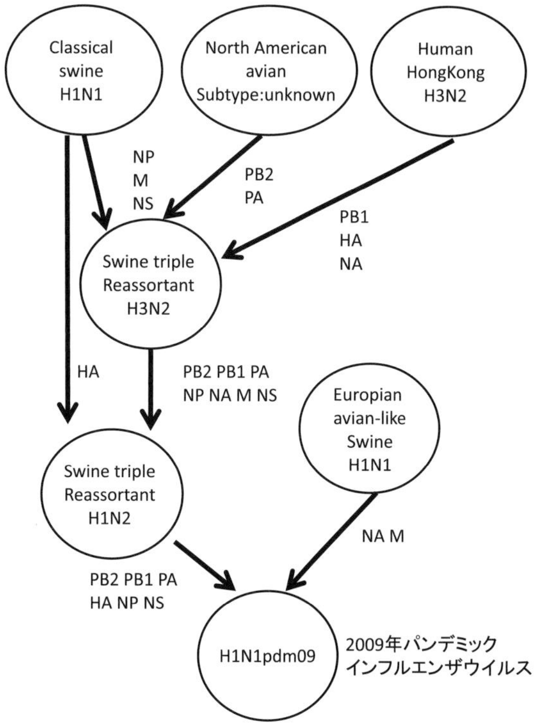

図 29.9　2009 年パンデミックウイルスの成り立ち

29.3.1　インフルエンザパンデミックを防止しうるワクチンデザイン

インフルエンザパンデミックは，いつどのようなウイルス亜型で出現するかまったく予想がつかない．そのため，上記問題を解決するためのワクチンデザインのコンセプトもさまざまである．

a.　変異や多様性がみられないウイルスの他の抗原を利用したユニバーサルワクチンの構築

現行のインフルエンザ HA ワクチンは，ウイルス粒子をエーテル処理し，ウイルス表層の HA，NA 等の蛋白等を集めた，インフルエンザスプリットワクチンである（図 29.10）．現行のインフルエンザスプリットワクチンによる抗ウイルス効果は，主にウイルス表層蛋白である HA や NA（主に HA）に対する IgG 抗体による抗ウイルス中和活性によるものである．しかし前述のとおり，インフルエンザウイルスの大変異や小変異によって，抗体を認識するエピトープが頻繁に変異するため，数年内にワクチンによるインフルエンザ予防効果が減退する傾向にある．特に季節性のインフルエンザウイルスは毎年小変異を頻繁に起こし続けているため，その前年に作製したワクチンに耐性のウイルスもしばしば出現する．そのため，インフルエンザワクチンは，頻繁に変更を余儀なくされて

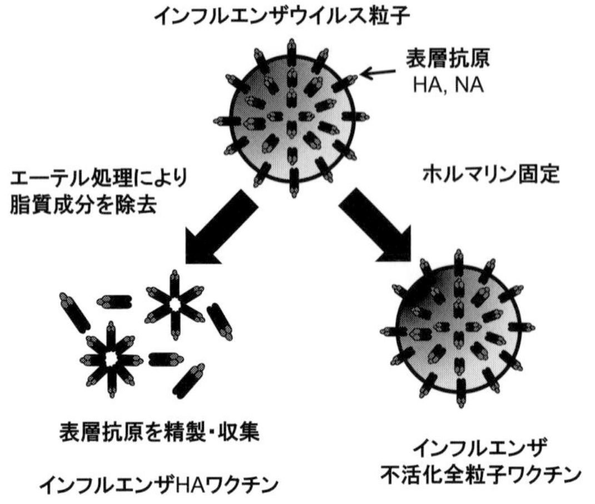

図 29.10　現在使用しているインフルエンザ HA ワクチン（左）と，それ以前に使用していたインフルエンザ不活化全粒子ワクチン

いるのが実情である．一方インフルエンザウイルスのM2 蛋白の細胞外ドメイン（M2e）は抗原性に多様性がないことから，この蛋白を用いたユニバーサルワクチンの検討が進められている[24]．この蛋白を免疫することにより，抗原特異的な抗体の産生以外に抗原特異的な細胞性免疫応答の誘導が確認されており，異なる亜型のウイルスに対する交差防御効果を誘導することを示している[25]．

さらに最近になって，HA の stem 部分がウイルス株間において高い保存性を有することから，この部分をワクチン抗原として利用する動きがみられる．Yassine らは，HA の stem 部分を結合させたナノ粒子を作製し，それをマウスに免役することによって異なる亜型のウイルス株に対する感染防御効果を有することを示している[26]．以上のように亜型の別に関係なく高い保存性を有するインフルエンザウイルス蛋白を検索し，それをワクチンとして利用する研究は世界中で盛んに進められている．

b.　インフルエンザライブラリーを用いた緊急対応型パンデミックワクチンの構築

以上のようにさまざまなユニバーサルワクチンの開発を行ったとしても，次に出現するパンデミックインフルエンザウイルスにすべて対応できるかはまったく不明である．また，確実なワクチン効果を引き出すためには，できる限り新たなパンデミックウイルス株と同じか近似の株をワクチンとして製造した方が有利であることに変わりはない．

パンデミックに対応しうる方法として世界的規模で取り組んでいるのは「プレパンデミックワクチン」製造である．これは，次に起こりうると考えられるインフルエンザパンデミックを予想し，そのウイルスに対するワクチンをあらかじめ作製・備蓄し，実際にパンデミックが発生したときにパンデミックワクチンとして利用するものである．1997 年以降，A 型 H5N1 亜型の高病原性トリインフルエンザウイルスのヒトへの感染による死亡例が各地で報告されて以来，次なるパンデミックウイルスの候補として 2000 年代初頭より「プレパンデミックワクチン」の作製・備蓄が進められてきた[1]．しかし，その最中の 2009 年に H5N1 亜型ではなく，H1N1 亜型のインフルエンザパンデミックが発生した．また現在，パンデミックを引き起こす可能性が高いものとして警戒する必要があるトリインフルエンザウイルスは，H5N1 以外に H7N7，H7N9 等複数あげられている．このように次に起こりうるパンデミックインフルエンザウイルスを予測することはきわめて難しく，「プレパンデミックワクチン」に代わる新たな緊急対応型パンデミックインフルエンザワクチンの開発が必要となる．

そもそもパンデミックインフルエンザウイルスは，突然自然発生したわけではなく，他の動物（トリ等）が保有するインフルエンザウイルスもしくは複数のウイルスが遺伝子再集合によって出現したウイルスがヒトへの感染性を獲得しヒトからヒトに感染するようになったウイルスである．それゆえ，パンデミックウイルスの HA および NA は，そのもととなる動物，特にすべての亜型のウイルスを保有する水禽が保有するウイルスが保有するものと同じか近似したものであることが考えられる．そこで，地球上に存在する水禽等の保有するすべての亜型のインフルエンザウイルスを収集，ワクチン用ウイルスとして保存し，新たなパンデミックが発生した場合にその亜型と同じワクチン用ウイルスから緊急的にワクチンとして利用するという新たなパンデミック用ワクチン開発戦略が考えられている．喜田らは水禽等の A 型インフルエンザウイルスのすべての亜型ウイルス株の収集や遺伝子組換えによる作製を行い，「インフルエンザウイルスライブラリー」の構築を世界で初めて行い，公開している[27]．そして山西や筆者らは，このライブラリーによる培養細胞からワクチン用のウイルスを作製した[28]．そして効果的かつ抗原のエピデミックにも対応できるよう，ワクチン用ウイルスを不活化全粒子の剤型で経鼻接種することによって，パンデミックに対応しうることを動物実験によって確認している[1,28]．

まとめ

以上に述べた内容以外にも新たなワクチン開発研究は数多く存在する．これらは，感染症に関する遺伝学的，分子生物学的，免疫学的機能解析が飛躍的に進展し，それに伴って科学的根拠に基づいたさまざまなワクチン形態のアイデアが生み出された結果である．さらに，悪性腫瘍や自己免疫疾患等の難治性疾患発症の原因因子をさまざまな遺伝子を導入することによって抑制させ，これを疾患の発症予防や治療に利用するという，感染症以外を対象とした新しい形でのワクチン開発も進められている．これらの新規ワクチン開発には，効果面，安全面，経済面の諸問題さらには遺伝子組換え体の接種に対する諸問題も加わり実用化の実現に向けて乗り越えるべき多くの事がらが存在する．しかし，これらを乗り越えることによって，これからのワクチン開発は，「感染症の撲滅」というスローガンに加えて，さまざまな「難治性疾患の撲滅」という新たなスローガンも抱えることとなり，ますます進展し続けるであろう．　〔岡本成史〕

文　献

1) 岡本成史：次世代インフルエンザワクチンの開発にむけて―これからのインフルエンザワクチンに必要な性状とその研究状況―．小児科臨床 **67**：600-606，2014
2) Shikata T, Karasawa T, *et al*：Hepatitis B e antigen and infectivity of hepatitis B virus. *J Infect Dis* **136**：571-576, 1977
3) MacAleer WJ, Buynak EB, *et al*：Human hepatitis B vaccine from recombinant yeast. *Nature* **307**：178-180, 1984
4) 笹川寿之：ヒトパピローマウイルス（HPV）ワクチンの現状と課題．モダンメディア **55**：269-275，2009
5) Camilloni B, Neri M, *et al*：Cross-reactive antibodies in middle-aged and elderly volunteers after MF 59-adjuvanted subunit trivalent influenza vaccine against B viruses of the B/Victoria or B/Yamagata lineages. *Vaccine* **27**：4099-4103, 2009
6) Vesikari T, Pellegrini M, *et al*：Enhanced immunogenicity of seasonal influenza vaccines in young children using MF59 adjuvant. *Pediatr Infect Dis J* **28**：563-571, 2009
7) Kushnir N, Streatfield SJ, *et al*：Virus-like particles as a highly efficient vaccine platform：Diversity of targets and production systems and advances in clinical development. *Vaccine* **31**：58-83, 2012
8) 大谷　明，根路銘国昭，ほか：ワクチンの改良・開発の展望．ワクチンハンドブック（国立予防衛生研究所学友会編），pp36-48，丸善，1994
9) 飯田章博：センダイウイルスベクター：ベクター開発と医療・バイオ分野への応用．ウイルス **57**：29-36，2007
10) 岡本成史，森　康子：新しい多価ワクチンの作製法，水痘弱毒生ワクチンのベクターとしての応用．化学と生物 **46**：12-16，2008
11) 森　康子，岡本成史：水痘生ワクチンを用いた組換えウイルスの作製と組換え多価生ワクチンとしての応用．*Med Sci Dig* **34**：436-439，2008
12) Nagaike K, Mori Y, *et al*：Cloning of the varicella-zoster virus genome as an infectious bacterial artificial chromosome in *Escherichia coli*. *Vaccine* **22**：4069-4074, 2004
13) Yoshii H, Somboonthum P, *et al*：Cloning of full length genome of varicella-zoster virus vaccine strain into a bacterial artificial chromosome and reconstitution of infectious virus. *Vaccine* **25**：5006-5012, 2007
14) Somboonthum P, Yoshii H, *et al*：Generation of a recombinant Oka varicella vaccine expressing mumps virus hemagglutinin-neuraminidase protein as a polyvalent live vaccine. *Vaccine* **25**：8741-8755, 2007
15) Tanimoto T, Haredy AM, *et al*：Comparison of the cross-reactive anti-influenza neutralizing activity of polymeric and monomeric IgA monoclonal antibodies. *Viral Immunol* **25**：433-439, 2012
16) Tamura S, Hasegawa H, *et al*：Estimation of the effective doses of nasal-inactivated influenza vaccine in humans from mouse-model experiments. *Jpn J Infect Dis* **63**：8-15, 2010
17) Nochi T, Takagi H, *et al*：Rice-based mucosal vaccine as a global strategy for cold-chain- and needle-free vaccination. *Proc natl Acad Sci USA* **104**：10986-10991, 2007
18) Yuki Y, Tokuhara D, *et al*：Oral MucoRice expressing double-mutant cholera toxin A and B subunits induces toxin-specific neutralising immunity. *Vaccine* **27**：5982-5988, 2009
19) Sugita K, Kabashima K, *et al*：Innate immunity mediated by epidermal keratinocytes promotes acquired immunity involving Langerhans cells and T cells in the skin. *Clin Exp Immunol* **147**：176-183, 2007
20) Merad M, Ginhoux F, *et al*：Origin, homeostasis and function of Langerhans cells and other Langerin-expressing dendritic cells. *Nat Rev Immunol* **8**：935-947, 2008
21) 岡田直貴：経皮ワクチン製剤（貼るワクチン）の基礎から臨床．*Yakugaku Zasshi* **133**：1363-1372，2013
22) Wright PF, Neuman G, *et al*, Orthomyxo virus. Fields Virology 5th ed., Vol 2（ed. by Knipe DM, Howley PM, *et al*), pp1691-1740, Lippincott-Raven, 2007
23) Both GW, Sleigh MJ, *et al*：Antigenic drift in influenza virus H3 hemagglutinin from 1968 to 1980. *J Virol* **48**：52-60, 1983
24) Garten RJ, Davis CT, *et al*：Antigenic and genetic characteristics of swine-origin 2009 A（H1N1）influenza viruses circulating in humans. *Science* **325**：197-201, 2009
25) Deng L, Cho KJ, *et al*：M2e-based universal influenza A vaccines. *Vaccines* **3**：105-136, 2015
26) Yassine HM, Boyington JC, *et al*：Hemagglutinin-stem nanoparticles generate heterosubtypic influenza protection. *Nat Med* **21**：1065-1070, 2015
27) Kida H, Sakoda Y：Library of influenza virus strains for vaccine and diagnostic use against highly pathogenic avian influenza and human pandemics. *Dev Biol* **124**：69-72, 2006
28) Haredy AM, Takenaka N, *et al*：An MDCK cell culture-derived formalin-inactivated influenza virus whole-virion vaccine from an influenza virus library confers cross-protective immunity by intranasal administration in mice. *Clin Vacine Immunol* **20**：998-1007, 2013

30 粘膜免疫のワクチン開発

Edward Jennerによるワクチン接種の発見からおよそ200年が経過しており，ワクチンは現在，さまざまな感染症の制御において重要な役割を果たしている．しかしながら，今なお，現行のワクチンでは制御できない新興および再興感染症の出現により，世界中の多くの人々が脅かされ続けていることも事実である．消化器，呼吸器および生殖器の粘膜表面は，常に外部環境に接しており，それゆえ，食物などの摂取，吸入および性的接触による病原微生物の侵入の危険に常にさらされている．実際，2008年度の統計調査では，5歳未満の子どもの死亡原因のおよそ68%が感染症に起因し，中でも，肺炎（18%），下痢（15%）が大きな割合を占めていることが報告されている[1]．

粘膜およびその関連リンパ組織は，ヒトの体内で最大の免疫器官であることから，気道消化管や生殖器を経由して侵入する病原体に対する宿主防御において中心的な役割を果たしている．したがって，粘膜免疫応答および全身性免疫応答の両方を効率よく誘導することで，病原体に対して粘膜面と全身における二段構えの防御システムを構築できるワクチンが，多くの感染症制御のために必要とされている．ここでは，現行の粘膜ワクチンに加え，研究段階の次世代型粘膜ワクチンについて解説する．

30.1 粘膜ワクチンの免疫学的特徴

一般的に，ほとんどのワクチンは，全身性の免疫応答，すなわち体内における免疫を効率よく誘導するために，皮下に投与される．しかしながら，この皮下への投与経路は，粘膜組織における免疫応答を活性化するには効率的ではない．これとは対照的に，経口投与による適切なワクチン送達手段やアジュバント（免疫賦活薬）の併用は，全身および粘膜面の両方において防御免疫を誘導することができる可能性がある．興味深いことに，粘膜組織における局所的な免疫応答の誘導は，たとえば経口や経鼻等といったワクチン投与の経路に依存することが知られている．

通常，粘膜経由で投与されたワクチン抗原は，消化管や呼吸器の管腔において，粘膜関連リンパ組織（mucosa-associated lymphoid tissue：MALT）の濾胞関連上皮層（follicle associated epithelium：FAE）に位置するM細胞により体内に取り込まれる（図30.1）．ワクチン抗原は，その後，FAE直下に存在する樹状細胞（DC）等の抗原提示細胞により効率的に捕捉・処理され，誘導組織に集積してきたCD4陽性およびCD8陽性$\alpha\beta$T細胞に抗原提示される．消化管におけるMALTとして特徴づけられる腸管関連リンパ組織（gut associated lymphoid tissue：GALT）では，経口抗原が，$\alpha 4\beta 7$インテグリンを発現するエ

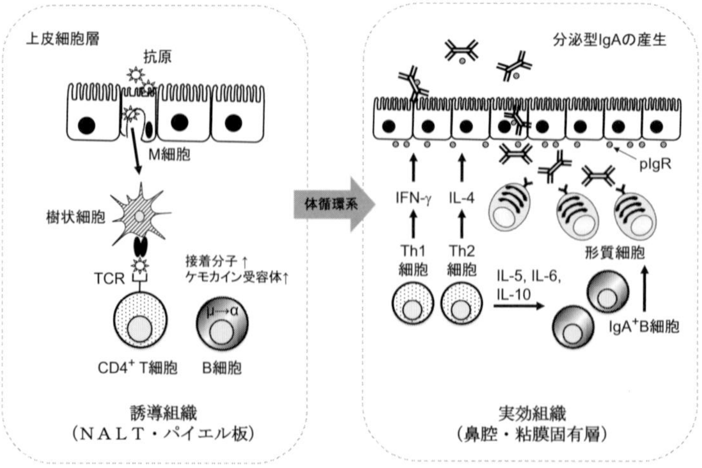

図30.1 粘膜免疫誘導の基本メカニズム

表 30.1 国際的に承認されている粘膜ワクチン

感染症	ワクチン名	投与経路	商品名	製造販売会社
コレラ	不活化 *V.cholerae* bacteria (strain O1)＋コレラ毒素Bサブユニット	経口	Dukoral®	Crucell (スウェーデン)
	不活化 *V.cholerae* bacteria (strain O1 and O139)	経口	Shanchol®	Shanta Biotechniques (インド)
	不活化 *V.cholerae* bacteria (strain O1 and O139)	経口	mORC-Vax	Vabiotech (ベトナム)
腸チフス	弱毒化 *S.typhi* bacteria (strain Ty21a)	経口	Vivotif®	Crucell
ロタウイルス	弱毒化ロタウイルス (RIX4414 human strain G1P)	経口	Rotarix®	GlaxoSmithKline (ベルギー)
	弱毒化ロタウイルス (human-bovine strain G1,G2,G3,G4,P1)	経口	RotaTeq®	MSD (ドイツ)
ポリオ	弱毒化ポリオウイルス (Sabin strain type 1, 2, 3)	経口	OPV	Novartis (イタリア), BIBVOL (インド), etc
	弱毒化ポリオウイルス (Sabin strain type 1, 3)	経口	Poliomyelitis vaccine, Type1&Type3	Sanofi Pasteur (フランス)
	弱毒化ポリオウイルス (Sabin strain type 1)	経口	Poliomyelitis vaccine, Type 1	Sanofi Pasteur, Novartis, GlaxoSmisthKline
インフルエンザ	弱毒化インフルエンザウイルス (strain of A/H1N1, A/H3N2, B/Yamagata/16/88, B/Victoria/2/87)	経鼻	FluMist® Quadrivalent	Medlmmune (米国)
	弱毒化インフルエンザウイルス (strain A/H1N1)	経鼻	Nasovac	Serum Institute of India (インド)

フェクターまたは記憶T細胞を誘導する．$\alpha4\beta7$ インテグリンは接着分子で，血管アドレシン細胞接着分子1（MAdCAM-1）やケモカインリガンド25（CCL25）の受容体として知られるケモカイン受容体9（CCR9）等の分子と結合することが知られる．MAdCAM-1は，腸管壁の血管内皮細胞に発現しており，そこでリンパ球の接着をサポートし，CCL25は，小腸に特異的に発現してIgA抗体産生細胞の腸管へのホーミングに関与するとされる．このように，GALTで抗原によって活性化されたリンパ球には，インテグリンおよびケモカイン系を介した腸へのホーミングシステムが備わっている[2]．

腸管免疫系とは対照的に，鼻咽頭関連リンパ組織（NALT）において吸入抗原により感作されたリンパ球は，血管細胞接着分子-1（VCAM-1）の受容体となるインテグリン $\alpha4\beta1$ を発現する．VCAM-1は，鼻粘膜における血管内皮細胞に選択的に発現するが，腸管粘膜においては発現しない．この事実は，NALTにおける樹状細胞が，エフェクター細胞に対して，鼻粘膜へのホーミング特異性をインプリントしていることを示唆する．このように，粘膜ワクチンの最も適切な投与経路を決定する際には，粘膜固有の抗原提示システムおよびインプリンティングシステムを考慮することはきわめて重要である．

粘膜局所における効率的な免疫応答の誘導に加え，粘膜ワクチンは，次にあげるいくつかのユニークな利点を特徴とする．たとえば，イヌのケンネルコフワクチンを代表とするいくつかの粘膜ワクチンでは，ワクチン接種後48～72時間以内において迅速な免疫応答が誘導されることが知られている[3]．このことは，流行感染等の急速な伝播を早期に防ぐことができる可能性を示唆する．一方，粘膜ワクチン接種は注射を必要としない．すなわち，ワクチン接種時の疼痛や精神的不安を伴うことなく，またそれを扱う医療従事者にとっても簡便かつ安全な方法と考えられる．事実，注射によるワクチン投与は，注射器・注射針の生産の面で非常に高いコストを必要とするだけでなく，感染症が流行している発展途上国等では，注射器・注射針の再利用による二次感染や医療事故などが日常的に発生することが懸念されている．そのような観点からも，注射器・注射針を必要としない粘膜ワクチンは非常に有用と考えられ，ユニークな粘膜免疫システムを利用したさまざまな感染症に対する粘膜ワクチンの開発が活発に進められている．次に，現在世界で承認されている現行の経口および経鼻ワクチンについて解説する（表30.1）．

30.2 現行の粘膜ワクチン

30.2.1 コレラワクチン

コレラは，*Vibrio cholerae* に汚染された食物や水の摂取により引き起こされる水溶性下痢を特徴とする急性胃腸炎で，しばしば著しい脱水症や死に至るケースがある感染症である．WHOにおいては，2012年では，3034人の死者を含む累計24万5393例が報告されている．コレラ菌O1およびO139は，ヒトのコレラ感染においてよく知られている原因菌だが，最近になって，新しい病原性株，El Tor（エルトール）が報告されている[4]．*Vibrio cholerae* の腸毒素であるコレラ毒素（CT）は84 kDaの蛋白質で，毒素としての活性を持つAサブユニット（CTA）と，細胞との結合活性を持つ五つのBサブユニット（CTB）から構成される．CTAは，アデニル酸シクラーゼを活性化し，粘膜上皮細胞においてcAMPを増加させ，絨毛からの塩化ナトリウムの取込みを阻害し，陰窩細胞による能動クロライド分泌を刺激することで，重度の下痢および体液の損失をもたらす．一方，CTBは，粘膜細胞表面の受容体（糖脂質ガングリオシドGM1）に結合する活性を持つが，CTB自体に毒性はない．

コレラ菌に対する経口ワクチンの開発に先立ち，注射型のワクチンとして，二つの血清型（Inaba and Ogawa）が用いられていた．しかしながら，東パキスタンにおける4万人余りの子どもたちを対象とした大規模コホート研究によると，2価コレラワクチンを4年間接種後，76%の防御効果が認められたものの，最終投与より2年後の時点ではその防御効果も39%に低下した．このような限られた予防接種効果と費用対効果により，WHOは現在，公衆衛生上の目的のための非経口コレラワクチンの使用を推奨していない．現在は，注射型のコレラワクチンの代わりに，新規の経口ワクチンとして，Dukoral®，Shanchol®や，mORC-Vax等が市場に導入されている．

Dukoral®は，不活化*Vibrio cholera* O1に，精製された組換えCTBを加えたワクチンで，バングラデシュでの臨床試験では，3回の経口投与で最初の6か月は85%の，3年間で50%の防御効果が得られた[5]．小児では，Dukoral®を用いたワクチン接種は，コレラ感染に対して短期的に92%の予防効果を発揮したが，その効果は3年で26%まで急速に低下した[6]．また，ザンジバルにおけるDukoral®予防接種の宣伝活動においては，費用対効果が少ないとの見解が示されたことから，コレラが流行しているほとんどの国での日常的な使用を妨げているとの懸念もある．さらに具体的な懸念点として，CTB蛋白質が胃酸に抵抗性ではないため，使用前に，Dukoral®を重炭酸ナトリウムの発泡性顆粒で作られた緩衝液と混合しなければならない．しかしながら，これらの欠点にもかかわらず，現行の経口ワクチンは，流行地域においては，現在でもコレラ菌感染症制御に重要な役割を果たしており，さらに改善された経口ワクチンの開発が期待される．

このような背景から，最近，2種類の2価ワクチン，Shanchol®とmORC-Vaxが開発された．これらのワクチンの経口投与では，コレラ感染症を発症するリスクが高い1～4.9歳の子ども，および大人のいずれにおいても，コレラに対する長期的な防御効果を示す[7]．さらに，Shanchol®およびmORC-Vaxは，CTBを含まないため，経口投与用のバッファーの使用も必要としないことから，Dukoral®と比較してコスト削減にもつながることが期待されている．

30.2.2　腸チフスワクチン

腸チフスは，サルモネラ菌の一種である*Salmonella enterica serovar* Typhi（チフス菌）で汚染された食物や水の摂取により発症し，激しい下痢や発疹を引き起こす感染症である．世界的には，発展途上国を中心に，年間約2200万人の患者が発生し，そのうち約60万人が死亡しているとされる．腸チフスに対するワクチンは，腸チフス菌株Ty2の死菌を利用した注射型のワクチンの使用から始まったが，比較的効果は認められるものの，同時に発熱，頭痛および局所的な痛み等の不快な副作用を引き起こすことが問題であった．

その後，腸チフス菌に対するワクチン効力を改善，かつ有害な副作用を低減するために，経口弱毒生ワクチンとして，galE変異を導入した腸チフス菌（Ty21a）のワクチン開発が行われた．この変異体は，細胞壁中のリポ多糖が不完全であるため，外因性のガラクトースを吸収することから，ガラクトース-1-リン酸およびウリジン2リン酸ガラクトースを蓄積し，その結果として弱毒化をもたらす．実際の臨床試験では，ランダム化比較試験のメタ解析によると，Ty21aワクチンの計3回の経口接種により，重篤な有害事象を発生することなく，ワクチン接種後3年で46%の予防効果を与えている[8]．CD8陽性T細胞およびサイトカインIL-17は，サルモネラ感染に対するヒト宿主の防御において重要な役割を果たすことが知られているが，実際，Ty21aでの免疫下では，血清中の抗原特異的IgG抗体や腸管における分泌型IgA抗体のみならず，IL-17を産生する腸チフス菌に特異的に反応するCD8陽性T細胞が誘導されることが実証されている[9]．腸チフス菌特異的な免疫応答に加えて，Ty21aでのワクチン接種では，パラチフスを引き起こす*S. enterica serovar* Paratyphi AおよびBに対する交差反応性も獲得できることが示されている[10]．現在，パラチフス予防のための有効なワクチンが存在しないことからも，Ty21aの交差防御性を，パラチフスの感染制御に利用できる可能性が期待される．

30.2.3　インフルエンザワクチン

インフルエンザは，インフルエンザウイルスを病原とする気道感染症で，感染患者の気道分泌物やエアロゾルを介した接触感染で伝播する．インフルエンザウイルスは，ウイルス粒子の主要な内部蛋白である核蛋白およびマトリックス蛋白の抗原性の違いから，A型，B型およびC型の三つに分類される．さらに，A型は，ウイルス粒子表面の2種類の外被糖蛋白質であるヘマグルチニン（HA）とノイラミニダーゼ（NA）の抗原性の違いによって，HAは16種（H1～H16），NAは9種（N1～N9）の亜型に分類される．この2種類のウイルスゲノムの組合せにより，多様なインフルエンザウイルスが存在すると考えられる．現行のインフルエンザワクチンは二つのタイプに分けられる．一つは，注射型の不活化インフルエンザワクチンで，もう一つは病原性を弱めた生きたインフルエンザウイルスを鼻にスプレーする経鼻型のワクチンである．3種類の亜型A/H1N1，A/H3N2，B/Wisconsin/1/2010を含む不活化および弱毒化ワクチンいずれも同等な液性免疫応答を誘導するが，インフルエンザに特異的なCD4陽性，CD8陽性，および$\gamma\delta$T細胞を誘導できるのは，弱毒化生ワクチンを経鼻で投与したときのみである．血液やリンパ器官で$\gamma\delta$T細胞の大部分を占める活性化ヒトVγ9Vδ2T細胞は，インフルエンザウイルスに感染したマクロファージを殺すことができるので，このT細胞サブセットが，防御免疫の誘導に関与すると考えられている．しかしながら，臨床の現場では，注射型不活化ワクチンは，健康な成人におけるインフルエンザAの予防においては，依然として弱毒生ワクチンよりも有効である．この矛盾は，おそらく何人かの成人においては，過去の類似ウイルスに曝露された経験により，弱毒生ワクチンが十分に免疫応答を誘導できないことに起因している可能性がある．

サーベイランス情報によると，近年のインフルエンザ流行の主流は，A/H1N1，A/H3N2，B/山形およびB/ビクトリアであることが明らかとなった[11,12]．これを背景に，これら四つの株を含む新しい4価の弱毒化インフルエンザワクチン，FluMist®が開発された．臨床試験では，A/H1N1，A/H3N2および1種類のB株を含む3価ワクチンと比較して，FluMist®が免疫学的に劣性でないことが証明されており，また，その安全性および認容性プロファイルも同等であることが示された．この4価ワクチンのさらなる研究開発に，期待が寄せられる．

30.2.4 ポリオワクチン

ポリオは，ポリオウイルスによって引き起こされる感染性の強いウイルス性疾患で，中枢神経への感染により不可逆的な麻痺をもたらすことがある．その感染経路は，感染便で汚染された食べ物や飲み物を介して経口的に伝播していく．世界ポリオ撲滅推進計画（Global Polio Eradication Initiative）は，1986年の2万8951例（175か国/地域）から2013年には396例（8か国）へのポリオ症例の著しい減少を推進し，ポリオ根絶に向けて大きな貢献をしてきた．ポリオウイルスは，三つの異なる抗原型（タイプ1，2および3）に分類され，それらは中和試験によって互いに区別される．その病原性は，ポリオウイルスの血清型により影響を受け，いくつかの株は，脳や脊髄等の組織を標的とするように複製して拡散するような感染性に優れているものもある[13]．

注射型不活化ポリオワクチン（IPV）は1955年に認可され，それに引き続き，1961年に1価の弱毒経口ポリオワクチンが，1963年に3価弱毒ポリオワクチンがそれぞれ認可された．これらの経口ポリオワクチンは，製造するのに安価で管理しやすいだけでなく，ポリオウイルスに対して特異的な全身免疫応答（IgG，IgM，IgA）および粘膜免疫応答（IgA）を誘導する優れた効力があることから，第一線のポリオワクチンと考えてよい．経口ポリオワクチンは，しかしながら，まれに起こるワクチン接種後のポリオ様の麻痺（ワクチン関連麻痺）や，それを介した周囲への感染のリスクも報告されている．そのため，現在では，ほとんどの国で，経口ポリオワクチンに代わり，注射型の不活化ポリオワクチンの使用に切り替えられている．

30.2.5 ロタウイルスワクチン

ロタウイルスは，幼児における重度の下痢性疾患や脱水等の急性腸炎の主要な原因ウイルスであり，現在でもロタウイルス胃腸炎のために，年間約45万人の子どもが死亡し，200万人が入院していると報告されている．ロタウイルスは，11本のRNAの分節からなるゲノムと3層の構造蛋白質から構成され，その外殻には，構造蛋白質VP7とVP4を含む．ロタウイルスは，このVP7で決定されるG型とVP4で決定されるP型に分類され，これまでに少なくとも15種のG型（G1～G15）と28種のP型（P［1］～P［28］）が確認されている．そのうち，全世界のロタウイルス胃腸炎発症の90%以上が，G1P［8］，G2P［4］，G3P［8］，G4P［8］，G9P［8］の5種類の組合せ株に起因している．

初期の経口ロタウイルスワクチンは，G6P［1］，G6P［5］，またはMMU-18006株に対してそれぞれ単一株の弱毒化した生ロタウイルスを含んでいた．しかしながら，ヒトの臨床研究では，これらの単一株ワクチンは，ロタウイルス感染に対して期待される防御効果をあまり示さなかった．それにより，1998年に，ヒトのG1，G2とG4型，およびサルのG3型の4価弱毒型からなるRotaShieldが開発され，幼児で使用可能な最初のロタウイルス経口ワクチンとして米国食品医薬品局によってライセンスを得た．乳児におけるRotaShield投与は，ロタウイルス感染下痢症に対して有効性（66%）を示し，中でも重度の胃腸炎（91%）に対して高い防御効果を発揮したが[14]，その後，RotaShieldのワクチン接種後に腸重積症が誘発されることが懸念されたことから，RotaShieldは市場から取り下げられた．RotaShieldワクチン接種と腸重積症の因果関係に関しては，依然として完全には解明されていない．

RotaShieldで得られた経験に基づいて改良された二つの経口ワクチン，RotaTeq®とRotarix®が開発され，それぞれ2012年，2011年に認可された．RotaTeq®，Rotarix®はともに弱毒化された生ワクチンであるが，それぞれのワクチン開発へのアプローチは異なっていた．RotaTeq®は，ウシWC3ウイルスをもとに，ヒトG1，G2，G3，G4型，およびP［8］型の血清型からなる5価の弱毒化ロタウイルスワクチンで，腸重積症のリスクを伴うことなく，幼児におけるロタウイルス胃腸炎に対して有効性を示す．その防御効果は，アジアの臨床試験で48.3%，また，サハラ以南のアフリカにおいて39.3%を示した[15,16]．さらに，このワクチンによる効果は，G1型，G2型，G3型，G4型，およびG9型に対してそれぞれ75%，63%，83%，48%および65%の防御効果が認められた．一方，Rotarix®は，G1P［8］に属するヒト89-12株を親株として培養細胞での頻回継代により弱毒化したワクチン株である．すなわち，世界的にまん延している主要なロタウイルスであるG1P［8］を対象とした1価の弱毒化生ワクチンで，ロタウイルス胃腸炎に有効性を示す．さらにこの防御効果は，G1株（ワクチンの有効性として80.5%）による感染に対してだけでなく，G2型，G3型，G4型，およびG9型に対しても，41～87%の防御効果が観察され，腸重積症の発症頻度もプラセボ群と比較して有意な差は認められなかった．また，これら二つの弱毒化ロタウイルスワクチンに対する防御免疫応答では，ロタウイルス特異的IgA抗体のみならず，CD8陽性T細胞による細胞性免疫によっても媒介されることが示唆された．当初，これらの二つのワクチンが，腸重積症のリスク増加に関連しないことを実証する大規模な臨床試験が行われたにもかかわらず，最近になって，RotaTeq®またはRotarix®ワクチン接種後の腸重積症の有意な増加が実証されてきている[17,18]．それでもなお，RotaTeq®またはRotarix®に関連した腸重積症の発生率は，10万人の乳幼児当たり1～5例程度と低く，これらワクチン接種によるロタウイルス胃腸炎による死亡者数や入院者数の減少は有益であると考えられる．

30.3　現行ワクチンの課題

粘膜ワクチン接種は，低コストであり，投与時の疼痛や精神的不安を伴わず，使い捨ての注射器や注射針といった道具を必要としないため，医療従事者における針刺し事故等の危険性も回避できることから，皮下接種に比べて多くの利点がある．しかしながら，粘膜免疫には，いくつかの限界もある．抗原のみの経口投与では，しばしば，感染症を予防するために十分な免疫応答が誘導できないこともある．たとえば，消化管における胃酸や粘液，タイトジャンクションのような自然防御機構によるものや，また，腸の蠕動運動や粘液分泌による排除機構が働くことにより影響を受けるかもしれない．組換え蛋白質や弱毒化した生ワクチン等の可溶性抗原は，消化管における粘膜免疫システム（たとえばGALTやパイエル板）に到達する前に，容易にペプシン等の消化酵素により分解されてしまう．実際に，ボツリヌス菌神経毒サブユニット抗原Hcを鼻腔内に投与すると，投与後6時間以内には鼻腔から排除され，その結果，抗原特異的な免疫応答が十分に誘導されないことが知られている[19]．

これらの問題を解決するためには，胃酸の作用からワクチン抗原を保護し，また，効果的な免疫応答を誘導するための，抗原の粘膜表面への特異的結合を促すようなワクチン抗原送達システムを構築する必要がある（図30.2）．消化管における過酷な環境からワクチン抗原を保護するためには，たとえば，抗原を発現したトランスジェニック植物や，抗原を腸溶性カプセルまたはリポソームに封入するなど，天然および人口のワクチン送達媒体が有用であり，その開発が進んでいる．たとえば，最近では，コメにおける遺伝子発現系を利用した抗原送達システム[20]や，硬質ゼラチン等の化学的に修飾された分子を利用したワクチン抗原のカプセル化等による新規の送達手段の開発が進められている[21]．リポソームに組み込まれたオボアルブミンは，ペプシン消化に耐性を示し，経口免疫後の全身性および粘膜局所での抗原特異的免疫応答の両方を誘発することから，リポソームが，経口ワクチン接種のための有効な抗原キャリアの一つである可能性が提示されている[22]．

さらに有効な粘膜ワクチンを開発するために，われ

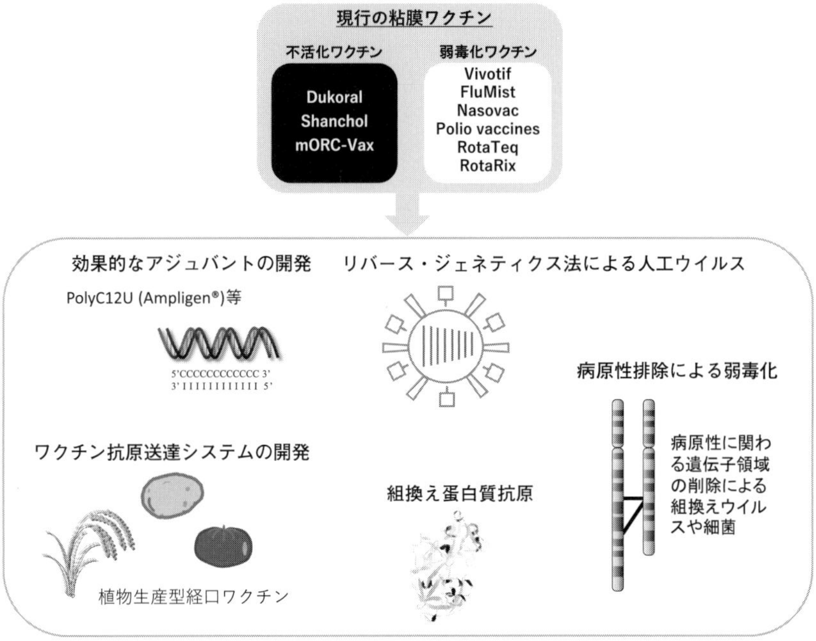

図 30.2 次世代型粘膜ワクチン開発のための課題

われは，粘膜免疫で誘発される免疫寛容等の別の側面を考慮しなければならない．経口免疫寛容は，経口投与されたワクチン抗原に対して成立する防御免疫の効果を妨げてしまうことを指す．そのメカニズムとして，腸管において，制御性 T 細胞，樹状細胞におけるβカテニンシグナル伝達，レチノイン酸，IL-10 および TGFβ 産生等のさまざまな因子が，免疫の静止状態を誘発する可能性があることが知られている．実際，ヒトの臨床試験では，抗原の経口投与が，場合によっては経口免疫寛容を誘導することがよく知られている．一般的には，抗原の大量摂取は，次に同じ抗原にさらされた際の全身性免疫応答を弱める．たとえば，12 日間，50 または 250 mg の用量で新抗原 KLH を経口投与すると，炎症性腸疾患を有する患者における KLH 特異的 T 細胞の増殖が減少するが，5 mg の用量ではその影響は認められない[23]．これらのヒトでの研究に照らし合わせて，従来からのワクチン抗原の用量は，経口寛容が誘導される投与量よりもはるかに少なく設定されているため，経口ワクチン接種による経口免疫寛容の誘導の危険性を回避することができる．そのうえ，粘膜アジュバントの同時投与が，ワクチン抗原に対する経口免疫寛容を阻止するのに最も有効であるとの見方もある．アジュバントがない状況下での蛋白質抗原の経口投与は，消化や免疫寛容等が影響する腸管においては，抗原特異的な免疫応答がきわめて弱いことがよく知られている．実際に，コレラ毒素や大腸菌易熱性毒素等のエンテロトキシンは，経口寛容の誘導を抑制し，抗原特異的免疫応答の誘導を増強することができる粘膜アジュバントとして知られている[24]．しかしながら，強力な粘膜アジュバント活性にもかかわらず，これらのエンテロトキシンは，その毒性を考慮して，ヒトでは使用することができない．したがって，経口ワクチン接種による防御免疫応答を誘導するための，安全でかつ効果的な粘膜アジュバントの開発が求められる．

30.4 開発中の粘膜ワクチン

30.4.1 次世代型経口ワクチンとしての MucoRice-CTB の開発

痛み等の不快感を伴わず，粘膜および全身性免疫応答の両方を誘導できる粘膜ワクチンは非常に理想的ではあるが，防御免疫の誘導効率や，コストの削減，安全性の向上等においてもさらなる改善が課題となっている．現在のところ利用可能な粘膜ワクチンは，弱毒化した病原体そのものであることから，その免疫誘導の機構は，Toll 様受容体（TLR）等の特定の受容体を介した自然免疫と獲得免疫応答を活性化するアジュバント成分を含むことに基づいている．それゆえ，これらのワクチンが，望ましくない副作用を誘発する潜在的に有害な蛋白質を含んでいる可能性も否めない．

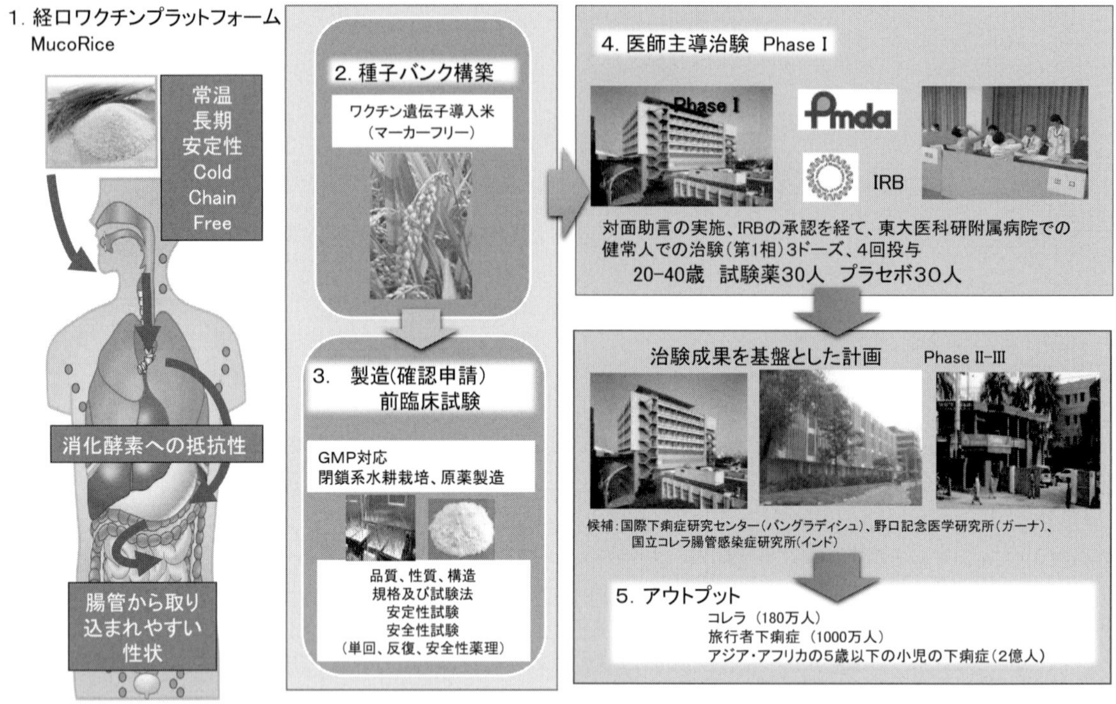

図 30.3　コメ型経口ワクチン MucoRice-CTB の医師主導治験

実際，病原体の弱毒化においては，古典的に，熱処理または化学的手法を用いており，病原体の潜在的な毒性を完全に取り除けていない可能性があるため，より安全なワクチンを開発するためには，分子工学的な病原体の不活性化技術が代替となりうるかもしれない．その戦略の一つとして，標的微生物の有害または有益となる免疫優性エピトープを選択的に欠失または挿入する方法が考えられる．たとえば，Peru-15 は，*V. cholera* O1 El Tor Inaba C6709 由来の新しいワクチン候補で，人為的にコレラ毒素をコードする遺伝子領域が除かれ毒性を示さないコレラトキシン B サブユニット（CTB）が *recA* 遺伝子領域に導入されている[25,26]．第Ⅱ相試験において，Peru-15 のワクチンの経口接種を受けた被験者ボランティアでは，ビブリオ死菌に対する抗体反応が 77% 確認されている[27]．

一方で，安全で効果的かつ安価な経口ワクチンの開発のための新規なアプローチとして，トランスジェニック植物に基づくワクチンの製造が試みられている[28]．候補として考えられるさまざまな植物（たとえばニンジン，ダイズ，トマト，コメ，ジャガイモやタバコ等）の中で，コメは最も魅力的と考えられる．その理由は，抗原蛋白質としてのイネ種子は，冷蔵保存の必要性がなく長期保存に適しており，さらに，胃酸による消化に対して耐性である．このようなコメの特徴を生かし，われわれのグループでは，新規ワクチンの製造，保存，および送達システムの開発に取り組んだ．

CTB を外来性に導入したトランスジェニックイネを MucoRice-CTB と命名し，コレラに有効なコメベースの粘膜ワクチンの開発を目的とした．CTB をコードする遺伝子は，アグロバクテリウム媒介によりイネ種子に導入され，組換え CTB 蛋白質として，トランスジェニックイネ種子重さ当たり約 30 μg の発現量が得られた．さらに，この組換え CTB 蛋白質は，イネ種子のユニークな蛋白貯蔵体に蓄積していることがわかった．この蛋白貯蔵体は，消化酵素に耐性を持ち，また抗原としてパイエル板の M 細胞に取り込まれるサイズである．マウスにおける MucoRice-CTB の経口投与実験では，実際に，粘膜誘導組織にあるパイエル板の M 細胞から取り込まれ，コレラ毒素に対する中和抗体として，血清中に IgG 抗体が，また糞便中に IgA 抗体が産生され，コレラ毒素の経口投与によって誘発される下痢からマウスを防御することが証明された[29]．一方，分泌型 IgA 抗体を産生できない polymeric Ig 受容体欠損マウス（pIgR-KO マウス）では，血清中に CTB 特異的 IgG 抗体および IgA 抗体を誘導するが，糞便中に CTB 特異的な分泌型 IgA 抗体の産生は認められない．この，あらかじめ

MucoRice-CTB を経口投与していた pIgR-KO マウスは，その血清中には CTB 特異的 IgG 抗体や IgA 抗体があるにもかかわらず，コレラ毒素の経口投与に対して激しい下痢を起こしたことから，コレラ誘発性の下痢に対する防御免疫としては，血清中の IgG および IgA 抗体ではなく，腸管における分泌型 IgA 抗体が重要であることが示唆された[30]．さらに，約 3 年間，室温で保存した MucoRice-CTB の経口投与では，収穫したばかりの MucoRice-CTB と同程度の CTB 特異的な血清 IgG 抗体および分泌型 IgA 抗体を誘導できたことから，われわれの開発した MucoRice システムは，冷凍・冷蔵保存を必要としないワクチン抗原の長期保存を主な利点として持ち，コストをかけることができない発展途上国において大変有益であると考えられた．また，MucoRice-CTB のヒトでの適用に向けて，すでにわれわれは，非ヒト霊長類であるカニクイザルを用いて，有害事象を発生することなく，コレラ毒素に対する分泌型 IgA 抗体を誘導できることを確認した[31,32]．さらに，現在は，ヒトに使用可能な選択マーカーのない MucoRice-CTB を種子バンクとして固定し，東京大学医科学研究所内に設置された GMP 対応完全閉鎖型水耕栽培により製造された原薬を製剤化し，同研究所附属病院内で健常人を用いた治験が進行中である[33,34]（図 30.3）．今後，MucoRice システムを基盤とした，注射器・注射針，および冷蔵保存も不要なワクチンの実用化が期待される．

30.4.2　MucoRice を利用した抗体の経口デリバリーシステムの開発

冷蔵保存不要で長期間の室温保存に耐え，かつ消化に耐性であることから抗原の粘膜面への効果的な送達が期待できる MucoRice システムの特徴を生かして，受動免疫療法への応用が考えられている．ロタウイルス感染症に対する現行のワクチンとしては，既述したように，5 価の組換え経口ワクチン（RotaTeq®）と，1 価の弱毒化 G1P［8］ワクチン（Rotarix®）が，臨床で使用されており，幼児の胃腸炎に防御効果を発揮している．しかしながら，ロタウイルス性の下痢が流行している発展途上国では，財政的な制限により，このような高価なワクチンの普及は困難な状況にある．したがって，経口による水分補給が唯一の治療法となっているのが現実である．

通常，ヒトの抗体は 2 本の重鎖と 2 本の軽鎖から構成されているのに対し，ラマやラクダ科の動物では，重鎖と軽鎖からなる抗体だけでなく，重鎖のみからなる 2 本鎖抗体が存在する．この 2 本鎖抗体は，4 本鎖抗体と同様の抗原に対する結合活性を保持し，さらにこの 2 本鎖抗体の可変領域（VHH）のみを断片化して取り出しても，正常な抗原認識および結合親和性を有していることが証明されている[35]．また，この VHH は，現在，最小の抗原認識分子としてナノ抗体と呼ばれている．ロタウイルス特異的な VHH（ARP1）は，効率よく酵母で産生され，マウス実験においては，ロタウイルス感染性の下痢を減少させることが示されてきた[36]．したがって，現行の経口ワクチンに加え治療薬として，ロタウイルス感染症の治療に用いることができる可能性がある．MucoRice-ARP1 は，12-kDa の ARP1 蛋白質をコメ種子内で発現し（種子重量の 0.85%），MucoRice-CTB と同様に，室温での安定性等を備えている．さらに，MucoRice-ARP1 を，免疫応答性，不応答性（免疫不全）のマウスにそれぞれ経口投与すると，いずれのマウスにおいても，ロタウイルス感染を防御することがわかった[37]．このことは，ヒトにおける適用を考えた際，MucoRice-ARP1 が，健常者に加えて，免疫力の弱いまたはない人においても有効であることを示唆している．さらに，MucoRice システムと VHH を複合した技術は，さまざまな粘膜感染症のための免疫療法の選択肢として期待される．

30.4.3　現在開発中の経鼻ワクチン

インフルエンザや肺炎球菌等は，呼吸器系を通して感染することから，上気道粘膜組織に，抗原特異的な免疫応答を誘導することができる経鼻ワクチンは非常に有効である．現在，開発中の有望なワクチンがいくつか存在する．既存のインフルエンザ経鼻ワクチンは，4 価の FluMist®が最もよく知られており，低温馴化されて病原性を弱めた生の病原体を含む．しかしながら，ヒトにおける最近の研究では，不活化した全粒子のインフルエンザウイルスワクチンを，3 週間おきに接種すると，健常人において全身における副反応を誘導することなく，赤血球の凝集を抑制し，中和抗体が産生誘導され，また，この抗体は同じ亜型間の異なる株に対しても交差反応性を示すことが明らかとなった[38]．全粒子ウイルスによるワクチンは，弱毒化生ワクチンやスプリットワクチンよりもより免疫抗原性が高いことから，このような免疫原性の高い，かつ安全な不活化全粒子インフルエンザの経鼻ワクチンが，新規ワクチンとして有望と考えられ現在開発が進められている．

さらに，人工的にウイルスを合成するリバース・ジェネティクス法を用いたインフルエンザワクチン開発も，もう一つの魅力的なアプローチである．最近，インフルエンザウイルスのH1N1株から，ウイルスの複製や宿主自然免疫の抑制に中心的な役割を果たしている非構造蛋白質1の遺伝子を欠失させたウイルスワクチン delNS1-trivalent が開発され，その安全性を評価するため，すでに第Ⅰ/Ⅱ相試験が行われている[39]．このように，革新的な技術によるワクチン開発も進められている．

一方，粘膜アジュバントのワクチンとの併用もまた，より効率のよいワクチン効果を求めるうえで有用な方法である．全粒子ウイルスワクチンと比較すると，ウイルス粒子の形態を破壊したスプリットインフルエンザワクチンは，毒性は低いが，同時に免疫抗原性も低くなる．しかしながら，マウスを用いた実験によると，3週間おきに2回，3価経鼻ワクチンとしてH5N1スプリットワクチンを，赤血球凝集体と合成二本鎖RNAであるポリイノシンポリシチジン酸PolyC12U（Ampligen®）とともに投与すると，インフルエンザ特異的な血清IgG抗体と鼻腔の分泌型IgA抗体の両方を誘導し，インフルエンザウイルス感染を防御したことが報告されている[40]．すなわち，Ampligen®が，粘膜アジュバントとして有望な候補であることを示唆している．このAmpligen®は，Toll様受容体-3（TLR3）およびメラノーマ分化関連因子MDA5の両者に認識されることが知られており，これらの受容体や分子を豊富に発現している樹状細胞等の活性化を惹起し，免疫応答をサポートすると考えられる．

さらに，インフルエンザウイルス感染以外に，新規の経鼻ワクチン開発の候補として，結核に対する組換えウイルスベクターワクチンがあげられる．結核は，主に，結核菌（*Mycobacterium tuberculosis*）によって引き起こされる呼吸器感染症で，世界的には，2013年においても900万人が罹患し，そのうち150万人が死亡している．現在は，結核に対する唯一の弱毒化ワクチンであるBCGの皮下投与が一般的な予防接種となっている．BCGは，重篤な結核から小児を保護する効果はあるが，成人において最も流行っている肺結核には有効でない．さらに，骨髄炎や播種性BCG感染症等の全身性の副作用が発生することがある．したがって，現在のところ，すべてのマイコバクテリア種から分泌される最も優勢な抗原の一つであるAg85Bを組み込んだワクチニアウイルスやヒトパラインフルエンザ2型ウイルスが，結核感染の制御のための潜在的なワクチン候補となっている．マウスを用いた実験では，Ag85Bを発現するアデノウイルスベクターやヒトパラインフルエンザ2型ウイルスを経鼻で投与すると，重篤な副作用を誘導することなく，全身性および粘膜免疫応答の両方を誘導し，その結果，結核菌の感染に対して防御効果を示すことが示されている[41,42]．近い将来，結核に対する新規の経鼻ワクチンの適用が期待される．

30.4.4　ナノゲルを用いたアジュバントフリーの次世代型経鼻ワクチン開発

粘膜アジュバントの併用が，ワクチン接種による抗原特異的免疫応答をより効果的に誘導することを既述したが，一方で，アジュバントの中枢神経系に対する影響が懸念されている．たとえば，不活化インフルエンザワクチンとともに，大腸菌易熱性毒素（LT）を経鼻投与した臨床試験では，数例において，顔面神経麻痺等の副作用が報告され，安全性等の観点から実用化が断念された[43]．実際に，LTと類似した構造および作用を持つコレラ毒素（CT）や，コレラ毒素Bサブユニット（CTB）を放射性同位体^{125}Iで標識してマウスに経鼻投与すると，その一部が嗅上皮から取り込まれ嗅球へ移行することが判明している[44]．ごく最

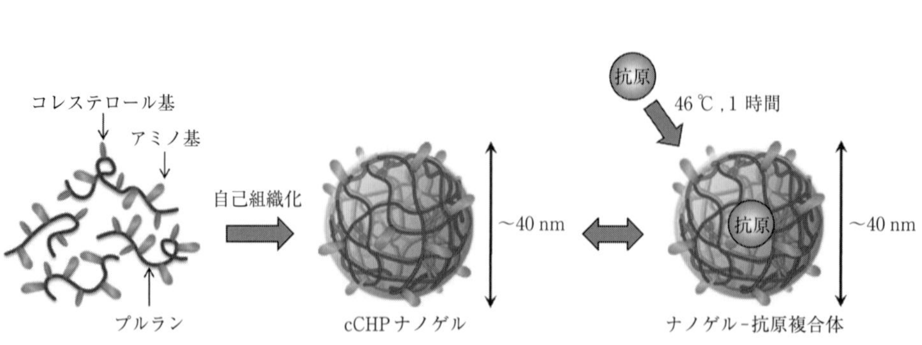

図30.4　ナノゲル型ワクチンの概念図
多糖であるプルランのコレステロール基を導入することで，自動的に40 nmの球状ゲル化構造体（ナノゲル）を形成する．アミノ基を導入してカリオン化ナノゲルにワクチンを導入することで，人工シャペロン型ワクチンDDSが形成される．

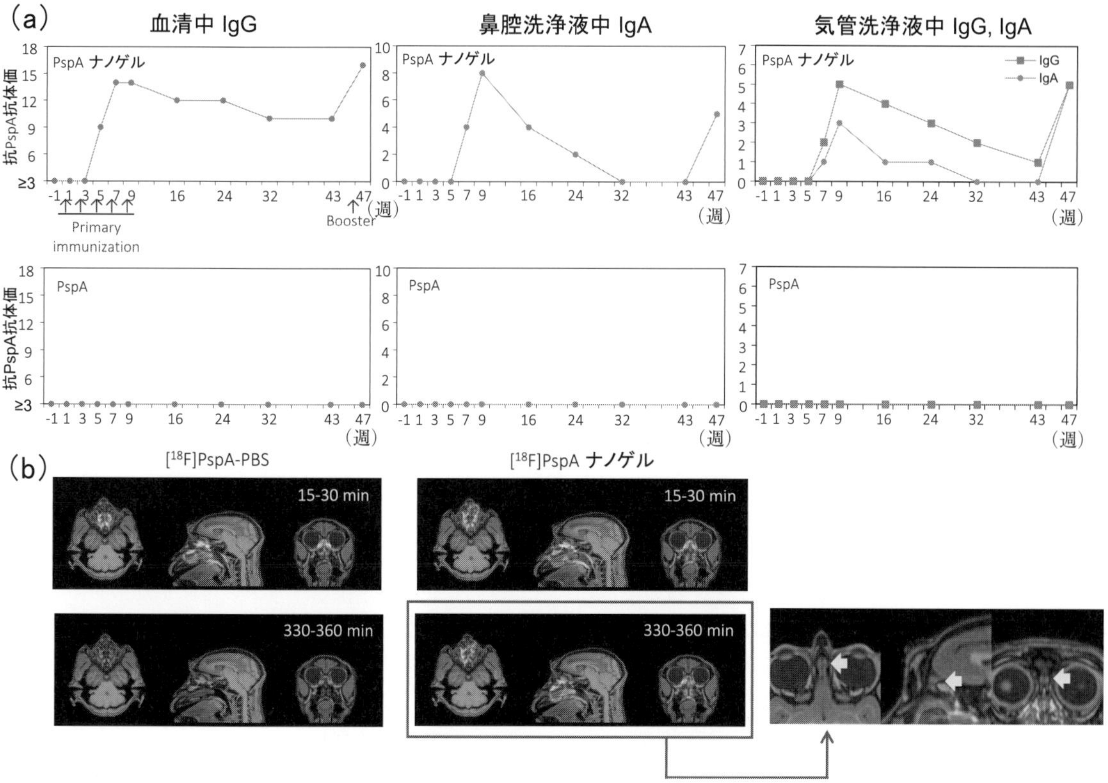

図 30.5　PspA ナノゲルの経鼻ワクチンとしての有用性

(a)PspA ナノゲルの経鼻投与による抗原特異的な免疫応答の誘導．PspA 単独では誘導されない血清中および鼻腔・気管洗浄液中の抗原特異的抗体応答が，PspA ナノゲルの経鼻免疫によって誘導される．(b)PET による 18F 標識 PspA の経鼻投与後の挙動．矢印は嗅球を示す．PspA 単独投与と比べ，PspA ナノゲル経鼻免疫では抗原がより長時間鼻腔に留まるものの嗅球への蓄積は認めず，中枢神経系に影響を与えないことが示唆された．

近，実際鼻腔内で取り込まれた CT が，嗅上皮-嗅球を介した伝達経路により，嗅覚神経系に影響を与えることがマウスで証明された[45]．以上のことから，安全，かつ有効なワクチン経鼻ワクチン開発において，鼻粘膜を介して取り込まれる薬剤の，中枢神経系への影響を考慮する必要がある．

そこでわれわれはアジュバントを必要としない薬剤デリバリーシステムを利用した新規経鼻ワクチンの開発を行った[46]．われわれが着目したのは，疎水性のコレステロールを側鎖として付加させたプルランに，カチオン性の官能基を付加させることで上気道粘膜免疫システムに，安全かつ効果的にワクチン抗原を送達させることが可能なナノ粒子（cCHP ナノゲル）である．京都大学工学研究科の秋吉らは，多糖に疎水基を導入した疎水化多糖の自己組織化により安定な物理架橋ナノゲルが得られることを見いだした．水溶性多糖であるプルランに，コレステロール基を部分的に導入した疎水化プルランは，水中に分散させることにより，自発的に安定な粒径 30 nm 前後のナノゲルを形成する（図 30.4）．この疎水化多糖ナノゲルの最大の特徴は，蛋白質を疎水的会合力により自発的にナノゲルに複合化しうることである．ナノゲル内に，ワクチン抗原として肺炎球菌表層蛋白質（PspA）を封入し，マウスに経鼻投与すると，血清中に抗原特異的 IgG 抗体が上昇してくるのみならず，粘膜面での防御に重要な鼻腔洗浄液中にも抗原特異的な分泌型の IgA 抗体の誘導を認めた[47]．さらに，カニクイザルを用いた PspA ナノゲルの経鼻投与でも，抗原特異的な抗体産生が誘導され，ヒトにより近い霊長類での有用性を確認した[48]（図 30.5(a)）．一方，この cCHP ナノゲルによる薬剤デリバリーシステムの安全性を評価するために，浜松ホトニクス社の協力のもと，放射性同位体 ^{18}F を標識した PspA をナノゲル化し，マウスおよびカニクイザルに経鼻投与し，その挙動を追跡した．その結果，抗原単独に比し，ナノゲル化された抗原は，長時間鼻腔粘膜に貯留される一方，^{18}F の嗅球や大脳への蓄積は認められなかったことから，経鼻投与後にナノゲルから放出された抗原は，嗅上皮から嗅球へは移行せず，中枢神経系にも影響を与えない可能性が示唆された（図 30.5(b)）．同時に，このPETを用いたイメージング技術が，経鼻ワクチンによる薬剤の挙動を追跡し，脳内の安全性を確認する手段として有効であることも実証された[48]．このように，cCHPナノゲルが，経鼻ワクチンのための新規の送達体として高い安全性と有効性があることが示され，実用化が期待される．

30.4.5　次世代型粘膜ワクチンのための効果的な投与経路の可能性

経口および経鼻を介しての免疫は，粘膜局所および全身の両方において免疫応答を誘導する．経口および経鼻の経路に加えて，舌下，膣内，直腸内，および眼結膜におけるワクチン接種もまた，抗原特異的な全身性および粘膜免疫応答を誘導する系として知られている．実際，マウスを用いた実験では，2種類の不活化インフルエンザワクチンの舌下投与で，粘膜面において免疫応答が惹起されることが報告されている[49]．たとえば，不活化インフルエンザウイルス A/PR/8に，粘膜アジュバントとしてコレラ毒素または無毒化コレラ毒素を加えて舌下投与すると，IFN-γを産生する活性化CD4陽性およびCD8陽性T細胞が誘導され，ウイルス特異的な細胞傷害作用を発揮する．その結果，マウスは，致死量のインフルエンザウイルス A/PR/8の感染に対しても防御効果を示した[49]．さらに，ウイルスのNS-11を除いたA型インフルエンザウイルスや，M2の細胞外ドメインの組換え蛋白質を舌下免疫すると，抗原特異的な気道粘膜免疫応答や，広い交差反応性を示す防御免疫を誘導することも明らかにされた[50,51]．しかしながら，このようなマウスにおける舌下ワクチンの成功例とは対照的に，ヒトの臨床試験においては，たとえば，4価のヒトパピローマウイルスワクチンを舌下投与した際，抗原特異的血清や膣内IgG抗体の誘導は筋肉注射によるそれよりも悪く，また，粘膜面での抗原特異的IgA抗体は誘導されてこなかった[52]．

さらに，生殖器官もまた別の免疫経路の候補としてあげられる．たとえば，不活化ヤギヘルペスウイルス1を，ヤギの膣内にワクチン接種すると，ウイルス特異的分泌型IgAが誘導され，病原性を持つヤギヘルペスウイルスの感染からヤギを保護する[53]．しかしながら，ヒトの研究では，gp160MN/LAI-2やCN54 gp140等のようなHIV-1エンベロープ蛋白質の膣内投与は，有意な全身および粘膜免疫応答を誘導しなかった[53]．以上のように，舌下や膣内を経由したワクチン接種は，病原微生物の侵入面における粘膜感染を防御するために潜在的な可能性を秘めた方法ではあるが，これらの局所における免疫効力を最大に発揮するためには，より効果的なワクチン送達技術や粘膜アジュバントの探索が必要とされる．

一方，弱毒化腸チフス菌Ty21a（Vivotif®）を直腸に接種すると，抗原特異的なIgM抗体，IgG抗体およびIgA抗体が血清中に誘導されるだけでなく，涙や鼻水および直腸液中にも腸チフス菌特異的IgA抗体が誘導されることがヒトにおいて証明されている[54]．それに加え，ヒト以外の霊長類，たとえばアカゲザルでは，ヒト/サル免疫不全ウイルス（SHIV）の合成ペプチドワクチンを，粘膜アジュバントである大腸菌易熱性毒素（LT）とともに直腸内に接種すると，病原性ウイルスSHIV-KU2の感染に対して防御効果を示した[55]．また，ワクチンを皮下接種したものよりも，直腸内へ接種したサルにおいて，血液中または腸管からの感染ウイルスの排除が効率的であることがわかった．

涙道関連リンパ組織は，他の粘膜関連リンパ組織と共通点が多いことから，粘膜防御免疫において可能性のある経路と考えられる．実験的にも，インフルエンザウイルス A/PR/8生ワクチンを結膜に接種すると，涙，糞便，唾液，鼻腔および膣洗浄液中に，抗原特異的なIgG抗体および分泌型IgA抗体の両方を誘導しその結果，致死量のインフルエンザ A/PR/8の感染に対して，効率的に気道からインフルエンザウイルスを排除することで防御効果を示すことが明らかとなっている[56]．

以上のように，舌下，膣内，直腸内および結膜経路を介したワクチン投与は，注射器・注射針を必要とせず，効果的な粘膜面での免疫応答を誘導する粘膜ワクチンにとっては魅力的な方法であると考えられる．しかしながら，免疫応答の誘導メカニズムはいまだ不明な点も多く，今後，舌下，膣内，直腸および眼免疫システムの基本的な理解や，ワクチン抗原の効果的な送達手段や粘膜アジュバントの改良等期待できる点は大きい．

まとめ

ほとんどの病原性微生物は，粘膜表面を介して身体に侵入するので，全身性の免疫応答と同様に，粘膜面においても免疫応答を効率よく誘導し，病原微生物の最初の侵入部位で備えることは，多くの新興・再興感染症に対する防御においてきわめて重要である．

現行のワクチンの多くは注射型で，病原体の死菌や弱毒化株を用いているとはいえ毒性を含んでいる可能性も懸念され，また十分に有効でないケースも多く，さらにはコールドチェーンの必要性から法外なコストがかかることが問題となっている．一方で，粘膜ワクチンは，注射型ワクチンよりいくつかの利点があり，実際，投与時の疼痛や精神的不安を伴わず，副作用が発生する可能性も少なく，使い捨ての注射器や注射針といった道具を必要としないため，概してコストがかからない．しかしながら，このような利点にもかかわらず，ヒトでの使用が許可されている粘膜ワクチンは現在のところほとんどない．これらの問題を解決するには，免疫学，細菌学，ウイルス学，植物学，生物工学，ゲノム医学，システム生物学等を統合した学際的研究により，粘膜ワクチン技術のさらなる向上が必要と考えられる．同時に，粘膜局所での効果的な免疫応答を誘導するために，ウイルスベクターや植物を応用した安全で効果的な粘膜面へのデリバリーシステムの開発や，粘膜アジュバントの開発もまた次世代型粘膜ワクチンを開発していくうえで重要と考えられる．

〔中橋理佳・幸　義和〕

文　献

1) Black RE, Cousens S, *et al*：Global, regional, and national causes of child mortality in 2008：a systematic analysis. *Lancet* **375**：1969-1987, 2010
2) Mora JR, Bono MR, *et al*：Selective imprinting of gut-homing T cells by Peyer's patch dendritic cells. *Nature* **424**：88-93, 2003
3) Chalmers WS：Overview of new vaccines and technologies. *Vet Microbiol* **117**：25-31, 2006
4) WHO：Cholera, 2012. *Wkly Epidemiol Rec* **88**：321-334, 2013
5) Clemens JD, Sack DA, *et al*：Field trial of oral cholera vaccines in Bangladesh：results from three-year follow-up. *Lancet* **335**：270-273, 1990
6) Holmgren J, Svennerholm AM, *et al*：Development of improved cholera vaccine based on subunit toxoid. *Nature* **269**：602-604, 1977
7) Sur D, Lopez AL, *et al*：Efficacy and safety of a modified killed-whole-cell oral cholera vaccine in India：an interim analysis of a cluster-randomised, double-blind, placebo-controlled trial. *Lancet* **374**：1694-1702, 2009
8) Anwar E, Goldberg E, *et al*：Vaccines for preventing typhoid fever. *Cochrane Database Syst Rev* **1**：CD001261, 2014
9) McArthur MA, Sztein MB：Heterogeneity of multifunctional IL-17A producing S. typhi-specific CD8+ T cells in volunteers following Ty21a typhoid immunization. *PLoS One* **7**：e38408, 2012
10) Pakkanen SH, Kantele JM, *et al*：Cross-reactive gut-directed immune response against Salmonella enterica serovar Paratyphi A and B in typhoid fever and after oral Ty21a typhoid vaccination. *Vaccine* **30**：6047-6053, 2012
11) Durviaux S, Treanor J, *et al*：Genetic and antigenic typing of seasonal influenza virus breakthrough cases from a 2008-2009 vaccine efficacy trial. *Clin Vaccine Immunol* **21**：271-279, 2014
12) El Moussi A, Pozo F, *et al*：Virological surveillance of influenza viruses during the 2008-09, 2009-10 and 2010-11 seasons in Tunisia. *PLoS One* **8**：e74064, 2013
13) Ogra PL, Okayasu H, *et al*：Mucosal immunity to poliovirus. *Expert Rev Vaccines* **10**：1389-1392, 2011
14) Joensuu J, Koskenniemi E, *et al*：Randomised placebo-controlled trial of rhesus-human reassortant rotavirus vaccine for prevention of severe rotavirus gastroenteritis. *Lancet* **350**：1205-1209, 1997
15) Zaman K, Dang DA, *et al*：Efficacy of pentavalent rotavirus vaccine against severe rotavirus gastroenteritis in infants in developing countries in Asia：a randomised, double-blind, placebo-controlled trial. *Lancet* **376**：615-623, 2010
16) Armah GE, Sow SO, *et al*：Efficacy of pentavalent rotavirus vaccine against severe rotavirus gastroenteritis in infants in developing countries in sub-Saharan Africa：a randomised, double-blind, placebo-controlled trial. *Lancet* **376**：606-614, 2010
17) Yih WK, Lieu TA, *et al*：Intussusception risk after rotavirus vaccination in U.S. infants. *N Engl J Med* **370**：503-512, 2014
18) Weintraub ES, Baggs J, *et al*：Risk of intussusception after monovalent rotavirus vaccination. *N Engl J Med* **370**：513-519, 2014
19) Nochi T, Yuki Y, *et al*：Nanogel antigenic protein-delivery system for adjuvant-free intranasal vaccines. *Nat Mater* **9**：572-578, 2010
20) Nochi T, Yuki Y, *et al*：A novel M cell-specific carbohydrate-targeted mucosal vaccine effectively induces antigen-specific immune responses. *J Exp Med* **204**：2789-2796, 2007
21) Uddin AN, Bejugam NK, *et al*：Oral delivery of gastro-resistant microencapsulated typhoid vaccine. *J Drug Target* **17**：553-560, 2009
22) Ogue S, Takahashi Y, *et al*：Preparation of double liposomes and their efficiency as an oral vaccine carrier. *Biol Pharm Bull* **29**：1223-1228, 2006
23) Kraus TA, Toy L, *et al*：Failure to induce oral tolerance to a soluble protein in patients with inflammatory bowel disease. *Gastroenterology* **126**：1771-1778, 2004
24) Plant A, Williams R, *et al*：The B subunit of Escherichia coli heat labile enterotoxin abrogates oral tolerance, promoting predominantly Th2-type immune responses. *Eur J Immunol* **33**：3186-3195, 2003
25) Kenner JR, Coster TS, *et al*：Peru-15, an improved live attenuated oral vaccine candidate for Vibrio cholerae O1. *J Infect Dis* **172**：1126-1129, 1995
26) Chowdhury MI, Sheikh A, *et al*：Development of Peru-15 (CholeraGarde), a live-attenuated oral cholera vaccine：1991-2009. *Expert Rev Vaccines* **8**：1643-1652, 2009
27) Qadri F, Chowdhury MI, *et al*：Peru-15, a live attenuated oral cholera vaccine, is safe and immunogenic in Bangladeshi toddlers and infants. *Vaccine* **25**：231-238, 2007
28) Azegami T, Itoh H, *et al*：Novel transgenic rice-based vaccines. *Arch Immunol Ther Exp (Warsz)* **63**：87-99, 2015
29) Nochi T, Takagi H, *et al*：Rice-based mucosal vaccine as a global strategy for cold-chain- and needle-free vaccination. *Proc Natl Acad Sci USA* **104**：10986-10991, 2007
30) Tokuhara D, Yuki Y, *et al*：Secretory IgA-mediated protection against V. cholerae and heat-labile enterotoxin-producing enterotoxigenic Escherichia coli by rice-

based vaccine. *Proc Natl Acad Sci USA* **107**：8794–8799, 2010
31） Nochi T, Yuki Y, *et al*：A rice-based oral cholera vaccine induces macaque-specific systemic neutralizing antibodies but does not influence pre-existing intestinal immunity. *J Immunol* **183**：6538–6544, 2009
32） Yuki Y, Mejima M, *et al*：Induction of Toxin-specific neutralizing immunity by molecularly uniform rice-based oral cholera toxin B subunit vaccine without plant-associated sugar modification. *Plant Biotechnol J* **11**：799–808, 2013
33） Mejima M, Kashima K, *et al*：Development of selection marker-free rice-based oral cholera toxin B-subunit vaccine and characterization of location and structure of transgene by using whole genome resequencing analysis. *Plant Cell Tiss Org Cult* **120**：35–48, 2015
34） Kashima K, Yuki Y, *et al*：Good manufacturing practices production of a purification-free oral cholera vaccine expressed in transgenic rice plants. *Plant Cell Rep* **35**：667–679, 2016
35） Harmers-Casterman C, Atarhouch T, *et al*：Naturally occurring antibodies devoid of light chains. *Nature* **363**：446–448, 1993
36） van der Vaart JM, Pant N, *et al*：Reduction in morbidity of rotavirus induced diarrhoea in mice by yeast produced monovalent llama-derived antibody fragments. *Vaccine* **24**：4130–4137, 2006
37） Tokuhara D, Álvarez B, *et al*：Rice-based oral antibody fragment prophylaxis and therapy against rotavirus infection. *J Clin Invest* **123**：3829–3838, 2013
38） Ainai A, Tamura S, *et al*：Intranasal vaccination with an inactivated whole influenza virus vaccine induces strong antibody responses in serum and nasal mucus of healthy adults. *Hum Vaccin Immunother* **9**：1962–1970, 2013
39） Mössler C, Groiss F, *et al*：Phase I/II trial of a replication-deficient trivalent influenza virus vaccine lacking NS1. *Vaccine* **31**：6194–6200, 2013
40） Ichinohe T, Ainai A, *et al*：PolyI：polyC12U adjuvant-combined intranasal vaccine protects mice against highly pathogenic H5N1 influenza virus variants. *Vaccine* **27**：6276–6279, 2009
41） Watanabe K, Matsubara A, *et al*：Recombinant Ag85B vaccine by taking advantage of characteristics of human parainfluenza type 2 virus vector showed Mycobacteria-specific immune responses by intranasal immunization. *Vaccine* **32**：1727–1735, 2014
42） Xing Z, McFarland CT, *et al*：Intranasal mucosal boosting with an adenovirus-vectored vaccine markedly enhances the protection of BCG-primed guinea pigs against pulmonary tuberculosis. *PLoS One* **4**：e5856, 2009
43） Mutsch M, Zhou W *et al.* Use of the inactivated intranasal influenza vaccine and the risk of Bell's palsy in Switzerland. *N Engl J Med* **350**：896–903, 2004
44） Ginkel FW, Jackson RJ, *et al*：The mucosal adjuvant cholera toxin redirects vaccine proteins into olfactory tissues. *J Immunol* **165**：4778–4782, 2000
45） Fukuyama Y, Okada K, *et al*：Nasal administration of cholera toxin as a mucosal adjuvant damages the olfactory system in mice. *PLoS One* **10**：e0139368, 2015
46） Nochi T, Yuki Y, *et al*：Nanogel antigenic protein-delivery system for adjuvant-free intranasal vaccines. *Nat Mater* **9**：572–578, 2010
47） Kong IG, Sato A, *et al*：Nanogel-based PspA intranasal vaccine prevents invasive disease and nasal colonization by Streptococcus preumoniae. *Infect Immun* **81**：1625–1634, 2013
48） Fukuyama Y, Yuki Y：Nanogel-based pneumococcal surface protein A nasal vaccine induces microRNA-associated Th17 cell responses with neutralizing antibodies against Streptococcus pneumoniae in macaques. *Mucosal Immunol* **8**：1144–1153, 2015
49） Song JH, Nguyen HH, *et al*：Sublingual vaccination with influenza virus protects mice against lethal viral infection. *Proc Natl Acad Sci USA* **105**：1644–1649, 2008
50） Shim BS, Choi YK, *et al*：Sublingual immunization with M2-based vaccine induces broad protective immunity against influenza. *PLoS One* **6**：e27953, 2011
51） Park HJ, Ferko B, *et al*：Sublingual immunization with a live attenuated influenza a virus lacking the nonstructural protein 1 induces broad protective immunity in mice. *PLoS One* **7**：e39921, 2012
52） Huo Z, Bissett SL, *et al*：Systemic and mucosal immune responses to sublingual or intramuscular human papilloma virus antigens in healthy female volunteers. *PLoS One* **7**：e33736, 2012
53） Camero M, Bellacicco AL, *et al*：Intravaginal administration of an inactivated vaccine prevents lesions induced by caprine herpesvirus-1 in goats. *Vaccine* **25**：1658–1661, 2007
54） Kantele A, Häkkinen M, *et al*：Differences in immune responses induced by oral and rectal immunizations with Salmonella typhi Ty21a：evidence for compartmentalization within the common mucosal immune system in humans. *Infect Immun* **66**：5630–5635, 1998
55） Belyakov IM, Hel Z, *et al*：Mucosal AIDS vaccine reduces disease and viral load in gut reservoir and blood after mucosal infection of macaques. *Nat Med* **7**：1320–1326, 2001
56） Seo KY, Han SJ, *et al*：Eye mucosa：an efficient vaccine delivery route for inducing protective immunity. *J Immunol* **185**：3610–3619, 2010

31 デングワクチン

デング熱（dengue fever：DF）およびその重症型であるデング出血熱（dengue hemorrhagic fever：DHF）は，蚊媒介性ウイルス疾患である．熱帯・亜熱帯の多くの地域で流行し，年間推定約1億人の患者が発生する．デングワクチン（dengue vaccine）の開発研究が始まって70年以上が経過し，ようやく初めての製品が一部の国でライセンスを受けるに至った．本章では，デング熱・デング出血熱およびその病原体であるデングウイルス（dengue virus：DENV）を概説したのちに，デングワクチン開発の現状を述べる．

31.1 疾患の概略

31.1.1 臨床症状

デング熱は一過性の熱性疾患である．感染者の3/4は不顕性感染で終わるが，1/4は4〜10日間の潜伏期の後，デング熱を発症する[1]．主な症状として，高熱，激しい頭痛，眼窩痛，関節痛，筋肉痛，吐き気，嘔吐，リンパ節腫脹，発疹等を呈する[2]．これらの症状は2〜7日間続くが，多くの患者は後遺症なく回復する．

一方，デング熱様の症状を呈した患者の一部において，解熱時に致死性のデング出血熱を発症することがある．具体的には，発症から3〜7日後に体温が38℃以下に低下した頃に示す，激しい腹痛，持続性の嘔吐（時に血液が混じる），呼吸促進，歯肉からの出血，疲労，落ち着きのなさ[1]，さらに肝臓の腫脹[3]等が予兆（warning sign）となり，さらに症状が悪化した患者は，血漿漏出（plasma leakage），胸水・腹水の貯留，呼吸困難，重篤な出血傾向，臓器障害，ショック等の症状を示し，24〜48時間以内に適切な治療が施されない場合，致死率は20%を超える．特に，血漿漏出による循環血液量の減少や血液濃縮等から急激に低血圧状態となりショック症状を引き起こすことがある．これはデングショック症候群（dengue shock syndrome：DSS）と呼ばれ，非常に危険な状態である[4]．

なお，臨床血液所見としては，白血球や血小板の減少，アシドーシスがみられる．また，デング出血熱の場合，血漿漏出による体液の喪失のためヘマトクリット値の上昇（20%以上）が多くの患者でみられる[5]．

31.1.2 診　断

国立感染症研究所が発行する「デング熱・チクングニア熱の診療ガイドライン」[5]によると，デング熱流行地からの帰国者または渡航歴がなくても蚊の活動期において，医師が患者に発熱と以下のうち二つ以上の症状・所見を認めた場合，デング熱を疑う（①発疹，②悪心・嘔吐，③頭痛・関節痛・筋肉痛，④血小板減少，⑤白血球減少，⑥ターニケットテスト陽性（上腕圧迫後，肘前窩に10以上の点状出血が出現）[6]，⑦warning sign）．さらに，以下のいずれかが当てはまれば確定診断とする[5]（①PCR法によるウイルス遺伝子の検出，②デングウイルスの分離，③NS1（non-structural protein 1）抗原の検出，④特異的IgM抗体の検出，⑤ペア血清による抗体陽転または抗体価の有意の上昇）．この中で，ウイルス遺伝子の検出はウイルス分離より早い検査法であり頻用されるが，発症後5日頃までに抗体の出現とともに消失するため，検体の採取時期が重要である．一方，NS1抗原はウイルス非構造蛋白の一種であり，解熱後も数日間は検知され，また簡便かつ短時間で結果が得られるため，現在は多くの病院や研究施設で使用されている．なお，ウイルス学的検査が医療機関で実施できない場合，地域の保健所に相談のうえ，地方衛生研究所または国立感染症研究所に検査を依頼できる．デング熱は感染症法の四類感染症に分類されるため，診断した医師は直ちに最寄りの保健所に届け出る必要がある．上述のガイドライン内に届出様式が添付されているが，詳細は厚生労働省ホームページ「感染症法に基づく医師の届出のお願い（21）デング熱」[7]を参照されたい．

31.1.3 病原体

デング熱・デング出血熱の病原体は，デングウイルスである．フラビウイルス科（family *flaviviridae*）フラビウイルス属（genus *flavivirus*）に属する直径約50 nmの球状粒子で，そのゲノムは全長約1万1000塩基のプラス鎖RNAで構成されている[8]．ゲノムには，ウイルス粒子を構成する三つの構造蛋白質であるカプシド（capsid：C），前駆膜（pre-membrane：prM）およびエンベロープ（envelope：E）とウイルスゲノムの複製等に関与する七つの非構造蛋白質（NS1，NS2A，NS2B，NS3，NS4A，NS4B，NS5）をコードする領域が存在する（図31.1）．また，ゲノ

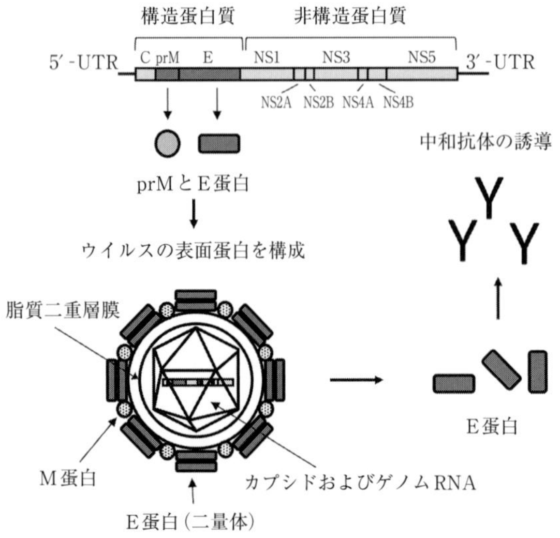

図 31.1　デングウイルスのゲノム構造と粒子模式図
ゲノムは3種の構造蛋白質と7種の非構造蛋白質をコードする．ウイルス粒子の表面は，prM の成熟形である M 蛋白と二量体の E 蛋白から構成される．その内部に脂質二重層膜，正二十面体のカプシドおよびゲノム RNA が含まれる．E 蛋白は，粒子表面の主要蛋白質で，中和抗体の誘導に中心的役割を果たす．

ムの 5′ 末端と 3′ 末端には，非翻訳領域（untranslated region：UTR）である 5′-UTR または 3′-UTR が存在する．デングウイルスには 4 種類の血清型が存在し，それぞれデング 1 型ウイルス，デング 2 型ウイルス，デング 3 型ウイルス，デング 4 型ウイルスと称される[9]．いずれの血清型も，デング熱およびデング出血熱を引き起こす．4 種の血清型における E 蛋白のアミノ酸配列の相同性は約 70% であり，このことがデングの発症機序を複雑にする[10]．

31.1.4　伝　播

ヒトの血中に十分量のウイルスが存在するときに吸血を受けると，ウイルスは蚊に伝播する[11]．その後ウイルスは蚊体内で増殖し，次に他のヒトを刺咬する機会に今度は蚊からヒトへとウイルスは伝播する．このようにしてデングウイルスは，ヒト→蚊→ヒトの伝播サイクルの繰返しにより，自然界で維持される．ネッタイシマカ（*Aedes aegypti*）がデングウイルスの主要媒介蚊，ヒトスジシマカ（*Aedes albopictus*）が第 2 の媒介蚊である．吸血によって蚊体内に取り込まれたウイルスは，蚊の中腸や唾液腺の細胞等で増殖する．4～10 日間のウイルス増殖期間の後，ヒトにウイルスを伝播するのに足りる力価のウイルスを唾液中に保持するようになる[1]．この期間を，外部潜伏期（extrinsic incubation period）と呼ぶ．ウイルス保有蚊が他のヒトを再度吸血する際に注入する唾液を介してウイルスはヒトに侵入する．満量吸血するまでに複数のヒトを刺咬することが多く，1 匹の感染蚊から数人のヒトを感染させることが可能といわれている．

蚊の刺咬によってヒト体内に侵入したデングウイルスは，最初に表皮のランゲルハンス細胞に感染し増殖する[2]．放出された子孫ウイルスは，血中に入り体内を移行する．次の標的細胞は主として単球・マクロファージ系の細胞であるが，肝臓や脾臓等の臓器でもウイルス増殖がみられる．感染後 4～5 日で増殖した大量のウイルスが血流中に現れる，いわゆるウイルス血症（Viremia）の状態となり，この時期に蚊に刺されるとウイルスは蚊へと伝播する．上記の外部潜伏期に対して，ヒトが感染を受けてから発症するまでの本来の潜伏期を内潜伏期（intrinsic incubation period）という．また，森林型のデングウイルスも存在し，これはサル→蚊→サルの伝播サイクルで維持される．

31.1.5　流行状況

デングウイルスの主要媒介蚊のネッタイシマカは，熱帯や亜熱帯地域にのみ生息している[12]．つまり，この地域の住民数がデングウイルス感染のリスク人口（約 39 億人）であり，世界人口の約半数を占める[4]．正確な情報は不明だが，アジアの森林地帯がデングウイルスの発祥地とされる．過去の記録を遡ると，デング熱（デング熱様症状を含める）は 17～19 世紀にはすでにその流行がアジア，アフリカ，アメリカの熱帯・亜熱帯地域に存在していたことが推測される[13-15]．1950 年代にタイとフィリピンでデング熱が流行した際に，初めてデング出血熱の存在が確認された．その後，アジア近隣国だけでなく中南米でもデング出血熱が流行するようになった[16]．1970 年以前はデング出血熱の流行国はアジアと中南米の 9 か国のみであった．ところがその後，交通手段の進歩によるヒトや物資の移動頻度の増加や地球温暖化の影響等によって，デングウイルスおよび媒介蚊の分布域は拡大し続け，今日では感染リスク国は 100 か国以上にまで増加した．その結果，過去 50 年間で患者数は 30 倍にまで上昇した．最近の推計によると，年間約 4 億人がデングウイルスに感染し，そのうち約 1 億人がデング熱・デング出血熱を発症している[17]．

近年，デング熱は熱帯・亜熱帯地域に限らず，温帯気候の国々でも一時的に流行するようになった．2014 年夏にデング熱の国内伝播（autochthonous transmission）が 70 年ぶりに確認された日本は温帯気候に属している[18]．国内伝播とは，その国の宿主と媒介動物の間でウイルスが伝播サイクルを形成している状態を指す．国内伝播に至った発端は，海外の流行地でウイルスに感染し，日本に入国後発症してウイルス血症を呈した輸入症例である可能性が高い．また，このときのウイルス伝播に関与したのは，第2の媒介蚊であるヒトスジシマカであった．ネッタイシマカは日本には生息しないが，ヒトスジシマカは東北地方以南に生息する．最終的に162名の国内伝播を起因とした患者が発生した．いずれの患者も潜伏期間中に流行地への渡航歴はなく，また捕獲されたヒトスジシマカからデングウイルスが分離されたため，日本国内でデングウイルスの感染を受けたことが確定された．2016年の輸入症例数は過去最高の343例であった（2017年末の時点）．このように輸入症例数の増加は，今後も国内伝播が起こりうることを示唆している．

海外でもデング熱の国内伝播は発生しており，2010年にはフランス[19]およびクロアチア[20]で，2012年にはポルトガル[21]で起こった．ポルトガルのマディラ島での流行は患者数が2000例を超える大流行であった．いずれも原因は日本と同様に，輸入症例とともに流行地からウイルスが各地に持ち込まれ，その地域に生息しているヒトスジシマカにより伝播サイクルが形成されたことが推測される．

31.1.6 予 防

通常，ワクチン接種が普遍的で費用対効果に優れる最も有効な予防法である．最近，サノフィ社のデングワクチン（CYD-TDV）が第Ⅲ相臨床試験を終え[22,23]，2015年末から各国で認可され始めた（詳細は後述）．

ワクチンが市場化されていない流行国において，個人レベルで最も有効な予防法は蚊に刺されないことである．ワクチンを接種したとしても，感染曝露を受けないことは発症予防に重要である．流行地へ渡航の際は，極力肌を露出しない服装（長袖，長ズボン等）や忌避剤の塗布が推奨される．また日焼け止めを使用する際は，最初に日焼け止めを塗ってからその上に忌避剤を重ねて塗布することが肝要である．

地域レベルの予防策として，媒介蚊の駆除が，伝播経路を遮断し拡散を防ぐという点で有効である．具体的には成虫や幼虫を対象として薬剤散布が実施されるが，その地域の環境や生態系に影響の少ない適切な薬剤を選択しなければならない．また，夏場に蚊の幼虫（ボウフラ）の発生源である水場（植木鉢の受け皿や廃タイヤ等）をなくすことは，個人が参加できる地域レベルでの予防策である．

また，院内感染が報告されており，予防策として，診察室や病室への蚊の侵入を防ぎ，患者が蚊に刺されないようにすることが重要である．敷地内にある幼虫発生源を徹底的になくし，場合によっては殺虫剤の散布を実施する．患者から直接ウイルスが伝播することはないが，針刺し事故等では感染するため，患者検体を取り扱う場合は十分に注意する．

31.1.7 治 療

現時点ではデングウイルスに対する特異的抗ウイルス薬や治療法はなく，対症療法が用いられる．対症療法の主体は補液であり，デング出血熱における血漿漏出に対処する．すなわち，生理食塩水やリンゲル液を主とした補液によりデング出血熱の致死率は1%未満にまで抑えられる．また，解熱剤を使用する際の注意点として，アスピリン系，イブプロフェン系，ロキソプロフェン系の薬剤（これらは一般的な解熱鎮痛剤に含まれる）の投与は出血傾向を助長するため禁忌であり，アセトアミノフェン系の薬剤が使用されねばならない．

31.1.8 発症防御因子

ヒトがある一つの血清型のデングウイルスに感染した場合，その血清型に対して特異的免疫応答が誘導され，その血清型による感染に対して終生有効な防御免疫となることが疫学的に証明されている（図31.2）．すなわち，初回と同じ血清型ウイルスによる2度目以降の感染に際して，発症は起こらない．一方，同時に血清型交差免疫応答も誘導されるが，その防御効果は特異的免疫応答に比べて低く，短時間にとどまる．主な防御因子は，液性免疫（中和抗体 neutralizing antibody）と細胞性免疫（細胞傷害性Tリンパ球 cytotoxic T lymphocyte：CTL）である．中和抗体は，文字どおりウイルスの感染性を低下させる．次項に述べるように，重症化機序に関して種々の説が提唱されているが，多くの研究者が一致して認めることは，ウイルス血症レベルが高いほど患者は重症化しやすい点である．したがって，血中のウイルス感染性を効果的に低下させる中和抗体の防御に関わる役割は大きい．一方，細胞性免疫は感染細胞に傷害を与えることにより生体内でのウイルス産生量の低下に貢献し，非構造蛋白質であるNS3やNS5等に対するCTLが防御に関与することが示されている[24]．

31.1.9 重症化の機序

上述のように，交差免疫は初回とは異なる血清型ウイルスによる感染に対して短期間（2か月間程度）の防御に働く．しかし，その後は時間の経過とともに防御免疫力は低下し（図31.2），逆に免疫のないヒトに

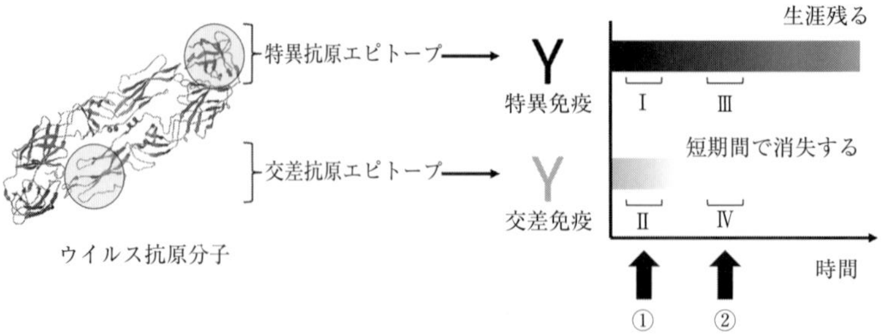

図 31.2　特異免疫と交差免疫
ウイルス抗原分子に，特異抗原エピトープと交差抗原エピトープが存在する．デングウイルスの感染を受けると，特異抗原によって誘導される特異免疫応答は終生残るが，交差免疫は短期間で消失する．この交差防御力の低下が，重症型のデング出血熱の発症リスクを上昇させる原因の一つと考えられている．すなわち，①１回目の感染後に短期間で２回目の感染を受けた場合，(I) それが初感染と同じ血清型でも，(II) 異なる血清型でも防御されるが，②しばらくしてから２回目の感染を受けた場合，(III) それが初感染と同じ血清型であれば防御されるが，(IV) 異なる血清型であれば重症化のリスクが増大する．なお，ウイルス抗原分子として，この図では二量体の E 分子のリボンダイアグラム (Protein Data Bank #1UZG) を例示した．

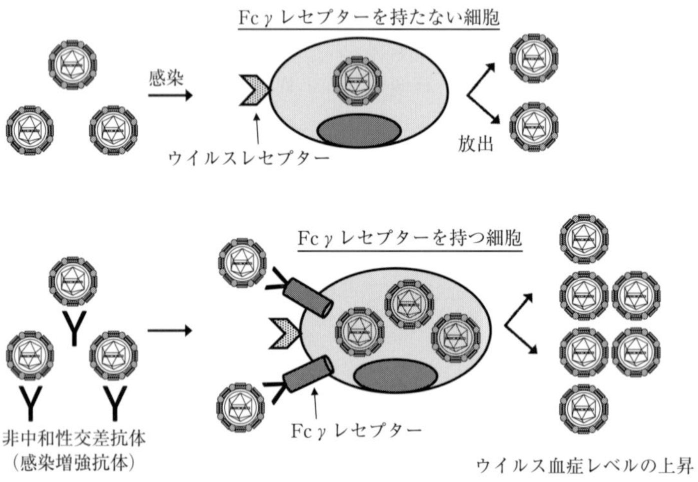

図 31.3　抗体を介した Fcγ レセプター保有細胞へのデングウイルスの感染
通常，Fcγ レセプターを持たない細胞にデングウイルスが感染する場合，細胞の持つウイルスレセプターを介して細胞内に侵入し，増殖する．一方，Fcγ レセプターを持つ細胞の場合，非中和性交差抗体が存在すれば，ウイルス-抗体複合体は，Fcγ レセプターを介して，より効率よく感染できる．放出されるウイルス量が増加し，その結果，ウイルス血症レベルの上昇さらに重症化につながると考えられている．この仮説は抗体依存性感染増強と称され，これに関わる非中和性交差抗体は感染増強抗体と呼ばれている．

比べて重症型のデング出血熱を発症するリスクが格段に上昇する[25]．この重症化にも抗体と CTL が重要な役割を担う．CTL に関しては，２度目に異なる血清型のデングウイルス感染した場合，二次免疫応答によりアフィニティーの弱い交差性 T 細胞が優位に誘導され，防御に働く特異的 T 細胞の誘導が抑制されるために重症化するという抗原原罪説が報告されている[26]．しかし，デングウイルスに対する免疫を持つ母親から生まれた生後 6～9 か月齢の子ども（移行抗体が微量存在）に重症化例の多いことが疫学的に示されており[27]，抗体が CTL より重要と考える背景となっている．抗体依存性感染増強（antibody-dependent enhancement of infection：ADE）の仮説は，Halstead（ハルステッド）博士により提唱された[28]．中和活性のみられない程度の低い濃度において抗体がウイルスの増殖を促進することは，Fcγ レセプターを有する細胞を用いた *in vitro* の試験でも，非ヒト霊長類を用いた *in vivo* の実験においても証明されている[29]．そのメカニズムは，生体内のデングウイルス感受性細胞表面に存在するFcγレセプターに，ウイルスに結合した中和活性のない抗体分子のFc部分が結合することによる，感染効率の上昇である（図31.3）．換言すれば，非中和性交差抗体のオプソニン的作用によりウイルスが細胞に感染しやすくなり，ウイルス血症レベルが上昇する．その他の重症化の機序として，活性化された交差性T細胞や感染細胞から放出されるインターロイキンやTNF-α等のサイトカインの過剰産生やウイルス・抗体複合体の形成が引き金となって起こる補体経路の活性化により血管透過性が亢進し，血漿漏出を招くこと等も報告されている．

31.2 ワクチン開発

ある血清型ウイルスに感染した個体が同じ血清型による感染に対して終生防御されるという疫学的事象が，予防ワクチン成立の根拠となる．同様の免疫応答を誘導する抗原は，長期間の予防効果を発揮すると考えられる．上記のように，中和抗体が防御の中心を担うため，中和抗体を誘導するタイプのワクチンが開発されてきた．中和抗体の産生に主要な役割を果たすE蛋白は，粒子表面を構成する主要蛋白である[10]（図31.1）．また，細胞内でE蛋白を正しい立体構造に生合成するためにprM蛋白が必要なため，遺伝子組換え技術を用いて開発されたデングワクチンの場合，目的抗原（遺伝子）としてprMおよびE領域が用いられることが多い．

現在では，ほとんどのデングウイルス流行地に4種の血清型が存在するため，単価ワクチンを使用した場合，短期間は交差防御可能であるが，時間の経過とともに抗体が減弱したときに，他の血清型の感染に際して重症化する可能性が懸念される[30]．このためWHOは，4種の血清型に対する免疫が同時に誘導される4価ワクチン（tetravalent vaccine）を推奨している[5]．現在臨床試験が進行中あるいはすでに一部の国にライセンス化されたワクチンは，すべて4価ワクチンである．表31.1に示すように，6種のワクチンが開発されており，その戦略は，弱毒キメラワクチン（attenuated chimeric vaccine），不活化ワクチン（inactivated vaccine），DNAワクチン（DNA vaccine）およびサブユニットワクチン（subunit vaccine）である．

31.2.1 弱毒キメラワクチン

弱毒キメラワクチンは，弱毒ウイルス株を骨格として遺伝子操作により作製したキメラウイルスで構成される（図31.4）．以下の3種類の候補ワクチンが開発されており，いずれも各血清型のprM/E遺伝子が含まれる．ウイルスRNAの複製やウイルス蛋白の合成等，基本的なウイルス増殖力の性状は骨格である弱毒ワクチン株に似るが，中和抗体の誘導やウイルス粒子の細胞表面への接着は粒子表面蛋白に依存するため，キメラワクチン被接種者には発病することなく，デングウイルス表面蛋白に対する免疫が誘導されることが，このワクチン戦略の利点である．ワクチン株が被接種者体内で増殖する（感染性がある）ため，高い防御免疫の誘導が期待される一方，感染性があるがゆえの安全性に対する懸念やワクチン株間の干渉，また遺伝子組換えウイルスであることによる媒介蚊を通じた自然界への拡散等，種々の問題をクリアする必要がある．

a. CYD-TDV

フランスのサノフィ社は，黄熱ワクチンとして広く使用されてきた弱毒黄熱ウイルス17D株を骨格とした弱毒キメラデング4価ワクチン（CYD-TDV）を開発し[31]，アジアや南米各国で世界初の第Ⅱb相および第Ⅲ相臨床試験を実施した．CYD-TDVは，デング

表31.1 臨床試験中あるいは臨床試験が終了したデングワクチン

タイプ	名　称	開発者	臨床試験	アジュバント	効　力
弱毒キメラ	CYD-TDV	サノフィパスツール	Ⅲ相終了	なし	60.3%
	TDV	武田薬品工業(インビラージェン)	Ⅱ相およびⅢ相実施中	なし	－*
	TV003/TV005	米国アレルギー感染症研究所 米国国立衛生研究所	Ⅱ相およびⅢ相実施中	なし	－*
不活化	TDENV PIV	ウォルター・リード陸軍研究所 グラクソ・スミスクライン	Ⅰ相およびⅡ相実施中	aluminium hydroxide	－*
DNA	TVDV	米国海軍医学研究センター バイカル	Ⅰ相終了	Vaxfection®	－*
サブユニット	DEN-V180	メルク ハワイバイオテック	Ⅰ相終了	ISCOMATRIX™ Alhydrogel™	－*

*：いまだ試験は実施されず

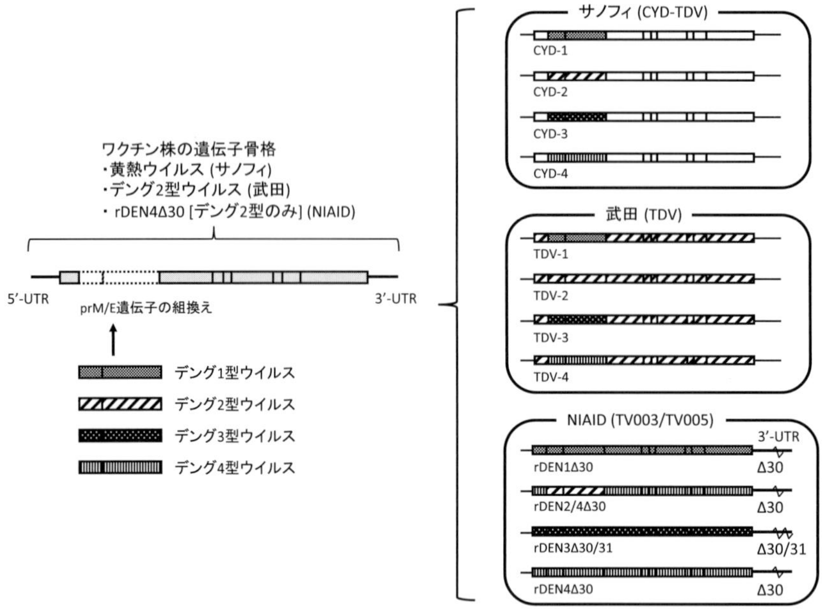

図 31.4　弱毒キメラウイルスのゲノム構造

弱毒キメラデング 4 価ワクチンは，弱毒ウイルス株を骨格として遺伝子操作により作製したキメラウイルスで構成される．キメラウイルスは，各弱毒ウイルス株の prM/E 遺伝子をデング 1 型～4 型ウイルスの prM/E 遺伝子と置換して作製されている．なお，TDV-2，rDEN1Δ30，rDEN3Δ30/31，rDEN4Δ30 はキメラウイルスではない．

ウイルスの各血清型の prM/E 遺伝子を 17D 株の prM/E 遺伝子に置換した 4 種のキメラウイルスを混合したものである（図 31.4）．第Ⅰ相およびⅡ相臨床試験では高い抗体陽転率（77～100%）やその安全性が示され，四つの血清型すべてに対して中和抗体が産生された．この成果に基づき，2006～2009 年にかけてタイで約 4000 人を対象に第Ⅱb 相臨床試験が実施された[32]．引き続いて，約 3 万人を対象として中南米[22]（コロンビア，メキシコ，ホンジュラス，プエルトリコ，ブラジル）と東南アジア[23]（タイ，インドネシア，マレーシア，ベトナム，フィリピン）で第Ⅲ相臨床試験が実施された（詳細は後述）．その後，世界初のデングワクチン（製品名：デングワクシア Dengvaxia®）として 2015 年末にメキシコ，フィリピン，ブラジルで認可された．

b.　TDV

TDV は日本の武田薬品工業が開発中の弱毒キメラデング 4 価ワクチンである[31]．元来は米国のインビラージェン社と米国疾病予防管理センターの共同研究によって作製された．基本的なワクチンウイルスの構造は前述の CYD-TDV に似るが，各単価ワクチンの骨格として弱毒デング 2 型ウイルス（16681/PDK-53 株：タイのマヒドン大学により開発された）を用いた点がこのワクチンの特徴である（図 31.4）．デング 1 型，3 型，4 型ウイルスに対する単価ワクチンは，各血清型の prM/E 遺伝子を 16681/PDK-53 株の prM/E 遺伝子と置換して作製され，またデング 2 型ウイルスに対する単価ワクチンは，弱毒株である 16681/PDK-53 株がそのまま使われる．CYD-TDV と比較してこのワクチンの利点は，デングウイルス（2 型）が骨格であるため，prM/E 以外のデングウイルス蛋白（C，NS1，NS2A，NS2B，NS3，NS4A，NS4B，NS5）に対する免疫も誘導されうるという点である．第Ⅰ相臨床試験では，その安全性や免疫原性が評価され，さらに NS1，NS3，NS5 蛋白に対する $CD8^+$ T 細胞応答の誘導が確認された[33]．子どもから大人まで約 350 人を対象にしてコロンビア，プエルトリコ，シンガポール，タイで実施されていた第Ⅱ相臨床試験の結果が 2015 年末に発表された[34]．それによると，1 回免疫によって 70%以上の被験者が，また 2 回免疫によって 90%以上の被験者がすべての血清型に対して抗体陽性を示した．現在第Ⅲ相臨床試験が実施されている．

c.　TV003/TV005

米国アレルギー感染症研究所（National Institute of Allergy and Infectious Diseases：NIAID）と米国国立衛生研究所（National Institutes of Health：NIH）の共同研究により開発された．各単価ワクチン株を

遺伝子操作により弱毒化し，またデング2型ウイルス用のワクチン株の作製に際してはキメラワクチンの手法が取り入れられている（図31.4）．最初に，プロトタイプのデング4型ウイルスゲノムを用いて，3′-UTR から 30 塩基を欠失させて弱毒化した（rDEN4Δ30）[31]．UTR は細胞内でのウイルス RNA の転写や複製を調節するために重要な役割を果たす．よって，適切な位置で適切な塩基数の削除はウイルスの弱毒化につながる．その後，この方法を用いて他の血清型の弱毒化も試された．しかし，デング1型ウイルスの弱毒化には成功したが（rDEN1Δ30），他の血清型の弱毒化には成功しなかった．そこで，デング3型ウイルスについては，前述の3′末端の30塩基の欠失のほかにさらに追加で31塩基の人工欠失を加えることで弱毒化に成功した（rDEN3Δ30/31）．一方，デング2型ウイルスについては，デング4型ウイルス（rDEN4 Δ 30）の骨格を用いて，デング2型ウイルスの prM/E 遺伝子と置換してキメラ化することにより弱毒化した（rDEN2/4 Δ 30）．このようにして作製された弱毒デング4価ワクチンは，4価の混合ドーズ比を変化させて TV003（rDEN1Δ30：rDEN2/4Δ30：rDEN3Δ30/31：rDEN4Δ30＝10^3：10^3：10^3：10^3 PFU）と TV005（10^3：10^4：10^3：10^3 PFU）の2種類が調整され，現在タイやブラジルで第Ⅱ相臨床試験が進行中である．第Ⅰ相臨床試験はすでに終了しており，全血清型に対する抗体陽転率は TV003 では 74%，TV005 では 90%であり（いずれも1回免疫），その安全性も示された[35]．

このワクチンの特徴は，①1回免疫でも高い抗体陽転率が認められること，②四つのうち三つの血清型の非構造蛋白が含まれるため，前述の TDV よりも多くの血清型の非構造蛋白に対する特異 T 細胞応答の誘導が期待される点である．また，以下3か国に所在するワクチン会社，ブタンタン研究所（Instituto Butantan：ブラジル），バパイオテック（Vabiotech：ベトナム），パナセアバイオテックとインド血清研究所（Panacea Biotec，Serum Institute of India：インド）とライセンス契約が結ばれており，各国で臨床試験が予定されている．特に，ブラジルのブタンタン研究所ではすでに第Ⅱ相臨床試験が実施中であり，現在第Ⅲ相臨床試験が行われている．

31.2.2 不活化ワクチン

不活化デング4価ワクチンはその名のとおり，四つの血清型に対する各単価ワクチン株を感染細胞培養液から回収・濃縮・精製後，ホルマリンを用いて不活化し，混合して用いる．前述の弱毒ワクチンと比較して，不活化ワクチン最大の利点はその安全性にある．ワクチン株の毒性復帰や媒介蚊による自然界への拡散はない．さらに，免疫力が低下した患者に対しても接種が可能である．また，弱毒ワクチンで問題となるウイルス干渉作用が理論的に回避できる．一方で，ワクチン抗原としての効力は弱毒ワクチンよりも低いため，高いドーズで複数回接種する必要がある．さらに，製造過程における手順の煩雑さや多さのため，生産コストが上昇するという欠点もある．

TDENV PIV

ウォルター・リード陸軍研究所（Walter Reed Army Institute of Research：WRAIR）とグラクソ・スミスクライン（GlaxoSmithKline：GSK）社は，不活化ワクチンの戦略でデング4価ワクチンを開発中である（TDENV PIV）[31]．サルを用いた前臨床試験では，アジュバントとともに2回接種後に，四つの血清型すべてのウイルスに対して強力で持続性のある中和抗体の誘導およびワクチンの安全性が認められた[36]．その後，デング1型または2型ウイルスで攻撃実験を行い，ウイルス血症の抑制が確認された．また，ヒトを対象にしては，4価ワクチンに先立って，デング1型ウイルスに対する単価不活化ワクチン（DENV-1 PIV）で第Ⅰ相臨床試験が米国で最初に実施された[37]．18〜50歳までの約20人に2回接種（aluminium hydroxide アジュバントを使用）したところ，すべての被験者においてデング1型ウイルスに対する中和抗体の誘導が認められ，また安全性も確認された．現在は4価不活化ワクチン（TDENV PIV）を用いて，ヒトを対象にした第Ⅰ相および第Ⅱ相臨床試験が米国とプエルトリコで行われている．

31.2.3 DNA ワクチン

デング DNA ワクチンの開発は1990年代初頭から始まった．ワクチン抗原となるウイルス蛋白を発現するように設計された DNA プラスミドを接種すると，細胞内で発現した抗原が宿主免疫系に認識され，特異的抗体や CTL が誘導される．各血清型のデングウイルスの prM/E 遺伝子をプラスミドベクターに組み込み，4種類を混合してデング4価 DNA ワクチンとして用いる．このワクチンの利点は，一部のウイルス蛋白（prM/E）遺伝子の導入にプラスミドベクターを用いるため感染性はなく，上述の不活化ワクチンと同様にウイルス干渉が起こらない．一方，現在のところ免疫原性があまり高くないため，高ドーズで複数回の接種が必要である．また，懸念材料として，ワクチン由来 DNA の宿主染色体への組込みや外来 DNA を接種することによる DNA そのものに対する自己免疫応答の誘導等があげられていたが，今日では多くの臨床試験や非ヒト霊長類を用いた前臨床試験によりその可能性は低いことが確認されている．

TVDV

米国海軍医学研究センター（Naval Medical Research Center：NMRC）とバイカル（Vical）社が共同でデング4価DNAワクチンの開発を進めている[31]．最初にデング1型ウイルスに対する単価DNAワクチンの第I相臨床試験が米国で実施されたが，良好な結果ではなく，安全性は認められたものの，12人の被験者のうち5人しか中和抗体が誘導されなかった[38]．そこで，DNAワクチン導入効率を高めるVaxfectin® というヒト用のアジュバントを用いたところ，サルを用いた4価ワクチンの前臨床試験では，3回の接種によってデング1型，3型および4型ウイルスに対する中和抗体の有意な上昇が認められた[39]．一方，大きな上昇のみられなかったデング2型ウイルス抗体については，後に同血清型の攻撃実験によって有意な防御効果がみられた．また同様にしてウサギを用いたところ，4回免疫後にすべての個体で四つの血清型に対して抗体陽転が認められた[40]．以上の前臨床試験では，安全性も確認され，次いでヒトを対象にしたデング4価DNAワクチン（Vaxfectin® 混合）の第I相臨床試験が行われた．現在はその臨床試験も完了している．

31.2.4　サブユニットワクチン

前述のDNAワクチンのように，細胞内でデングウイルス蛋白を *in vitro* で発現させる技術は確立されている．培養細胞で発現された各血清型のE蛋白を精製・混合したものをワクチン抗原として用いる手法が，デング4価組換えサブユニットワクチンの戦略である．用いられる細胞は，大腸菌等のバクテリアから哺乳類や昆虫由来細胞と多岐にわたり，細胞の選択がサブユニットワクチンの生産に重要である．産生される組換えE蛋白は，ウイルス由来のE蛋白と同様の抗原性を持つことが求められ，さらに高収量の蛋白発現が見込まれる系が実用的である．サブユニットワクチンの利点は，ウイルス由来の組換え蛋白のみをワクチン抗原として用いるため，前述の不活化ワクチンと同様，感染性のある弱毒キメラワクチンと比較して，高い安全性とワクチン間の干渉作用が起こらないことである．また，不活化ワクチンと比較して，防御に有効な免疫原（E）のみを用いていることも利点となる．

DEN-V180

ハワイバイオテック（Hawaii Biotech）社とメルク（Merck）社がサブユニットワクチンの戦略で開発を進めている（DEN-V180）[31]．このワクチンに含まれる組換えE蛋白分子は，本来のE蛋白分子に存在する中和抗体誘導に関与する約80%の部分のみを発現するように設計されたものである．ショジョウバエ胚由来のDrosophila S2細胞を用いることで，安定かつ高い回収率で組換えE蛋白が得られている．また，ISCOMATRIX™ やAlhydrogel™ といったアジュバントと調合して接種することで高いレベルの免疫応答が前臨床試験および第I相臨床試験で確認されている．前臨床試験では，サルを対象に4価ワクチンを3回または4回接種し，すべての個体において四つの血清型に対する中和抗体誘導が確認された．また，各血清型のウイルスを用いた攻撃実験においては，ほとんどの個体でウイルス血症が抑制された[41]．一方，第I相臨床試験においては，デング1型ウイルスのサブユニットワクチン（DEN1-80E）を用いて約10名のヒトに3回接種し，約80%の被験者において中和抗体の誘導が確認されたが，持続性は認められなかった[42]．なお，重篤な副反応はみられなかった．現在は，4価ワクチンで第I相臨床試験が完了している．

31.3　デング4価ワクチンの効力試験

現時点で，唯一効力試験が実施されたデング4価ワクチンは，サノフィ社の弱毒キメラワクチン（CYD-TDV）である．これまでに世界で3件の効力試験が行われ，同社が付した臨床試験コードのCYD23/57，CYD14，CYD15に相当する．デングワクチンを評価する適切な動物モデルは確立されておらず，またデング熱発症を防御する免疫学的指標も定まっていない．すなわち，どのような種類の，またどの程度のレベルの免疫が誘導されれば防御できるのかが不明である．したがって，ワクチンの効力はヒトを対象とした試験でしか評価できない．

31.3.1　タイにおける世界初の効力試験

サノフィ社は2006～2009年にかけて，CYD-TDVを用いて，世界で初めてのデングワクチン効力試験をタイで実施した[32]．第IIb相臨床試験（CYD23/57）として4～11歳の約4000人の児童を対象に，6か月間隔で合計3回接種した．すべての接種が完了した後の1年間における防御効力は全体で30.2%という予想外に低い結果であった．その内訳はデング1型（55.6%），2型（9.2%），3型（75.3%），4型（100%）であり，特にデング2型，次いで1型ウイルスに対する防御効力は低かった．一方，CYD-TDV により中和抗体は誘導されており，3 回接種後の各血清型に対する被験者の平均中和抗体価は，1：146，1：310，1：405，1：155（デング 1 型，2 型，3 型，4 型ウイルス）であった．

31.3.2 10 か国における大規模効力試験

その後，2011～2012 年にかけて東南アジアと中南米の計 10 か国で CYD-TDV の第Ⅲ相臨床試験が実施された[22,23]．東南アジアでは 2～14 歳の児童合計約 1 万人（CYD14），中南米では 9～16 歳の児童合計約 2 万人（CYD15）が対象となり，被験者は 3 回のワクチン接種を受けた．すべての接種完了後の 1 年間における防御効力は，デング 1 型，2 型，3 型，4 型ウイルスに対して，東南アジアではそれぞれ 50.0%，35.0%，78.4%，75.3%，中南米では 50.3%，42.3%，74.0%，77.7%であり，第Ⅱb 相臨床試験の結果と同様に特にデング 2 型，次いで 1 型ウイルスに対する防御効力が低かった．全体としては，東南アジアで 56.5%，ラテンアメリカで 60.8%であり，これも予想外に低い防御効力であった．しかし，ワクチン接種により重症例の発症が 80%以上抑制されたことは朗報であり，CYD-TDV は重症化を予防するための公衆衛生上重要なワクチンとしては期待されている[22,23]．

31.3.3 フォローアップ調査

上記臨床試験のフォローアップ調査が実施され，最初のワクチン接種から 3 年目（CYD23/57 被験者は 4 年目）に，その効力およびその安全性の経過報告がなされた[43]．調査可能であった人数は当初の大部分であり，CYD23/57，CYD14 および CYD15 被験者の，それぞれ 80%，99%および 95%であった．この結果，CYD14 あるいは CYD15 における 9～16 歳の被験者のワクチン効力は 65.6%であったが，2～8 歳の場合（CYD14 被験者のみ）は 44.6%と低かった．また，ワクチン接種以前に自然感染を受けず免疫を有しない集団ではワクチンの効力はより低く，すでに記したようにデング 2 型ウイルスに対する効力は低かった．特に注目すべき点は，CYD14 被験者の 2～5 歳の群において，ワクチン接種者の発症リスクが対照群よりも 7 倍以上高値であったことである．また，CYD23/57 被験者の 4～5 歳の群においても，ワクチン接種者（最初の接種から 3 年目）の発症リスクは 2 倍以上高かった．この結果より，9～16 歳の流行地住民における発症リスクはワクチン接種により低減するが，2～8 歳については今後さらなるフォローアップ調査が必要とされている[43]．

31.4 ワクチン導入後の状況および展望

CYD-TDV（Dengvaxia®）は，メキシコ，フィリピン，ブラジルへの導入が承認された翌年の 2016 年 4 月に WHO の推奨を得た．上記の効力試験を含めた数々の臨床試験の結果に基づき，9 歳以上 45 歳以下（一部の国では 9 歳以上 16 歳以下）が接種対象という制限が付加されているものの，その後承認国は増え続け，2017 年下半期の時点で，合計 19 か国でライセンス契約が結ばれた．特に，フィリピンでは CYD-TDV の公的接種プログラムが開始される等，流行国への導入は順調な滑り出しをみせていた．

ところが，最初のワクチン接種から 6 年間のフォローアップ研究による安全性試験の結果とともに状況は変わった．2017 年 11 月 29 日付でサノフィ社は，「これまでデングウイルスに 1 度も感染したことのないヒトが，本ワクチン接種後にデングウイルスに感染すると，症状が重篤になる可能性がある」という解析結果を発表した[44]（一方，過去に感染歴のあるヒトに対しては，防御効力を発揮すると強調している）．この前兆は前述の 3 年目のフォローアップ研究から現れており，一部の研究者からはワクチン接種がもたらす重症化への懸念が提起されていた．今回サノフィ社から直接発表されたことで大きな波紋を呼ぶ事態となり，特にフィリピンでの公的接種は中止となった．このように，Dengvaxia®を取り巻く現在の環境や将来への展望は不透明感を増しており，しばらくはその動向に注視が必要である．

完全防御のためには，中和抗体に加えて細胞性免疫が必要との指摘もある．CYD-TDV は，弱毒黄熱ウイルス（YF17D 株）を骨格に持つため，デングウイルスの非構造蛋白質（NS）領域遺伝子が含まれない．E 蛋白は中和抗体の誘導に最も重要であるが，この NS 領域は細胞性免疫の誘導に重要と考えられている．一方，デング 2 型ウイルス（DENV-2）を骨格に持つ武田薬品工業（インビラージェン）の TDV では DENV-2 の非構造蛋白質に対して，また米国アレルギー感染症研究所および米国国立衛生研究所の TV003/TV005 では DENV-1，DENV-3 および DENV-4 の非構造蛋白質に対して免疫誘導が期待されるため，どの程度細胞性免疫が防御に貢献するのかは，今後これら 2 種類のワクチンの効力試験で明らかになるであろう．

ワクチンにより誘導される液性・細胞性免疫は防御

表 31.2　デングワクチン作製に使用されるウイルス株

	使用株							
	DENV-1		DENV-2		DENV-3		DENV-4	
名　称	株　名	遺伝子型	株　名	遺伝子型	株　名	遺伝子型	株　名	遺伝子型
CYD-TDV	PUO-359	I	PUO-218	Asian I	PaH881/88	II	1228	II
TDV	16007	II	16681	Asian I	16562	I	1036	II
TV003/TV005	West Pac	IV	Tonga/74	American	Sleman/78	I	814669	II
TDENV PIV	West Pac	IV	S16803	Asian I	CH53489	II	341750	II
TVDV	West Pac	IV	NGC	Asian II	フィリピン株*2	−*3	フィリピン株*2	−*3
DEN-V180	258848	−*1	PR159	American	CH53489	II	H241	I

*1：GenBank に未登録
*2：新鮮分離株
*3：不明

にも重症化にも関与し，このことがワクチン開発を困難にする．ワクチン抗原に存在する感染増強に関わるエピトープを改良して，増強活性を低減させる試みがある[45,46]．また，一つの血清型に感染した後の交差免疫は短期間であるが，異なる２種に感染した後は全ての型のウイルスに対して長期の交差免疫が働くようになる．メカニズムは不明だが，今後のワクチン開発のヒントとなるかもしれない．開発を加速するために，防御の免疫学的指標を明らかにし，適切な動物モデルを構築しなければならない．前者については，防御をもたらす中和抗体価の決定[47]，Fcγ レセプターを有する細胞を用いた中和試験の改良等の試みがなされ[48,49]，一方後者についてはデング感染を可能にする遺伝子改変マウス[50,51]や，デング感受性の高い霊長類であるマーモセットを用いた動物モデル[52]が開発されている．

デング熱・デング出血熱の発症機序や防御の機構等，未だ不明の点が多い．これらが解明されたときに，よりよいワクチンが開発可能になるであろう．

〔山中敦史・小西英二〕

文　献

1) WHO：Fact sheet N°117. Dengue and severe dengue；2015. http://www.who.int/mediacentre/factsheets/fs117/en/
2) Heilman JM, De Wolff J, *et al*：Dengue fever：a Wikipedia clinical review. *Open Med* **8**：e105-115, 2014
3) Zhang H, Zhou YP, *et al*：Predictive symptoms and signs of severe dengue disease for patients with dengue fever：a meta-analysis. *Biomed Res Int 2014*：359308, 2014
4) Halstead SB：Dengue. *Lancet* **370**：1644-1652, 2007
5) 国立感染症研究所：デング熱・チクングニヤ熱の診療ガイドライン（2015 年 5 月 22 日）. http://www.mhlw.go.jp/bunya/kenkou/kekkaku-kansenshou19/dl/dengue_fever_jichitai_20150421-02.pdf
6) CDC：Clinical assessment. Tourniquet test. http://www.cdc.gov/dengue/training/cme/ccm/page73112.html
7) 厚生労働省：感染症法に基づく医師及び獣医師の届出について（22）デング熱. http://www.mhlw.go.jp/bunya/kenkou/kekkaku-kansenshou11/01-04-19.html
8) Pierson TC, Diamond MS：Flaviviruses. Fields Virology 6th ed.（ed. by Knipe DM, Howley PM）, pp747-794, Lippincott Williams & Wilkins, 2013
9) Messina JP, Brady OJ, *et al*：Global spread of dengue virus types：mapping the 70 year history. *Trends Microbiol* **22**：138-146, 2014
10) Heinz FX, Stiasny K：Flaviviruses and their antigenic structure. *J Clin Virol* **55**：289-295, 2012
11) Carrington LB, Simmons CP：Human to mosquito transmission of dengue viruses. *Front Immunol* **5**：290, 2014
12) Guzman MG, Harris E：Dengue. *Lancet* **385**：453-465, 2014
13) Smart WR：On dengue or dandy fever. *Br Med J* **1**：382-383, 1877
14) Brathwaite DO, San Martín JL, *et al*：The history of dengue outbreaks in the Americas. *Am J Trop Med Hyg* **87**：584-593, 2012
15) Rogers DJ, Wilson AJ, *et al*：The global distribution of yellow fever and dengue. *Adv Parasitol* **62**：181-220, 2006
16) Kuno G：A Re-Examination of the History of Etiologic Confusion between Dengue and Chikungunya. *PLoS Negl Trop Dis* **9**：e0004101, 2015
17) Bhatt S, Gething PW, *et al*：The global distribution and burden of dengue. *Nature* **496**：504-507, 2013
18) Kutsuna S, Kato Y, *et al*：Autochthonous dengue fever, Tokyo, Japan, 2014. *Emerg Infect Dis* **21**：517-520, 2015
19) La Ruche G, Souarès Y, *et al*：First two autochthonous dengue virus infections in metropolitan France, September 2010. *Euro Surveill* **15**：19676, 2010
20) Gjenero-Margan I, Aleraj B, *et al*：Autochthonous dengue fever in Croatia, August-September 2010. *Euro Surveill* **16**：19805, 2011
21) Alves MJ, Fernandes PL, *et al*：Clinical presentation and laboratory findings for the first autochthonous cases of dengue fever in Madeira island, Portugal, October 2012. *Euro Surveill* **18**：20398, 2013
22) Villar L, Dayan GH, *et al*：Efficacy of a tetravalent dengue vaccine in children in Latin America. *N Engl J Med* **372**：113-123, 2015
23) Capeding MR, Tran NH, *et al*：Clinical efficacy and safety of a novel tetravalent dengue vaccine in healthy children in Asia：a phase 3, randomised, observer-masked, place-

bo-controlled trial. *Lancet* **384** : 1358-1365, 2014
24) Rivino L, Kumaran EA, *et al* : Differential targeting of viral components by CD4+ versus CD8+ T lymphocytes in dengue virus infection. *J Virol* **87** : 2693-2706, 2013
25) Halstead SB : Immune enhancement of viral infection. *Prog Allergy* **31** : 301-364, 1982
26) Rothman AL : Immunity to dengue virus : a tale of original antigenic sin and tropical cytokine storms. *Nat Rev Immunol* **11** : 532-543, 2011
27) Halstead SB : Observations related to pathogenesis of dengue hemorrhagic fever. VI. Hypotheses and discussion. *Yale J Biol Med* **42** : 350-362, 1970
28) Halstead SB, O'Rourke EJ : Antibody-enhanced dengue virus infection in primate leukocytes. *Nature* **265** : 739-741, 1977
29) Goncalvez AP, Engle RE, *et al* : Monoclonal antibody-mediated enhancement of dengue virus infection in vitro and in vivo and strategies for prevention. *Proc Natl Acad Sci USA* **104** : 9422-9427, 2007
30) Huisman W, Martina BE, *et al* : Vaccine-induced enhancement of viral infections. *Vaccine* **27** : 505-512, 2009
31) Thomas SJ : Developing a dengue vaccine : progress and future challenges. *Ann N Y Acad Sci* **1323** : 140-159, 2014
32) Sabchareon A, Wallace D, *et al* : Protective efficacy of the recombinant, live-attenuated, CYD tetravalent dengue vaccine in Thai schoolchildren : a randomised, controlled phase 2b trial. *Lancet* **380** : 1559-1567, 2012
33) Osorio JE, Partidos CD, *et al* : Development of a recombinant, chimeric tetravalent dengue vaccine candidate. *Vaccine* **33** : 7112-7120, 2015
34) Sirivichayakul C, Barranco-Santana EA, *et al* : Safety and immunogenicity of a tetravalent dengue vaccine (TDV) in healthy children and adults in endemic regions : a randomized, placebo-controlled Phase 2 study. *J Infect Dis.* **213** : 1562-1572, 2016
35) Kirkpatrick BD, Durbin AP, *et al* : Robust and Balanced Immune Responses to All 4 Dengue Virus Serotypes Following Administration of a Single Dose of a Live Attenuated Tetravalent Dengue Vaccine to Healthy, Flavivirus-Naive Adults. *J Infect Dis* **212** : 702-710, 2015
36) Fernandez S, Thomas SJ, *et al* : An adjuvanted, tetravalent dengue virus purified inactivated vaccine candidate induces long-lasting and protective antibody responses against dengue challenge in rhesus macaques. *Am J Trop Med Hyg* **92** : 698-708, 2015
37) Martinez LJ, Lin L, *et al* : Safety and Immunogenicity of a Dengue Virus Serotype-1 Purified-Inactivated Vaccine : Results of a Phase 1 Clinical Trial. *Am J Trop Med Hyg* **93** : 454-460, 2015
38) Beckett CG, Tjaden J, *et al* : Evaluation of a prototype dengue-1 DNA vaccine in a Phase 1 clinical trial. *Vaccine* **29** : 960-968, 2011
39) Porter KR, Ewing D, *et al* : Immunogenicity and protective efficacy of a vaxfectin-adjuvanted tetravalent dengue DNA vaccine. *Vaccine* **30** : 336-341, 2012
40) Raviprakash K, Luke T, *et al* : A dengue DNA vaccine formulated with Vaxfectin® is well tolerated, and elicits strong neutralizing antibody responses to all four dengue serotypes in New Zealand white rabbits. *Hum Vaccin Immunother* **8** : 1764-1768, 2012
41) Govindarajan D, Meschino S, *et al* : Preclinical development of a dengue tetravalent recombinant subunit vaccine : Immunogenicity and protective efficacy in non-human primates. *Vaccine* **33** : 4105-4116, 2015
42) Manoff SB, George SL, *et al* : Preclinical and clinical development of a dengue recombinant subunit vaccine. *Vaccine* **33** : 7126-7134, 2015
43) Hadinegoro SR, Arredondo-García JL, *et al* : Efficacy and long-term safety of a dengue vaccine in regions of endemic disease. *N Engl J Med* **373** : 1195-1206, 2015
44) Sanofi : Sanofi updates information on dengue vaccine. November 29, 2017. http://mediaroom.sanofi.com/sanofi-updates-information-on-dengue-vaccine/
45) Crill WD, Hughes HR, *et al* : Sculpting humoral immunity through dengue vaccination to enhance protective immunity. *Front Immunol* **3** : 334, 2012
46) Tang CT, Li PC, *et al* : An Epitope-Substituted DNA Vaccine Improves Safety and Immunogenicity against Dengue Virus Type 2. *PLoS Negl Trop Dis* **9** : e0003903, 2015
47) Buddhari D, Aldstadt J, *et al* : Dengue virus neutralizing antibody levels associated with protection from infection in thai cluster studies. *PLoS Negl Trop Dis* **8** : e3230, 2014
48) Konishi E, Tabuchi Y, *et al* : A simple assay system for infection-enhancing and-neutralizing antibodies to dengue type 2 virus using layers of semi-adherent K562 cells. *J Virol Methods* **163** : 360-367, 2010
49) Moi ML, Lim CK, *et al* : Discrepancy in dengue virus neutralizing antibody titers between plaque reduction neutralizing tests with Fcgamma receptor (FcgammaR)-negative and FcgammaR-expressing BHK-21 cells. *Clin Vaccine Immunol* **17** : 402-407, 2010
50) Phanthanawiboon S, Limkittikul K, *et al* : Acute Systemic Infection with Dengue Virus Leads to Vascular Leakage and Death through Tumor Necrosis Factor-α and Tie2/Angiopoietin Signaling in Mice Lacking Type I and II Interferon Receptors. *PLoS One* **11** : e0148564, 2016
51) Plummer EM, Shresta S : Mouse models for dengue vaccines and antivirals. *J Immunol Methods* **410** : 34-38, 2014
52) Omatsu T, Moi ML, *et al* : Common marmoset (Callithrix jacchus) as a primate model of dengue virus infection : development of high levels of viraemia and demonstration of protective immunity. *J Gen Virol* **92** : 2272-2280, 2011

32 エイズワクチン

世界三大感染症の一つであるヒト免疫不全ウイルス（human immunodeficiency virus：HIV）感染症の克服は，国際的最重要課題の一つである．HIV 感染症は，慢性持続感染を呈し，数年間を経てエイズ発症に至る致死的感染症である．1990 年代より抗 HIV 薬治療が導入され，エイズ発症抑制が可能となってきているものの，UNAIDS（http://www.unaids.org/en/）の発表では，2016 年末の段階で世界の HIV 感染者数は 3600 万人を超え，年間新規感染者数は約 180 万人，年間エイズ関連死亡者は約 100 万人と推定されている．この HIV 感染拡大の抑制に向けて，早期診断・早期治療の推進に加え，予防エイズワクチンの開発が切望されている．ワクチン開発の主要戦略は，抗体誘導および T 細胞誘導であり（図 32.1，図 32.2），将来的には両者の併用も期待されている．ここでは，これら予防エイズワクチン開発研究の最新状況を概説する．

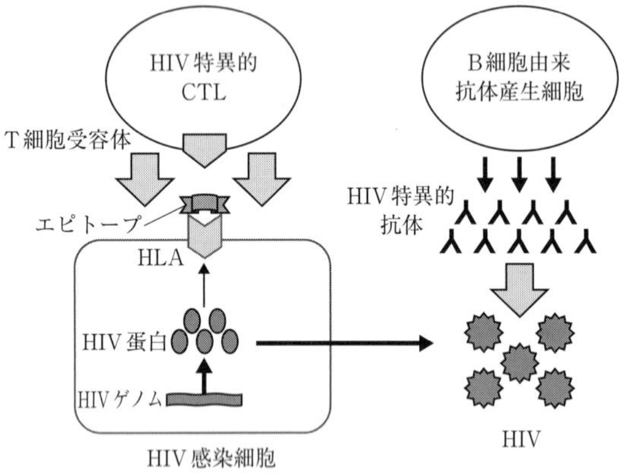

図 32.1 HIV 特異的獲得免疫反応

主に，HIV 粒子上の Env を標的とする抗体反応と，HIV 感染細胞表面に提示される抗原由来エピトープ-HLA 複合体を T 細胞受容体により認識する CTL 反応とがある．

32.1 エイズワクチン開発の問題点

エイズワクチン開発に向けてこれまで数々の取組みがなされてきたが，いまだ有効性の確立したワクチンの開発に至っていない．HIV が自然治癒のない慢性持続感染症を引き起こすこと，およびそれに伴い高度な多様性を有することが大きな障壁となっている．しかし，最先端研究を積み重ね，エイズワクチン開発は着実に進展してきている[1]．

32.1.1 慢性持続感染症

これまで実用化されてきたワクチンの多くは，自然治癒に至る感染症に対するものである．これらの感染症では，一般に病原体に対する獲得免疫反応の誘導により病原体増殖が抑えられ自然治癒に至ることから，ワクチンは，この自然感染を模倣するよう，病原性のない抗原を導入することにより獲得免疫メモリーを誘導するものとして開発されてきた．しかし，HIV 感染症は一般に自然治癒のない慢性持続感染症であり，

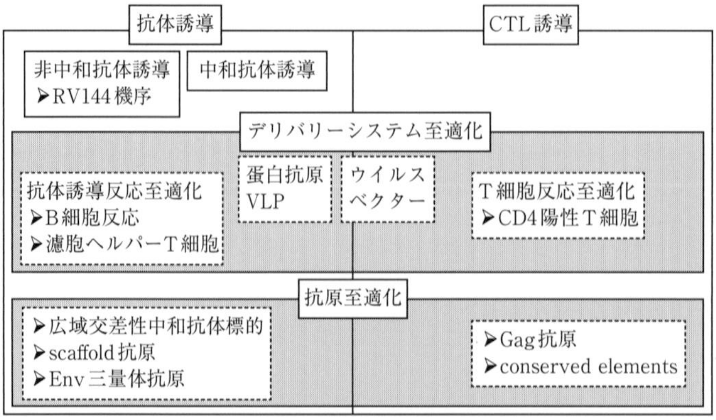

図 32.2 エイズワクチン開発戦略

抗体誘導と CTL 誘導が主要戦略である．いずれにおいても，デリバリーシステム至適化と抗原至適化が重要である．

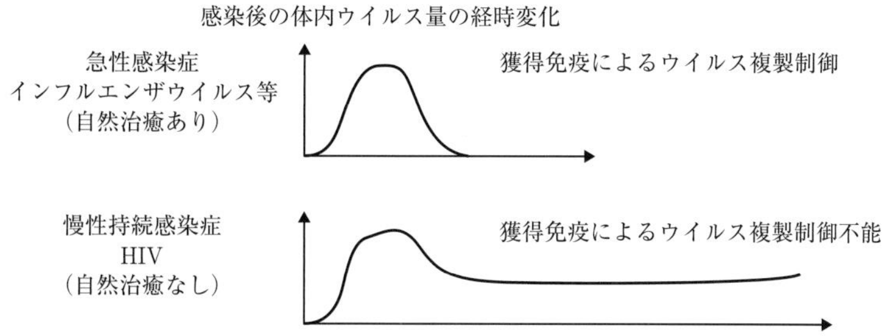

図 32.3　急性ウイルス感染症と HIV 慢性持続感染症
多くの急性感染症では，獲得免疫反応の誘導に至ればウイルス複製が制御され自然治癒に至る．HIV 感染症では，獲得免疫による制御が不能で，慢性持続感染を呈しエイズ発症に至る．

感染者に誘導される獲得免疫反応では HIV 複製を制御することができない（図 32.3）．したがって，エイズワクチンにおいては，自然感染で誘導される獲得免疫よりもさらに有効な免疫の誘導が必要であり，新たな戦略が求められる．

32.1.2　HIV 多様性

HIV は宿主免疫反応との相互作用により変化を生じ，世界各地で多様な HIV 株が流行する状況となっている．ヒト白血球抗原 HLA（クラス I）は，その遺伝的多様性が HIV 感染病態に最も影響の大きい宿主因子であることが知られているが，細胞傷害性 T リンパ球（CTL）の標的エピトープが HLA により標的細胞表面に提示されることから（図 32.1），HLA 遺伝子型と相関して選択される HIV ゲノム変異の多くは CTL 逃避変異を反映するものである．HIV 流行株と HLA 遺伝子型の分布は世界各地域でさまざまであり，地域ごとに多様化が生じていると考えられている[2]．

HIV 複製抑制には CTL 反応が中心的役割を担っているため，持続感染において HIV ゲノムに CTL 逃避変異を有するウイルスの選択が認められ，しばしばこの逃避変異がウイルス増殖能の低下に結びつくことが知られている．HLA 遺伝子型の違いによって異なるエピトープが標的となることから，HLA 遺伝子型を共有しないヒトからヒトへの HIV 伝播において，新たなエピトープ特異的 CTL からの逃避変異の選択に加え，伝播前に獲得した逃避変異からの復帰変異が生じうる．近年，このような HIV 持続感染・伝播におけるウイルスと宿主免疫応答の相互作用の結果，ヒト集団内で CTL 逃避変異が蓄積することが示唆されている．

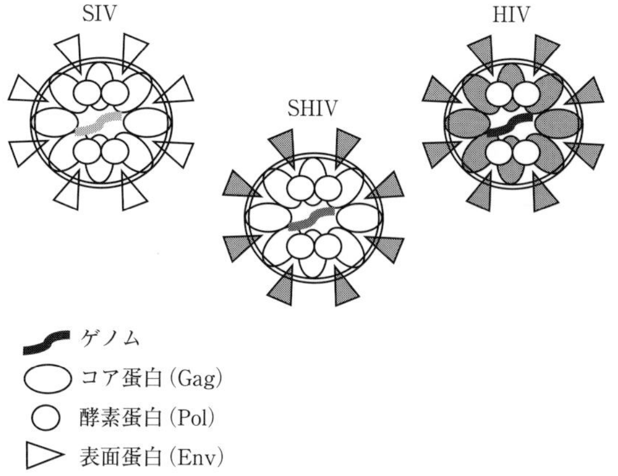

図 32.4　SIV，HIV および SHIV
SIV および HIV の粒子は，主にゲノム，Gag，Pol，Env から構成される．中和抗体の主標的は，粒子表面の Env である．SHIV は，SIV の Env を HIV の Env に組み換えたものである．

32.1.3　サルエイズモデル

エイズワクチン開発においては，HIV 感染防御・複製阻止に結びつく免疫機序の解明が重要であり，そのためには動物エイズモデルが必要となる．HIV 感染によりヒトと同様なエイズ発症に至る動物モデルはなく，HIV の祖先とされるサル免疫不全ウイルス（simian immunodeficiency virus：SIV）の慢性感染アカゲサルエイズモデルが，ヒト HIV 感染を反映する動物モデルとして最適と考えられている．特に，SIVmac251（あるいは SIVmac239［clone］），SIVsmE660（あるいは SIVsmE543-3［clone］）感染モデルが知られている．また，HIV 特異的抗体誘導ワクチンの有効性の評価には，SIV env 領域を CCR5 指向性 HIV env に組み換えたキメラウイルス SHIV（simian-human immunodeficiency virus）（図 32.4）感染モデルが用いられる．これらのウイルスについて，主に経静脈接種あるいは経直腸接種実験が行われている

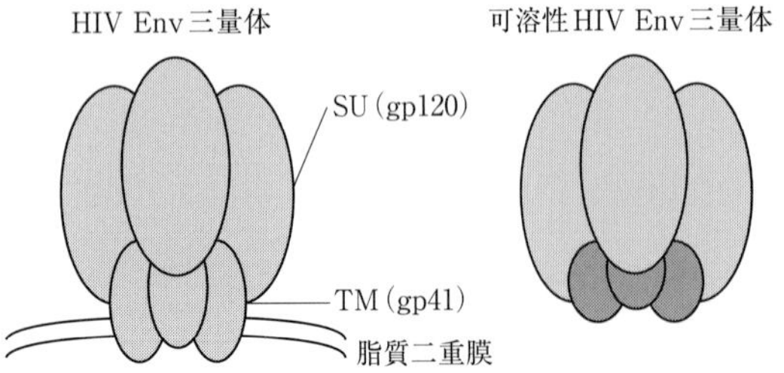

図 32.5　HIV Env 三量体
HIV Env 三量体は中和抗体誘導のための抗原として期待されている．HIV 粒子上には，わずかの Env 三量体しか取り込まれないため，可溶性 Env 三量体抗原の構築が試みられている．

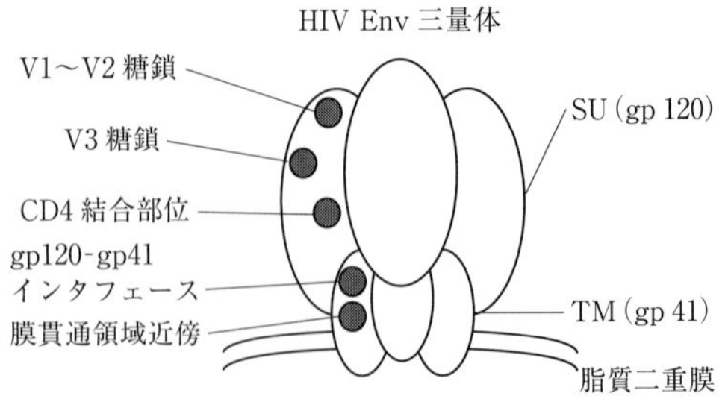

図 32.6　抗 HIV 広域交差性中和抗体の主要標的部位
抗 HIV 広域交差性中和抗体の主要標的部位としては，Env gp120 の CD4 結合領域，V1-V2 領域糖鎖，V3 領域糖鎖，gp120-gp41 インターフェースおよび gp41 の膜貫通領域近傍（MPER）が知られている．

が，近年は，ヒトの性粘膜感染を反映させるべく，低用量経直腸接種実験が主流である．この方法は，1～2 週間隔で，低用量ウイルスの経直腸接種を感染成立確認までおおむね最大 10 回程度繰り返すものである．CXCR4 指向性 HIV env を組み込んだ SHIV89.6P は急性エイズを引き起こすが，ヒトにおける HIV 性粘膜感染を反映するものでなく，近年はワクチン評価モデルとしては用いられていない．

32.2　抗体誘導ワクチン

ウイルス粒子上のエンベロープ（Env）蛋白（図 32.4）に結合して感染を阻害する中和抗体の誘導が主要戦略である．HIV Env（gp160）は受容体との結合領域を含む表面蛋白 SU（gp120）と膜貫通蛋白 TM（gp41）から構成され，三量体を形成する（図 32.5）．HIV には，細胞進入時に細胞表面の CCR5 を利用する CCR5 指向性 Env を有するものと，CXCR4 を利用する CXCR4 指向性 Env を有するものがある．性粘膜感染においては CCR5 指向性 Env が重要と考えられており，感染防御のためには CCR5 指向性 Env を標的とする抗体の誘導が必要となる．多様性に富む HIV Env に対する交差性の高い中和抗体の誘導は容易ではなく，その開発は難航している．HIV 感染者において中和抗体の誘導効率が低いことが知られており，その機序解析から，近年は二つの方向からの研究が進められている．一つは，標的抗原の至適化を目指すものであり，もう一つは，中和抗体誘導反応の至適化を目指すものである（図 32.2）．一方，中和能のない抗体の誘導による感染防御効果を期待する研究も進められている．

32.2.1　中和抗体標的抗原の至適化

幅広い交差性を有するモノクローナル中和抗体を分離してその標的エピトープを同定し，それをもとに標的抗原の分子デザインを目指すものである．その第一段階として，HIV 感染慢性期にまれに誘導される交差性の高いモノクローナル中和抗体の分離が進められてきた．SHIV 感染サルモデルにおける受動免疫実験にて，これらの分離された中和抗体の感染防御能は示されている[3]．さらに Env の構造解析も進められ，これら広域交差性中和抗体の標的エピトープの同定が進展し，Env gp120 の CD4 結合領域，V1-V2 領域糖鎖，V3 領域糖鎖，gp120-gp41 インターフェースおよび gp41 の膜貫通領域近傍が知られている（図 32.6）[4,5]．これらの情報をもとに標的抗原の分子デザインが進められ，標的部位を提示する scaffold 抗原設計等の試みもなされてきたが，中和抗体誘導に結びつく至適化抗原の構築には至っていない．一方，Env 単量体抗原では中和抗体誘導は困難と考えられており，Env 三量体抗原を用いる戦略が検討されている．HIV 粒子に取り込まれる Env 三量体はわずか（10～20 個）であるため，不活化 HIV 粒子は抗原として不適と考えられ，Env 細胞外領域単量体をリンカーでつないだ可溶性三量体抗原（Env-SOSIP）等が期待されている（図 32.5）[6]．

32.2.2　中和抗体誘導反応の至適化

広域交差性中和抗体誘導が認められた HIV 感染者の解析により，広域交差性中和抗体誘導に結びつく免疫機序の解明が進んでいる．広域交差性中和抗体誘導が認められた HIV 感染者の B 細胞受容体遺伝子の解析およびその経時的変化の解析により，広域交差性中和抗体の誘導には，B 細胞の高度な成熟（B 細胞受容体遺伝子の頻回の体細胞変異）が必要で，そのために頻回の抗原刺激を要するのではないかと考えられてい

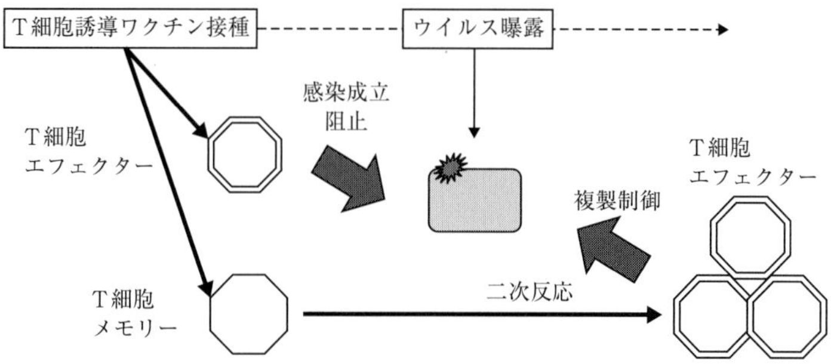

図 32.7 T 細胞誘導ワクチンの有効性の機序
T 細胞誘導ワクチンでは，T 細胞メモリー誘導により，HIV 曝露後の二次反応に基づく HIV 複製制御効果が期待される．CMV ベクターワクチンでは，持続的 T 細胞エフェクター誘導による感染成立阻止効果が期待される．

る[4]．一方，リンパ節胚中心で B 細胞反応を補助する濾胞性ヘルパー T 細胞の研究も進展している[5]．

32.2.3 非中和抗体誘導ワクチン

非中和抗体の抗ウイルス作用に期待する研究も進められている．HIV Env gp120 を抗原としたワクチンについては，最初の臨床試験第Ⅲ相は有効性を示すことができなかったが，gp120 抗原および HIV Gag・Pol・Env 発現カナリアポックスウイルス（ALVAC）ベクターを併用した HIV ワクチン臨床試験 RV144 では，中和抗体誘導は認められなかったものの，一時的ではあるが対照群と比較して 30% 程度の感染頻度の低下を示す結果が 2009 年にタイで報告された[7]．有効性としては不十分で，その後の研究で有効性に関する進展は認められていないものの，この感染頻度低下に至る機序を見いだすことができれば，ワクチン開発進展に結びつく可能性がある．特に，Env gp120 の V1-V2 領域を標的とする抗体反応が感染防御に貢献している可能性が示唆され，注目されている[8]．

32.3 T 細胞誘導ワクチン

HIV 複製の抑制には，CTL 反応が中心的役割を担っていることが知られている[9-11]．そこで，有効な CTL 誘導を主目的としたワクチン開発が進められ，デリバリーシステムの至適化および抗原の至適化に向けた研究が進展している．

32.3.1 デリバリーシステムの至適化

T 細胞誘導において，不活化ウイルスや蛋白質等の抗原を直接接種する方法より，抗原をコードする遺伝子を導入して発現させる手法が有利と考えられ，数々のウイルスベクターを用いたデリバリーシステムの研究が試みられてきた．弱毒化生ウイルスを用いた手法については，現状では安全性確保が困難とされ，実用化は考えられていない．現時点では，複数のウイルスベクターあるいは DNA ワクチンを組み合わせたプライム・ブースト法が最も効率よい T 細胞誘導法と考えられている．これらのうち，アデノウイルス（AdV）ベクター，ポックスウイルスベクター，およびセンダイウイルス（SeV）ベクターを用いたワクチンは，SIV 感染サルエイズモデルで有効性を示した有数のワクチンデリバリーシステムとして，開発研究進展が期待されている[2,12,13]．これらは，抗原特異的 T 細胞メモリーを誘導し，HIV 曝露後の迅速かつ有効な T 細胞二次反応による HIV 複製制御を図るものである（図 32.7）．感染は成立するものの，長期間の HIV 複製制御に至る可能性が示されており[14]，他の非感染者への伝播阻止につながることから，集団レベルでの HIV 感染防御効果が期待される．一方，サイトメガロウイルス（CMV）ベクターワクチンでは，誘導 CTL エフェクターによる曝露時感染成立阻止効果が期待されている（図 32.7）[15]．複数のベクターの併用も期待されている．

a. ポックスウイルスベクター

DNA ウイルスであるポックスウイルスをベースとするベクターである．ワクチニアウイルスベクターがよく知られており，代表的なものとして弱毒化された MVA（modified vaccinia Ankara）ベクターがある．また，ヒトでは増殖できないトリ由来ポックスウイルスをベースとしたカナリアポックスウイルスベクターもよく知られている．臨床試験で抗原特異的 T 細胞誘導能および抗体誘導能が認められている．

b. アデノウイルスベクター

DNA ウイルスである AdV をベースとするベク

ターである．AdV には50種類以上の血清型が知られているが，AdV 血清型5（Ad5）をベースとしたベクターが代表的で，動物実験での高い抗原発現効率・免疫誘導効率が知られている．臨床試験でも，抗原特異的 CTL 反応誘導能は示されているが，HIV Gag・Pol・Nef 発現アデノウイルスベクターを用いた STEP Study では，HIV 感染防御効果を示すことができず，特に抗 Ad5 抗体陽性のグループでは HIV 感染リスクが高まる可能性を示す結果が2008年に報告された[16]．その後の臨床試験第Ⅱb 相（HVTN505）でも，HIV Gag・Pol・Env 発現 Ad5 ベクターについて有効性を示すことができなかった[17]．抗 AdV 抗体は AdV 感染・免疫誘導の妨げとなるが，Ad5 については抗体陽性者頻度が高いことが問題とされ，抗 AdV 抗体非存在下での免疫誘導能は Ad5 より劣るものの，Ad5 の抗体標的領域に修正を加えたベクターや，他の血清型由来の Ad26 や Ad35 等のベクターの開発が進められている[18]．

c. センダイウイルスベクター

マイナス一本鎖 RNA ウイルスである SeV（マウスパラインフルエンザウイルス1型）をベースとするベクターである．SeV の自然宿主はマウスで，ヒトを含めた霊長類動物への自然感染はなく，病原性もない．そのため安全性の点で有利であり，非複製型だけでなく，複製能（伝播能）を維持した SeV ベクターも利用可能である．また，高い抗 SeV 中和抗体価を有するヒトが少ない点も利点である[19]．

筆者らは，この SeV ベクターを経鼻接種するエイズワクチン開発研究を推進してきた．SIV 感染サルエイズモデルでは，高い抗原特異的 T 細胞反応誘導能を示すとともに，慢性エイズモデルで初の有効性を示した[12]．HIV Gag 抗原発現 SeV ベクターワクチンについては，2013年よりルワンダ・ケニア・英国にて，国際エイズワクチン推進構想（International AIDS Vaccine Initiative：IAVI）主動の国際共同臨床試験第Ⅰ相が行われ，安全性および免疫誘導能が確認されている[20]．

d. サイトメガロウイルスベクター

DNA ウイルスである CMV はヘルペスウイルスの一種である．持続的な免疫反応誘導が特徴であり，SIV 感染サルエイズモデルでは，CMV ベクターワクチン接種サルの半数で，ワクチンにより誘導された抗原特異的 CTL エフェクターによる SIV 感染成立阻止効果が報告されている[15]．このような持続的エフェクター誘導の安全性については今後の課題であるが，研究の進展が期待されている．

32.3.2　標的抗原の至適化

HLA 遺伝子型には病態進行遅延と相関するものがいくつか報告されているが，これらの HLA によって提示されるエピトープ特異的 CTL には，HLA-B*58 拘束性 Gag TW10 エピトープ特異的 CTL 等のように高い HIV 複製抑制能を有するものが知られている[2]．このように CTL にも有効性が高いものと低いものがあり，その有効性には，抗原提示効率や抗原構造保存性等の標的側の要因が大きく関与すると考えられており，特に Gag 抗原特異的 CTL の有効性が指摘されている[2,21,22]．有効性の低い CTL の誘導は有効な CTL の妨げとなる可能性もあることから（免疫優位性），HIV 全蛋白を抗原とするのではなく，有効な CTL の標的を選択する抗原設計が重要である．

単独エピトープ特異的 CTL だけでなく，複数のエピトープ特異的 CTL を誘導することが推奨されている．さらに近年，HIV 各抗原の保存性の高い領域（conserved elements）あるいは有効性の高い CTL 標的領域の断片を連結した抗原設計が検討されている[23,24]．筆者らは，SIV 感染サルエイズモデルで，ワクチンによりドミナントエピトープ特異的 CTL を誘導するとウイルス曝露後のそのエピトープ特異的 CTL からの逃避変異選択が加速されるが，サブドミナントエピトープ特異的 CTL を誘導すると逃避変異選択が遅延することを報告しており[25]，サブドミナント CTL の誘導を推奨している．

一方，有効な HIV 特異的 CTL 反応誘導に重要とされる HIV 特異的 CD4 陽性 T 細胞が HIV 感染標的となりうることには留意が必要である．筆者らは，SIV 感染サルエイズモデルにおいて，ワクチンによって誘導された SIV 特異的 CD4 陽性 T 細胞のうち CD107a 陽性分画は SIV 感染に比較的抵抗性であるが，ワクチンによる SIV 特異的 CD107a 陰性 CD4 陽性 T 細胞の誘導は，SIV 曝露後の有効な CD4 陽性 T 細胞反応には結びつかず，逆に SIV 増殖を増強することを見いだした[26]．したがって，T 細胞誘導 HIV ワクチン開発においては，HIV 特異的 CD4 陽性 T 細胞の誘導を避け，SeV 抗原等の非 HIV 抗原特異的 CD4 陽性 T 細胞の誘導とともに有効な CTL 誘導を目指すことが一つの戦略である．

まとめ

予防エイズワクチン開発においては，中和抗体誘導と CTL 誘導が主要戦略である．中和抗体誘導においては，中和抗体誘導に結びつく B 細胞反応等の研究に進展がみられているが，広域交差性中和抗体誘導のための抗原至適化が難航している．CTL 誘導においては，各種ウイルスベクターが開発され複数の併用が有望視されており，抗原至適化の進展が待たれるところである．さらに今後，抗体誘導ワクチンとCTL誘導ワクチンの併用が期待されている．　〔**俣野哲朗**〕

文　献

1) Fauci AS, Folkers GK, *et al*：HIV-AIDS：much accomplished, much to do. *Nat Immunol* **14**：1104-1107, 2013.
2) Goulder PJ, Watkins DI：Impact of MHC class I diversity on immune control of immunodeficiency virus replication. *Nat Rev Immunol* **8**：619-630, 2008
3) Kwong PD, Mascola JR, *et al*：Rational design of vaccines to elicit broadly neutralizing antibodies to HIV-1. *Cold Spring Harb Perspect Med* **1**：a007278, 2011
4) Kwong PD, Mascola JR. Human antibodies that neutralize HIV-1：identification, structures, and B cell ontogenies. *Immunity* **37**：412-425, 2012
5) Burton DR, Ahmed R, *et al*：A blueprint for HIV vaccine discovery. *Cell Host Microbe* **12**：396-407, 2012
6) Sanders RW, van Gils MJ, *et al*：HIV-1 neutralizing antibodies induced by native-like envelope trimers. *Science* **349**：aac4223, 2015
7) Rerks-Ngarm S, Pitisuttithum P, *et al*：Vaccination with ALVAC and AIDSVAX to prevent HIV-1 infection in Thailand. *N Engl J Med* **361**：2209-2220, 2009
8) Haynes BF, Gilbert PB, *et al*：Immune-correlates analysis of an HIV-1 vaccine efficacy trial. *N Engl J Med* **366**：1275-1286, 2012
9) Koup RA, Safrit JT, *et al*：Temporal association of cellular immune responses with the initial control of viremia in primary human immunodeficiency virus type 1 syndrome. *J Virol* **68**：4650-4655, 1994
10) Matano T, Shibata R, *et al*：Administration of an anti-CD8 monoclonal antibody interferes with the clearance of chimeric simian/human immunodeficiency virus during primary infections of rhesus macaques. *J Virol* **72**：164-169, 1998
11) Goulder PJ, Watkins DI：HIV and SIV CTL escape：implications for vaccine design. *Nat Rev Immunol* **4**：630-640, 2004
12) Matano T, Kobayashi M, *et al*：Cytotoxic T lymphocyte-based control of simian immunodeficiency virus replication in a preclinical AIDS vaccine trail. *J Exp Med* **199**：1709-1718, 2004
13) Wilson NA, Reed J, *et al*：Vaccine-induced cellular immune responses reduce plasma viral concentrations after repeated low-dose challenge with pathogenic simian immunodeficiency virus SIVmac239. *J Virol* **80**：5875-5885, 2006
14) Nomura T, Yamamoto H, *et al*：Broadening of virus-specific CD8+ T-cell responses is indicative of residual viral replication in aviremic SIV controllers. *PLoS Pathog* **11**：e1005247, 2015
15) Hansen SG, Ford JC, *et al*：Profound early control of highly pathogenic SIV by an effector memory T-cell vaccine. *Nature* **473**：523-527, 2011
16) Buchbinder SP, Mehrotra DV, *et al*：Efficacy assessment of a cell-mediated immunity HIV-1 vaccine (the Step Study)：a double-blind, randomised, placebo-controlled, test-of-concept trial. *Lancet* **372**：1881-1893, 2008
17) Hammer SM, Sobieszczyk ME, *et al*：Efficacy trial of a DNA/rAd5 HIV-1 preventive vaccine. *N Engl J Med* **369**：2083-2092, 2013
18) Liu J, O'Brien KL, *et al*：Immune control of an SIV challenge by a T-cell-based vaccine in rhesus monkeys. *Nature* **457**：87-91, 2009
19) Hara H, Hara H, *et al*：Prevalence of specific neutralizing antibodies against Sendai virus in populations from different geographic areas. *Hum Vaccines* **7**：639-645, 2011
20) Nyombayire J, Anzala O, *et al*：First-in-human evaluation of the safety and immunogenicity of a replicating intranasally administered Sendai HIV-1 Gag vaccine: induction of potent T-cell or antibody responses in prime-boost regimens. *J Infect Dis* **215**：95-104, 2017
21) Kiepiela P, Ngumbela K, *et al*：CD8 + T-cell responses to different HIV proteins have discordant associations with viral load. *Nat Med* **13**：46-53, 2007
22) Iwamoto N, Takahashi N, *et al*：Control of SIV replication by vaccine-induced Gag- and Vif-specific $CD8^+$ T cells. *J Virol* **88**：425-433, 2013
23) Mothe B, Llano A, *et al*：CTL responses of high functional avidity and broad variant cross-reactivity are associated with HIV control. *PLoS ONE* **7**：e29717, 2012
24) Hanke T：Conserved immunogens in prime-boost strategies for the next-generation HIV-1 vaccines. *Expert Opin Biol Ther* **14**：601-616, 2014
25) Ishii H, Kawada M, *et al*：Impact of vaccination on cytotoxic T lymphocyte immunodominance and cooperation against simian immunodeficiency virus replication in rhesus macaques. *J Virol* **86**：738-745, 2012
26) Terahara K, Ishii H, *et al*：Vaccine-induced $CD107a^+$ $CD4^+$ T cells are resistant to depletion following AIDS virus infection. *J Virol* **88**：14232-14240, 2014

33 マラリアワクチン

ハマダラカによって媒介されるマラリア（malaria）は貧困病の一つであり，熱帯熱マラリア原虫によるマラリアはサハラ砂漠以南のアフリカ諸国を中心に年間45万人の犠牲者をもたらしている．犠牲者では5歳以下の児童が60〜80%を占めるといわれており，小児のマラリア予防はグローバルヘルスの最大の関心事の一つである．また，開発途上国における経済援助・技術移転や建設等の目的で流行地域に赴く先進国やBRICS諸国の専門家・労働者の健康管理においても効果的なマラリアワクチンの開発は急務である．図33.1はマラリアによる死亡者の経年推移であるが[1]，2005年まで増加傾向にあるのはクロロキン耐性株のまん延によるものである．一方，それ以降の減少は主としてコアルテム®の導入によるものと考えられている．しかしながら東南アジアのラオスを始め，アフリカ諸国でもコアルテム®耐性株が出現しており，その感染拡大が懸念される．このような状況の中で効果的なマラリアワクチンの開発は急務である．

33.1 マラリア原虫の生活環とワクチン標的ステージ

図33.2に熱帯熱マラリア原虫の生活環を示す．この中でワクチンの標的となるステージは4か所である．すなわち，①蚊から侵入するスポロゾイト期，②マラリア原虫感染肝細胞期，③赤血球期，④蚊の中腸内のマラリア原虫細胞期である．

a. スポロゾイト期ワクチン

吸血の際に蚊の唾液腺より100〜200個のスポロゾイトが宿主に導入されるが，これらを抗体によって中和することにより感染防御が期待される．このステージではスポロゾイト表面を覆うスポロゾイト表面蛋白（circum sporozoites protein：CSP）抗原がワクチン候補抗原として研究されてきたが，すべて失敗に終わっている．また，近年では不活性なスポロゾイトをワクチンとする生ワクチン（*Pf*SPZ）の開発が進められている．

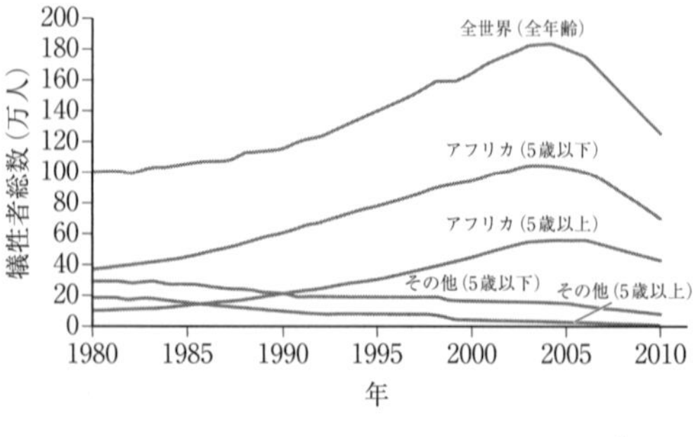

図33.1　全世界におけるマラリアの犠牲者総数[1]

b. 肝細胞期ワクチン

蚊から導入されるスポロゾイトは肝臓の実質細胞に感染する．その数は200細胞以下であるため，この時期には何ら症状はでない．この感染肝細胞を細胞性免疫によって攻撃するというものである．肝細胞期はこのステージ特有のマラリア抗原とともにCSPを感染肝細胞の膜表面に露出させているため，RTS, SAS01Aや*Pf*SPZはスポロゾイト期と肝細胞期の両者に効果がある可能性はあるが，両ワクチンともその防御メカニズムについての詳細は不明である．

c. 赤血球期ワクチン

赤血球期を標的するワクチンは80〜90%程度の効果があれば発症予防に効果があると期待される．赤血球期の1サイクルの増殖はシゾント破裂から次のRing期までの48時間で約10倍であり，その大半をワクチンの効果で死滅させれば全体としての増殖速度が極度に低下するため，症状の軽減効果が期待される．

d. 伝播阻止ワクチン

生殖細胞および蚊の中腸内のマラリア原虫細胞を標的としたワクチンは，伝播（伝搬）阻止ワクチンといわれ感染拡大を防ぐ効果が期待される．ワクチン抗原は生殖細胞において発現するものが選ばれ，ワクチン接種の血流中にはこれら抗原に対する抗体が誘導される．蚊がその血液を咬吸すると蚊の体内でこれら抗体がマラリア原虫細胞を攻撃し以降の発達を阻止するため，この蚊からのさらなる感染は阻止されると期待されるものである．

33.2 マラリアワクチン開発における問題点

ここではマラリアワクチン開発が困難とされる一般的な問題点について述べる．

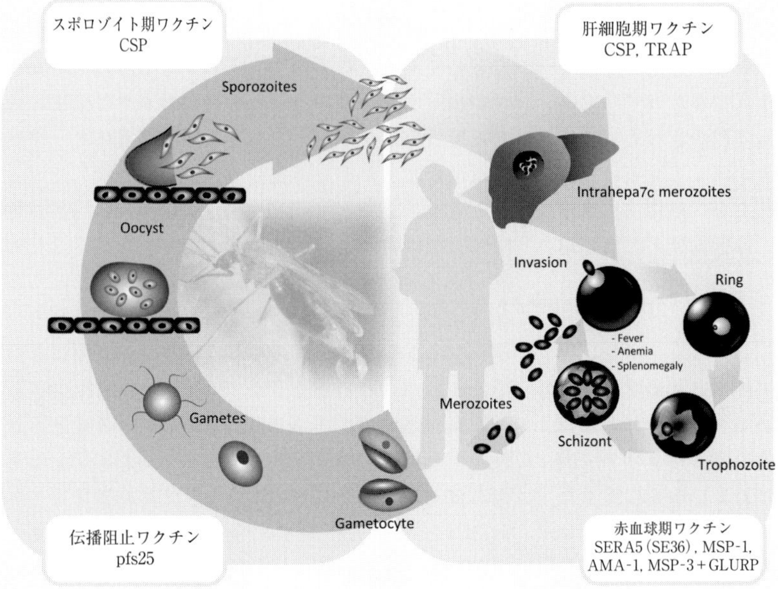

図 33.2 マラリア原虫の生活環とワクチンの標的ステージ

慢性感染と呼べるほど繰り返される．すなわち一度の自然感染で防御免疫が成立することはほとんどなく，数か月を待たず再び感染する．これは，抗体や免疫担当細胞が多数存在する血流中で増殖するマラリア原虫が，宿主の免疫回避のため遺伝子多型や遺伝子ファミリーの発現遺伝子を変更する抗原変換の機構を発達させているためである．赤血球期ワクチンにおいてはこれらの問題を解決しなければならない．

33.2.1 ワクチン標的ステージについて

スポロゾイト期ワクチンや肝細胞期ワクチンでは，1 個のスポロゾイトでも赤血球に到達すればこの後はこれを攻撃することができないため，100％の効果を発揮する必要があり，きわめて高い免疫誘導能力とともにその持続が求められる．また，赤血球期ワクチンとともに以下に述べる遺伝子多型が大きな障壁となる．一方，伝播阻止ワクチンでは遺伝子多型は少ないものの，困難な問題は伝播阻止効果をどのような臨床試験で評価するかである．離島等閉鎖系での臨床試験をしなければならないのではないであろうか．アフリカ大陸のような広大な開放系ではワクチンの大規模な集団接種を行っても近隣地域からの感染蚊の流入があるため，伝播阻止の効果についてワクチン誘導免疫の経年的な維持とその評価方法に大きな問題がある．また，このワクチンを接種した当人には何ら防御をするわけではなく当人から次のヒトへの感染を防ぐ「利他的」ワクチンであるため，ワクチン接種における倫理上の問題が生じる．

33.2.2 遺伝子多型

マラリアワクチン開発の最も大きな課題は遺伝子多型である．麻疹や風疹等において自然感染，あるいはワクチン接種によって長期間防御免疫が成立するのは，それらのウイルスの抗原性が比較的安定しているからである．一方，流行地域におけるマラリア感染は

33.2.3 熱帯熱マラリア原虫抗原の組換え蛋白質の発現

マラリア原虫の中でも熱帯熱マラリア原虫のゲノムの AT 含量は 80％程度と高く，コドン使用頻度が他の生物と大きく異なるためその cDNA を用いて組換え蛋白質を発現させる場合に十分な発現量が得られない場合が多い．発現量は遺伝子によって大きく異なるが，のちに述べる SERA5 遺伝子では cDNA を用いるときわめて低い発現しか得られなかった．もし容易に組換え蛋白質を調製できるのであれば，多数のマラリア原虫抗原蛋白質のパネルを作成し，それらを多数の流行地域住民の血清と反応させることで，防御抗原を探索することも可能である．この発現の問題を最近，愛媛大学の坪井らは小麦胚芽抽出液による試験管内蛋白質合成系を利用することによって克服しようとしている[2, 3]．小麦胚芽抽出液は効率よく原虫の cDNA から組換え蛋白質を発現する．1800 種に及ぶマラリア原虫抗原蛋白質のパネルを作成して網羅的に流行地域住民の血清に存在する抗体と反応させ，健康なヒトでは抗体が多いがマラリア発症者では抗体が少ない抗原をスクリーニングするという作業が行われている．

33.2.4 動物モデルの欠如

マラリア原虫は一般に宿主特異性がきわめて高く，

感染を成立させるにはチンパンジーにおいても脾臓を摘出する必要がある．ただし大型霊長類は倫理上の観点から今後は使用することができない．感染が成立するのは小型の新世界ザルであるリスザルとヨザルであるが，実験に使用できる動物個体の数がきわめて少ない．このような状況からげっ歯類マラリア原虫とマウスの組合せで基礎研究が進められたが，熱帯熱マラリア原虫とげっ歯類マラリア原虫では生物種としての違いが大きく，ミスリードされる場合が多い．

33.2.5　感染防御と発症防御

蚊から侵入する少数のスポロゾイトによる肝細胞期のマラリア感染はまったく症状が出ず，赤血球期に移行した後に，発熱，貧血および脾腫等のマラリア三大症状を呈する．しかしながら貧血および脾腫は度重なる感染が原因であり，たとえばアフリカに渡航したマラリア感染歴のない日本人が帰国後に発症する，いわゆる輸入感染ではこのような症状は生じない．しかしながら，感染すればほとんどの場合が重症化し，放置すれば死に至る．

一方，流行地域住民では度重なる感染にさらされ，5 歳以上まで生き残った人びとではある程度の免疫力を獲得する．したがって，流行地域住民においてはマラリア感染とマラリア発症は病理学的に区別されるべきである．図 33.3 は 2010 年に開始したウガンダにおける BK-SE36 マラリアワクチンの第Ⅰ相臨床試験の後に臨床研究として 1 年間のフォローアップを行った結果得られた，すべてのマラリア感染における血中原虫率のヒストグラムである[4]．

ワクチン接種群 66 名と対照群 66 名，合計 132 名について，ワクチン接種後 130～365 日の間に採取した血液塗抹スライド 1 千数百枚から 159 枚の陽性スライドについて血液 1 μL 当たりの原虫感染赤血球を示したものである．この図から明らかなように明瞭な二峰性のピークが認められる．前者のピークは宿主の免疫力で原虫増殖を制御しているものと後者のピークへの移行期が含まれると考えられ，後者は発症しているものと考えられる．マラリア発症は，血液 1 μL 当たり 5000 個の感染赤血球が存在し，かつ 37.5℃ 以上の発熱がある場合と WHO によって定義されているが，図 33.3 からこの定義は妥当なものと考えられる．スポロゾイト期ワクチンや肝細胞期ワクチンでは赤血球感染が認められるかどうかで効果判定をするべきであり，赤血球期ワクチンでは，まず発症するかどうか，続いて感染防御効果を判定するべきである．しかしながら種々の事情からそのような判定基準は採用されておらず，また，混同して考えられている．また，WHO は，血中の原虫率が 1 μL 血液中に 100 個以下は顕微鏡観察における検出限界外としている[5]．厳密には肝細胞への感染やごく少数の感染赤血球の存在でも感染が成立したものであるが，101 個以上の原虫が観察されない場合には，便宜的に赤血球への感染防御と称しても問題はないと考えられる．

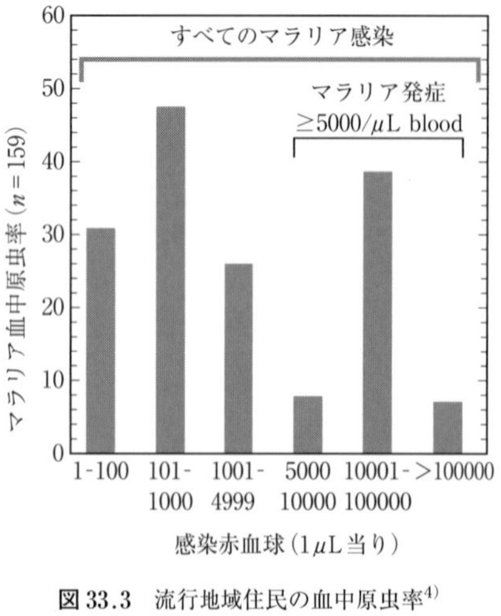

図 33.3　流行地域住民の血中原虫率[4]

33.3　ワクチン抗原の探索から臨床開発へ

熱帯熱マラリア原虫は単細胞の真核生物であり，効果的なワクチンが開発されているウイルスに比べて格段に複雑な生物である．そのゲノムサイズは 23 Mb であり，遺伝子総数は約 6000，そのうち抗原遺伝子の数は 2000～3000 と推定されている．ワクチン抗原として組換え蛋白質を考える場合，これらの中からどの遺伝子をワクチン候補抗原遺伝子とするかは基本的な問題である．これまでの世界の動向を振り返ると，いくつかのパターンに分類することができる．まず多くの研究者と研究リソースが注ぎ込まれたのは，マラリア原虫の表面抗原を研究し，それを候補抗原とすることであった．古くはスポロゾイト表面全体を覆う CSP（circum sporozoite protein）である．次に MSP1（merozoite surface protein 1），AMA1（apicoplast membrane antigen 1），EBA175（erythrocyte binding antigen 175）等があげられる．これらの遺伝子を解析し，組換え蛋白質を作製して抗体を作り，培養マラリア原虫の増殖阻害効果をみるという流れである．さらに，げっ歯類マラリア原虫をモデルとしてこれら遺伝子のホモログを単離し，その組換え蛋白質で免疫して原虫によるチャレンジ感染によって防御効果を観

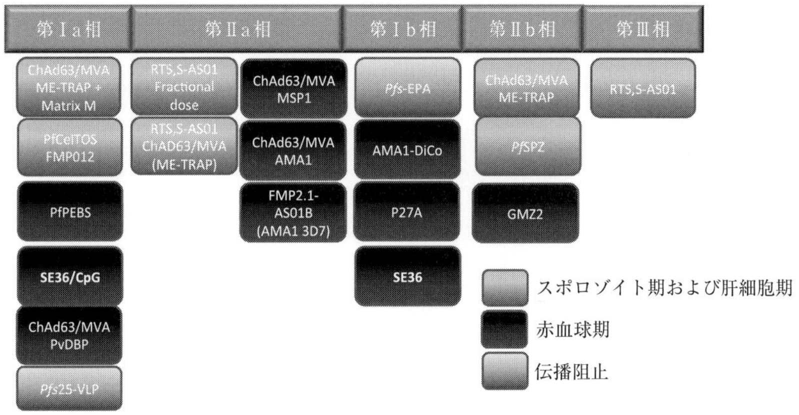

図 33.4　世界のマラリアワクチン開発状況（WHO，2015）

察することで *in vivo* での効果の確認を行う．研究室でのワクチン試験では，培養原虫の増殖阻害においてもヨザルやリスザルを用いた動物実験においても通常有効な結果が出やすいホモの組合せが用いられる．ホモとは，ワクチン抗原を作製したものと抗原が同一の対立遺伝子を持つマラリア原虫株を用いることである．

このようにして選択された候補抗原について GMP（good manufacturing practice，医薬品製造基準）に準拠してワクチン治験製剤を生産し，その毒性/安全性を GLP（good laboratory practice）に準拠した種々の動物実験で前臨床試験を行う．問題がなければ開発国における第Ia相臨床試験を実施しヒト（成人）における安全性の試験を行う．さらに流行地において住民を対象とした第Ib相臨床試験を行い，マラリア感染歴のあるヒトにおける安全性を調べなければならない．マラリアワクチンの接種対象年齢は0〜5歳児であるため，この流行地での安全性試験は，成人（21歳以上）から始めて，6〜20歳，0〜5歳と順次年齢層を低下させていく必要がある．さらに数百人規模の第Ⅱ相臨床試験を実施し POC（proof of concept）が得られれば，実証試験である第Ⅲ相臨床試験を実施する．その規模は通常統計学的な有意性が十分に得られる規模となるが，マラリア流行地域には高度流行地域，中度流行地域と低度流行地域で，それぞれの住民の免疫状態が異なると予想されるため，複数地域で実施される．ただし，ワクチン誘導免疫がそれだけで十分な防御効果を示すことができれば，複数地域での臨床試験は必要ないであろう．

33.4　これまでに開発されてきたマラリアワクチン

臨床開発途上にあるマラリアワクチン候補を図33.4にまとめる．第Ⅲ相臨床試験まで実施されたものは，南米コロンビアの Patarroyo が開発した Spf66（合成ブペチドワクチン）および，GlaxoSmithKline 社が開発した RTS，S/AS01A（Mosquirix^{TM}）があるが，前者は CSP の中心部分に存在する NANP という四つのアミノ酸配列を並べ，その周辺に他のマラリア抗原遺伝子の短いアミノ酸配列を加えたものであり，動物試験では一定の効果を認めたが，アフリカ諸国での大規模臨床試験の結果，効果はなしと判定された[6]．効果がなかった理由については報告されていない．後者は B 型肝炎ウイルスのキャプシッドの周囲に CSP 蛋白質の C 末領域を融合させたもので，こちらも大規模臨床試験の結果，予想を下回る効果であった[7]．

CSP 遺伝子の遺伝子多型がその理由の一つとされているが[8]．それだけでは十分な説明がつかない．これらのマラリアワクチンは上述のスポロゾイト期および肝細胞期を標的としたものであり，100%の免疫機能が働かなければ赤血球期に移行するためではないかと予想される．

第Ⅱ相臨床試験が実施されたものとして，赤血球期ステージを標的とした MSP1，MSP2 と AMA1 がある．米国を中心に MSP1 と AMA1 が精力的に研究された．これらはげっ歯類マラリア原虫をモデルとして有力なデータが蓄積され，熱帯熱マラリア原虫においても実験室内ではきわめて有効なデータが得られた．しかしながら，実験室内ではワクチンに使用した対立遺伝子型の原虫による感染防御であり，流行地域における臨床試験ではいずれもほとんど効果はみられなかった．その理由はこれらの遺伝子がきわめて高い遺伝子多型を持っており，ワクチン株以外の原虫には効果がなかったためである．一方，流行地域における疫学調査において，獲得防御免疫を持つ住人では抗

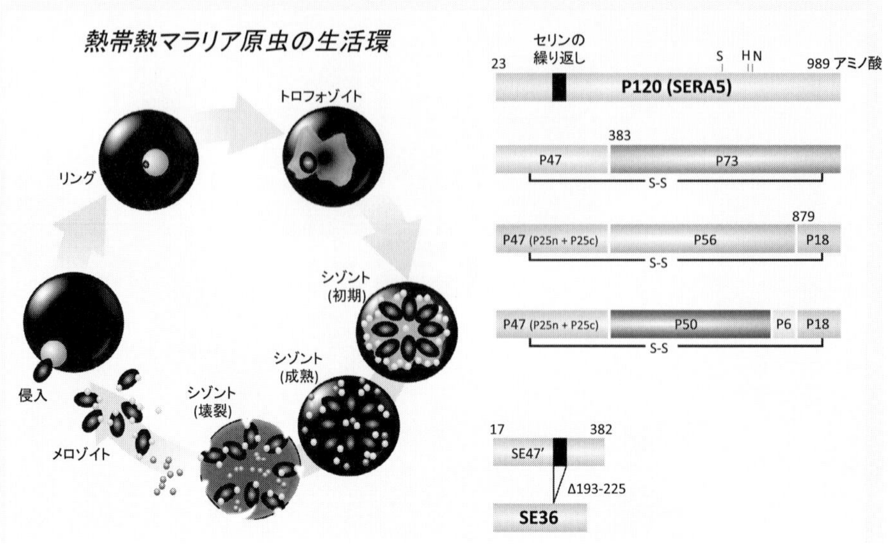

図 33.5　SERA5 蛋白質と SE36 ワクチンの構造
遺伝子操作を施した大腸菌によって発現された組換え SE36 蛋白質では，N 末端ドメインの真ん中にあるセリンの繰返し領域が取り除かれている．SE36 蛋白質は，マラリア原虫を攻撃する抗体を誘導する．

MSP-3 抗体価が顕著に上昇しているのに対し，獲得防御免疫を持たない住民では抗体価の上昇がほとんどみられなかった．MSP-3 と GLURP の融合蛋白質（GMZ2 ワクチン）が作製され，この融合蛋白質は MSP-3，GLURP それぞれ単独，あるいは混合したものよりも強力に抗体を産生した．2012 年に実施した第 II 相臨床試験の結果，得られた防御効果は 15％以上であった[19]．

第 I 相臨床試験では後に詳述する SERA5（serine repeat antigen 5）抗原を含め，遺伝子多型を克服する目的で複数の対立遺伝子を組み合わせえた AMA1-DiCO などがある．その他に，臨床試験を計画されているマラリアワクチン候補としては，妊娠マラリアワクチンがある．妊娠マラリアとはマラリア原虫感染赤血球が胎盤の毛細血管に吸着するために胎児への栄養補給が滞り，流産や新生児の低体重を招くことであるが，本ワクチンはこの吸着を阻止する目的で開発が進められている．効果的なマラリアワクチンが開発されれば必要のないものと思われるが，それがない現在，アフリカ諸国の妊産婦が最も恐れる妊娠マラリアの一助として開発が進められている．

33.5　BK-SE36 マラリアワクチン

33.5.1　組換え蛋白質，合成遺伝子

SE36 蛋白質は熱帯熱マラリア原虫の持つ SERA5 遺伝子のアミノ末端側のドメインをもとに大腸菌によって発現された組換え蛋白質である（図 33.5）．

SERA 遺伝子は米国ダートマス大学の Inselburg が単離した培養マラリア原虫の増殖阻害効果を持つヒト mAb（IgM）を用いて熱帯熱マラリア原虫の遺伝子ライブラリーから単離された遺伝子である[9, 10]．その後 Inselburg らは SERA5 遺伝子のアミノ酸残基 24-285 を酵母菌で発現させ，この組換え蛋白質を用いて Freund's アジュバントとともにリスザルにおいてワクチン試験を実施し，かなりよい効果を報告した．しかしながら，酵母菌による組換え蛋白質の生産が不安定であり，その後の研究を断念した．熱帯熱マラリア原虫のゲノムは，極端に AT 含量が高いため，原虫 cDNA を用いた組換え蛋白質の生産においては他生物の細胞における発現が困難な場合がある．SERA5 の N-末端ドメインは大腸菌において cDNA による発現が困難であったため，使用するコドン頻度を大腸菌に合わせた人工遺伝子を設計し，DNA の化学合成により作製した[11]．これにより十分な量の蛋白質を調製することが可能となった．当初は図 33.5 に示される SERA5 の N-末端ドメイン P47 を組換え蛋白質として使用していたが，大腸菌で発現させると不溶性の重合体（inclusion body）となり精製が煩雑であった．この N-末端ドメインには名称の由来であるアミノ酸のセリンの 35 回の繰返し配列が存在する．セリンは親水性のアミノ酸であるが，そのホモポリマーはきわめて疎水性であるため，P47 からセリンの

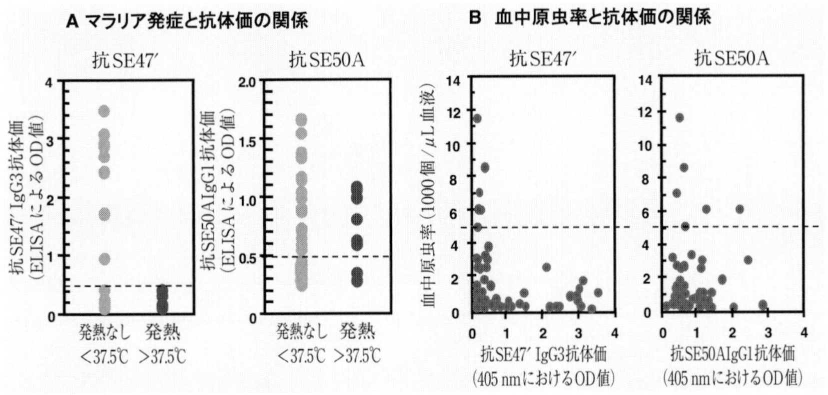

図 33.6　流行地住民の血中 抗-SERA IgG 抗体価とマラリア症状および原虫率の相関
SE50A は対照として用いた抗原であり，SERA5 の中央部ドメインである．

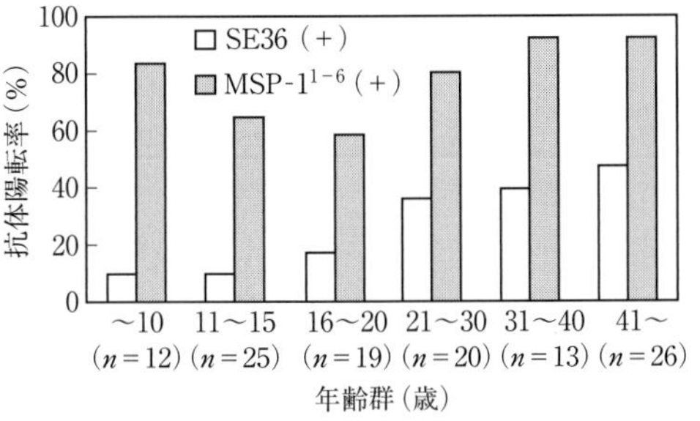

図 33.7　SERA N-末端ドメインに対する抗体陽性率は，低年齢層においてきわめて低く，加齢とともに増加する

35 回の繰返し配列のうち 32 個のセリンを欠失させた SE36 蛋白質を発現させたところ[12]，重合体は形成しなくなった．もう一つの理由としてセリンのホモポリマーが存在するとヒトの抗原提示細胞において効率よく提示されないのではないかと予想したためである．

33.5.2　疫学調査

マラリアは，小児にとっては致死的な経過をたどるが，成人においては一般に重症化は起こさない．したがってマラリア感染を繰り返すことによって，ある程度の防御免疫は獲得されると考えられる．流行地域住民の防御免疫の対象となるワクチン候補抗原を疫学調査によって探索するという研究の方向性は，げっ歯類マラリアなどによる研究室内でのワクチン候補抗原の探索よりはるかに効果的な候補抗原を特定することができるはずである．ウガンダ，およびソロモン諸島における疫学調査において，作製した SE47′ 蛋白質，およびその改良型である SE36 蛋白質に対する抗体価と血中のマラリア原虫率，発熱等の関連を調べたところ，感染防御，発症防御，および妊娠マラリア等においてこれらの蛋白質に対する抗体価と発症症状（図 33.6 A）やマラリア原虫率（図 33.6 B）の間にきわめて強い負の相関が観察され，SE47′/SE36 蛋白質に対する抗体価が防御免疫と関係することが示唆された[13]．一方，高度流行地域においては成人においても SE47′/SE36 蛋白質に対する抗体陽転率は 50% 以下であり，10 歳以下の児童では 10% 以下であった．このことは SERA5 蛋白質の抗原性がヒトにおいては低いことを示唆する（図 33.7）．

33.5.3　遺伝子変換，遺伝子多型

SERA5 の遺伝子多型については開発当初よりこの点に留意し 1996 年に熱帯熱マラリア原虫の培養株 10 種について塩基配列を決定した．SERA には FCR3，3D7 および Honduras1 型の代表的な三つの対立遺伝子があり，Honduras1 型は他の二つの組換え型であり，両者の配列モチーフを持つものであった．SE36 蛋白質の配列は Honduras1 株のものとした．配列は比較的よく保存されていたが，この時点ではそれ以上の解析はできなかった．2002 年に熱帯熱マラリア原虫の第二染色体の配列が発表されたところ，SERA 遺伝子にはホモログが八つ存在し，タンデムに並んでいることが明らかとなった[14]．これらのホモログは相同性が 50% 以下であるため，これまでのサザンブロット法では検出できなかったものである．マラリア原虫では，*var* 遺伝子群をはじめ多くの多重族遺伝子が存在し，遺伝子発現のスイッチングによる抗原性変換をしているため，SERA 遺伝子ファミリーにおいてもその可能性が出てきた．もし抗原性変換をするのであればこの抗原を用いたワクチン開発はきわめて困難なものとなる．そこでこれらのホモログすべてについてリアルタイム PCR によって遺伝子発現を解析し

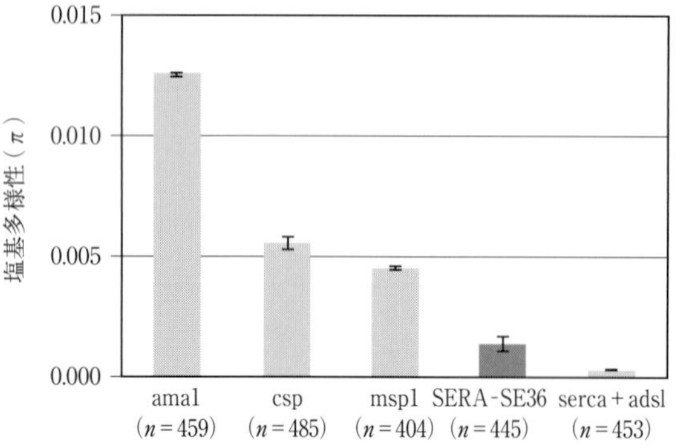

図 33.8　抗原遺伝子の塩基多様性

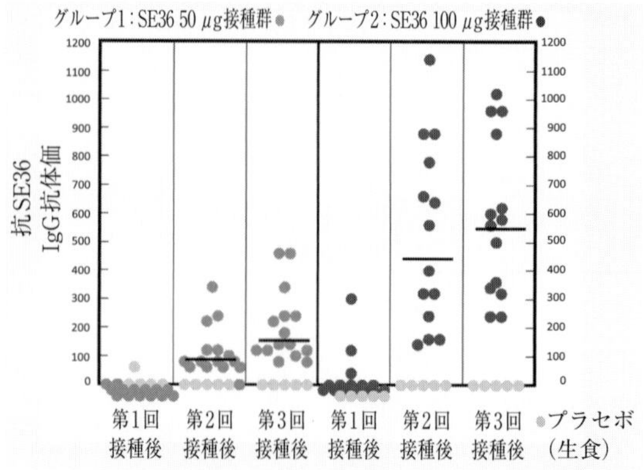

図 33.9　マラリア感染歴のない日本人における BK-SE36 ワクチンの免疫原性

た．その結果，SERA5 の発現が最も高く，次いで SERA3，4，6 に有意な発現がみられた．同一細胞内での共発現を証明するために SERA3，4，5，6 遺伝子の一部を組換え蛋白質として調製しこれらに対するマウス抗体を作製して間接蛍光抗体法（indirect fluorescent antibody method）を行い，すべての細胞でこれらの遺伝子が共発現していることを証明した[15]．これらの結果から SERA 多重族遺伝子群は抗原性変換に関与しておらず，SE36 抗原に対する耐性株出現の可能性は低いことが示唆された．最も精度の高い解析は最近行われた全世界より収集した 455 種類の野外で採取した原虫を用いた多型解析である[16]．その結果，CSP, MSP1, AMA1 については宿主免疫の正の選択圧による遺伝子多型が観察されたが，SE36 領域に関してはハウスキーピング遺伝子である serca と同様であり，統計学的に有意な宿主免疫による選択圧は認められなかった（図 33.8）．これは先に述べた疫学調査で明らかとなったその免疫原性の低さが理由であろうと考えられる．すなわち，宿主免疫が十分に応答しないため，原虫には選択圧が加わらず他のワクチン候補抗原のように遺伝子多型が高くないと考察される．

33.5.4　第 Ia 相臨床試験

前臨床試験，および臨床試験を実施するために，財団法人阪大微生物病研究会観音寺研究所において GMP 遵拠で BK-SE36 ワクチン治験製剤が生産された．BK-SE36 は精製された SE36 蛋白質と水酸化アルミニウムゲルを重量比で 1：10 で混合して凍結乾燥標品としたものである．ワクチンのパッケージには 1.3 mg の凍結乾燥製剤と 1.5 mL の注射用水の 2 本のバイアルが入っており，1.3 mL の注射用水を凍結乾燥製剤と混合して 1.0 mL 接種すると全量の接種となる．2005 年に日本において第 Ia 相臨床試験を実施した．40 名リクルートし，半量（50 μg）接種群と全量（100 μg）接種群の 2 群とし，3 週間隔で 3 回の皮下接種を行った．その結果，安全性が確認されるとともに，半量と全量の両群で 100% の抗体陽転が認められた[12]．さらに，全量群においては 2 回の接種で半量群の 3 回接種の 3 倍近い抗体価の上昇がみられ，全量 2 回が標準的な接種形態となった（図 33.9）．

33.5.5　第 Ib 相臨床試験

ウガンダの規制当局の承認を得て 2010 年から流行地域における第 Ib 臨床試験をウガンダ北部にある Lira Medical Center（LMC）において実施した．臨床試験はステージ 1 とステージ 2 からなり，まず，成人を対象としたステージ 1 において BK-SE36 マラリアワクチンを全量 2 回接種した．その安全性を確認した後に，6～20 歳の年齢層からなるステージ 2 を実施した．安全性に関しては日本における第 Ia 相臨床試験と同様の結果が得られた．一方，マラリア感染歴のない日本人を対象とした臨床試験と大きく異なり，ウガンダにおける第 Ib 相臨床試験の成人を対象としたステージ 1 においてはもともと SE36 に対して抗体陰性の群において若干の増加はあるものの抗体陰性の群においても陽性の群においてもほとんどワクチン接種に対して抗体応答は観察されなかった．しかしながら，6～20 歳を対象としたステージ 2 では特に 6～10 歳のグループで高い反応性がみられた[4]．年齢グループ間で比較をすると 11 歳以上の群では反応性がよくない．6～20 歳の全被験者の HLA II の解析を行ったが，特定の HLA II-DBR 1 アリルによる統計的に有意なバイアスは観測されなかった[17]．ソロモン諸島における疫学調査では加齢とともに抗体陽転者が増加したが，10 歳以下の年齢層で抗体陽転しているものの比率は 10% 以下である．成人においてもその比率は 50% を超えることはなく対照とした MSP1 に対する抗体陽転率が80%を超えることを考慮に入れると驚くべきことである（図33.7）．加齢とともに反応性が低くなるため，この現象は度重なるマラリア感染によってSERA蛋白質に対する免疫不応答が生じたのではないかと考察している*1．しかしながら，この免疫不応答によってSERA5遺伝子に対して宿主免疫応答による選択圧がかからず，SERA5の遺伝子多型がハウスキーピング遺伝子と同程度に低く抑えられていると推測される．マラリアワクチンの接種対象者が0～5歳児であることを考えれば，より一層の免疫応答が期待されるとともに，マラリアナイーブな旅行者に対しても効果が期待される．

33.5.6 第Ⅰb相臨床試験のフォローアップ臨床研究

第Ⅰb相臨床試験ステージ2においては，6～20歳の被験者についてそれぞれ33名ずつ全量と半量のワクチンを接種し，当初の目的である安全性の確認が終了したが，合計66名のワクチン接種者が非接種者に比べてどの程度のマラリア発症/感染を軽減できるかを観察するため，ワクチン接種後130～365日まで臨床研究としてフォローアップ調査を行った．対照群についてはワクチン接種群と同数とするため，年齢，性別，居住地をできるかぎり一致させた新たな被験者をリクルートした．130日目からの観察となったのはウガンダ政府規制当局から本研究の承認を得るのに時間を費やしたからである．幸い，ワクチン接種後4～5か月は当地の乾期にあたるためワクチン群，対照群ともにほとんどマラリア発症をみなかった．臨床研究ではワクチン群および対照群ともにアクティブサーベイランスとして4週間に一度LMCにおいて血液を採取し，簡単な健康診断と血液塗抹スライドによるマラリア原虫率の測定を行い，また，抗体価測定のための血清を調製した．パッシブサーベイランスとして発熱，頭痛その他の体調不良を訴えた場合には常時診察する体制を整えた．WHOの定義に従い，1 μLの血液当たり5000個以上のマラリア感染赤血球の存在と37.5℃以上の発熱をみた場合をマラリア発症とし，ワクチン群および対照群での累積数を図33.10に示す．この結果を統計的に処理（cox regression）することによりワクチン接種後1年間での発症防御効果は72%（$p=0.003$）という値が得られた[4]．統計的な優位性を得るためワクチン群では半量の群と全量の群を合算している．このフォローアップ臨床研究では新たな対照群を加えているため盲検ではなくオープンラベルとなっていることへの批判はあるものの，ここでは抗体価測定や血中原虫率等をみていることから，客観的な有効性評価が行われているものと考えている．

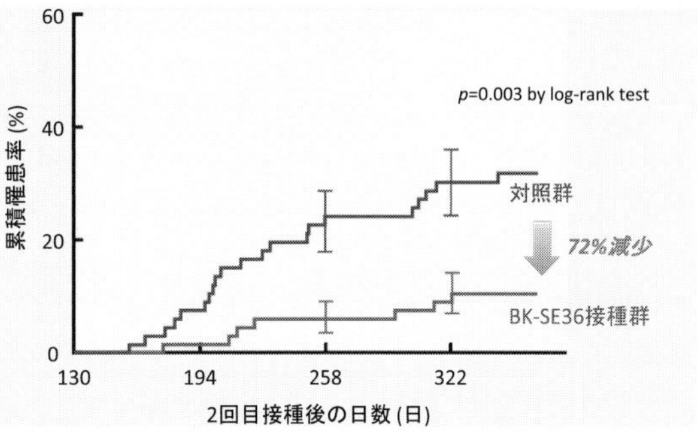

図33.10 BK-SE36ワクチンによるマラリア発症防御効果
血中原虫率が5000/μL以上かつ37.5℃以上の発熱を伴うマラリア感染が初めて検出されるまでの日数をカプランマイヤープロットで表した．

33.5.7 CpG添加によるワクチン誘導抗体価の増強

ワクチン応答者の解析で示されたワクチン誘導抗体価と感染防御の強い因果関係から，免疫応答を増強すればより一層の感染防御効果が期待される．自然免疫アジュバントを添加することでさらに免疫を活性化させる可能性がある．非メチル化CpG配列を持つ一本鎖オリゴDNA（CpG-ODN）アジュバントは，TLR9を介して自然免疫を活性化することで効果が期待されている．そこでBK-SE36とCpG-ODNを組み合わせ，そのワクチン効果を検証した．BK-SE36ワクチンはSE36蛋白質を水酸化アルミニウムゲルに結合させたものであるが，CpG-ODNも水酸化アルミニウムゲルと強く結合するため，両者を混合するだけでよい．まず，種々の自然免疫アジュバントについてマウスで免疫増強効果を確認したのちカニクイザルで免疫試験を行ったところ，CpG-ODN（K3）というオリゴDNAが強い効果を示した[18]．検証に用いた剤形をBK-SE36/CpGとし，日本における初めて核酸医薬を含むワクチンとして2013年より第Ia相臨床試験を大阪大学医学部附属病院未来医療センターにおいて実施した．26名の被験者をリクルートし半量（50 μg）接種群と全量（100 μg）接種群の2群とし，4週間隔で2回の接種を行った．BK-SE36ワクチンは日本において標準的な皮下接種としたが，BK-SE36/CpGでは世界的な標準である筋肉内接種とした．その結果，安全性が確認されるとともに，半量と全量の両群で誘導抗体価の平均値はBK-SE36の約4倍に上昇した．高用量群の中で最も抗体価の上昇した被験者では6000ユニットを超え，最も低い値でも500ユニットを超えた．

今後の見通し：ワクチンの導入による効果の予測

2015年より西アフリカのブルキナファソにおいて1～5歳児を対象としたBK-SE36の第Ib相臨床試験を実施している．ノーベルファーマ社がスポンサーとなり，GHIT Fundの支援を受け，ヨーロピアンワクチンイニシアティブ（EVI），ブルキナファソ国立マラリア研究センター（CNRFP）とともに実施している．主たる目的は1～5歳児における安全性と免疫原性の確認であるが，観察期間を16か月とし，少数の被験者ながら効果についても知見を得る予定である．この臨床試験では1～5歳児で高いワクチン応答や，十分な防御効果が観察されるものと期待している．本治験ではCpGを使用していない．その理由は本治験の準備段階では日本におけるBK-SE36/CpGの第Ia相臨床試験が終了していなかったためである．BK-SE36/CpGの第Ib相臨床試験をブルキナファソにおいて早急に実施するべく準備作業を進めている＊2．BK-SE36とBK-SE36/CpGの1～5歳児での安全性と効果を検討したうえで，どちらかを用いた第Ⅱ/Ⅲ相臨床試験を実施していきたいと考えている．

本稿脱稿後に以下のとおり，研究成果の大きな進展があった．

＊1　SE47′/SE36蛋白質が宿主の血清蛋白質であるヴィトロネクチンと結合し，さらにヴィトロネクチンが他の多数の血清蛋白質と結合することにより，メロゾイトの周囲が宿主蛋白質で覆われていることを明らかにした．これは分子カモフラージュとして宿主免疫回避に働く[20]．一方，SE47′/SE36蛋白質とヴィトロネクチンの結合は強固（$kd=10^{-9}$）であり，ヴィトロネクチンとともに免疫系に提示されるため，次第に免疫寛容を誘導するものと考えられ，マラリア流行地域におけるワクチン応答の低さの原因であると考えられる．

＊2　2018年5月に本臨床試験（Phase Ib clinical trial of BK-SE36/CpG in Burkina Faso）を開始した．

〔**堀井俊宏**〕

文　献

1) Murray CJ, Rosenfeld LC, *et al*：Global malaria mortality between 1980 and 2010：a systematic analysis. *Lancet* **379**：413-431, 2012
2) Tsuboi T, Takeo S, *et al*：Wheat germ cell-free system-based production of malaria proteins for discovery of novel vaccine candidates. *Infect Immun* **76**：1702-1708, 2008
3) Arumugam TU, Ito D, *et al*：Application of wheat germ cell-free protein expression system for novel malaria vaccine candidate discovery. *Expert Rev Vaccines.* **13**：75-85, 2014
4) Palacpac NMQ, Ntege E, *et al*：Phase 1b randomized trial and follow-up study in Uganda of the blood-stage malaria vaccine candidate BK-SE36. *PLoS ONE* **8**：e64073. 2013
5) WHO Library Cataloguing-in-Publication Data Disease surveillance for malaria control：an operational manual. World Health Organization 2012
6) Graves P, Gelband H：Vaccines for preventing malaria（SPf66）. *Cochrane Database Syst Rev* **19**：CD005966. Review. PMID：166256472006
7) RTS, S Clinical Trials Partnership：Efficacy and safety of RTS,S/AS01 malaria vaccine with or without a booster dose in infants and children in Africa：final results of a phase 3, individually randomised, controlled trial. *Lancet* **386**：31-45, 2015
8) Neafsey DE, Juraska M, *et al*：Genetic Diversity and Protective Efficacy of the RTS,S/AS01 Malaria Vaccine. *N Engl J Med* **373**：2025-2037, 2015
9) Horii T, Bzik DJ, *et al*：Characterization of antigen-expressing *Plasmodium falciparum* complementary cDNA clones that are reactive with parasite inhibitory antibodies. *Mol Biochem Parasitol* **30**：9-18, 1988
10) Bzik DJ, Li WB, *et al*：Amino acid sequence of the serine-repeat antigen（SERA）of *Plasmodium falciparum* determined from cloned cDNA. *Mol Biochem Parasitol* **30**：279-288, 1988
11) Sugiyama T, Suzue K, *et al*：Production of recombinant SERA proteins of *Plasmodium falciparum* in E. coli by using synthetic genes. *Vaccine* **14**：1069-1076, 1996
12) Horii T, Shirai H, *et al*：Evidences of protection against blood-stage infection of *Plasmodium falciparum* by the novel protein vaccine SE36. *Parasitol Int* **59**：380-386, 2010
13) Okech BA, Nalunkuma A, *et al*：Natural human IgG subclass responses to *Plasmodium falciparum* serine repeat antigen in Uganda. *Am J Trop Med Hyg* **65**：912-917, 2001
14) Gardner MJ, Tettelin H, *et al*：Chromosome 2 sequence of the human malaria parasite Plasmodium falciparum. *Science* **282**：1126-1132, 1998.
15) Aoki S, Li J, *et al*：Serine report antigen（SERA5）is predominantly expressed among the SERA multigene family of *Plasmodium falciparum*, and the acquired antibody titers correlate with serum inhibition of the parasite growth. *J Biol Chem* **277**：47533-47540, 2002
16) Tanabe K, Arisue N, *et al*：Geographic differentiation of polymorphism in the *Plasmodium falciparum* malaria vaccine candidate gene SERA5. *Vaccine* **30**：1583-1593, 2012
17) Tougan T, Ito K, *et al*：Immunogenicity and protection from malaria infection in BK-SE36 vaccinated volunteers in Uganda is not influenced by HLA-DRB1 alleles. *Parasitol. Int.* **65**（5PtA）：455-458, 2016
18) Tougan T, Aoshi T, *et al*：TLR9 adjuvants enhance immunogenicity and protective efficacy of the SE36/AHG malaria vaccine in nonhuman primate models. *Hum Vaccin Immunother* **9**：283-290, 2013
19) Sirima SB, Mordmüller B, *et al*：A phase 2b randomized, controlled trial of the efficacy of the GMZ2 malaria vaccine in African children. *Vaccine* **34**：4536-4542, 2016
20) Tougan T, Edula JR, *et al*：Molecular camouflage of *Plasmodium falciparum* merozoites by binding of host vitronectin to P47 Fragment of SERA5. *Sci Rep* **8**：5052, 2018

34 ノロウイルスワクチン

感染性胃腸炎の原因となるウイルスには，ロタウイルス，ノロウイルス，サポウイルス等がある．ヒトに感染するノロウイルスの属するカリシウイルス科には，ノロウイルス（*Norovirus*）属，サポウイルス（*Sapovirus*）属，ベジウイルス（*Vesivirus*）属，ラゴウイルス（*Lagovirus*）属，ネボウイルス（*Nebovirus*）属の5種類のウイルス属がある（図34.1）[1]．米国オハイオ州ノーウォーク地域の小学校で1968年に発生した集団感染性胃腸炎の患児の便検体より，1972年にNIHのAlbert Kapikianが電子顕微鏡観察で発見したのが，ノーウォークウイルスである[2]．ノーウォークウイルスは，小型球形ウイルス（SRSV），ノーウォーク様ウイルス（NLV）等多様な名前で呼ばれていたが，2002年の国際ウイルス分類委員会（ICTV）会議にて，ノーウォークウイルスを種名に，その音を残したノロウイルスを属名とすることが決定された[3]．以下，ここでは動物に感染するノロウイルスを含めノロウイルス全体を指す場合ノロウイルス（NoV）と表記し，ヒトに感染するノロウイルスのみを示す場合ヒトノロウイルス（Human NoV; HuNov）とする．

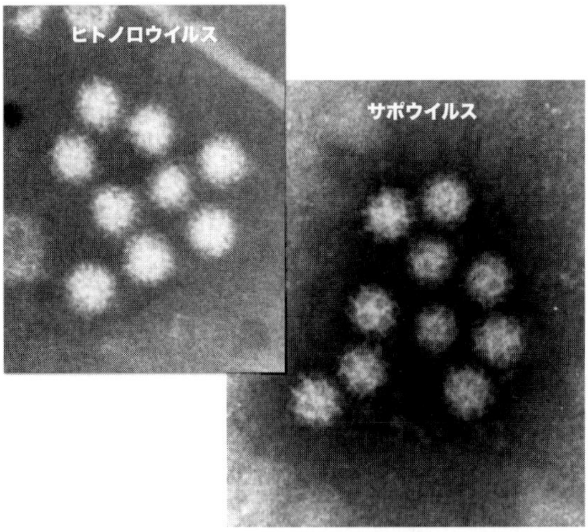

図34.1　ヒトノロウイルス，ヒトサポウイルスの電子顕微鏡写真（ヒトノロウイルス：埼玉県衛生研究所．ヒトサポウイルス：愛媛県衛生研究所提供）

A. 疾患の概略

1. 臨床と診断

HuNoVの潜伏期間は24〜48時間とされている[1]．症状としては，米国では，悪心（80%），嘔吐（70%），下痢（70%），腹部の激痛（30%），頭痛（20%），発熱（40%），寒気（30%），筋痛（30%）程度の割合で報告されている．わが国の調査では，下痢（90%），嘔吐（90%），腹痛（80%），悪心（80%），発熱（70%），頭痛（30%）であり，血便やウイルス血症の報告はない．臨床症状は1〜3日間続くが，通常，少なくとも1週間以内に消失する．成人の症例では，大部分が，1〜3日前述の症状が続いた後に治癒し，後遺症は残らない．軽症で経過することもあるが，1日に20回に及ぶような激しい下痢を呈することもある等，症例によって症状のばらつきは大きい．嘔吐，下痢等の臨床症状が治まった後も1〜2週間ウイルスの排泄が続くことが知られている．特に小児や高齢者の場合，ウイルスの排泄期間が1か月以上に及ぶ症例が報告されている．また，免疫不全や，免疫抑制治療を受けている場合，ウイルスの排泄期間は数か月に及ぶこともある．

HuNoVに感染しても症状を呈さない不顕性感染者の存在が確認されている．食品関係産業に従事する健常者を対象とした調査では7%程度[4]，欧州の5才未満の子供を対象とした調査では約12%が不顕性感染者であった[5]．不顕性感染者は，ノロウイルス感染症を発症している患者と同様に多量のウイルスを排泄している場合がある．ウイルスの排泄期間は，感染者と同様1〜2週間程度であると考えられている．不顕性感染者がHuNoVによる食中毒の原因となった事例が毎年多数報告されており，問題となっている．しかし，ノロウイルス感染症発症のメカニズムは明らかにされておらず，なぜ同じHuNoVでありながら顕性感染と不顕性感染の違いが起きるのかも解明されていない．

検査の方法

1）電子顕微鏡法　詳細は，国立感染症研究所「ウイルス性病原体検出マニュアル」，『食品衛生検査指針，微生物編』「第4章ノロウイルス」の項を参考にするとよい．HuNoVに限らず，下痢症ウイルスの検査には，現在でも電子顕微鏡観察が有効な場合が多い．糞便材料を生理的食塩水（PBS）等の液体で10%程度の懸濁液となるように懸濁し，遠心分離で夾

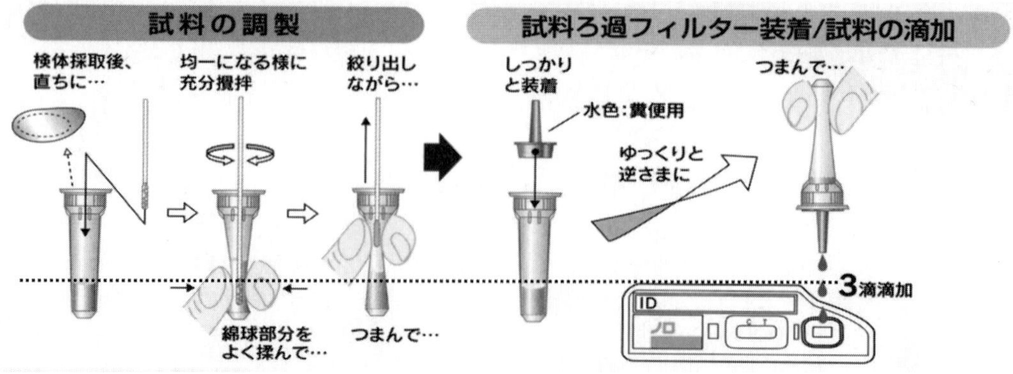

図 34.2　IC キットによる NoV の検出
（デンカ生研株式会社提供）

雑物を沈降させた上清を 1 mL ほど用いて超遠心で沈降させ，直接電子顕微鏡で観察する．この方法でウイルスを検出するには 10^6個/mL 以上のウイルス粒子が必要であり，決して感度が高いとはいえない．しかし，それ以上の濃度のウイルスが存在すれば，直接ウイルスの粒子形状等の情報が得られるため，機材と，熟練した技師の両者がそろうなら，現在でも有用な方法である．

2）ウイルス粒子蛋白質抗原検出　ELISA やイムノクロマトグラフィー（IC）は，簡便かつ安価なウイルス検査法である（図 34.2）．HuNoV は培養細胞で増殖させることができず，モデル動物も存在しないため，抗体の作製が困難であった．1990 年代に HuNoV のゲノム構造が明らかになると，HuNoV の構造蛋白質領域を組み込んだ組換えバキュロウイルスを用いて，ウイルス様中空粒子（VLP）を作製する方法が開発された．VLP は感染性ウイルス粒子と同等の抗原性を有するため，VLP を用いて NoV 特異抗体を作製することが可能となった．これをもとに ELISA キットや，簡便にベッドサイドで NoV を検出できる IC キットが開発された．IC キットは，HuNoV 感染事件の現場でのリアルタイムな診断，一般医院での診断に利用できることに加え，食品取扱者の就業前検診への利用も可能であり，HuNoV の 2 次感染防止等，予防衛生への貢献に期待がかかっている．現在，ELISA は，体外診断薬として承認済み，IC キットはクイックナビノロ（デンカ生研），イムノキャッチノロ（栄研化学）による診断が保険適用されている．ただし，保険適用されるのは，3 歳未満 65 歳以上の患者である．

3）核酸検出系　HuNoV のゲノム塩基配列は，遺伝的多様性に富むが，ORF1 と ORF2 のジャンクション領域に，塩基配列が高度に保存された領域が存在する．この高度保存領域をターゲットとして，RT-PCR（reverse transcription PCR）による超高感度 HuNoV ゲノム検出法[6]，リアルタイム RT-PCR システムが構築された[7]．さらに，RT-PCR を用いたゲノム断片の増幅と塩基配列決定による Genotyping 法が開発された．これらの超高感度 HuNoV ゲノム検出法，Genotyping 法は，食品の HuNoV 汚染検査，食中毒事件の原因特定，河川水，海水に含まれる HuNoV の検出等に利用され，HuNoV の疫学研究に貢献している．

2．病原体：形態，構造蛋白質，遺伝子，増殖様式

NoV には，遺伝子グループⅠ～Ⅴまで（GⅠ～GⅤ）五つの遺伝子グループが存在している．NoV の GⅠ，GⅡ，GⅣがヒトに感染する HuNoV である．GⅢはウシから発見された No V，GⅤは，マウスの脳内から発見されたネズミノロウイルス（murine norovirus：MNV）である．GⅢ，GⅤは，ヒトから検出されたことはなく，ヒトには感染しない．遺伝子グループは，遺伝的な類似性に基づき，さらにいくつかの遺伝子型に細分される．GⅠには 9 種類，GⅡには 22 種類の遺伝子型が報告されている[1]．異なる遺伝子型は，異なる抗原性を示すと考えられている．

HuNoV の感染性粒子中には，全長約 7600 塩基の一本鎖（＋）RNA ゲノムを有する．ゲノム上には，ウイルスの複製に関与する非構造蛋白質，ウイルス粒子を形成する構造蛋白質 VP1，VP2 をコードする三つのオープンリーディングフレーム（ORF）が存在する（図 34.3 (a)）．HuNoV の粒子表面の微細な突起は，VP1 のプロトゥルーディング領域（P-domain）によって形成されている（図 34.3 (b)）．粒子表面に位置する P-domain のアミノ酸配列が多様性に富むため，HuNoV は多様な抗原性を示す（図 34.3

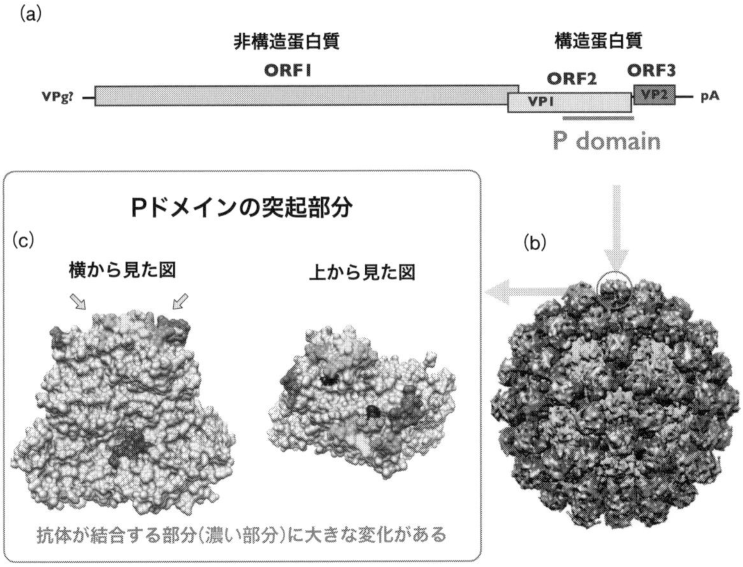

図 34.3　HuNoV の形態，構造蛋白質
(b：生理学研究所村田和義先生提供，c：国立感染症研究所病原体ゲノム解析研究センター横山勝先生提供)

(c))．HuNoV は，ORF1 と ORF2 のジャンクション領域で，ゲノムの組換えを起こすことが知られている．つまり，HuNoV は，ウイルスの粒子を形成する構造蛋白質遺伝子をスワップできるメカニズムを備えており，このゲノムの組換えが，NoV の遺伝的多様性を増大させている．さらに，HuNoV P-domain は，宿主の免疫からの圧力を常時受けており，粒子構造上の制約の範囲内において自由にアミノ酸を変化させ，抗原性を変えている（図 34.3 (c))．

HuNoV は，ヒトとチンパンジー以外に感染できない．株化培養細胞でも増殖させることができない．これが研究の最大の障壁となり，いまだに HuNoV の増殖様式には不明な点が多く残されている．2000 年にフランスのグループより，近縁のラゴウイルスのレセプター分子である組織血液型抗原（HBGA）に，HuNoV のウイルス様中空粒子（VLP）が結合することが報告され，HBGA が HuNoV のレセプターではないかと注目された[8]．その後，多くの研究者によって HBGA に関する研究が実施され，さまざまな研究報告があるが，HBGA が HuNoV の細胞への侵入に直接関与するとする報告はなく，HuNoV が細胞に接着する際に使用されるレセプターの一種と考えられている．近年は，ウイルスレセプターが広義の意味を有するようになり，レセプターイコールウイルスの感染に直接関わる分子ではない．この意味で，HBGA はレセプターのカテゴリーに入るのかもしれない．

HuNoV に最も近縁な MNV のレセプターについても，糖脂質やシアル酸が候補として研究されてきたが，最近，糖鎖とはまったく関係のない蛋白質性の CD3001f，CD3001d 分子がレセプターとして発見された[9,10]．この分子の遺伝子を細胞に導入して，発現させると，MNV 非感染性の細胞も，感染性の細胞に変化することから，MNV が細胞に侵入し増殖するために必須なレセプター分子であることも明らかにされた．

疫学（HuNoV 流行の変遷）

1990 年代は，GⅡ.3 を主流にさまざまな遺伝子型が流行していたが，2000 年以降の流行の主流を占めているのは GⅡ.4 である（図 34.4）．2006/07 年に報告された HuNoV の大流行，2012/13 年の史上 2 番目の流行は，GⅡ.4 による流行であった．2014 年末まで主流を占めた GⅡ.4 だが，2015 年 2 月に GⅡ.17 に主要流行株の座を譲った．新規主要流行株となった GⅡ.17 は，ORF1 領域の RdRp（RNA dependent RNA polymerase）領域に新規遺伝子 P17 を有するキメラウイルスとして発見され，GⅡ.P17-GⅡ.17 Kawasaki 2014 と命名された株である[11]．人類の大部分はこの株の感染経験がないと考えられ大規模な流行を引き起こす可能性が示唆された．確かに 2014/15 年シーズン，2015/16 年シーズンをみると，それぞれ全体の 17.6%，15.3%であり，この 2 シーズンにおいて GⅡ.4，GⅡ.3 に次ぐメジャーな流行株となっている．しかし，意外なことに圧倒的に優位な流行株にはならなかった．われわれは，GⅡ.17 Kawasaki 株の VLP を作出し，GⅡ.4 との交差反応性を調べたところ，GⅡ.4VLP で免疫したマウス血清中に GⅡ.17 を認識可能

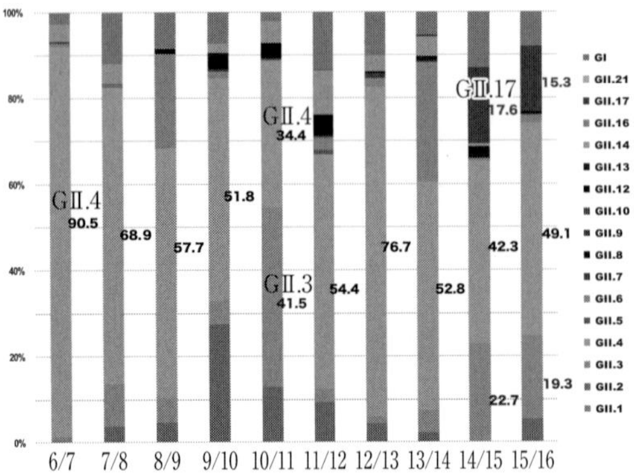

図 34.4　HuNoV 流行の変遷（2006/7～2015/16）

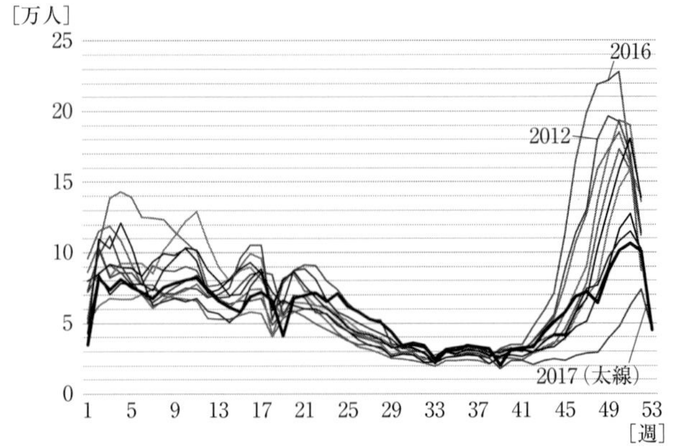

図 34.5　感染性胃腸炎の年間患者数の変遷
（国立感染症研究所・発生動向調査より）

な抗体が誘導されることを発見した．2006/7 年シーズンより 2010/11 年シーズンを除き主要流行株として流行を繰り返している GⅡ.4 に対する抗体は，GⅡ.17 の感染拡大を制御している可能性がある．

HuNoV の感染経路は一言で糞口感染と表現できる．患者排泄物が口や鼻から体内に入ることによって感染する感染形態である．便等に含まれる感染性 HuNoV 粒子が，100～1000 個ほど口から消化管に入ると感染して発症すると考えられている[12]．HuNoV が体内に入るまでのルートは，主に 3 群に分類できる．第 1 には，食べ物に由来するルート，つまり食中毒である．HuNoV の食中毒は年間を通して発生しているが，患者の発生のピークが 11 月から 3 月の冬の期間にあるため，HuNoV は冬の食中毒ウイルスとして名が知られている（図 34.5）．年間患者数は 1 万人前後と食中毒の原因別ベスト 10 の第 1 位を記録し続けているが，これは，報告のある患者数の合計であり，氷山の一角にすぎないと考えられている．当初，HuNoV による食中毒は，HuNoV の濃縮されたカキ等の二枚貝を十分に加熱せずに摂食することが主な原因だと考えられていた．しかし，近年，カキ業者の品質管理強化，加熱調理の徹底により，原因食材としてカキが同定されることはきわめてまれなケースとなってきた．最近の調査の結果では，特定の食品ではなく，さまざまな食品が原因食材として報告されていることから，何らかの経路で食品に付着した HuNoV が食中毒の原因となると考えられている．このような感染は，後述するヒト-ヒト感染と考えることもできるが，汚染食品による感染事例として報告されるため，食中毒として扱われる．

第 2 のルートは，ヒトからヒトへ感染が広がる接触感染，飛沫感染，ホコリに付着したウイルスによる塵埃感染等のヒト-ヒト感染である．感染患者の排泄物に触れた手や衣服を介してウイルスが感染する．前述のように，HuNoV の感染力は高く，HuNoV 感染者から放出されたウイルス粒子に直接，もしくは間接的に伝播するヒト-ヒト感染が高頻度に起きる．最近の研究で，HuNoV は不顕性感染者によって維持されており，それがヒトからヒトへ感染を繰り返し，冬季の流行を引き起こし，やがては大規模な食中毒を引き起こすことが明らかにされている．これが主要なルートであると考えられている．

第 3 の感染経路は，水を介した感染である．患者から放出された HuNoV がプールを汚染し，汚染されたプールの水を介して感染が広がった例が報告されている．河川からは，年間を通じて HuNoV が検出される．飲料水の取水口上流からも HuNoV が検出されるため，飲料水を介した HuNoV 感染が懸念されるが，いまのところ水道水から HuNoV が検出されたという報告はない．しかし，河川に放出された HuNoV はやがて海に下り，二枚貝等の海産物を汚染する可能性がある．現在，汚水処理の段階で HuNoV を不活化する試みが，工学系研究者により進められている．

現在，最も効果的な HuNoV の予防衛生対策は，食べ物に触れる前の石けん，流水による手洗いと，流行時のマスクの着用である．二次感染防止も重要である．感染者の吐物や排泄物の処理は，エアロゾルの発生を防ぎつつペーパータオルや古布で拭き取り，1000 ppm 以上の濃度の次亜塩素酸ナトリウム液で消毒を行う[13]．熱による不活化も有効である．病院では，使い捨てマスク，ラテックス手袋，紙製の白衣，ペーパータオル，オートクレーブ用プラスチックバッグ，次亜塩素酸ナトリウム液を持ち運びのできるコンテナ，もしくは籠に入れ，HuNoV 対処セットとして常備しておくとよい[13]．HuNoV の身近な感染防止策が，厚生労働省の Web ページノロウイルスの Q&A

に記載されている[14]．

3．治　療

現時点ではノロウイルス感染を特異的に予防する薬や，治療する特効薬の開発には至っていない．したがって，治療は対症療法のみである．症状の重篤度によっては，入院と補液が必要な場合があるが，多くは経口補水液を摂取することで脱水症状を防ぎつつ，安静にして自然に症状が緩和されるのを待つ．

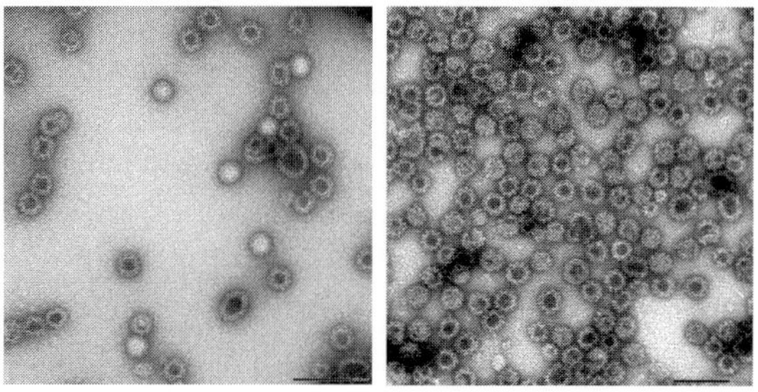

図 34.6　HuNoV の VLP の電子顕微鏡写真（国立感染症研究所撮影）

B.　ワクチンの製品と性状について

HuNoV には 2016 年の時点で承認，認可されたワクチンはない．ここでは，ワクチン開発における課題と，現在までの研究成果を用いた VLP ワクチンの可能性について記述する．

1．ワクチン開発における課題

前述のように HuNoV は，培養細胞で増殖させることができず，感染モデル動物が存在しない．これらの問題が基礎研究の推進ばかりでなく，ワクチン開発を行ううえでの最大の障壁である．

この障害を取り去るべく，2014 年 9 月，われわれは HuNoV の核酸をもとにした試験管内感染性粒子産生システム，すなわちリバース・ジェネティクスシステム（RGS）の構築に成功し，米国科学アカデミー紀要に報告した[15]．HuNoV の遺伝子を EF-1α プロモーターの下流につなぎ，ある仕掛けを持ったプラスミドを細胞核内に導入すると，プラスミドが HuNoV のゲノム RNA を次々と合成し，最終的には電子顕微鏡で観察可能な新生ウイルスが産生される．このシステムの最大のメリットは，試験管の中でプラスミド DNA 配列を操作して HuNoV に変異を加え，その影響を研究できることである．われわれは，同時に MNV-S7 株の cDNA をヒトノロウイルス cDNA の代わりに挿入し，RGS をテストしたところ，感染性 MNV-S7 をヒト由来細胞，サル由来細胞，ネズミ由来細胞から作り出すことに成功した．これら細胞から作り出された MNV-S7 粒子は，本来の感受性細胞である RAW264.7 細胞に感染し，増殖することが可能であった．このことは，MNV が細胞への侵入から脱殻の行程に問題を抱え，このステップが MNV の宿主特異性に強く関わっていることを示している．またそれは，NoV が宿主細胞に侵入するのを阻止すれば，感染増殖を効率よく防ぐことが可能なことを示している．つまり，NoV を吸着し細胞内に運ぶ真のレセプター分子が発見されれば，ワクチンの研究開発は一変する．

2．VLP ワクチンの可能性

ノロウイルス研究のパイオニアである米国ベイラー医科大学の Mary K. Estes らは，1990 年代に，昆虫細胞に感染するバキュロウイルスを利用した組換えバキュロウイルスを用いた HuNoV のウイルス様中空粒子（VLP）の作製に成功した（図 34.6）．以来，株化培養細胞で増殖させることができない HuNoV の抗原性の研究，特異的抗体の作製，抗原検出システムの構築，粒子形状の研究に用いられてきた．VLP は HuNoV の感染性粒子と同じ外部構造を有し，同じ抗原性を持つと信じられ，HBGA の発見でも中心的役割を果たしてきた．VLP と感染性粒子の形状比較は行われておらず，先駆者の示唆している類似性を信じるほかないが，VLP をワクチン成分として使用し，HuNoV に対するワクチンを開発できる．

HBGA は取込みを行うレセプターではないと考えられる．しかし，HBGA が VLP と結合することは確かであり，その結合力の差によって感染効率も変わると考えられている．では，なぜそのような知見が *in vitro* の研究から導き出されているのだろうか．われわれは，構造生物学的解析手法を用いて，HBGA と VLP の結合様式を詳細に解析し直した．HBGA を HuNoV の P 領域と共結晶化させてみると，どの HBGA も共通して，α1-2 Fucose という糖質を核に VLP に結合していた．実は α1-2 Fucose は，ムチン層に多量に含まれる物質なのである．すなわち，HuNoV は α1-2 Fucose を使って，ムチン層に引っ掛かり（イニシャルコンタクト），その後，細胞表面に発現している未知のレセプター分子によって細胞内に取り込まれると考えられた．α1-2 Fucose との結合を阻害できる抗体をワクチン接種によって誘導できれば，感染の効率を低下させることができると思われる（図 34.7）．

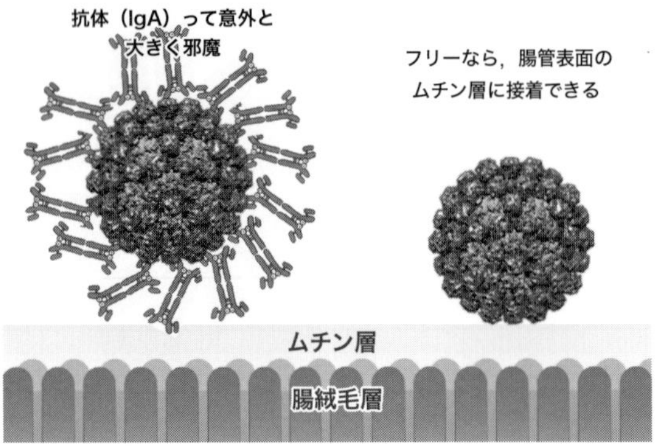

図 34.7　抗体による腸管表面への物理的結合阻害の誘導
（抗体のキャラクターは中外製薬株式会社提供）

武田薬品工業は，米国リゴサイト社を合併し，HuNoV GⅠ.1, GⅡ.4 の VLP を含む 2 価のワクチン開発を行っている（表 34.1）．このワクチンは，GⅠ.1, GⅡ.4（主要なバリアントの抗原性をカバーするように工夫されている）の 2 種類のウイルス様中空粒子（VLP）をベースに，アジュバンドを加えた剤型である．筋肉注射で接種され，接種対象者体内にこれら 2 種類の VLP に対する抗体を誘導する．誘導された抗体は，GⅠ.1, GⅡ.4 VLP が HBGA に結合することを物理的に阻害し，結合効率を下げることが報告されている．さらに，ボランティアに依頼した実際のウイルスチャレンジ試験においても，プラセボ群に対するワクチン接種群の感染率の低下と重症化率の顕著な低下が報告された[16]．これらのデータから，VLP ベースのワクチンは，HuNoV の感染防御に期待するのではなく，感染してしまった場合の症状の緩和に期待できるワクチンになると思われる．

このような VLP をベースとするワクチンに関して，現在，複数の国内外の企業が参入，もしくは参入を表明しており，今後の実用化を目指した開発に期待がかかる．アリゾナ大学の鼻腔噴霧 2 価（GⅠ.1, GⅡ.4）VLP は，確実でシステマチックな粘膜免疫を実験動物に誘導することに成功した[16]．タンペレ大学の筋肉注射による GⅠ.3, GⅡ.4 の VLP とロタウイルスの VP6 蛋白質の混合ワクチンは，BALB/c マウスへのワクチンタイプ特異的な血清 IgG や GⅡ.4, GⅡ.12, GⅠ.1 に交差反応が可能な IgG 抗体の誘導に成功した[17]．シンシナティこども病院の研究部門が開発した HuNoV・ロタウイルス混合ワクチンは，大腸菌で発現した HuNoV 粒子 P 領域にロタウイルスの VP8 蛋白質を組み入れたキメラ蛋白質を抗原として使用する．このワクチンを BALB/c マウスへの筋注によって接種することにより，樹状細胞による液性免疫や細胞性免疫応答を誘導することが示された．これらのワクチンは，HuNoV とロタウイルスに対する新しいタイプの混合ワクチンとして期待されている．

さらに，VLP の発現系もバキュロウイルス発現系以外の生産手法が導入されはじめている．デンカ，田辺三菱製薬等が取り組んでいる植物の葉に VLP を発現させる技術は，1 m^2 からグラム単位の VLP が生産可能であり，生産にかかるコストを削減できると考えられている．

バクサートのワクチンは，前述のワクチンと一線を画する．HuNoV のウイルスキャプシド遺伝子（VLP を作出するときに用いる部分）をアデノウイルスベクターに組み込み，組換えアデノウイルスを作製し，これをタブレットに内包して経口投与で免疫を行うのである．HuNoV の自然感染経路での免疫が行われるため，高い感染制御効果が期待されている．

国立感染症研究所を中心とする研究グループは，日本医療研究開発機構（AMED）より研究助成を受け，ノロウイルスワクチンシーズの研究，画期的な新規ワクチンの開発・実用化に資する研究を実施している．近い将来，これらの研究の成果がノロウイルスワクチンの開発に役立てられることが期待されている．日本全国の衛生研究所との共同研究により次世代シーケンサーを用いた HuNoV ゲノム全長塩基配列，地理的情

表 34.1　情報が公開されている製薬メーカーのワクチン一覧

開発元	ワクチン抗原	遺伝子型	抗原生産方法	接種方法	開発ステージ
武田薬品工業（リゴサイト）	VLP	GⅠ.1, GⅡ.4	昆虫細胞発現系（組換えバキュロウイルス）	筋肉注射	第二相臨床試験
バクサート（VAXART）	ウイルスキャプシド蛋白質	GⅠ.1	アデノウイルスベクター	経口投与（タブレット）	第一相臨床試験
田辺三菱製薬（メディカーゴ）	VLP	不明	植物発現系	筋肉注射または経口投与	非臨床試験
塩野義製薬（UMN ファーマ）	VLP	不明	昆虫細胞発現系（組換えバキュロウイルス）	不明	研究段階
デンカ（アイコンジェネティックス）	VLP	GⅠ.1, GⅡ.4	植物発現系	筋肉注射もしくは皮下注射	研究段階

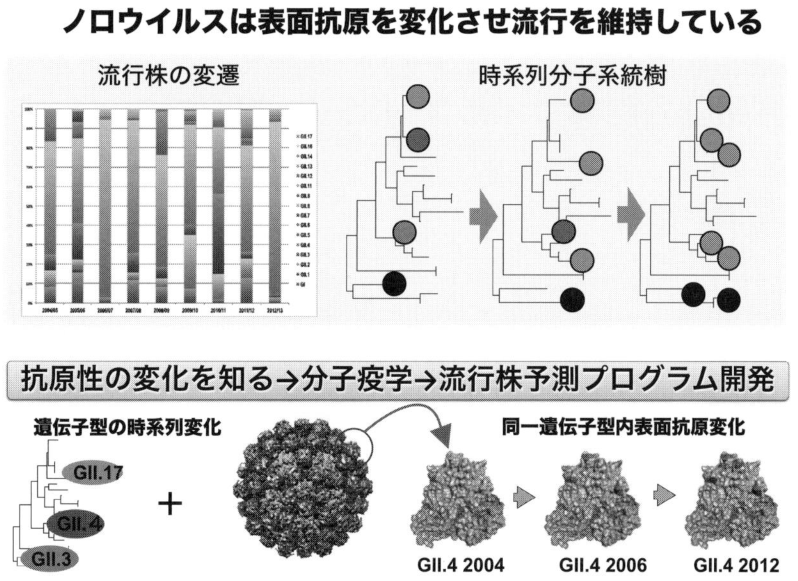

図 34.8　ノロウイルスの流行の変遷と流行予測プログラム開発に関する模式図[18]

報，出現年月日を合わせてデータベースに蓄積し，時系列分子系統解析による流行予測プログラムの開発も進行中である（図 34.8）[18]．このシステムを用いて1～2 年先の流行株を予測し，その予測に従った VLP の選択とブレンドを行うことで，HuNoV 感染症の効率のよいコントロールが可能なワクチンが供給可能になると思われる．　〔片山和彦〕

文　献

1) Knipe DM, Howley PM, eds.：Fields Virology 6th ed., Lippincott Williams & Wilkins, Philadelphia, 2013
2) Kapikian AZ, Wyatt RG, *et al*：Visualization by immune electron microscopy of a 27-nm particle associated with acute infectious nonbacterial gastroenteritis. *J Virol* **10**：1075-1081, 1972
3) International Committee on Taxonomy of Viruses. http://ictvonline.org/index.asp
4) Ozawa K, Oka T, *et al*：Norovirus infections in symptomatic and asymptomatic food handlers in Japan. *J Clin Microbiol* **45**：3996-4005, 2007
5) Phillips G, Tam CC, *et al*：Prevalence and characteristics of asymptomatic norovirus infection in the community in England. *Epidemiol Infect* **138**：1454-1458, 2010
6) Kojima S, Kageyama T, *et al*：Genogroup-specific PCR primers for detection of Norwalk-like viruses. *J Virol Meth* **100**：107-114, 2002
7) Kageyama T, Kojima S, *et al*：Broadly reactive and highly sensitive assay for Norwalk-like viruses based on real-time quantitative reverse transcription-PCR. *J Clin Microbiol* **41**：1548-1557, 2003
8) Ruvoën-Clouet N, Ganière JP, *et al*：Binding of rabbit hemorrhagic disease virus to antigens of the ABH histo-blood group family. *J Virol* **74**：11950-11954, 2000
9) Haga K, Fujimoto A, *et al*：Functional receptor molecules CD300lf and CD300ld within the CD300 family enable murine noroviruses to infect cells. *Proc Natl Acad Sci USA* **113**：E6248-E6255, 2016
10) Orchard RC, Wilen CB, *et al*：Discovery of a proteinaceous cellular receptor for a norovirus. *Science* **353**：933-936, 2016
11) Matsushima Y, Ishikawa M, *et al*：Genetic analyses of GII. 17 norovirus strains in diarrheal disease outbreaks from December 2014 to March 2015 in Japan reveal a novel polymerase sequence and amino acid substitutions in the capsid region. *Eurosurveillance* **20**：1-6, 2015
12) Atmar RL, Opekun AR, *et al*：Determination of the 50% human infectious dose for Norwalk virus. *J Infect Dis* **209**：1016-1022, 2014
13) 国立感染症研究所感染症情報センター：ノロウイルス感染症とその対応・予防（医療従事者・施設スタッフ用）. http://idsc.nih.go.jp/disease/norovirus/taio-b.html
14) 厚生労働省：ノロウイルスに関する Q&A. http://www.mhlw.go.jp/stf/seisakunitsuite/bunya/kenkou_iryou/shokuhin/syokuchu/kanren/yobou/040204-1.html
15) Katayama K, Murakami K, *et al*：Plasmid-based human norovirus reverse genetics system produces reporter-tagged progeny virus containing infectious genomic RNA. *Proc Natl Acad Sci USA* **111**：2014, pii：201415096.［Epub ahead of print］
16) Riddle MS, Walker RI：Status of vaccine research and development for norovirus. *Vaccine* **34**：2895-2899, 2016
17) Baehner F, Bogaerts H, *et al*：Vaccines against norovirus：state of the art trials in children and adults. *Clin Microbiol Infect* **22**：S136-139, 2016
18) Suzuki Y, Doan YH, *et al*：Predicting genotype compositions in norovirus seasons in Japan. *Microbiol Immunol* **60**：418-426, 2016

35 呼吸器合胞体ウイルス（RSV）ワクチン

疾患の概略

1. 臨床と診断

呼吸器合胞体ウイルス（respiratory syncytial virus：RSV）は出生後から2歳までにはほぼ全員が感染し，繰り返し感染することで強固な免疫を獲得するようになり軽症化するが，どの年代層でも感染を起こしている．RSVは感染性ウイルス粒子を含んだ咳や痰等の大きな気道分泌物を直接吸入したり，手や衣服に付着した分泌物が鼻腔や結膜粘膜に触れたりすることによる飛沫接触感染の様式をとり，小さな粒子による飛沫核感染は少ない．潜伏期間は4〜5日といわれており，鼻咽頭に感染し数日後には気道分泌物が落ち込み下気道に感染が拡大する．RSV感染による臨床像をまとめて表35.1に示した．乳児期では他の呼吸器ウイルス感染と同様に細気管支炎，肺炎を起こし，気道上皮細胞は壊死し，繊毛細胞を破壊し気管支周囲に好中球，リンパ球，マクロファージ，樹状細胞が浸潤する．気管支内腔に細胞破片，残渣，分泌物がたまり細気管支，気管支を閉塞し無気肺を起こし，ガス交換の効率が低下する．特に年少児は気道内径が狭いことから閉塞しやすくなる．細気管支炎や肺炎が主な病態で，前駆症状として鼻汁，食欲不振で始まり数日後から咳嗽，鼻閉とともに発熱が認められ，喘鳴を伴うようになり通常7〜12日で軽快する．先天性心疾患，気管支肺異形成症，低出生体重児，ダウン症等のハイリスク乳幼児が罹患すると重症化し死に至ることもある[1-3]．RSV感染症の合併症としては中耳炎が知られており中耳の滲出液からRSVが検出されている．小児の特徴として構造的に鼻咽頭の病原体が侵入しやすいことから中耳炎の合併が多い．重篤な合併症として脳症が報告されており，髄液からRSV RNAが検出されることが報告されている．この検出意義は不明であるがRSV脳症の病態はインフルエンザ脳症と同様に過剰に産生されたサイトカインストームと考えられており，髄液中のIL-6，IL-8が高値を示すことが知られている[4]．また，中枢神経系以外にも心血管系の合併症として心室性頻拍，心房粗動等が知られており，乳幼児突然死症候群の中にこうしたRSVの病態が関与している可能性も示唆されている[5]．成人にも同様に感染するが上気道炎で軽症に経過する．しかしながら，心肺系の基礎疾患を有する高齢者では重症化する例もありインフルエンザと同様に注意が必要である[6]．

表35.1 RSV感染症の臨床像

1）上気道感染症	
2）下気道感染症	
	気管支炎，肺炎，細気管支炎，無気肺
3）合併症	
	中耳炎
	無呼吸
	脳症
	心筋炎（脚ブロック，心房粗動，心室性頻拍）
	突然死症候群

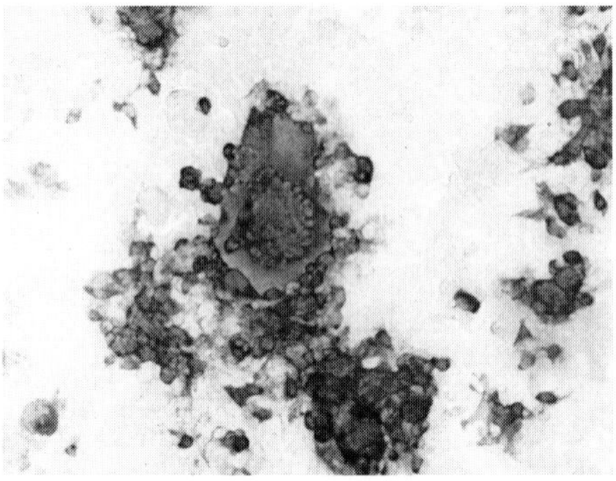

図35.1 RSV感染症の診断
①ウイルス分離：HEp-2，Vero，A549細胞，②イムノクロマト法，③遺伝子診断：RT-PCR，real time PCR．RT-LAMP，④血清診断：中和抗体（NT），補体結合抗体（CF），免疫酵素抗体（EIA）．RSVの細胞変性効果：HEp-2細胞に検体を接種し固定後に，抗RSV抗体を用いて免疫染色を行った．

RSV感染症の診断法をまとめて図35.1に示した．ゴールドスタンダードはウイルス分離で，HEp-2，Vero，A549細胞に鼻汁・鼻咽頭ぬぐい液を凍結融解せずに新鮮検体を接種する必要がある．5〜7日で細胞融合が観察される．HEp-2細胞に接種したRSVの細胞変性効果を図35.1に示した．HEp-2細胞に接種し多クローン抗体で免疫染色したもので中央部に細胞融合が観察される．新鮮検体を用いる必要があり検体の輸送，細胞の準備等からウイルス分離を行う施設は限られており分離率も低く，結果を得るまでには1週間以上の時間を要する．血清抗体測定には中和（neutralizing tests：NT）抗体，補体結合（complement fixation：CF），免疫酵素（enzyme-linked immune assay：EIA）抗体を測定するが単一血清では診断が

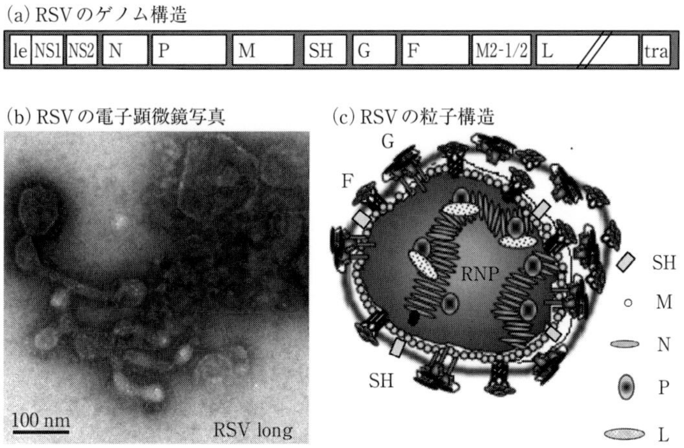

図 35.2　RSV ゲノム構造とウイルス粒子の構造

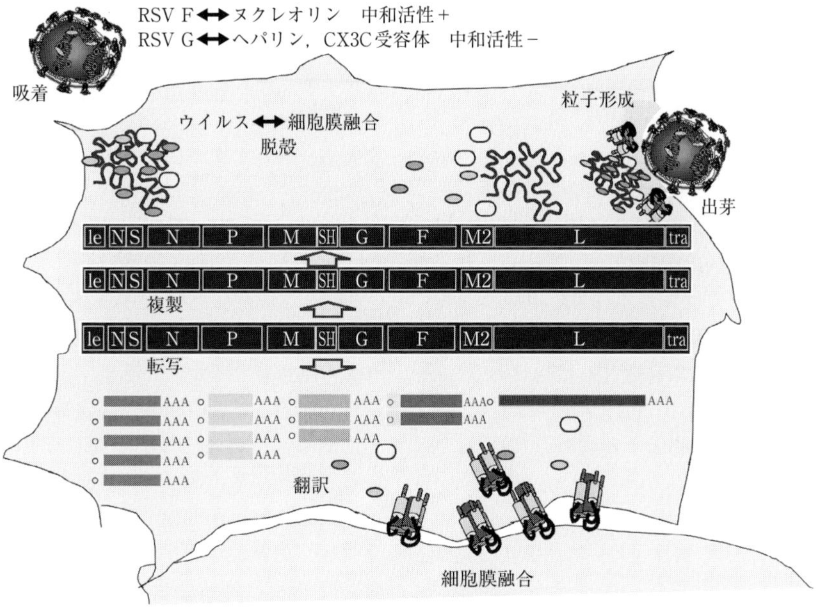

図 35.3　RSV 感染機序

RSV F 蛋白は nucleolin，RSV G 蛋白はヘパリン，CX3C レセプターに結合する．F 蛋白により細胞融合，脱殻し，ウイルス粒子内の RNP が細胞内に入り転写・翻訳が始まり，娘遺伝子を複製する．

できないため急性期と回復期のペア血清での測定が必要となる[7,8]．診断には時間を要すること，早期乳幼児では抗体反応が鈍いことから血清診断には限界がある．迅速診断法が普及しイムノクロマト法により鼻汁から RSV 抗原を検出するキットが利用されている．しかしながらイムノクロマト法では $10^{3\sim4}$ TCID50/mL のウイルス量が必要である．遺伝子診断法は鼻汁，後鼻腔ぬぐい液から RNA を抽出し，RT-PCR，リアルタイム PCR 法で RSV 遺伝子を検出する．検査機器が必要であり検査ができる施設が限られている．LAMP（loop-mediated isothermal amplification）法は 60～65℃の一定温度で DNA を剝がしながら DNA 合成を行う *Bst* ポリメラーゼを用いて 60 分以内に判定可能である[9]．鑑別すべき感染症としては *Pneumovirinae* に属するヒトメタニューモウイルス hMPV（metapneumovirus）がある．臨床像は RSV も hMPV も同様に上気道炎，下気道炎を呈し鑑別はウイルス学的診断によることになる[10]．

2.　病原体：形態，構造蛋白，遺伝子，増殖様式

RSV はパラミクソウイルス属に属する．パラミクソウイルス属には麻疹，ムンプスウイルスが属する

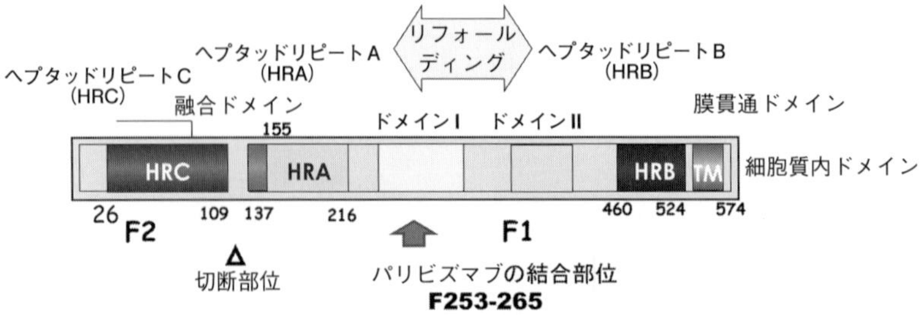

図 35.4　RSV F 蛋白の構造と細胞融合のメカニズム

F 蛋白はプロテアーゼによって切断される切断部位（cleavage site）が 2 か所あり，F2 と F1 に分かれ S-S 結合で結合している．F1 蛋白は膜貫通ドメイン（TM：transmembrane）で脂質二重膜にアンカーとして細胞膜（ウイルス粒子膜）に固定されている．F1 蛋白のヘプタッドリピート（heptad repeats）A，B が同一分子内で結合し F 蛋白どうしが三量体を形成し 6-ヘリックスバンドルコア構造（6-helix bundle core strucuture）を形成し安定した構造をとる．細胞融合の際には F1 蛋白の N 末端の融合ドメイン（fusion domain）が突出し隣接する脂質二重膜に突き刺さる．F1 蛋白にドメイン（domain）Ⅰ，Ⅱが存在しパリビズマブの結合部位である．

Paramyxovirinae と RSV や，ヒト hMPV が属する *Pneumovirinae* との 2 群の亜科が存在する．RSV は感受性細胞に感染しその名前の由来のように隣接する細胞と細胞間融合を起こし合胞体（syncytium）を形成する．RSV は 1956 年に感冒症状を呈したチンパンジーから分離され，その後乳幼児の呼吸器感染症に関与することが明らかとなった[10]．

RSV は一本鎖のマイナスセンス RNA ウイルスであり，そのゲノム構造を図 35.2 に示した．パラミクソウイルス属の遺伝子の基本構造としてゲノム 3′ 末端から N（nucleo），P（phospho），M（matrix），F（fusion），L（large）蛋白遺伝子が並び，RSV は N 遺伝子の上流に NS（nonstructural）-1，2 が存在し，M-F 遺伝子の間に SH（small hydrophobic）と G（glyco）蛋白遺伝子，F-L 遺伝子の間に M2-1/2 遺伝子領域が存在する（図 35.2(a)）．ウイルス粒子は 100～350 nm の不定形の球状粒子と長環状構造をとるものがみられ電顕写真を図 35.2(b)に示した．ウイルス粒子のエンベロープ蛋白として F，G，SH 蛋白が存在し吸着，細胞融合による感染の最初のステップに関与している．ウイルス内膜は M 蛋白が裏打ちし，粒子内にはゲノム RNA，N，P，L，NS 蛋白がヌクレオカプシド（nucleocapsid）を構成しウイルスの転写，複製に関与するポリメラーゼ活性を担っている[10]．ウイルスの感染のステップは吸着，細胞融合，転写・複製，粒子形成，出芽のステップを経てウイルスが感染し新たに感染性粒子を形成するが RSV は細胞融合により近隣細胞へ感染が拡大する（図 35.3）．

a. 吸　着

感染の最初のステップはウイルス粒子が細胞に吸着することで，ウイルス粒子の外殻蛋白の G，F，SH 蛋白が受容体と結合すると考えられてきた．SH 蛋白は粒子膜に埋もれており感染防御には有効に働いていないと考えられ，もっぱら G 蛋白に対する受容体の探索が行われてきた．RSV の F 蛋白は ICAM（intracellular adhesion molecule），TLR（toll-like receptor）4 に結合し，G 蛋白は糖鎖が付着しケモカイン（CX3C：fractalkine）に類似しその受容体である CX3CR に結合することや，ヘパリン，アネキシン（annexin）Ⅱに結合することが報告されているがこれらの結合はウイルスの感染，細胞融合には関与せず結合を阻害しても中和活性には影響が認められないことが知られている[11,12]．G 蛋白が中和活性を担っていると想定されたが F 蛋白受容体としてヌクレオリン（nucleolin）が同定された[13]．細胞膜成分との結合試験，免疫沈降反応でヌクレオリンと F 蛋白が結合し G 蛋白とは結合せず，siRNA でヌクレオリン発現を抑制すると RSV 感染を抑制し，細胞を抗ヌクレオリン抗体で処理すると感染性が消失する．これは，RSV に感受性のない昆虫細胞にヒトヌクレオリンを発現させると RSV が感染することから中和活性に関連する受容体であることが同定された[13]．ヌクレオリンは細胞の分化，増殖等多くの生物学的な活性を有しており細胞核だけでなく細胞質，細胞膜にも存在するが，膜貫通ドメイン（transmembrane domain：TM）はなく他の膜結合蛋白に結合して膜表面には 1 時間くらいの半減期で入れ替わる．細胞膜から細胞質に輸送するシャトル分子としての作用が考えられている[14]．

b. 細胞融合

パラミクソウイルスの感染の拡大は細胞融合による．麻疹ウイルス，ムンプスウイルスの細胞融合には

HA, HN 蛋白が受容体に結合することで隣接するF蛋白の立体構造が変化し細胞膜融合を起こす．しかし，RSV はG蛋白がなくても感染は成立しF蛋白単独で細胞融合を起こすことが古くから知られている[15]．F蛋白の機能ドメインを図35.4に示した．N末端にはシグナルペプチドが存在し翻訳されたF蛋白は開裂部位（cleavage site）が2か所存在しF1，F2蛋白に切断されS-S結合により細胞膜表面に輸送され活性化される．開裂すると三量体を形成する．この三量体が細胞融合前状態（prefusion state）で膜融合ペプチド（fusion peptide）が突出し隣接する細胞の脂質二重膜に突き刺さる．F蛋白は安定した構造をとるためにリフォールディングを起こし隣接する細胞膜と融合する．F1蛋白領域にはコイルを形成し，その1か所の面に疎水性アミノ酸が繰り返し並ぶヘプタッドリピート（heptad repeat：HR）が2か所存在する（HRA と HRB）．疎水性アミノ酸の続く面でHRA と HRB が結合し，さらにF蛋白は三量体を形成することで安定した6-ヘリックスバンドルコア構造（6-helix bundle core structure）の構造をとる．HRA と HRB が離れた状態は安定した状態ではないので，6-ヘリックスバンドルコア構造をとり細胞膜の融合が起こる[16]．F蛋白の細胞融合後の立体構造は細胞融合前と比べると変化しており，細胞融合前のF蛋白三量体に対する抗体は高い中和活性を有している[16]．

吸着・細胞融合はウイルス感染の最初のステップで，現在唯一の予防薬であるパリビズマブ（Palivizumab，シナジス®）の結合部位はHRA の下流254～277アミノ酸部位で，パリビズマブはF蛋白に結合することで細胞融合の反応を抑制するものと考えられる．しかし，細胞融合前後の構造解析から上記の部位は保存され，細胞融合後のF蛋白三量体とも結合することが報告されており細胞融合後の侵入を抑制しているとも考えられている[17]．

c. 転写・複製と出芽

RSV は（－）センス RNA ウイルスで，侵入後ゲノムからは転写・複製が始まり構成蛋白が翻訳される．ウイルスの複製過程はまず＋センス RNA が作られ，これを鋳型にして（－）センス RNA 娘遺伝子が合成される．ウイルス構成成分の中でN蛋白はゲノムを安定化させL，P蛋白と結合しリボ核蛋白（ribonucleoprotein：RNP）を形成しウイルスの転写複製に重要な働きをしている．SH蛋白は細胞膜の脂質ラフト（lipid raft）に集まり五量体を形成しイオンチャネル様の作用を持っており膜の透過性に関与している．最終的には細胞膜表面に外殻蛋白が輸送されRNP を巻き込んでウイルス粒子を形成する．

d. 病　態

RSV 感染の病態は単純にウイルスが感染して増殖することでは説明できない．ウイルス蛋白による炎症反応と免疫応答を理解することが必要である．G蛋白のCX3C motif は受容体に結合することで好中球の遊走を促進，炎症反応を惹起すると考えられる．またヒト気道上皮細胞にG蛋白を加えるとIL-1α, RANTES といったサイトカインを誘導する[18]．

F蛋白は自然免疫系のTLR4のリガンドとして働き，NF-KB を介して炎症性サイトカイン TNF-α, IL-6, IL-12を誘導することで免疫応答を高める作用がある．RSV 感染の場となる気管支，細気管支では好中球の浸潤，浮腫，粘液の貯留により気管支内腔が狭くなり無気肺，ガス交換ができなくなり重症化する．CXC ケモカイン IL-8は好中球の遊走化を促進し，集簇してきた好中球は融解し NETs（neutrophil extracellular trap）を形成する．F蛋白は NETs の形成を促進する働きがある[19,20]．RSV 感染症には感染により生体の自然免疫応答，特異免疫応答が絡んでくることからこうした遺伝子領域の変異があれば機能障害から重症化することが報告されており，特に，IL-8, TLR4 の遺伝子異常が下気道感染症の重症化や重症の合併症の発症に関連しているといわれている[21]．

3. 疫学：日本の疫学，世界の疫学

わが国のサーベイランスは全国の3000の小児科定点機関からの自主報告に基づくもので，感染症のトレンドは把握できるが人口10万当たりの患者発症の頻度は出ない欠点がある．最近10年間のRSV の流行状況が感染症疫学センターから報告されている．例年10月下旬から流行が始まり11月下旬～12月初旬にかけてピークを迎え，インフルエンザの流行が始まる12月中旬から減少し翌年2～3月くらいまで流行が続く．しかし2012年頃から流行のパターンが変化し，8～9月から流行が始まり季節による感染症の特徴が消えてきているので，夏でもRSV の感染は否定することはできない．

RSV にはG蛋白の抗原性によって抗原性の異なるサブグループA，Bが存在し，流行年ごとにサブグループA，Bが混在する年とA，B主流行株が異なる年があり，流行株の分子疫学調査の結果，流行年，場所により遺伝子型が異なっている．RSV は再感染を繰り返し強固な免疫能を獲得すると考えられているが，異なるサブグループA，Bが感染するのではなく同じサブグループでも再感染することが知られてお

表 35.2　RSV ワクチン開発の課題

1. ワクチンの対象	1〜2 か月(母児免疫による移行抗体) 4〜6 か月以上(生ワクチンが望まれる) 妊婦(不活化ワクチン) 高齢者
2. 不活化ワクチン	抗原：F 蛋白が感染防御抗原、その他，G，NS-1，NS-2，M2，N 剤型：ナノ粒子，ウイルス様中空粒子(VLP)アジュバンド
3. 生ワクチン	低温馴化弱毒生ワクチン， NS1，NS2，SH，G，M2-2 欠損株，MEDIM2-2 ウイルスベクター ウシパラインフルエンザ，センダイウイルス，ワクチニアウイルス，アデノウイルス，セムリキー森林ウイルス，ベネズエラ・ウマ脳脊髄膜炎ウイルス，BCG，麻疹ウイルス
4. 投与ルート	経鼻粘膜投与

り，RSV 感染後の免疫能の脆弱性が再感染を繰り返す原因と考えられる[8]．

F 蛋白ではサブグループ間では 80% と相同性が高く，RSV の分子疫学調査には G 蛋白遺伝子配列が用いられている．サブグループ間では相同性が低く 40〜50% で，特に G 蛋白遺伝子領域では 60 塩基が挿入された株の出現が世界で共通して認められている．数種類の遺伝子型のウイルスが循環している[22]．

北半球温帯地域では RSV は晩秋〜冬期に流行し，インフルエンザの流行時期には RSV の流行はおさえられる．米国では 5 歳以下の乳幼児で年間 200 万が感染し，7 万〜12 万人の 1 歳以下の乳児が細気管支炎，肺炎で入院しているが死亡例は少ない．しかし，高齢者では 1 万〜1 万 5000 人が死亡している[2,6]．世界中では年間に 3380 万人が感染，300 万人が入院している．未熟児で出生し肺疾患，心疾患，免疫不全等の基礎疾患を有する小児は重症化し，約 20 万人が死亡しているものと推定される[3]．

4. 対　策

RSV 感染症は小児だけでなく高齢者においてもインフルエンザに次いで死亡の原因となっているウイルス感染症で，ワクチン，抗 RSV 薬の開発が期待されてきた．血清中の中和抗体は RSV 感染防御に有効でありヒト化単クローン抗体（パリビズマブ）が開発された[23]．流行期間に毎月投与することで入院の頻度を減少させその有効性と安全性は確立されている[23]．しかしながら，臓器移植例での RSV 感染症の入院症例に使用してもウイルス量は軽減できず，その治療効果については結論が出ていない[24]．また，早産児，気管支肺形成不全，心奇形，ダウン症の先天異常を持つハイリスク児に限定され RSV の流行期間にのみ投与されている．高価な薬剤であり，予防投薬していても感染を完全に抑えることはできず治療効果は確認されていないことから，予防薬としてワクチン開発が望まれている．

5. 治　療

ヒト化単クローン抗体は予防薬として使用されているが，治療効果については疑問が持たれている．重症感染症には核酸アナログのリバビリンが使用されたことがあるが有効性には課題が多い．特異的な治療法はなく，輸液，酸素投与，呼吸管理と対症療法が主体となる．

6. 予防とワクチンの役割

予防薬としてヒト化単クローン抗体（パリビズマブ）が使用されているが，高価で使用も制限されておりワクチンの開発が古くから始まっていた．ワクチン開発の課題をまとめて表 35.2 に示した．

a. RSV ワクチン開発のターゲットは

RSV 感染症はすべての年齢層で感染することから，年齢層ごとに病態・重症度に差がありワクチン政策にも差が出てくる[25-27]．RSV は 2 歳までにほぼ全員が感染を経験し，特に乳幼児では細気管支炎を合併し重症化する．罹患児のピークは 3 か月であるが，早期乳幼児の感染を予防するためにはワクチン接種により守ることはできない．妊娠後期の妊婦にワクチン接種をする意味あいについて図 35.5 に示した[25]．移行抗体のレベルが低い場合には，1 か月児以前の新生児期に感染し重症化することから，妊娠後期の妊婦を対象にワクチン接種によりブースター効果を期待し，高い中和抗体を誘導し移行抗体により守ることが必要である．すでに RSV 感染歴があるので妊婦には安全性の高いサブユニット，もしくはウイルス様中空粒子（virus like particles：VLP）抗原で，ブースター効果により中和抗体価を高いレベルに維持して移行抗体に期待するものである．妊婦にワクチン接種することで抗体価をもちあげ高いレベルの移行抗体を誘導することで，乳幼児早期の感染に対応しその後減衰するが，

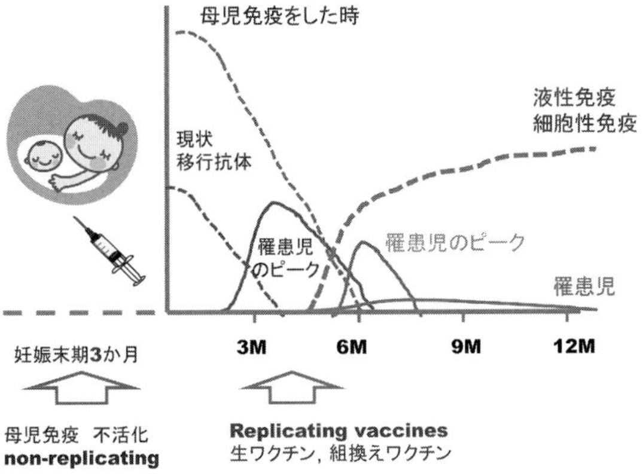

図 35.5　RSV ワクチン開発のコンセプト

現状の移行抗体は 3 か月くらいで消失し，罹患児のピークは 3 か月くらいである．妊娠後期に増殖しない不活化 RSV ワクチンを接種することで母児免疫をつけ，移行抗体のレベルを 6 か月まで高く保つことで罹患児のピークを遅らせ，罹患者数を減らすことができる．この時期に弱毒性ワクチンを接種して液性免疫，細胞性免疫を誘導することで RSV をコントロールする．

罹患児のピークが 6 か月くらいと遅くなる．さらにこの時期に細胞性免疫も誘導できる弱毒生ワクチンを使用することで RSV 罹患児は激減することが期待できる．RSV に対するワクチン政策にはこのほかに高齢者のワクチンを考える必要がある．ワクチンの剤型として妊婦に使用できる不活化ワクチンは高齢者にも適応可能である．妊婦からの移行抗体は 6 か月以内に減衰することから，この時期では乳幼児に接種することで細胞性免疫も誘導できる生ワクチンと接種の対象と剤型を 2 本立てで考える必要がある[25-27]．

b.　不活化ワクチン

RSV は 1956 年に分離され，他の多くのウイルスワクチンと同様にホルマリン不活化ワクチン（FI-RSV）が開発され 31 例に接種された．コントロールとして同様にホルマリン不活化ヒト型パラインフルエンザウイルスⅢ型ワクチンを 40 例に接種した結果を表 35.3 に示した．FI-RSV の接種を受けた 31 例がその後 RSV に感染しワクチン接種者の 80%が入院しそのうち 2 例が死亡した．一方コントロールでは 2.5%が入院したことから，FI-RSV 接種者が罹患すると逆に増悪し，その後のワクチン開発にとって大きなハードルとなってきた[28]．この原因に関して多くの研究が行われ，想定されている原因を表 35.4 に示した．FI-RSV 接種後に RSV に結合する抗体は誘導できたが，ホルマリン不活化の過程で F 蛋白が変性し中和エピトープが消失し中和抗体を誘導できず感染を防御できなかったことがあげられる．通常の感染よりも重症化し，重症の細気管支炎を起こし，炎症細胞，好酸球の浸潤からアレルギー性反応が示唆される．F 蛋白

表 35.3　ホルマリン不活化ワクチンの失敗

	接種数	入院(%)
FI-RSV*	31	80(死亡 2 例)
FI-パラインフルエンザⅢ*2	40	2.5

*：ホルマリン不活化 RSV ワクチン
*2：ホルマリン不活化パラインフルエンザウイルスワクチン

表 35.4　ホルマリン不活化ワクチンの失敗の原因

1）ホルマリン不活化の過程で F 蛋白が変性 結合抗体は誘導できたが中和抗体は誘導できなかった F 蛋白が変性することで TLR4 への結合性の低下 F 蛋白の変性により Th1 応答の欠失 G 蛋白による Th2 応答に偏った免疫応答
2）不活化ワクチンで細胞性免疫能が誘導できなかった アルミアジュバント添加で Th2 応答に偏る
3）皮下接種により IgA 抗体が誘導できなかった

が変性したことで TLR4 への結合ができずに Th1 応答がなく，G 蛋白は変性されずに Th2 反応に偏った免疫応答を誘導し強い炎症反応が誘導されたものと考えられる．不活化ワクチンでアルミアジュバント添加ワクチンであることから Th2 に偏ったアレルギー反応とともに細胞性免疫能を誘導しないことで感染細胞を排除できなかった．また，皮下接種のため局所の IgA 抗体を誘導しないことで感染を抑えられず，感染により Th2 反応に偏りアレルギー反応による間質性肺炎が進行したものと考えられる[29-31]．

c.　不活化ワクチンの抗原

G 蛋白はエンベロープを形成し細胞への吸着に働き，サブグループ A の 163～190，サブグループ B の 155～206 アミノ酸は保存されている．この領域には CX3C ケモカインのフラクタルカインモチーフが存在しその受容体（CX3CR1）に結合する．フラクタルカインの働きは好中球の遊走に関与し局所の炎症反応を増強する．G 蛋白に対する単クローン抗体は感染防御能を有しておりサブユニットワクチン抗原候補である[32]．

F 蛋白は中和活性を担っておりヒト型単クローン抗体として開発されたパリビズマブは F 蛋白の中和活性ドメイン（F255-280）を認識し，中和活性のみならず CTL 活性を有していることから不活化ワクチンの抗原として多くのワクチン候補製剤が検討されている[16,17]．サブユニットワクチンの抗原として N 蛋白はウイルス粒子内でリボ核蛋白質（ribonucleo protein：RNP）を形成しており，CTL の標的と考えられており CTL を誘導するワクチン候補として検討されている．不活化サブユニットワクチンの抗原として F，G，N 蛋白のうちどの抗原を選択するか，投与ルートの検討，感染細胞からの精製，組換え蛋白等のワク

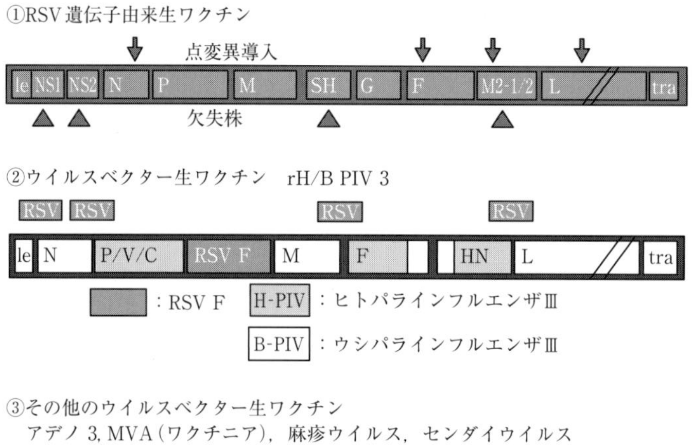

図 35.6　RSV 弱毒生ワクチン開発

①RSV 遺伝子をもとに NS1，NS，SH，M2-2 遺伝子の領域いずれか，もしくは 2 か所欠失させたり，N，F，M2，L 遺伝子に変異を導入し逆遺伝子学法により感染性ウイルスを回収する．
②ウイルスベクターワクチン　ウシパラインフルエンザウイルスをバックボーンとしてヒトパラインフルエンザの F，HN の細胞外領域に切り替え RSV F 蛋白遺伝子をジャンクションに導入する．
③その他のウイルスベクタージャンクション

チン候補が検討されている．

感染防御抗原としては F 蛋白が主要抗原であることから，F 蛋白のサブユニット抗原として F 蛋白の細胞融合ドメインを欠損させた蛋白を昆虫細胞の系で発現させ，ロゼッタ様ナノ粒子を形成させアルミアジュバントを用いた製剤が妊婦への投与を目指したワクチンが第Ⅱ相臨床治験に入ろうとしている[26,33]．RSV の F，G，M 蛋白遺伝子を導入したバキュロウイルスを昆虫細胞に感染させ，発現蛋白を精製しウイルス様粒子（virus like particles：VLP）を免疫原とするワクチンが検討されている[34]．しかしながらこうした精製蛋白は免疫原性が低くアジュバントが必要である．現在認可されているアジュバントとしてアルミアジュバントがあるが，炎症性サイトカインを誘導し Th2 応答に偏った免疫応答を誘導するため，Th1/Th2 のバランスのとれたアジュバントの開発が必要となる[18,19]．

d.　生ワクチン

ポリオワクチン，風しんワクチンはヒト以外の動物細胞でヒトの体温より低い温度で増殖し，ヒトの深部体温で増えにくいウイルス株選択する低温馴化株をワクチン株として樹立することができた．こうした古典的な方法で弱毒株の検討が行われたが，発熱，気管支炎等の副反応に当初から安全性の問題があった[35]．低温馴化株をもとにウイルスの増殖に関連する遺伝子領域には，人為的に変異を導入する方法と他のウイルスベクターを用いる方向性があり模式的に図 35.6 に示した．低温馴化株から逆遺伝学（reverse genetics）法による組換えウイルスを作成し，ウイルス増殖に関わる L，SH，M2 蛋白領域，インターフェロン（IFN）調整遺伝子の NS-1，NS-2 の欠損株，点変異導入の組換えワクチンが検討されてきた[36]．RSV の細胞融合には G 蛋白を必要としないで F 蛋白単独で細胞融合を起こすことが知られ，感染防御抗原として F 蛋白が重要な働きをしていることが報告されている．G 蛋白を欠損させてもウイルスは増殖するところからワクチン候補株として検討された．生ワクチンでありマウスレベルで Th1/Th2 のバランスのとれた免疫応答を誘導することが報告されている[37]．

新たな発想として RSV 以外のウイルスベクターの開発は遺伝子操作が可能であった DNA ウイルスとしてワクチニアウイルス（vaccinia virus）を用いての研究が始まった[38]．RNA ウイルスから cDNA を合成し組換えウイルスを作製する逆遺伝子技術（reverse genetics）の手法が開発され，中でもウシパラインフルエンザⅢ型の F，HN 遺伝子をヒトパラインフルエンザⅢ型の F，HN 遺伝子に組み換えたベクター（rB/HPIV3）を作製し，N/P ジャンクションに RSV F 遺伝子を挿入したキメラウイルスが作製され，臨床試験に進んだ[39]．この組換えキメラ生ウイルスは前臨床試験で免疫原性が確認され，臨床に移り抗体陰性の小児に接種したが RSV に対する免疫原性が低く臨床試験が頓挫している[39]．RSV F 遺伝子挿入部位を検討し N 遺伝子の 3′ 上流，P/M，HN/L ジャンクション部位に挿入部位を変更して増殖能，安定性を高めたキメラウイルスも検討されている[40]．アデノ，センダイウイルスをベクターとしてRSV蛋白を発現させる組換えウイルスが検討されてきた[25-27]．

生ワクチンは液性，細胞性免疫を誘導することにより有効な感染防御能を誘導し長期間維持できる利点がある．一方，生体内で増殖することによる副反応が懸念される．新たに生ワクチンを開発することはその安全性評価に課題が多く困難と考えられるところから，現在使用されているワクチン株をベクターとした組換えウイルスワクチンは理論的にその安全性が担保できるものと考えられる．安全に使用され免疫原性も保証されている麻しんワクチンAIK-C株をウイルスベクターとして開発することを検討した．すでに子どもたちの定期接種のワクチンとして広く使用されている麻しんワクチン株をベクターに使用する発想はSchwarz, Moraten, Zagreb, AIK-C株でも開発が試みられている[41-43]．

e. 投与ルート

現在進行しているF蛋白不活化ワクチン，NS2, M2-2欠損生ワクチンはいずれも皮下接種の投与経路である[26]．SH領域欠損株に点変異導入した遺伝子改変RSVワクチンを2か月間隔で3回経鼻投与の臨床試験の結果が報告されており中和抗体を誘導し，鼻閉，咳等の副反応出現頻度もコントロールと有意差はないもののワクチンウイルスの排出が課題としてあげられる[44]．

まとめ

有効なワクチンが開発されていないRSVの感染防御能の解析，病態の解析とともに永年RSVワクチン開発のハードルであったFI-RSVの失敗の原因も解明されて，中和抗体を誘導しTh1/Th2のバランスのとれた免疫能を誘導するワクチンの臨床治験が始まっている． 〔中山哲夫〕

文献

1) Ogra PL：Respiratory syncytial virus：the virus, the disease and the immune response. *Paediatr Respir Rev* **5** (Suppl A)：S119-126, 2004
2) Hall CB, Weinberg GA, *et al*：The burden of respiratory syncytial virus infection in young children. *N Engl J Med* **360**：588-598, 2009
3) Nair H, Nokes DJ, *et al*：Global burden of acute lower respiratory infections due to respiratory syncytial virus in young children：a systematic review and meta-analysis. *Lancet* **375**：1545-1555, 2010
4) Kawashima H, Kashiwagi Y, *et al*：Production of chemokines in respiratory syncytial virus infection with central nervous system manifestations. *J Infect Chemother* **18**：827-831, 2012
5) Eisenhut M：Extrapulmonary manifestations of severe respiratory syncytial virus infection - a systematic review. *Crit Care* 2006 **10**：R107. doi：10.1186/cc4984
6) Falsey AR, Hennessey PA, *et al*：Respiratory syncytial virus infection in elderly and high-risk adults. *N Engl J Med* **352**：1749-1759, 2005
7) Henrickson K, Hall CB：Diagnostic assays for respiratory syncytial virus disease. *Pediatr Infect Dis J* **26**：S36-40, 2007
8) Yui I, Fujino M, *et al*：Novel clinical features of recurrent human respiratory syncytial virus infections. *J Med Virol* **86**：1629-1638, 2014
9) Ushio M, Yui I, *et al*：Detection of respiratory syncytial virus genome by subgroups-A, B specific reverse transcription loop-mediated isothermal amplification (RT-LAMP). *J Med Virol* **77**：121-127, 2005
10) Collins PL, Crowe JE Jr：Respiratory syncytial virus and metapneumovirus. Fields Virology (ed. by Knipe DM, Howley PM), pp1601-1646, Lippincott, Williams & Wilkins, Philadelphia, 2007
11) Johnson SM, McNally BA, *et al*：Respiratory syncytial virus uses CX3CR1 as a receptor on primary human airway epithelial cultures. *PLoS Pathog* 2015. doi：10.1371/journal.ppat. 1005318
12) Zhang W, Choi Y, *et al*：Vaccination to induce antibodies blocking the CX3C-CX3CR1 interaction of respiratory syncytial virus G protein reduces pulmonary inflammation and virus replication in mice. *J Virol* **84**：1148-1157, 2010
13) Tayyari F, Marchant D, *et al*：Identification of nucleolin as a cellular receptor for human respiratory syncytial virus. *Nat Med* **17**：1132-1135, 2011
14) Hovanessian AG, Soundaramourty C, *et al*：Surface expressed nucleolin is constantly induced in tumor cells to mediate calcium-dependent ligand internalization. *PLoS One* **5**：e15787, 2010
15) Heminway BR, Yu Y, *et al*：Analysis of respiratory syncytial virus F, G, and SH proteins in cell fusion. *Virology* **200**：801-805. 1994
16) Krarup A, Truan D, *et al*：A highly stable prefusion RSV F vaccine derived from structural analysis of the fusion mechanism. *Nat Commun* **6**：8143, 2015
17) Swanson KA, Settembre EC, *et al*：Structural basis for immunization with postfusion respiratory syncytial virus fusion F glycoprotein (RSV F) to elicit high neutralizing antibody titers. *Proc Natl Acad Sci USA* **108**：9619-9624, 2011
18) Jorquera PA, Anderson L, *et al*：Understanding respiratory syncytial virus (RSV) vaccine development and aspects of disease pathogenesis. *Exp Rev Vac* **15**：173-187, 2016
19) Habibi MS, Openshaw PJ：Benefit and harm from immunity to respiratory syncytial virus：implications for treatment. *Curr Opin Infect Dis* **25**：687-694, 2012
20) Funchal GA, Jaeger N, *et al*：Respiratory syncytial virus fusion protein promotes TLR-4-dependent neutrophil extracellular trap formation by human neutrophils. *PLoS One*. doi：10.1371/journal.pone.0124082, 2015
21) Amanatidou V, Apostolakis S, *et al*：Genetic diversity of the host and severe respiratory syncytial virus-induced lower respiratory tract infection. *Pediatr Infect Dis J* **28**：135-140, 2009
22) Kuroiwa Y, Nagai K, *et al*：A phylogenetic study of human

respiratory syncytial viruses group A and B strains isolated in two cities in Japan from 1980-2002. *J Med Virol* **76**：241-247, 2005
23) The Imapact-RSV Study Group：Palivizumab, a humanized respiratory syncytial virus monoclonal antibody, reduces hospitalization from respiratory syncytial virus infection in high-risk infants. *Pediatrics* **102**：531-537, 1998
24) Hu J, Robinson JL：Treatment of respiratory syncytial virus with palivizumab：a systematic review. *World J Pediatr* **6**：296-300, 2010
25) Shaw CA, Ciarlet M, *et al*：The path to an RSV vaccine. *Curr Opin Virol* **3**：332-342, 2013
26) Modjarrad K, Giersing B, *et al*： WHO consultation on respiratory syncytial virus vaccine development report from a World Health Organization Meeting held on 23-24 March 2015. *Vaccine* **34**：190-197, 2016
27) Anderson LJ, Dormitzer PR, *et al*： Strategic priorities for respiratory syncytial virus（RSV）vaccine development. *Vaccine* **31**（Suppl 2）：B209-B215, 2013
28) Kapikian AZ, Mitchell RH, *et al*：An epidemiologic study of altered clinical reactivity to respiratory syncytial （RS） virus infection in children previously vaccinated with an inactivated RS virus vaccine. *Am J Epidemiol* **89**：405-421, 1969
29) Castilow EM, Olson MR, *et al*：Understanding respiratory syncytial virus（RSV）vaccine-enhanced disease. *Immunol* Res **39**：225-239, 2007
30) Openshaw PJ, Culley FJ, *et al*：Immunopathogenesis of vaccine-enhanced RSV disease. *Vaccine* **20**：S27-31, 2001
31) Knudson CJ, Hartwig SM, *et al*：RSV vaccine-enhanced disease is orchestrated by the combined actions of distinct CD4 T cell subsets. *PLoS Pathog* **11**. doi：10.1371/journal.ppat.1004757, 2015
32) Jorquera PA, Choi Y, *et al*：Nanoparticle vaccines encompassing the respiratory syncytial virus（RSV）G protein CX3C chemokine motif induce robust immunity protecting from challenge and disease. *PLoS One* **8**：e74905, 2013
33) Smith G, Raghunandan R, *et al*：Respiratory syncytial virus fusion glycoprotein expressed in insect cells form protein nanoparticles that induce protective immunity in cotton rats. *PLoS One* **7**：e50852, 2012
34) Kim KH, Lee YT, *et al*：Virus-like particle vaccine containing the F protein of respiratory syncytial virus confers protection without pulmonary disease by modulating specific subsets of dendritic cells and effector T cells. *J Virol* **89**：11692-11705, 2015
35) Wright PF, Karron RA, *et al*：Evaluation of live, cold-passaged, temperature-sensitive, respiratory syncytial virus vaccine candidate in infancy. *J Infect Dis* **182**： 1331-1342, 2000
36) Jin H, Zhou H, *et al*： Recombinant Respiratory syncytial viruses with deletions in the NS1, NS2, SH, and M2-2 genes are attenuated *in vitro* and *in vivo*. *Virology* **273**：210-218, 2000
37) Hu B, Jiang J, *et al*： Development of a reverse genetics system for respiratory syncytial virus long strain and an immunogenicity study of the recombinant virus. *Virol J* **11**：142. doi：10.1186/1743-422X-11-142, 2014
38) Altenburg AF, Kreijtz JH, *et al*：Modified vaccinia virus Ankara（MVA）as production platform for vaccines against influenza and other viral respiratory diseases. *Viruses* **6**：2735-2761, 2014
39) Bernstein DI, Malkin E, *et al*：Phase 1 study of the safety and immunogenicity of a live, attenuated respiratory syncytial virus and parainfluenza virus type 3 vaccine in seronegative children. *Pediatr Infect Dis J* **31**：109-114, 2012
40) Liang B, Munir S, *et al*：Chimeric bovine/human parainfluenza virus type 3 expressing respiratory syncytial virus（RSV）F glycoprotein：effect of insert position on expression, replication, immunogenicity, stability, and protection against RSV infection. *J Virol* **88**：4237-4250, 2014
41) Zuniga A, Wang Z, *et al*：Attenuated measles virus as a vaccine vector. *Vaccine* **25**：2974-2983, 2007
42) Naim H：Applications and challenges of multivalent recombinant vaccines. *Hum Vaccin Immunother* **9**：457-461, 2013
43) Nakayama T, Sawada A, *et al*：Recombinant measles AIK-C vaccine strain expressing heterologous virus antigens. *Vaccine* **34**：292-295, 2016
44) Malkin E, Yogev R, *et al*：Safety and immunogenicity of a live attenuated RSV vaccine in healthy RSV-seronegative children 5 to 24 months of age. *PLoS One* **8**：e77104, 2013

第 V 部

予防接種

36 予防接種のスケジュール

36.1 予防接種の対象疾患とワクチン

定期接種ワクチンについては定期接種対象者，標準的な接種期間が示されている．しかし，特定の状況下にある小児においては，定期接種の対象となる年齢の範囲外にあっても，任意での接種が勧められる場合がある．予防接種の対象疾患とワクチンを表 36.1 にまとめた．

任意接種ワクチンは添付文書上に接種年齢と接種期間が示されている．

36.2 日本小児科学会が推奨する予防接種スケジュール

ワクチンは，宿主の免疫応答と感染のリスクを考慮して，最も適切な時期に接種すべきであるが，実地臨床上，同時接種を行わなければ，その時期にすべてのワクチン接種を完了するのは困難である．わが国においては，医師が特に必要と認めた場合に同時接種が可能とされているので，日本小児科学会は，2011 年 1 月に「同時接種は必要な医療行為である」との見解を表明し，同時接種を行いやすい環境を整えた．そのうえで，2011 年 6 月に，同時接種を念頭においた予防接種スケジュールを提示した．現在の予防接種スケジュールを表 36.2[1] に示した．

これまでにもいくつかの予防接種スケジュールが提案されてきたが，従来のスケジュールは定期接種と任意接種を分けて接種時期を示すことが多く，任意接種ワクチンを勧めるものではなかった．日本小児科学会が作成した「日本小児科学会が推奨する予防接種スケジュール」は，定期接種，任意接種にかかわりなく，小児への接種が推奨されるワクチンを推奨接種年齢の早いワクチンから順に示しており，ワクチンで予防できる感染症（vaccine preventable diseases）はワクチンで予防するとの理念のもとに，「任意接種ワクチンであっても接種を推奨する」との考えを明確に示したものでもある．

36.3 すべての小児に接種が勧められるワクチンの接種スケジュール[1]

a. インフルエンザ菌 b 型（Hib）ワクチン

2010 年から公費助成で接種が行われ，2013 年から定期接種ワクチンである．

Hib ワクチンの接種時期は生後 2 か月～5 歳に至るまでである．初回免疫 3 回＋追加免疫 1 回の計 4 回皮下注射する．標準としては 2～7 か月未満に接種を開始する．初回免疫は，標準的には 4～8 週間の間隔で 3 回皮下注射する．医師が必要と判断した場合には 3 週間の間隔で接種可能である．追加免疫は，初回接種終了後 7～13 か月の間隔をおいて 1 回接種する．2～7 か月未満に接種が開始できなかった場合は，接種回数を減らす．接種開始年齢が 7 か月以上 12 か月未満の場合，初回免疫 2 回＋追加免疫 1 回の計 3 回皮下接種する．初回免疫は，4～8 週間の間隔で 2 回皮下注射する．追加免疫は，初回免疫終了後 7～13 か月の間隔をおいて 1 回接種する．接種開始年齢が 1 歳以上 5 歳未満の場合，1 回皮下接種する．

インフルエンザ菌による細菌性髄膜炎等の侵襲性感

表 36.1 予防接種の対象疾患とワクチン

定期接種		疾　病	ワクチン
	A 類	インフルエンザ菌 b 型(Hib)感染症，小児の肺炎球菌感染症，ジフテリア，百日咳，破傷風，ポリオ，結核，麻疹，風疹，水痘，日本脳炎，ヒトパピローマウイルス(HPV)感染症，B 型肝炎	Hib ワクチン，沈降 13 価肺炎球菌結合型ワクチン(PCV13)，四種混合ワクチン(DPT-IPV)，三種混合ワクチン(DPT)，不活化ポリオワクチン(IPV)，二種混合ワクチン(DT)，BCG ワクチン，麻しん風しん混合(MR)ワクチン，水痘ワクチン，組織培養日本脳炎ワクチン，HPV ワクチン，B 型肝炎ワクチン
	B 類	高齢者等の肺炎球菌感染症，インフルエンザ	23 価肺炎球菌莢膜多糖体ワクチン(PPSV23)，インフルエンザ HA ワクチン
任意接種	すべての小児に勧められるもの		特定の状況の小児に勧められるもの
	ムンプスワクチン，ロタウイルスワクチン，インフルエンザワクチン		PPSV23，4 価髄膜炎菌ワクチン，A 型肝炎ワクチン，狂犬病ワクチン，黄熱ワクチン

表 36.2　日本小児科学会が推奨する予防接種スケジュール［2016 年 10 月 1 日版，日本小児科学会］（①〜④は接種回数）

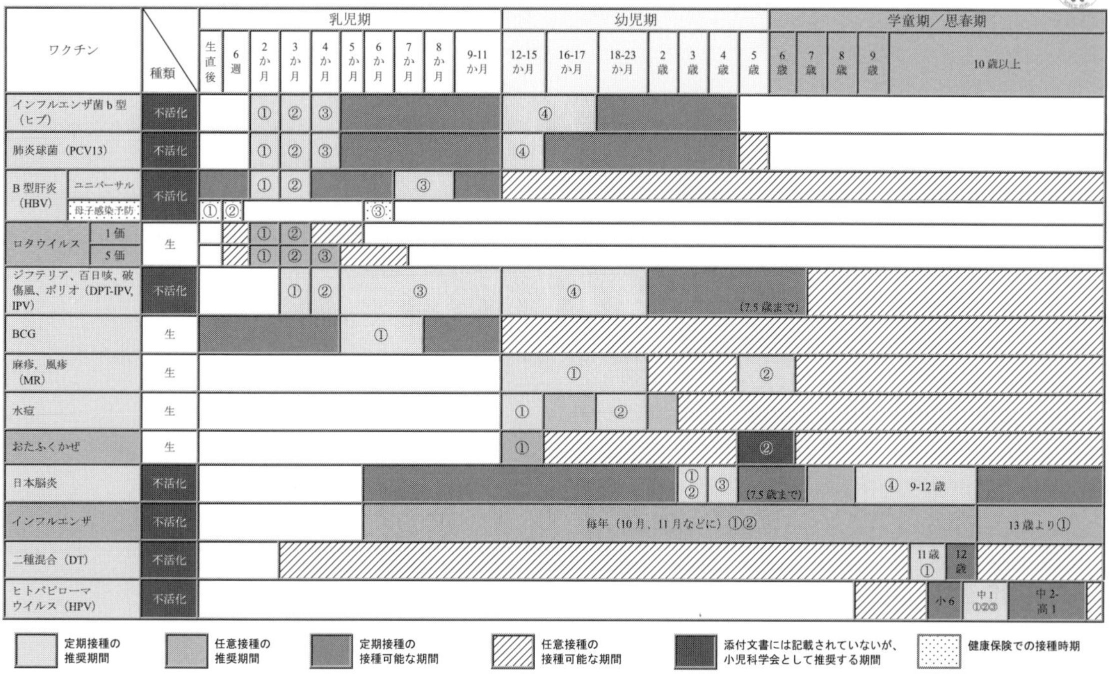
ワクチン
種類
乳児期
幼児期
学童期／思春期
生直後
6週
2か月
3か月
4か月
5か月
6か月
7か月
8か月
9-11か月
12-15か月
16-17か月
18-23か月
2歳
3歳
4歳
5歳
6歳
7歳
8歳
9歳
10歳以上
インフルエンザ菌b型（ヒブ）
肺炎球菌（PCV13）
B型肝炎（HBV）
ユニバーサル
母子感染予防
ロタウイルス
1価
5価
ジフテリア、百日咳、破傷風、ポリオ（DPT-IPV, IPV）
BCG
麻疹，風疹（MR）
水痘
おたふくかぜ
日本脳炎
インフルエンザ
二種混合（DT）
ヒトパピローマウイルス（HPV）
不活化
生
(7.5 歳まで)
④ 9-12 歳
毎年（10月、11月などに）①②
13歳より①
11歳 ①
12歳
小6
中1 ①②③
中2-高1
定期接種の推奨期間
任意接種の推奨期間
定期接種の接種可能な期間
任意接種の接種可能な期間
添付文書には記載されていないが、小児科学会として推奨する期間
健康保険での接種時期

（①〜④は接種回数）

染症は，生後 5〜6 か月頃から発症数が増加するので，その前に初回接種を完了しておきたい．そのため，日本小児科学会は初回免疫を生後 2，3，4 か月に，追加免疫は 1 歳を越えたら早期に接種することを推奨している．

b. 肺炎球菌結合型ワクチン（PCV13）

Hib と同じく PCV7 に対し 2010 年から公費助成が行われ，2013 年から定期接種ワクチンとなり，同年 11 月より PCV13 に切り替えられた．

PCV13 の接種時期は生後 2 か月〜5 歳に至るまでである．初回免疫 3 回＋追加免疫 1 回の計 4 回皮下注射する．標準としては 2〜7 か月未満で接種を開始する．初回免疫は，27 日以上の間隔で 3 回接種する．3 回目接種は 12 か月までに完了する．追加免疫は，初回免疫終了後 60 日以上の間隔をあけて，12 か月以降，標準として 12〜15 か月に行う．2〜7 か月未満に接種が開始できなかった場合は，接種回数を減らす．接種開始年齢が 7 か月以上 12 か月未満の場合，初回免疫 2 回 ＋ 追加免疫 1 回の計 3 回皮下接種する．初回免疫は，27 日以上の間隔で 2 回皮下注射する．追加免疫は，初回免疫終了後 60 日以上の間隔をあけて，生後 1 歳以降に 1 回接種する．接種開始年齢が 1 歳以上 2 歳未満の場合，計 2 回皮下注射する．初回接種後 60 日以上の間隔をあけて 2 回目を接種する．接種開始年齢が 2 歳以上 5 歳未満の場合，1 回皮下接種する．

肺炎球菌による細菌性髄膜炎等の侵襲性感染症も生後 5〜6 か月頃から発症数が増加するので，その前に初回接種を完了する．そのため，Hib ワクチンと同様，PCV13 は初回免疫を生後 2，3，4 か月に，追加免疫は 1 歳を越えたら早期に接種するよう推奨している．

c. B 型肝炎ワクチン

2016 年 10 月より定期接種ワクチンに組み込まれた．定期接種の対象は 1 歳に至るまでであるが，標準的な接種期間は，生後 2〜9 か月未満で，1 回 0.25 mL を 27 日以上の間隔で 2 回皮下接種し 1 回目の接種から 139 日以上あけて 3 回目を接種する．日本小児科学会は 0.25 mL を生後 2 か月，3 か月，7〜8 か月に計 3 回接種することを推奨している．

母親が HBs 抗原陽性の場合の母子垂直感染予防には，出生時，生後 1 か月，生後 6 か月の計 3 回，B 型肝炎ワクチン 0.25 mL を皮下接種する（健康保険適用，抗 HBs ヒト免疫グロブリンとの併用）．

B 型肝炎水平感染予防には，通常，B 型肝炎ワクチン 0.5 mL ずつを 4 週間隔で 2 回，さらに，20〜24 週を経過したのちに 1 回 0.5 mL を皮下または筋肉内注射する（血友病以外は健康保険適用外）．ただし，10

歳未満の者には，0.25 mL ずつを同様の投与間隔で皮下に注射する．能動的 HBs 抗体が獲得されない場合には追加注射する．

d.　ロタウイルスワクチン

任意接種ワクチンである．

1 価ワクチン（ロタリックス®）は 2 回，5 価ワクチン（ロタテック®）は 3 回接種する．1 回目の接種は，生後 6 週以降 15 週未満に行うことが推奨されている．それぞれの接種は 4 週以上の間隔をおく．最後の接種は，1 価ワクチンは生後 24 週未満に，5 価ワクチンは生後 32 週未満に行う．

ロタウイルスによる胃腸炎は乳幼児期に多く，特に乳児で重症化しやすい．一方，ロタウイルスワクチン接種による腸重積発症が懸念されており，腸重積の自然発症リスクが増加する時期より前に接種を完了しておきたい．日本小児科学会は，1 価ワクチンは 2 か月と 3 か月の計 2 回，5 価ワクチンは 2 か月，3 か月，4 か月の計 3 回接種することを推奨している．

e.　四種混合ワクチン（DPT-IPV）

定期接種としては生後 3～90 か月に至るまでの間に 4 回接種する．初回免疫は 3 回，いずれも 3 週間以上の間隔で皮下注射する．追加免疫は初回免疫終了後 6 か月以上の間隔をおいて 1 回皮下注射する．

標準としては，初回免疫には生後 3～12 か月までにそれぞれ 3～8 週の間隔をあけて 3 回，追加免疫には初回免疫終了後 12～18 か月の間隔をおいて 1 回皮下接種する．

日本小児科学会は，初回免疫を生後 3，4 か月と 5 か月以降に，追加免疫を初回免疫終了後 6 か月以上あけて 1 歳を越えたら接種することを推奨している．

f.　BCG

定期接種として，出生直後より生後 1 年までに接種可能である．標準的には生後 5～8 か月までの間に接種する．

BCG は，乳児結核（結核性髄膜炎，粟粒結核）を予防する目的で，生後 0～6 か月未満に接種するとされてきたが，低月齢での BCG 接種による骨炎・骨髄炎の副反応増加がみられたため，2013 年 4 月より接種期間が 1 歳未満まで延長され，標準的接種年齢が生後 5～8 か月未満に変更された．

日本小児科学会は，一律に接種年齢を遅らせることにより乳児結核の増加が懸念されることから，地域における結核の浸淫度を勘案し，結核発生頻度の高い地域では早期に接種することを推奨している．

g.　麻しん・風しんワクチン

定期接種としては，生後 12～24 か月に至るまでのあいだに 1 回（第 1 期），5～7 歳未満で小学校就学前の 1 年の間に 1 回（第 2 期）の計 2 回皮下接種する．

日本小児科学会は，第 1 期を 1 歳になったらすぐに接種することを推奨している．

h.　水痘ワクチン

2014 年 10 月に定期接種ワクチンになった．接種年齢，接種期間は，生後 12～36 か月に至るまでの間に，3 か月以上の間隔をおいて 2 回接種する．標準としては，生後 12 か月以降なるべく早期に初回接種し，初回接種終了後 6～12 か月に至るまでの間隔をおいて 2 回目を接種する．

水痘ワクチンは，初回接種後の免疫応答は良好であるが，流行が続く場合には break through 感染が多いため，日本小児科学会は 1 歳を過ぎたらすぐに初回接種を行い，3 か月以上をあけて 1 歳台に 2 回目を接種することを推奨している．

i.　おたふくかぜワクチン

任意接種ワクチンである．

添付文書上では，生後 12 か月以上のおたふくかぜ既往歴のない者（生後 24～60 か月の間が望ましい）に 1 回接種とされているが，確実な免疫を付与するためには 4 週間以上の間隔をあけて 2 回接種することが勧められる．

日本小児科学会は，生後 12～24 か月に至るまでの間に 1 回，5～7 歳未満で小学校就学前の 1 年の間に 1 回の計 2 回の接種を推奨している．

j.　日本脳炎ワクチン

定期接種による第 1 期（初回＋追加）の接種時期は 6～90 か月に至るまでである．1 期初回免疫は 0.5 mL ずつを 2 回，6 日以上の間隔で皮下注射する．ただし，3 歳未満には 0.25 mL ずつを注射する．1 期追加免疫は，初回免疫後 6 か月以上を経過した時期に 0.5 mL を 1 回皮下注射する．ただし，3 歳未満には 0.25 mL を注射する．第 2 期は 9～13 歳未満に 0.5 mL を 1 回皮下注射する．

標準としては，第 1 期の初回免疫は 3～4 歳までに 6～28 日の間隔をあけて 2 回，追加免疫は 4～5 歳までに 1 回，第 2 期は 9～10 歳未満に 1 回接種する．

ただし，2005 年 5 月からの積極的勧奨の差し控えを受けて，特例対象者（1995 年 4 月 2 日～2007 年 4 月 1 日生まれの者）は，20 歳未満まで定期接種の対象である（具体的な接種方法については厚生労働省ホームページを参照）．

k.　インフルエンザワクチン

小児においては任意接種である．

6 か月以上 3 歳未満には 0.25 mL を，3 歳以上 13 歳未満には 0.5 mL をおよそ 2～4 週間の間隔をおいて 2 回皮下注射する．13 歳以上には，0.5 mL を 1 回皮下注射する．2回接種を行う場合の接種間隔は，免疫効果を考慮すると4週間おくことが望ましい．

l.　二種混合ワクチン（DT）

定期接種として，ジフテリアおよび破傷風の第2期の予防接種については，対象期間を11〜13歳未満とし，標準的な接種期間を11〜12歳未満として，通常0.1 mLを1回皮下注射する．

近年，成人〜高齢者の百日咳が増加し，そこから乳幼児への伝播が懸念されるため，この年齢層のDTを，百日咳を加えたDPTに変更することが望まれる．

m.　ヒトパピローマウイルスワクチン

2010年より公費助成で接種が始まり2013年に定期接種となった．しかしながら，接種後の疼痛や運動障害等の問題で，接種勧奨が中止されている（2017年12月現在）．

定期接種の対象は，12〜16歳（小学校6年〜高校1年相当）である．2価ワクチン（サーバリックス®）は，1回目より1か月の間隔をあけて2回目，1回目より6か月の間隔を空けて3回目を筋肉内注射する．4価ワクチン（ガーダシル®）は，1回目より2か月の間隔をあけて2回目，1回目より6か月の間隔をあけて3回目を筋肉内注射する．

36.4　特定の状況下の小児に接種が勧められる定期接種ワクチンの定期外接種スケジュール[2)]

a.　インフルエンザ菌b型ワクチン

5歳以上において任意での接種が可能である．定期接種外の推奨接種対象者は，5歳以上の脾機能不全，補体欠損症，HIV感染症，骨髄移植後でHibワクチン未接種者である．1回接種する．

b.　肺炎球菌結合型ワクチン

5歳児は任意での接種が可能である．定期接種外の推奨接種対象者は，5歳以上の肺炎球菌感染症ハイリスク患者でPCV13未接種者である．ハイリスク病態は，慢性心疾患（チアノーゼ性心疾患，慢性心不全），慢性肺疾患（高用量の経口ステロイド投与を受けている気管支喘息含む），糖尿病，髄液漏，人工内耳，鎌状赤血球症等の異常ヘモグロビン症，脾機能低下症，HIV感染症，慢性腎不全，ネフローゼ症候群，免疫抑制療法や放射線治療を受けている者（悪性腫瘍性疾患，白血病，リンパ腫，固形腫瘍等），原発性免疫不全症等である．PCV13を1回接種後，8週間以上あけてPPSV23を1回接種する．

c.　DPT-IPV

任意での接種可能期間は90か月以上16歳未満である．定期接種外の推奨接種対象者は，DPT-IPV接種が完了していない90か月以上のすべての小児になる．DTP-IPV初回免疫＋追加免疫を完了していない者は合計で4回接種する．

d.　DT

任意での接種は3か月以上であれば年齢制限はない．定期接種外の推奨接種対象者は13歳以上でDT未接種のすべての小児である．2期接種として1回接種する．

e.　BCGワクチン

任意での接種は1歳以上であれば年齢制限はないが，定期接種外の推奨接種対象者は1歳以上4歳未満でBCGワクチン未接種のすべての小児である．1回接種する．

f.　日本脳炎ワクチン

任意での接種は6か月以上であれば年齢制限がない．定期接種以外の推奨接種対象者は，定期接種の年齢を越えたすべての小児である．定期接種年齢は，1期が6か月以上90か月未満，2期が9歳以上13歳未満であるが，特例対象者（1995年4月2日〜2007年4月1日生まれの人）は，20歳未満であれば，4回の接種を定期接種ワクチンとして受けることが可能である．合計で4回接種する．

g.　MRワクチン

任意での接種は6か月以上であれば年齢制限がない．定期接種以外の推奨接種対象者は，定期接種の年齢を越えたすべての麻疹・風疹未罹患小児である．合計で2回接種する．麻疹流行により1歳未満にMRワクチンの緊急接種を受けた場合においても，1歳以降にMRワクチンを2回接種する．

h.　水痘ワクチン

任意での接種は12か月以上であれば年齢制限がない．定期接種以外の推奨接種対象者は，3歳以上のすべての水痘未罹患小児である．合計で2回接種する．

36.5　特定の状況下の小児に接種が勧められる任意接種ワクチンの接種スケジュール[3)]

a.　23価肺炎球菌ワクチン

2歳以上のすべての肺炎球菌感染症ハイリスク患者に推奨する．ハイリスクの病態は，慢性心疾患（チアノーゼ性心疾患，慢性心不全），慢性肺疾患（高用量の経口ステロイド投与を受けている気管支喘息含む），糖尿病，髄液漏，人工内耳，鎌状赤血球症等の異常へモグロビン症，脾機能低下症，HIV 感染症，慢性腎不全，ネフローゼ症候群，免疫抑制療法や放射線治療を受けている者（悪性腫瘍性疾患，白血病，リンパ腫，固形腫瘍），原発性免疫不全症等である．PCV13 接種後 8 週間以上あけ，PPSV23 を 1 回接種する．5 年後に PPSV23 の追加接種を検討する．

b.　4 価髄膜炎菌ワクチン（ジフテリアトキソイド結合体）

推奨接種対象者は，①髄膜炎菌感染症流行地域へ渡航する 2 歳以上の者，②9 か月齢以上のハイリスク患者（補体欠損症・無脾症もしくは脾臓機能不全，HIV 感染症），③9 か月齢以上のエクリズマブ（ソリリス®）治療患者（発作性夜間ヘモグロビン尿症，非典型溶血性尿毒症症候群）である．添付文書上は，接種上の注意として「2 歳未満の小児等に対する安全性及び有効性は確立していない」との記載があり，接種適応年齢は 2 歳以上 55 歳以下である．1 回筋肉内接種する．

c.　A 型肝炎ワクチン

推奨接種対象者は，A 型肝炎流行地域へ渡航する 1 歳以上の者（滞在期間にかかわらず）である．接種回数，2～4 週間隔で 2 回接種し（初回接種），初回接種後 24 週をあけて 1 回接種する（追加接種）．

d.　狂犬病ワクチン

推奨接種対象者は，狂犬病が疑われる動物による咬傷等の曝露を海外で受けた者（曝露後免疫）である．0，3，7，14，30，90 日の合計 6 回接種する．

e.　黄熱ワクチン

推奨接種対象者は，①国際保健規則（International Health Regulation：IHR）に基づいて，入国（トランジットを含む）に際して接種が要求される国へ渡航する月齢 9 か月以上の者，②黄熱流行地域へ渡航する月齢 9 か月以上の者（滞在期間にかかわらず）である．1 回接種する．

36.6　高齢者等への定期接種ワクチン接種スケジュール[4)]

a.　インフルエンザ HA ワクチン

接種対象者は 65 歳以上の者，および 60 歳以上 65 歳未満の者であって，心臓，腎臓または呼吸器の機能に自己の身辺の日常生活活動が極度に制限される程度の障害を有する者およびヒト免疫不全ウイルスにより免疫の機能に日常生活がほとんど不可能な程度の障害を有する者である．毎年度 1 回 0.5 mL を皮下接種する．

b.　23 価肺炎球菌ワクチン

接種対象者は 65 歳以上の者（2015 年 4 月 1 日～2019 年 3 月 31 日までの間は，65 歳，70 歳，75 歳，80 歳，85 歳，90 歳，95 歳または 100 歳となる日の属する年度の初日から当該年度の末日までのあいだにある者），および 60 歳以上 65 歳未満の者であって，心臓，腎臓または呼吸器の機能に自己の身辺の日常生活活動が極度に制限される程度の障害を有する者およびヒト免疫不全ウイルスにより免疫の機能に日常生活がほとんど不可能な程度の障害を有する者である．ただし，すでに PPSV23 を接種した者は定期接種の対象にならない．1 回 0.5 mL を皮下または筋肉内接種する．

〔細矢光亮〕

文　献

1)　日本小児科学会ホームページ．日本小児科学会が推奨する予防接種スケジュール．http://www.jpeds.or.jp/uploads/files/vaccine_schedule.pdf
2)　日本小児科学会ホームページ．定期接種対象外の年齢小児（15 歳以下）へのワクチン接種．http://www.jpeds.or.jp/modules/basicauth/index.php?file=20151124teiki.pdf
3)　日本小児科学会ホームページ．任意接種ワクチンの小児（15 歳以下）への接種．http://www.jpeds.or.jp/modules/basicauth/index.php?file=20151124ninni.pdf
4)　予防接種ガイドライン等検討委員会監修：予防接種実施者のための予防接種必携，予防接種リサーチセンター，2015

37 予防接種の禁忌

わが国における予防接種には，予防接種法に基づき実施される「定期接種」および「臨時接種」と，予防接種法に基づかない「任意接種」がある．予防接種法では，予防接種による重篤な副反応の発生を可能な限り防止するため，その可能性の高い状態にある者への接種を見合わせることを禁忌事項として定めている．当初の禁忌の規定には一律に接種をしてはいけない者と医師の判断により接種を行うことができる者とが混在しており，判断や扱いに困る場合があった．1994（平成6）年の予防接種法改正で，前者を「接種不適当者」，後者を「接種要注意者」とし，以後，禁忌事項の表現には両者が明確に区別されて用いられている．任意接種は予防接種法に基づいてはいないが，任意接種における接種不適当者および接種要注意者は定期接種における両者の規定に準じて判断される．ここでは，予防接種の禁忌の概要と予防接種を行うに当たり日常接する機会の多い問題について解説する．

37.1 接種不適当者

接種不適当者とは，接種を受けることが適当でない者を指し，これに該当する者に接種を行うことはできない．予防接種法施行規則（平成27(2015)年9月29日厚生労働省令第150号）第2条に，表37.1の者と定められている．

なお表37.1の②，③，④，⑤に記載された内容（⑤については生ワクチン）は，任意接種ワクチンについても同様に接種不適当者に該当する．⑧については，個別に接種医によって判断されることになる．また，上記以外にワクチンの添付文書にも表37.2のような接種不適当者が記載されており[1]，該当する者には接種ができない．

表37.1 接種不適当者（予防接種法施行規則第二条より）

①当該予防接種に相当する予防接種を受けたことのある者で当該予防接種を行う必要がないと認められる者
②明らかな発熱を呈している者
③重篤な急性疾患にかかっていることが明らかな者
④当該疾病に係る予防接種の接種液の成分によってアナフィラキシーを呈したことがあることが明らかな者
⑤麻しん及び風しんに係る予防接種の対象者にあっては，妊娠していることが明らかな者
⑥結核に係る予防接種の対象者にあっては，結核その他の疾病の予防接種，外傷等によるケロイドの認められる者
⑦B型肝炎の予防接種の対象者で，母子感染予防として，出生後にB型肝炎ワクチンの接種を受けた者
⑧肺炎球菌感染症（高齢者がかかるものに限る．）に係る予防接種の対象者にあっては，当該疾病に係る法第五条第一項の規定による予防接種を受けたことのある者
⑨②から⑧までに掲げる者のほか，予防接種を行うことが不適当な状態にある者

表37.2 ワクチンの添付文書に記載された接種不適当者

①結核に係る予防接種の対象者にあっては，結核の既往のある者
②結核，麻しん，風しん，おたふくかぜ，黄熱の対象者にあっては，免疫機能に異常のある疾患を有する者および免疫抑制をきたす治療を受けている者
③水痘，おたふくかぜに係る予防接種の対象者にあっては，妊娠していることが明らかな者
④ロタウイルスに係る予防接種の対象者にあっては，本剤の接種後に本剤または本剤の成分によって過敏症を呈したことのある者，腸重積症の発症を高める可能性のある未治療の先天性消化管障害（メッケル憩室等）を有する者，腸重積症の既往のある者，重症複合型免疫不全（SCID）を有する者
⑤23価多糖体肺炎球菌ワクチンの予防接種に際しては，含有される莢膜型抗原の一部に対して十分応答しないことが知られており，また本剤の安全性も確立していない2歳未満の者
⑥黄熱に係る予防接種の対象者にあっては，9ヵ月齢未満の乳児
⑦13価肺炎球菌結合型ワクチンにおいては，本剤の成分またはジフテリアトキソイドによってアナフィラキシーを呈したことがあることが明らかな者

37.2 接種要注意者

接種要注意者とは予防接種の判断を行うに際して注意を要する者であり，基本的には接種を受けてよい者を指している．接種医（主治医）は健康状態および体質を勘案したうえで，総合的に判断して接種可否を決定する．厚生労働省から出された定期接種実施要領[2]の中で以下のように規定されている．また，接種を行うことができるか否か疑義がある場合は，慎重な判断を行うため，予防接種に関する相談に応じ，専門性の高い医療機関を紹介する等，一般的な対処方法等について，あらかじめ決定しておくこととされている（表37.3）[2]．

これらの内容からわかるように，接種要注意者とは罹患すると重症化しやすく特に予防接種を必要とする

表 37.3　接種要注意者[2)]

①心臓血管系疾患，腎臓疾患，肝臓疾患，血液疾患，発育障害等の基礎疾患を有する者
②予防接種で接種後２日以内に発熱のみられた者および全身性発疹等のアレルギーを疑う症状を呈したことがある者
③過去にけいれんの既往のある者
④過去に免疫不全の診断がされている者および近親者に先天性免疫不全症の者がいる者
⑤接種しようとする接種液の成分に対してアレルギーを呈するおそれのある者
⑥結核の予防接種にあっては，過去に結核患者との長期の接触がある者その他の結核感染の疑いのある者

人，また，接種の実施に当たり特別な配慮が必要な人である．以前は接種を見合わせることが多かったが，基本的には接種を受けてよい人であり，むしろ積極的に予防接種を進めていく必要がある．

37.3　発熱と接種

わが国では明らかな発熱を呈している者は接種不適当者である．体温は最も基本的なバイタルサインであり，発熱が思わぬ疾患の初期症状となる場合が少なくない．有熱者に対し接種を見合わせる理由は二つある．一つは発熱の原因疾患の症状とワクチンの副反応が重なることを心配するためであり，もう一つは，原因疾患の症状をワクチンの副反応と誤って認識されることを避けるためである．

「明らかに発熱を呈している者」とは具体的に次のような状態を指している．小児の場合の発熱は通常37.5℃以上である．成人では37.0℃以上を発熱と考えるのが一般的であるが，予防接種不適当者の発熱基準としては通常小児と同じ37.5℃以上が用いられる．検温は接種直前にその場で測ることになっている．体温計測値に影響を及ぼす要因は数多くあるため，表37.4の点を考慮して判断する必要がある[3,4)]．

活動的な幼児が元気に遊び回っていたり，検温時に嫌がって泣いていたりすると，体温が37.0℃を超えることはよく経験される．したがって，接種前の検温で37.5℃以上の場合，自他覚所見のないものには時間をおいて再検することが望ましい．再検の結果で37.5℃未満であれば，症状の有無や体調について保護者とよく相談したうえで接種を決める．ただし，日内変動を考慮すると，午前中の検温で37.0℃以上の場合は，平熱が高いことがわかっている小児以外は接種を見合わせて経過を観察した方がよいと思われる．体調不良のときにあえて予防接種を行う必要のないことはいうまでもないが，1回だけの計測値にとらわれず，対象者の健康状態を把握し総合的に判断したうえで接種の可否を決定することが大切である．

表 37.4　接種前の体温計測時に注意すべき点[3,4)]

①体温の測定部位：腋窩温が最も一般的であるが，腋窩ではその部位によって1～2℃くらいの温度差があり，腋窩中央のくぼみにしっかり体温計の先端を当てる必要がある．腋窩温に比べて口腔温は0.2～0.5℃，直腸温は0.5～0.8℃ほど高く，測定温度は腋窩温＜口腔温＜直腸温の順となる
②体温計の種類：大きく分けて水銀体温計，電子体温計，耳式体温計の３種類がある．推奨体温計としては特にないが，測り方，計測時間等それぞれの注意点を遵守しなければ正確な計測値とならない
③年齢：乳幼児の体温は，年長児に比べ0.5℃程度高く，平熱でも37℃を超えることがある
④日内変動：早朝が低く，夕方は高い
⑤運動：運動量の多いほど運動後に体温が上昇する．また，哺乳，啼泣や入浴でも体温は上昇する
⑥環境：小児の体温は，季節，室温，天気，着衣等に影響されやすい

37.4　基礎疾患と接種

定期接種実施要領[2)]には，接種要注意者の基礎疾患として心臓血管系疾患，腎臓疾患，肝臓疾患，血液疾患，発育障害等と列記されている．あげられた疾患は例示であり，これら以外にも多くの基礎疾患がある．その急性期もしくは増悪期にある者は，接種不適当者の「重篤な急性疾患にかかっていることが明らかな者」に該当し接種はできない．基礎疾患の多くは慢性疾患であり，感染症の罹患により重篤な症状の発現や原疾患の悪化をみることが少なくない．それらの症状の安定期にはむしろ積極的に予防接種を勧めるべきという考え方に基づき，基礎疾患を有する者が接種のできない接種不適当者ではなく，基本的に接種のできる接種要注意者になっている．基礎疾患の多くで診療ガイドラインの整備が進んでおり，その中で予防接種についてのガイドラインも記載されている．それらガイドラインを参照し，基礎疾患を有する者への接種を積極的に進めることが望まれる．続く項では，実際に予防接種を行うに当たり基礎疾患として接することの多い“アレルギー”，“けいれん”および“免疫不全”と接種の問題について解説する．

37.5　アレルギーと接種

ワクチン（接種液）には，ワクチン主成分，培地・培養液成分，安定剤，保存剤（防腐剤），抗菌薬，アジュバント（免疫増強剤）等が含有されている．ワクチンの成分によってアナフィラキシーを呈したことがあることが明らかな者は接種不適当者であり接種はできない．アレルギー疾患（気管支喘息，アトピー性皮膚炎，アレルギー性鼻炎等）患者やアレルギー体質というだけでは，接種不適当者にはならない．接種後に全身性蕁麻疹等のアレルギーを疑う症状を呈したことがある者，接種液成分に対してアレルギーを呈するおそれのある者は接種要注意者である．接種液成分は同じ種類のワクチンでもメーカーによって成分量や比率が異なるため[5]，添付文書による確認が望まれる．

接種によるアナフィラキシー誘発を予知できる確実な方法はない．接種要注意者に対しては，十分な診察とワクチンの副反応についての十分な説明を行い，同意を確実に得たうえで，注意して接種する．保護者，被接種者自身または接種医が不安を抱く場合に，ワクチンを用いた皮内テスト[6,7]やプリックテスト[8]が接種可否の判断材料の一つとして行われている．しかし，皮内テストには偽陽性および偽陰性を呈することが少なくないので，陽性がアナフィラキシーや重篤なアレルギー症状の誘発を意味するものではないこと，逆に陰性であっても安全な接種を保証するものではないことを肝に銘ずべきである．重篤なアレルギー症状を起こすリスクはあるので，接種後 30 分間の院内観察，アナフィラキシーに対応できる医療スタッフの確保および緊急時薬剤（0.1%アドレナリン注射液等）の常備は必須事項である．

37.5.1 卵アレルギー

インフルエンザワクチンと黄熱ワクチンは培養基材に孵化鶏卵（有精卵）を用いて製造されている．鶏卵由来成分が残存しており，卵（鶏卵）アレルギーのヒトへの接種には注意が必要である．ただ，現行のインフルエンザ HA ワクチンは，高度に精製されて卵白アルブミンの含有量が数 ng/mL ときわめて微量であり，卵アレルギーであっても全身症状あるいはアナフィラキシーの既往がなければ接種に問題がないと考えられている．それらの既往がある場合には，接種の可否および接種方法を専門家に相談する．2011/12 シーズンにインフルエンザ HA ワクチンによるアナフィラキシーの異常発生がみられたが，卵アレルギーが原因ではなく，ワクチン成分そのものに対する即時型アレルギーであることが示された[9,10]．

これ以外では，製造過程での組織培養にニワトリ胚細胞を用いていることから，麻しん，麻しん・風しん混合，おたふくかぜ，狂犬病が卵成分の関連するワクチンとされている．しかし，卵白蛋白質と交差反応性を示す蛋白質の含有量はきわめて少なく，卵アレルギーであっても接種は可能とされている．

37.5.2 ミルクアレルギー

麻しん，風しん，麻しん・風しん混合，おたふくかぜ，日本脳炎，A 型肝炎，狂犬病の各ワクチンには安定剤として乳糖が含まれているが，ミルクアレルギー患者への接種は可能とされている．ただし，ミルクでアナフィラキシーを起こしたことのある人への接種には注意が必要である．

37.5.3 ゼラチンアレルギー

ゼラチンは基本的にアレルゲンとはなりにくい物質である．しかし，かつてわが国で，麻しん，風しん，水痘，おたふくかぜの各生ワクチン接種後のアナフィラキシーの報告が散見された．ワクチンに安定剤として含まれていたゼラチンに対するアレルギー反応であり[11,12]，生ワクチン接種前に，ゼラチンを含む DPT ワクチン接種によりゼラチンに感作されていたことが原因であった[13]．原因が特定されて以降，黄熱ワクチンと狂犬病ワクチンを除いてわが国で認可されているワクチンはすべてゼラチン非含有製剤となっており，ゼラチンアレルギーの人が注意を要するのはその二つのワクチンのみである．ちなみに水痘ワクチンでは，2000 年 1 月にゼラチン非含有製剤に変更されてから，接種後の重篤なアナフィラキシーの報告がほとんどみられなくなった（表 37.5）[14]．

37.5.4 その他のアレルギー

生ワクチンは組織培養を用いて製造するため，培地で使用された抗菌薬がワクチンに残存する．使用されている抗菌薬は通常エリスロマイシンとカナマイシン（またはストレプトマイシン）で，これら抗菌薬でアナフィラキシーを呈する者には接種できない．しか

表 37.5 水痘ワクチン接種後のアナフィラキシー/アレルギー副反応報告数[14]

	ゼラチン含有（販売本数 141 万）		ゼラチン非含有（販売本数 130 万）	
	重症	軽症	重症	軽症
アナフィラキシー	28	4	0	1
全身蕁麻疹	0	118	0	2
呼吸困難	0	9	0	0
ショック様症候群	0	2	0	1
下痢	0	1	0	0
接種部位腫脹	0	5	0	1
計	28	139	0	5

全例が水痘ワクチンの 1 回接種後

し，これら抗菌薬にアレルギーのある者は非常に少なく，また残存する濃度もきわめて低いので，問題になることはまれである．

わが国では，チメロサールをワクチンの保存剤（防腐剤）としてできるだけ添加しない方向にある．不活化ワクチンの一部（インフルエンザ，B 型肝炎，破傷風等）にチメロサール含有製剤があるが，それらの非含有製剤も市販されている．チメロサールは体内で分解されてエチル水銀となるが，毒性が明白なメチル水銀とは異なっており，安全性に問題ないと考えられている．ただし，チメロサールを含む水銀製剤（皮膚科用消毒薬等）にアレルギーのある者は，チメロサール含有製剤の接種には注意が必要である．

37.6　けいれんと接種

過去にけいれんの既往のある者は接種要注意者となっている．特に小児期で接する機会の多い「熱性けいれん」と「てんかん」というけいれんを呈する 2 疾患について，既往者への接種で注意すべき点を解説する．

37.6.1　熱性けいれん

熱性けいれんは小児期（6～60 か月）によくみられる熱発時（通常 38℃ 以上）のけいれんで，おおむね 2～5% の小児が 1 回は経験する．熱性けいれんには単純型熱性けいれんと複雑型熱性けいれんがある．次の 3 項目（①焦点性発作（部分発作）の要素，② 15 分以上持続する発作，③一発熱機会内の，通常は 24 時間以内に複数回反復する発作）の一つ以上を持つものが複雑型熱性けいれんで，いずれにも該当しないものが単純型熱性けいれんである[15]．熱性けいれんの多くが，15 分以内に発作が止まり 24 時間以内に反復のない単純型熱性けいれんである．

「予防接種ガイドライン 2015 年度版」では，日本小児神経学会の推薦基準[16] を基本とした熱性けいれんの既往のある者への接種基準が示され，現行の予防接種はすべて行って差し支えないが接種時期は最終発作から 2～3 か月とされている[17]．また，「熱性けいれん診療ガイドライン」では，すでに熱性けいれんと診断され対応策などの説明や指導のすんでいる場合には，すべての予防接種を速やかに受けてよいとされている．ただし，初回の熱性けいれんと複雑型熱性けいれんの場合には，エビデンスはないが，接種までに 2～3 か月の観察期間を妥当とする見解が紹介されている[18]．

37.6.2　てんかん

てんかんは乳幼期～高齢期まで幅広く発病する反復性てんかん発作（多くがけいれん）を主徴とする疾患で，生涯罹患率は約 3% と考えられている．過半数が小児期の発病で，中でも 3 歳以下の発病が最も多いことから，てんかんによるけいれんの既往のある者への接種は接する機会の多い問題である．日本小児神経学会から推薦されている「てんかんをもつ小児に対する予防接種基準」[16] の内容は，表 37.6 のとおりである．

この接種基準の②によって，それまでは接種が見合わせられることの多かった難治てんかん患者も，その発作状況がよく確認できていて病状と体調が安定していれば主治医が適切と判断した時期に接種が可能になった．

表 37.6　てんかんをもつ小児に対する予防接種基準[16]

①コントロールが良好なてんかんをもつ小児では最終発作から 2～3ヵ月程度経過し，体調が安定していれば現行のすべてのワクチンを接種して差し支えない．また乳幼児期の無熱性けいれんで観察期間が短い場合でも，良性乳児けいれんや軽症胃腸炎に伴うけいれんに属するものは上記に準じた基準で接種してよい
②①以外のてんかんをもつ小児でもその発作状況がよく確認されており，症状と体調が安定していれば主治医（接種医）が適切と判断した時期にすべての予防接種をして差し支えない
③発熱によってけいれん発作が誘発されやすいてんかん患児（特に乳児重症ミオクロニーてんかんなど）では，発熱が生じた場合の発作予防策と万一の発作時の対策（自宅での抗けいれん剤の使用法，救急病院との連携や重積症時の治療内容など）を個別に設定・指導しておく（注 1）
④ ACTH 療法後の予防接種は 6ヵ月以上あけて接種する（注 2）
⑤免疫グロブリン大量療法後（総投与量が約 1～2g/kg）の生ワクチン（風しん，麻しん，麻しん・風しん混合，水痘，おたふくかぜなど）は 6ヵ月以上，それ以下の量では 3ヵ月以上あけて接種する．ただし，接種効果に影響がないその他のワクチン（ポリオ，BCG，DPT，インフルエンザなど）はその限りでない
⑥なお，いずれの場合も事前に保護者への十分な説明と同意が必要である

（注 1）特に麻しん含有ワクチン接種後 2 週間程度は発熱に注意し，早めに対処する．また，家庭での発作予防と治療のためのジアゼパム製剤などの適切な用法・用量を個別に十分検討しておくこと（同剤の注腸使用もあるが，適応外使用のため保護者に同意を得ておく必要がある）．発作コントロール不良の患者では入院管理下でのワクチン接種も考慮する．

（注 2）ACTH 後の免疫抑制状態における，生ワクチン接種による罹患と抗体獲得不全のリスクは，ACTH 投与量，投与方法で差があるので，主治医（接種医）の判断でこの期間は変更可能である．

37.7　免疫不全と接種

診断法や治療法の著しい進歩により免疫不全状態にある者は増加し，その内容も多彩で複雑なものとなっている.「過去に免疫不全の診断がされている者および近親者に先天性免疫不全症の者がいる者」は接種要注意者となっているが，免疫不全状態にある者には予防接種施行規則の接種不適当者⑧「予防接種を行うことが不適当な状態にある者」に該当する者も少なくない.「予防接種ガイドライン 2015 年度版」に，日本小児感染症学会の見解（2013 年 3 月）による「過去に免疫不全の診断がされている者」に対する予防接種基準が，①免疫不全を来たすおそれのある疾病を有するもの，②免疫不全を来たすおそれのある治療を受けている患者，③先天性免疫不全が判明している患者の 3 項目に分けて記載されている[19].

2014 年には日本小児感染症学会の監修による「小児の臓器移植及び免疫不全状態における予防接種ガイドライン 2014」[20] が刊行され，免疫状態が懸念される者のできるだけ多くに対応できるよう具体的かつ詳細な内容に改変された. 個々の内容は省略するが，臓器移植および免疫不全状態にある者を，①小児固形臓器移植患者，②小児造血細胞移植患者，③原発性免疫不全症候群患者，④小児血液悪性腫瘍患者，⑤小児慢性腎臓病患者，⑥小児リウマチ性疾患患者の 6 群に分け，それぞれに対する予防接種基準がクリニカルクエスチョン形式で，さらに推奨レベルやエビデンスレベルも付記して，わかりやすく詳細に記載されている. 成人においても準用でき，免疫能の低下が懸念される者への接種に際していつでも参照できるとても有用なガイドラインとなっている. 基本的に，生ワクチンは接種不適当または接種要注意であり，不活化ワクチンは有益性を示すエビデンスがあれば積極的に接種する. また，接種前の免疫学的評価は必須事項である.

なお上記患者では，長期療養を要したり免疫不全状態が遷延したりして，定期接種の対象年齢・期間に接種できない事態がよく発生する. 2013 年の予防接種法施行令（政令）改正により，そのような特別の事情で接種を受けられなかった場合，接種可能となった日から起算して 2 年（高齢者の肺炎球菌感染症は 1 年）を経過する日までの間は，定期接種の対象者として接種ができるようになった.

37.8　妊娠と接種

妊婦への生ワクチン接種は，経胎盤感染による胎児への影響の可能性を排除するため，原則として全妊娠期間を通じて禁忌である. 風しん，麻しん，麻しん・風しん混合，水痘，おたふくかぜの各ワクチンは妊娠していないことを確認したうえで接種し，接種後約 2 か月間は妊娠しないように注意させる必要がある. 風しん，麻しん・風しん混合および水痘ワクチンの添付文書には，あらかじめ 1 か月間の避妊後に接種することが記載されている. 先天性風疹症候群で知られる風疹であるが，万一接種後に妊娠が判明した場合，胎内感染は証明されても，その後の出産による先天性風疹症候群の報告はない[21,22]. BCG と黄熱ワクチンは接種しないことが原則であるが，予防接種上の有益性が危険性を上回ると判断される場合にのみ接種できる.

一方，不活化ワクチンでは妊婦は接種不適当者とは考えられておらず，その有益性が危険性を上回ると判断された場合には接種が可能である. ただし，妊娠初期は元来自然流産がとても起こりやすい時期であり，この時期での接種は控えた方が無難と思われる.

母親が妊婦である場合の子どもへの生ワクチンの接種については次のように考えられている. 現行生ワクチンで被接種者から周囲の感受性者へのワクチン株感染が知られているものとして水痘がある[23]. しかし，健康な水痘ワクチン被接種児からのワクチン株感染はきわめてまれで，自然感染の場合での家族内感染率が非常に高いので，子どもにはむしろワクチン接種を行った方が母親への感染リスクは少ない. 麻しん，風しん，麻しん・風しん混合，おたふくかぜ，BCG の各ワクチンはワクチン株による接触感染がないと考えられているので，母親が妊娠している場合でも子どもに生ワクチンを接種することは差し支えない[24]. また，授乳婦へ接種した場合に母乳中にワクチン成分や免疫成分が分泌されたとしてもきわめて微量で乳児への影響はないと考えられ，生ワクチンおよび不活化ワクチン共に授乳婦への接種は可能とされている.

まとめ

予防接種の禁忌は接種不適当者と接種要注意者に分けられており，それぞれについて，予防接種法施行規則，定期接種実施要領，予防接種ガイドライン，ワクチンの添付文書等に記載，説明されている. 接種不適当者とは，通常，接種を行えない人であり，接種を行うためにはその状況が改善するまで待たざるをえない. 一方，接種要注意者とは接種可否の判断に際して注意を要する者であり，基本的には接種を受けてよい人である．接種要注意者には，“感染症に罹患すると一般健康人と比べて重症化しやすい人”と“接種を実施するに当たり特別な配慮が必要な人”が多く含まれており，接種を受けてよいというだけでなく，むしろ接種を必要としている人と考えることができる．接種要注意者への接種を躊躇するのではなく，接種の必要性と起こりうる副反応の説明を尽くし，また予診と診察を尽くし，さらには副反応に対する対応を整備して，接種を積極的に進める必要がある．〔**尾崎隆男**〕

文　献

1) 岡部信彦，多屋馨子：2015（平成27年）予防接種に関するQ&A集，pp3-4，一般社団法人ワクチン産業協会，2015
2) 厚生労働省：定期接種実施要領．http://www.mhlw.go.jp/bunya/kenkou/kekkaku-kansenshou28/dl/150331-01b.pdf，2015
3) 前田和一：発熱．新小児医学大系5 小児症候診断学，pp50-60，中山書店，1985
4) 岩崎創史，山蔭道明：平熱，発熱，高体温，低体温．小児内科 **46**：301-304，2014
5) 木村三生夫，堺　春美：ワクチンの概要．予防接種の手びき，第14版，pp143-163，近代出版，2014
6) 菅井和子，志賀綾子，ほか：アレルギー疾患児に対するワクチン皮膚テストの検討．日本小児アレルギー学会誌 **17**：103-114，2003
7) 予防接種ガイドライン等検討委員会：接種しようとする接種液の成分に対して，アレルギーを呈するおそれのある者．予防接種ガイドライン2011年度版，pp84-85，近代出版，2011
8) 関谷潔史：アレルゲン皮膚テストの実際．喘息 **28**：2-5，2015
9) Nakayama T, Kumagai T, *et al*：Seasonal split influenza vaccine induced IgE sensitization against influenza vaccine. *Vaccine* **33**：6099-6105, 2015
10) Nagao M, Fujisawa T, *et al*：Highly increased levels of IgE antibodies to vaccine components in children with influenza vaccine-associated anaphylaxis. *J Allergy Clin Immunol* 2015 Sep 11. pii：S0091-6749（15）01095-7.〔Epub ahead of print〕
11) Sakaguchi M, Ogura H, *et al*：IgE antibody to gelatin in children with immediate-type reactions to measles and mumps vaccines. *J Allergy Clin Immunol* **96**：563-565, 1995
12) Kumagai T, Yamanaka T, *et al*：Gelatin-specific humoral and cellular immune responses in children with immediate- and nonimmediate-type reactions to live measles, mumps, rubella, and varicella vaccines. *J Allergy Clin Immunol* **100**：130-134, 1997
13) Kumagai T, Ozaki T, *et al*：Gelatin-containing diphtheria-tetanus-pertussis（DTP）vaccine causes sensitization to gelatin in the recipients. *Vaccine* **18**：1555-1561, 2000
14) Ozaki T, Nishimura N, *et al*：Safety and immunogenicity of gelatin-free varicella vaccine in epidemiological and serological studies in Japan. *Vaccine* **23**：1205-1208, 2005
15) 熱性けいれん診療ガイドライン策定委員会：単純型熱性けいれんと複雑型熱性けいれん．熱性けいれん診療ガイドライン2015，pp4-5，診断と治療社，2015
16) 粟屋　豊：神経疾患と予防接種．小児感染免疫 **19**：420-426, 2007
17) 予防接種ガイドライン等検討委員会：過去にけいれんの既往のある者．予防接種ガイドライン2015年度版，pp90-93，近代出版，2015
18) 熱性けいれん診療ガイドライン策定委員会：熱性けいれんの既往がある場合，最終発作からの経過観察期間をどれくらいあければよいか．熱性けいれん診療ガイドライン2015，pp79-80，診断と治療社，2015
19) 予防接種ガイドライン等検討委員会：過去に免疫不全の診断がなされている者．予防接種ガイドライン2015年度版，p93，近代出版，2015
20) 日本小児感染症学会監修：小児の臓器移植および免疫不全状態における予防接種ガイドライン2014，協和企画，2014
21) Preblud SR, Williams NM：Fetal risk associated with rubella vaccine：implications for vaccination of susceptible women. *Obstet Gynecol* **66**：121-123, 1985
22) Badilla X, Morice A, *et al*：Fetal risk associated with rubella vaccination during pregnancy. *Pediatr Infect Dis J* **26**：830-835, 2007
23) Salzman MB, Sharrar RG, *et al*：Transmission of varicella-vaccine virus from a healthy 12-month-old child to his pregnant mother. *J Pediatr* **131**：151-154, 1997
24) 西村直子，尾崎隆男：予防接種Q&A，母親の妊娠．小児内科　**32**：1507-1508, 2000

38 海外渡航のワクチン

渡航医学（トラベルメディスン）とは，「国際間の移動に伴って発生する健康問題や病気を究明し予防する医療」である[1]．その対象者は海外旅行者，海外勤務者（出張者，駐在員），移住者，難民等と幅広く，診療内容は渡航先での健康問題を予防するための保健指導や予防接種や帰国後の診療も含む．

近年はアジア，アフリカ等への渡航者が急増しており，滞在先で感染症に罹患するケースも数多くみられる．こうした感染症を予防するためにはワクチン接種が最も効果的な対策である．海外渡航者へ接種するワクチンは表 38.1 のように分類される[2]．具体的には，麻疹等を予防するルーチンワクチンと，黄熱，A 型肝炎，狂犬病等，海外渡航者にリスクのある感染症を予防するトラベラーズワクチンである．本章ではトラベラーズワクチンを中心に解説する．

表 38.1 海外渡航者への予防接種の分類（文献 2 より改変）

ルーチンワクチン	ジフテリア，百日せき，破傷風，Hib，肺炎球菌，ポリオ，ロタウイルス，B 型肝炎，HPV，インフルエンザ，麻しん，おたふくかぜ，風しん，水痘，髄膜炎菌
トラベラーズワクチン	A 型肝炎，B 型肝炎，日本脳炎，髄膜炎菌，ポリオ，狂犬病，腸チフス，黄熱
入国時に要求されることのあるワクチン	黄熱 髄膜炎菌（サウジアラビアへのメッカ巡礼者）

38.1 海外渡航者の感染症

海外渡航者にリスクのある感染症を以下に紹介する．発展途上国に 1 か月間滞在した場合，何らかの健康問題が発生する頻度は 50～60%，疾病に罹患する頻度は 20～30%とされている[3]．疾病の中でも感染症は最も多くみられるものであるが，特に飲食物から経口感染する旅行者下痢症，A 型肝炎，腸チフスはいずれの地域でも高いリスクになる（表 38.2）．蚊に媒介される感染症は，滞在する地域によりリスクが異なる．たとえばデング熱は東南アジアや中南米で流行が発生しており，日本人の感染例も数多く報告されている．マラリアの流行は，アジアや中南米では特定の地域に限局しているが，熱帯アフリカでは都市部を含む国内全域に流行がみられ，現地での日本人が罹患する事例も少なくない．また，動物から感染する狂犬病も海外ではリスクの高い感染症であり，日本からの渡航者も十分な注意を要する．2006 年にはフィリピンでイヌの咬傷を受けた 2 名の日本人が，帰国後に狂犬病を発病した[4]．これ以外に，性行為や血液等を介して感染する B 型肝炎や HIV 感染症，外傷により感染する破傷風等が海外渡航者にとってリスクのある感染症である．

表 38.2 海外渡航者にリスクのある感染症

主な感染経路	感染症	主な流行地域
経口感染	旅行者下痢症，A 型肝炎	途上国全域
	腸チフス	途上国全域（特に南アジア）
	ポリオ	アフガニスタン，パキスタン，熱帯アフリカ
蚊媒介感染	デング熱	東南アジア，南アジア，中南米
	マラリア	熱帯・亜熱帯地域（特に熱帯アフリカ）
	黄熱	熱帯アフリカ，南米
	日本脳炎	東アジア，東南アジア，南アジア
動物咬傷	狂犬病	途上国全域
経皮・傷口感染	レプトスピラ症	途上国全域
	住血吸虫症	東南アジア，中東，アフリカ，南米
	破傷風	途上国全域
空気感染もしくは飛沫感染	結核，麻疹	途上国全域
	髄膜炎菌	西アフリカ，中東
性行為感染	梅毒，HIV 感染症	途上国全域
	B 型肝炎	アジア，アフリカ，南米

38.2 トラベラーズワクチンの選択方法

ワクチンの選択作業に当たっては，まず，渡航者の年齢，滞在地域，滞在期間，滞在先でのライフスタイル等を参考にして，候補となるワクチンをリストアップする（表 38.3）[5]．次に，候補となったワクチンについて優先順位を決めていく．この作業では，各感染症の頻度と重症度が重要な指標になる（図 38.1）[6]．すなわち，頻度が高く，重症度も高い感染症のワクチンから優先的に接種する．

表 38.3 海外渡航者に推奨するワクチン（文献5より改変）

ワクチン名	滞在期間		対象となる滞在地域	特に推奨するケース
	短期	長期		
A 型肝炎	○	○	途上国全域	衛生状態の悪い環境に滞在する者
黄熱	○	○	熱帯アフリカ，南米	入国時に接種証明の提出を求める国に滞在する者
破傷風	○	○	全世界	外傷を受けやすい者
B 型肝炎		○	途上国全域	医療関係の仕事で滞在する者
狂犬病		○	途上国全域	動物咬傷後の曝露後接種を受けにくい地域に滞在する者
日本脳炎		○	東アジア，東南・南アジア	農村部に滞在する者
ポリオ		○	アフガニスタン，パキスタン，アフリカ	1975～1977 年生まれの者
腸チフス	○	○	途上国	南アジアに滞在する者
髄膜炎菌		○	西アフリカ，サウジアラビア	西アフリカでは乾期に滞在する者
麻しん	○	○	全世界	過去に罹患歴やワクチン接種歴のない者

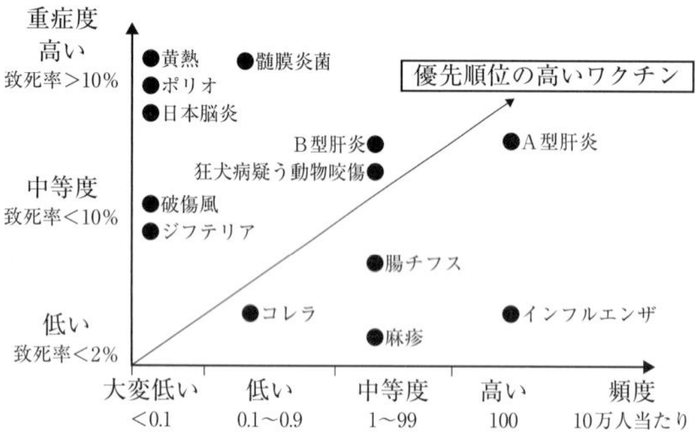

図 38.1 トラベラーズワクチンの選択基準（文献6より改変）

具体的には，滞在予定地域でどの感染症が流行しているかが重要な選択基準になる．こうした情報は厚生労働省検疫所のホームページ等から入手する．滞在期間は短期と長期に分けるが，短期とは1か月未満の滞在で，それ以上は長期として扱う．ただし，短期の海外渡航を年間何回も繰り返すケースは，長期滞在と同様に扱うべきである．

トラベラーズワクチンの接種は原則的に任意接種であり，また自費診療になるため，接種を受ける者にはかなりの経済的な負担がかかる．さらに，渡航者は出国までの期間が迫っており，接種終了までの時間的な制約がある．このため，接種を担当する医師は，渡航者の状況に応じて必要なワクチンを選択し，それを短期間で終了するスケジュールを組まなければならない．

38.3 トラベラーズワクチンの接種スケジュール

不活化ワクチンの多くは最終的に3回の接種が必要であるが，出国前には一定の効果がみられる2回目（通常は1か月後）までを終了する（表 38.4）．出国まであまり時間がないケースでは同時接種を行うことがある．日本の予防接種法でも医師の判断で複数のワクチンを同時に接種することが可能になっている．同時接種によりワクチンの効果が減弱したり，副反応が相乗的に増加したりすることはない．ただし，ワクチンの接種部位は 2 cm 以上離す必要がある．

1回目だけ国内で受けて，2回目を海外で受ける方法はあまり推奨されない．2回目までの期間は厳密に守られるべきであり，その時期に間に合うように海外で接種施設を探すのはなかなか困難である．こうしたケースでは，1回目から海外で接種を受けるように指導する方が確実である．

表 38.4 ワクチンの接種スケジュール

ワクチン名	接種回数	一般的な接種間隔	追加接種の目安
黄熱	1回	0日	生涯有効
A 型肝炎	3回	0日，2～4 週後，半年～1 年後	5～10 年後
B 型肝炎	3回	0日，4 週後，半年～1 年後	10 年後
破傷風	3回	0日，4 週後，半年～1 年後	10 年後
狂犬病	3回	0日，4 週後，半年～1 年後	2～5 年後
日本脳炎	3回	0日，4 週後，半年～1 年後	4 年後
髄膜炎菌	1回	0日	5 年後
腸チフス（多糖体ワクチン）	1回	0日	3 年後

38.4　主要なトラベラーズワクチン

a.　黄熱ワクチン

黄熱は，アフリカと南米の赤道周辺で流行している蚊媒介感染症である．黄熱ウイルスに感染する危険のある国への渡航者に，黄熱ワクチンを推奨する[7)]．

黄熱ワクチンの接種は，WHO の国際保健規則（International Health Regulation：IHR）に基づき，入国に当たり黄熱予防接種証明書の提出を求める国がある．日本では，一般の医療機関では行われておらず，検疫所等で接種可能である．黄熱予防接種証明書を要求している国は，厚生労働省検疫所ホームページ（FORTH）に掲載されている[8)]．なお，黄熱予防接種証明書は，接種10日後から10年間有効であったが，2014年の WHO 世界保健総会で国際保健規則 IHR2005 の修正が採択され，黄熱ワクチンによる証明書の有効期限が「10年間」から「被接種者の生涯にわたり有効」との考え方が採用された．この要件は2016年7月から実施されている．

b.　A 型肝炎ワクチン

A 型肝炎は，主に途上国全般に常在している経口感染症であり，途上国への渡航者には滞在期間にかかわらずA 型肝炎ワクチンの接種を推奨する[9)]．

A 型肝炎ワクチンの年齢適応が，2013年3月から16歳未満の小児へも拡大されたが，主に1歳以降に接種することが多い．

c.　B 型肝炎ワクチン

アジアやアフリカ等ではB 型肝炎のキャリア率が高く，性行為だけでなく医療行為からの感染リスクが高くなる．また，中南米はキャリア率が日本と同レベルであるが，現地の医療環境を考慮すれば，医療行為でB 型肝炎に感染するリスクは日本よりも高い状況にある．このため，途上国に長期滞在する者にはB 型肝炎ワクチンの接種を推奨している．

d.　破傷風トキソイド

破傷風トキソイドの接種は，海外に長期滞在する渡航者全員に推奨している．海外では医療機関へのアクセスが悪く，外傷を負った後の処置が遅れる可能性がある．このため，途上国だけでなく先進国でも，長期滞在者には破傷風トキソイドの接種を推奨している．また，短期滞在であっても，野外活動等で外傷を受けやすい環境にある者は接種の対象になる．

破傷風トキソイドは合計3回の接種を必要とするが，小児期に基礎免疫を終了している者については，1回追加接種する．日本では1968年より三種混合ワクチンの定期接種が開始されており，これ以降に生まれた者は基礎免疫が終了している可能性が高いが，母子健康手帳等で接種の有無を確認することが望ましい．

e.　狂犬病ワクチン

狂犬病は，ヒトを含め，ほとんどの哺乳類に対して致死性の脳炎を発生させる人獣共通感染症である．狂犬病の患者は，南アジアやアフリカ等途上国を中心に発生しており，その数は年間4万人前後と推定されている．

こうした地域に滞在する渡航者が，狂犬病を疑う動物に咬まれるケースは多く，その頻度は1か月間の滞在で渡航者の0.4%にのぼる．また，この疾患は発症すると致命率が100%に達するため，ワクチン接種による予防が特に重要である．

狂犬病ワクチンの接種方法には，曝露前接種（動物咬傷を受ける前の接種）と曝露後接種（動物咬傷を受けた後の接種）がある．

（1）曝露前接種：　現地の流行状況や医療事情（曝露後接種が受けられる医療機関の有無），生活環境（特に動物との接触頻度）により曝露前接種を検討する．年齢制限はないが，曝露前接種は主に1歳以降に接種することが多い．初回接種日を0日とし，4週，6～12か月の計3回接種する．

（2）曝露後接種：　曝露前接種を受けていない者が，狂犬病のリスクのある動物に咬傷を受けた場合，第1回目を0日として3日，7日，14日，30日，90日の計6回接種する[10)]．曝露前接種を完了している者が動物咬傷を受けた場合には，曝露後接種として0日，3日の計2回追加接種を行う．

一方，WHO が推奨する接種スケジュールは，曝露前接種の接種回数は3回であるが，0日，7日，21あるいは28日の計3回筋肉注射する．曝露後接種の場合，0日，3日，7日，14日，28日の計5回を筋肉注射する．曝露前接種を完了している者が動物咬傷を受けた場合には，曝露後接種として0日，3日の計2回追加接種を行う[11)]．曝露状況に応じて，抗狂犬病免疫グロブリン（human rabies immunoglobulin：HRIG）20 IU/kg を受傷部位およびその周囲に注射する場合もある．なお，わが国ではHRIG は製造・販売されていない．

f.　日本脳炎ワクチン

日本脳炎は東アジア，東南アジア，南アジアで流行しており，年間4万～5万人の患者が発生している．その流行地域は郊外の農村地帯等に限定されており，一般の海外渡航者にとっては感染リスクが比較的低い疾患である．このため日本脳炎ワクチンの接種は，流行地域への滞在者の中でも，農村等に立ち入る機会が多い者に推奨している．

わが国の日本脳炎ワクチンは3回接種する製剤であるが，成人は不顕性感染や過去のワクチン接種等で免疫を有している者が多く，1～2回の接種で中和抗体価の陽転を認める[12,13]．

g.　ポリオワクチン

ポリオの流行地域は年々縮小しているが，一部の地域ではいまだに患者が発生している．こうした地域に滞在し，現地の人々と密に接触する機会のある渡航者については，ポリオワクチンの追加接種を推奨する[14,15]．

日本の定期接種は，長年経口生ワクチンの2回接種であったが，海外では，経口生ワクチン，不活化ワクチンを問わず，ポリオワクチンは3回以上の接種が推奨されている．日本では2012年秋から不活化ワクチンが販売されており，流行地への渡航者には不活化ワクチンの追加接種を勧める[16]．特に1975～77年に生まれた日本人は，ポリオ1型に対する抗体保有率の低いことが明らかとなっており，追加接種が勧められる．

h.　髄膜炎菌ワクチン

髄膜炎菌は，莢膜多糖体の抗原により12種類の血清群が確認されているが，ほとんどの侵襲性髄膜炎菌感染症が五つの血清群（A, B, C, Y, W）によって起きている．

近年わが国では侵襲性髄膜炎菌感染症の流行はみられないが，髄膜炎ベルトを含めた西アフリカ等で毎年乾期に大流行が起こる．また先進国でも流行が散発的に発生することがある．このため，髄膜炎菌の流行地域へ渡航する者，高度に密集した環境に滞在する者（寮に住む大学生）等に，髄膜炎菌ワクチンの接種を推奨する[17,18]．また，イスラム教の巡礼を発端とする国際的な伝播も報告されており，サウジアラビアのメッカに巡礼をする者にも接種が義務づけられている．さらに，米国の予防接種スケジュールでは，髄膜炎菌ワクチンを11～12歳に初回接種，16歳で追加接種することが推奨されており，米国に留学するときに髄膜炎菌ワクチンの接種を要求されることもある．

日本では，2014年7月にA群，C群，Y群，W群の抗原を含んだ4価結合型ワクチンが承認された．また最近，B群に対するワクチンが開発され，一部の国で承認されている．

i.　腸チフスワクチン（日本では未承認）

腸チフスは，チフス菌（*Salmonella enterica* serotype Typhi）の感染によって起こる疾患である．感染経路はチフス菌に汚染された飲食物の経口感染である．途上国，特にアフリカやインドを含めた南アジア等腸チフスの高度流行地域に滞在する者には，腸チフスワクチンの接種を推奨する[19]．腸チフスは途上国を中心に年間2000万人以上の患者が発生しており，特に南アジアでの患者数が多い．日本でも毎年50例前後の輸入患者が確認されており，その大多数は南アジアでの感染例である．こうした状況から欧米諸国では，南アジア等途上国に滞在する渡航者にワクチンの接種を推奨している．滞在期間は短期，長期を問わない．

j.　コレラワクチン（日本では未承認）

現在，コレラワクチンの接種を入国に際して要求する国はない．コレラ流行地域への長期滞在者にはコレラワクチンの接種を検討するが，胃切除後や制酸剤治療を受けている者はコレラの症状が重症になりやすいため接種を推奨する[20]．

k.　ダニ媒介脳炎（日本では未承認）

ダニ媒介脳炎は，フラビウイルスによる人獣共通感染症である．ダニ媒介脳炎は，ロシア春夏脳炎と中央ヨーロッパダニ媒介脳炎の二つの病型が知られている．ロシア春夏脳炎は，シベリア地域と極東地域で流行し，シュルツェマダニ（*Ixodes persulcatus*）により媒介される．また中央ヨーロッパダニ媒介脳炎は，ヨーロッパで流行し，リシナスマダニ（*Ixodes ricinus*）により主に媒介される．その他，感染したヤギ，ヒツジ，乳牛の未殺菌ミルクおよびその加工乳製品からの経口感染も報告されている[21]．

また，2001年には，オーストリアにおいて，日本人渡航者が感染し死亡した症例も報告されている[22]．

流行地域への渡航者，特に流行地域で農作業や森林事業に従事する者，郊外や森林でハイキングやキャンプをする者，アウトドアスポーツをする者等には，ダニ媒介脳炎ワクチンの接種を検討する[23]．

38.5　渡航者別にみたワクチン

a.　海外勤務者

企業から出張や駐在で海外に派遣される者は，業務中に感染症に罹患するリスクが生じるため，企業側としては，安全配慮義務として海外勤務者にワクチン接種を提供することが求められている．まずは各企業で，滞在地域別に推奨するワクチンを決め，それを海外勤務者に提示し，接種を指導することが必要である．企業側がワクチンの費用を負担することは，安全配慮義務の範疇ではないとする意見もあるが，最近は海外勤務者のワクチン費用を負担する企業も多くなった．駐在で家族を海外に帯同する場合も，同様の措置

表 38.5　トラベラーズワクチンの小児への留意点

	主な接種対象	留意点
黄熱	アフリカ，南米へ渡航する小児	生後 9 か月から接種 ※生後 6 か月未満の小児は副反応のリスクが高い
A 型肝炎	途上国に渡航する小児	主に 1 歳以上の小児に推奨
狂犬病	曝露前接種の対象：　高度流行国や咬傷後の迅速な処置が困難な地域に渡航する小児 曝露後接種の対象：　狂犬病のリスクがある国・地域で哺乳動物に咬傷された小児	曝露前接種は，主に 1 歳以上の小児に推奨 曝露後接種は，受傷後，ただちに開始する
日本脳炎	アジアへ渡航する小児	日本の定期予防接種でもある 生後 6 か月から接種が可能
髄膜炎菌	アフリカ髄膜炎ベルトへ渡航する小児，欧米諸国へ留学する学生	日本の臨床試験は 2～55 歳に実施された

をとることが望ましい．

医療機関で海外勤務者にワクチン接種を行う際には，企業側の推奨ワクチンを中心に接種し，それ以外の推奨ワクチンがあれば，海外勤務者の希望に合わせて接種の可否を判断する．ただし，企業側が推奨するワクチン以外は，費用が個人負担になることもあるので，注意を要する．

b.　海外留学生

日本から欧米の高校や大学に留学する者も増えているが，留学先の学校が一定水準の予防接種を要求することがある．米国の学校では，麻しん，風しん，おたふくかぜ，水痘ワクチンの接種を求めてくることが多い．B 型肝炎や髄膜炎菌ワクチンも欧米のほとんどの国では定期接種化されており，接種終了していることが入学の条件になることがある．また，米国では成人用三種混合ワクチン（Tdap）など，日本では未承認のワクチンの接種を求める学校が増えている．さらに，ツベルクリン反応，胸部 X 線検査や IGRA（結核菌成分に対する IFN-γ release assay）検査を要求する学校もある．

いずれにしても，留学生については入学を予定する学校の書類を入手し，要求されるワクチンを確認することが必要である．

c.　小児の渡航者

海外渡航する小児への予防接種として，まずはルーチンワクチンが重要である．ルーチンワクチンは日本の予防接種スケジュールに相当し，年齢・月齢相応の定期接種を実施する．なお，日本では任意接種であるおたふくかぜ等も年齢相応に接種しておくことが望ましい．さらに，渡航国や地域，渡航目的に応じてトラベラーズワクチンを選択する．

親の海外赴任等に帯同するため，定期接種の途中で海外に長期滞在しなければならない場合もある．このような場合は定期接種をどのように継続するかが問題になるが，一般的には，滞在国でその国の予防接種スケジュールに従って年齢・月齢相応に接種を受けるように指導する．また，海外で定期接種を続けるためには，いままでの接種記録を英訳して持参させることが必要である．

トラベラーズワクチンの接種は，成人での選択方法に準拠して行うが，小児でのリスクを勘案し優先順位を決める．トラベラーズワクチンの小児における留意点を表 38.5 にまとめた．

38.6　トラベラーズワクチンの現状と課題

日本人渡航者はトラベラーズワクチンの接種率が低い．たとえばネパールで 1990 年代後半に行われた有名な調査がある[24]．カトマンズの外国人用クリニックで行われたものであるが，欧米からの旅行者については A 型肝炎ワクチンと腸チフスワクチンの両方を接種している者が 90% であった．これに対して日本からの旅行者は，どちらか一つを接種している者がわずかに 5% であり，「日本の渡航医学関係者はこの状況を認識し，接種率を向上させるように努力すべきである」と報告された．その後，2010 年にも同様の論文が掲載されている[25]．

この理由には，日本国民の予防意識の低さだけではなく，医療従事者側にも問題があると考えられる．すなわち，トラベルメディスンに関心のある医療関係者が少ないこと，トラベラーズワクチンに関する研究が少ないこと等が原因にあげられる．

トラベラーズワクチンの中には日本国内で未承認の製剤が多く，早期に承認されることを期待している．

〔福島慎二・濱田篤郎〕

文　献

1) Keystone JS, Kozarsky PE, *et al* eds：Travel Medicine, 2nd ed., pp 1-3, Mosby, Missouri, 2008
2) Hill DR, Ericsson CD, *et al*：The practice of travel medicine：guidelines by the Infectious Diseases Society of America. *Clin Infect Dis* **43**：1499-1539, 2006
3) Steffen R, Rickenbach M, *et al*：Health problems after travel to developing countries. *J Infect Dis* **156**：84-91, 1987
4) 国立感染症研究所：狂犬病 2006 年現在. *IASR* **28**. http://idsc.nih.go.jp/iasr/28/325/tpc325-j.html, 2007
5) 濱田篤郎：渡航者用ワクチン. *Bio Clinica* **28**：348-353, 2013
6) Steffen R, Connor BA：Vaccines in travel health：from risk assessment to priorities. *J Travel Med* **12**：26-35, 2005
7) WHO：Yellow fever vaccine：WHO position paper. *Wkly Epidemiol Rec* **78**：349-359, 2003
8) 厚生労働省検疫所：黄熱について. http://www.forth.go.jp/useful/yellowfever.html
9) WHO：Hepatitis A vaccines：WHO position paper. *Wkly Epidemiol Rec* **87**：261-276, 2012
10) 厚生労働省：狂犬病に関する Q&A について. http://www.mhlw.go.jp/bunya/kenkou/kekkaku-kansenshou10/07.html
11) WHO：Rabies vaccines：WHO position paper. *Wkly Epidemiol Rec* **85**：309-320, 2010
12) Takeshita N, Lim CK, *et al*：Immunogenicity of single-dose Vero cell-derived Japanese encephalitis vaccine in Japanese adults. *J Infect Chemother* **20**：238-242, 2014
13) Abe M, Okada K, *et al*：Duration of neutralizing antibody titer after Japanese encephalitis vaccination. *Microbiol Immunol* **51**：609-616, 2007
14) WHO：Inactivated poliovirus vaccine following oral poliovirus vaccine cessation. *Wkly Epidemiol Rec* **81**：137-144, 2006
15) WHO：Polio vaccines and polio immunization in the pre-eradication era：WHO position paper. *Wkly Epidemiol Rec* **85**：213-228, 2010
16) 福島慎二, 中野貴司, ほか：日本人成人に対する不活化ポリオ追加接種の免疫原性（研究代表者 清水博之）. 厚生労働科学研究費補助金・新型インフルエンザ等振興・再興感染症研究事業「不活化ポリオワクチンの有効性・安全性の検証及び国内外で進められている新規腸管ウイルスワクチン開発に関する研究」. 平成 25 年度総括・分担報告書, 34-39, 2014
17) WHO：Meningococcal vaccines：WHO position paper. *Wkly Epidemiol Rec* **86**：521-539, 2011
18) Wilder-Smith A：Meningococcal disease：risk for international travellers and vaccine strategies. *Travel Med Infect Dis* **6**：182-186, 2008
19) WHO：Typhoid vaccines：WHO position paper. *Wkly Epidemiol Rec* **83**：49-59, 2008
20) WHO：Cholera vaccines：WHO position paper. *Wkly Epidemiol Rec* **85**：117-128, 2010
21) Lindquist L, Vapalahti O：Tick-borne encephalitis. *Lancet* **371**：1861-1871, 2008
22) Broker M：Tick-borne encephalitis virus within and outside Japan：a cause for concern? *Jpn Infect Dis* **55**：55-56, 2002
23) WHO：Vaccines against tick-borne encephalitis：WHO position paper. *Wkly Epidemiol Rec* **86**：241-256, 2011
24) Basnyat B, Pokhrel G, *et al*：The Japanese need travel vaccinations. *J Travel Med* **7**：37, 2000
25) Thapa R, Banskota N, *et al*： Another typhoid patient from Japan. *J Travel Med* **17**：199-200, 2010

39 免疫不全：移植後のワクチン

免疫不全患者，移植後の患者は，ワクチンで予防できる疾患（vaccine preventable diseases：VPD）が重症化するリスクが高く，死亡に至った報告も少なくない．一方，ワクチンの効果，安全性も慎重に判断し接種すべき対象でもある．これらの患者では原疾患に対するさまざまな医療的介入が必要となり，予防接種はスケジュール通りには接種できずに遅れる傾向がある．各国の学会から免疫不全患者に対する予防接種ガイドラインが刊行されているが，ここではその中でも特に固形臓器移植（solid organ transplantation：SOT），造血幹細胞移植（hematopoietic stem cell transplantation：HSCT）患者に対する予防接種について述べる．

39.1 移植を予定している患者に対するワクチン

固形臓器移植を予定している患者は，日本小児科学会が推奨しているスケジュールに従い[1]，年齢，基礎疾患，術前の免疫状態，罹患歴に応じて接種可能なワクチンはできる限り移植前に接種する（⇨ 36.2）．特に生ワクチンは，SOT 後は原則禁忌であり，移植前に免疫不全等の禁忌がない限り接種すべきである．移植をひかえた1歳未満の乳児に対しても，6か月以降であれば生ワクチンの接種は考慮される．ただし，任意接種であることや1歳未満での生ワクチンの効果は劣ること等のデメリットに関しても十分に説明を行ってから接種する．1歳未満で生ワクチンを接種したものの，移植が延期になった場合には，12か月以降に再度生ワクチンを接種する．水痘ワクチンは3か月あけて2回接種するのが望ましいが，接種機会が限られる場合は，4週間の間隔をあけた2回接種も考慮される．麻疹・風疹ワクチン，おたふくかぜワクチンも，4週間の間隔をあけて追加接種することは可能である．

造血幹細胞移植を予定している患者では，移植前に余裕があれば，接種可能なワクチンは推奨されているが[2]，HSCT 後にワクチン免疫は消失することや移植前は免疫不全状態であることが多く，実際の接種は難しいことが多い．HSCT ドナーに対するワクチン接種により，HSCT 後の免疫が改善されるという報告があるが[3]，レシピエントの利益のためだけのワクチン接種は倫理的配慮が必要である．

SOT 前のワクチン接種は，術後に免疫抑制状態になること等を考慮して，「小児の臓器移植および免疫不全状態における予防接種ガイドライン 2014」では生ワクチンは術前3週間前，不活化ワクチンは1週間前に接種することが推奨されており[3]，一方，米国感染症学会（Infectious Diseases Society of America：IDSA），米国移植学会（American Society of Transplantation：AST）のガイドラインでは生ワクチンは術前4週間前までに接種するよう推奨されている[4,5]．HSCT 前は，生ワクチンは4週間以上，不活化ワクチンは2週間以上あけて接種する[4]．

39.2 移植後の患者に対するワクチン

39.2.1 固形臓器移植後の患者に対するワクチン

a. 固形臓器移植後の不活化ワクチン

SOT 後は，通常の年齢相当に接種すべき不活化ワクチンの接種が推奨されている．小児科学会が推奨するキャッチアップスケジュールに準じて接種を行う[6]．

SOT 後の適切な接種開始時期はガイドラインによって異なり，IDSA では SOT 後 2～6 か月後より，AST では 3～6 か月後からの接種開始が可能とされている[4,5]．SOT 後の免疫抑制薬の使用により，免疫応答が不十分である可能性を懸念し，SOT 後2か月および免疫抑制薬を増量している間の接種は推奨されない．免疫抑制薬の種類や量の違いや SOT の種類，施設ごとにより実際は異なり，わが国では SOT 後6か月以降に不活化インフルエンザワクチンを，12か月以降にその他の不活化ワクチンの接種が開始されることが多い[3]．

移植後患者における不活化ワクチンの安全性という観点からは，拒絶の誘因にならないかという懸念が存在する．アジュバントを添加した H1N1 インフルエンザワクチン接種後に拒絶が多くみられたという心移植後の研究が報告されているが[7]，わが国では同ワクチンは実用化されていない．現時点では，一般的な不活化ワクチン接種と拒絶を結びつける根拠は乏しく，移植後の不活化ワクチンの接種は推奨されている．

b. 固形臓器移植後の生ワクチン

生ワクチンは SOT 後の免疫抑制状態にある患者で

表 39.1　肝移植後の生ワクチン接種開始基準の例[9]

1	水痘，麻疹，風疹，ムンプスに対する抗体価がない またはボーダーライン
2	肝移植後2年経過している
3	AST，ALT，T-Bil などの肝酵素が安定しており， 6か月以内の拒絶の徴候がない
4	6か月以内のガンマグロブリンやステロイド （>0.2 mg/kd/day）の使用がない
5	重度の免疫抑制状態にない リンパ球数：>1500/μL（6歳未満）， >1000/μL（6歳以上） CD4 陽性細胞数：>700/μL（6歳未満）， >500/μL（6歳以上） CD4/8：> 約1.0 PHA リンパ球幼若化反応：正常
6	免疫抑制薬のトラフ低値（タクロリムス<5 ng/mL， シクロスポリン<100 ng/mL）
7	書面による同意がとれている

は原則として禁忌とされている．生ワクチンによるワクチン株による感染症発症のリスクや，拒絶などの副反応を惹起する可能性が懸念されるためである．しかしながら，わが国では，いまだに水痘やムンプスが流行しており，ワクチン未接種による重症水痘に罹患するリスクも無視できない．さらに移植前に生ワクチンを接種していても移植後に抗体価は減衰することも報告されており[8]，移植後の生ワクチン接種は十分検討すべき課題である．そのため，一部の施設では，倫理委員会での承認と，十分なインフォームドコンセントのうえでSOT後に一部の生ワクチン（水痘ワクチン，麻しん・風しんワクチン，おたふくかぜワクチン）に関しては接種を行っているが，現時点で安全性と有効性を十分に担保する適切な接種時期は明確でなく，各施設で独自に基準を設けている（表 39.1，表 39.2）[9-11]．

39.2.2　造血幹細胞移植後の患者に対するワクチン

a.　造血幹細胞移植後の免疫の回復

HSCT 後の免疫能の回復は，移植片の種類，年齢，HLA 適合度，免疫抑制薬や GVHD 等の影響を受ける．細胞性免疫に関しては，T 細胞数は移植後3か月は少ないままであり，特に CD4 陽性細胞は通常 200/μL 未満である．多様化された T 細胞レパートリーの再構築は同種移植後6か月から開始する．細胞性免疫が完全に回復するにはさらに年単位の時間がかかる．液性免疫に関しては，B 細胞数は移植後1～3か月から増加してくるが，しばしば未熟 B 細胞の形質を示す．リツキシマブ（抗 CD20 ヒトマウスキメラ抗体）を使用した場合には，投与から6か月は回復が遅れる．IgM と IgG 量は同種移植後1年で回復するものの，ポリクローナルとなり特異的免疫能が回復するのは1年以上かかる．ナイーブ T 細胞は通常移植後6～12か月で新規の抗体に反応し抗体産生が可能となるが，小児では比較的早く，成人では遅れる傾向がある．GVHD がある場合には，細胞性免疫・液性免疫いずれの回復も遅延する[4,12,13]．

b.　造血幹細胞移植後の予防接種の接種開始

HSCT 後には，移植前に有していた抗体価は次第に低下する．移植患者の形質細胞が移植後に消失するに伴い抗体の供給が途絶えるためと考えられる．ま

表 39.2　固形臓器移植後患者における予防接種スケジュールの例

ワクチン		SOT 後接種開始可能時期	接種スケジュール
生	水痘	原則禁忌*1	
	麻しん	原則禁忌*1	
	風しん	原則禁忌*1	
	おたふくかぜ	原則禁忌*1	
	BCG	禁忌	
	ロタウイルス	禁忌	
	経口ポリオ	禁忌	
不活化	インフルエンザ	6か月*2	毎年接種 6か月～3歳：0.25 mL/回，2回 13歳未満：0.5 mL/回，2回 13歳以上：0.5 mL/回，1回 ※経鼻インフルエンザ生ワクチンは禁忌
	肺炎球菌	1年	PCV13：日本小児科学会推奨の予防接種キャッチアップスケジュールに準ずる PPSV23：2歳以上，PCV13 接種完了後8週間以上あける
	Hib	1年	日本小児科学会推奨の予防接種キャッチアップスケジュールに準ずる
	HBV	1年	日本小児科学会推奨の予防接種キャッチアップスケジュールに準ずる
	四種混合	1年	日本小児科学会推奨の予防接種キャッチアップスケジュールに準ずる
	日本脳炎	1年	日本小児科学会推奨の予防接種キャッチアップスケジュールに準ずる
	HPV	1年	日本小児科学会推奨の予防接種キャッチアップスケジュールに準ずる

＊1：表 39.1 参照
＊2：流行期には1か月から考慮

表 39.3 造血幹細胞移植後患者における予防接種スケジュールの例

	ワクチン	HSCT 後接種開始可能時期	接種スケジュール
生	水痘	2 年＊1	1～2 回
	麻しん	2 年＊1	1～2 回
	風しん	2 年＊1	1～2 回
	おたふくかぜ	2 年＊1	1～2 回
	BCG	禁忌	
	ロタウイルス	禁忌	
	経口ポリオ	禁忌	
不活化	インフルエンザ	6 か月＊2	毎年接種 6 か月～3 歳：0.25 mL/回，2 回 13 歳未満：0.5 mL/回，2 回 13 歳以上：0.5 mL/回，1 回 ※経鼻インフルエンザ生ワクチンは禁忌
	肺炎球菌	6 か月	PCV13：3 回 PPSV23：1 回（HSCT 後 1 年以降，PCV13 接種完了後 8 週間以上あけて）
	Hib	6 か月	3 回
	HBV	6 か月	3 回（10 歳未満：0.25 mL/回，10 歳以上：0.5 mL/回）
	四種混合	6 か月	3 回＊3
	日本脳炎	6 か月	日本小児科学会推奨の予防接種キャッチアップスケジュールに準ずる
	HPV	6 か月	3 回

＊1：抗体がなく，慢性 GVHD を認めず，免疫抑制薬の投与がない場合
＊2：流行期には 4 か月から考慮
＊3：学童期以降での局所反応が強い場合には投与量の減量を考慮する

た，ドナーの移植片中に存在した抗原特異的抗体産生能は，移植後 1 年で検出されなくなる．したがって，原則としてすべてのワクチンの打ち直しが必要となる．

不活化ワクチンは移植後 6～12 か月後経過し，慢性 GVHD の増悪がない場合に接種を開始する．生ワクチンは移植後 24 か月を経過し，慢性 GVHD を認めず，免疫抑制薬の投与がなく，免疫グロブリン投与後 8～11 か月経過している場合に接種を開始する[3,12]．ワクチン接種後には感染防御能の評価として，血清抗体価を測定してフォローしていく（表 37.3）．

39.2.3 移植後患者に対するワクチンの各論

a. 水 痘

免疫不全患者は水痘に罹患すると播種性水痘を発症し，重篤な転帰をたどることが知られている．健常人での死亡率が 10 万人当たり 2～4 人であるのに対し，免疫不全者での死亡率は約 7% と高い[11,14]．また，HSCT 後 6 か月では VZV の再活性化のリスクがあり 30～50% に発症する[15]．わが国では水痘ワクチンは 2014 年 10 月より定期接種化され，水痘の流行は減少してきているものの，依然として局所的な流行はみられている．

SOT 後の水痘ワクチン接種は，小児肝移植での研究が多い．肝移植後水痘ワクチンの 1 回接種後の抗体陽転化率は 70～87%[9,16]，複数回接種後は 65～97% と報告されている[17,18]．HSCT 後の水痘ワクチンの抗体陽転率は 64.3～86% である[19]．健常人における抗体陽転化率 97～99% と比較すると低いもののある程度の効果は期待できる．

免疫不全の程度が比較的軽度の集団に水痘ワクチン接種をすることで比較的安全に水痘ワクチンを接種できているという報告は多い．その一方で，SOT 患者における水痘ワクチン接種により，ワクチン株による水痘発症や帯状疱疹の報告があり[20,21]，ワクチン接種の危険性を十分に認識したうえでのワクチン接種後の注意深いモニタリングが必要である[19]．

さらに，免疫不全者におけるワクチン接種後の水痘発症は報告されており，ワクチン接種後であっても，水痘曝露があった際には曝露後予防が推奨される．

b. 麻 疹

2015 年 3 月に WHO により日本は麻疹排除を達成したと認定されたが，その後も海外から持ち込まれた麻疹の発症例は散発的に報告されている．SOT 後患者における麻疹では，脳炎などの重篤な合併症を伴い，死亡率も高い[22,23]．HSCT 後の麻疹に感染した場合でも，死亡率 8.1%，間質性肺炎 21% と重篤化する[12]．

SOT 後患者における麻しんワクチンの有効性と安全性に関する研究は小児肝移植での報告が主であり成人での研究はない．麻しんワクチン接種後の抗体陽転率は 44～100% である[9,10,17,24]．HSCT 後患者では，麻しんワクチン接種における抗体陽転率は 46～82% であり，安全に接種できたという報告が多い[19]．

麻しんワクチンの安全性に関しての注意は必要であ

り，麻しんワクチン接種後のワクチン株による麻疹の発症報告は免疫正常者でも報告されている．免疫不全者でも，腎移植後患者における麻しんワクチン株による脳炎[25]や，HSCT後のMMRワクチン接種後のワクチン株による麻疹発症が報告されている[26]．

c. 風　疹

風疹は定期接種になっているものの，日本でも2013年に大流行しており，その後も散発的に報告されている．免疫不全患者における風疹罹患は比較的予後は良好なことは知られており，SOTやHSCT後患者における風疹罹患の報告は限られている[27]．

SOT患者における風しんワクチン接種後の抗体陽転率は70～100%と他の生ワクチンと比較して比較的良好である[9,10,24]．また，HSCT後患者における抗体陽転率は67～91%である[19]．

風しんワクチンは比較的安全に接種可能であるが，ワクチン株による風疹脳炎の報告は存在する[28]．

d. おたふくかぜ

ムンプスの免疫不全者における罹患時の重症化の報告は少ないが，腎移植患者におけるムンプス罹患による間質性腎炎の報告は少数ながら散見される[29,30]．

移植患者におけるおたふくかぜワクチン接種時の抗体陽転率は，SOTでは48～100%[9,10,24]，HSCTでは64～100%[19]と報告されており，大きな副反応は報告されていない[12]．

e. インフルエンザ

SOT後患者では，インフルエンザ罹患後に肺炎の発症率が8.2～32%と多く，人工呼吸器管理や集中治療を要する症例もあり，死亡率は0～8.3%と重症化しやすいことが報告されている[31-33]．また，HSCT後の患者においても重要な感染症の一つであり，無治療では死亡率は10～15%にものぼる．肺炎を合併した際にも死亡率は高く，特に慢性GVHDがあるような場合には移植後数年経過してからでも致死的な感染症を発症しうる[4,34]．

SOT患者におけるインフルエンザワクチンの効果は，多数の報告がなされている．健常人と比較した場合に同等の抗体反応が得られたという報告がある一方で，抗体上昇率が低いとも報告されている[35,36]．しかし成人腎移植後患者では，術後インフルエンザワクチン接種群は非接種群と比較してグラフト予後，生命予後がよいとも報告されており[37]，ASTでもSOT患者はインフルエンザワクチン接種が推奨されている．原則としてSOT後3～6か月からの接種開始が推奨されている．流行期にはSOT後1か月からの接種開始も可能であるが，効果は減弱する可能性がある[36,38]．HSCTでは移植後6か月からの接種が推奨されるが，アウトブレイク時にはHSCT後4か月からの接種も考慮される．ただし，HSCT後6か月未満でのインフルエンザワクチン接種では抗体の上昇は認めなかったという報告もある[39]．ワクチン接種によるインフルエンザ発症予防効果は，HSCT後の6か月以降の接種で80%という結果が得られており，毎年の接種が推奨される[40]．

SOT，HSCTともに経鼻生ワクチンの安全性と効果に関しては十分なデータがなく，不活化ワクチンが存在するため，生ワクチンは推奨されない．また，移植患者と接触する家族や医療従事者も不活化インフルエンザワクチンの接種が推奨される．

f. 肺炎球菌

侵襲性肺炎球菌感染症は，SOT，HSCT後患者はともに発症リスクが高い．ワクチン導入以前の研究では，5歳未満での健常小児の発症率が10万人当たり35～68.3人の頻度であったのに対し，SOT後の小児患者では10万人当たり176人の発症頻度と有意に高かった[41]．HSCTでも，移植後1年間はオプソニン活性が不十分であり，侵襲性肺炎球菌感染症のリスクが高い[15]．HSCT後の侵襲性肺炎球菌感染症をまとめた研究では，38%がICU入室を必要とした[42]．移植後の発症時期の中央値は，SOT後20か月[41]，HSCT後18か月[42]であり，また，移植後患者における肺炎球菌感染症は小児患者でも発症年齢が高い傾向があるため（自施設未発表データ），乳幼児でなくても移植後に優先的に推奨すべき重要なワクチンの一つである．

SOT後患者には，まず13価結合型肺炎球菌ワクチン（13-valent pneumococcal conjugated vaccine：PCV 13）の接種を行う．SOT患者に対するPCV後の23価莢膜ポリサッカライド肺炎球菌ワクチン（23-valent polysaccharide pneumococcal vaccine：PPSV 23）接種によりブースター効果が認められており[43]，2歳以上では，PCV13から8週間以上あけてPPSV23を追加で接種することが推奨される．

HSCT後2年未満でのPPSV23接種では抗体の反応が悪く，抗体が上昇したものでも抗体価は次第に低下することが観察された．そのため，PPSV23の接種は移植後1年以降に推奨されている[13,15]．一方でPCVはHSCT後3回接種により，移植後1年での接種でも良好な反応が得られている[13,15]．そのため，PCVをHSCT後3～6か月から接種を開始し，12か月以降でPPSV23を追加接種する[4]．

g. インフルエンザ菌b型（*Haemophilus influenzae* type b：Hib）

小児に対しては，移植後でも定期接種でのスケジュール，キャッチアップスケジュールに従った接種が推奨される．SOT後におけるHibワクチンに関する研究はきわめて少なく，成人での腎移植患者で抗体価の上昇はコントロール群と有意差を認めなかったという小規模スタディがあるのみである[44]．

HSCT後のHibワクチンによる防御レベルに上昇させるには，少なくとも2回の接種が必要とされている．移植後3，6，12，24か月の4回接種と，6，12，24か月の3回接種，12，24か月の2回接種を行い3か月開始群では3回目，6か月開始群では2回目の接種後に防御レベルの抗体価に上昇したが，24か月の接種後ではいずれの群も同等だった[45]．移植後2年間が最もハイリスクの時期でもあるため，早期の接種開始が望ましい．IDSAのガイドラインでは，HSCT後6〜12か月でHibワクチンの3回接種が推奨されている．

h.　B型肝炎ウイルス（hepatitis B virus：HBV）

HBVはHBc抗体陽性ドナーによる移植臓器を介した感染や続発する*de novo*肝炎，HBs抗原陽性レシピエントにおいて免疫抑制状態になることによる*de novo*肝炎のリスクが知られている[46]が，抗HBs免疫グロブリンや核酸アナログ製剤等を用いた予防対策がとられている．SOT患者におけるHBV感染は*de novo*肝炎のリスクのみならず，移植後のHBV感染により移植後患者の多くが慢性肝炎へ移行し，肝硬変・肝不全が重要な死因となることも報告されており[47]，HBVワクチンは優先的に接種すべきワクチンの一つである．

術前にHBVワクチン接種が完了し，抗体陽転化がみられた場合でも，術後には67%が抗体の陰転化を認める[48]．健常者においては，免疫獲得者は抗体価の低下にもかかわらず急性肝炎や慢性B型肝炎の発症予防効果が認められているため，経時的な抗体価の測定や抗体価の低下に伴うワクチンの追加接種は不要とされている[49]が，SOT患者におけるこの効果は証明されていない．したがって，現時点ではSOT患者においては，抗体価の定期的なフォローと，陰転化した場合の追加投与は考慮される．

HSCT後では，移植後6〜12か月で3回の接種が推奨される．HBVワクチン接種後の抗体陽転率は64%で，18歳以上，慢性GVHDの既往が不応のリスクであった[50]．HSCT後でもHBVワクチン3回接種後の抗体価が10 mIU/mLに達しなければ，さらに3回接種を行う．

i.　ジフテリア，百日咳，破傷風，ポリオ

SOT後に，ジフテリア，百日咳，破傷風，ポリオに対する予防接種が完了していない場合は，四種混合ワクチン（または三種混合ワクチン，不活化ポリオワクチン）は通常の定期接種のスケジュール，小児科学会のキャッチアップスケジュールに従い接種を完了させる．接種完了後に抗体陰性の場合の追加接種の是非や接種スケジュールは不明である．SOT前に接種した場合，これらの病原体に対する抗体価が減衰することが確認されており，また，SOT後の接種での長期の抗体陽転率は破傷風97〜100%，ジフテリア62〜89%，ポリオ55%である[51]．百日咳は，三種混合ワクチンを使用してSOT前後合わせて4回の接種スケジュールを完了した場合，百日咳の抗体陽転率は，PT 44.8%，FHA 69.0%である[52]．

HSCT後のジフテリア，破傷風およびポリオのワクチン効果をみた研究からは3回接種により高率に抗体の獲得が得られる[53]．7歳未満ではDTaPを3回，7歳以上ではDTaPを3回もしくはTdap+DTを2回が推奨されているが，米国ではDTaPが7歳以上で認可されていないこと，Tdap製剤があることからの推奨ではある．しかし，TdapではHSCT後の患者では，百日咳に対しての反応が不十分であり[54]，DTaPでの接種が望ましい．現在日本で入手可能な四種混合ワクチンでの知見はないが，上記推奨に準じて四種混合ワクチンの3回接種を行うのが現実的であろう．ただし，免疫正常者での10歳以上では局所反応が強く出ることが知られているため，局所反応や全身反応が強く出た場合には2回目以降での接種での減量を考慮してもよいと思われる．

j.　日本脳炎

SOT患者，HSCT患者における日本脳炎ワクチンの有効性・安全性を検討した研究はほとんどない．定期接種で定められているスケジュール，キャッチアップスケジュールに従い接種を進め，流行地へ行く際には特に考慮する．

k.　ヒトパピローマウイルス

ヒトパピローマウイルス（human papilloma virus：HPV）はSOT後患者において子宮頚部上皮内腫瘍や肛門性器腫瘍のリスクが20〜100倍に上昇する[55]．しかしSOT後患者におけるHPVワクチンに関する研究は少ない．47人に4価HPV接種を行った研究では，3回シリーズ終了後の抗体陽転率は血清型によりばらつきはあるものの53〜68%であり，初回接種後には22%に局所の疼痛を認めたものの安全に接種できていると報告されている[56]．

HSCT後の患者におけるHPVと腫瘍のリスクの関連はまだ十分に証明されておらず，HSCT後患者におけるHPVワクチンに関する研究もほとんどない．

I. その他

SOT，HSCT ともに移植後の BCG，ロタウイルスワクチン，経口生ポリオワクチン接種は行わない．

39.3　移植患者の家族に対するワクチン

SOT や HSCT を受けた免疫不全患者と同居する家族にもワクチン接種が推奨される．

不活化ワクチンは安全に使用できるため，通常のスケジュールに則って家族のワクチン接種を勧める．インフルエンザワクチンは不活化ワクチンを推奨し，経鼻生ワクチンは推奨されない．免疫不全者と同居する免疫正常者は水痘，麻しん，風しん，おたふくかぜワクチンを接種すべきであるが，水痘ワクチン接種後に発疹を認めた場合は，発疹が改善するまでは免疫不全患者との接触を避けるようにする．ロタウイルスワクチン接種後 4 週間は，高度免疫不全者はその排泄物の処理を避けるようにする．　**〔古市宗弘・宮入　烈〕**

文　献

1) 日本小児科学会が推奨する予防接種スケジュール．https://www.jpeds.or.jp/uploads/files/vaccine_schedule.pdf
2) 日本小児感染症学会：移植．小児の臓器移植および免疫不全状態における予防接種ガイドライン 2014，pp10-31，2014
3) Wimperis JZ, Prentice HG, *et al*：Transfer of a functioning humoral immune system in transplantation of T-lymphocyte-depleted bone marrow. *Lancet* **327**：339-343, 1986
4) Rubin LG, Levin MJ, *et al*：2013 IDSA clinical practice guideline for vaccination of the immunocompromised host. *Clin Infect Dis* **58**：e44-100, 2014
5) Danzinger-Isakov L, Kumar D：Guidelines for vaccination of solid organ transplant candidates and recipients. *Am J Transplant* **9**：S258-262, 2009
6) 日本小児科学会推奨の予防接種キャッチアップスケジュール．http://www.jpeds.or.jp/uploads/files/catch_up_schedule.pdf
7) Schaffer SA, Husain S, *et al*：Impact of adjuvanted H1N1 vaccine on cell-mediated rejection in heart transplant recipients. *Am J Transplant* **11**：2751-2754, 2011
8) Funaki T, Shoji K, *et al*：Serostatus following live attenuated vaccination administered before pediatric liver transplantation. *Liver Transpl* **21**：774-783, 2015
9) Shinjoh M, Hoshino K, *et al*：Updated data on effective and safe immunizations with live-attenuated vaccines for children after living donor liver transplantation. *Vaccine* **33**：701-707, 2015
10) Kawano Y, Suzuki M, *et al*：Effectiveness and safety of immunization with live-attenuated and inactivated vaccines for pediatric liver transplantation recipients. *Vaccine* **33**：1440-1445, 2015
11) 亀井宏一，宮園明典，ほか：免疫抑制薬内服中の腎疾患患者への弱毒生ワクチン接種の有効性と安全性についての検討．日本小児腎臓病学会雑誌 **24**：179-186，2011
12) 日本造血細胞移植学会：造血細胞移植ガイドライン 予防接種，2008
13) Ljungman P, Cordonnier C, *et al*：Vaccination of hematopoietic cell transplant recipients. *Bone Marrow Transplant* **44**：521-526, 2009
14) Heininger U, Seward JF：Varicella. *Lancet* **368**：1365-1376, 2006
15) Machado CM：Reimmunization after hematopoietic stem cell transplantation. *Expert Rev Vaccines* **4**：219-228, 2005
16) Weinberg A, Horslen SP, *et al*：Safety and immunogenicity of varicella-zoster virus vaccine in pediatric liver and intestine transplant recipients. *Am J Transplant* **6**：565-568, 2006
17) Khan S, Erlichman J, *et al*：Live virus immunization after orthotopic liver transplantation. *Pediatr Transplant* **10**：78-82, 2006
18) Posfay-Barbe KM, Pittet LF, *et al*：Varicella-zoster immunization in pediatric liver transplant recipients：safe and immunogenic. *Am J Transplant* **12**：2974-2985, 2012
19) Verolet CM, Posfay-Barbe KM：Live virus vaccines in transplantation：friend or foe? *Curr Infect Dis Rep* **17**：472, 2015
20) Kraft JN, Shaw JC：Varicella infection caused by Oka strain vaccine in a heart transplant recipient. *Arch Dermatol* **142**：943-945, 2006
21) Levitsky J, Te HS, *et al*：Varicella infection following varicella vaccination in a liver transplant recipient. *Am J Transplant* **9**：880-882, 2002
22) Turner A, Jeyaratnam D, *et al*：Measles-associated encephalopathy in children with renal transplants. *Am J Transplant* **6**：1459-1465, 2006
23) Kalman S, Bakkaloglu SA, *et al*：A rare communicable disease in a child with renal transplantation. *Pediatr Transplant* **6**：432-434, 2002
24) Kano H, Mizuta K, *et al*：Efficacy and safety of immunization for pre- and post-liver transplant children. *Transplanation* **74**：543-550, 2002
25) Kidd IM, Booth CJ, *et al*：Measles-associated encephalitis in children with renal transplants：a predictable effect of waning herd immunity? *Lancet* **362**：832, 2003
26) Hau M, Schwartz KL, *et al*：Local public health response to vaccine-associated measles：case report. *BMC Public Health* **13**：269, 2013
27) Mazariegos GV, Green M, *et al*：Rubella infection after orthotopic liver transplantation. *Pediatr Infect Dis J* **13**：161-162, 1994
28) Gualberto FA, de Oliveira MI, *et al*：Fulminant encephalitis associated with a vaccine strain of rubella virus. *J Clin Virol* **58**：737-740, 2013
29) Baas MC, van Donselaar KA, *et al*：Mumps：not an innocent bystander in solid organ transplantation. *Am J Transplant* **9**：2186-2189, 2009
30) Aiello FB, Calabrese F, *et al*：Mumps-associated nephritis mimicking acute rejection in a patient under chronic dialysis treatment because of graft dysfunction. *Transpl Int* **15**：523-524, 2002
31) Kumar D, Michaels MG, *et al*：Outcomes from pandemic influenza A H1N1 infection in recipients of solid-organ transplants：a multicentre cohort study. *Lancet Infect Dis* **10**：521-526, 2010
32) Gavaldà J, Cabral E, *et al*：Influenza A H1N1/2009 infection in pediatric solid organ transplant recipients. *Transpl Infect Dis* **14**：584-588, 2012
33) Mauch TJ, Myers T, *et al*：Influenza B virus infection in

pediatric solid organ transplant recipients. *Pediatrics* **94**：225-229, 1994
34) Ljungman P, Avetisyan G：Influenza vaccination in hematopoietic SCT recipients. *Bone Marrow Transplant* **42**：637-641, 2008
35) Birdwell KA, Ikizler MR, *et al*：Decreased antibody response to influenza vaccination in kidney transplant recipients：a prospective cohort study. *Am J Kidney Dis* **54**：112-121, 2009
36) Kumar D, Blumberg EA, *et al*：Influenza vaccination in the organ transplant recipient：review and summary recommendations. *Am J Transplant* **11**：2020-2030, 2011
37) Hurst FP, Lee JJ, *et al*：Outcomes associated with influenza vaccination in the first year after kidney transplantation. *Clin J Am Soc Nephrol* **6**：1192-1197, 2011
38) Kumar D, Morris MI, *et al*：Guidance on novel influenza A/H1N1 in solid organ transplant recipients. *Am J Transplant* **10**：18-25, 2010
39) Engelhard D, Nagler A, *et al*：Antibody response to a two-dose regimen of influenza vaccine in allogeneic T cell-depleted and autologous BMT recipients. *Bone Marrow Transplant* **11**：1-5, 1993
40) Machado CM, Cardoso MR, *et al*：The benefit of influenza vaccination after bone marrow transplantation. *Bone Marrow Transplant* **36**：897-900, 2005
41) Tran L, Hébert D, *et al*：Invasive pneumococcal disease in pediatric organ transplant recipients：a high-risk population. *Pediatr Transplant* **9**：183-186, 2005
42) Torda A, Chong Q, *et al*：Invasive pneumococcal disease following adult allogeneic hematopoietic stem cell transplantation. *Transpl Infect Dis* **16**：751-759, 2014
43) Barton M, Wasfy S, *et al*：Seven-valent pneumococcal conjugate vaccine in pediatric solid organ transplant recipients：a prospective study of safety and immunogenicity. *Pediatr Infect Dis J* **28**：688-692, 2009
44) Sever MS, Yildiz A, *et al*：Immune response to Haemophilus influenzae type B vaccination in renal transplant recipients with well-functioning allografts. *Nephron* **81**：55-59, 1999
45) Vance E, George S, *et al*：Comparison of multiple immunization schedules for Haemophilus influenzae type b-conjugate and tetanus toxoid vaccines following bone marrow transplantation. *Bone Marrow Transplant* **22**：735-741, 1998
46) Roche B, Samuel D, *et al*：De novo and apparent de novo hepatitis B virus infection after liver transplantation. *J Hepatol* **26**：517-526, 1997
47) Wedemeyer H, Pethig K, *et al*：Long-term outcome of chronic hepatitis B in heart transplant recipients. *Transplanation* **66**：1347-1353, 1998
48) Leung DH, Ton-That M, *et al*：High prevalence of hepatitis B nonimmunity in vaccinated pediatric liver transplant recipients. *Am J Transplant* **15**：535-540, 2015
49) European Consensus Group on Hepatitis B Immunity：Are booster immunisations needed for lifelong hepatitis B immunity? *Lancet* **355**：561-565, 2000
50) Jaffe D, Papadopoulos EB, *et al*：Immunogenicity of recombinant hepatitis B vaccine（rHBV）in recipients of unrelated or related allogeneic hematopoietic cell（HC）transplants. *Blood* **108**：2470-2475, 2006
51) Eckerle I, Rosenberger KD, *et al*：Serologic vaccination response after solid organ transplantation：a systematic review. *PLoS One* **8**：e56974, 2013
52) Ito K, Kasahara M, *et al*：High rate of vaccine failure after administration of acellular pertussis vaccine pre- and post-liver transplantation in children at a children's hospital in Japan. *Transpl Infect Dis* 2015：[Epub ahead of print]
53) Li Volti S, Mauro L, *et al*：Immune status and immune response to diphtheria-tetanus and polio vaccines in allogeneic bone marrow-transplanted thalassemic patients. *Bone Marrow Transplant* **14**：225-227, 1994
54) Small TN, Zelenetz AD, *et al*：Pertussis immunity and response to tetanus-reduced diphtheria-reduced pertussis vaccine（Tdap）after autologous peripheral blood stem cell transplantation. *Biol Blood Marrow Transpl* **15**：1538-1542, 2009
55) Munksgaard B：Human papillomavirus infection. *Am J Transplant* **4**：95-100, 2004
56) Kumar D, Unger ER, *et al*：Immunogenicity of quadrivalent human papillomavirus vaccine in organ transplant recipients. *Am J Transplant* **13**：2411-2417, 2013

40 予防接種の法的基盤と救済法

わが国の予防接種は，いまから遡ること160年余り前の1849（嘉永2）年の種痘で始まったが，現在の予防接種法につながる立法措置は，1909（明治42）年の種痘法の施行を待たねばならなかった．さらに，第二次世界大戦終戦後は，GHQ指導による近代公衆衛生によって当時まん延していた感染症を征圧するため，積極的に予防接種を進めることとなり，予防接種法が1948（昭和23）年に制定された．この法律は，4回改正されて今日に至っている．ここでは，わが国の予防接種事業ならびに予防接種法の歴史的発展，現行法の概要等，ならびに課題と展望について概括する．

40.1 歴史的発展

予防接種法は1948（昭和23）年制定後，1976（昭和51）年，1994（平成6）年，2001（平成13）年および2013（平成25）年の四次にわたり大きな法改正が行われている．その骨子は，対象とする疾患を国民への流行状況等により見直したこと，国民の義務規定について罰金を伴う義務接種から漸次緩和したこと，健康被害救済を手厚くしたこと，副反応疑い報告制度を医療従事者に義務化したことの4点が，それぞれ改正をマクロでみた場合のトレンドといえよう．法改正を含む主要な感染症関連の事項を経年的にまとめ，表40.1に示す．

40.2 現行予防接種法

40.2.1 概要

予防接種法（昭和23年法律第68号）は，総則，予防接種基本計画等，定期の予防接種等の実施，定期の予防接種等による健康被害の救済措置，雑則の全6章29条および附則からなる基本的な衛生法規の一つである．予防接種法の概要は，図40.1と表40.2に示す．

まず，第1章総則では，第1条に目的規定をおき，予防接種による公衆衛生の向上とあわせて予防接種による健康被害の迅速な救済の二つを法の目的として掲げ，第2条では予防接種法により予防接種を行う疾病を列挙している．2013（平成25）年改正では，対象疾病として，A類疾病（1類疾病から名称変更）にHib感染症，肺炎球菌感染症（小児がかかるものに限る），ヒトパピローマウイルス感染症を追加する改正が行われた．現在，わが国では，A類疾病13種類，B類疾病2種類の予防接種が公的に行われており，それを図40.2に示す．

次いで，第2章予防接種基本計画等では，予防接種施策の総合的な推進を図るため，厚生労働大臣は，「予防接種の総合的な推進を図るための計画」（予防接種基本計画）を策定することとしており，2013（平成25）年改正において創設された規定である．予防接種基本計画の概要は，図40.3に示す．

第3章定期の予防接種の実施では，第5条で定期的に行う「定期の予防接種」の実施義務を市町村長に課すこととし，国民には第9条で「（予防接種を）受けるよう努めなければならない」といういわゆる「努力義務規定」をおいているが，B類疾病は，個人の重症化予防という個人の選択による部分が大きいため，定期予防接種については「努力義務」を課さないこととしている．また，法に定められた疾病のまん延防止上緊急の際は，対象者と接種期間を特定して予防接種を行う臨時の予防接種を規定する（第6条）とともに予防接種の禁忌を第7条で示している．

第4章定期の予防接種等の適正な実施のための措置では，副反応疑い報告制度（第12条），健康被害の救済措置（第15条），給付の範囲（第16条）等を定めている．副反応疑い報告制度については，2013（平成25）年改正において，予防接種施策の適正な推進を図るため，いままで実施してきた副反応疑い報告制度を法律上に位置づけ，医療機関から厚生労働大臣への報告が義務化された．厚生労働大臣は，報告の状況について評価・検討組織（厚生科学審議会）に報告し，その意見を聴いて，必要な措置を講ずるものとされた（図40.4）．

また，健康被害の救済措置については，2001（平成13）年改正に対象疾病を類型化したことに対応して，努力義務を課すA類疾病（当時1類疾病）にかかわる予防接種による健康被害は改正前の水準のままとし，努力義務を課さないB類疾病（当時2類疾病）の予防接種は，自らの健康維持のための医療と類似しているので一般の医薬品による副作用の場合と同様の水準とすることとし，予防接種法に基づく救済という点では変わりないが，その給付額や支給方法等につい

表 40.1　予防接種制度と社会状況の変化

	社会状況	予防接種制度の主な変更
1948 年 (昭和 23 年)	・感染症の患者・死者が多数発生 ・感染症の流行がもたらす社会的損失防止が急務 ・社会防衛の強力な推進が必要	・痘そう，百日せき，腸チフス等 12 疾病を対象 ・罰則付きの接種の義務付け
1976 年 (昭和 51 年)	・感染症の患者・死者が減少 ・予防接種による健康被害が社会問題化 ・腸チフス等について，予防接種以外の有効な予防手段が可能に	・腸チフス，パラチフス等を対象から除外し，風しん，麻しん，日本脳炎を追加 ・臨時の予防接種を一般臨時と緊急臨時に区分 ・罰則なしの義務接種(緊急臨時を除く) ・健康被害救済制度を創設
1994 年 (平成 6 年)	・感染症の患者・死者が激減 ・医療における個人の意思の尊重 ・予防接種禍訴訟における司法判断	・痘そう，コレラ，インフルエンザ，ワイル病を対象から削除し，破傷風を追加 ・義務規定から努力義務規定へ ・一般臨時の予防接種の廃止
2001 年 (平成 13 年)	・公衆衛生水準，医療水準は飛躍的に向上 ・インフルエンザ予防接種率の低下 ・高齢者におけるインフルエンザの集団感染や症状の重篤化が社会問題化	・高齢者のインフルエンザを追加(二類) ・1 類疾病 ＝ 努力義務あり，接種勧奨 2 類疾病 ＝ 努力義務なし(個人の判断による)
2011 年 (平成 23 年)	・平成 21 年に新型インフルエンザ(A/H1N1)発生 ・今後同様の事態に備え，緊急的な対応	・新たな臨時接種の創設 ・接種勧奨規定の創設
2013 年 (平成 25 年)	・他の先進諸国との「ワクチン・ギャップ」の解消 ・予防接種制度についての幅広い見直し	・Hib 感染症，小児の肺炎球菌感染症，ヒトパピローマウイルス感染症を追加(A 類) ・予防接種基本計画の策定 ・副反応疑い報告制度の法定化
2014 年 (平成 26 年)	・さらなる「ワクチン・ギャップ」の解消	・水痘(A 類)，高齢者の肺炎球菌感染症(B 類)を追加
2016 年 (平成 28 年)	・さらなる「ワクチン・ギャップ」の解消	・B 型肝炎(A 類)を追加

ては，独立行政法人医薬品医療機器総合機構法の定めを参酌したものとなっている．

40.2.2　法体系

予防接種体系を規定する基本的な法律は予防接種法であるが，それを根拠法とする政令，省令，局長・課長通知等により現行体制が成り立っている．まず，法律が制度の大枠を定め，接種の対象年齢，健康被害救済の具体的内容等は政令である予防接種法施行令によって定められている．この措置は，知見の蓄積や感染症の罹患状況等の変化によって，対象年齢や救済水準の変更等が必要となった場合に柔軟に対応できる道を設けたものと理解されている．さらに，予防接種法施行規則ならびに予防接種実施規則の二つの省令によって，接種体制等のシステム上の問題，救済給付の申請手続や具体的な接種に当たっての技術的注意点等が明示されている．また，予防接種による健康被害を未然に防ぐ観点から，公益財団法人予防接種リサーチセンターでは，接種実施者向けの「予防接種必携」および「予防接種ガイドライン」と，被接種者向けの啓発資料「予防接種と子どもの健康」を作成して関係方面に配布している．

なお，具体的な法規および通知等は文献 1，2 を参照いただきたい．

40.2.3　健康被害の救済

ワクチン接種後の健康被害は関係者がいかに注意を払っても極めて希ではあるが不可避的に起こりうるものがあることから，迅速に救済することは，予防接種に対する被接種者への対応としても，信頼を確保し円滑な接種体制を確保するためにも必要である．そのため，1970（昭和 45）年以降閣議了解による救済措置がとられてきたが，1976（昭和 51）年の予防接種法改正で法の中に組み込まれ，1994（平成 6）年改正では，法の目的規定に加えられるとともに，救済措置の充実（保健福祉事業の法定化，救済給付金額の改善，介護加算制度の創設等）が図られた．健康被害認定を受けようとする申請者は，必要書類を添えて市町村に訴え出，市町村は自らの「予防接種健康被害調査委員会」の意見を添えて，都道府県を経由して厚生労働大臣の認定を求めることとなっている．厚生労働大臣は，大臣の諮問機関である「疾病・障害認定審査会」に諮問し答申を得たうえで，認定の可否を決することとなっている．健康被害救済制度の変遷を表 40.3 に，

目的

○ 伝染のおそれがある疾病の発生及びまん延を予防するために公衆衛生の見地から予防接種の実施その他必要な措置を講ずることにより、国民の健康の保持に寄与する
○ 予防接種による健康被害の迅速な救済を図る

予防接種の実施

○対象疾病
■ A類疾病（主に集団予防、重篤な疾患の予防に重点。本人に努力義務。接種勧奨有り）
ジフテリア、百日せき、急性灰白髄炎（ポリオ）、麻しん（はしか）、風しん、日本脳炎、破傷風、結核、Ｈｉｂ感染症、小児の肺炎球菌感染症、ヒトパピローマウイルス感染症（子宮頸がん予防）、水痘※、B型肝炎※、痘そう（天然痘）※
■ B類疾病（主に個人予防に重点。努力義務無し。接種勧奨無し。）
インフルエンザ、高齢者の肺炎球菌感染症※
※は政令事項。（なお、現在痘そうの定期接種は実施していない。）

○定期の予防接種（通常時に行う予防接種）
・実施主体は市町村。費用は市町村負担（経済的理由がある場合を除き、実費徴収が可能。）

○臨時の予防接種
・まん延予防上緊急の必要があるときに実施。実施主体は都道府県又は市町村。
・努力義務を課す臨時接種と、努力義務を課さない臨時接種（弱毒型インフルエンザ等を想定）がある。

計画及び指針の策定

○ 厚生労働大臣は、予防接種施策の総合的かつ計画的な推進を図るため、**予防接種基本計画**を策定しなければならない。
○ 厚生労働大臣は、特に予防接種を推進する必要がある疾病について、**個別予防接種推進指針**を予防接種基本計画に即して定めなければならない（現在は麻しん、風しん、結核、インフルエンザ）

副反応報告制度

○ 医療機関等は、予防接種による**副反応を知ったときは、独立行政法人医薬品医療機器総合機構※へ報告。**
○ 厚生労働大臣は、報告の状況について審議会に報告し、必要に応じて**予防接種の適正な実施のために必要な措置**を講ずる。
○ 副反応報告に係る**情報の整理及び調査は（独）医薬品医療機器総合機構に委託**可能。

健康被害救済制度

○ 予防接種により健康被害が生じた場合には、医療費・医療手当、死亡した場合の補償（死亡一時金等）、障害年金等が支払われる。

審議会への意見聴取

○ 厚生労働大臣は、予防接種施策の立案に当たり、専門的な知見を要する事項について、**厚生科学審議会の意見を聴かなければならない。**
（例）定期接種の対象年齢・使用ワクチンの決定、予防接種基本計画の策定・変更など
※　その他、国等の責務規定など所要の規定が存在

図 40.1　予防接種法の概要

現在の健康被害救済制度を図 40.5 に，健康被害に対する給付額を表 40.4 に，これまでの給付区分・ワクチン別認定数を表 40.5 に示した．

わが国の従来の救済制度の基本的な考え方である「厳密な医学的な因果関係までは必要とせず，接種後の症状が予防接種によって起こることを否定できない場合も対象とする」に則って，救済に係る審査を実施している．

なお，2001（平成 13）年 4 月以降は，情報公開法の施行に伴い，各種行政情報の開示が求められるようになったことから，厚生労働省のホームページ上で審議会の審議概要の公表が始まり，認定・否認定の判断について個人情報に触れていない範囲でインターネット上で閲覧できるようになっている．

40.3　予防接種の課題と展望

40.3.1　より安全な予防接種を目指して

予防接種により多くの感染症が克服され，わが国の健康指標を世界最高水準のものにするのに大きな貢献をなしたと考えられている．しかしながら，感染症の目前の脅威が減じたために，予防接種法により一層の配慮のもとに進めなければならなくなっている．その

表 40.2　予防接種法における予防接種の類型

	定期接種(5条1項)		臨時接種(6条1項又は2項)	新臨時接種(6条3項)
	A類疾病	B類疾病		
考え方	人から人に伝染することによるその発生及びまん延を予防するため，又はかかった場合の病状の程度が重篤になり，若しくは重篤になるおそれがあることからその発生及びまん延を予防するために，定期的に行う必要がある(社会防衛)	個人の発病又はその重症化を防止し，併せてこれによりそのまん延の予防に資することを目的として，定期的に行う必要がある(個人予防)	まん延防止上 緊急の必要がある	まん延防止上 緊急の必要がある 〔臨時接種対象疾病より病原性が低いものを想定〕
実施主体	市町村	市町村	都道府県(国が指示又は自ら実施) 市町村(都道府県が指示) 〔厚生労働大臣が疾病を定めた場合に実施〕	市町村 (国が都道府県を通じて指示) 〔厚生労働大臣が疾病を定めた場合に実施〕
接種の努力義務	あり	なし	あり	なし
勧奨	あり	なし	あり	あり
接種費用の負担	市町村 (一定割合を交付税措置)	市町村 (一定割合を交付税措置)	○都道府県が実施した場合 国1/2，都道府県1/2 ○市町村が実施した場合 国1/3，都道府県1/3，市町村1/3	国1/2 都道府県1/4 市町村1/4(低所得者分のみ)
	低所得者以外から 実費徴収可能	低所得者以外から 実費徴収可能	実費徴収不可	低所得者以外から 実費徴収可能
健康被害救済に係る給付金額(例)	障害年金(1級) 498万円/年 死亡一時金 4,360万円	障害年金(1級) 277万円/年 遺族一時金 726万円	障害年金(1級) 498万円/年 死亡一時金 4,360万円	【B類定期とA類定期・臨時の間の水準】 障害年金(1級) 387万円/年 死亡一時金 3,390万円 (※被害者が生計維持者の場合)
対象疾病	ジフテリア 百日せき 急性灰白髄炎(ポリオ) Hib等	インフルエンザ (高齢者に限る)	A類疾病及びB類疾病のうち厚生労働大臣が定めるもの	B類疾病(インフルエンザ)のうち厚生労働大臣が定めるもの

単価は平成30年4月現在　千の位を四捨五入

ためには，対象疾病ごとに予防接種のメリット・デメリットを定期的に見直す努力がなされなければならない．

40.3.2　予防接種事業の危機管理

健康危機管理の意識が高まるにつれて，まれな健康障害と思われる事例が生じた場合の対応の瑕疵（法律上の欠点・欠陥）が問題視されるようになっている．2000（平成12）年にある県で，ポリオワクチンの接種後，2例の健康障害を疑わせる事例が生じた．その際，ワクチン接種が異常な健康問題を生じたかどうかは比較的容易に判断されうる事例でありながら，県当局は接種を一時見合わせる措置をとったが，法で求められる事業を中止するのに足る十分な科学的根拠等の検証が行われ，この事例から学び，対応のマニュアルが作成されている[4]．

40.3.3　各種ワクチンの活用

予防接種法に基づいて公的に行われる予防接種は，一般国民に幅広く受けてもらうものを対象としているが，数多くのワクチンのメリットを享受できる特定の人々も多い．たとえば，東南アジア・アフリカ等A型肝炎流行地域に行くおおむね青壮年齢層以下の人々にはA型肝ワクチンが奨められる．このような特定の受益者を対象としたワクチンは今後も出現してくるものと思われる．これらを積極的に利用する国民啓発が今後は必要となろう．

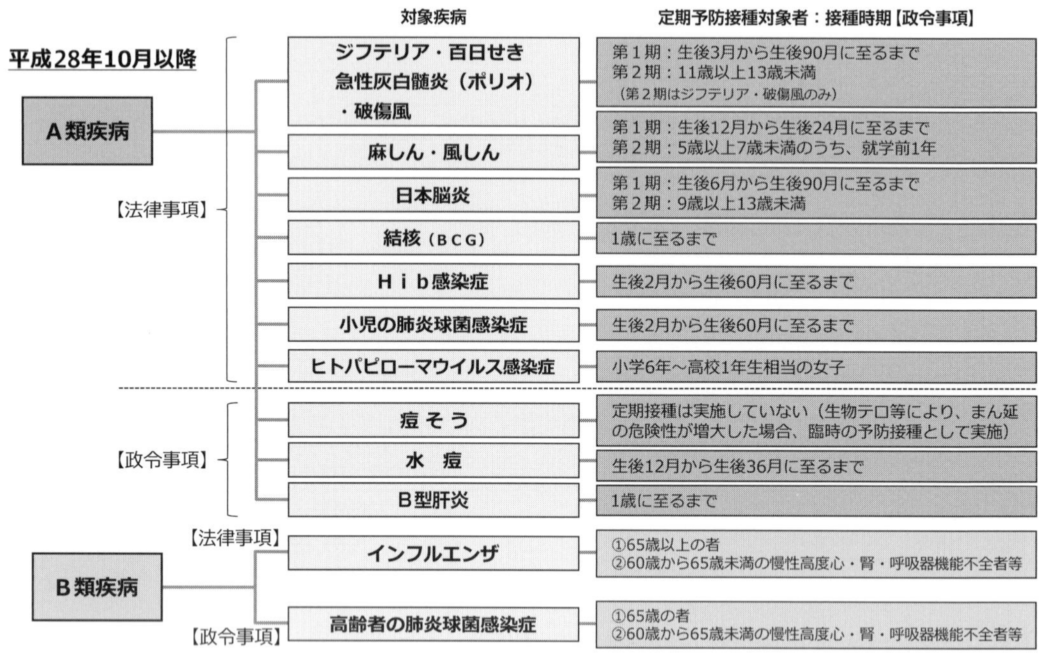

図 40.2　定期接種の対象者

※1　日本脳炎について，平成 7 年度～平成 18 年度生まれの者（積極的勧奨の差し控えにより接種機会を逃した者）は，20 歳になるまで定期接種の対象.

※2　長期にわたり療養を必要とする疾病にかかったこと等によりやむを得ず接種機会を逃した者は，快復時から 2 年間（高齢者の肺炎球菌感染症のみ 1 年間．一部上限年齢あり）は定期接種の対象.

※3　高齢者の肺炎球菌感染症は平成 30 年度までの間，対象者を拡大する経過措置を設けている.

第１　予防接種に関する施策の総合的かつ計画的な推進に関する基本的な方向

○「予防接種・ワクチンで防げる疾病は予防すること」を基本的な理念とすること。
○予防接種の効果及びリスクについて、科学的根拠を基に比較衡量する。

第２　国、地方公共団体その他関係者の予防接種に関する役割分担に関する事項

国：定期接種の対象疾病等の決定及び普及啓発等。
都道府県：関係機関等との連携及び保健所等の機能強化等。
市町村：適正かつ効率的な予防接種の実施、健康被害の救済等。
医療関係者：予防接種の実施、医学的管理等。
製造販売業者：安全かつ有効なワクチンの研究開発、安定的な供給等。
被接種者及び保護者：正しい知識を持ち、自らの意思で接種することについて十分認識・理解。
その他（報道機関、教育関係者、各関係学会等）：予防接種の効果及びリスクに関する普及啓発等。

第３　予防接種に関する施策の総合的かつ計画的な推進に係る目標に関する事項

○当面の目標を「ワクチン・ギャップ」の解消、接種率の向上、新たなワクチン開発、普及啓発等とする。
○おたふくかぜ、B型肝炎及びロタウイルス感染症について、検討した上で必要な措置を講じる。
○予防接種基本計画は少なくとも５年毎に再検討。必要があるときは、変更。

第４　予防接種の適正な実施に関する施策を推進するための基本的事項

○ワクチンの価格に関する情報の提供。
○健康被害救済制度については、客観的かつ中立的な審査を実施。制度の周知等を実施。
○接種記録については、母子健康手帳の活用を図る。国は、予防接種台帳のデータ管理の普及及び活用について検討。

第５　予防接種の研究開発の推進及びワクチンの供給の確保に関する施策を推進するための基本的事項

○６つのワクチン（ＭＲワクチンを含む混合ワクチン、ＤＰＴ－ＩＰＶを含む混合ワクチン、改良されたインフルエンザワクチン、ノロウイルスワクチン、ＲＳウイルスワクチン及び帯状疱疹ワクチン）を開発優先度の高いワクチンとする。
○危機管理の観点から、ワクチンを国内で製造できる体制を整備する必要。

第６　予防接種の有効性及び安全性の向上に関する施策を推進するための基本的事項

○科学的根拠に基づくデータを収集。有効性及び安全性を向上。
○定期接種の副反応報告については、審議会において定期的に評価、検討及び公表する仕組みを充実。

第７　予防接種に関する国際的な連携に関する事項

○ＷＨＯ等との連携を強化。
○諸外国の予防接種制度の動向等の把握に努める。

第８　その他予防接種に関する施策の総合的かつ計画的な推進に関する重要事項

○同時接種、接種間隔等について、分科会等で検討。
○衛生部局以外の部局との連携を強化。

図 40.3　予防接種基本計画（平成 26 年 3 月厚生労働省告示第 121 号）の概要

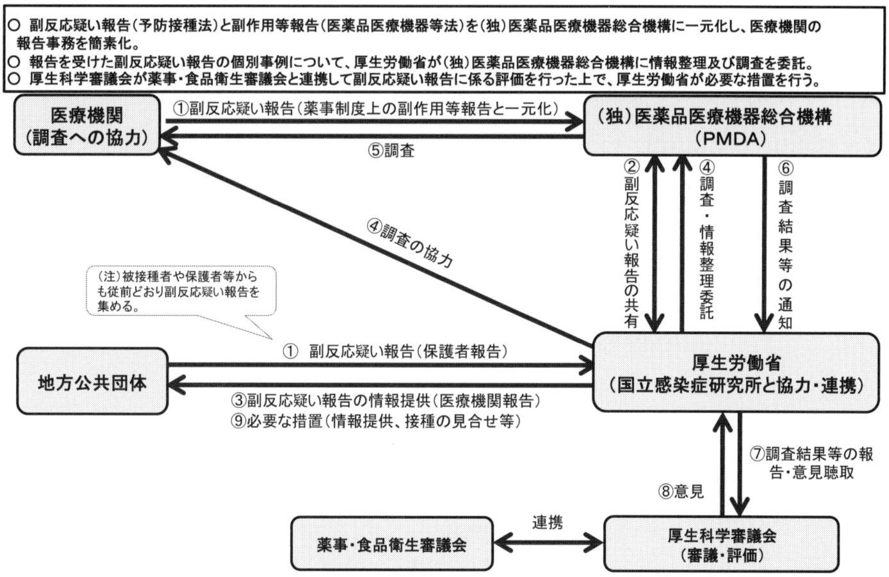

図 40.4　副反応疑い報告制度

表 40.3　健康被害救済制度の変遷

	経　緯	給付額
1970 年 （昭和 45 年）	「閣議了解」 予防接種健康被害に対する救済措置が講じられる（医療費，後遺症一時金及び弔慰金の給付）	○後遺症一時金　130～330 万円 ○弔慰金　270～330 万円
1976 年 （昭和 51 年）	「予防接種法改正」 予防接種による健康被害に対する法的救済制度が創設される（医療費・医療手当，障害児養育年金，障害年金，死亡一時金，葬祭料）	○障害児養育年金　216～624 千円 ○障害年金　816～1,668 千円 ○死亡一時金　11,700 千円 ○葬祭料　44 千円
1994 年 （平成 6 年）	「予防接種法改正」 法の目的に「予防接種による健康被害の迅速な救済を図ること」が追加され，保健福祉事業が法定化されるとともに，給付設計の抜本的見直しによる救済給付額の大幅な改善及び介護加算制度の創設等の措置が講じられる	○障害児養育年金（※）　1,205～2,332 千円 ○障害年金（※）　2,892～5,643 千円 ○死亡一時金　42,100 千円 ○葬祭料　149 千円 （※）介護加算額を含む.
2001 年 （平成 13 年）	「予防接種法改正」 二類疾病の定期の予防接種について ①個人予防目的に比重 ②義務が課されていない ことから，一般の医薬品副作用被害救済と同程度の救済給付水準とした	（一類疾病） ○障害児養育年金（※）　1,244～2,422 千円 ○障害年金（※）　2,983～5,839 千円 ○死亡一時金　43,500 千円 ○葬祭料　179 千円 （二類疾病） ○障害年金　2,209～2,762 千円 ○遺族年金　2,416 千円 ○遺族一時金　7,247 千円 ○葬祭料　179 千円 （※）介護加算額を含む.

※医療費については，1970（昭和 45）年から現在において，自己負担相当額を給付.

40.3.4　感染症対策とリンケージ強化

本来，予防接種は感染症対策の一環として進められるもので，進歩しつつある感染症の治療診断レベルとも大きな関係を持つものである．2001（平成 13）年の予防接種法改正では，特定の予防接種推進のための指針を大臣告示として作成することとなり，そのことで感染症法による特定感染症予防指針と一体として作ることも許されるようになり，感染症法と予防接種法

- ○ 予防接種の副反応による健康被害は、極めてまれではあるが不可避的に生ずるものであることを踏まえ、接種に係る過失の有無にかかわらず、迅速に救済。
- ○ 予防接種法に基づく予防接種を受けた方に健康被害が生じた場合、その健康被害が接種を受けたことによるものであると厚生労働大臣が認定したときは、市町村より給付。
- ○ 専門家により構成される疾病・障害認定審査会において、因果関係に係る審査。

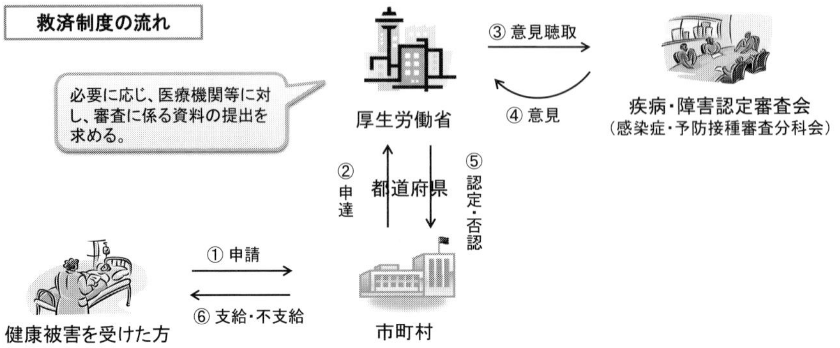

図 40.5　予防接種健康被害救済制度

表 40.4　予防接種に係る健康被害に対する給付額の比較

	臨時接種及び A 類疾病の定期接種	B 類疾病の定期接種	(参考)医薬品副作用被害救済制度 生物由来製品感染等被害救済制度
医療費	健康保険等による給付の額を除いた自己負担分(入院相当に限定しない)	A 類疾病の額に準ずる (入院相当)	健康保険等による給付の額を除いた自己負担分(入院相当)
医療手当	通院 3 日未満(月額)　34,400 円 通院 3 日以上(月額)　36,400 円 入院 8 日未満(月額)　34,400 円 入院 8 日以上(月額)　36,400 円 同一月入通院(月額)　36,400 円	A 類疾病の額に準ずる	通院 3 日未満(月額)　34,400 円 通院 3 日以上(月額)　36,400 円 入院 8 日未満(月額)　34,400 円 入院 8 日以上(月額)　36,400 円 同一月入通院(月額)　36,400 円 (通院は入院相当に限定)
障害児養育年金	1 級(年額)　1,557,600 円 2 級(年額)　1,246,800 円		1 級(年額)　865,200 円 2 級(年額)　692,400 円
障害年金	1 級(年額)　4,981,200 円 2 級(年額)　3,985,200 円 3 級(年額)　2,989,200 円	1 級(年額)　2,767,200 円 2 級(年額)　2,214,000 円	1 級(年額)　2,767,200 円 2 級(年額)　2,214,000 円
死亡した場合の補償	死亡一時金　43,600,000 円	・生計維持者でない場合 遺族一時金　7,261,200 円 ・生計維持者である場合 遺族年金(年額)　2,420,400 円 (10 年を限度)	・生計維持者でない場合 遺族一時金　7,261,200 円 ・生計維持者である場合 遺族年金(年額)　2,420,400 円 (10 年を限度)
葬祭料	206,000 円	A 類疾病の額に準ずる	206,000 円
介護加算	1 級(年額)　842,300 円 2 級(年額)　561,500 円		

(注 1)単価は 2018（平成 30）年 4 月現在
(注 2)具体的な給付額については，政令で規定
(注 3)B 類疾病の定期接種に係る救済額については，医薬品副作用被害救済制度の給付額を参酌して定めることとされている
(注 4)介護加算は，施設入所又は入院していない場合に，障害児養育年金又は障害年金に加算するもの
(注 5)新臨時接種(接種の勧奨は行うものの，接種の努力義務のかからない接種)については，給付の内容は A 類疾病の定期接種と同様ではあるものの，給付水準は A 類疾病の定期接種と B 類疾病の定期接種の中間的な水準としている

表 40.5　予防接種健康被害認定者数（2017(平成 29)年末現在）[3]

ワクチン	給付の種類				
	総　数	医療費・医療手当	障害児養育年金	障害年金	死亡一時金・遺族年金・遺族一時金・葬祭料
痘そう	285	43	0	202	40
D	2	1	0	1	0
P	4	0	0	3	1
DT	42	41	0	0	1
DP	34	3	0	24	7
DPT	239	169	11	41	18
DPT-IPV	12	8	3	0	1
IPV（不活化ポリオ）	3	3	0	0	0
ポリオ（経口生ポリオ）	179	44	22	102	11
麻しん	141	104	5	18	14
MMR	1,041	1,030	2	6	3
風しん	69	62	2	2	3
インフルエンザ（臨時）	132	94	0	20	18
インフルエンザ（定期）	32	28	0	3	1
肺炎球菌（小児）	16	13	2	0	1
肺炎球菌（高齢者）	28	27	0	0	1
日本脳炎	213	157	13	32	11
腸チフス・パラチフス	1	0	0	0	1
BCG	658	651	2	3	2
Hib	13	10	2	0	1
MR	59	49	7	1	2
HPV	21	21	0	0	0
水痘	9	6	2	0	1
合計	3,233	2,564	73	458	138

の一層の連携が図られることとなった．現在，インフルエンザ，蚊媒介感染症，結核，性感染症，風しん，麻しん，AIDS/HIV について，特定感染症予防指針がそれぞれ作成されている[5]．

まとめ

予防接種法は，大きな感染症対策の中の基軸的事業として，感染症および感染症を取り巻く環境を踏まえて柔軟に発展させられねばならず，実務の面においては，国民の理解を得ながら着実に実施されるべきものである．ここで述べたことが，予防接種法への理解を深めるうえで参考となれば望外の幸せである．

〔**厚生労働省**〕

文　献

1) 厚生労働省健康局結核感染症課監修：逐条解説予防接種法，中央法規出版，2013
2) 厚生労働省健康局長通知：予防接種法第 5 条第 1 項の規定による予防接種の実施について，平成 27 年 3 月 31 日健発 0331 第 51 号
3) 厚生労働統計協会編集：国民衛生の動向 2017/2018，厚生の指標 **64**(9)，2017
4) 公衆衛生審議会感染症部会ポリオ予防接種検討小委員会，ポリオワクチン接種後の健康障害報告への対応マニュアル（平成 12 年 8 月 31 日）
5) インフルエンザに関する特定感染症予防指針（平成 11 年 12 月 21 日厚生省告示第 247 号），後天性免疫不全症候群に関する特定感染症予防指針（平成 24 年 1 月 19 日厚生労働省告示第 21 号），性感染症に関する特定感染症予防指針（平成 12 年 2 月 2 日厚生省告示第 15 号），麻しんに関する特定感染症予防指針（平成 19 年 12 月 28 日厚生労働省告示第 442 号），風しんに関する特定感染症予防指針（平成 26 年 3 月 28 日厚生労働省告示第 122 号），結核に関する特定感染症予防指針（平成 19 年 3 月 30 日厚生労働省告示第 72 号），蚊媒介感染症に関する特定感染症予防指針（平成 27 年 4 月 28 日厚生労働省告示第 260 号）

41 予防接種の費用対効果

医療経済評価は，多くの国々において予防接種等の予防技術の導入の判断や，医療技術の保険償還において可否の判断等で政策決定に利用されてきている．一方，わが国においては，政策決定における医療経済評価の重要性はたびたび指摘されているものの，具体的な利用はなされていない状況にあった．

医療経済評価については，単に「お金」の話と誤解されることが多い．しかし，医療経済評価の目的は「限りある資源を有効に使うこと」であり，投資（費用）と結果（健康アウトカム）を同時に評価することで，期待される結果が投資した額に見合うかどうか，すなわち「費用対効果」を評価するものである．

41.1 医療経済評価の手法

医療経済評価の手法は，一般に①費用最小化分析（cost-minimization analysis），②費用効果分析（cost-effectiveness analysis），③費用効用分析（cost-utility analysis），④費用便益分析（cost-benefit analysis）に分けられる（表 41.1）[1]．

費用最小化分析とは，複数の選択肢（たとえば「ワクチン A」と「ワクチン B」）について効果が等しい場合に，どちらが安価であるかを比較する方法である．効果が等しいことが証明されていない場合には，費用のみを比較してもほとんど意味はなく，このような費用比較は費用最小化分析と称することはできない．

費用効果分析は，複数の選択肢（たとえば「予防接種あり」と「予防接種なし」）について，おのおのの「費用」と「効果」を計算し，比較検討する方法である．なお費用にはワクチンそのものの価格のみに限らず，接種に要する手技料等や，副反応が生じた場合の治療費等，当該医療技術に関連して発生するさまざまな費用項目を含むことが一般的である．仮にワクチンの価格が高いとしても，予防接種により感染症の罹患が減少し治療費が節約になるならば，逆に費用が安くなる場合もある．このように，予防接種ありの方が効果が高く，なおかつ費用が安いのであれば，予防接種は臨床効果の面からも経済的側面からも優れていると結論づけることについては，異論はないであろう．

しかし，予防接種ありの方が効果は上回るが，費用は予防接種なしの場合を上回ってしまう，という場合もありうる．この場合には，予防接種によって必要となる追加分の費用が，予防接種で得られる追加分の効果に見合ったものであるかを検討する必要がある．具体的には，下式で示される「増分費用効果比」（incremental cost-effectiveness ratio：ICER）

$$\text{増分費用効果比} = \frac{\text{接種の費用} - \text{非接種の費用}}{\text{接種の効果} - \text{非接種の効果}}$$

を算出し，この値が一定の値よりも小さければ，予防接種は費用対効果が良好である，と解釈することが一般的である．

ところで，費用効果分析における効果指標には，さまざまな指標を用いることができる．たとえば予防接種の効果指標としては，疾病（たとえば髄膜炎）の発症率等の特異的効果指標も考えうる．しかし，増分費用効果比が「髄膜炎1例減少当たり○万円」といった疾病・病態に特異的でしかも中間的（surrogate）な効果指標を用いて分析がなされたとしても，その値が高いか安いかを直ちに判断することは難しい．髄膜炎1例減少によって患者の症状や QOL がどのように改善するのか，さらに予後はどのように改善するのか，といった情報がなくては，髄膜炎1例の減少がいくらに相当するかを価値づけることは不可能である．これに対し「1生存年延長当たり」のような一般的な効果尺度であればその値の評価は比較的容易といえるが，「完全に健康な1年」と「障害を持った1年」が同じ価値で評価される点が問題といえる．

費用効用分析は，費用効果分析において質調整生存年（quality-adjusted life year：QALY）という効果

表 41.1 医療経済評価の分析手法

分析手法	費　用	効　果	効果尺度の例
費用最小化分析	「円」等の通貨単位	（同一の効果であることを証明する）	
費用効果分析	「円」等の通貨単位	当該治療や介入の効果を適切に反映する尺度	髄膜炎の減少，生存年の延長等
費用効用分析	「円」等の通貨単位	質調整生存年（QALY）	質調整生存年（QALY）の獲得
費用便益分析	「円」等の通貨単位	効果を金銭価値に換算	「円」等の通貨単位

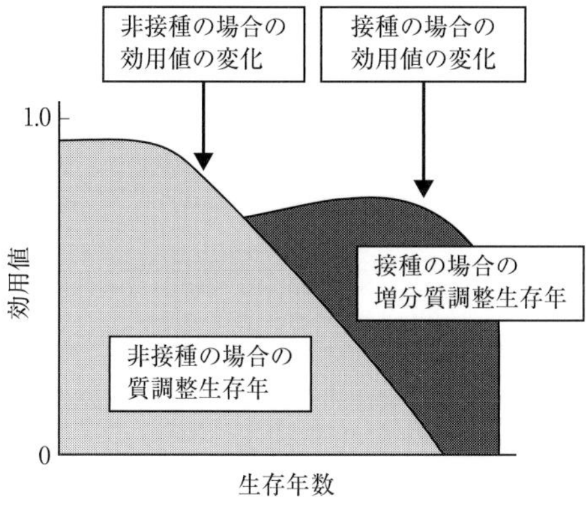

図 41.1　質調整生存年（QALY）の考え方

指標を用いたものである（図 41.1）. 1 質調整生存年とは「1 年分の健康な命の価値」に相当する概念であり，完全に健康な状態のスコアを 1，死亡を 0 としたスケールにおいて，半身不随の状態のスコアは 0.5 である，といった具合に，各健康状態における QOL を「効用値」としてスコア化し，これと生存年数とを掛け合わせることにより，QOL と生存期間の両方を総合評価した指標である．たとえば，効用値 0.5 の健康状態で 10 年間生存した場合には，0.5×10＝5 質調整生存年ということになる．

米国では，1 質調整生存年当たり 5 万～10 万ドル（約 400 万～800 万円）を費用対効果が良好と考えるとしていることが多い[2,3]．一方，英国 NICE では 1 質調整生存年当たり 2 万～3 万ポンド（約 250 万～380 万円）を上限としている[4]．

費用便益分析は，得られる効果を金銭価値に換算する方法である．たとえば，死亡が回避された場合には命の年数を金銭換算し，障害が回避された場合には障害の価値を金銭換算する．なお，将来生じるはずだった費用（医療費）が回避される場合は「便益」ではなく「費用削減」と見なすべきであるが，誤ってこれを便益として算出したうえで「費用便益分析」と称する場合もあるので注意を要する．

41.2　米英における政策利用の状況

海外では予防接種に係る評価・検討を行う常任委員会が組織され，ワクチンの有効性，安全性，経済性を含むエビデンスに基づく政策提言が行われている．たとえば，米国では予防接種諮問委員会（Advisory Committee on Immunization Practices：ACIP）があり，予防接種の対象疾患やワクチンについて定期的に検討し，政府機関（Department of Human Health Service：HHS）や疾病管理予防センター（Center for Disease Control and Prevention：CDC）に対して接種スケジュール等の勧告を行っている[5]．

ACIP では，検討対象のワクチンの費用対効果について既存研究のレビュー結果等が報告され，有効性，安全性等とともに，経済性についても考慮している．表 41.2 は，ACIP において髄膜炎菌ワクチンの推奨・非推の際に提示された，他のワクチンとの費用対効果に関する比較データである[6]．

英国では予防接種に関する共同委員会（Joint Committee on Vaccination and Immunisation：JCVI）がある．イングランドの国営医療サービス（NHS）の「NHS 憲法」では，患者は JCVI の勧告するワクチンの接種を受ける権利があることとされている．また，保健大臣は，費用対効果のよいワクチンプログラムを導入するための JCVI の勧告を受け入れ，実施する責務がある．例として JCVI による「HPV ワクチンに関する勧告文書」の一部を以下に示す[7]．

HPV ワクチンに関して提示されたエビデンスに基づき，当委員会では，12～13 歳の女性に対する HPV ワクチンのユニバーサル接種は費用対効果が良好であることを確認した．これに加え，当委員会では 13～17 歳の女性に対する期限つきの「キャッチアップ」接種も推奨することができた．これは学校で接種するのが最も効率的である．

当委員会では 18～25 歳の女性に対する

表 41.2　米国 ACIP で提示された経済評価の結果の例（http://www.cdc.gov/vaccines/acip/index.html）

ワクチン	対象者	増分費用効果比
B 型肝炎	大学新入生	費用削減～約 10000 ドル/QALY
A 型肝炎	大学新入生	費用削減～約 15000 ドル/QALY
ヒトパピローマウイルス(HPV)	12 歳女性	約 3000～45000 ドル/QALY
インフルエンザ（生ワクチン）	12～17 歳ハイリスク者	約 11000 ドル/QALY
TDaP	11 歳全員	約 21000 ドル/QALY
髄膜炎菌	1 回接種，15 歳全員	121000 ドル/QALY
インフルエンザ	12～17 歳，健康者	約 128000 ドル/QALY
髄膜炎菌	2 回接種，11 歳と 16 歳の全員	157000 ドル/QALY
髄膜炎菌	1 回接種，11 歳全員	281000 ドル/QALY

表 41.3　わが国におけるワクチンの医療経済評価の結果（平成 22 年度厚生労働科学研究（廣田班）研究報告書による）

	接種費用（接種率）	ワクチン接種により削減される医療費	生産性損失又は獲得 QALY	医療経済的な評価	備考
Hib ワクチン	353.6 億円(94.3%，4 回接種) 現在の接種率は 0%と仮定 （参考）接種率 100%で約 400 億円	203.2 億円(割引率 0%)	+88.0 億 接種時 +154.5 億円 治療時 −66.5 億円	費用比較分析を実施. 1 年当たり 238.4 億円の費用超過	
小児用肺炎球菌ワクチン	448.4 億円(94.3%，4 回接種) 現在の接種率は 0%と仮定 （参考）接種率 100%で約 500 億円	256.5 億円(割引率 0%)	−220.4 億円 接種時 +153.4 億円 治療時 −373.8 億円	費用比較分析を実施. 1 年当たり 28.5 億円の費用低減	
成人用肺炎球菌ワクチン	144 億円(100%，1 回接種) (65 歳のみ)（参考）65～95 歳に 5 歳ごと(626 万人)に 1 回接種で約 500 億円	5,259 億円(割引率 0%) (肺炎関連の医療費のみ)	保健医療費のみ評価	費用比較分析を実施. 1 年当たり 5,115 億円の保健医療費が削減	ワクチンは 5 年間有効と仮定
HPV ワクチン	230.5 億円(85.1%，57.2 万人(13 歳女子)，3 回接種) 現在の接種率は 0%と仮定 （参考）接種率 100%で約 300 億円	57.3 億円(割引率 3%) （参考）185.7 億円(割引率 0%)	ワクチン接種による獲得 QALY8600	費用効用分析を実施. 1QALY 獲得当たり 201 万円と推計，費用対効果は良好	ワクチンは生涯有効と仮定 子宮頸癌の罹患と死亡を考慮
水痘ワクチン	173.9 億円(1 歳 94.3%，5 歳 91.8%，計 2 回接種) 現在費用 24.8 億円(差：149.2 億)（参考）接種率 100%で約 200 億円	110.7 億円(割引率 0%) 現行費用 130.9 億円 2 回接種 20.1 億円	−400.7 億円 接種時 +65.2 億円 治療時 −465.9 億円	費用比較分析を実施. 1 年当たり 362 億円の費用低減	
おたふくかぜワクチン	139.7 億円(1 歳 94.3%，5 歳 91.8%) 現在費用 22.6 億円(差：117.1 億)（参考）接種率 100%で約 200 億円	94.0 億円(割引率 0%) 任意接種 101.6 億円 2 回接種 7.5 億円	−312.9 億円 接種時 +63.8 億円 治療時 −376.7 億円	費用比較分析を実施. 1 年当たり 290 億円の費用低減	
B 型肝炎ワクチン	189.5 億円(94.3%，3 回接種) (ワクチン+予防プロトコール費用) 現在費用 10.8 億円(差：178.7 億)（参考）接種率 100%で約 200 億円	7.7 億円(割引率 3%) （参考）28.6 億円(割引率 0%)	ワクチン接種による獲得 QALY993	費用効用分析を実施. 1QALY 獲得当たり 1830 万円と推計，費用対効果は良好でない	ユニバーサルワクチネーションを実施すると仮定

「キャッチアップ」接種は，今回考慮したワクチン価格においては費用対効果の点で良好とはいえないことを確認した．しかし，ワクチンのタイプによっては新規 HPV 感染のリスクのある 18 歳以上の一部の女性にとっては便益があることも認識したことから，保健省に対し，本件についてさらに検討のうえでそのような要求に応えるための方法について探るように要請した．

このように，HPV ワクチンの対象者について主に費用対効果に基づいて判断していることがうかがえる．

41.3　わが国における政策利用の状況

予防接種制度の見直しを検討する厚生科学審議会の感染症分科会予防接種部会から出された第一次提言によると，ワクチンの定期接種化による接種率の向上を検討する必要があるとされている．その提言を受けて，2010 年 8 月からはワクチン評価に関する小委員会が立ち上げられ，医学的・科学的な視点からワクチンの定期接種化が議論されてきた．今回のワクチン定期接種化の議論の中でも，費用対効果に基づく考え方が重要とされ，平成 22 年度厚生労働科学研究（廣田班）の分担研究として，筆者を含む研究班により小児を対象にした 5 種類のワクチン（小児用肺炎球菌，Hib，水痘，おたふくかぜ，B 型肝炎），10 歳代を対象にした 2 種類のワクチン（百日せき，HPV），高齢者を対象にした 1 種のワクチン（成人用肺炎球菌）の計 8 種類について医療経済評価を実施した[8)]．基本的な分析手法として，B 型肝炎と HPV については，費用は保健医療費のみ，効果は質調整生存年を用いた費用効用分析とし，その他のワクチンについては，費用として保健医療費と看護・介護者の生産性損失を含め

表 41.4 「予防接種の費用対効果の評価に関する研究ガイドライン」[14] の概要

【分析の立場】
分析の立場は，費用や比較対照，対象集団等について，公的医療保険制度の範囲および，それに準ずる医療技術（検診やワクチン等）を含めた「公的医療の立場」を基本とする．
ワクチンの導入が被接種者本人や家族等の生産性に直接の影響を与える場合には，生産性損失を費用に含める等，より広範な費用を考慮するいわゆる「社会の立場」からの分析をあわせて行う．

【比較対照】
評価を行う際の比較対照は，評価対象ワクチンが分析対象集団へ定期接種等として導入される前の状況（既存の予防接種・ワクチンの有無，使用実態，カバー率等），あるいは接種なしの場合を選定する．

【有効性･安全性】
費用対効果を検討するにあたっては，評価対象ワクチンの比較対照に対する追加的な有効性･安全性を評価する．
追加的な有効性･安全性等を検討する際は，まず，予防接種・ワクチンによって防ぐことが出来る疾患の疫学および疾病負担について記述する．疾病負担については，直接費用，生産性損失等に影響すると思われる項目について網羅的に記述する．
Herd effect についても可能な限りエビデンスを示す．
安全性（副反応）については，その発現頻度と，起こった場合の予後並びに健康被害を記述する．

【分析手法】
効果を金銭換算せず，費用と効果を別々に推計する費用効果分析を分析手法として用いることを原則とする．
対象となる集団や使用法において，費用や効果に大きな異質性がある場合は，原則としてサブグループ解析を行う．

【分析期間】
評価対象ワクチンが費用や効果に及ぼす影響を評価するのに十分長い分析期間を用いる．必要に応じ，ワクチンの効果が実測されている期間に限定した分析も実施する．

【効果指標の選択】
効果指標は質調整生存年（quality-adjusted life year：QALY）を基本としつつ，疾患やワクチンの特性等に応じて，その他の指標も用いることができる．QALY 以外の効果指標としては，障害調整生存年（DALY），生存年（LY），感染者数，疾病罹患者数等が考えられる．
QALY を使用する場合，生存期間に影響を及ぼすワクチンについては，生存年（LY）での評価もあわせて提示すること．
QOL 値を測定する場合には，対象者本人が回答することが原則である．

【公的介護費用･生産性損失の取り扱い】
公的介護費用を費用に含める場合は，要介護度別に費用を集計することを原則とする．
いわゆる「社会の立場」の分析においては，生産性損失として，接種にともなう損失と感染症の罹患にともなう損失，本人/家族等の看護・介護者の損失の組み込みの有無を明示し，項目別に算出する．早期死亡にともなう損失については，二重計上の可能性を避けるため原則として組み込まないこととする．
生産性損失は，人的資本法を用いて推計することを基本とする．これは，その時間に仕事や家事に従事していたとすれば本来得られたであろう賃金に基づき推計する方法である．生産性損失の組み込み年齢の上限は，原則 65 歳とする．

【割引】
将来に発生する費用と効果は割引を行って，現在価値に換算することを原則とする．費用･効果ともに年率 2%で割引を行うこととする．

【モデル分析】
モデル分析を行う際には，そのモデルの妥当性について示さなければならない．例えば，(A) 内的妥当性：なぜそのような構造のモデルを構築したのか，病態の自然経過を十分にとらえられているか，使用しているパラメータは適切なものか等，(B) 外的妥当性：既存の臨床データ等と比較して，モデルから得られた推計が適切なものであるか等．

【不確実性の取り扱い】
予防接種の接種方法や疾病罹患の際の診療パターン等が一意に定まらず，それらの違いが結果に影響を与える可能性がある場合は，複数のシナリオ設定に基づいた分析を行う．
Herd effect についての推計が困難な場合には，十分に広い範囲での感度分析を実施する．
確率的感度分析もあわせて実施することが望ましい．その場合，使用した分布についても明らかにするとともに，費用効果平面上の散布図と費用効果受容曲線を提示すること．

た費用比較分析とした．

医療経済評価の結果概要を表 41.3 に示した[8]．多くのワクチンについては費用対効果が良好との結果が得られたが，Hib については費用比較分析において費用増加となり，また，B 型肝炎については増分費用効果比が良好とはいえない水準となった．これらの結果を踏まえ，各ワクチンの定期接種化に関する提言がまとめられた．

41.4　経済評価実施上の課題

医療経済評価は実測ではなく推計による場合が多いことから，前提条件や仮定の設定により結果が大きく変わってくる可能性がある．費用として非医療費や生産性損失を含めるか否か，含める場合はどのように推計するかも必ずしも統一されていない．また，「割引率」(discount rate）を用いて将来発生する費用や健康価値を現在価値に割り引くことが一般的である[9]が，割引率の値として国際的にコンセンサスの得られた一定の値はない．たとえばオランダでHPVワクチンについて行われた分析[10]では，米国等で一般に用いられる割引率（費用3%，効果3%）[9]を用いると費用対効果は悪いが，オランダの経済評価ガイドラインで示された割引率（費用4%，効果1.5%）[11]を使用すると費用対効果の数値が改善し費用対効果は良好と判断されることから，結果の解釈について論争となっている[12]．

特に，複数のワクチンに対する分析結果を比較する場合には，統一的な方法で分析がなされていることを確認する必要がある．

わが国では2013年の予防接種法の改正にあわせて組織体制が変更となり，厚生科学審議会予防接種・ワクチン分科会においてワクチン施策に関する議論が行われることが明文化された．複数のワクチンに対する分析結果を比較し政策立案等の意思決定に利用する場合には，研究手法の標準化を図る必要がある．そこで筆者らは国内外における予防接種の費用対効果の分析事例のレビューならびに研究ガイドラインのレビュー等を行ったうえで，中医協で利用されている「医薬品・医療機器の費用対効果評価の分析ガイドライン」[13]と割引率の値等可能な範囲で統一を図りつつ，生産性損失やHerd effectなどワクチンに特有の課題を加味することにより，「予防接種の費用対効果の評価に関する研究ガイドライン」を策定した[14]．

研究ガイドラインの概要を表41.4に示した．これに準拠して統一的な手法により経済評価を実施することにより，各ワクチンの定期接種化の是非や優先順位，接種対象，接種方法等に関して，財政影響や社会的見地からの価値を踏まえたうえでの科学的議論を行うことが可能となる．

まとめ

近年，ワクチンの定期接種化等の政策決定に際して，経済性についても判断要素の一つとして勘案される方向にある．また，マスコミ等でもワクチンの経済性について取り上げられる機会が増え，国民の関心が高まっている[15,16]．今後，わが国においても医療経済評価研究の推進ならびに研究者の育成が望まれる．

〔池田俊也〕

文　献

1) Berger ML, Bingefors K, *et al* eds：ISPOR Book of Terms, 2003（臨床経済学研究会・ISPOR日本部会編：ヘルスケアサイエンスのための医薬経済学用語集，医薬出版センター，2011）
2) Hirth RA, Chernew ME, *et al*：Willingness to pay for a quality-adjusted life year：in search of a standard. *Med Decis Making* **20**：332-342, 2000
3) Pollack A：Study Examines High Drug Costs vs. Benefits for M.S. Patients, The New York Times July 20, 2011. http://prescriptions.blogs.nytimes.com/2011/07/20/study-examines-high-drug-costs-vs-benefits-for-m-s-patients/
4) National Institute for Health and Clinical Excellence：Guide to the methods of technology appraisal, 2008. http://www.nice.org.uk/media/B52/A7/TAMethodsGuideUpdatedJune2008.pdfprescr
5) Kim JJ：The role of cost-effectiveness in U.S. vaccination policy. *N Engl J Med* **365**：1760-1761, 2011
6) Advisory Committee on Immunization Practices (ACIP). http://www.cdc.gov/vaccines/acip/index.html
7) Joint Committee on Vaccination and Immunisation (JCVI). http://webarchive.nationalarchives.gov.uk/+/www.dh.gov.uk/ab/JCVI/index.htm
8) 池田俊也：Hib（インフルエンザ菌b型）ワクチン等の医療経済性の評価についての研究．平成22年度厚生労働科学研究費補助金（新型インフルエンザ等新興・再興感染症研究事業）分担研究報告書　インフルエンザ及び近年流行が問題となっている呼吸器感染症の分析疫学研究（主任研究者：廣田良夫），2011
9) Gold MR, Siegel JE, *et al* eds：Cost-Effectiveness in Health and Medicine, Oxford University Press, 1996
10) de Kok IM, van Ballegooijen M, *et al*：Cost-effectiveness analysis of human papillomavirus vaccination in the Netherlands. *J Natl Cancer Inst* **101**：1083-1092, 2009
11) Oostenbrink JB, Bouwmans CAM, *et al*：Handleiding voor kostenonderzoek：methoden en standaard kostprijzen voor economische evaluaties in de gezondheidszorg. Geactualiseerde versie, 2004
12) Coupé VM, Meijer CJ, *et al*：Re：Cost-effectiveness analysis of human papillomavirus vaccination in the Netherlands. *J Natl Cancer Inst* **102**：358, 2010
13) 中央社会保険医療協議会における費用対効果評価の分析ガイドライン，平成22年度厚生労働科学研究費補助金（政策総合科学研究事業）「医療経済評価の政策応用に向けた評価手法およびデータの標準化と評価のしくみの構築に関する研究」班（研究代表者：福田　敬），2015
14) 予防接種の費用対効果の評価に関する研究ガイドライン，平成28年度厚生労働科学研究費補助金（新興・再興感染症及び予防接種政策推進研究事業）「予防接種の費用対効果の評価に関する研究」班（研究代表者：池田俊也），2017
15) 日本経済新聞：ワクチンが社会を守る，11月5日朝刊，2012
16) 朝日新聞：予防接種3先行投資と考えて，11月13日朝刊，2012

索　引

和文索引

■さ

■な

■は

欧文索引

資　料　編

——目　次——

（五十音順）

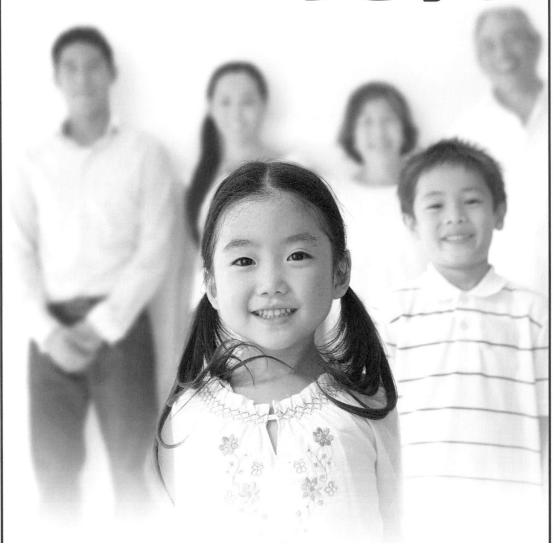

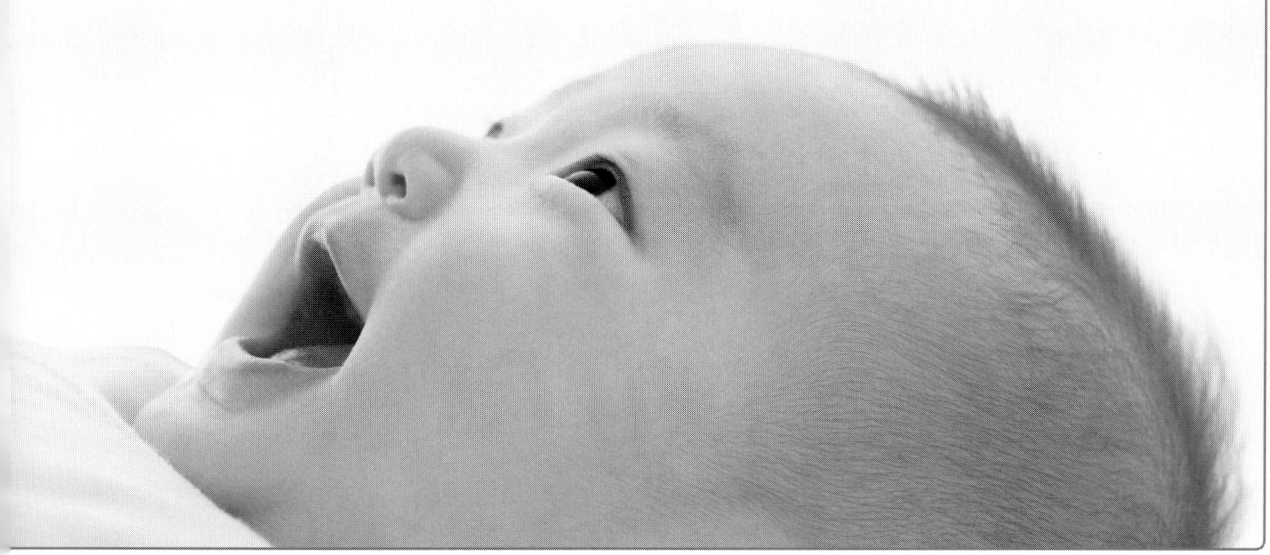

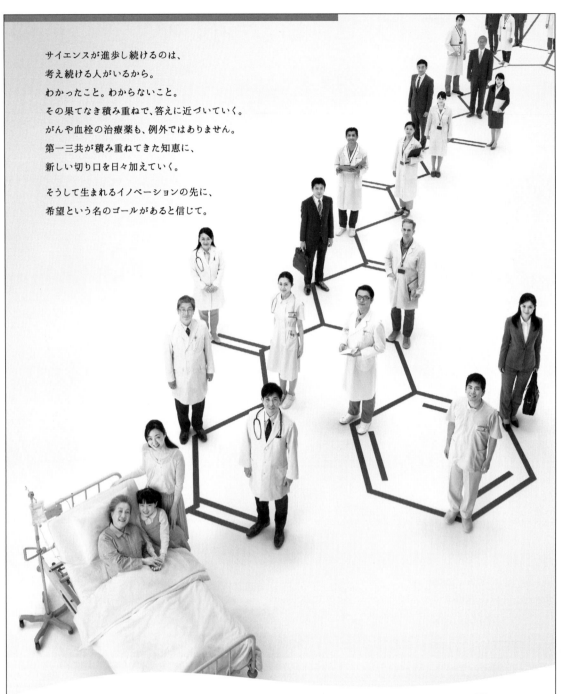

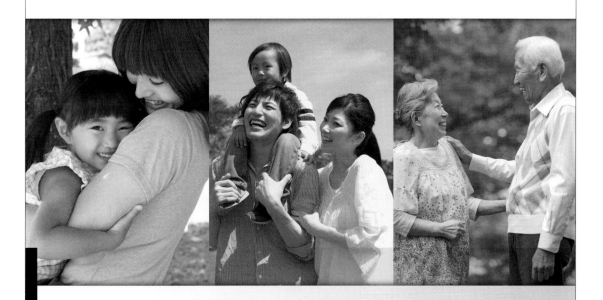

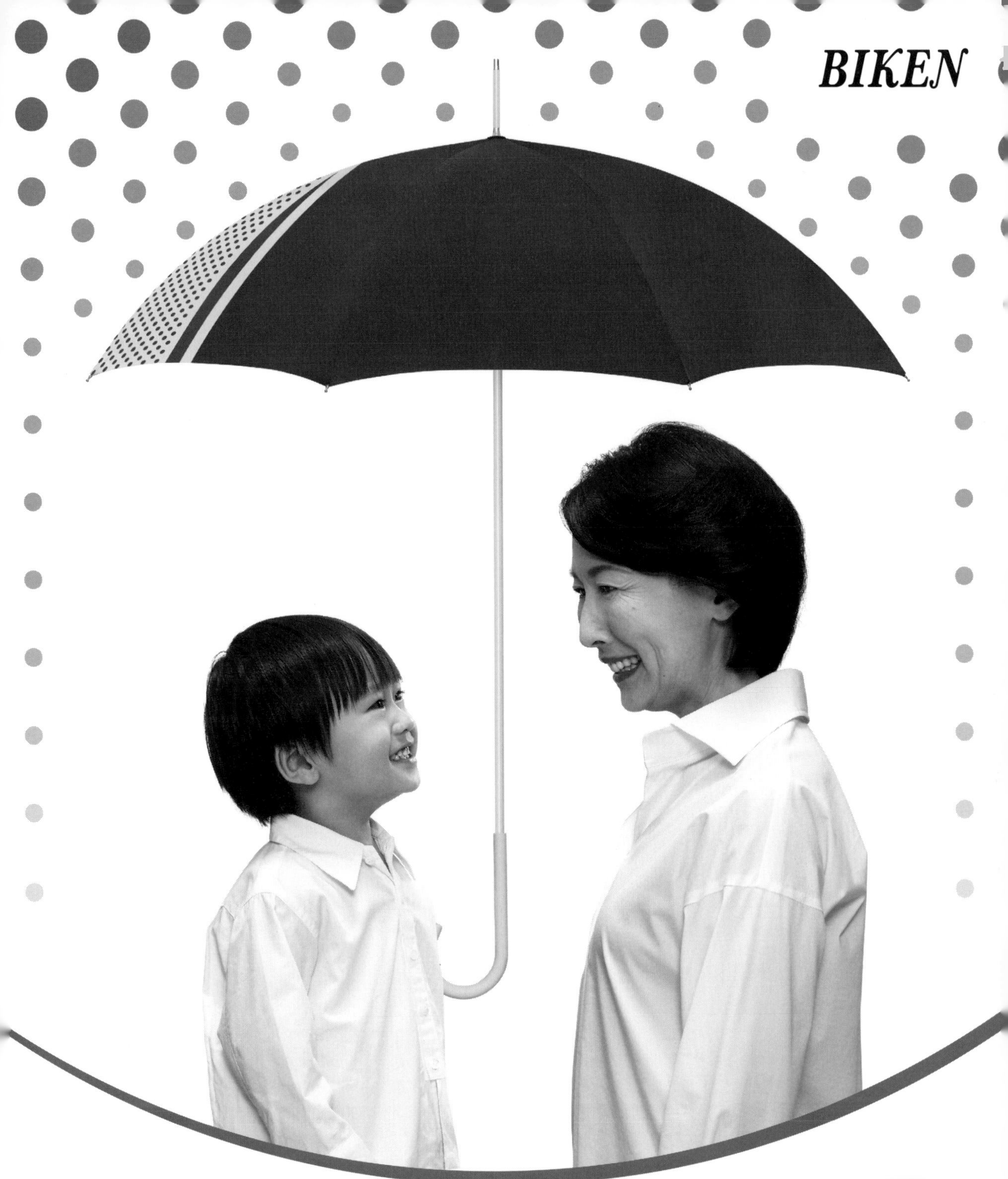
BIKEN

ワ　ク　チ　ン
—基礎から臨床まで—　　定価はカバーに表示

2018 年 10 月 10 日　初版第 1 刷

編　集　日本ワクチン学会
発行者　朝　倉　誠　造
発行所　株式会社　朝　倉　書　店
東京都新宿区新小川町 6-29
郵 便 番 号　162-8707
電　話　03(3260)0141
FAX　03(3260)0180
http://www.asakura.co.jp

〈検印省略〉

真興社・渡辺製本

ISBN 978-4-254-30115-1　C3047　Printed in Japan